实用临床
心血管疾病诊断与治疗

（上）

刘朝亮等◎主编

吉林科学技术出版社

图书在版编目（CIP）数据

实用临床心血管疾病诊断与治疗/刘朝亮，潘华，
潘涛主编. -- 长春：吉林科学技术出版社，2016.5
ISBN 978-7-5578-0508-1

Ⅰ．①实… Ⅱ．①刘… ②潘…③刘…Ⅲ．①心脏血
管疾病—诊疗Ⅳ.①R54

中国版本图书馆CIP数据核字(2016) 第069142号

实用临床心血管疾病诊断与治疗

SHIYONG LINCHUANG XINXUEGUAN JIBING ZHENDUAN YU ZHILIAO

主　　编　刘朝亮　潘　华刘　涛
出 版 人　李　梁
责任编辑　许晶刚　陈绘新
封面设计　长春创意广告图文制作有限责任公司
制　　版　长春创意广告图文制作有限责任公司
开　　本　787mm×1092mm　1/16
字　　数　947千字
印　　张　38.5
版　　次　2016年5月第1版
印　　次　2017年6月第1版第2次印刷

出　　版　吉林科学技术出版社
发　　行　吉林科学技术出版社
地　　址　长春市人民大街4646号
邮　　编　130021
发行部电话/传真　0431-85635177　85651759　85651628
　　　　　　　　　　85652585　85635176
储运部电话　0431-86059116
编辑部电话　0431-86037565
网　　址　www.jlstp.net
印　　刷　虎彩印艺股份有限公司

书　　号　ISBN 978-7-5578-0508-1
定　　价　150.00元

编 委 会

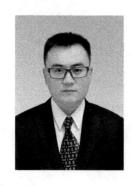

刘朝亮,男,35岁,1981年2月出生,胸心外科主治医师,硕士研究生学历,2004年在山东省济宁医学院附属医院从事心脏外科专业10余年,参与各种心脏直视手术约2000例,主刀冠脉搭桥、单瓣膜置换、房室缺修补、主动脉夹层腔内隔绝术等手术约150例,对常见先天性心脏病、冠心病、大血管疾病、瓣膜病等诊断及治疗有丰富经验。2010年至2011年师从北京安贞医院心脏外科专家黄方炯教授学习冠心病外科治疗技术;2011年至2014年师从北京武警总医院心外科专家王奇、北京安贞医院心脏大血管外科专家孙立忠教授攻读硕士研究生学位。

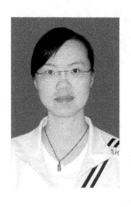

潘华,女,1981年2月生,山东省立医院集团东营市人民医院特检科,2007年毕业于华西医科大学临床医学专业,研究生学历,硕士学位。从事心血管疾病心电生理检查及科研工作,擅长各种心血管疾病疑难心电图及复杂心律失常的诊治。现发表论文3篇,参编临床起搏心电图学。

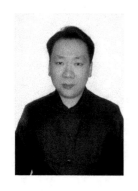

刘涛,男,1982年生,现工作于沈阳军区总医院心血管外科,主治医师,本科毕业于西安交通大学医学院,硕士毕业于大连医科大学,从事心血管外科专业研究,主要擅长冠状动脉粥样硬化性心脏病、主动脉夹层及心脏瓣膜疾病的外科治疗,目前已发表SCI文献2篇,国家核心期刊5篇,参编著作1部。

前　　言

心血管疾病是一种严重威胁人类，特别是中老年人健康的常见病。我们从临床实践中逐渐对心血管疾病的病理生理产生了更加深入的认识。医学科技伴随而来的是更多科学先进的诊疗设备与方法，我们将其逐步应用于临床，以帮助我们更好地服务于患者，帮助患者更好的摆脱心血管疾病困扰。本编委会特编写此书，为广大从事于心血管专科一线临床医务人员提供借鉴与帮助。

本书共分为三篇，第一篇心血管疾病概述共五章内容，简单介绍了心血管疾病常见的诊疗技术等，包括：心血管疾病常见症状、心血管疾病实验室检查、心脏疾病心电图分析、心脏疾病超声技术及表现、循环功能监护。第二篇心血管内科疾病共十章，内容涉及心血管内科常见疾病的诊断与治疗，包括：冠状动脉粥样硬化性心脏病、心力衰竭、晕厥、心律失常、原发性高血压、继发性高血压、感染性心内膜炎、心肌疾病、心包疾病以及心血管内科疾病护理。第三篇心血管外科疾病共七章，内容涉及心血管外科常见疾病的诊断与手术治疗，包括：先天性心脏病、后天性心脏瓣膜病、缺血性心脏病和大血管病、心脏肿瘤、心脏大血管创伤、心血管外科术后监护以及心血管外科疾病围手术期护理针对书中涉及各临床疾病均给予了详细叙述，包括：病因、病理、临床表现、辅助检查、诊断、鉴别诊断、治疗及预防等。本书内容丰富，结合临床，旨在为广大心血管专科临床医护人员起到一定的参考借鉴用途。

为了进一步提高心血管内外科医务人员的临床诊疗水平，本编委会人员在多年心血管疾病诊治经验基础上，参考诸多书籍资料，认真编写了此书，望谨以此书为广大医务人员提供微薄帮助。

本书在编写过程中，借鉴了诸多心血管相关临床书籍与资料文献，在此表示衷心的感谢。由于本编委会人员均身负临床诊治工作，故编写时间仓促，难免有错误及不足之处，恳请广大读者见谅，并给予批评指正，以更好地总结经验，以起到共同进步、提高心血管内外科医务人员诊疗水平的目的。

《实用临床心血管疾病诊断与治疗》编委会

2016 年 5 月

目　　录

第一篇 心血管疾病概述

第一章 心血管疾病常见症状

第一节 胸痛

一、概述

胸痛(chest pain)是临床上常见的症状,其病因复杂多样,且危险性存在较大差异。胸痛的诊断首先要快速识别高危患者,包括急性冠状动脉综合征、主动脉夹层、肺动脉栓塞、张力性气胸等,需迅速采取有效的治疗措施,降低病死率和致残率;其次是排除低危患者,如肺炎合并胸膜炎,胸膜炎,骨骼、肌肉源性胸痛,胃和食管疾病,心理和精神性疾病等,避免给患者增加心理负担。详细地询问病史、细致地查体,结合必要的辅助检查,绝大多数能得到正确的诊断和处理。常见胸痛原因如下。

(一)胸腔脏器疾病

1. 心血管系统疾病 血管病变,如心绞痛、急性心肌梗死、主动脉窦瘤破裂、主动脉夹层、肺动脉栓塞等;心肌、心包病变,如急性心肌心包炎、肥厚性心肌病等;心瓣膜病变,如二尖瓣膜病、主动脉瓣膜病。

2. 呼吸系统疾病 胸膜病变,如胸膜炎、胸膜肿瘤、气胸;肺脏病变,如肺炎、肺结核、支气管肺癌。

3. 胸腔其他脏器疾病 纵隔及食管疾病,纵隔病变,如纵隔炎、纵隔肿瘤等;食管病变,如食管炎、食管肿瘤、食管反流症等。

(二)非胸腔脏器疾病

1. 胸壁病变 皮肤及皮下组织病变,如急性皮炎、皮下蜂窝织炎、带状疱疹、硬皮病等;神经系统病变,如肋间神经炎、肋间神经肿瘤、神经根痛、多发性硬化等;肌肉病变,如外伤、肌炎及皮肌炎等;骨骼及关节病变,如类风湿脊柱炎、结核性胸椎炎、非化脓性软骨炎、骨肿瘤、急性白血病等。

2. 胸部外疾病

(1)腹部疾病:如膈下脓肿、肝脓肿、肝癌、胆囊炎、胆石症等。

(2)全身性疾病:如自主神经功能紊乱。

二、临床诊断

(一)临床表现

1. 发病年龄 青壮年胸痛多考虑结核性胸膜炎、自发性气胸、心肌炎、心肌病、风湿性心瓣膜病,40岁以上者则须注意心绞痛、心肌梗死和支气管肺癌。

2. 部位 胸壁疾病所致的胸痛常固定在病变部位,且局部有压痛,若为胸壁皮肤的炎症性病变,局部有红、肿、热、痛表现;带状疱疹所致的胸痛,可见成簇的水疱沿一侧肋间神经分布伴剧烈疼痛,且疱疹不超过体表中线;肋软骨炎常在第1、2肋软骨处见单个或多个隆起,局部压痛;心绞痛或心肌梗死的疼痛多在胸骨后方和心前区或剑突下,向左肩和左臂内侧放射,也可向左颈或面颊部放射,误认为牙痛;主动脉夹层引起的疼痛多位于胸背部,向下放射至下腹、腰部与双侧腹股沟、下肢;胸膜炎引起的胸痛多在胸侧部;食管及纵隔病变所致胸痛多在胸骨后;肝胆疾病及膈下脓肿引起的胸痛多在右下胸,向右肩部放射;肺尖部肺癌疼痛多以肩部、腋下为主,向上肢内侧放射。

3.性质 胸痛的性质可多种多样,程度可呈剧烈痛、轻微痛或隐痛。如带状疱疹呈刀割样或烧灼样剧痛;食管炎为烧灼痛;肋间神经痛为阵发性灼痛或刺痛;心绞痛呈压榨样痛并有窒息感,心肌梗死时疼痛更为剧烈并有恐惧、濒死感;气胸在发病初期有撕裂样疼痛;胸膜炎常呈隐痛、钝痛和刺痛,疼痛与呼吸有关;主动脉夹层为突然发生的胸、背部撕裂样剧痛或锥痛;肺动脉栓塞亦可突然发生胸部剧痛或绞痛,常伴呼吸困难、咯血与发绀。

4.持续时间 心绞痛发作时间短暂,持续1~15min;心肌梗死疼痛则持续数小时;平滑肌痉挛或血管狭窄缺血所致的疼痛为阵发性;而炎症、肿瘤或梗死所致的疼痛多呈持续性。

5.影响因素 主要为胸痛发生的诱因,以及加重与缓解的因素。心绞痛可在劳累或精神紧张时诱发,休息或含服硝酸酯类药物很快缓解,而心肌梗死所致的胸痛则用上述方法无效。食管疾病多在进食时发作或加重,服用抗酸剂和促动力药物可减轻或消失。胸膜炎或心包炎的胸痛因咳嗽和用力呼吸而加剧。

6.伴随症状 胸痛伴有咳嗽、咳痰和(或)发热,常见于气管、支气管和肺部疾病;伴有咯血见于肺梗死、支气管肺癌;伴有面色苍白、大汗、血压下降或休克时,多见于心肌梗死、主动脉夹层、主动脉窦瘤破裂和大块肺梗死;伴吞咽困难多提示食管疾病,如反流性食管炎等;伴有呼吸困难提示病变累及范围大,如自发性气胸、大叶性肺炎、肺动脉栓塞等;当胸痛患者出现明显焦虑、抑郁、唉声叹气症状时,应想到心脏神经官能症等功能性胸痛可能。

(二)体格检查和辅助检查

首先注意患者生命体征,包括体温、呼吸、脉搏、血压。怀疑主动脉夹层时应测四肢血压。注意颈部有无血管异常搏动,主动脉弓部的夹层可以在胸骨上窝出现异常搏动;颈静脉充盈或怒张可见于心包填塞、肺动脉栓塞等引起的急性右心衰竭;气管有无偏移是一项简单有用的体征,用以判断是否有气胸、大量胸腔积液、肺不张等。注意胸廓有无单侧隆起,有无局部皮肤异常,有无触压痛;注意肺部呼吸音的改变,有无胸膜摩擦音。心界大小、心音强弱、杂音及心包摩擦音是心脏检查的内容。腹部应注意有无压痛,尤其是剑突下、胆囊区。对怀疑肺动脉栓塞的患者要检查下肢有无肿胀,是否有下肢深静脉血栓形成的迹象。

血常规检查可协助判断是否存在感染及血液系统疾病;心电图、肌钙蛋白是确诊心肌梗死的重要手段;D-二聚体对急性肺栓塞的筛查有较好价值;动脉血气分析和胸部X线检查有助于判断有无气胸、肺动脉栓塞等;腹部B超可以帮助判断肝脏、胆囊和膈下病变;心脏超声、主动脉螺旋CT对主动脉夹层有很高的检出率;冠状动脉造影是诊断冠心病的金标准。

三、临床诊断思路

(一)胸痛的常见病因诊断

胸痛的常见病因诊断见图1-1-1。

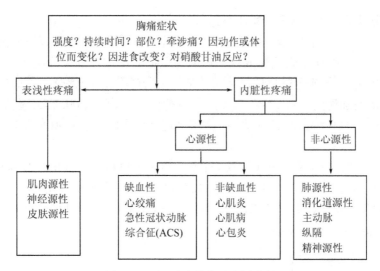

图 1-1-1　胸痛的常见病因诊断

（二）急性胸痛的诊断流程

1. 评估和诊断　对急性胸痛就诊的患者，立即评估病情，识别引起胸痛的致命性疾病。

（1）如患者存在危及生命的症状和体征，包括突发晕厥或呼吸困难，血压<12.0/8.0kPa（<90/60mmHg），心率>100 次/分，双肺可闻及啰音，立即建立静脉通路，吸氧，稳定生命体征。

（2）在 5min 内完成第一份心电图及体格检查。主要注意颈静脉有无充盈，双肺呼吸音是否一致，双肺有无啰音，双上肢血压是否一致，心音是否可听到，心脏瓣膜有无杂音，腹部有无压痛和肌紧张。

（3）完善血气分析、肌钙蛋白、生化标志物、肾功能状况、血常规、出凝血时间、床旁胸片和床旁超声心动图检查。

（4）进一步了解病史，包括此次胸痛发作的时间；既往胸痛病史；既往心脏病史；糖尿病和高血压病史；既往药物治疗史。

2. 进入绿色通道　经上述检查，根据最大可能性诊断，立即进入绿色通道。

（1）明确诊断心肌梗死

1）急性 ST 段抬高型心肌梗死（STEMI）治疗：一经诊断明确，立即予以阿司匹林 300mg 嚼服，氯吡格雷片 600mg 口服，同时通知心内科经皮冠状动脉介入治疗（PCI）组医护人员到位。目标是尽早、完全、持续开通"罪犯"血管，挽救生命，改善预后。对于 STEMI 的早期再灌注治疗建议：发病 3h 内就诊，溶栓和急诊 PCI 都是可选择方案，如发病 3h 后就诊，推荐首选急诊 PCI 治疗。

2）不稳定型心绞痛/非 ST 段抬高型心肌梗死（UA/NSTEMI）治疗：关键是早期诊断急性冠状动脉综合征（ACS），准确危险分层，早期识别高危患者。根据不同危险分层给予不同的治疗方案，同时立即收住冠心病监护病房（CCU）。

（2）初步诊断不能确诊 ACS

1）对就诊时心电图和肌耗蛋白正常患者，须重复观察 6h 后心电图或肌钙蛋白变化。如果患者持续胸痛，或需应用硝酸甘油缓解，提示高危，建议早期、连续复查心电图和肌钙蛋白。

2）如患者复查心电图 ST-T 动态变化或肌钙蛋白升高或血流动力学异常提示 UA 或

NSTEMI。按照 UA/NSTEMI 流程处理。

3)如患者就诊后间隔 6h 或胸痛后 6～12h 心电图无 ST－T 改变或肌钙蛋白没有升高，提示患者近期发生非致死心肌梗死或死亡风险为低危或中危。危险分层请使用心肌梗死溶栓疗法(TIMI)危险评分或全球急性冠状动脉事件注册(GRACE)评分。①低危患者，如没有其他引起胸痛的明确病因，可出院后 72h 内行负荷试验或冠状动脉 CT(冠状动脉 CTA)检查，并门诊随访。②中危患者，建议请心内科医师会诊，出院前行心脏负荷试验或冠状动脉 CTA 检查。

(3)排除 ACS 时，行胸痛三联 CT 检查：由于临床上致命性胸痛的主要病因是肺动脉栓塞、主动脉夹层和冠心病，所以对于 ACS 中、低危患者一次 CTA 检查完成 3 种疾病的筛查很有必要，此即胸痛三联 CT 成像(TRIPLE－RULE－OUT CT，TRO CT)。

急性胸痛的诊断流程详见图 1－1－2。

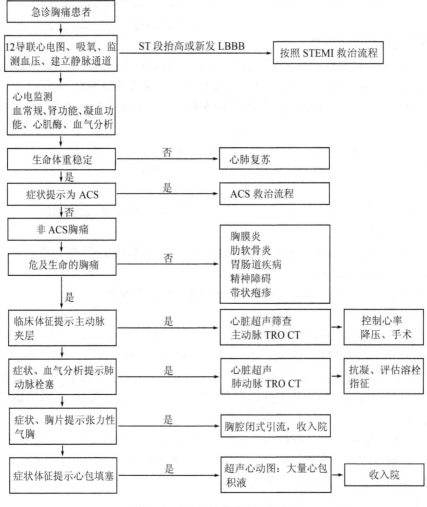

图 1－1－2 急性胸痛的诊断流程

(刘朝亮)

第二节 晕厥

一、概述

晕厥(syncope)是一过性全脑低灌注导致的短暂性意识丧失(transient loss of consciousness,T—LOC),以发作迅速、持续时间短和自行完全恢复为特征。近乎晕厥(near—syncope 或 pre—syncope)指一过性黑朦,体张力丧失或降低,但不伴有意识丧失。为维持正常清醒状态,对每 100g 脑组织,每分钟供氧不低于 3.5ml。心脏供血暂停 3s 以上,可发生近乎晕厥,5s 以上可发生晕厥,超过 10s 则发生抽搐(阿—斯综合征)。

二、临床诊断

(一)分类

1.反射性晕厥(神经介导性晕厥)[reflex syncope(neurally mediated syncope)]

(1)血管迷走性晕厥[vasovagal syncope(VVS)]:①由情绪介导:害怕、疼痛、器械操作、晕血症;②由直立位介导。

(2)情境性晕厥(situational syncope):常见的情况:①咳嗽、打喷嚏;②胃肠道刺激(吞咽、排便、内脏疼痛);③排尿性晕厥;④运动后;⑤进食后;⑥其他,如大笑、吹奏铜管乐器、举重等。

(3)颈动脉窦综合征:又称颈动脉窦晕厥(carotid sinus syncope)。

(4)不典型晕厥:没有明确的触发因素和(或)不典型的表现。

2.直立性低血压和直立性不耐受综合征(orthostatic hypotension and orthostatic intolerance syndromes)

(1)原发性自主神经功能障碍:单纯性自主神经功能衰竭、多系统萎缩症、帕金森病伴自主神经衰竭。

(2)继发性自主神经功能障碍:糖尿病、淀粉样变性、尿毒症、脊髓损伤。

(3)药物所致的直立性低血压:乙醇、血管扩张剂、利尿剂、抗抑郁药、吩噻嗪类所致。

(4)血容量不足:如出血、腹泻、呕吐等引起。

3.心源性晕厥(cardiac syncope;cardiovascular)

(1)心律失常性晕厥(arrhythmia)

1)缓慢性心律失常:如窦房结功能不全,包括心动过缓或心动过速综合征、房室传导系统疾病、置入装置功能障碍。

2)快速心律失常:室上性心律失常、室性(特发性、继发于器质性心脏病或离子通道病)心律失常。

3)药物引起的缓慢或快速心律失常。

(2)器质性心脏病(structural disease)

1)心脏:心瓣膜病,急性心肌梗死或心肌缺血,肥厚型心肌病,心脏肿瘤(左房黏液瘤等),心包疾病或压塞、冠状动脉先天畸形、人工瓣功能障碍。

2)其他:肺动脉栓塞,急性主动脉夹层,肺动脉高压。

(二)诊断方法

1. 病史采集 注意晕厥的诱发因素,如体位改变、剧烈咳嗽、排尿、外伤出血、用力、疲劳、紧张或站力过久等。了解用药情况,尤其是降压药和降血糖药物的应用;晕厥发作的前驱症状;晕厥发作时情况;发作后伴发症状,如血管减压性晕厥、体位性低血压、吞咽性晕厥、咳嗽性晕厥、排尿性晕厥等反射性晕厥发作后迅速恢复,极少数有片刻软弱无力。

2. 体格检查 应注意:①有无脱水、贫血;②心脏、血管的体征;③体位性低血压:即卧位站立时,在 3min 内收缩压下降>2.67kPa(20mmHg),或舒张压下降>1.33kPa(10mmHg);④直立性心动过速:从卧位站立时,在 5min 内,心率的增加>28 次/分。

3. 辅助检查

(1)颈动脉窦按摩(carotid sinus massage,CSM):按压颈动脉窦 10s,若出现心脏停搏且出现晕厥症状常提示颈动脉窦综合征。室性停搏>3s 和(或)收缩压降低>6.67kPa(50mmHg),称为颈动脉窦超敏反应(CSH);伴随自发晕厥时定义为颈动脉窦综合征(CSS)。既往短暂性脑缺血发作(TIA)史、过去 3 个月内卒中史或颈动脉杂音属禁忌证。

(2)直立位激发试验:有两种方法:①主动站立(患者由卧位站起);②直立倾斜试验。

直立倾斜试验(tilt table testing)是诊断血管迷走性晕厥的重要方法。试验前需排除器质性心脏病、心律失常、缺血性心脏病、未控制的高血压等。

操作方法:卧位休息时间>5min。倾斜角度为 70°,应在 10~15s 自平卧位转为倾斜位,倾斜时间 30~45min。如阴性,可用药物激发:静脉异丙肾上腺素或舌下含硝酸甘油,药物维持 15~20min。静脉异丙肾上腺素从小剂量逐渐增加,1~3μg/min,直至平均心率增加超过基础心率的 20%~30%。试验终点:诱发晕厥或倾斜阶段没有发作(包括药物诱发)。

阳性标准:出现晕厥或近似晕厥,同时伴以下条件:收缩压≤10.7kPa(80mmHg)和(或)舒张压≤6.67kPa(50mmHg),或平均压下降≥25%;窦性心率<50 次/分,结性心律;出现一过性Ⅱ度或Ⅱ度以上房室传导阻滞、窦性停搏≥3s。

阳性反应类型:1 型(混合型):晕厥时心率、血压均明显下降。心率下降,但不低于 40 次/分;或低于 40 次/分但持续时间<10s,同时伴血压下降;2 型(心脏抑制型):心率下降≥40 次/分持续超过 10s 或心脏停搏>3s,在心率下降同时或之后血压降低;3 型(血管抑制型):晕厥发生时,血压下降而无心率减慢(心率减慢低于其峰值的 10%)。

(3)心电图(ECG)监测分为无创和有创:包括动态心电图(Holter)、住院期间的监测、事件记录仪、体外或植入式心电记录器(insertable loop recorder),以及远程(家庭)监护系统。金标准为症状和记录的心律失常明确相关。

(4)电生理检查(EPS):既往心肌梗死且 LVEF 正常者,诱发持续单形性室速高度提示为晕厥病因。然而诱发室颤,并不具有特异性。不能诱发室性心律失常,提示心律失常晕厥可能性较小。

(5)三磷酸腺苷(ATP)试验:ECG 监护下,快速(<2s)注射 20mgATP 或腺苷。诱发房室传导阻滞且室性停搏>6s,或诱发超过 10s 的房室传导阻滞,有临床意义。但对该方法仍存在争议。

(6)心脏超声及其他影像学检查:心脏超声可识别器质性心脏病,如主动脉瓣狭窄、心房黏液瘤、心包填塞等,可给予 LVEF 进行危险分层。考虑特殊疾病,如主动脉夹层、肺动脉栓塞、心脏肿块、心包和心肌疾病、冠状动脉的先天异常等,可使用经食管超声、CT 和磁共振成像(MRI)。

(7)运动激发试验:曾在运动中或运动后即刻发生晕厥的患者可行该试验。在试验过程中及恢复期均须对患者进行严格心电监护和血压监护。

(8)心导管检查:如冠状动脉造影,可对怀疑心肌缺血或心肌梗死的患者进行。

(9)精神疾病(状态)评价:晕厥与精神疾病相互影响。多种精神病药物可通过直立性低血压和延迟 QT 间期导致晕厥。

(10)神经系统评价:脑电图(EEG)在晕厥患者中正常,但正常 EEG 并不能除外癫痫。晕厥可能性较大时,并不推荐行 EEG 检查。CT 和 MRI,一般不主张使用。脑血管和颈动脉超声在典型晕厥诊断中的价值有限,不推荐使用。

(三)不同类型晕厥的临床特点

1. 反射性晕厥　最常见,占晕厥总数的 80%~90%。主要是正常情况下有用的心血管反射对刺激因素出现的过度不适反应,引起血管扩张和(或)心动过缓,导致动脉血压降低及全脑灌注减少。

(1)血管迷走性晕厥:又称血管减压性晕厥或单纯性晕厥,是临床最常见的晕厥类型。可由情绪或直立位介导,常伴自主神经激活的前驱症状(大汗、苍白、恶心、心悸)。部分患者在先兆期立即坐下或平卧,可避免发作。倾斜试验是诊断血管迷走性晕厥的一项特殊性检查方法。

(2)吞咽性晕厥:为吞咽神经痛所致的综合征,患者有吞咽神经痛,食管、咽、喉、纵隔疾患,严重房室传导阻滞。病态窦房结综合征的患者可因吞咽动作激惹迷走神经,引起反射性心率减慢而晕厥。吞咽性晕厥发作与体位无关,也无先兆。阿托品可制止发作。心脏起搏器可防止发作。治疗原发病非常重要。

(3)排尿性晕厥:好发于青壮年男性,常在夜间或午睡后起床排尿过程中或排尿结束时发病,偶于白天排尿时发病。发病前无任何先兆。发病时突然摔倒,意识丧失,持续 1~2min 后恢复,无任何后遗症。

机制:夜间迷走神经亢进,心率慢;体位改变,由卧位到立位时反射性周围血管扩张;膀胱收缩产生强烈迷走反射,导致心脏抑制和心律失常;膀胱排空,腹内压骤然降低,使静脉回心血量减少;睡眠时肌肉松弛,血管扩张等均使心搏出量减少,引起暂时性脑缺血、缺氧而导致晕厥。

(4)咳嗽性晕厥:见于慢性支气管炎、百日咳和支气管哮喘患者,在剧烈咳嗽后突然意识丧失,历时短暂,迅速恢复。偶有头晕眼花、出汗等前驱症状,无后遗症。

机制:剧烈咳嗽引起胸内压和腹内压增高,阻碍静脉回流,继发回心血量减少,心搏出量降低,引起脑供血不足而发生晕厥;咳嗽时,反射性引起颅内压急剧增高,减少脑灌流量,引起意识丧失。

(5)疼痛性晕厥:由于剧痛刺激,反射性引起血管舒缩中枢抑制,周围血管突然扩张,回心血量减少,血压骤降,脑血流减少,晕厥发生。类似情况也发生于过分悲伤或强烈恐怖刺激,这是由于强烈精神打击,反射性引起一过性血管舒缩功能障碍所致。

(6)颈动脉窦综合征:即颈动脉窦晕厥,是颈动脉窦过敏引起的晕厥。诱发原因常有突然转头、穿过硬的高领衣服或用手压迫颈部等。颈动脉窦附近的病变压迫和刺激颈动脉窦或颈动脉窦反射功能亢进均可引起晕厥。晕厥发作时心率减慢、血压下降、但无恶心、面色苍白等先兆症状。按发生形式又可分为：①血管迷走型，发作时反射性窦性心动过缓或房室传导阻滞，或两者同时存在，故心输出量减少，脑血流量下降，引起晕厥。此型多见，占颈动脉窦晕厥的70%。用阿托品类药物治疗有效。②减压型，发作时反射性血压骤降，心率无变化，也无房室传导阻滞。此型少见，可用升压药，如肾上腺素或麻黄碱治疗有效。③中枢型，发作时心率和血压均无改变，只有短暂晕厥。这是由于一过性脑血管痉挛引起。阿托品及升压药均无效，一般用镇静剂治疗。临床上做颈动脉窦按摩，可诱发晕厥。

2.直立性低血压 此类晕厥主要包括以下4种类型。

(1)典型的直立性低血压：是指站立3min内收缩压下降≥2.67kPa(20mmHg)和(或)舒张压下降≥1.33kPa(10mmHg)，见于单纯自主神经功能衰竭(ANF)、低血容量或其他类型的ANF。

(2)初始直立性低血压：指站立即刻血压降低>5.33kPa(40mmHg)，然后自发并快速恢复正常，低血压和症状持续时间较短(<30s)。

(3)延迟(进展性)直立性低血压：在老年人中多见，主要与年龄相关的代偿反射损害有关。特点是在直立时收缩压缓慢进行性降低，与反射性晕厥不同的是往往没有心动过缓，但延迟直立性低血压后也可出现心动过缓。

(4)体位性直立性心动过速综合征(POTS)：多见于年轻女性，主要表现为严重的直立性不能耐受，但没有晕厥，伴随心率明显增加(增加>30次/分或120次/分以上)以及血压的不稳定，病理生理机制仍不清楚。

3.心源性晕厥

(1)心律失常：它是最常见的心源性晕厥原因。心律失常引起血流动力学障碍，心输出量和脑血流量明显降低。

1)心动过缓与心脏停搏：病态窦房结综合征引起严重窦性心动过缓或停搏；不完全性房室传导阻滞可突然转变为完全性房室传导阻滞，也可由心脏传导抑制药物如奎尼丁、普萘洛尔(心得安)等肾上腺素能β受体阻滞剂引起；由于麻醉诱导，手术过程，纵隔疾患，颈动脉窦综合征，胸膜、腹膜刺激，以及胃肠道内镜检查，妇科取宫内节育环手术等时反射性引起。心率缓慢，房室传导阻滞及停搏，导致脑灌注减少而意识丧失，晕厥发作。

2)心动过速、房颤及室颤：心率过速，心室得不到充分舒张和完全充盈，使心排出量减少，导致晕厥发生。阵发性心动过速和房颤引起的晕厥，发作前常突然出现不规则心跳、头晕、眼花和出汗等症状。心室纤颤是最严重的心律失常，可并发于急性心肌梗死、严重低血钾、洋地黄中毒、心脏手术、电击、窒息等。室颤在心功能上是无效的心脏跳动，无心搏出量，实际上与心脏停搏无区别，因此一旦发生，需立即心肺复苏。

3)特发性QT间期延长综合征：几乎发生于交感神经高度紧张之时。临床表现为眩晕、晕厥，甚至猝死。本综合征诊断根据：①主要条件，QTc>0.44s；精神创伤或体力劳累诱发晕厥；有家族史；②次要条件，先天性耳聋；发作性T波改变；心率缓慢；异常心室复极化。

患者有两项主要条件，或一项主要条件加两项次要条件即可诊断为本综合征。

(2)器质性心脏病晕厥常见于左室流出道梗阻性疾病，如常见的肥厚型梗阻性心肌病，主动脉瓣狭窄等。主要由于机械性梗阻致心输出量减少。

三、诊断流程

(一)确诊前先判断是否为晕厥

1.排除以下情况

(1)伴有意识丧失或障碍,但没有全脑低灌注的疾病　①代谢性疾病,如伴低碳酸血症的过度换气综合征;低血糖;低氧血症;②椎基底动脉短暂缺血发作;③中毒;④癫痫。

(2)不伴有意识丧失的疾病　猝倒症;倾倒发作(drop attacks);跌倒、精神性"晕厥",如癔症、躯体症状化疾病。

2.询问病史　①是否为完全性意识丧失?②意识丧失是否为一过性,快速起病及持续短暂?③晕厥是否为自发性、完全恢复且不留后遗症?④患者是否丧失肌张力?

有关晕厥的初步评估流程图,详见图1-1-3。

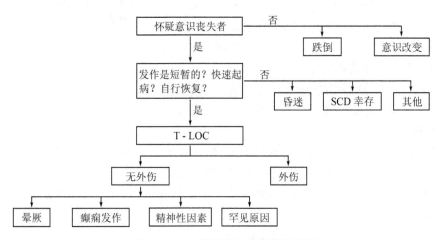

图1-1-3　晕厥的初步评估流程图

(二)晕厥的病因诊断

详细的病史询问,体检,结合辅助检查以明确晕厥病因。晕厥的病因诊断流程图,见图1-1-4和图1-1-5。

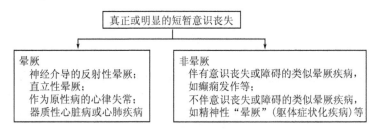

图1-1-4　晕厥的病因诊断流程图

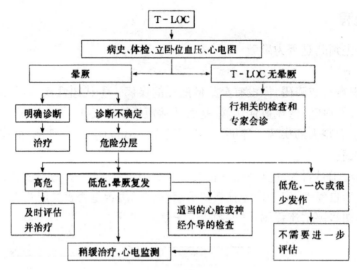

图 1-1-5　晕厥诊断流程图

（三）是否存在心血管事件或死亡的高危因素

需要即刻住院或强化评估的短期高危因素。

1.严重的器质性心脏病或冠状动脉病变　心力衰竭、左室射血分数（LVEF）降低、以往有心肌梗死病史。

2.临床或心电图特征提示有心律失常性晕厥　用力后或平卧位晕厥、晕厥时伴心悸、有家族心脏病猝死史、非持续性室速、双分支阻滞或室内阻滞、不适当的窦性心动过缓或窦房阻滞、预激综合征、长/短 QT 间期、右束支体导阻滞 RBBB 伴 ST 抬高（$V_1 \sim V_3$）、右胸导联 T 波倒置和 epsilon 波和晚电位。

3.并存的其他疾病　严重贫血和电解质紊乱。

（刘朝亮）

第三节　心悸

一、概述

所谓心悸（palpitation），即通常所说的心慌，是人们主观感觉上对心脏跳动的不适感觉，有时被描述为心跳、胸部蹦跳感等。心悸可以由于心脏活动的频率、节律或收缩强度的改变而致，也可以在心脏活动完全正常的情况下发生，后者多因人们对自己心脏活动特别敏感而致。健康人一般仅在剧烈活动、精神高度紧张或高度兴奋时才会感觉到心悸，属正常情况。心悸常见原因如下。

1.心律失常　各种快速或缓慢心律失常。

2.精神因素　焦虑症、惊恐等。

3.药物　乙醇，咖啡因，某些处方药；如洋地黄、吩噻嗪、茶碱类、β 受体兴奋剂；毒品，如可卡因；烟草。

4.非心律失常的心脏原因　心肌病、先天性心脏病、充血性心力衰竭、二尖瓣反流、起搏器介导的心动过速、心包炎、瓣膜病等。

5.心外因素　贫血;电解质紊乱;发热;甲状腺功能亢进症;低血糖症;低血容量;嗜铬细胞瘤;肺动脉疾病;血管迷走神经综合征。

二、临床诊断

(一)临床伴随症状

1.心悸伴心前区痛　可见于冠状动脉硬化性心脏病,如心绞痛、心肌梗死;心肌炎;心包炎,亦可见于心脏神经官能症。

2.心悸伴发热　可见于急性传染病、风湿热、心肌炎、心包炎、感染性心内膜炎。

3.心悸伴晕厥或抽搐　可见于高度房室传导阻滞、心室颤动或阵发性室性心动过速、病态窦房结综合征。

4.心悸伴贫血　可见于各种原因引起的急性失血,此时常有虚汗、脉搏微弱、血压下降或休克,慢性贫血则心悸多在劳累后较明显。

5.心悸伴消瘦及出汗　可见于甲状腺功能亢进症。

(二)不同原因心悸的临床表现

1.心律失常与心血管疾病

(1)期前收缩:是临床引起心悸最常见的原因。常规心电图有时不易发现,动态心电图检查有助于诊断。器质性心脏疾病所引起的期前收缩,多发生于运动后,且较多表现为频发期前收缩,如频发室性期前收缩形成二联律、三联律,或出现多源性及多形性期前收缩。期前收缩发生时患者常感突然心跳增强或心跳暂停,自己摸脉时感觉突然漏跳一次。听诊心律不规则,第一心音多增强,期前收缩后有一长间歇。

(2)阵发性心动过速:是一种阵发性规则而快速的异位心律,有突发突止的特点,发作时心率一般为160~220次/分,持续可数秒至数天;可由情绪激动、突然用力、疲劳或过饱所致,也可无明显诱因;发作时患者出现心悸、心前区不适、精神不安、恐惧感等,发作时心率过快、发作时间长,可因心输出量降低而有下降、头晕、恶心、严重可发生心绞痛。室上性心动过速常见于无器质性心脏病者,而室性心动过速则多为器质性心脏病所致。

(3)心房颤动:多发生在器质性心脏病基础上。由于心房活动不协调,失去有效收缩力,加以快而不规则心室率使心室舒张期缩短,心室充盈不足,因而心输出量不足,常诱发心力衰竭。体征主要是心律严重不齐、心音强弱不等及脉搏短促。心电图无窦性P波,代之于一系列细小而形态不一和频率不规则的心房颤动波,心室率绝对不规则。

(4)心动过缓:当心率过慢时可以出现心悸,如病态窦房结综合征和高度房室传导阻滞等,主要依靠心电图诊断。

(5)其他各类心脏血管疾病:在代偿或失代偿过程均可导致心悸,其中尤以高动力循环的心脏病,如主动脉关闭不全、各种动-静脉瘘、主动脉窦瘤破裂至右心系统等,可出现明显心悸及特征性杂音与周围血管征。

因此,心悸若因心血管疾病而引起,除有心悸症状外,可同时伴有呼吸困难、发绀、水肿、心前区疼痛等其他症状或体征,诊断不难。

2.心血管以外疾病

(1)甲状腺功能亢进症:由于基础代谢率增高及同时并存的交感神经功能亢进,使心率加快,心搏增强,有时可发生过早搏动或心房颤动,患者常以心悸为主述就诊。体格检查可以发现患者有突眼征、甲状腺肿大、震颤和杂音,心脏搏动广泛而增强,第一心音亢进和心动过速和心房颤动等。进一步测定甲状腺功能和基础代谢率明确诊断。

(2)贫血:当红细胞在 3×10^{12} /L 以下,血红蛋白在 70g/L 以下时,患者常于劳累后或平静时有心悸感。体格检查除贫血貌外,心率快,心搏增强,心尖与肺动脉瓣区有中等响度收缩期杂音,脉搏充实、脉压增宽、水冲脉、毛细血管搏动等心输出量增多的表现。

(3)发热或感染:发热或感染时所见心悸是心搏增强、心率加快的结果,一般不作为主要症状出现。

(4)低血糖症:70%低血糖为功能性,多见于女性,常反复发作,每于精神受刺激或餐后 2~4h 发作,每次 15~20min,以肾上腺素分泌过多征群为主,多述心悸、饥饿感、软弱、出汗、焦虑等。体检发现脸色苍白、心动过速、血压偏低,多数能自行恢复或稍进食而消失。诊断低血糖症关键在于提高警惕,根据发作史、进食或注射葡萄糖后即恢复,辅以血糖测定,常可确诊。

(5)嗜铬细胞瘤:本病主要症状为阵发性或持续性高血压,临床表现取决于肿瘤分泌功能及去甲肾上腺素与肾上腺素的比例。发作时患者突然感觉头痛、心悸、恶心、出汗、四肢冰冷、兴奋、恐惧等。同时血压突然明显升高,常达 26.7~40.0kPa(200~300mmHg)。心动过速、心音亢进,有时可伴有早搏。为明确诊断可作血常规、24h 尿儿茶酚胺等测定。必要时可进行肾上腺 CT 检查以协助诊断。

(6)药物引起的心悸:有明确服药史,停药后即可好转。

(7)特发性高动力循环综合征:是一种原因不明的高动力循环状态,认为与心脏交感神经过度兴奋或心肌肾上腺素能 β 受体反应性或感受性增强有关。多见于青年或中年男性,常述心悸、胸痛、劳累后气急等。且有心输出量增高体征。如脉搏频速、脉洪大有力、心尖搏动强烈、心底或胸骨左缘第 3~4 肋间常有响亮的收缩期喷射性杂音。血压波动大,收缩期血压升高及脉压增宽等,约半数患者心电图显示左室肥厚,而 X 线检查心影往往在正常范围内。少数患者以后可发生明显心力衰竭,应用受体阻滞剂可使症状明显改善,而对异丙肾上腺素反应过度。诊断时注意与甲状腺功能亢进症、贫血、体循环动－静脉瘘继发性高动力循环综合征鉴别。

本病表现与心脏神经官能症有相似之处,鉴别在于心脏神经官能症患者伴有神经衰弱的某些表现,如头昏、失眠、记忆力减退、焦虑状态、手掌多汗、两手颤动及暂时性体温升高等,而本病无上述表现;心脏神经官能症患者的主述较多且显著,而本病主要表现为心搏加强,收缩压升高和脉压增宽等高输出量或高动力循环;本病在多年后可能发生心力衰竭,而心脏神经官能症则不发生。

3.心脏神经官能症 多见于青年女性,常有多种心脏方面的陈述,如心悸、心动过速、胸闷、憋气、呼吸紧迫感、心前区或心尖处隐痛及繁多的神经系统和全身性症状,如头晕目眩、失眠、耳鸣、记忆力减退、注意力不集中、焦虑、紧张、全身无力及四肢麻木等神经衰弱的表现。体检除心动过速外,有呼吸加快、伸手震颤、手掌寒凉潮湿和腱反射亢进等。由于交感神经兴奋可有窦性心动过速及轻微的 ST－T 异常。

鉴别点是本病的呼吸困难多为主观感觉上的憋气,喜在大吸一口气后作叹息性呼吸,而心前区疼痛多为心尖或乳房下的针刺状隐痛,在长期随访中缺乏任何器质性心脏病的证据。作普萘洛尔试验有一定价值:静脉注射普萘洛尔 5mg 后观察心电图改变,如在 5min 后随着心率减慢,ST 段改变消失,T 波倒置转为直立,则提示 ST－T 异常为功能性。也可在口服普萘洛尔 20mg,服前及服后 2h 作心电图检查。

4.绝经期综合征 或称更年期综合征。女性卵巢因老化而萎缩,发生了生理性退化,从而引起闭经。在此前后产生了一系列内分泌与自主神经功能紊乱,而出现各种症状,如颜面、躯干部烧灼感、或四肢寒冷、心悸或心前区不适,常有头痛、头晕、失眠、易激动、情绪不安、抑郁、健忘等神经、精神症状;有时表现感觉异常,如指趾发麻、皮肤感觉异常或有阵发性颜面出汗等。本病发生于更年期前后的女性,测定其血中雌二醇、孕二醇的水平往往偏低,尿中卵泡刺激素偏高。阴道细胞涂片,雌激素水平减低。

三、诊断思路

1.病史采集 注意心悸发生的诱因,如发作是否与活动、精神状态及药物应用有关;心悸发作时伴随症状及发作时间的长短,如有无心脏活动过强、过快、过慢、不规则的感觉;发作时是否伴有意识状态改变,周围循环状态,如四肢发冷、面色苍白,以及发作持续时间,有无反复发作等;心悸发生是否在停经后。此外注意患者有无其他官能性述说或表现。

2.体格检查 ①心脏疾病的体征:如心脏杂音、心脏增大及心律改变;有无血压增高、脉压增宽、动脉枪击音、水冲脉等高动力循环表现,以及有无血管杂音等;②患者全身情况:如精神状态、体温、贫血、突眼、出汗、甲状腺肿大等检查。

3.辅助检查 ①心电图检查:为明确有无心律失常存在及其性质应做心电图检查,如平静心电图未发现心律失常,可根据情况适当运动如仰卧起坐等激发异常心律。还可以动态心电图检测。②其他实验室检查:如怀疑甲状腺功能亢进症、低血糖症或嗜铬细胞瘤时可进行甲状腺功能测定、血糖、尿儿茶酚胺、血常规等测定。

心悸的诊断流程图见图 1－1－6。

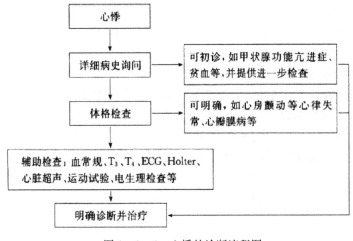

图 1－1－6 心悸的诊断流程图

（刘朝亮）

第四节　呼吸困难

一、概述

呼吸困难(dyspnea)是指患者主观感到呼吸费力,客观上有呼吸频率、深度和节律的改变,严重时鼻翼翕动,张口耸肩、端坐呼吸,辅助呼吸肌参与呼吸运动。呼吸困难的常见病因如下。

(一)肺源性呼吸困难

1.上呼吸道疾病　咽后壁脓肿、喉及气管内异物、喉水肿和肿物等。

2.支气管及肺部疾病　异物、支气管哮喘和肿瘤等。

3.感染性

(1)肺实质及间质疾病:肺气肿、肺炎、肺结核、肺水肿、肺癌、肺泡蛋白沉着症、肺含铁血黄素沉着症、肺尘埃沉着病、结节病、弥漫性肺间质纤维化及急性呼吸窘迫综合征(ARDS)等。

(2)肺血管疾病:肺动脉栓塞、原发性肺动脉高压及肺动-静脉瘘等。

4.胸膜疾病　自发性气胸、大量胸腔积液、肥厚粘连性胸膜炎、间皮瘤等。

5.纵隔疾病　纵隔炎症、纵隔肿瘤、纵隔气肿、大量心包积液等。

6.胸廓异常或运动障碍　胸廓畸形、脊柱弯曲、强直性脊柱炎、硬皮病、大量腹水、腹腔内巨大肿瘤、过度肥胖等。

(二)心源性呼吸困难

呼吸困难是心力衰竭的重要症状之一。各种原因引起的心脏病,均可导致血流动力学的改变,进而可造成肺循环容量和压力的改变。

(三)血源性呼吸困难

重度贫血因红细胞减少,血氧不足而致气促,尤以活动后明显;大出血或休克时因缺血及血压下降,刺激呼吸中枢而引起呼吸困难。

(四)中毒性呼吸困难

各种原因所致的酸中毒,均可使血中二氧化碳体积分数升高、pH 值降低,刺激外周化学感受器或直接兴奋呼吸中枢,增加呼吸通气量,表现为深而大的呼吸困难等。

(五)神经精神性与肌病性呼吸困难因素

重症脑部疾病可直接累及呼吸中枢,出现异常的呼吸节律,导致呼吸困难;重症肌无力危象引起呼吸肌麻痹,导致严重呼吸困难;癔症也可有呼吸困难发作,其特点是呼吸显著频速、表浅,因呼吸性碱中毒常伴手足抽搐症。

二、临床诊断

(一)临床表现

1.病史

(1)既往有咳、痰、喘等类似发作史,与季节有关,考虑肺源性呼吸困难。

(2)既往有心脏病史,发作与活动有关,考虑心源性呼吸困难。

(3)有中枢神经系统病变者,考虑神经源性呼吸困难。

（4）既往有糖尿病史者,考虑中毒性呼吸困难。

（5）有明确服药史者,考虑中毒性呼吸困难。

（6）既往有血液系统疾病史者,考虑血源性呼吸困难。

2.常见呼吸困难的症状与体征

（1）肺源性呼吸困难

1）吸气性呼吸困难:由于异物、炎症、水肿或肿瘤造成喉、气管、大支气管狭窄或梗阻,表现为显著的吸气性呼吸困难,伴有高调的吸气性哮鸣音,可出现吸气时胸骨上窝、锁骨上窝、肋间隙明显下陷,称为"三凹"征。

2）呼气性呼吸困难:由于肺组织弹性减弱或小气道痉挛所致,表现为呼气费力、呼气时间延长,常伴有哮鸣音。多见于支气管哮喘,慢性阻塞性肺病(COPD)急性发作等。

3）混合性呼吸困难:由于肺部疾病病变广泛,造成呼吸面积减少,换气功能降低所致,表现为呼吸频率增加,吸气和呼气均感到费力。常见于 COPD 急性发作、慢性呼吸衰竭等。

（2）心源性呼吸困难

1）端坐呼吸:由于坐位减少静脉回心血量,从而减少肺淤血的程度,并利于膈肌活动,表现为仰卧位呼吸困难加重,患者被迫采取端坐呼吸位。

2）夜间阵发性呼吸困难:常见于左心功能不全患者,由于迷走神经兴奋性增加,使冠状动脉收缩,心肌供血不足,同时平卧位使静脉回心血量增加所致,表现为睡眠中感到呼吸困难,被迫坐起。重症者可出现发绀、哮鸣音、双肺啰音、心率加快、咯粉红色泡沫痰,称为"心源性哮喘"(表 1-1-1)。

表 1-1-1　心源性哮喘与支气管哮喘鉴别

	支气管哮喘	心源性哮喘
病史	有过敏史、哮喘发作史	有心脏病史
发作时间	春、秋季发作	无明显季节规律
肺部体征	两肺哮鸣音	两肺哮鸣音,伴双肺底湿啰音
心脏检查	多正常	心界向左下扩大,可有奔马律
X 线检查	肺野清晰度或透亮度增高	肺淤血,心影增大
BNP	多正常	增高
药物治疗	支气管解痉治疗有效	强心、利尿等治疗有效

（3）血源性呼吸困难:由于重度贫血、高铁血红蛋白血症等造成红细胞携氧量减少,血氧含量降低,表现为呼吸慢而深,心率加快。

（4）中毒性呼吸困难:安眠药、吗啡等中毒时,呼吸中枢被抑制,表现为呼吸缓慢或潮式呼吸。酸中毒时,酸性代谢产物强烈刺激呼吸中枢,表现为呼吸深而规则,可伴有鼾声,称为酸中毒大呼吸。

（5）神经精神源性呼吸困难:精神源性呼吸困难多由于情绪激动或紧张造成换气过度,出现呼吸性碱中毒,表现为呼吸频速和表浅,常伴有手足搐搦。由于脑外伤、脑血管病、脑炎等原因造成呼吸中枢受影响,表现为呼吸深慢,并出现呼吸节律改变。

3.伴随症状及体征

（1）呼吸困难伴有鼻塞,应考虑鼻部阻塞性疾病。

（2）呼吸困难伴咽痛、吞咽痛,考虑咽部疾病,如小儿的咽后壁脓肿,起病急剧,往往出现化脓性感染等全身症状,体检时可发现咽后壁红肿。

(3)呼吸困难伴有声嘶,常提示喉部病变,感染性喉部水肿往往伴有发热,血管神经性喉部水肿,多伴有全身其他部位的过敏征象。

(4)呼吸困难伴有急性刺激性呛咳,应考虑异物吸入可能;小儿白喉;中老年喉癌患者,也可以出现喉阻塞,但起病略缓。

(5)呼吸困难伴咳嗽、咳痰、咯血等症状,常见于支气管及肺部疾病。如伴两肺弥漫性哮鸣音,提示支气管哮喘、心源性哮喘、急性细支气管炎、喘息性支气管炎急性发作等;如伴有局限性哮鸣音,可能为支气管肿瘤或支气管内膜结核所致。呼吸困难伴固定性湿啰音,如同时伴有大量脓痰或反复咯血病史,支气管扩张可能性较大,如伴有局限性湿啰音,可考虑下呼吸道特异性或非特异性炎症,如湿啰音比较广泛,应考虑各种原因导致的肺水肿,如急性左心衰竭、急性成人呼吸窘迫综合征、神经源性肺水肿、吸入有毒烟雾或气体所致的肺水肿等。

(6)中年后出现的进行性呼吸困难,运动后加重,胸廓变小,两侧中、下肺野可闻及细小湿啰音,应考虑弥漫性肺间质纤维化。

(7)呼吸困难,伴剧烈胸痛,应考虑自发性气胸、急性肺动脉栓塞、胸膜炎、原发或转移性胸膜肿瘤等。自发性气胸多以突发性胸痛及呼吸困难起病,患侧胸部叩诊呈鼓音。肺动脉栓塞患者多有深静脉血栓形成,也多以突发胸痛,呼吸困难起病,可出现咯血等症状。结核性胸膜炎或大叶性肺炎波及胸膜,可引起尖锐的刺痛或撕裂痛,并同时伴有发热等感染征象,如出现胸腔积液,胸痛可减轻或缓解,但呼吸困难呈加重趋势。胸膜间皮瘤或胸膜转移瘤,胸痛呈持续性,出现大量胸腔积液时胸痛仍较明显。

(二)辅助检查

1. 血气分析　是呼吸困难最常用的检查。以了解氧分压、二氧化碳分压的高低及 pH 值情况,从而判断是否存在呼吸衰竭、呼吸衰竭的类型,以及是否有酸中毒、酸中毒的类型。

2. 胸片　了解肺部病变程度和范围,明确是否存在感染、占位、气胸等情况。

3. 心电图　初步了解心脏情况,排除心肌梗死和心律失常。

4. 实验室检查　血常规检查可了解是否存在感染、贫血以及严重程度;尿常规检查可明确尿糖、尿酮体水平,排除糖尿病酮症酸中毒;肾功能检查可了解肾脏功能以及是否存在酸中毒。

5. 肺功能、支气管镜　进一步明确肺源性呼吸困难的类型。

6. 肺放射性核素扫描、肺血管造影　确诊或排除肺动脉栓塞。

7. 心脏彩超　了解心脏结构和心功能情况。

8. 颅脑 CT　明确颅内是否存在病变、病变性质及程度。

9. 药物浓度检查　明确是否存在药物中毒、中毒药物种类和药物浓度。

三、诊断流程

呼吸困难的诊断流程图详见图 1—1—7。

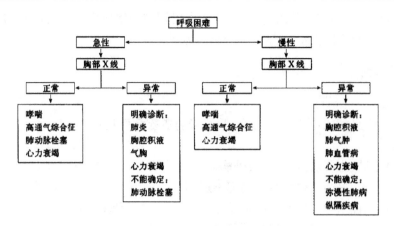

图 1-1-7　呼吸困难的诊断流程图

（杨文奇）

第五节　水肿

一、概述

人体组织间隙有过多的液体积聚时,称为水肿(edema)。水肿可分为全身性与局部性水肿。全身性水肿时,液体在体内组织间隙呈弥散性分布。水肿的程度可轻可重,隐性水肿仅有体重增加。轻度水肿表现为清晨眼睑肿胀及组织松弛处轻度水肿,或久坐久立后足背水肿,手指发胀;重度水肿可出现全身明显水肿,甚至出现腹水、胸腔积液等。

在正常人体中,血液不断从毛细血管小动脉端滤出至组织间隙成为组织液,同时组织液也不断从毛细血管小静脉端回吸收入血管中;当毛细血管内液体向组织间隙流出,大于组织间液流入毛细血管,可导致血管外液体聚集过多引起水肿。而导致这种情况的因素包括:①毛细血管内静水压增加;②毛细血管胶体渗透压下降;③组织间液静水压下降;④组织间液胶体渗透压增加;⑤淋巴管阻塞;⑥毛细血管通透性增加。

临床产生水肿的主要因素:①水、钠潴留,如醛固酮增多症;②毛细血管滤过压增高,如右心衰竭;③毛细血管通透性增高,如急性肾小球肾炎;④血浆胶体渗透压下降,常继发于血清蛋白下降,如肾病综合征;⑤淋巴液或静脉回流受阻,见于丝虫病或血栓性静脉炎等。

水肿常见病因如下。

（一）全身性水肿

全身性水肿包括:①心源性水肿,如右心衰竭,慢性缩窄性心包炎等;②肾源性水肿,如肾病综合征,肾炎综合征,肾功能不全;③肝源性水肿,如肝硬化门脉高压;④营养不良性水肿,如低蛋白血症,维生素 B_1 缺乏症;⑤内分泌功能障碍,如腺垂体功能减退症,甲状腺功能减退症,库欣综合征,原发性醛固酮增多症,经前期紧张综合征等;⑥妊娠中毒症所致水肿;⑦结缔组织病,如系统性红斑狼疮、硬皮病、皮肌炎;⑧药物,如肾上腺皮质激素、睾丸酮、雌激素、胰岛素、硫脲、降压药、解热镇痛剂等;⑨特发性水肿;⑩功能性水肿。

（二）局限性水肿

局限性水肿包括:①局部炎症所致水肿;②肢体静脉血栓形成及血栓性静脉炎;③下肢静

脉曲张所致水肿;④慢性腔静脉阻塞综合征;⑤淋巴回流受阻所致水肿;⑥血管神经性水肿;⑦神经营养障碍所致局限性水肿;⑧局部黏液性水肿。

二、临床诊断

(一)临床表现

水肿是一个常见症状,临床上以心脏、肝脏及肾脏疾病引起者最多见。

1. 全身水肿

(1)心源性水肿:主要包括:①有心脏病病史及基础心脏病体征;②有右心功能不全的临床症状,如食欲不振、恶心、呕吐;右季肋部不适、胀痛;尿量减少、气急等;③水肿表现为低垂部位、对称性、凹陷性水肿。早期仅仅表现为体重增加,之后低垂部位水肿,严重时全身水肿,甚至出现胸腹水,肝脏大,颈静脉怒张,肝颈静脉回流征阳性;④见于各种心脏病晚期造成的右心室甚至全心衰竭。多见于慢性缩窄性心包炎、大量心包积液、限制型心肌病、慢性肺源性心脏病等。

(2)肾源性水肿:由于肾脏疾病的不同,所引起的水肿表现及机制有很大差异。肾源性水肿初起时,组织疏松部较早出现或较重,如足部、头皮和眼睑等,因此起始常于晨起时眼睑或面部水肿、肿胀,后逐渐扩散至全身。

1)急性肾炎的水肿:约70%患者有水肿,水肿程度多为轻度或中度,有时仅限颜面或眼睑。水肿可以骤起,迅速发展到全身。急性期过后,水肿可以消退。水肿是由于肾小球病变所致肾小球滤过率降低,球管失衡致水、钠潴留所致。

2)慢性肾炎的水肿:大多数患者有不同程度的水肿,轻者仅在眼眶周围、面部或下肢踝部出现水肿;重者则全身水肿,甚至出现浆膜腔积液,少数患者可始终无水肿。但常见血尿、蛋白尿及管型尿。肾功能受损,血肌酐及尿素氮升高,继之,出现肾小管功能不全,血压升高,特别是舒张压升高。

3)肾病综合征的水肿:在临床上常有以下表现:①水肿常呈全身性,最初多见于踝部呈凹陷性,严重者可出现胸腔、腹腔、阴囊积液,甚至心包积液;②可见大量泡沫状蛋白尿;③可有不同程度高血压也可因循环血容量不足出现体位性低血压、脉压差小、脉搏细弱。检查:①尿液生化检查24h蛋白尿定量>3.5g,沉渣可见管型及红细胞,尿纤维蛋白降解产物阳性;②血液生化检查:血清蛋白<30g/L;血清胆固醇明显升高,也可有三酰甘油及低密度脂蛋白升高;③肾穿刺活检对明确诊断、制定治疗方案及判断预后有很大帮助。临床上只要符合大量蛋白尿(24h蛋白尿定量>3.5g)、低清蛋白血症(<30g/L)两项条件者即可诊断为肾病综合征。

4)肾衰性水肿:急、慢性肾衰水肿均为全身性。急性肾衰发生较迅速、明显,而慢性肾衰则较缓慢,两者均有GFR下降,同时伴有急、慢性肾衰本身的临床表现,如高血压、血尿、蛋白尿等。

(3)肝源性水肿:往往以腹水为主要表现,而双下肢足、踝等部位表现却不明显。

肝性腹水最常见的原因是肝硬化,且多见于失代偿期的肝硬化患者。此时由于肝静脉回流受阻及门脉高压,特别是肝窦内压力明显升高,滤出的液体主要经肝包膜渗出并滴入腹腔;加之肝脏蛋白质合成障碍使血浆清蛋白减少,醛固酮和抗利尿激素等在肝内灭活减少可使钠、水滞留,均为肝源性水肿发生的重要因素。

肝源性水肿的诊断一般不难,多有慢性肝炎的病史,肝、脾肿大,质硬,腹壁有侧支循环,食管静脉曲张,有些患者皮肤可见蜘蛛痣和肝掌。实验室检查可见肝功能明显受损,血浆清蛋白下降。

(4)营养不良性水肿:水肿发生缓慢,多为全身性,通常由慢性消耗性疾病及营养障碍性疾病引起。主要与血浆蛋白降低、贫血、维生素 B_1 缺乏有关。可作血浆蛋白及血红蛋白测定帮助诊断。

(5)内分泌性水肿:指内分泌激素过多或过少干扰水、钠代谢或体液平衡而引起的水肿。

1)甲状腺功能异常:甲状腺功能减退症及甲状腺功能亢进症均可出现水肿,且均为黏液性水肿。甲状腺功能减退者常伴畏寒、乏力、嗜睡、动作迟钝、记忆力减退、厌食、便秘、体重增加、皮肤干燥、性欲减退、心动过缓、血压低等;甲状腺功能亢进者常伴怕热、多汗、多食善饥、心悸、体重明显减轻、疲乏无力、甲状腺肿大、突眼、心动过速、心房颤动等。两者均可通过甲状腺功能测定来诊断。

2)血管升压素分泌异常综合征:患者血管升压素分泌过多,导致水、钠潴留。见于中枢神经系统疾病,肺癌等恶性肿瘤。

3)腺垂体功能减退症:多见于产后大出血引起。表现为水肿,皮肤增厚、干而有鳞屑,毛发脱落等。

4)肾上腺皮质功能亢进:由于糖皮质激素－皮质醇及盐皮质激素－醛固酮分泌过多,导致水、钠潴留所致。

5)经前期水肿:女性在月经前期周期性出现水肿,并伴有精神症状,如烦躁不安、头痛等,以及乳房胀痛,称为经前期水肿。

(6)特发性水肿(idiopathic edema,IE):是一种以继发于水、钠潴留的间歇性水肿为特征的临床综合征。随病程延长而加重,典型者在白天较正常人增加更多的体重,突出的表现为踝部及小腿凹陷性水肿,常伴腹部膨胀,但临床表现多不显著。女性多见,特别是超重女性,水肿与体位有关,直立或工作劳累后即出现,平卧后可逐渐消退,常伴有其他神经症类症状。

2.局限性水肿

(1)静脉阻塞性水肿:常发生于肿瘤压迫或肿瘤转移,静脉血栓形成等。

1)上腔静脉阻塞综合征:早期症状是头痛,眩晕和眼睑水肿,以后头、面部、颈、上肢发生水肿及胸壁上部静脉扩张,而水肿是上腔静脉阻塞综合征的主要体征。本综合征大多由恶性肿瘤引起。据统计,肺癌是最常见的原因,占 $50\%\sim80\%$,其次是淋巴瘤、主动脉瘤、慢性纤维性纵隔炎、胸内的良性或恶性肿瘤,以及血栓性静脉炎。

2)下腔静脉阻塞综合征:其特点是下肢水肿,其症状和体征与下腔静脉阻塞的部位或水平有关。如阻塞发生在下腔静脉的上段,在肝静脉入口的上方,则出现明显腹水,而双下肢水肿相对不明显;阻塞如发生在下腔静脉中段,肾静脉入口的上方,则下肢水肿伴腰背部疼痛;阻塞如在下腔静脉的下段,则水肿仅限于两下肢。引起下腔静脉阻塞的原因有肿瘤或腹腔包块压迫,盆腔炎症或创伤波及下腔静脉引起血栓静脉炎等。

3)慢性静脉功能不全:一般是指静脉的慢性炎症、静脉曲张、静脉的瓣膜功能不全和动、静脉瘘等所致的静脉血回流受阻或障碍。水肿是慢性静脉功能不全的重要临床表现之一。水肿起初常在下午出现,夜间卧床后可消退,长期发展后还可致皮下组织纤维化,有的患者踝部及小腿下部的皮肤出现猪皮样硬化。由于静脉淤血,局部可显青紫、色素沉着,可合并湿疹或溃疡。

4)肢体静脉血栓形成及血栓性静脉炎:在体表即浅层组织静脉血栓形成与血栓性静脉炎的区别是后者除有水肿外局部还有炎症的表现。而深层组织的静脉炎与静脉血栓形成则很难鉴别,因两者除水肿外都有疼痛及压痛,只是前者常有发热;而后者很少有发热。

(2)淋巴回流受阻:局部水肿,可见皮肤如橘皮样改变,毛孔显著。慢性反复发作者,局部皮肤增厚及色素沉着。见于丝虫病、慢性淋巴管炎、淋巴管周围受压等。怀疑丝虫病者,可作周围血液微丝蚴检查。

(3)局部炎症:局部检查有红、肿、热、痛,诊断主要依据感染症状。如血栓性静脉炎、丹毒、蜂窝织炎、疖、痈、蛇及虫咬中毒等。

(二)鉴别诊断

有关水肿的鉴别诊断见表1-1-2。

表1-1-2 心源性、肝源性与肾源性水肿的鉴别

鉴别点	心源性水肿	肝源性水肿	肾源性水肿
开始部位	从足部开始,向上延及全身	先表现腹胀、腹水,随后向下向上蔓延	从眼睑、颜面开始而延及全身
发展快慢	发作较缓慢	发展相对缓慢	发展常迅速
水肿性质	比较坚实,移动性小	较软,移动性中度	软,移动性大
伴随症状	伴心功能不全体征,如心脏大、心脏杂音、肝肿大、静脉压高等	伴黄疸、肝掌、蜘蛛痣及消化功能障碍及肝功能异常	伴肾脏疾病如高血压、蛋白尿、血尿、管型尿等

三、水肿的诊断流程

水肿的诊断流程图详见图1-1-8。

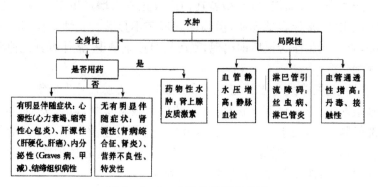

图1-1-8 水肿的诊断流程图

(刘朝亮)

第二章　心血管疾病实验室检查

心血管病学是现代医学中发展最为迅猛的学科之一。近年来,对于心脏生化标志物的研究日益深入,其成熟技术已广泛应用于临床。心脏生化标志物的监测直接影响心血管病患者的临床诊断、危险性评估、治疗方案选择及疗效观察、预后判断等方面,本章将对心肌损伤标志物、心功能指标、炎症标志物、凝血及免疫指标等方面公认的最主要的心脏标志物进行分类叙述。

第一节　心肌损伤标志物

心肌损伤标志物目前已经广泛的运用于临床,从理论上而言,理想的心脏损伤标志物应该具有以下特点:①高度的组织特异性和敏感性,即心脏组织高而其他组织低或无,其含量高低仅仅是心脏组织状态的反映;②分子量小,存在于胞质中,能在损伤后迅速释放入血,并能很快达到高峰,在高峰维持足以检测的时间窗以后,又能很快的下降,再次损伤能再升高;③检测迅速而准确,同时经济效益比较合理;④在对急性心肌梗死(acute myocardial infarction,AMI)的早期诊断中有作用之外,还最好能对 AMI 的预后、病情监测及危险分层有提示作用。

自从 1954 年的第一个心脏生物标志物谷草转氨酶(glutamic oxaloacetic transaminase,GOT)(现称天门冬氨酸氨基转移酶,aspartate transaminase,AST)用于临床至今,先后发现了一系列的具有临床应用价值的心脏损伤标志物,例如乳酸脱氢酶及其同工酶、肌酸激酶及其同工酶等。随着对心肌损伤标志物的敏感性、特异性的更高要求,分析技术的完善,测定方法及时间更趋便捷,很多的生化标志物已经逐渐不再作用心肌损伤标志物进行应用,目前已经广泛采用了以肌钙蛋白为金标准,辅以肌红蛋白、肌酸激酶同工酶(CK-MB)等指标的综合诊断策略。

一、肌红蛋白

肌红蛋白是最早用于心肌梗死诊断的标志物之一,作为一个只有相对分子质量为 17800 的蛋白质分子,它能很快地释放入血,在胸痛 1～3h 的时候就能在血中检测到升高,6～12h 达峰值,18～30h 恢复到正常水平,因其起峰时间早,具有较高的灵敏度;但因其并非心脏特异,而在骨骼肌中的含量也很高,当患者具有骨骼肌损伤时,会导致 AMI 的误诊,所以目前肌红蛋白作为心肌损伤的标志物主要应用于两方面。

1. 对 AMI 的排除诊断,若患者急性胸痛发作 6～10h 肌红蛋白仍为阴性可排除 AMI。

2. 因其半衰期较短,对于住院心肌梗死患者发生再梗,尤其在 24～48h 内的再梗具有一定的诊断意义。

参考范围:定性为阴性;定量 ELISA 法为 $50\sim85\mu g/L$,放免法为 $6\sim85\mu g/L$,诊断临界值>$75\mu g/L$。

二、肌酸激酶同工酶

肌酸激酶同工酶(creatine kinase,CK－MB)在肌钙蛋白之前被认为是 AMI 诊断的金标准,它的相对分子量为 86000,在胸痛症状出现 $3\sim6h$ 后在血中的含量能明显增高,达峰时间为 $12\sim24h$,恢复正常时间为 $48\sim72h$。其诊断的特异性较肌红蛋白明显增高,但因其在骨骼肌中的微量表达,其心肌损伤诊断的特异性仍会受骨骼肌损伤的影响。目前其作为心肌损伤标志物的应用主要在以下方面。

1.作为以肌钙蛋白为主的综合诊断指标中的一员,作为心肌梗死早期诊断标志物之一。

2.若 AMI 发病后 CK－MB 一直升高不下降,说明梗死在继续。

3.若 AMI 发病后,$24\sim48h$ 内血中 CK－MB 下降后又升高,表明原梗死部位在扩展或又有新的梗死出现,因此在再梗的诊断中显示了很好的应用价值。

参考范围:37℃时<12U/L,30℃时<8U/L。

三、肌钙蛋白

肌钙蛋白(cardiac troponin,cTnI/cTnT),cTnT 和 cTnI 分别在 1989 年和 1992 年被首次报道,从此改变了心肌标志物检测的历史,因为其高度的组织特异性和检测的敏感性,经过十多年的临床实践和基础研究,目前已经成为公认的 AMI 诊断的金标准。它的时间动力曲线在早期类似于 CK－MB,在胸痛后 $3\sim6h$ 内就能引起血中含量增加,在 $24\sim36h$ 达到峰值,在 AMI 发生后的 $5\sim10d$ 左右仍能检测到异常的升高。其临床应用主要在以下几个方面。

1.因其高度的敏感性和特异性,且诊断窗口期相对较长(最长可达 14d),目前已经成为心肌损伤,尤其是心肌梗死诊断的"金标准"。

2.在胸痛发生 12h 后,若血中肌钙蛋白浓度若仍未升高,可排除心肌梗死,在胸痛 $12\sim24h$ 内的阴性预测价值可达 100%。

3.对于近期曾发生胸痛的患者,或无胸痛症状的隐匿性心肌梗死患者,可通过肌钙蛋白的检测,提示在 $10\sim14d$ 之内是否发生心肌损伤或心肌梗死。

4.肌钙蛋白不仅作为诊断指标,而且在急性冠状动脉综合征患者,甚至在肾衰竭、心力衰竭、心房颤动、肺梗死患者的危险分层、预后判断等方面均显示了巨大的价值。

5.因其半衰期较长,缺点是不利于心肌梗死后短期内再梗死的诊断,同时在一些非心肌梗死患者的血中也能检测到肌钙蛋白的增高(表1－2－1),比较常见的疾病为肾衰竭、心力衰竭、高血压危象、肺动脉栓塞、心肌炎、败血症等,在诊断急性心肌梗死时需要排除。

表1-2-1　非急性心肌梗死可导致肌钙蛋白升高的疾病

序号	相关疾病
①	慢性或急性肾衰竭
②	严重的急性或慢性充血性心力衰竭
③	高血压危象
④	心动过速或过缓
⑤	肺动脉栓塞,严重的肺动脉高压
⑥	炎性疾病,如心肌炎
⑦	急性神经系统疾病,例如脑卒中、蛛网膜下隙出血
⑧	主动脉夹层,动脉瓣疾病或肥厚性心肌病
⑨	心肌创伤、消融、起搏、复律、心内膜活检
⑩	甲状腺功能减退症
⑪	心尖球样综合征
⑫	浸润性疾病,如:淀粉样变性,血色病,结节病,硬皮病
⑬	心肌毒性药物,如阿霉素,5-氟脲嘧啶,赫赛汀、蛇毒
⑭	烧伤,尤其是体表烧伤面积30%以上
⑮	横纹肌溶解症
⑯	危重病患者,尤其是呼吸衰竭及败血症

参考范围:ELISA法:cTnT$<0.1\mu g/L$为正常,$>0.2\mu g/L$为诊断临界值,$>0.5\mu g/L$可以诊断急性心肌梗死;cTnI$<0.2\mu g/L$为正常,$>1.5\mu g/L$为诊断临界值。

四、临床应用注意事项

虽然目前仍沿用临床表现、心电图、实验室标志物检查,三者中有两项即可诊断AMI。但因为目前心肌损伤标志物阳性结果的滞后性,因此在检验结果报告未出来前,对临床表现和心电图均有明显改变者,即应采取必要的诊治措施;发病6h肌红蛋白阴性及12h肌钙蛋白的阴性,有助于除外AMI,发病24h内肌钙蛋白至少应有一次超过参考范围上限值;CK-MB至少两次超过特定参考范围上限值;而临床观察AMI患者诊疗过程中有无再梗,CK-MB和肌红蛋白是较好的标志物。

(刘朝亮)

第二节　炎症标志物

作为导致急性心肌梗死的元凶,动脉粥样硬化,目前被认为是一种炎症性疾病。大致的病理生理过程如下:当低密度脂蛋白(LDL)聚集在动脉内膜下后,可以导致内皮细胞活化,在活化的内皮细胞表面,白细胞黏附分子及趋化因子的表达量明显增多,促进单核细胞及T淋巴细胞募集。其中单核细胞来源的巨噬细胞表面某些识别受体例如吞噬受体可以上调,从而吞噬那些经过修饰后的低密度脂蛋白;某些Toll样受体的上调和激活,可以传递跨膜信号,促进巨噬细胞释放细胞因子,例如肿瘤坏死因子(TNF),白介素-1,白介素-6等,以及血管活性分子等多种物质。而募集来的 T 淋巴细胞能被斑块中的某些特异性抗原活化,分泌大量 Th1 类的细胞因子,例如 γ—干扰素等,促进巨噬细胞及内皮细胞炎症的进展。同时,调节型 T 淋巴细胞在此过程中,能分泌 TGF—β、白介素—10 等抗炎因子,来维持促炎和抗炎之间的平衡,从而稳定斑块。在促炎因子中,尤其是白介素—6,白介素—1β,TNF 能促进大量急性期反应蛋白在肝脏的生成,包括 C 反应蛋白(CRP),血清淀粉样蛋白 A 等。以上所述炎症标志物对于动脉粥样硬化的早期筛查、病情评估及预后判断具有重要意义,而抗炎治疗对于动脉粥样硬化病情的控制或许是一种有效的方法。

C 反应蛋白(creactive protein,CRP)是一种非特异的、急性炎症反应标志物,它的升高可以提示许多炎症事件的发生,例如感染、组织损伤以及手术创伤等,于炎症进程 6～12h 血中浓度即可有明显升高,急性期浓度可升高上千倍,循环中的 CRP 半衰期为 19h。人类 CRP 是由肝脏产生,由 5 个相同的亚基依靠非共价键形成的环状五聚体。CRP 特征反应是能在钙离子存在的条件下特异性结合磷酸胆碱基团,基础研究发现,CRP 通过与配体(凋亡与坏死的细胞,或入侵的细菌、真菌、寄生虫等的磷酰胆碱)结合,激活补体和单核吞噬细胞系统,将载有配体的病理物质或病原体清除。因此,它能识别外来物质,激活补体系统,增强吞噬细胞吞噬作用;与血小板激活因子(PAF)结合,降低炎症反应等作用。

近 20 年的研究表明,CRP 是各种心血管事件良好的预测因子,个体的 CRP 基础水平和未来心血管病的发病关系密切,由于健康人体内 CRP 水平常常≤10mg/L,而且大多数人的 CRP<3mg/L,因此,心血管疾病筛查时应使用高敏感的方法进行检测,即超敏 C 反应蛋白(high—sensitive CRP,hs—CRP)。多次检测血 hs—CRP>3mg/L 提示炎症状态持续存在,存在动脉粥样硬化的危险,一般若 hs—CRP<1.0mg/L 为低危险性,1.0～3.0mg/L 为中度危险性,>3.0mg/L 为高度危险性;若 hs—CRP>10.0mg/L 提示存在其他急性感染,应在炎症控制后再采血复查。其在心血管疾病中主要应用在以下方面。

1.无论性别,hs—CRP 独立于血压、血脂、血糖、吸烟、年龄等传统危险因素之外,成为冠心病患者心血管事件独立的危险预测因子。

2.在急性冠状动脉综合征的患者中,高 hs—CRP 预示更高的病死率和更差的预后。

3.对于健康人群,血中高 hs—CRP 提示将来发生心肌梗死、脑卒中、周围血管病变,致死性心血管事件的发生率更高。

4.体重的变化、他汀类药物、阿司匹林、大剂量的维生素 E 治疗能影响血中 hs—CRP 的含量。

参考范围:免疫法:血 hs—CRP<3mg/L。

(刘朝亮)

第三节　心功能指标

心脏除了具有机械性收缩和舒张功能外,还是一个重要的内分泌器官。心钠素(cardiac natriuretic peptides,cNP)是心肌细胞产生的一种神经激素,其主要功能是增加尿和(或)钠排泄,降低血管紧张素—醛固酮引起的血管收缩及血压升高。cNP 有 3 种:ANP(心房钠尿肽,大量储存于心房);BNP(心室钠尿肽,大量储存于心室);CNP(血管钠尿肽,主要存在于血管、骨骼、中枢神经系统)。其中血中 ANP 和 BNP 在很多的心血管疾病中增高,并且 BNP 增高的幅度要较 ANP 显著,且最稳定,利于采集标本和检测,因此 BNP 常作为心力衰竭的诊断指标。

正常时,BNP 在心肌细胞内以前体(prepro－BNP－134)形式存在,当压力增高,容积增大时,心室和心房细胞内 BNP 都会明显升高,且 prepro－BNP 移去 26 个氨基酸成为 pro－BNP－108,水解成两个片段活性形式(active－BNP－32)和非活性形式(NT－pro－BNP－76),释放入血。NT－pro BNP 半衰期为 1～2h,而 BNP 仅约 20min,血中 NT－pro BNP 浓度会受肾功能影响,增加但 BNP 浓度不受肾脏影响,NT－pro BNP 体外较稳定,体外 BNP 稳定性较差。理论上,心力衰竭时心室压力的升高和容积的变化能用血中 BNP 或 NT－pro BNP 浓度的变化进行预测,从而反映充血性心力衰竭。目前,临床将两者常用于以下心血管疾病的诊疗。

1.用于心力衰竭诊断及分级　　BNP 可作为无症状心力衰竭及心力衰竭早期的筛查指标,BNP＜100ng/L,NT－pro BNP＜400ng/L 时,基本排除心力衰竭可能;当 BNP＞400ng/L,NT－pro BNP＞2000ng/L(受年龄、性别、肾功能、体重等影响)时,考虑心力衰竭诊断。

2.心源性呼吸困难及肺源性呼吸困难的鉴别　　前者 BNP 增高明显,后者不增高或轻度增高(肺源性心脏疾病)。

3.心肌梗死后心功能监测和预后判断的指标。

4.心肌肥厚、肥厚型心肌病、扩张型心肌病的心功能情况判断　　BNP 和左室射血分数存在一定的正相关;能很好的反映左室超负荷情况。

5.心力衰竭患者病情监测指标。

6.心脏手术前后心功能的评估和手术时机的选择。

(刘朝亮)

第四节　凝血功能相关指标

正常的止血机制有赖于血管壁、血小板、凝血系统、抗凝系统、纤维蛋白溶解(纤溶)系统以及血液流变学等结构与功能的完整性,以及它们之间的生理性调节和平衡。血小板及血管壁异常所致的止血障碍被称为一期止血,常用出血时间(bleeding time,BT),血小板计数(platelet count,PC or PLT),以及血块收缩时间(clot retraction test,CRT)作为一期止血功能缺陷的筛检试验,但因其操作标准化程度不高,敏感性不好,且无法反映凝血因子的含量及活性,故目前已为凝血功能检查所取代。凝血和抗凝血异常所致的止血障碍常被称为二期止血。临床常用的凝血功能筛查主要包括血浆凝血酶原时间(prothrombin time,PT)、及由 PT 计算得到的凝血酶原时间比值(prothrombin time ratio,PTR)、国际标准化比值(international normalized ratio,INR)、活化的部分凝血活酶时间(activated partial thrombopastin time,APTT)、纤维蛋白原(Fg)、和血浆凝血酶时间(TT)。此外,体内的血栓和体外的凝血块都可以溶解,这是通过纤维蛋白溶解(纤溶)系统来实现的,目前临床常通过纤维蛋白(原)降解产物(fibringen degradation products,FDP)和 D－二聚体(D－dimer,D－D)等指标的测定来反映纤溶情况。

一、PT、APTT、Fg 和 IT

PT 主要是反映外源性凝血系统功能。PTR 是受检血浆的凝血酶原时间/正常人血浆的凝血酶原时间的比值。INR＝PTR^{ISI}，其中国际灵敏度指数(international sensitivity index，ISI)越小，组织凝血活酶的灵敏度越高。APTT 主要是反映内源性凝血因子缺乏最可靠的筛选试验。Fg 主要反映凝血共同途径中纤维蛋白原形成不溶性稳定的纤维蛋白促使血液凝固的能力。TT 是测定加入标准凝血酶后开始出现纤维蛋白丝所需要的时间。

参考范围：PT 正常值为 11～13s。测定值超过正常值 3s 以上为异常。PTR 正常值为 1.0±0.05。INR 值为 1.0±0.1。APTT 正常值 32～43s。测定值超过正常 10s 以上为异常。Fg 正常值 2～4g/L。TT 正常值为 16～18s，测定值超过 3s 以上为异常。

临床上常用抗凝药物预防血栓形成，溶栓药物溶解血栓，使用中掌握合适用量非常重要，过量会造成出血，不足则达不到效果，因此需要必要的实验室指标进行监测。下面列举几种常用抗凝、溶栓药物使用过程中的检测指标的选择和判读。

1. 普通肝素和低分子肝素抗凝药物的监测　普通肝素或低分子肝素抗凝首选 APTT 作为监测指标，使 APTT 维持在正常的 1.5～2.5 倍，即 50～100s 为宜；在体外循环及血液透析中运用普通肝素抗凝时，则选择活化的凝血时间(activated clotting time，ACT)，参考范围为 60～120s，使其维持在 300～450s 为宜。

2. 口服抗凝药物的监测　目前临床最常用口服抗凝药物为华法林，用于血栓形成的预防。WHO 推荐使用国际标准化比值作为监测指标，中国人的 INR 维持在 2.0～3.0 之间为宜，也有证据显示对于出血风险较高的患者，可考虑控制 INR 1.5～2.5 之间。

3. 溶栓治疗的监测　溶栓治疗的主要并发症为出血，常用纤维蛋白原(Fg)，凝血酶时间(TT)，和纤维蛋白(原)降解产物(FDP)作为监测指标。目前多数学者认为 Fg 维持在 1.2～1.5g/L，TT 维持在正常对照值得 1.5～2.5 倍，FDP 在 300～400mg/L 为宜。

二、FDP、D－二聚体

纤维蛋白溶解系统(fibrinolysis system)是人体最重要的抗凝系统，由 4 种主要部分组成：纤溶酶原(plasmingen)、纤溶酶原激活剂(plasmingen activator，如 t－PA，u－PA)、纤溶酶(plasmin)、纤溶酶抑制物(plasmin activator inhibitor，PAI－1，antiplasmin)。当纤维蛋白凝结块(fibrin clot)形成时，在 tPA 的存在下，纤溶酶原激活转化为纤溶酶，纤维蛋白溶解过程开始，纤溶酶降解纤维蛋白凝结块形成各种可溶片段，形成纤维蛋白产物(FDP)，FDP 由下列物质：X－寡聚体(X－oligomer)、D－二聚体(D－Dimer)、中间片段(Intermediate fragments)、片段 E(Fragment E)组成。其中，X－寡聚体和 D－聚体均含 D－二聚体单位。因为血凝和纤溶是一个动态过程，因此，理论上临床中检测纤维蛋白产物各种组分，对诊断与治疗纤溶系统疾病(如 DIC，各种血栓)及与纤溶系统有关疾病(如肿瘤，妊娠综合症)，以及溶栓治疗监测，有着重要的意义。在心血管疾病中的主要应用如下。

1. 纤维蛋白降解产物水平升高，表明体内存在着频繁的纤维蛋白降解过程。因此，FDP、D－二聚体是深静脉血栓(DVT)，肺动脉栓塞(PE)，弥散性血管内凝血(DIC)的筛查指标。

2. D－二聚体可作为溶栓效果的定量监测指标，而 FDP 可来自纤维蛋白原，且在原发性纤溶中也升高。因此后者不能作为溶栓效果的定量指标。

　　3.除外深静脉血栓、肺栓塞,很多继发性纤溶亢进的疾病,均会导致 FDP 及 D－二聚体结果的变化,例如肿瘤、风湿免疫性疾病、心肌梗死、脑梗死、肾功能不全、肝功能不全、主动脉夹层、感染及组织坏死等疾病,因此在胸闷、胸痛、甚至晕厥患者中,常作为排除肺梗死的重要指标,阴性的 D－二聚体值对于肺动脉栓塞具有理想的阴性报告作用;相反,其阳性结果并不能确诊包括肺梗死在内的某一项具体疾病。

　　参考范围:①FDP 定性:乳胶凝集法:阴性。ELISA 法:$<$5mg/L。②D－二聚体:乳胶凝集法:阴性。ELISA 法:$<$200μg/L。

(刘朝亮)

第五节　免疫系统指标

　　近年来,有学者提出心血管病尤其是动脉粥样硬化性疾病,是一种慢性炎症和自身免疫性疾病的新观点,认为免疫和炎症是内在和外在危险因素致心血管再塑和发病的中心环节,应用抗炎和免疫调节治疗可以有效控制心血管疾病的发生和发展。这不仅进一步揭示了心血管病的发病重要机制,而且为今后研究和治疗心血管病提出了新的方向和道路。

　　动脉粥样硬化的特点是脂质在血管壁中沉积,导致管腔的狭窄,继发的斑块破裂和血栓形成可引起急性冠状动脉综合征。已有研究表明免疫系统的多种成分参与其中,例如巨噬细胞吞噬脂质颗粒变为泡沫细胞,同时将抗原提呈给 T 淋巴细胞,这一过程中,斑块中成分可分泌很多细胞因子,包括白介素－1,白介素－2,白介素－6,白介素－8,白介素－12,白介素－10,以及肿瘤坏死因子,γ－干扰素以及血小板衍生因子等。很多的研究都证明了细胞免疫在动脉粥样硬化中的作用,尤其是 T 淋巴细胞中的 CD4$^+$ 和 CD8$^+$ 分子的活化,被认为在动脉粥样硬化的形成中有促进作用。此外,热休克蛋白(heat－shock protein, HSP),尤其是 HSP－60,CD40 配体等均参与了动脉斑块形成中的免疫活化。同时大量的临床资料也表明了一些自身免疫性疾病的患者(例如类风湿关节炎、系统性红斑狼疮、抗心磷脂抗体综合征等),其动脉粥样硬化的发病率及患病率均较高,而同时患自身免疫性疾病的动脉粥样硬化患者,则具有更高的致死率和致残率,这些都提示了免疫激活,在动脉粥样硬化的发生发展中的重要作用。

　　此外,在感染性心血管疾病中,如心肌炎、感染性心内膜炎等疾病中,病毒或细菌可通过病原体及其代谢产物刺激人体免疫系统所产生相应抗体,可利用酶联免疫吸附(ELISA)、放射性免疫检测(RIA)、凝集实验等手段进行检测;甚至可以利用 PCR 或 DNA 探针杂交技术对病原体核酸进行检测进行诊断及病情判断。下面主要介绍免疫指标在免疫相关的心血管系统疾病中的应用。

一、结缔组织病所致肺动脉高压

　　某些结缔组织病,可导致肺动脉高压,例如系统硬化病、CREST 综合征、系统性红斑狼疮(SLE)、混合结缔组织病、干燥综合征、抗心磷脂抗体综合征等,以上疾病可通过检测血中特异性自身抗体进行初步的判断,例如抗 ENA 抗体、抗核抗体、抗 SS－DNA 抗体、抗 DS－DNA 抗体、抗线粒体抗体、抗中性粒细胞抗体、抗心磷脂抗体、抗 β－2 糖蛋白抗体、抗平滑肌抗体等。

以上自身免疫抗体检测,正常人均为阴性。

二、抗链球菌溶血素"O"测定

链球菌溶血素"O"是 A 族溶血性链球菌的重要代谢产物之一,它具有抗原性,能刺激机体产生相应的抗体,称为抗链球菌溶血素"O"(anti—strptolysin"O",ASO)。常见于 A 族溶血性链球菌感染引起的疾病,如感染性心内膜炎、扁桃体炎、风湿热及链球菌感染后肾小球肾炎等。溶血性链球菌感染后 1 周左右,ASO 开始升高,4~6 周达到高峰,可持续数月。因此,用于风湿活动判断时,需要结合临床,以及 CRP 和红细胞沉降率(血沉)等指标。

参考范围:<500U。

三、柯萨奇病毒抗体测定

柯萨奇病毒是引起病毒性心肌炎最主要的病毒之一,病毒作用于心肌的方式是直接侵犯心肌,以及心肌内小血管损伤,并由免疫机制产生心肌损害。目前主要通过检测血浆中柯萨奇病毒特异性抗体进行判定。

参考范围:正常情况为阴性。

临床意义:①柯萨奇病毒特异抗体 IgM 阳性,提示急性感染期;②特异性抗体 IgG 阳性,提示既往感染;③此外,其他病毒,如埃可病毒、脊髓灰质炎病毒、腺病毒、流感、副流感病毒、麻疹病毒、腮腺炎病毒、乙型脑炎病毒、带状疱疹病毒、巨细胞病毒等均可导致病毒性心肌炎,这些病毒感染情况,均能通过相应的特异性抗体进行监测,通常情况 IgM 阳性提示急性感染期,而 IgG 阳性提示既往感染。

(刘朝亮)

第三章　心脏疾病心电图分析

第一节　心电图概述

整个心脏在机械收缩前,先产生电活动,这一系列电活动用仪器记录成连续的曲线即为心电图(electrocardiogram,ECG or EKG)。

一、心肌的电生理特性

心肌细胞的生理特性包括电生理和机械两大特性。电生理特性包括兴奋性、自律性和传导性,这些电生理特性都是以心肌细胞膜的生物电活动为基础。机械特性即为收缩性,是以收缩蛋白的功能活动为基础,在很大程度上受电生理特性的影响。心肌的兴奋通过兴奋—收缩偶联引起心肌的收缩,完成泵血功能。

(一)兴奋性

心肌细胞具有对刺激产生兴奋的能力或特性。

1.跨膜动作电位

(1)静息电位:是心肌细胞处于静息状态所呈现的膜内为负、膜外为正的电位状态,又称极化状态。形成:由于钠通道关闭,钾通道开放,膜内高钾,静息时膜主要对 K^+ 有通透性,K^+ 外流。

(2)动作电位:心肌细胞受刺激而兴奋时,发生除极和复极。膜电位升高,到达阈电位后,便产生动作电位。动作电位可分成 5 个时相。

0 相:除极过程。膜快钠通道开放,大量 Na^+ 快速内流,引起除极,动作电位从静息状态时 $-90mV$ 迅速上升到 $+30mV$。除极相很短暂,占 $1\sim2ms$。

1 相:快速复极初期。K^+ 的短暂外流,Cl^- 内流所致。膜电位由 $+30mV$ 迅速下降到 $0mV$ 左右。

2 相:缓慢复极期,又称平台期,膜电位基本停滞在 $0mV$ 左右。由于 Ca^{2+} 和少量 Na^+ 缓慢内流,同时伴有少量 K^+ 缓慢外流和 Cl^- 内流所致。

3 相:快速复极末期。由于 K^+ 快速外流引起。

4 相:Na^+ 外流,K^+ 内流恢复极化状态,复极完毕。

2.动作电位与心电图　心房除极产生 P 波;心室"0、1"相产生 QRS 波群,"2"相产生 ST 段,"3"相产生 T 波,"4"相产生 U 波。

3.兴奋性的周期性变化　在心肌细胞兴奋过程中,离子通道发生了激活、失活和复活等一系列变化,相应细胞的兴奋性也发生一系列周期性变化。

(1)绝对不应期和有效不应期:从动作电位 0 期去极化开始到 3 期复极达 $-55mV$,无论多强的刺激,心肌细胞均不能产生反应,为绝对不应期(absolute refractory period,ARP)。这是由于 INa 通道都处在失活状态之故。从 $-55mV$ 复极到 $-60mV$ 这段时间内,给予强刺激可以产生局部兴奋,但不能产生动作电位,这是由于 INa 通道只有少量复活,不足以产生动作电位。因此,从 0 期去极化开始到复极化 $-60mV$ 电位水平这段时间内,都不能产生动作电位形式的反应,合称为有效不应期(effective refractory period,ERP)。

(2)相对不应期:从复极化-60mV到-80mV的时间内,若给予阈上刺激可以使心肌细胞产生动作电位,称为相对不应期(relative refractory period,RRP)。

(3)超常期:相当于膜电位-80mV到-90mV这段时期。由于膜电位接近阈电位,稍低于阈强度的阈下刺激,就可以引发出动作电位,表明兴奋性高于正常,故称超常期(supernormal period,SNP)。这是由于膜电位与阈电位距离较小,兴奋性较高。

(4)易颤期:在相对不应期的最初阶段,给予相当强度的刺激容易诱发颤动,故这一时期称为易颤期(易损期)。心室易颤期相当于心电图上T波顶峰前后0.03~0.04s内。临床上给予额外刺激或室性期前收缩落在T波顶峰上,即R on T现象,可诱发室性心动过速或心室颤动。心房易颤期相当于R波降支和S波内。病理情况下,心房易颤期可延伸至T波内,此时位于T波内的房性期前收缩可诱发心房颤动。

4.兴奋性的周期变化和心肌收缩的关系

(1)有序收缩与舒张:由于心肌细胞的有效不应期长,覆盖了整个收缩期和舒张早期。因此,心肌不会发生像骨骼肌那样的完全强直收缩,保证心脏的舒张和收缩交替进行,有利于心室的充盈和射血,实现泵血功能。

(2)期前收缩和代偿间歇:正常的心室搏动是由窦房结发出兴奋下传而引起的。如果在心室肌的不应期之后和下一次窦性兴奋到达之前,心室受到一次人工刺激或者来自异位起搏点的兴奋刺激,可以提前出现一次收缩,即期前收缩,期前收缩本身也存在不应期。如果期前收缩之后紧接有窦性兴奋下传到心室,落在期前收缩的不应期之内,这次窦性兴奋就不能引起心室收缩而出现一次"脱失",直到下一次窦性兴奋到达时心室才能再次收缩。这样,在一次心室期前收缩之后,往往有一段较正常为长的舒张期,称为"代偿间歇"(compensatory pause)。

(二)自律性

心脏特殊传导系统细胞在没有外来刺激的条件下,能自动发生节律性兴奋,这种特性称为自动节律性(autorhythmicity),简称自律性。

1.心脏起搏点　在生理情况下,心肌的自律性起源于心脏特殊传导系统的自律细胞,不同部位的自律细胞自律性高低不一。窦房结P细胞的自律性最高(一级起搏点,频率60~100次/分),之后依次为房室交接区(二级起搏点,频率40~60次/分)、和浦肯野细胞(三级起搏点,频率20~40次/分)。心房、心室按当时驱动它们的最高自律性频率搏动。正常情况下因窦房结的自律性最高,以频率优势控制心脏起搏,整个心脏的节律性搏动由它控制,称为窦性节律(sinus rhythm)。因此窦房结称为主导起搏点(dominent pacemake)。而窦房结之外的其他自律组织在正常情况下的节律活动频率受窦房结控制,只起兴奋传导作用,称为潜在起搏点(latent pacemaker)。潜在起搏点在窦房结起搏或传出障碍时充当备用起搏点,取代窦房结以较低频率维持心脏跳动,成为保护性心律(逸搏或逸搏心律),具有重要生理意义。但当其自律性异常增高超过窦房结时,就成为异位起搏点(ectopic pacemaker),控制部分或整个心脏,造成心律失常。

窦房结通过两种方式对潜在起搏点进行控制,保证其主导心脏节律的作用:①抢先占领(preoccupation):窦房结的自律性高于其他潜在起搏点,当潜在起搏点4期自动去极化尚未达到阈电位水平时,已被窦房结传来的冲动所激动而产生动作电位,其自身的自律性被抑制。

②超速抑制(overdrive suppression)：自律细胞受到高于其自身固有频率的刺激而发生兴奋时，称为超速驱动。超速驱动一旦停止，该自律细胞的自律性活动不能立即恢复，需要经过一段时间后才能呈现，这种超速驱动后自律活动暂时受压抑的现象称为超速抑制。超速驱动的频率和自律细胞的固有频率相差越大，受抑制的时间也越长。如果窦房结起搏活动突然停止(窦性停搏)，而潜在起搏点因受超速压抑而不能起搏，可以导致全心停搏而猝死。

2.影响自律性的因素

(1)4期自动去极化速度：自律细胞：如窦房结、房室结、房室束及浦肯野纤维，在达到最大舒张电位后，便自动地缓慢除极，膜电位上升，当达到阈电位时，再次产生动作电位和兴奋。

在4相电位时，K^+缓慢外流，Na^+或Ca^{2+}缓慢内流而自动去极化，自动去极化速度快，到达阈电位的时间缩短，则单位时间内发生兴奋的次数多，即自律性高，反之亦然。4期自动去极化速度为最重要的影响因素。

根据0相去极化的速度和幅度，自律细胞可分为：

1)快反应自律细胞：心房传导组织、房室束、浦肯野纤维(非自律性的心房肌，心室肌细胞属快反应细胞)，自律性主要由于Na^+内流所产生。

2)慢反应自律细胞：窦房结、房室结，自律性由Ca^{2+}内流所产生。

(2)最大复极电位与阈电位之间的距离：最大复极电位水平上移，或阈电位下移，均使两者差距缩小，自动去极化到达阈电位水平所需的时间缩短，自律性增高，反之自律性降低。

(三)传导性

心肌细胞具有传导兴奋的能力，即心肌细胞某处发生的兴奋，能沿细胞膜扩布到整个细胞，并通过闰盘扩布到相邻的心肌细胞，引起整块心肌兴奋，这种特性称为传导性(conductivity)。

1.除极的"连锁反应"与向量概念 当两个紧邻的心肌细胞均在极化状态时，他们细胞外膜面均为阳电荷，电位相同，相互间无电流发生。如其中一个细胞发生除极，则该细胞原有的外高内低的电位差消失，细胞膜外的阳电荷不复存在，此时这个已除极的细胞与其相邻的未除极细胞间产生电位差，未除极细胞的外膜电位高于已除极细胞外面的电位，于是未除极细胞外面的阳电荷不再能继续保留，势必向低电位处流失。因此第一个细胞除极必然促使紧邻的第二个细胞跟着除极，第二个细胞除极后与第三个细胞间发生了电位差，从而引起第三个细胞的除极。如此类推，像多米诺骨牌一样不断快速推进，构成"连锁反应"直至所有相邻心肌细胞全部除极为止。正是因为这个"连锁反应"，当窦房结发出电激动后可顺次引起心房、心室的除极过程，从而导致心房、心室的机械性收缩。

当心肌细胞的左侧受到刺激，使细胞膜对离子的通透性发生变化，即开始除极过程。刚开始除极的一点与其邻近尚未除极部分之间存在电位差，因而有电流产生，形成电偶。电偶由电源与电穴组成，除极过程犹如一组电偶在沿着心肌细胞膜向前推进，电源在前，电穴在后。当电源对着探查电极时，描记出向上的波(正向波)。当除极结束后，细胞膜外排列一层负电荷，膜内排列同等数量的正电荷，心肌细胞处于除极状态。此时，细胞膜外左右两端无电流产生，探查电极描记的曲线又回到等电位线。心肌细胞的复极化过程，与除极时的情况恰好相反，复极过程电穴在前，电源在后。由于电源背离探查电极，故描记出向下的波(负向波)。复极结束后恢复到极化状态时的细胞膜外显示一层正电荷，膜内附有同等数量的负电荷，细胞膜外没有电位差，探查电极描记的曲线又回到等电位线。

对单个心肌细胞而言,先除极的部分先开始复极。除极和复极的扩展有如一对电偶在移动。除极时电源在前,电穴在后,除极方向与除极电偶移动的方向相同;而复极时电源在后,电穴在前,复极方向与复极电偶移动的方向相反。由于单个心肌细胞除极与复极过程进行的方向相同,但电偶轴方向相反,故复极波与除极波方向相反。

对一组心肌细胞而言,除极、复极的顺序应是先除极者先复极,后除极者后复极,但实际心电图上表现的波形方向却不是这样。以左心室为例,左心室壁心肌的除极方向正常时从心内膜面向心外膜面除极,因而放在左心室外的探查电极描记为方向向上为主的除极波。但该探查电极描记的复极波(即 T 波)却仍然向上而不是向下,表明左心室壁的复极顺序是从心外膜面向心内膜面发展。心脏的除极和复极的机制尚未完全明了,传统的观点认为心外膜的温度较心内膜高,导致复极先从温度高的心外膜开始。而当心室收缩时,心内膜压力高于心外膜,也是导致心外膜先复极的可能原因。

由于除极的"连锁反应"是多方向,而不是朝单一方向推进的。因此,一个心肌细胞的除极将引起其左右、前后、上下各方面紧邻细胞的除极,这就产生了向量问题。所谓"向量"是既代表推进方向,又代表推进力量的一个统称。心肌细胞数量千百万,排列又较特殊,当心房或心室除极时,在同一瞬间可有无数方向不同、力量不同的向量,而且这些向量还在不断改变着方向与力量。心电图记录的是综合向量。如几个方向完全相同的向量可相加成为一个大的向量;方向完全相反的向量则相减抵消成为一个指向优势一方的小向量,或者因两方势均力敌而完全抵消;若两个向量的方向既不完全相同又不完全相反而成为一个角度时,则可借平行四边形法则来推断其综合向量,即把两个向量作为平行四边形的邻边,其对角线即为其综合向量。

总之,心肌细胞在极化状态中受到刺激时由于细胞膜内外之间电位差的消失,细胞膜外面的阳电荷不复存在,其与相邻细胞外面发生电位差,从而导致相邻细胞的相继除极。这个连锁反应样的除极过程产生不断发展变化着的诸多向量,同一瞬间的诸多向量又可集中反映为综合向量,心电图机记录的就是这个综合向量的动态变化。心电图中各个波的形态各异,这是向量变化的结果。除极过程中,向量头部面对探查电极时出现向上波,探查电极对着向量尾部时出现向下波,波的高低深浅取决于向量的大小,波的宽窄则反映向量持续时间的长短。一句话,向量决定心电图。

2.容积导电概念 如把一个电池的两极浸入一盆盐水中,此时阳极与阴极之间虽无电线联系,但仍能通电,这是因为盐水是导电体。由于整盆盐水都起导电作用,所以称为容积导电。即盐水的全部容积中无论哪里均有电荷,靠阳极的一边为阳电荷;靠阴极一边为阴电荷。各处电压大小则随距离电极的远近而定,靠近电极处电压高,越远越低。等电圈上各处电位则相同。心脏在胸腔内就好像电池浸在盐水中。根据容积导电的法则,身体各部位所感应到的电压大小不相同,如左肩部电压比右肩部的电压高,髋部电压比左肩、右肩电压高,心前区电压更高。左臂各处(无论是左上臂、左前臂、左腕或左手)的电压与左肩部电压大致相同。这是因为左臂实际上仅仅是左肩的延伸线,所以记录心电图一般总是将电极板固定于左腕部。这样方便,且不易受肌肉颤动的干扰。同样右臂各处均反映右肩部的电压,左、右腿则反映髋部电压。

3.心脏特殊传导系统 心脏特殊传导系统是由不同类型特殊分化的心肌细胞组成,包括窦房结、结间束、房室交接区、房室束、左右束支及其分支和浦肯野纤维网。窦房结产生的兴奋通过特殊传导系统扩布到心房肌和心室肌,通过兴奋—收缩耦联。引起心房和心室的节律性收缩。

(1)窦房结:位于右心房和上腔静脉连接处,主要有P细胞和过渡细胞。P细胞是自律细胞,位于窦房结中心部位。过渡细胞位于周边部位,不具有自律性,其作用是将P细胞自动产生的兴奋性向外传播到心房肌。

(2)结间传导束:简称结间束,位于窦房结与房室结之间。结间束分为前结间束、中结间束和后结间束,其中前结间束又发出房间束到达左心房。结间束连接房室交接区,但可有许多纤维(Kent束、James束)越过房室结形成旁路。

(3)房室交接区:又称房室结区或交接区,主要包括以下3个功能区:①房结区。位于心房和结区之间,具有传导性和自律性。②结区。即传统意义上的房室结,具有传导性,无自律性。③结希区。位于结区与希氏束之间,具有传导性和自律性。

(4)房室束及左右束支:房室束又称希氏束,走行于室间隔内,在室间隔膜部开始分为左右两支。右束支较细,分支少,分布于右心室。左束支较宽呈带状在室间隔左侧上1/3与下2/3交界处分出左前分支、左后分支及左间隔支(60%),分布于左心室。房室束及左右束支主要含浦肯野细胞。

(5)浦肯野纤维:是左右束支的最后分支,由于分支很多,形成网状,密布于左右心室的心内膜下,并垂直向心外膜侧延伸,再与普通心室肌细胞相连接,其作用是将心房下传的激动迅速传播到整个心室。

4.心脏内兴奋传导的特点

(1)兴奋通过特殊传导系统的有序传播:正常兴奋由窦房结产生,传到右、左心房。心房内兴奋除由心房肌本身直接传播外,还杂以浦肯野样细胞的"优势传导通路"(preferential pathway),快速将兴奋传播到两侧心房,使两侧心房几乎同时收缩,形成一个功能合胞体(functional syncytium)。优势传导通路同时将兴奋传播到房室交接区,经房室束、左右束支、浦肯野纤维网到心室心内膜下心肌,然后依靠心室肌本身的传导,将兴奋经室壁中层传到心外膜下心肌,引起左右心室的兴奋收缩。由于心室内传导迅速,所以两侧心室也形成一个功能合胞体。

(2)心脏内兴奋的传导速度:心脏各部分心肌细胞电生理特性不同,细胞间的缝隙连接分布密度和类型不同,使得兴奋在心脏各部分的传导速度不同。心房肌的传导速度约为0.4m/s,"优势传导通路"为1.0～1.2m/s。房室交接区的传导性很低,尤其是其中间的结区细胞产生的动作电位是慢反应动作电位,传导速度仅为0.02m/s,兴奋通过房室交接区耗时约0.1s,称为房室延搁(atrioventricular delay)。房室延搁的存在具有重要生理意义,它保证心室的收缩发生在心房收缩完毕之后,有利于心室的充盈和射血。兴奋传播通过房室交接区进入房室束、左右束支和浦肯野纤维网后,传导速度骤然加快,达到2～4m/s,将兴奋迅速传导到左右心室。这是由于浦肯野细胞直径粗大、细胞内阻力小,动作电位0期最大去极化速率快(可达400～800V/s)、细胞间耦联紧密、缝隙连接又充分发育的缘故。左右束支和浦肯野纤维顺次兴奋室间隔、心尖和心底。浦肯野纤维深入室壁内层兴奋心室肌细胞,在整个特殊传导系统中,浦肯野纤维传导速度最快,可达4m/s,由房室交接区传入心室的激动能沿着浦肯野纤维网迅速传遍左、右心室,左右心室也几乎同时收缩,形成功能上的合胞体。保证全部心室肌几乎同步收缩。

(3)心房、心室交接区传导的生理和病理意义

1)生理性延迟作用:心房、心室交界中间部的结区兴奋时,产生的慢反应动作电位是心房、心室延搁重要的电生理基础。另外,慢反应动作电位的不应期特别长,往往延续到动作电位完全复极后,称为复极后不应期。心房、心室交接区的长不应期对来自心房的过高频率的兴奋冲动(例如,心房颤动时,颤动频率可以高达 600 次/分)有一个阻滞过滤作用,落在心房、心室交接区不应期中的兴奋不能下传到心室,只有在不应期过去后,心房的兴奋才能下传到心室,使心室有一定的时间充盈和射血,对循环功能有一个保护作用。这种关卡效应确保了心室率不会过快,类似古时的计时器"沙漏"。

2)心房、心室间"电"的唯一通道:心房、心室在外观上连在一起,但电激动自心房传导到房室接壤处不会直接下传心室,而必须通过房室交接区传导到心室。因此在正常情况下,房室结成为心房激动下传心室的唯一通道,具有心房激动下传心室和心室激动逆传心房的双向传导功能。但另一方面,正因为房室交接区传导速度慢,不应期长,对传导功能而言是一个薄弱环节,容易发生传导阻滞。心房、心室传导阻滞是比较常见的一种疾病。

3)心脏的二级起搏点:具有自律性。

二、心电图导联

在人体不同部位放置电极,通过导联线与心电图机电流计的正负极相连,这种记录心电图的电路连接方法称为心电图导联。目前常用 12 导联体系。

(一)心电图导联

1.肢体导联 肢体导联(limb leads)包括标准导联Ⅰ、Ⅱ、Ⅲ及加压单极肢体导联 aVR、aVL、aVF。

(1)标准导联:反映两个肢体之间的电位差,属双极导联。

Ⅰ导联:左上肢电极与心电图机的正极相连,右上肢电极与负极相连,反映左上肢(L)与右上肢(R)的电位差。当 L 的电位高于 R 时,便描记出一个向上的波形;当 R 的电位高于 L 时,则描记出一个向下的波形。

Ⅱ导联:左下肢电极与心电图机的正极相连,右上肢电极与负极相连,反映左下肢(F)与右上肢(R)的电位差。当 F 的电位高于 R 时,描记出一个向上波;反之,为一个向下波。

Ⅲ导联:左下肢与心电图机的正极相连,左上肢电极与负极相连,反映左下肢(F)与左上肢(L)的电位差,当 F 的电位高于 L 时,描记出一个向上波;反之,为一个向下波。

根据 Einthoven 方程式Ⅰ＝VL－VR,Ⅱ＝VF－VR,Ⅲ＝VF－VL。

Ⅰ＋Ⅲ＝VL－VR＋VF－VL＝VF－VR＝Ⅱ。

由此可知,Ⅰ导联的波形,包括 P 波、QRS 波群和 T 波,加上Ⅲ导联相应波形的代数和应等于Ⅱ导联。在观察 3 个标准导联心电图时,比较一下 3 个导联各波的振幅(一般选用 QRS 波群)。如果Ⅱ导联的 QRS 波群不等于Ⅰ导联与Ⅲ导联 QRS 波群的代数和,则说明电极安放有错误或标记错误。

(2)加压单极肢体导联:标准导联只反映体表某两点之间的电位差,而不能探测某一点的电位变化,如把心电图机的负极接在零电位点上(无关电极),把探查电极接在人体任一点上,就可以测得该点的电位变化,这种导联方式称为单极导联。Wilson 提出把左上肢,右上肢和左下肢的 3 个电位各通过 5000Ω 高电阻,用导线连接在一点,称为中心电端(T)。理论和实

践均证明,中心电端的电位在整个心脏激动过程中的每一瞬间始终稳定,接近于零,因此中心电端可以与电偶中心的零电位点等效。在实际上,就是将心电图机的无关电极与中心电端连接,探查电极连接在人体的左上肢,右上肢或左下肢,分别得出左上肢单极导联(VL)、右上肢单极导联(VR)和左下肢单极导联(VF)。

由于单极肢体导联(VL、VR、VF)的心电图形振幅较小,不便于观测。为此,Gold－berger 提出在上述导联的基础上加以修改,方法是在描记某一肢体的单极导联心电图时,将该肢体与中心电端相连接的高电阻断开,这样就可使心电图波形的振幅增加 50%,这种导联方式称为加压单极肢体导联,分别以 aVL、aVR 和 aVF 表示。

aVR 导联:探查电极置于右上肢,与心电图机正极相连,左下肢与左上肢连在一起为无干电极,与心电图机负极相连。

aVL 导联:探查电极置于左上肢,与心电图机正极相连,左下肢与右上肢连在一起为无干电极,与心电图机负极相连。

aVF 导联:探查电极置于左下肢,与心电图机正极相连,左上肢与右上肢连在一起为无干电极,与心电图机负极相连。

在每个标准导联正负极间均可画出一假象的直线,成为导联线。6 个导联的导联轴构成额面六轴系统。此坐标系统采用 $\pm 180°$ 的角度标志。以左侧为 $0°$,顺钟向的角度为正,逆钟向的角度为负。每个导联轴从中心点被分为正负两半,每两个相邻导联间的夹角为 $30°$,额面六轴系统对测定心脏额面心电轴有帮助。

2.胸导联 胸导联(chest leads)属单极导联,常用 $V_1 \sim V_6$ 导联。将探查电极置于胸壁不同部位,负极与中心电端相连,就构成胸导联,也是加压单极导联。胸导联电极安放部位如下。

(1)V_1 导联。电极置于胸骨右缘第 4 肋间。

(2)V_2 导联。电极置于胸骨左缘第 4 肋间。

(3)V_3 导联。电极置于 V_2 与 V_4 连线的中点。

(4)V_4 导联。电极置于第 5 肋间左锁骨中线上。

(5)V_5 导联。电极置于 V_4 导联同一水平左腋前线处。

(6)V_6 导联。电极置于 V_4 导联同一水平左腋中线处。

在常规心电图检查时,通常应用以上导联即可满足临床需要,但在个别情况下,如疑右室肥大,右位心或特殊部位的心肌梗死等,还可添加若干导联,例如,右胸导联 $V_3R \sim V_5R$,电极放置于右胸部与 $V_3 \sim V_5$ 对称处;也可加做 V_7、V_8、V_9 导联,其位置在左腋后线,左肩胛线及后正中线与 V_4 导联同一水平。

胸导联探查电极离心脏很近,只隔着一层胸壁。因此,心电图波形振幅较大。V_1、V_2 导联面对右室壁,V_5、V_6 导联面对左室壁,V_3、V_4 介于两者之间。

(二)心电向量与心电图

心电图与心向量图是用不同的方法反映心脏的电活动,两者密切相关。心电图是空间心向量环经过两次投影而形成的。

1.空间心向量环

(1)一次投影:空间向量环第 1 次投影在 3 个互相垂直的平面上,形成不同平面的心向量环。

1)额面心向量环:用垂直于额面的平行光线,自前而后地把空间向量环投影在背后的平面上,即形成额面心向量环。

2)横面心向量环:用垂直于水平面的平行光线,自上而下地把空间向量环投影在下面的平面上,即形成横面心向量环。

3)侧面心向量环:用垂直于侧面的平行光线,自右而左地把空间向量环投影在左侧的平面上,即形成侧面心向量环。

(2)二次投影:平面心向量环再经第 2 次投影在相关的导联轴上,则形成体表心电图。额面心向量环经第 2 次投影在 6 个肢体导联轴上,产生 Ⅰ、Ⅱ、Ⅲ、aVL、aVR、aVF 六个肢体导联心电图。横面心向量环经第 2 次投影在 6 个横面心前导联轴上,产生 V_1、V_2、V_3、V_4、V_5、V_6 6 个心前导联心电图。

心电图就是平面心电向量环在各导联轴上的投影(即空间向量环的第 2 次投影)。额面向量环投影在六轴系统各导联轴上,形成肢体导联心电图,横面向量环投影在胸导联的各导联轴上就是胸导联的心电图。

2.P、QRS、T 环的形成 当心向量环的向量投影在导联轴的正侧,产生一向上的波。当心向量环的向量投影在导联轴的负侧,产生一向下的波。根据投影概念,可以从心向量图大体上描绘出心电图,反过来,也可从心电图大体上画出心向量图。

(1)P 环的形成:据心房激动由窦房结向房室结除极,故向量向左下略向前。因基本与额面平行,在额面最清楚。

(2)QRS 向量环的形成:QRS 环代表心室肌的除极过程,按心室除极发生顺序,分别形成 0.01~0.06s 综合向量、向量环体椭圆形,呈逆钟向运行,其综合向量的方向(QRS 电轴)指向左后。根据除极顺序的先后分为:

1)室间隔除极,又称初始向量或 0.01s 向量。心室除极首先开始于室间隔左侧中 1/3 处自左向右除极,除极向量指向右前(约 110°)。

2)尖部除极,即 0.02s 向量。相继除极的是室间隔右侧、右心室前壁、左心室心尖。右心室比左心室对向量的影响小,左心室心尖的除极占优势,所以综合向量指向左前下方。

3)0.03~0.04s 向量。室间隔和右室的绝大部分除极完毕,左心室除极仍在进行,又称 0.04s 向量或最大向量,其方向指向左后。

4)终末向量,即 0.06s 向量。最后除极的是左室后基底部和室间隔顶部及右室底部,其综合向量方向指向右后(相当于 265°左右)。

(3)ST 向量:QRS 环一般为闭合回到原点,如不闭合则形成 ST 向量,相当于心电图中的 ST 移位,环起点与终末点的距离是 ST 向量的大小,起点至终末点的方向是 ST 向量的方向。

(4)T 环的形成:T 环代表心室肌的复极过程,较心室除极时间慢数倍且电压低,故环的运行缓慢且较小。其综合向量的方向指向左前与 QRS 环电轴方向基本一致,反映在心电图 R 波为主的导联中 T 波是直立的。这与前文阐述的单个心肌细胞的除极与复极向量方向相反的说法似乎有矛盾之处。目前认为,心室复极过程与除极过程有所不同,它与传导系统无关,而与心肌的代谢功能有密切关系。一般地说,温度高,压力小,供血好的部位,其细胞复极就快些。心外膜与心内膜比较,符合这 3 个条件,所以,心外膜复极快。由于心外膜早于心内膜复极,这样,其电偶向量的电源在心外膜侧,电穴在心内膜侧,即心室复极的向量指向心外膜,因此心室除极与复极的方向一致。

（三）心向量、导联与心电图图形

心电图图形取决于各部分电激动的先后顺序、向量的指向、阳电和阴电先后顺序，以及探查电极当时面对着阳电，还是阴电等多个因素。

1.P 波特点 窦房结位于右心房上腔静脉入口处，故窦房结激动引起心房肌除极首先从右心房上部开始，继而呈辐射状向右心房下部及左心房扩展，相继引起左、右心房的除极而产生 P 波。故 P 波的前 1/3 主要来源于右心房，后 1/3 来自左心房，而中 1/3 为左、右心房激动的重叠。因此，心房除极时所产生的向量先是指向前下方，稍偏右或偏左，随后转向左后方，当两侧心房除极结束，除极向量也随之消失。心电图各导联中的 P 波，实际上是空间 P 向量环经过两次投影而形成。空间 P 向量环第一次投影形成平面 P 向量环，然后额面 P 向量环再次投影在心电图各肢体导联的导联轴上，横面 P 向量环再次投影在各胸导联的导联轴上，形成相应的 P 波。因此，心电图各导联中的 P 波的形态、方向和大小，取决于各导联轴与平面 P 向量环的方向与角度。平面 P 向量环方向指向导联轴正侧且与导联轴平行，P 波为正向，且波幅较高；若垂直于导联轴，则 P 波波幅极小或者无 P 波出现；如方向指向导联轴负侧，则为负向 P 波。如 aVR 导联记录的 P 波总是倒置的，而位于心房左下方的探查电极（Ⅱ、aVF 导联）记录的 P 波是直立的。

心房除极结束后开始复极。由于心房壁薄，产生的电动力小，形成的心房复极波（Ta）方向与 P 波相反，一般不易辨认。

窦性 P 波特点：

(1)P 波一定出现在 QRS 波群之前，无论哪个导联均不例外。

(2)aVR 的 P 波一定是向下的倒置波。因为导联 aVR 的探查电极是安放于右臂上，从电流上说等于右肩的延伸线，右肩处于心房的右上方，心房除极向量是从右上向左下方，阳电在前，阴电在后，右肩探查电极当时对着向量的后尾部阴电，所以必然描记出向下的倒置波。

(3)Ⅰ、Ⅱ、aVF 导联上的 P 波都是向上波。导联 Ⅰ 是双极导联，左臂（即左肩）连接于心电图机的阳电，右臂（即右肩）连接于心电图机的阴电，阳电对着左肩，因而导联 Ⅰ 的 P 波向上。导联 Ⅱ 是左腿接阳极，右肩为阴极，阳电对着左腿，所以导联 Ⅱ 的 P 波也是向上波。导联 aVF 的探查电极在左腿上，相当于心房的左下方，面对着心房除极向量的前头阳电，因而描出向上波。个别正常人由于心脏在胸腔内呈横位，此时心房除极向量变成了偏向左上方，aVF 于是对不着向量前头阳电而对着尾部阴电，从而出现倒置 P 波。

(4)V₁ 的 P 波在部分正常人可呈双相，先向上，继而又向下。右心房与左心房的相互位置关系是右心房在左心房的右前方，左心房在右心房的左后方。

(5)其他导联 P 波，因其变异较大，诊断意义较小。简言之，Ⅲ 与 aVL 的 P 波可向上、倒置或双相，或极小而看不到明确波形，V₃～V₆ 的 P 波可向上或低平。

2.QRS 波群特点

(1)胸导联 V₅、V₆ 波群呈 qRs 型：由于各波电压大小不同，波形高低深浅相差明显，习惯上以字母大小写来对比区别。为了便于说明问题和简明易懂将心室除极的大致顺序分成几个阶段，暂把室间隔的除极向量称作 1 号向量，心室壁除极称为 2 号、3 号向量，右心室壁较薄，除极先结束，此时左心室壁仍在继续向左除极，称为 4 号向量，最后左心室后底部除极时向量转向后方，称为 5 号向量。

V₅、V₆ 首先对着 1 号向量尾部阴电，描记向下的小 q 波。此波较小，有时甚至可能看不见。这是因为 V_5 的探查电极不是完全对着 1 号向量的尾部,而是仅斜对着这个向量的尾部侧面,因而感应的电压不大。室间隔在胸腔中的实际解剖位置并非垂直于前胸壁,而是处于自左前到右后的斜位上。可见室间隔自左向右的除极实际上其向量是从左后朝向右前方。心肌内的电压变化传到体表时仅及 1‰左右,斜对着向量所感应到的较小电压当然就是小 q 波。再者室间隔除极开始 0.015s 后左心室壁紧接着开始除极,因此在 1 号向量开始,2 号、3 号向量即接踵而至,此时室间隔的除极可能尚未结束,但综合向量的优势已逐渐转向左方,V_5 随即对着阳电,波形转而向上,于是小 q 波不可能维持太久。当心室壁开始除极时,由于左心室与右心室同时在进行,向量方向相反,力量相互抵消,但 V_5 处于左心室的左方,距左心室近,离右心室远,受左心室 3 号向量的影响比右心室的 3 号向量大,综合结果是阳电对着 V_5,描出向上的波。右心室壁除极结束后,左心室仍在继续向左除极(4 号向量),此时已无右心室的抵消性向量,4 号向量的电力比 3 号向量大,因而向上波继续显著上升,形成高大的 R 波。最后,左心室后底部及室间隔顶部在继续向后除极(5 号向量指向背部并偏向上右方),此时 V_5 斜对着 5 号向量的尾部阴电,出现小 s 波。心室除极向量的不断转变方向导致 V_5 的典型图型为 qRs。若 1 号向量或 5 号向量与 V_5 探查电极的位置关系过于偏斜,则探查电极将感应不到明显电压,此时导联 V_5 上可缺少小 q 波或缺少小 s 波,而呈现一个 R 波。所以,qRs、qR、Rs 或 R 波均属于 V_5 正常心室除极图型。

(2)胸导联 V_1、V_2 波群呈 rS 型:心室除极开始时 V_1 首先对着 1 号向量前头阳电,先出现向上的波。紧接着右心室前壁及心室侧壁相继除极,V_1 靠近右心室 2 号、3 号向量,受其影响较大,仍对着阳电,波继续向上。由于左心室 3 号向量的部分抵消作用,综合向量的电压不可能太大,所以这个向上波不会太高。右心室除极后,左心室壁仍继续向左除极(4 号向量),此时 V_1 的探查电极对着 4 号向量尾部阴电,波则转为向下。4 号向量电压较大(因此时右心室已除极完毕,从左向右向量已不存在,对 4 号向量来说已无抵消力量),产生较深的向下波。总之,V_1 上先出现一个小的向上波,继而是一个深的向下波,形成 rS 图型。

可见在心室除极时右边的胸导联(V_1、V_2)图型为 rS 型,向上波与向下波比例<1,即 R/S<1。左边胸导联(即 V_5、V_6)为 qRs 型,R/S>1。V_3、V_4 的探查电极位置相当于室间隔部,R 波与 S 波几乎相等大小,即 R/S≈1。将心电图 V_1~V_6 排列起来看,可以发现 R 波逐渐升高,S 波则由深变浅。如 R 和 S 波的比例不符合这个规律,表明心脏转位。如 V_5 的 R/S≤1,说明右心室的特征图形伸转到左边,心电图上称为顺钟向转位(即绕心脏长轴向左转动)。反之,V_3 出现 qRs 图形,表示左心室特征图形伸转到中间,心电图称为逆钟向转位,即左心室从原来的左后方绕心脏长轴向前右方转动。

(3)aVR 导联呈 rS 或 Qr 型:aVR 导联的探查电极记录右肩部电位,正常人右肩正对着右心室腔口,因而出现 rS 波,其小 r 波系 1 号向量造成,以后 2 号、3 号、4 号及 5 号各向量都是阴电对着右心室腔,形成 S 波。因右肩探查电极不是正对着 1 号向量头部,只是间接反映右心室腔内电位影响,因此许多正常人在 aVR 看不到小 r 波,一开始即为较深的向下波(2~4 号向量所致),其后出现一个小的向上波,呈 Qr 型。这个小 r 波是由于右肩部探查电极此时感应到室间隔顶部最后除极向量所致,也可能与左心室后底部最后除极向量有关。因为 5 号向量除了主要向后外还有偏向右上方之故。

少数正常人 aVR 导联为 rSr'(凡是第二次出现同方向的波,写法是在字母右上角加第 3 次出现时加''……)。这是因为从 1 号到 5 号向量均被充分反映出来的结果,第 1 个 r 波反映

1号向量,第2个r波反映5号向量。也有极个别正常人aVR导联呈现单一向下波,称为QS波(由于其后无向上波伴同,单称Q波或S波均不合理,所以对于单一先下波统称QS波),这是由于新增位置偏向左上方,因而左心室腔口正好对着右肩所致。左心室腔在左心室除极过程中始终对着阴电,所以左心室内的电位影响表现为QS波。

(4)aVL和aVF导联呈qR型或rS型:在心脏上方有大血管起固定作用,不易移位。心尖部则可向左向右移动。如体型矮胖者横隔较高,心尖部向左上方抬起,心脏呈横位,此时左肩对着左心室aVL的QRS波群呈qR型,左腿对着右心室,aVF呈rS型。体型瘦长者横隔较低,心脏呈悬垂位,此时aVF对着左心室而出现qR型,aVL对着右心室而出现rS型。如心脏在胸腔位置适中,则aVL和aVF均对着左心室,两者均为qR型。可见aVL和aVF导联QRS波群在正常人图形变异较大,主波可以向下,也可以向上,但均属正常。

(5)标准导联的QRS波群:由于标准导联是双极导联,反映两处间的电位差,而不是反映某处的具体电压,两处中任何不同程度的电压变化即可引起其电位差变化,因此标准导联上的QRS波群图形正常变异甚大。当心脏呈悬垂位时,3个标准导联均以向上R波为主。而横位心时,导联Ⅰ的R波较为增高,Ⅲ导联的R波降低而S波加深。这种心脏位置变化影响到图形的情况与上文aVL和aVF导联反映的情况相似。Ⅰ导联反映的电压等于左肩电压减去右肩电压,由于右肩电压甚小,减去后其差仍与左肩电压接近,因此Ⅰ导联QRS波群图形多与aVL图形相似。Ⅱ导联的电压等于左腿电压减去右肩电压,Ⅲ导联电压等于左腿电压减去左肩电压,其差均接近于左腿电压。因此,Ⅱ导联与Ⅲ导联的QRS波群图形近似aVF图形。

3.T波特点　T波为心室的复极波。复极和除极一样,也可用一个空间心向量环—T环来表示,T环经过两次投影,形成了心电图上的T波。由于最后除极的心外膜心肌最早复极,所以T波综合向量的移动方向是从心外膜下的心肌到心内膜下的心肌,即向右、向上、向前,而T波综合向量轴的方向是从心内膜下的心肌指向心外膜下的心肌,即向左、向下、向后,故在R波为主的导联上T波是直立的。除极是瞬间的极剧烈的电位变化,而复极是相对缓慢的逐步从0mV达到−90mV,故T波相对圆钝。

在同一导联上,T波方向与QRS波群的主波方向多相同。左心室复极从心外膜心肌细胞先复极,心内膜心肌细胞后复极,即自左向右的推进方向。复极向量是阴电在前,阳电在后,因此V5与V6对着向量尾部阳电,T波向上。导联Ⅰ和Ⅱ的阳极在左边,所以Ⅰ与Ⅱ的T波也都向上。aVR导联的探查电极基本对着心室腔,T波总是向下。凡是呈rS、Qr、QS或rSr等主波向下的导联,其T波均可倒置。在T波向上的导联(Ⅰ、Ⅱ、V5)如出现倒置T波表示心室复极过程不正常,常提示心肌损害。正常T波的形态是前肢(向上波的上升部分)较长,后肢(向上波的下降部分)较短。

心脏不是单纯平面的,而是一个立体的圆锥形,心肌束也不是单纯直线排列,而呈多层螺旋形结构。因此,向量的变动不限于一个平面,而是同时涉及上下、左右、前后多方面的空间立体运行过程,不可能像前面所说的1~5号向量那样简单而机械。据向量图显示,心房除极、心室除极与心室复极构成3个立体心电向量环,经投影与额面、横面与侧面而成为各平面心电向量环,额面向量环与横面向量环分别再投影于肢体导联与胸导联上时,即成为各个导联的心电图。

(潘华)

第二节 正常心电图波形

心电图(electrocardiogram,ECG)是由荷兰的 Einthover 于 1903 年创建的,主要是在体表描记出心脏的生物电活动。随着临床电生理学的发展,规定了一个标准的电极安放位置并形成了完整的导联体系,由此而记录的相应的心脏电活动可以反映心脏的节律、频率、传导等情况,目前已作为心血管病诊断的主要手段之一。

心脏的电活动起源于窦房结,由于窦房结电位太小,在体表心电图上不能记录。体表心电图所记录的波形代表了心房、心室的电活动情况,以及两者之间的传导关系。一组完整的心电活动波如下(图 1-3-1)。

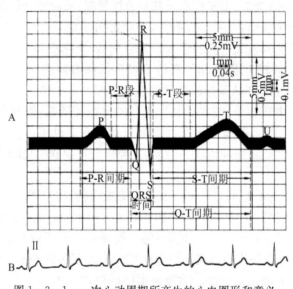

图 1-3-1 一次心动周期所产生的心电图形和意义
A. 一个心动周期;B. 连续心动周期

1. P 波 代表双心房的除极波。根据窦房结活动传导的途径以及心房活动在不同导联上的投影,其形态可直立、低平、双相或倒置。确定窦性心律的 P 波,要求在 Ⅱ 导联直立,aVR 导联倒置,其余导联形态可以多变。P 波的时间为 0.06～0.10s,大于 0.12s 为 P 波延长。P 波的振幅在肢体导联小于 2.5mm,胸前导联小于 2.0mm。V_1 导联经常可出现正负双相,其负相波的振幅和时间乘积称为 Ptf,反映了左心房的终末电势压,如果 V_1 导联 Ptf 超过了 -0.04mm/s,则提示为异常,这与左心房负荷过重有关。

2. PR 间期 代表了心房除极开始至心室除极开始的一段时间。正常值为 0.12～0.20s,随着心率的变化而有所改变。老年人及心动过缓者 PR 间期可略有延长,但不超过 0.22s。

3. QRS 波群 代表双心室的除极波。根据整个心室的除极顺序,在不同导联上投影的 QRS 波群变异很大,但有一定的规律。胸前导联 V_1～V_6 导联 R 波是逐渐增高的,S 波是逐渐降低的,V_1 和 V_2 导联不允许有 q 波,但可以呈 QS 型,V_5 和 V_6 可呈 qRs 型。在肢体导联中 Ⅲ 导联变化最大,可呈多种形态,而 aVR 导联是以 Q 波或 S 波为主,r 波甚小。除 Ⅲ 导联、aVR 导联、V_1 及 V_2 导联外,其他导联如出现 q 波,都应小于同导联 R 波的 1/4,且时限小于 0.04s。QRS 波的整个时间应在 0.06～0.10s,大于 0.12s 考虑为心室内传导阻滞。R 波的振

幅在胸前导联 V_1 小于 10mm, V_5 小于 25mm; V_1 导联 R/S 应小于 1, V_5 导联 R/S 应大于 1; 肢体导联中的 aVL 导联上 R 波小于 12mm, aVF 导联上 R 波小于 20mm, Ⅱ 导联 R 波小于 25mm, Ⅰ 导联 R 波小于 15mm。在肢体导联的 QRS 波群没有电轴偏移的情况下,除 aVR 外其他导联主波均向上。

肢体导联的每个 QRS 波群的绝对值不应小于 5mm,胸前导联的每个 QRS 波群的绝对值不应小于 8mm。

4.ST 段　代表心室性期前收缩期复极的缓慢阶段。在正常情况下,ST 段应与基线在同一水平位。肢体及胸前 V_5、V_6 导联抬高应小于 1mm,胸前 $V_1 \sim V_3$ 导联抬高应小于 3mm;如呈弓背向上型抬高,各导联即使抬高小于 1mm 也应视为异常。ST 段如呈水平型及下垂型压低(R 与 ST 段夹角大于或等于 90°)大于 0.5mm,亦应视为异常。

5.T 波　代表心室晚期复极的快速阶段。各导联可有多种形态,但以 R 波为主的导联 T 波应直立,与同导联的 R 波相比,不应小于 1/10,当 V_1 和 V_2 导联上 T 波直立时,$V_3 \sim V_6$ 导联上的 T 波不能出现低平、倒置。

QT 间期代表心室除极和复极的总时间,与心率的快慢有关。心率越快,QT 间期越短,反之则长。女性常较男性和儿童略长些。目前认为心率与 QT 间期的关系可用公式来表示。式中 K 为常数,即 0.39 ± 0.04。为了排除心率对 QT 间期的影响,可用校正的 QT 间期(QT_C),即相当于心率为 60 次/分钟时的 QT 间期。其计算公式为:(QT 为实测的 QT 间期)。正常情况下心率为 60~100 次/分钟,QT 间期应为 0.32~0.44s。

(潘华)

第三节　心电图分析方法

在面对一份完整的心电图时应该如何进行诊断与鉴别诊断是每一个临床医师尤其是心内科医师所要面对的问题。初学者往往不知从何处着手进行分析。即使具有丰富经验的心电图技术员或临床医师,面对较为复杂的心电图,有时也很难立即做出正确结论。不管心电图上的图形多么复杂多变,其实只要按常规的思路和步骤进行细致分析,即可得出正确的诊断。

一、全面了解病史

心律失常不是孤立存在的,而是有原因可寻的,一般认为在发现诱因并去除诱发因素之后,心律失常常可自行终止。因此,详细了解受检者的年龄、性别、发病经过、症状、体征、既往史、查体情况和各种检验结果,对心电图的正确分析有着很好的指导意义;当然,特殊的检验结果,如 X 线心脏像、超声心动图、心脏核医学检查、平板运动试验、冠状动脉造影、心肌活检、病理检查、临床诊断及治疗对策等,可为分析心律失常诊断提供重要的参考依据。

二、完整全面地记录心律失常

如果只有单导联或简单多导联记录心电图,则在分析诊断中可能不能清晰认识心律失常,如当心律失常只出现于某一导联时,仅依据单导联不能对心律失常进行定位诊断;又如 P 波重叠于前一 T 波中时,仅依据单导联不易辨认。而多导联特别是标准 12 导联同步记录心电图则具有很多优点,据之可大致判断是否有心律失常,并推测出心律失常的可能起源或折返部位,对某些心律失常的诊断、鉴别诊断具有重要意义。记录心电图要尽可能有头、有尾。心律失常开始前至少要有 3 个以上重复性较好的心动周期,结束以后要有 3～5 个完整的基本心动周期。如捕捉不到心律失常的开始与终止,最好进行 Holter 监测。

三、确定主导节律

根据 P 波与 QRS 波群的形态、时间等,可确定主导节律(基本节律)是窦性心律还是异位心律。若为异位心律,还要进一步确定是主动性的还是被动性的;如果是双重节律,要进一步确定它们各自起源于何处,有无传出阻滞、保护机制、隐匿传导、相互干扰与脱节等。

四、心电图波形分析

(一)P 波(心房波)

如果心电图上显示出清楚的心房波,包括窦性 P 波、房性 P 波(P′波)、F 波或 f 波、交界性或室性逆行 P 波(P⁻波),心律失常分析就会相对简单一些。如果看不到心房波,心电图的分析就会变得复杂多了,必要时还需要再次记录心电图。

1.窦性 P 波

(1)窦性 P 波:正常情况下,在常规标准导联 Ⅰ、Ⅱ、aVF、$V_3～V_6$ 导联上可以记录到直立的 P 波,而在 aVR 导联则 P 波倒置,其他导联则视 P 波的电轴而定(图 1－3－2)。当然,对右位心者则例外,此时结合病史及 X 线和超声检查结果即可明确诊断。

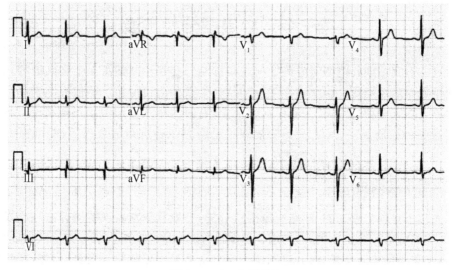

图 1－3－2　窦性节律
Ⅰ和Ⅱ导联 P 波直立,aVR 导联 P 波倒置

正常情况下,窦性 P 波≤0.10s;P 波>0.11s 时为 P 波时间延长,多见于风湿性心脏病、冠心病等。Ⅱ导联 P 波振幅可达 0.25mV,其余导联均应<0.20mV。P 波振幅增大见于右心房扩大、右心房内差异传导、右心房内传导阻滞等,如无右心房扩大的病因,仅有右心房电压明显增高,则提示右心房内传导阻滞。

(2)P 波频率:正常 P 波频率范围在 60～100 次/分钟,大于 100 次/分钟,为窦性心动过速;低于 60 次/分钟,为窦性心动过缓;PP 间期大于 0.12s,为窦性心律不齐;窦性 P 波振幅和 PP 间期逐渐发生变化者,为窦房结内游走性节律;高大 P 波起源于窦房结头部,振幅较小的 P 波起自窦房结尾部。

(3)在规则的窦性心律中突然出现一个或数个长的 PP 间期主要见于以下情况:①未下传的房性期前收缩:是产生长 PP 间期最常见的原因,机制是激动下传遇到房室结的绝对不应期而发生干扰性或阻滞性房室传导中断,房性 P 波重叠于高大的 T 波中而不易辨认。未下传的 P 波经常使 T 波形态发生增高、切迹、变宽、双向或倒置等变化。未下传的房性期前收缩所致的长 PP 间期多数小于 2 倍窦性心律周期,多次出现时,长 PP 间期亦相等。②窦房传导阻滞:二度Ⅰ型窦房阻滞,其特点是 PP 间期逐搏缩短,继之出现一个长的窦性 PP 间期,以后又重复上述现象,长 PP 间期小于两个窦性 PP 间期。二度Ⅱ型窦房传导阻滞的特征是长 PP 间期为基本 PP 间期的整倍数。③窦性停搏:长 PP 间期不是基本 PP 间期的整倍数,所有长 PP 时距互不相等。

(4)P 波消失:窦性 P 波消失的原因有:①永久性窦性停搏;②三度窦房传导阻滞,常由二度窦房传导阻滞发展而来,据此可与永久性窦性停搏相鉴别窦房结被抑制;④心房肌丧失兴奋性,窦房结仍有起搏功能,但被房性心动过速、心房扑动、心房颤动、伴有逆行心房传导的交界性心律、交界性心动过速或室性心动过速的快速激动所抑制,暂时不出现窦性 P 波。异位心动过速终止以后,可恢复窦性心律。

2.F 波(图 1—3—3) 心房扑动发作时,P 波消失,代之以形态、方向、振幅及间距完全相同的锯齿状 F 波。F—F 之间无等电位线,F 波在Ⅱ、Ⅲ、aVF、V_1 或 V_2 导联最明显。Ⅱ、Ⅲ、aVF 导联的 F 波倒置,为Ⅰ型心房扑动,较常见。Ⅱ、Ⅲ、aVF 导联 F 波直立者,为Ⅱ型心房扑动,较少见。F 波频率多为 250~350 次/分钟,新近发生的Ⅱ型心房扑动,F 波频率可大于 400 次/分钟,应用抗心律失常类药物治疗,F 波频率可减慢至 180 次/分钟左右。房室传导比例固定为 1∶1 或 2∶1 时,可酷似阵发性室上性心动过速;合并室内差异传导者,又可酷似室性心动过速。心电图上以 F 波为主,夹杂少数 f 波时,为不纯性心房扑动,以 f 波为主,夹杂少数 F 波者,为不纯性心房颤动;F 波与 f 持续时间大致相等,又互相转变者,为心房扑动—心房颤动。应注意排除各种干扰所致的伪差。

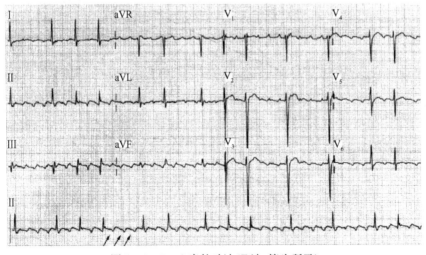

图 1—3—3 心房扑动波(F 波,箭头所示)

3.f波　心房颤动的特征是P波消失,代之以波形、方向、振幅和时距均不相同的f波,其频率高达400～600次/分钟。新近发生的心房颤动f波振幅较大,在V₁导联或Ⅱ、Ⅲ、aVF导联最清楚。慢性心房颤动伴有弥漫性心房肌病变者,f波振幅减小以至消失,只有做食管导联心电图或心腔内电图时,才有可能记录到心房波。心房颤动的另一重要特征是RR间期绝对不齐。如伴有规则的RR周期,提示心房颤动伴有干扰性或阻滞性房室脱节,在应用洋地黄者,是洋地黄应用过量的表现。

快速型心房颤动(图1-3-4)的R波起始于u波或T波终末处,f波变得不清楚,此时不易与其他类型的房性快速性心律失常相鉴别。若进行Holter监测,则在卧床休息或夜间睡眠时,于心室率减慢以后,f波可清楚显示。

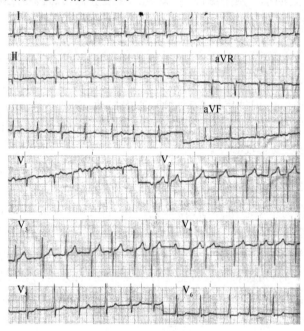

图1-3-4　心房颤动

各导联上f波几乎不见或不明显

心房颤动合并心室长间期的机制有:①迷走神经张力增高;②隐匿传导;③洋地黄影响;④二度房室传导阻滞(有人认为不存在此种理论)。对心房颤动合并心室长间期的定义常有不同主张,多数学者把RR间期>1.5s者称为长间期;也有学者将RR间期>2.0s者称为长间期。出现于夜间睡眠时偶发的长间期,不一定是心房颤动合并房室传导阻滞。

4.逆行P波(P波)　指激动起源于房室交界区,或由心室逆行至心房而产生的P波(简称P波)。交界性P波在Ⅱ、Ⅲ、aVF导联上P波呈倒置,在aVR导联则视P波形态、P波电轴而定。

交界性激动在心房内的出口不同时,可以产生不同形态的P波和不同的RP或PR间期,提示存在着逆向性房室结内多径路。极少数患者逆行P波在Ⅱ、Ⅲ、aVF导联直立,aVR导联P波倒置。

(二)QRS波群(心室波)

激动起自希氏束分叉以下的室间隔时,QRS 波群形态与窦性 QRS 波群类似;起自右心室者,类似左束支传导阻滞的 QRS 波形;起自右束支者,呈左束支传导阻滞的波形;起自左束支主干者,呈右束支传导支阻滞的波形;起自左前分支者,呈右束支传导阻滞加左后分支传导阻滞波形;起自左后分支者,呈右束支传导阻滞加左前分支传导阻滞波形;起自左心室肌者,类似于右束支传导阻滞波形。

1. 延迟出现的 QRS 波群　延迟出现的 QRS 波群为逸搏,也可能是异位心律伴传出阻滞。根据 QRS 波群与 P 波的时间关系,可判别逸搏的起源部位。测量逸搏周期的长度,可确定是过缓的逸搏还是加速的逸搏。

2. 过早的 QRS 波群　若过早出现的 QRS 波群之前有相关的心房波,可以是以下几种心律失常:①窦性期前收缩;②窦房交界性期前收缩;③房性期前收缩;④交界性期前收缩;⑤窦性夺获心搏;⑥反复搏动。若过早的 QRS 波群之前无心房波,可以是以下几种心律失常:①交界性期前收缩;②成对交界性期前收缩;③完全性反复搏动;④房室结双径路传导现象;⑤并行心律;⑥室性期前收缩等。

3. 窄 QRS 波群心动过速　心电图基本特征:①QRS 时间≤0.10s;②心室率>100 次/分钟;③RR 间期规则或基本规则。窄 QRS 波群心动过速的类型:①自律性窦性心动过速;②窦房结内折返性心动过速;③窦房折返性心动过速;④自律性房性心动过速;⑤心房内折返性心动过速;⑥自律性交界性心动过速;⑦房室结内折返性心动过速;⑧房室传导性心动过速;⑨1:1 下传的心房扑动;⑩房室反复性心动过速;⑪室性心动过速(近希浦纤维部位起源)等。

4. 宽 QRS 波群心动过速:心电图特征:①QRS 时间≥0.12s。②心室率>100 次/分钟。③RR 间期匀齐或明显不齐。宽 QRS 波群心动过速的类型:①窦性、房性、交界性心动过速伴束支传导阻滞;②窦性、房性、交界性心动过速伴束支蝉联现象;③室上性心动过速伴预激综合征;④逆传型房室反复性心动过速;⑤心房扑动、心房颤动伴预激综合征;⑥起自希氏束分叉处以下的室性心动过速。

心室扑动与心室纤颤见于严重的器质性心脏损害患者。心室扑动或心室纤颤发生时一般不会自行终止,必须尽快电击除颤、人工呼吸。

(三)T 波

T 波反映心室复极后期的电位变化。正常时间为 0.1~0.25s,电压为 0.1~0.8mV。

1. 正常 T 波　①在 aVR 导联应倒置;②在 Ⅰ、Ⅱ、V_4~V_6 导联必须正向并大于 1/10R;③aVF、V_3 导联以 R 波为主时 T 波也应正向;④在Ⅲ、aVL、V_1、V_2 导联可正向、低平、双向或倒置;⑤若右侧胸导联正向,则其左侧导联不能低平、双向及倒置。另外,T 波升支缓慢,降支陡峭。

近年研究表明正常 T 波的形态取决于心肌动作电位 3 相复极的不同步性。当终末动作电位结束在最初动作电位之前,T 波直立。若同时结束,则 T 波在基线上。若结束在最初动作电位之后,T 波将倒置。

T 波是心室复极顺序发生细微变化的敏感指标。

需要注意的是,健康人也可出现 ST-T 改变。正常人中有 ST 段异常的占 10%~30%,有 T 波改变者占 15%~20%,尤以女性更为多见。因此,评价 ST-T 改变时,需要结合患者的临床情况并考虑多种影响因素,才能做出正确的诊断。

一般认为在正常人的 I、II 标准导联中的 T 波几乎都是直立的,而III导联 T 波则可能是直立、平坦、双向,甚至倒置。在单极肢体导联中,aVR 导联无例外是倒置的。但在 aVL 及 aVF 中 T 波是否直立,却因 QRS 波群的方向而导。一般说来,如果发生倒置,则其倒置深度不应超过 0.25mV。

正常成年人的 V_1 甚至 V_3 导联中 T 波也可能是倒置的,其深度一般不应超过 0.25mV。在幼儿中则甚至 V_4 导联 T 波也可能是倒置的,但是在成年人中一般 V_3 及其左侧的导联不应有倒置的 T 波。更重要的一点是,如在 V_3 中发现倒置的 T 波,它右侧的导联(V_1、V_2 导联)中不应有直立的 T 波。

直立的 T 波,其正常形态是圆滑且有个顶端,但此顶端却不显得高耸,而是很自然的。T波一般不十分对称,升支始自 ST 段末,自等电位线斜长地升至顶端,然后较升支略为陡斜地下滑至等电位线。

T 波的高度因导联不同而异。一般来说,它在肢体导联中很少超过 0.5mV,在胸导联中也很少超过 1.0mV。异常高尖的 T 波往往出现在心肌梗死的最早期或高血钾症的情况下。

2.T 波改变 ①T 波的变化代表快速心室复极的电位变化;②T 波轻微增高无意义,T波显著增高见于心肌梗死早期、高钾血症;③T 波低平或倒置,见于心肌劳损、心肌缺血、低钾血症;④明显的 T 波倒置可见于心肌梗死急性期、冠状动脉供血不足、左心室肥大;⑤T 波改变不一定说明心肌缺血,T 波改变可以有多种原因,如睡眠不好、压力大等非心源性因素,年轻女性出现 T 波改变以非心脏因素为多。

心电图上 T 波异常并不都是心脏病的表现,也可能是生理性的变异。生理性 T 波倒置的特点是:①T 波为不对称的箭头样改变;②无 QT 间期延长;③ST 段停留在基线上的时间不长;④T 波倒置的深度<0.2mV。生理性 T 波倒置见于以下因素:①通气过度;②交感神经张力增加;③心动过速对心肌的影响。

(潘华)

第四节　窦性心律失常

一、窦性心律的判断

在成年人群中,于静息状态下,窦房结每分钟发放 60～100 次激动,形成整齐的心脏节律,称为正常窦性心律,简称窦性心律。

窦性心律的诊断标准是:①窦性 P 波:即 I、II、aVF、V_3～V_6 导联 P 波直立,aVR 导联 P波倒置,V_1 导联 P 波可直立、双向或倒置(图 1-3-5);②P 波频率:PP 间期常伴有轻度不规则,但差值<0.12s。

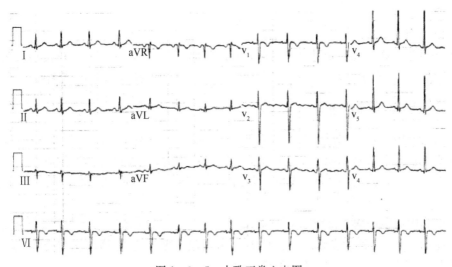

图 1－3－5　大致正常心电图

可见 Ⅱ 导联 P 波正立，aVR 导联 P 波倒置

　　需要注意的是，在测定心率时应测量若干个 PP 间期，然后取其平均值，以 s 或 ms 表示，求出每分钟心搏数（次/分钟）。现代化的 12 导联同步心电图机可快速准确地计算出心率。规定的正常窦性频率范围是指安静状态下的心率。Holter 监测结果显示，情绪激动、饮酒、发热、运动，特别是剧烈活动时，窦性频率可高达 180 次/分钟。白天心率较快，一般在 100 次/分钟左右；夜间休息或睡眠状态下心率可低达 50 次/分钟，最慢可在 40 次/分钟左右。生理情况下心率变化范围很大。

　　健康人群总是窦性心律，PP 间期常略有不齐，绝对整齐的窦性 PP 间期是少见的。但许多心脏病患者也常是窦性心律，不可根据窦性心律这一项而排除心脏疾病。

二、窦性停搏

　　窦房结于解除频率抑制的情况下，在一定时间内仍不能发放激动，称为窦性停搏。

　　（一）诊断标准

　　1.短暂窦性停搏（图 1－3－6）　窦性停搏在心电图上表现为一过性 P 波消失，窦性停搏引起的长 PP 间期不是窦性 PP 间期的整倍数，且这些长 PP 间期互不相等。短暂窦性停搏仅有头晕、目眩等症状；较久的窦性停搏不伴有逸搏心律者，可发生晕厥，甚至发生猝死。短暂窦性停搏或较久的窦性停搏可伴发各种类型的逸搏与逸搏心律、心脏起搏心律等。

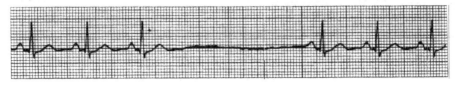

图 1－3－6　窦性停搏

突然出现窦性节律的停顿

　　2.永久性窦性停搏　表现为心电图窦性 P 波消失。永久性窦性停搏继发的心律失常有逸搏心律和起搏心律。若无逸搏心律及起搏心律则必然死亡。伴有逆行窦房结传导的各种类型的期前收缩、心动过速、心房扑动或心房颤动突然终止后，也可出现窦性停搏，这是窦房

结功能低下的表现。

（二）临床意义

迷走神经张力增高或颈动脉窦过敏者，可发生偶发的短暂窦性停搏。较长和永久性窦性停搏见于冠心病，特别是急性心肌梗死、急性心肌炎、心肌病、病窦综合征、各种疾病晚期等。

三、病态窦房结综合征

严重窦性停搏伴低位起搏点自律性降低或者窦房结及其周围组织器质性病变，导致窦房结起搏传导功能障碍或衰竭而产生心律失常，并出现脑、心、肾等重要器官供血不足的临床表现（包括阿－斯综合征）等，称为病态窦房结综合征（SSS）。病程一般数月至数年，最长可达40余年。

SSS 的病因有冠心病、心肌病、心肌炎、风湿性心脏病、克山病等，病变性质包括缺血、炎症、退行性变、纤维化、窦房结动脉病变等，病变范围包括窦房结、心房或房室交界区。窦房结及房室交界区都有病变者，称为双结病变。

（一）心电图特征

1.显著而持久的窦性心动过缓　其频率多＜40 次/分钟（图 1－3－7）。显著的窦性心动过缓常伴有明显的心律不齐。如有逸搏发生，常出现于显著窦性心动过缓中最长的 PP 间期内。逸搏心律与窦性心动过缓并存，可形成干扰性房室脱节。

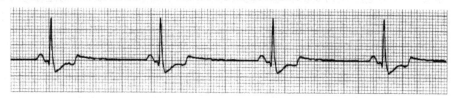

图 1－3－7　窦性心动过缓

窦性 P 波频率在 40 次/分钟左右

2.窦房传导阻滞

（1）二度Ⅰ型窦房传导阻滞：窦房传导时间逐渐延长，直至一次窦性激动完全受阻于窦房交界区而脱漏一次 P 波。心电图特点：①PP 间期逐渐缩短，直至一次 P 波漏搏；②漏搏造成的长 PP 间期小于两个短 PP 间期之和；③漏搏后的第 1 个 PP 间期长于脱落前的 PP 间期。

（2）二度Ⅱ型窦房传导阻滞：部分窦性激动受阻滞于窦房交界区不能下传心房，长 PP 间期是基本窦性 PP 间期的倍数。

3.窦性停搏引起的长 PP 间期不是窦性 PP 间期的倍数　窦性停搏后常出现房性、交界性或室性逸搏。如果长时间窦性停搏不出现逸搏，可发生晕厥甚至死亡。

4.过缓的逸搏心律　在窦性停搏基础上出现过缓的房性或交界性逸搏心律，心室率＜40 次/分钟。

5.慢－快综合征　房性快速心律失常与窦性心动过缓先后出现，相互转变。房性快速心律失常包括房性心动过速、心房扑动或心房颤动。快速心律失常终止以后即恢复窦性心动过缓（图 1－3－8）。

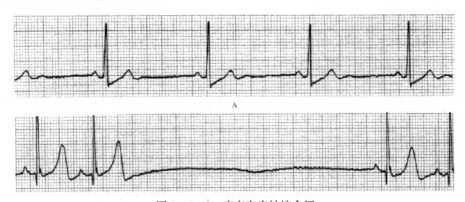

图 1-3-8　病态窦房结综合征

A. 窦性频率在 45 次/分钟左右,表现为窦性心动过缓;B. 窦性停搏

（二）诊断

1. 心电图记录　在症状发作时记录到窦房结功能异常为 SSS 最具特异性的诊断依据。

2. 运动心电图　通过运动试验心电图可以了解窦性心动过缓是否因迷走神经张力过高所致。SSS 患者运动试验可出现窦性停搏、窦房传导阻滞。

3. 评价窦房结自律性

（1）神经反射试验:包括颈动脉窦过敏试验、倾斜试验等,用于区别晕厥的类型。

（2）药物激发试验:①阿托品试验:若用药后窦性频率<90 次/分钟,为 SSS。②测定窦房结固有频率(IHR)。

4. 有创性电生理检查　通过腔内电生理检查进行窦房结恢复时间测定(SNRT,CS-NRT)、窦房传导时间测定(SACT)、窦房结不应期测定。

（三）临床意义

SSS 多有病因可寻。急性心肌梗死累及窦房结动脉供血引起的窦性心律失常,窦房结动脉供血恢复以后 SSS 可消失;某些药物过量引起的 SSS,停药或合理用药以后窦房结功能也可恢复正常。对单纯窦性停搏或窦房阻滞,可植入心房按需起搏器(AAI)。对心功能正常的 SSS 患者植入心室按需型起搏器(VVI),也能获得双腔起搏(DDD)的作用。对慢性心房颤动患者,可以植入心室起搏器(VVI)。

四、窦性心动过缓

窦房结自律性降低引起的心动过缓,称为窦性心动过缓(图 1-3-9)。各年龄组均可发生,多见于中老年人,青年人群中以运动员居多。轻度窦性心动过缓多是生理现象,持久的频率极慢的窦性心动过缓则提示 SSS。

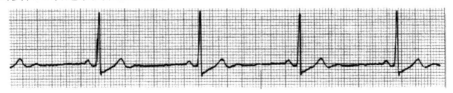

图 1-3-9　窦性心动过缓

窦性 P 波频率在 46 次/分钟左右

窦性心动过缓的诊断标准如下。

1.窦性P波 心电图上表现为Ⅰ、Ⅱ、aVF、V₃~V₆导联上P波直立,aVR导联P波倒置。

2.PP间期 窦性心动过缓常伴有不同程度的窦性心律不齐。

3.P波频率 小于60次/分钟,多为40~59次/分钟,小于50次/分钟者为显著窦性心动过缓。

五、窦性逸搏

窦房结在解除异位激动的抑制以后,自动发放一次或两次激动,形成窦性逸搏,以后窦房结又被异位起搏点发放的激动所除极。其诊断标准为:窦性逸搏周期为0.60~1.10s,窦性逸搏的P波特征符合正常心律的P波诊断标准。连续3次或3次以上的窦性逸搏称为窦性心律,又称为正常窦性心律。

六、窦性心动过速

窦性心动过速指窦房结自律性增高引起的心动过速,亦称自律性窦性心动过速。窦房结起搏细胞自动除极化速度加快、除极坡度增大,是产生窦性心动过速的电生理机制。交感神经兴奋性增高可引起窦性心动过速。

(一)诊断标准

1.窦性P波 心电图上表现为Ⅰ、Ⅱ、aVF、V₃~V₆导联P波直立,aVR导联P波倒置,心动过速的P波形态和正常窦性心律时的P波一致。

2.P波频率 P波频率超过正常窦性心律的上限频率,一般认为1岁大于150次/分钟;1~3岁大于130次/分钟;3~5岁大于120次/分钟;5~8岁大于110次/分钟;8岁以上大于100次/分钟(图1-3-10)。

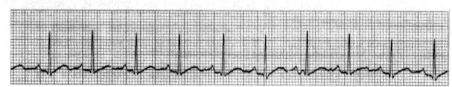

图1-3-10 窦性P波频率大于100次/分钟

成人窦性心动过速的频率为101~190次/分钟,一般为101~150次/分钟。儿童窦性心动过速的频率可达200次/分钟。

窦性心动过速的频率变化有着特殊的规律性:心动过速时频率逐渐加快,引起窦性心动过速的原因去除以后,又逐渐恢复到原有的频率;不论窦性心动过速的频率发生如何变化,窦性P波的形态始终不变。

3.窦性心动过速的PP间期相对整齐 在心动过速开始与终止之间PP间期的长短变化差别甚小;运动试验时,窦性心动过速伴不齐的现象少见。Holter监测可以完整地记录下窦性心动过速的全过程,是诊断窦性心动过速最好的方法。

4.PR间期正常或轻度延长。

(二)鉴别诊断

1.房性心动过速 二者的鉴别要点:窦性心动过速时P波形态与窦性P波相同,多为101~160次/分钟,规则,发作时起止逐渐变化(增加和停止是逐渐的)。房性心动过速表现为起止突然,P波与窦性P波不同,心房率多为150～250次/分钟,心房节律基本规则。

2.心房扑动　房室传导比例为2∶1的心房扑动酷似窦性心动过速。房室传导比例增大时F波可清楚地显示出来,在床上做仰卧活动可通过改变房室传导比例而显示出F波。

3.交界性心动过速　窦性心动过速的P波重叠于T波上,易被误诊为交界性心动过速。活动、刺激迷走神经、短时间多次复查心电图、Holter监测,有助于两者的鉴别诊断。如为窦性心动过速,T波与P波总有分离的时候;若为交界性心动过速,PR间期<0.20s。

(三)临床意义

运动、情绪激动、疼痛、吸烟、饮酒、应用阿托品及肾上腺素等药物治疗引起的窦性心动过速无重要意义。持续的窦性心动过速见于甲状腺功能亢进、心包炎、肺心病、心肌病等,应针对病因进行治疗。需要注意的是,急性大面积心肌梗死患者发生窦性心动过速时病死率高。

七、窦房结折返性心动过速和窦房折返性心动过速

窦房结折返性心动过速包括窦房结内折返性心动过速和窦房折返性心动过速。在窦房结内折返引起的心动过速,称为窦房结折返性心动过速。窦房折返性心动过速是指激动从一条径路进入窦房结,再从另一条径路传至心房肌,即完成一次折返。持续发生折返,即形成窦房折返性心动过速。

(一)诊断标准

1.窦房结内折返性心动过速　①心动过速的P波形态与窦性心律的P波相同。②心房率101～160次/分钟。③心动过速与基本窦性心律之间有明显的频率界线。④PP间期整齐或基本整齐。⑤心动过速终止时的代偿间期等于一个基本窦性周期。

2.窦房折返性心动过速　①心动过速的P波与窦性P波略有不同。②心率100～160次/分钟。③刺激迷走神经可使心动过速终止。④心动过速可由房性期前收缩诱发,又可被房性期前收缩终止。⑤终止以后的代偿间期略大于一个基本窦律周期。

(二)临床意义

窦房结内折返性心动过速和窦房折返性心动过速均属于罕见的心律失常。

八、窦性心律不齐

窦性PP间期差别>0.12s时称为窦性心律不齐。随呼吸运动周期发生的窦性心律不齐,称为呼吸性窦性心律不齐。交感神经对窦房结的调节作用缓慢,大约在20s以后才能表现出来;迷走神经对窦房结的调节作用迅速,可在下一次心搏上显示出来。吸气时,迷走神经张力下降,交感神经活动相对占据优势,窦性PP间期变短,心率增加;呼气时,迷走神经张力增加,降低了窦房结的自律性,PP间期变长,心率减慢。停止呼吸时,心律暂时变为规则。

(一)诊断标准

1.窦性P波　全部P波均为窦性。

2.PP间期变化特点　深吸气时PP间期逐渐缩短,深呼气时PP间期突然变长,心率快慢变化周期与呼吸运动周期相符合。暂时停止呼吸记录心电图,PP间期变为规则,或者窦性心律不齐的程度减轻。

3.PP间期差别　相邻近的PP间期差别>0.12s。

4.窦性P波频率　①窦性心律不齐PP间期差别>0.12s,平均心率为60～110次/分钟,

常见于青年及成年人。②窦性心动过速伴不齐少见,可发生于婴幼儿。③窦性心动过缓伴不齐时相邻近的 PP 间期差别>0.12s,平均心率<60 次/分钟,多见于运动员及老年人(图 1-3-11)。

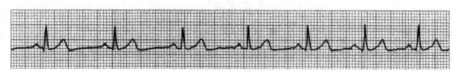

图 1-3-11 窦性心律不齐
相邻 P 波 PP 间期不等

(二)鉴别诊断

1.窦性期前收缩 窦性期前收缩是突然提早发生的,代偿间期等于一个窦律周期;而窦性心律不齐的 P 波频率因吸气而加快,又随呼气而减慢,屏气时心律不齐的现象消失。

2.二度Ⅰ型窦房传导阻滞 窦房传导时间逐渐延长,直到脱落一个 P 波,此时的间期又短于两个基本 PP 间期之和;暂停呼吸并不能使二度Ⅰ型窦房阻滞消失。通过文氏周期公式,可计算出窦房传导比例及其基本窦性节律周期。

(三)临床意义

1.呼吸性窦性心律不齐 呼吸性窦性心律不齐是健康的重要标志之一。若窦性心律突然变为绝对整齐,反而是异常,提示心脏的自主神经受到了损害。频率低于 35 次/分钟的显著窦性心动过缓伴不齐,属于异常现象,表明窦房结起搏功能低下而且不稳定,是病态窦房结综合征的主要表现形式之一。窦性心动过速伴不齐的临床意义取决于引起窦性心动过速的原因。

2.非呼吸性心律不齐 非呼吸性心律不齐者窦性心律不齐的发生与呼吸无关,临床上少见。其心电图特点为:①窦性 PP 间期差别>0.12s;②PP 间期变化与呼吸无关;③暂停呼吸时,窦性心律不齐的现象仍然存在。非呼吸性窦性心律不齐的发生与窦房结内起搏点不断游走及其自律性强度高低不等有关,多见于器质性心脏病。

3.病理性呼吸性窦性心律不齐 见于潮式呼吸,预后严重。患者呼吸频率变慢时,PP 间期异常延长,心率显著减慢;呼吸频率加快以后 PP 间期显著缩短,心率加快;PP 间期变化非常显著。

4.神经性窦性心律不齐 神经性窦性心律不齐发生于刺激迷走神经过程中,如压迫眼球或按压颈动脉窦可使心率突然减慢而出现窦性心律不齐。

5.异位激动诱发的心律不齐 是指窦房结被异位激动重整以后发生的窦性心律不齐,如房性期前收缩、房性心动过速、心房扑动、心房颤动等终止以后恢复的窦性心律,有 PP 间期逐渐缩短现象,直至恢复到原有的速率。

(潘华)

第五节　房性心律失常

一、房性期前收缩

起源于心房的期前收缩动称为房性期前收缩,临床上最多见。

（一）发生机制

房性期前收缩的发生机制包括：①房性起搏点自律性增高；②心房内激动折返；③触发活动。

（二）心电图特征

1.房性P波 提前的F波与窦性P波不同，发生较早的P波埋在T波内，不易辨认，需仔细观察T波变化。①单形性房性期前收缩：P'波联律间期固定（相差≤0.08s），形态相同；②多源性房性期前收缩：P波联律间期不固定（相差＞0.08s），形态各异；③房性期前收缩伴时相性房内差异传导：P波振幅增高或时限延长。

2.PR间期 一般在正常范围内（120～200ms）。大于200ms见于交界区的相对干扰或一度房室传导阻滞；如小于120ms则可能为合并预激综合征。

3.房性QRS波群形态 ①与窦性QRS波群相同；②伴时相性室内差异传导时，P波发生较早，心室正处于相对不应期，QRS波群宽大畸形，多呈右束支传导阻滞图形，偶呈左束支传导阻滞图形；③阻滞型房性期前收缩未下传：P波发生更早，心室正处于绝对不期，激动受阻，P波后无QRS波群（图1－3－12）。

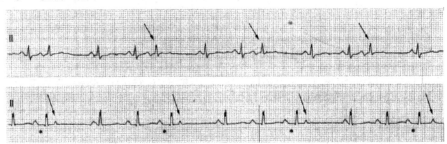

图1－3－12 上图为房性期前收缩呈三联律，下图为提早出现的P波伴有未下传的QRS波群（箭头所示）

4.代偿间期 ①多数为不完全代偿间期，房性期前收缩逆行传至窦房结，引起窦性节律重整，为最常见的窦房结内干扰。②少数呈完全性代偿，房性期前收缩未逆传至窦房结，在窦房交界区发生了绝对干扰，双方互不干扰对方的节律。③无代偿间期见于插入性房性期前收缩。

（三）临床意义

正常人可见单形性房性期前收缩，如出现频发、成对或多源性房性期前收缩，多为病理性的，常是心房颤动或心房扑动的先兆。

二、房性心动过速

连续3次或3次以上的房性期前收缩称为房性心动过速，分为阵发性、持续性、并行性及多源性房性心动过速。

（一）发生机制

房性心动过速发生机制包括：①心房异位起搏点自律性增高；②心房内激动折返；③触发活动。

（二）心电图特征

1.阵发性房性心动过速（图1－3－13） ①房性期前收缩连续3次或3次以上。②P波频率160～250次/分钟，P与P之间有等电位线，房室传导比例为1∶1、2∶1、3∶1、3∶2、4∶3等。③突发突止，可以是短阵发作，也可持续数分钟、数小时到数日。④可分为：房内折返性心动过速,频率规则;自律性房性心动过速,发作初始有频率逐渐加快的"温醒现象"。

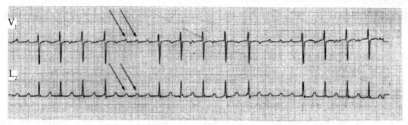

图1-3-13　房性心动过速

箭头所指为快速的房性P波

2.持续性房性心动过速(图1-3-14)　①房性心动过速可持续数月至数年;②频率150～180次/分钟;③常伴有一度及二度Ⅰ型房室传导阻滞。

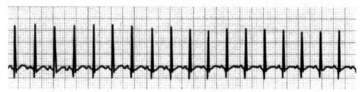

图1-3-14　持续性房性心动过速

图中显示快速的房性节律

3.多源性房性心动过速　①出现3种或3种以上形态的房性P波;②PP间期、PR间期、RR间期均不相等;③P波频率100～250次/分钟,一般大于150次/分钟,P与P之间有等电位线;④房室传导比例多为1∶1,也可出现不同程度的房室传导阻滞。

(三)临床意义

健康人可有偶发的短阵房性心动过速。频发、多源房性心动过速见于器质性心脏病,90%以上为慢性肺气肿和肺源性心脏病。

三、心房扑动

心房扑动是一种快速而规则的房性心律失常,介于房性心动过速与心房颤动之间。

(一)发生机制

心房扑动发生机制包括:①环形折返学说;②单源快速激动学说。

(二)诊断标准

1.Ⅰ型心房扑动(典型心房扑动)　①窦性P波消失,代之以锯齿状的F波(图1-3-15);②F波频率250～350次/分钟,F与F之间无等电位线;③F波在Ⅱ、Ⅲ、aVF导联最清楚,且呈负向;④房室传导比例可以是1∶1、2∶1、3∶1、4∶1或3∶2、4∶3、5∶4不等;⑤QRS波群:首先,当房室传导比例固定时RR规则,房室传导比例不同时RR不规则;其次,形态呈室上性,如伴束支传导阻滞、预激综合征或室内差异传导,可呈宽大畸形。

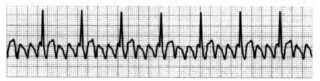

图1-3-15　Ⅰ型心房扑动

图中F波取代P波形成锯齿样房扑波

2.Ⅱ型心房扑动(不典型心房扑动)　①F 波频率 350～450 次/分钟,F 与 F 之间有等电位线;②Ⅱ、Ⅲ、aVF 导联 F 波正向。

(三)临床意义

冠心病、风湿性心脏病、高血压病等是引起心房扑动的主要病因。Ⅰ型心房扑动用射频消融术治疗成功率高,Ⅱ型则成功率低。

四、心房颤动

心房颤动是一种极速而不规则的房性快速心律失常,临床上较心房扑动多见。

(一)发生机制

1.环行折返学说(单纯性折返学说)　心房内有一个大折返环,沿途发出不规则的子波。

2.多发性折返学说　心房内的多个微折返环路,发出快速不规则的子波(图 1-3-16)。

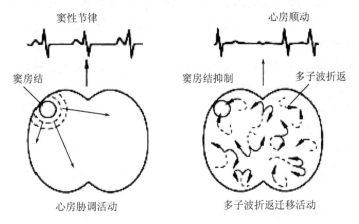

图 1-3-16　心房颤动发生机制:多发性折返学说

3.单源快速激动学说　心房内某一起搏点自律性异常增高,发放激动频率达 350～600 次/分钟。

4.多源快速激动学说　心房内有多个起搏点快速发放激动,形成形态各异的 f 波(图 1-3-17)。

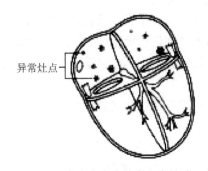

图 1-3-17　心房内有多个灶点兴奋导致心房颤动

(二)诊断标准

1.窦性 P 波消失,代之以大小形态各不相同的 f 波(图 1-3-18)。

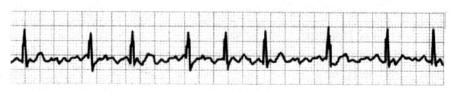

图 1-3-18　f 波取代 P 波形成不规则心房颤动波

2. f 波频率 350～600 次/分钟,f 波之间无等电位线。

3. f 波下传的 RR 周期绝对不规则。

4. QRS 波群形态正常,也可宽大畸形,见于伴有束支传导阻滞、时相性心室内差异传导、蝉联现象及预激综合征等。

(三)心电图分型

1. 根据心室率分型

(1)缓慢型心房颤动:f 波下传的心室率<60 次/分钟,常合并不同程度的房室传导阻滞。

(2)普通型心房颤动:f 波下传的心室率为 60～100 次/分钟之间,临床上多见于病程较长、在用洋地黄治疗的患者。

(3)快速型心房颤动:f 波下传的心室率 100～180 次/分钟,常见于预激综合征合并心房颤动,较易引起心室纤颤,应及时治疗。

(4)极速型心房颤动:f 波下传的心室率>180 次/分钟,见于短 PR 间期伴发的突发的心房颤动,需药物控制心室率。

2. 根据 f 波大小分型

(1)粗波型心房颤动:f 波振幅>0.10mV,多见于新近发生的心房颤动,心房肌病变程度轻,复律效果好。

(2)细波型心房颤动:f 波振幅≤0.1mV,多见于病程较长的慢性心房颤动,心房肌病变程度较重,复律效果差。

(3)隐匿型心房颤动:体表心电图上看不到 f 波,只能根据病史和心电图上 RR 间隔绝对不规则来诊断心房颤动,或根据食管导联心电图或心房内心电图以提示 f 波的存在。见于心房肌存在严重弥漫性病变、心房电位极其微弱的情况。

3. 根据心房颤动发作持续时间分型

(1)阵发性心房颤动:发作持续时间短者仅数秒,长者可达数分钟、数小时至数天,其特点是反复发作,多数能自动转复,发作间期长短不一,见于器质性心脏病,偶见于正常健康人。

(2)持续性心房颤动:发作持续数天后不能自动转为窦性心律,经治疗后部分患者可转为窦性心律。

(3)永久性心房颤动:发作后经过药物和电复律均不能转复的心房颤动,心房颤动将长久存在。

4. 最新心房颤动分类　根据 2010 欧洲心脏病学会(ESC)和 2011 美国心脏学会(AHA)/美国心血管病学会(ACC)的心房颤动指南的分类,可以将心房颤动分为:①首次诊断的心房颤动;②阵发性心房颤动;③持续性心房颤动;④长期持续性心房颤动;⑤永久性心房颤动。在分类中还特别提到有关"孤立性心房颤动的定义",即为"预后好(栓塞及死亡率)的年龄小于 60 岁,且没有临床和超声提示心脏疾病的心房颤动"。

(四)合并其他的心律失常

1.心房颤动合并室内差异传导及蝉联现象

(1)室内差异传导:①发生于心室率快时;②Ashman现象,心房颤动时RR间期长短不一,常可发生室内差异传导,长周期后心室的不应期延长,很容易进入束支的不应期而产生室内差异传导;③多呈右束支传导阻滞型。

(2)蝉联现象:①连续3次或3次以上的室内差异传导,是一种常见的电生理现象;②发生于快速型心房颤动时,心室率减慢以后此现象自行消失。

2.心房颤动合并室性期前收缩

(1)合并单源性室性期前收缩:①同一导联室性期前收缩波形相同,联律间期固定;②频发室性期前收缩二联律,可见于洋地黄过量。

(2)合并多形性室性期前收缩:①室性期前收缩的形态不同;②联律间期固定。

(3)合并多源性室性期前收缩:①室性期前收缩形态3种以上;②联律间期不固定。

3.心房颤动合并室性心动过速　①室性期前收缩连续3次或3次以上;②心室率为100~200次/分钟;③室性心动过速的QRS波群与单个室性期前收缩形态相同。

4.心房颤动合并三度房室传导阻滞　①心室律规则缓慢,频率在60次/分钟以下控制心室的节律为交界性逸搏心律或室性逸搏心律。

5.心房颤动合并预激综合征　①心室率极速而不规整,频率≥180次/分钟;②QRS波群宽大畸形,酷似室性心动过速;③可诱发心室纤颤。

(五)临床意义

心房颤动见于各种类型的心脏病,如风湿性心脏病二尖瓣病变、高血压病、心肌病、冠心病、甲状腺功能亢进等。病因不明且无器质性心脏病基础的称为特发性心房颤动。快速型、极速型心房颤动应及时控制心室率,纠正心力衰竭,用药物或电击复律;而缓慢型心房颤动伴二度以上房室传导阻滞、心室率<40次/分钟者,应植入起搏器。

(潘华)

第六节　交界性心律失常

一、交界性逸搏心律

在心室长间期内如期出现的交界性搏动称交界性逸搏;连续出现3次或3次以上的交界性逸搏,称交界性逸搏心律。

(一)发生机制

窦房结或心房不能按时发放激动,或窦性停搏、窦房传导阻滞、房室传导阻滞时,交界区起搏点以自身的频率被动地发放激动。

(二)诊断标准

1.交界性逸搏　①心室长间期内如期出现的交界性P-QRS-T波群(P波可在QRS波群的前方、融合在其中及或在其后);②交界性QRS波群与窦性QRS波群相同,偶伴非时相性室内差异性传导而呈畸形;③逸搏周期为1.0~1.5s;④心房扑动、心房颤动时,有3个以上相等的长RR周期(1.0~1.5s)。

2.交界性逸搏心律　①连续出现3次或3次以上的交界性逸搏;②频率40~60次/分

钟;③与窦性心律并存,窦性激动仍控制心房,交界性激动控制心室,形成房室分离(图1—3—19)。

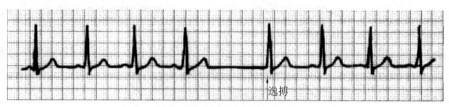

图1—3—19 交界性逸搏心律(箭头所示)

(三)鉴别诊断

1.交界性心律与房性心律的鉴别 前者PR间期<120ms,后者PR间期≥120ms。

2.交界性逸搏伴非时相性室内差异传导与室性逸搏的鉴别 前者QRS时间≤0.10s,后者QRS时间≥0.11s。

(四)临床意义

交界性逸搏及其逸搏心律是心脏的生理性保护机制,其临床意义取决于病因,即原发性心律失常。

二、加速的交界性逸搏及加速的交界性逸搏心律

加速的交界性逸搏是一种主动性交界性心律失常。连续出现3次或3次以上加速的交界性逸搏,称加速的交界性逸搏心律,即非阵发性交界性心动过速。

(一)发生机制

交界区起搏点自律性轻度增高,超过了窦房结或心房的自律性强度,暂时或持续地控制心脏的活动。

(二)诊断标准

1.加速的交界性逸搏(图1—3—20) ①略提早出现的交界性P—QRS—T波群(P波可在QRS波群的前方、融合在其中及其后);②联律间期0.60~1.0s;③多伴有完全代偿间期,偶有不完全代偿间期。

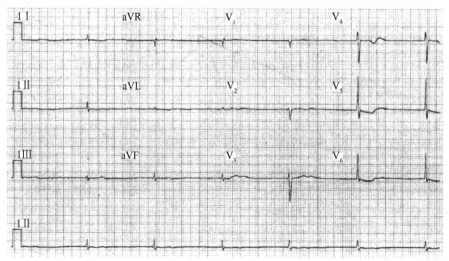

图1—3—20 窦性P波消失,并由交界性节律替代(逸搏心律)

2. 加速的交界性逸搏心律　①连续出现 3 次或 3 次以上加速的交界性逸搏，节律多匀齐；②频率 60～100 次/分钟；③与窦性心律竞争时，可形成干扰性房室脱节。

（三）临床意义

偶发加速的交界性逸搏心律见于正常人，频发加速的交界性逸搏及加速的交界性逸搏心律常见于洋地黄中毒，也可见于急性心肌梗死、心肌炎等。

三、交界性期前收缩

提前的起源于交界区的搏动称为交界性期前收缩（交界性期前收缩）。

（一）发生机制

1. 交界性起搏点自律性增高。

2. 交界区内激动折返。

（二）诊断标准

1. 提前出现的 P－QRS－T 波群，PR 间期＜120ms（图 1－3－21）。

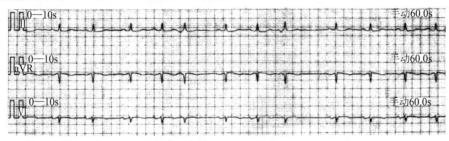

图 1－3－21　交界性期前收缩

示提早出现的交界性节律

2. QRS 波群多呈室上性，偶呈室内差异传导而表现为宽大畸形。

3. 多数伴有完全代偿间期。

4. 隐匿性交界性期前收缩

(1)交界性激动在前传和逆传过程中发生绝对干扰或传出阻滞，无 P－QRS－T 波，出现长 RR 间期，表现为假性二度房室传导阻滞。

(2)引起间期性 PR 间期延长。

（三）临床意义

临床上不多见，可见于正常人，也可见于器质性心脏病。

四、阵发性交界性心动过速

交界性期前收缩连续出现 3 次或 3 次以上，称阵发性交界性心动过速。

（一）发生机制

1. 交界区起搏点自律性增高，引起自律性交界性心动过速。

2. 房室结内存在双径路，激动沿双径路折返而形成房室结内折返性心动过速。

（二）诊断标准

1. 自律性交界性心动过速（图 1－3－22）　①连续出现 3 次或 3 次以上交界性期前收缩；②交界性期前收缩频率为 100～160 次/分钟；③发作初始有频率逐渐加快直至稳定的阶梯现象，即"温醒现象"；④刺激迷走神经或期前刺激不能使心动过速终止。

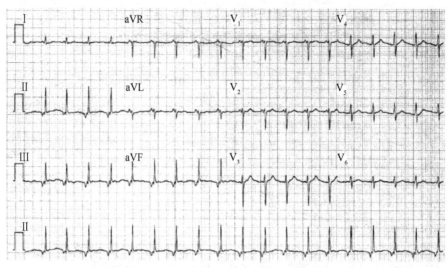

图 1－3－22 快速的交界性心动过速

2.房室结内折返性心动过速(图 1－3－23)房室结内存在着快径路(F)和慢径路(S),快径路传导快而不应期长,慢径路传导慢而不应期短,按折返途径可分为两类。

(1)慢－快(S－F)型:最常见,激动从慢径路下传心室,经快径路逆传心房。①心动过速的频率为 160～250 次/分钟;②心动过速常由房性期前收缩诱发,且 PR 间期延长;③心动过速发作时,P 波多位于 QRS 波群之中(由于心房和心室几乎同时除极而无法辨认;P 波位于QRS 波群之后,RP<80ms,RP<PR;④QRS 波群多数正常,偶伴功能性束支传导阻滞;⑤刺激迷走神经或期前刺激可使心动过速终止;⑥可伴有房室传导阻滞及逆向传导阻滞。

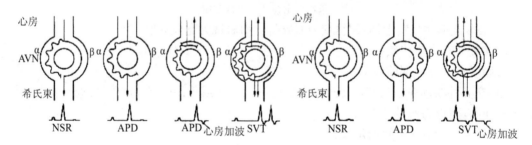

图 1－3－23 房室结内折返性心动过速发生机制示意图

左图为慢－快型房室结内折返性心动过速发生机制,即形成一个折返需要三个条件:①有 2 个或以上的通路;②两个通路的不应期有一定的差额(通常认为要在 50ms 以上);③有一条通路存在单向阻滞。右图为快－慢型房室结内折返性心动过速发生的机制示意图。

(2)快－慢(F－S)型:较少见,激动从快径路下传心室,经慢径路逆传心房。①心动过速的频率 100～150 次/分钟;②心动过速无需期前收缩诱发,心率轻度增快即可诱发心动过速,且常无休止;③P 波固定于 QRS 波群之前,PR 间期<RP;④交界性 QRS 波群与窦性 QRS 波群相同;⑤心动过速可被期前刺激或期前收缩暂时终止,药物治疗常无效。

3.阵发性室上性心动过速 起源于希氏束分叉处以上部位,常规心电图上不能区分起源于心房还是交界区,不能确定心动过速是由折返引起的还是由自律性增高引起的,称为阵发性室上性心动过速,包括:①窦房折返性心动过速;②自律性房性心动过速;③心房内折返性心动过速;④房室结折返性心动过速;⑤房室折返性心动过速;⑥自律性交界性心动过速。

其心电图特点为:①心动过速频率 100～250 次/分钟,RR 规则;②P 波不易辨认;③QRS 波群大多数与窦性 QRS 波群相同。

(三)临床意义

慢—快型房室结内折返性心动过速多见,患者心脏无器质性病变,如频繁发作而影响工作与生活,可考虑药物治疗或射频消融术。双重性心动过速(交界性或室上性)几乎均发生于器质性心脏病及洋地黄中毒患者。

(潘华)

第七节　室性心律失常

一、室性 QRS－T 波群基本特征

1. QRS 波群宽大畸形

(1)QRS 波群宽大畸形,QRS 时间≥120ms,振幅异常高大,切迹明显。

(2)分支性 QRS 波群宽大畸形:激动起源于某一束支或分支,其 QRS 波群呈现对侧束支传导阻滞及分支传导阻滞图形。双束支除极时间差别≤25ms,分支性 QRS 波群时间<110ms;双束支除极时间差别≥40ms,分支性 QRS 波群时间≥120ms。

2. 室性逆行 P 波　室性激动逆行传导心房的发生率为 40%～60%,原因是室房传导的距离长,传导过程中易受室上性激动的干扰而不能逆传心房。房室交界区及心房肌处于反应期时,室性激动才能逆传心房,产生 P波。

(1)P 波位于室性 QRS 波群之后,RP间期延长可见于:①室房传导伴干扰性 RP间期延长;②室性激动伴一度室房传导阻滞;③室性激动沿慢径路逆行传导至心房。

(2)窦性心律伴室性心律失常者,室性 QRS 波群之前、之中和之后常有被干扰的窦性 P波。

3. 室性融合波　室性激动发放较晚时,可与窦性、房性、交界性或另一室性激动共同引起心室除极,产生室性融合波。室性融合波的出现,证明宽 QRS 波群为室性。

4. 房室脱节　如果能证明宽 QRS 波群之前、之中和之后有与其无关的心房波,并与 QRS 波群形成干扰性或阻滞性房室脱节,则宽 QRS 心动过速多为室性。

二、宽 QRS 波群简单定位诊断

1. 源自室间隔上部(近 His 区)　QRS 波群宽大畸形不明显,与窦性 QRS 波群类似。

2. 源自右束支　QRS 波群表现为左束支传导阻滞图形。

3. 源自左束支　QRS 波群表现为右束支传导阻滞图形。

4. 源自左前分支　QRS 波群表现为右束支传导阻滞加左后分支传导阻滞图形。

5. 源自左后分支　QRS 波群表现为右束支传导阻滞加左前分支阻滞图形。

6. 源自右心室　QRS 波群表现为类似左束支传导阻滞图形。

7. 源自左心室　QRS 波群表现为类似右束支传导阻滞图形。

8. 源自心室后壁　QRS 波群 V_1～V_5 导联表现为 QRS 波群主波向上。

9. 源自心室前壁　V_1～V_6 导联表现为 QRS 波群主波向下。

三、心室停搏

心室停搏是指交界性和室性心电活动同时消失,此时心室的生物电活动和心室的机械性收缩完全停止,血液循环中断,称为心室停搏。

(一)诊断标准

心室停搏诊断标准为:①窦性心律伴三度房室传导阻滞,QRS 波群消失;②房性逸搏心律、房性心动过速、心房扑动或心房颤动合并三度房室传导阻滞,QRS 波群消失;③交界性心律消失后,QRS 波群消失。

(二)临床意义

心室停搏是致命性心律失常,必须及时明确诊断,紧急进行心脏按摩、人工呼吸及心室起搏。

四、室性逸搏心律

(一)室性逸搏

室性逸搏指延缓出现的室性搏动,逸搏周期为 1.5～3.0s。

1.诊断标准 ①延迟出现的 QRS 波群宽大畸形,其前无相关 P 波;②逸搏频率为 20～40 次/分钟。

2.临床意义 发生于心脏停搏基础上的频发室性逸搏、出现血流动力学障碍者,应及时植入人工心脏起搏器。

(二)室性逸搏心律

室性逸搏连续出现 3 次或 3 次以上者,称为室性逸搏心律。

1.诊断标准 ①宽大畸形的室性 QRS 波群连续出现 3 次或 3 次以上;②心室率 20～40 次/分钟;③室性 QRS 波群者为单源性逸搏心律,QRS 波呈两种以上图形者为多源室性逸搏心律。

2.临床意义 室性逸搏心律与交界性逸搏心律相比,其自律性极不稳定,易发生停搏而导致心室停搏,应及时安装心室起搏器。

五、加速性室性逸搏心律

心室内异位起搏点自律性强度增高引起的心动过速称为加速的室性逸搏心律。

(一)诊断标准

诊断标准:①出现室性逸搏节律,QRS 波群>120ms;②基本心律为窦性心动过缓或窦性心律不齐,心率缓慢,呈短阵发作,窦性频率加快以后室性逸搏节律消失;③心室率 40～100 次/分钟,节律略不规则,由于其频率与窦房结或心房的频率相近,常发生房室脱节或两种节律交替出现;④室性融合波较常见,波形介于室上性 QRS－T 波群与室性 QRS－T 波群之间。

(二)临床意义

急性心肌梗死患者发生加速的室性逸搏心律,系心肌再灌注损伤所致。

六、室性期前收缩

希氏束部位以下过早出现的单个或成对的心搏,称为室性期前收缩。其 QRS 波群之前无相关的心房波。腔内希氏束电图 V 波前无 H 波者,是室性期前收缩;V 波前有 H 波、HV 间期缩短者,为分支性室性期前收缩。

(一)分类

1.根据起源部位分类　①室间隔期前收缩;②右心室性期前收缩搏;③右束支性期前收缩;④左束支性期前收缩;⑤左前分支性期前收缩;⑥左后分支性期前收缩;⑦左心室性期前收缩搏;⑧心室前壁性期前收缩;⑨心室后壁性期前收缩。

2.根据发生机制分类　①自律性室性期前收缩;②折返性室性期前收缩;③触发性室性期前收缩。

3.根据期前收缩频度分类　①偶发室性期前收缩;②频发室性期前收缩。

4.根据期前收缩形态分类　①单源性室性期前收缩;②多形性室性期前收缩;③多源性室性期前收缩。

5.Lown 室性期前收缩分级法　Lown(1970 年)和 Wolf(1971 年)提出了室性期前收缩分级法,用于评价室性期前收缩的预后及确定抗心律失常的治疗效果,以后经过学者们的不断改进和完善,形成了 Lown 室性期前收缩分级法(表 1－3－1)。

表 1－3－1　Lown 室性期前收缩分级法

分级	心电图特征
0	无室性期前收缩
1	偶发、单个室性期前收缩,<30 个/小时
2	频发、单个出现,≥30 个/小时
3	多源
4A	成对
4B	室性期前收缩连续 3 个以上
5	R on T 室性期前收缩(RV/QT<1.0)

(二)发生机制

室性期前收缩的主要机制为心室内异位起搏点自律性增高、折返现象和触发活动,此外,边界电流、韦登斯基作用也是诱发室性期前收缩的原因。

(三)诊断标准

过早发生的 QRS－T 波群宽大畸形,与室上性 QRS－T 波群形态明显不同,其前无相关的心房波,多数伴有完全性代偿间期,少数有不完全性代偿间期及无代偿间期(图 1－3－24)。肌性室性期前收缩的 QRS－T 波群宽大畸形较为明显,QRS 时间≥120ms;无明显心肌损害时,QRS 时间<160ms;合并室内弥漫性传导障碍者,QRS 时间>180ms。多有明显粗钝、切迹或挫折;分支性室性期前收缩 QRS－T 波群表现为对侧束支传导阻滞及其分支传导阻滞的波形。

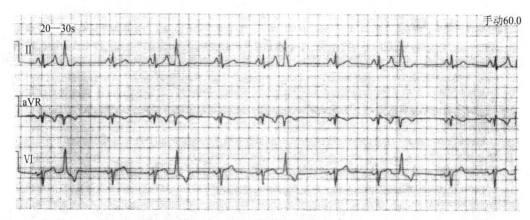

图 1—3—24　单形性室性期前收缩

提早出现的畸形 QRS 波群,呈室性期前收缩三联律

1.单形性室性期前收缩(图 1—3—24)　室性期前收缩的 QRS—T 波群形态完全相同,在各个导联中均表现出这一特征。

2.多形性室性期前收缩　同一导联室性期前收缩联律间期差别<80ms,波群形态不同。

3.多源性室性期前收缩　在同一导联室性期前收缩联律间期差别>80ms,室性期前收缩形态有两种以上(不包括室性期前收缩所形成的室性融合波)(图 1—3—25)。

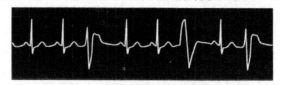

图 1—3—25　多源性室性期前收缩

4.插入性室性期前收缩　指室性期前收缩插在 1 个基本窦律周期之中,不取代一次窦性搏动(图 1—3—26)。插入性室性期前收缩的发生机制:①基本心律的频率较慢或过缓,为插入性室性期前收缩的发生创造了条件;②室性期前收缩出现适时,舒张中、早期发生的室性期前收缩较易成为插入性;③两个起搏点相距较远;④室房传导中断。

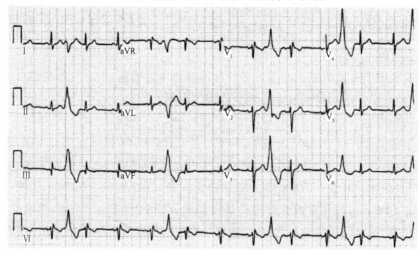

图 1—3—26　插入性室性期前收缩

在正常两个相邻的窦性节律之间插入一个室性心律

（四）室性期前收缩后的心电图改变

1.插入性室性期前收缩后的心电图变化

（1）插入性室性期前收缩通常引起其后第 1 个或连续两个窦性 PR 间期延长。

（2）插入性室性期前收缩后第 1 个窦性 QRS－T 波群形态改变：①伴时相性室内差异传导；②伴束支传导阻滞及其分支传导阻滞图形；③伴预激综合征。

2.非插入性室性期前收缩后的心电图变化

（1）期前收缩后 P 波改变：①期前收缩后 P 波振幅、方向和时间改变；②期前收缩后 P 波提前；③期前收缩后节律改变。

（2）期前收缩后 PR 间期改变：①期前收缩后 PR 间期延长；②期前收缩后 PR 间期缩短。

（3）期前收缩后 QRS 波群改变：①期前收缩后束支传导阻滞波形消失；②期前收缩后出现束支传导阻滞或分支传导阻滞；③期前收缩后预激波消失；④期前收缩后出现预激综合征；⑤期前收缩后 QRS 波群振幅改变。

（4）期前收缩后 ST－T－u 波改变：①期前收缩后 ST 段抬高或下降；②期前收缩后 T 波改变；③期前收缩后 u 波直立增高或倒置。

七、室性心动过速

起源于希氏束分叉以下，连续 3 次或 3 次以上（程序刺激引起连续 6 次以上）频率大于 100 次/分钟的心动过速，称为室性心动过速。

（一）诊断标准

1.单形性室性心动过速（图 1－3－27）　心动过速的 QRS－T 波群形态完全相同，同步记录的 12 导联心电图可显示出这一特征。单形性室性心动过速的发生多由折返引起，能被程序刺激所诱发和终止。程序刺激能引起心动过速的周期重整，这也是折返性室性心动过速的证据。其诊断标准为：①室性心动过速的 QRS 时间≥120ms，在束支传导阻滞、广泛室内传导病变基础上发生的室性心动过速 QRS 波群时间更宽；②心动过速的频率＞100 次/分钟；③常由室性期前收缩诱发，特别是成对室性期前收缩更易诱发；④若单源、成对室性期前收缩的 QRS－T 波群与室性心动过速 QRS－T 波群的形态相同，则说明室性期前收缩与室性心动过速起源于心室内同一起搏点。

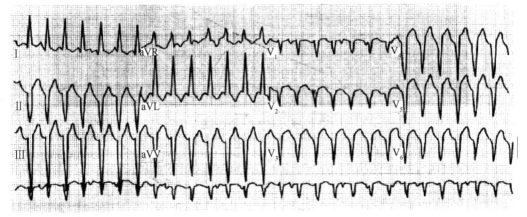

A

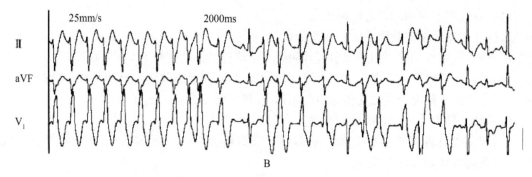

图1－3－27　单形性室性心动过速

A. aVR 导联 QRS 波主波向上,体表心电图上可见窦性 P 波与 QRS 波群无关;B. 室性心动过速发生时出现有窦性夺获。以上两种表现均为临床诊断室性心动过速的依据

2. 多形性室性心动过速　心动过速的 QRS－T 波群形态不完全相同(图1－3－28),其诊断标准为:①心动过速常由联律间期 500～700ms 的室性期前收缩诱发,室性 RR 周期可不规则,心室率 200～250 次/分钟;②心动过速的 QRS－T 波群形态逐渐发生改变,如有极性扭转,则为尖端扭转型室性心动过速;心律的 QT 间期正常或延长。

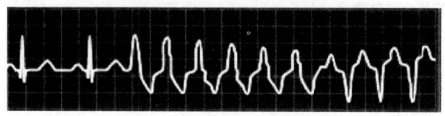

图1－3－28　多形性室性心动过速

心动过速时 QRS－T 波群形态在不断变化

3. 多源性室性心动过速　①室性心动过速由多源室性 QRS 波群组成,波形在两种以上;②心室率＞100 次/分钟;③室性 RR 间距不等,不同形态室性 QRS 波群时间不相同;④心动过速发作前后可有多源室性期前收缩及多源成对室性期前收缩;⑤陈旧性心肌梗死、心肌病、风心病、心力衰竭、心导管检查及洋地黄中毒等,是引起多源性室性心动过速的主要原因。

4. 特发性室性心动过速　①查体未见心脏异常体征;②常规心电图、Holter 监测、平板运动试验检查除有室性期前收缩、室性心动过速之外,窦性 P 波、QRS 波群、ST 段、T 波均正常;③超声心动图检查正常;④X 线检查正常;⑤冠状动脉造影、左心室造影、心肌活检均未发现异常。

5. 分支性室性心动过速　①心动过速起源于右束支者 QRS－T 波群形态呈左束支传导阻滞图形;②心动过速起源于左后分支者 QRS 波群形态呈右束支传导阻滞图形合并显著电轴左偏;③心动过速起源于左前分支者 ORS－T 波形呈右束支传导阻滞图形合并显著电轴右偏。

6. 尖端扭转型室性心动过速　①心动过速的频率 160～280 次/分钟,QRS 波群宽大畸形,快速的 QRS 波群主波方向围绕基线发生方向性扭转(图1－3－29);②由 R－on－T 现象室性期前收缩诱发;③发生于缓慢心律失常的基础上,如窦性心动过缓、窦房阻滞、房室传导阻滞、缓慢逸搏心律及心室起搏心律等;④QT 间期多有不同程度的明显延长,T 波宽大切迹,u 波振幅增大。

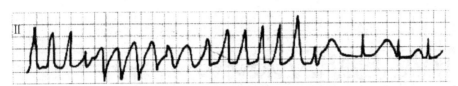

图 1-3-29 尖端扭转型性室性心动过速

可见 QRS 波群主峰发生扭转性改变

7.双向性心动过速 基本心脏节律多是心房颤动。双向性室性心动过速发作时,QRS 主波方向交替改变,心室率 150～250 次/分钟,因心室率较快,往往观察不到心房波,如能看到心房波,则多为心房颤动。

(二)临床意义

室性心动过速的发生率为 2.7%,约 90% 的室性心动过速由器质性心脏病引起,常见的病因有各种类型的心绞痛、急性心肌梗死、风湿性心脏瓣膜病、心肌病、先天性心脏病等。有 10% 的室性心动过速无明显器质性心脏病,称为特发性心动过速。

八、心室扑动与心室纤颤

(一)心室扑动

心室扑动时心脏快速而微弱的无效收缩,丧失了泵血功能,是重症心律失常,易恶化为心室纤颤,在临床较心室纤颤少见。

1.发生机制 ①心室内起搏点自律性突然增高,引发心室扑动;②激动在心室内快速折返,形成心室扑动。

2.诊断标准 ①QRS 波群与 T 波相连,两者难以区别;②心室波形规律、快速、连续、幅度大,呈"正弦曲线样"波形,其形态与心房扑动颇相似,比心房扑动 F 波振幅更大、时间更宽,其间不再有 QRS-T 波群(图 1-3-30);③心室率 200～250 次/分钟。

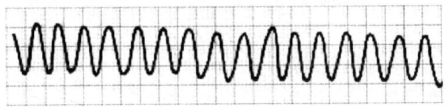

图 1-3-30 心室扑动

图中所示为粗大的心室扑动波形,也是快要发生心室颤动的表现

(二)心室纤颤

心室纤颤是引起心脏性猝死最常见的心律失常,应立即电除颤,

1.发生机制 心室内多个异位起搏点自律性极高或多发性折返,可引起心室纤颤。关于其发生机制有以下学说:①单源快速激动学说;②多源快速激动学说;③多源多发性折返学说;④环形运动学说。

2.诊断标准

(1)心室纤颤时,P-QRS-T 波群消失,呈现快速的波形、振幅、时距完全不相等的心室纤颤波,频率为 180～500 次/分钟(图 1-3-31)。

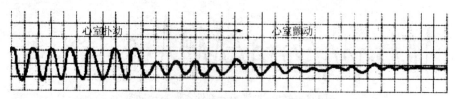

图1-3-31 心室扑动向颤动转变(常常是危急的表现)

(2)心室纤颤发作前常有室性期前收缩 R on T 现象,成对、多源、多形室性期前收缩,室性心动过速,心室扑动等。

(3)分型诊断:①粗波型心室纤颤:心室纤颤波幅≥0.5mV,预后相对好;②细波型心室纤颤:心室纤颤波幅<0.5mV,预后恶劣。

(潘华)

第八节 传导阻滞

一、窦房传导阻滞

窦房结激动受阻于窦房交界区,使窦房传导时间延长或窦性 P 波漏搏,称为窦房传导阻滞。

(一)发生机制

窦房传导阻滞的传导阻滞部位在窦房交界区,其发生机制:①窦房交界区相对不应期病理性延长,产生一度窦房传导阻滞;②窦房交界区相对不应期和绝对不应期同时延长,以相对不应期延长占优势,产生二度Ⅰ型窦房传导阻滞;③窦房交界区以绝对不应期延长占优势,产生二度Ⅱ型窦房传导阻滞;④窦房交界区绝对不应期延长占据整个心动周期,产生三度窦房传导阻滞。

(二)诊断标准

1.一度窦房传导阻滞 窦性激动在窦房传导过程中传导时间延长,但均能传入心房而形成窦性 P 波。体表心电图不能直接测定其窦房传导时间,故在心电图上不能直接诊断。

2.二度窦房传导阻滞 分为两型。

(1)二度Ⅰ型窦房传导阻滞:窦房传导时间逐渐延长,直至完全被阻滞而不能传入心房,结束一次文氏周期。其心电图表现:①PP 间期逐搏缩短,最终出现一个长 PP 间期;②长 PP 间期短于两个最短 PP 间期之和;③文氏周期的第 1 个 PP 间期是所有短 PP 间期中的最长者,而最后一个 PP 间期是所有短 PP 间期中最短者。

(2)二度Ⅱ型窦房传导阻滞:①规则的 PP 间期中出现长 PP 间期,为短 PP 间期的整数倍;②窦房传导比例可为 3:2、4:3、5:4 不等;③持续性 2:1 窦房传导阻滞时,酷似窦性心动过缓,P 波频率 30~40 次/分钟,活动或使用阿托品类药物可使心率突然加倍。

3.Ⅲ度窦房传导阻滞 所有的窦性激动都不能传入心房,体表心电图窦性 P 波消失,很难与窦性停搏相鉴别。

(三)临床意义

一过性窦房阻滞见于迷走神经张力增高、洋地黄过量或电解质紊乱,常可用阿托品消除;频发而持久的窦房阻滞,见于器质性心脏病、病窦综合征等。

二、房室传导阻滞

房室传导阻滞是由于房室传导系统某个部位的不应期病理性延长,引起房室间传导延迟或阻断的现象,可将其分为一度、二度及三度等。

(一)一度房室传导阻滞

一度房室传导阻滞所有的心房激动均能下传心室,但房室传导时间延长。

1.发生机制　①房室交界区相对不应期延长;②阻滞部位可以在心房内、房室结、希氏束或双束支水平,但多在房室结。

2.诊断标准　①PR间期≥0.21s,14岁以下儿童≥0.18s(图1-3-32);②PR间期超出心率范围允许的最高值;③在心率无明显变化时,PR间期动态变化>0.04s。

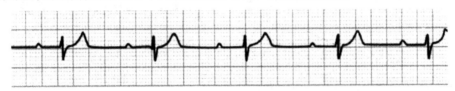

图1-3-32　一度房室传导阻滞

图中PR间期为0.36s

3.临床意义　多发生于器质性心脏病、药物中毒、电解质紊乱等,也可见于正常人。与迷走神经张力增高以及老年人房室传导系统退行性病变有关。一般阻滞部位发生于房内或房室结内,预后良好;若发生在希氏束或束支水平,则常可发展为高度房室传导阻滞。

(二)二度房室传导阻滞

部分室上性激动发生阻滞性传导中断,称二度房室传导阻滞。

1.发生机制

(1)二度Ⅰ型房室传导阻滞:①房室交界区的相对不应期和绝对不应期均延长,以相对不应期延长为主。②递减传导,在房室传导系统激动传导速度逐渐减慢,直到传导中断。③阻滞部位可在心房、房室结、希氏束或双束支水平,多在房室结。

(2)二度Ⅱ型房室传导阻滞:①房室交界区的相对不应期和绝对不应期均延长,以绝对不应期延长为主。②阻滞部位多在希氏束水平以下。

2.诊断标准

(1)二度Ⅰ型房室传导阻滞(图1-3-33):①窦性PP基本规则;②PR间期逐搏延长,继以一次QRS波群脱落;③PR间期增量逐搏递减,RR间期逐搏缩短,继以一次长RR间期;④长RR间期小于最短窦性周期的2倍。

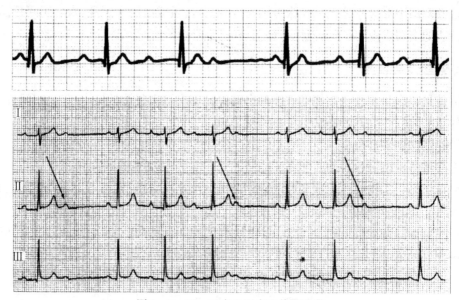

图1-3-33 二度Ⅰ型房室传导阻滞

上下图中均可见PR间期逐渐延长,直至P波后脱漏一个QRS波群;下图中箭头所示为脱漏后的P波

(2)二度Ⅱ型房室传导阻滞(图1-3-34):①PP间距规则,部分P波后无QRS波群,房室传导比例为3:2、4:3或2:1不等,当呈2:1下传时,RR间期正常,QRS波群呈束支传导阻滞图形,这是Ⅱ型的特点。②PR间期固定,QRS波群呈室上型,常提示阻滞部位在束支或分支水平。

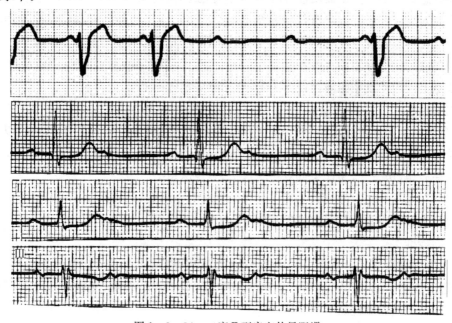

图1-3-34 二度Ⅱ型房室传导阻滞

可见正常固定PR间期后突然在P波后脱漏一个QRS波群

3.临床意义 二度Ⅰ型房室传导阻滞见于正常人,发生在夜间睡眠时,由迷走神经张力增高所致。也可见于风湿性心肌炎、下壁心肌梗死等,病变在房室结内,预后较好。而二度Ⅱ型房室传导阻滞多为病理性,见于前壁心肌梗死、心肌病等,病变多在房室结远侧,易发展为

三度房室传导阻滞,需人工起搏治疗。

（三）三度房室传导阻滞

三度房室传导阻滞时全部的室上性激动均因阻滞而不能下传心室,心房波与心室波完全无关系。

1.发生机制 ①房室交界区不应期延长并占据整个心动周期;②阻滞部位可在房室结内,也可在希氏束远端。

2.诊断标准 ①PP间期规则,RR间期多数也规则,P波与QRS波群无关,P波频率大于QRS波群频率,呈完全性房室分离(图1-3-35)。②心房由窦房结或心房形成的起搏点控制,心室由交界区或心室异位起搏点控制。当阻滞发生在房室结或希氏束上端时,QRS波群形态正常,频率40~60次/分钟,为交界性逸搏心律;如阻滞发生在希氏束下端或束支水平,则QRS波群宽大畸形,频率为20~40次/分钟,为室性逸搏心律。

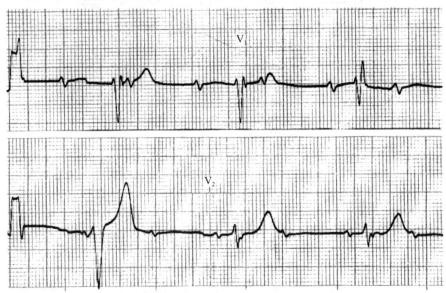

图1-3-35 三度房室传导阻滞

可见P波与QRS波群无任何关系

3.临床意义 三度房室传导阻滞伴缓慢的室性逸搏心律,是安装人工起搏器的指征。

三、右束支传导阻滞

发生于右束支的传导障碍引起特征性的心电图改变,称为右束支传导阻滞。

（一）发生机制

1.传导速度显著减慢 左、右束支传导时间差>25~40ms,即表现出不完全性与完全性右束支传导阻滞。

2.绝对不应期异常延长 每次室上性激动均落在右束支的绝对不应期而使传导中断。

3.右束支连续中断 心脏手术切断了右束支,造成永久性右束支传导阻滞。

右束支传导阻滞时激动沿左束支下传,室间隔、左心室开始除极,最后激动沿着普通右心室肌缓慢除极,因无方向相反的向量抵消而产生运行迟缓的朝向右前的终末向量,V_1导联形成rsR波,V_5、V_6导联形成宽S波。

（二）诊断标准

1. **完全性右束支传导阻滞**　典型的完全性右束支传导阻滞心电图表现为：①QRS 时间＞120ms，多为 120～140ms，大于 160ms 者，提示有严重心肌病变；②QRS 波群终末部分宽钝，V_1 导联呈 rsR'型，R 波宽大；V_5、V_6 导联呈 Rs 型，s 波宽钝；③QRS 波群电轴正常。

2. **不完全性右束支传导阻滞**　①QRS 波群时间 90～110ms；②其余条件同完全性右束支传导阻滞（图 1-3-36）。

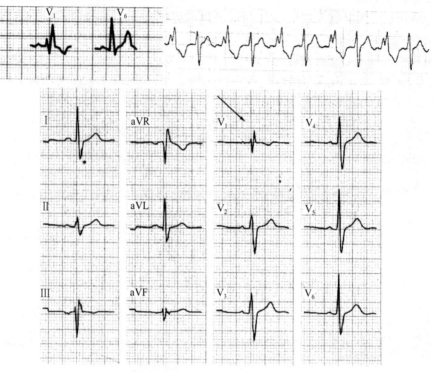

图 1-3-36　右束支传导阻滞

上左图为完全性右束支传导阻滞的诊断标准示意图；上右图为间歇性右束支传导阻滞；下图为标准导联完全性右束支传导阻滞

（三）临床意义

右束支传导阻滞见于以下情况：①正常人也可有完全性与不完全性右束支传导阻滞；②右侧心脏受累的疾患可引起完全性右束支传导阻滞，如房间隔缺损、慢性肺部疾患、肺动脉高压、肺动脉狭窄或肺栓塞等；③传导系统慢性退行性变；④急性心肌梗死并发右束支传导阻滞，这种患者预后不良。

四、左束支传导阻滞

发生于左束支的传导障碍引起特征性心电图改变，称为左束支传导阻滞。

（一）发生机制

左束支绝对不应期病理性持续延长或左束支断裂时，室上性激动沿右束支下传，使室间隔右侧面及右心室先除极，前者向量指向左，后者指向右前。由于右心室壁较薄，QRS 波群综合向量指向左前或左后，随后激动通过室间隔传向左心室，在左心室壁内迂回缓慢传导，左心室除极时间明显延长，最大 QRS 向量指向左后方。其横面改变最具有特征性：QRS 环呈狭长型,如不合并其他束支传导障碍及心肌梗死,其起始 10~20ms 向量指向左方,多向前,呈逆钟向运转,30ms 向量转为顺钟向运行。最大 QRS 向量指向 $-45°~80°$。投影在 V_1、V_2 导联上呈 Q 或 QS 型,投影在 V_5、V_6 导联上呈单向宽钝 R 波。在额面因空间 QRS 环与额面接近垂直,环体较小,最大向量多为 $+30°~-30°$。反映在肢体导联上 QRS 波群时间增宽,电轴正常或轻度左偏。

(二)诊断标准

1. 典型完全性左束支传导阻滞(图 1-3-37) ①QRS 波群时间>120ms,V_1、V_2 导联呈 rs 或 QS 型;V_5、V_6 导联呈平顶、宽钝、切迹的 R 波;Ⅰ、aVL 导联波形与 V_5、V_6 相似;②V_1~V_3 导联 ST 段抬高 0.10~0.30mV,V_4~V_6、Ⅰ、aVL 导联 ST 段下降 0.10~0.20mV;V_1~V_3 导联 T 波直立,V_5、V_6、Ⅰ、aVL 导联的 T 波双向或倒置;PR 间期轻度延长;③室壁激动时间延长>50ms;④QT 间期正常或延长。

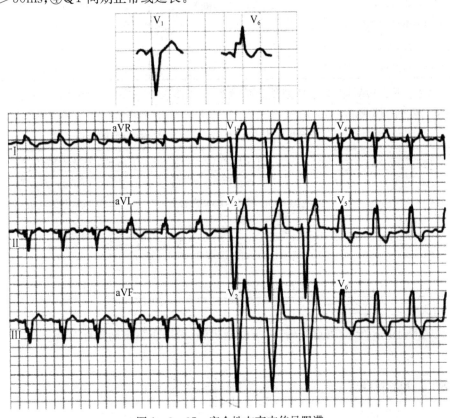

图 1-3-37 完全性左束支传导阻滞

上图为完全性左束支传导阻滞的标准示意图;下图为完全性左束支传导阻滞标准导联心电图

2. 不完全性左束支传导阻滞 ①QRS 波群时间 90~110ms;②Ⅰ、V_5、V_6 导联既无 Q 波,又无 S 波,呈单向 R 波;③有轻度继发性 ST-T 改变。

3. 完全性左束支传导阻滞合并显著电轴左偏 完全性左束支传导阻滞合并显著电轴左偏时,电轴基本上为 $-45°~-90°$。Ⅰ、aVL、V_4~V_6 导联呈单向 R 波。Ⅱ、Ⅲ、aVF 导联呈 rs 型,$S_Ⅲ$>$S_Ⅱ$。左束支传导阻滞合并显著电轴左偏的机制尚未完全阐明,可能左束支发生传导阻滞后,其激动沿右束支下传,当右束支所支配心尖部最先除极时,也可产生显著电轴左偏。

4.完全性左束支传导阻滞合并左心室肥厚　部分左束支传导阻滞合并左心室肥厚。单纯左心室肥厚时，V_5、V_6导联R波异常高大，合并完全性左束支传导阻滞时，V_5、V_6导联R波振幅显著降低，左心室肥厚的图形被掩盖。单纯左心室肥厚时，V_1、V_2导联S波较深，若合并完全性左束支传导阻滞，则S波增深更加显著。

（三）鉴别诊断

1.左束支传导阻滞与左心室肥厚　在实际临床工作中可以见到两者有相似之处，但仔细分析则可区别两者，详见表1-3-2。

表1-3-2　左束支传导阻滞与左心室肥厚的鉴别

鉴别要点	左束支传导阻滞	左心室肥厚
V_5、V_6、I导联的q波	无	有
V_5、V_6导联的R波	<2.5mV，明显切迹	≥2.5mV，无切迹
V_5、V_6、I导联的波S波	无	有
左心室壁激动时间	>50ms，常在80ms以上	>50ms，多（80ms）以内
QRS波群时间	≥120ms	<110ms

2.完全性左束支传导阻滞与B型预激综合征　在体表心电图上有些相似，如不加分析则恐容易混淆，两者的体表心电图特征详见表1-3-3。

表1-3-3　完全性左束支传导阻滞与B型预激综合征的鉴别

鉴别要点	左束支传导阻滞	B型预激综合征
PR间期	正常或延长	<120ms或正常
QRS波群时间	>120ms，多在140ms左右	>120ms，多在140ms以上
预激波	无	有
V_5、V_6导联S波	无	可有
P-J间期	正常或延长	短、正常或略延长
病因	冠心病、高血压病、扩张型心肌病等	常有阵发性心动过速史

（四）临床意义

左束支传导阻滞的病因有冠心病、扩张型心肌病、传导系统退行性病变等，常合并左心室肥大。

五、左前分支阻滞

发生于左前分支的传导障碍，引起特征性心电图改变，称为左前分支阻滞。

三分支传导系统中以左前分支传导阻滞最多见，其原因为：①左前分支细长，位于压力较高的血液流出道，易遭受损伤；②左前分支由单一的血管供血，故易发生缺血性损害；③左前分支的不应期较长，易发生传导缓慢。

（一）发生机制

当发生左前分支阻滞后，激动会沿着左后分支及中隔支向前传导，然后通过浦肯野纤维网激动左前分支支配的心室间隔前中部、左心室前壁及心尖部，最大QRS向量环指向左上方，电轴显著左偏。特征性的改变反映在额面上，QRS环体增大，位于左上方，呈逆钟向运行。起始向量向下偏右，产生下壁导联R波，aVL导联有Q波。因无方向相反的向量抵消，故而产生较大的朝向左上的向量,下壁导联有深的 S 波,Ⅰ、aVL 导联呈 qR 型。

(二)诊断标准

1. 典型左前分支阻滞

(1)心电轴显著左偏:额面电轴显著左偏,为$-45°\sim-90°$,多在$-60°$左右。

(2)QRS 波群形态改变:起始 QRS 向量$<90°$,Ⅰ 导联可无 q 波;$>90°$时,aVL 导联呈 qR、qRs 型,q 波的发生率达 97%,其时间$\leqslant0.02s$。Ⅰ、aVL 导联不应有深的 S 波。Ⅱ、Ⅲ、aVF 导联呈 rS 型,电轴指向$-60°$左右,$S_{Ⅲ}$最深,$S_{Ⅲ}>S_{Ⅱ}$。R_{aVL}最大,$R_{aVL}>R_{Ⅰ}$。典型左前分支阻滞,$V_1\sim V_6$ 导联 R 波减小,有时 V_1、V_2 导联出现小 q 波,呈 qrS 型。$V_3\sim V_6$ 导联 S 波增深,呈 Rs 型。

(3)QRS 波群时间:QRS 波群时间正常或轻度延长,小于 110ms(图 1-3-38)。

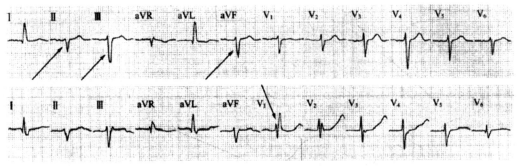

图 1-3-38　左前分支阻滞

上图箭头所示为左前分支阻滞的特征,Ⅱ、Ⅲ、aVF 导联上呈 rS 波形,电轴左偏;下图为左前分支阻滞+完全性右束支传导阻滞图形

2. 左前分支阻滞合并其他心电图异常

(1)左前分支合并顺钟向转位:除具有左前分支阻滞的某些特征外,Ⅰ 导联 S 波增深,$V_4\sim V_6$ 导联呈 RS 或 rs 型,此型见于矮胖体型或孕妇。

(2)左前分支阻滞合并左心室肥厚:①QRS 电轴$-60°$左右;②左胸导联振幅增大,右胸导联 S 波增深;③肢体导联 QRS 波群振幅增大,$R_{aVL}>1.2mV$,Ⅱ、Ⅲ、aVF 导联 S 波增深,$S_{Ⅲ}>1.5mV$;④Ⅰ、aVL、$V_4\sim V_6$ 导联 ST 段下降,T 波双向、倒置。

(3)左前分支阻滞合并右心室肥厚:①重度左前分支阻滞合并轻度右心室肥厚:显示左前分支阻滞,右心室肥厚的特征被掩盖;②重度左前分支阻滞合并重度右心室肥厚:肢体导联显示左前分支阻滞图形,胸导联显示右心室肥厚图形;③轻度左前分支阻滞合并重度右心室肥厚:胸导联呈右心室肥厚图形,肢体导联显著电轴右偏。

(三)鉴别诊断

1. 左心室肥厚　左前分支阻滞常与左心室肥厚的体表心电特征相似,常常需要临床进行鉴别诊断,具体见表 1-3-4。

表 1-3-4　左前分支阻滞与左心室肥厚的鉴别

鉴别要点	左前分支阻滞	左心室肥厚
QRS 电轴	$-30°\sim-90°$	$30°\sim-30°$
Ⅱ、aVF 导联 QRS 波群形态	rs 型	Ⅱ导联呈 rs 或 Rs 型;aVF 导联呈 Rs 型
V_5、V_6 导联 R 波	$<2.5mV$	$>2.5mV$
左心室肥厚的证据	无	有

2.单纯电轴左偏　　肥胖型或孕妇以及少数正常人电轴可以左偏,其 QRS 电轴在-30°以内,胸导联无顺钟向转位图形,无器质性心脏病证据。

(四)临床意义

左前分支阻滞病因有冠心病、高血压病、先心病、心肌病等。心脏扩大常合并左前分支阻滞,心脏手术也可损伤左前分支。少数人也可以无器质性心脏病的证据。

六、左后分支阻滞

发生在左后分支的传导障碍称为左后分支阻滞。左后分支阻滞少见,原因是左后分支短而宽,位于压力较低的流入道,接受丰富的血液供应,不易发生损害。左后分支阻滞不像左前分支阻滞那样典型,即使出现明显的电轴右偏,也不一定是左后分支阻滞。

(一)诊断标准

1.QRS 电轴右偏　　额面 QRS 电轴>+110°,多在 120°左右。

2.QRS 波群时间　　QRS 波群时间轻度延长,<110ms,合并右束支传导阻滞者≥120ms。

3.QRS 波形改变　　Ⅰ、aVL 导联呈 rS 型,Ⅱ、Ⅲ、aVF 导联呈 qR 型,q<20ms。V$_1$、V$_2$ 导联可呈正常的 rS 型,V$_1$ 导联的 S 波减浅,V$_5$、V$_6$ 导联 q 波消失,R 波振幅减少,S 波增深(图 1-3-39)。

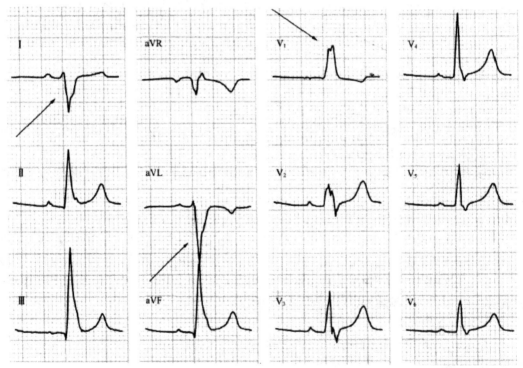

图 1-3-39　左后分支阻滞的特征

Ⅰ和 aVL 导联呈 rS 型,Ⅱ、Ⅲ、aVF 导联呈 rS 型(箭头所示);又具备右束支阻滞图形特征

除上述特征外,诊断左后分支阻滞尚需除外右位心、右心室肥厚、广泛前壁心肌梗死、肺心病等。心电图上出现交替性间期性电轴右偏,即使未能达到+110°,例如在+95°左右,同时又具有左后分支阻滞的特征,就可诊断左后分支阻滞。如果 QRS 电轴正常,逐渐发生右移而>+110°,QRS 波群时间轻度延长,左后分支阻滞的诊断可基本成立。

（二）鉴别诊断

1. 垂位心　垂位心见于瘦长体型者，QRS 电轴多＜＋95°，ST 较浅，Ⅱ导联无 q 波。

2. 右心室肥厚　右心室肥厚者电轴多显著右偏，＞120°，使 ST 段很浅，aVR、V_1、V_2 导联 R 波增大，V_5、V_6 导联 S 波增深，临床上有引起右心室肥厚的疾病。

3. 广泛前壁心肌梗死　广泛前壁心肌梗死也可以引起电轴右偏，其 QRS 波群形态改变与左后分支阻滞不同，Ⅰ、aVL 导联呈 QS、Qr、QR 型，Ⅱ、Ⅲ、aVF 导联不一定有小 q 波。

（三）临床意义

左后分支阻滞的病因有高血压病、冠心病、心肌梗死等，其意义几乎与左束支传导阻滞相同。

七、双束支传导阻滞

双束支传导阻滞指右束支传导阻滞加任何一支左束支分支阻滞。

（一）右束支传导阻滞加左前分支阻滞

右束支传导阻滞加左前分支阻滞是双支传导阻滞中最常见的一种。

1. 不完全性右束支传导阻滞加左前分支阻滞　单纯右束支传导阻滞不会发生 QRS 电轴左偏。电轴左偏负值大于－30°者，可考虑右束支传导阻滞合并左前分支阻滞。一般在临床实践中可以见到以下几种情况。

（1）肢体导联呈典型左前分支阻滞图形，胸导联呈现典型的不完全性右束支传导阻滞图形。Ⅰ导联 s 波顿挫，Ⅲ导联出现终末 R 波，呈 rsR′或 rSR′型。左前分支阻滞引起的起始 QRS 向量指向左后时，V_1、V_2 导联出现 q 波，呈 qR 型。

（2）肢体导联出现典型左前分支阻滞图形，胸导联不完全性右束支传导阻滞波形被掩盖。V_1 导联呈 rS 型，S 波粗钝，记录 V_1 导联上一肋间时可呈 rsR′型。

（3）胸导联呈典型不完全性右束支传导阻滞图形，肢体导联左前分支阻滞图形被掩盖，QRS 电轴不超过－30°，$S_Ⅲ$ 顿挫，$S_Ⅲ$＜$S_Ⅱ$，Ⅱ或 aVF 导联呈 RS 型。

（4）两者的图形特征完全被掩盖，仅表现为 QRS 波群时间轻度延长，QRS 电轴在－30°以内。Ⅱ、Ⅲ、aVF 导联有 S 波，增宽不增深，V_1 导联呈 rS 型，V_1～V_6 导联 S 波较宽。

2. 完全性右束支传导阻滞加左前分支阻滞　根据心电图特征分为以下类型。

（1）肢体导联呈典型左前分支阻滞，QRS 电轴左偏在－30°以上。Ⅲ导联可出现终末宽钝的 R 或 R 波。R′/S＜1.0，aVL 导联呈 qRs 型。胸导联呈现右束支传导阻滞。

（2）肢体导联呈典型左前分支阻滞，导致完全性右束支传导阻滞的特征部分被掩盖，V_1 导联 R 波振幅变小或变为 rsR′型，V_5 导联 S 波增宽又增深。

（3）胸导联呈典型完全右束支传导阻滞图形，肢体导联左前分支阻滞的特征被掩盖。

（4）$S_Ⅱ$、$S_Ⅲ$、S_{aVF} 振幅减小，左前分支阻滞的图形被掩盖，右束支传导阻滞的特征部分被掩盖，QRS≥120ms。

（二）右束支传导阻滞加左后分支阻滞

单纯右束支传导阻滞一般不出现 QRS 电轴右偏，如＞＋110°又能除外右位心、右心室肥厚、广泛前壁心肌梗死等，可考虑合并左后分支阻滞。先有周期性电轴明显右偏，以后出现完全性右束支传导阻滞合并电轴右偏＞＋110°，可以肯定右束支传导阻滞合并左后分支阻滞。

1. 不完全性右束支传导阻滞加左后分支阻滞　肢体导联 QRS 电轴明显右偏，胸导联呈不完全性右束支传导阻滞,QRS波群时间≤110ms。

2.完全性右束支传导阻滞加左后分支阻滞 肢体导联 QRS 电轴明显右偏,胸导联呈完全性右束支传导阻滞,QRS波群时间多 120ms,右束支传导阻滞加左后分支阻滞是双支传导阻滞中最严重的一种,主要病因是大面积心肌梗死。

(潘华)

第九节　心房肥大

心房肥大多表现为心房的扩大,而较少表现为心房肌肥厚。发生肥大的机制可能是心房扩大引起心房肌纤维增长、变粗及房间传导束被牵拉,导致心房肌除极综合向量振幅和方向发生变化,从而产生 P 波振幅、除极时间、形态发生改变。

心电图上 P 波代表着心房的除极结果,也就是说左右心房除极形成的波称为 P 波。在心电图中 P 波的组成实际上代表的是:P 波前 1/3 代表右心房除极波;P 波中 1/3 代表右、左心房共同除极;P 波后 1/3 代表左心房除极波(图 1-3-40、图 1-3-41)。其形态表现为圆钝、切迹(峰<0.04s);P 波的形态为:Ⅰ、Ⅱ、aVF、$V_4 \sim V_6$ 导联直立,aVR 导联倒置。持续时间<0.12s。一般认为其时限在肢体导联<0.25mV;胸导联<0.2mV。

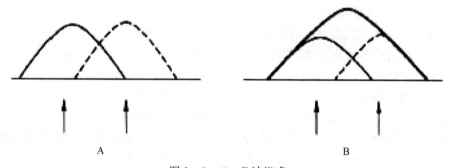

图 1-3-40　P 波组成
A.实线部分为右心房除极,虚线部分为左心房除极;B. 为左右心房除极组合成 P 波

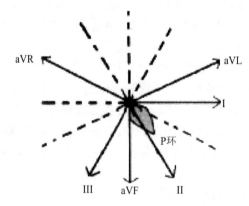

图 1-3-41　心房向量示意图

一、右心房肥大

由于右心房除极早于左心房,当右心房扩大时除极的时间延长,但不会超过左心房除极

完毕的时间。因此,在心电图表现为 P 波振幅增高、时间不变。右心房肥大的心电图主要表现为(图 1—3—42、图 1—3—43):①P 波高尖,振幅≥0.25mV,以 Ⅱ、Ⅲ、aVF 导联表现最突出,又称"肺型 P 波";②胸导联振幅≥0.2mV;如 V₁ 导联上 P 波增高,则振幅≥0.15mV;如为双向,则振幅算术和≥0.2mV。

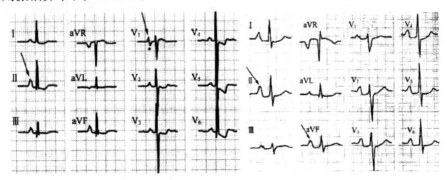

图 1—3—42 右心房肥大
箭头所示为右心房肥大的特征

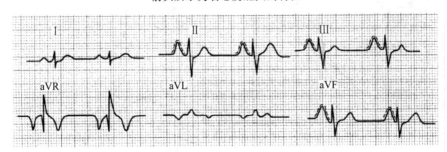

图 1—3—43 右心房肥大
加虚线处为右心房肥大特征标志

引起右心房肥大的常见病因见有:①三尖瓣病变;②肺动脉瓣病变;③肺动脉高压;④肺动脉栓塞等。

二、左心房肥大

左心房肥大主要表现在 P 波的后部分,因此,当左心房肥大时,主要表现为 P 波时限的延长。心电图上可见:①P 波在 Ⅰ、Ⅱ 和 aVL 导联上增宽,时限常超过>0.11s,一般认为≥0.12s;②P 波常呈双峰型,两峰距≥0.04s,一般第二峰高于第一峰,又以 Ⅰ、Ⅱ、aVL 导联明显;③P 波在 V₁ 导联上呈正负双向,负向波增宽加深,P 波终末电势[Ptf$_{V1}$,是 V₁ 导联负向 P 波的时间(s)×负向 P 波的振幅(mm)]>—0.04mm·s(正常≤—0.02mm.s),此类 P 波称为"二尖瓣"型 P 波。

左心房肥大的主要病因有:①风湿性心脏病;②高血压;③肥厚性心肌病;④慢性左心衰竭等。

三、左心房及右心房双房肥大

左心房及右心房均肥大者多见于风湿性心脏病和先天性心脏病患者,多为较晚期病变的表现。由于左右心房均扩大,故心电图上兼有左心房及右心房双房肥大的特征,心电图上表现为 P 波异常高大以及增宽的双峰型 P 波。

双房肥大时心电图诊断标准：①P 波：高大、增宽双峰，时限≥0.12s，振幅≥0.25mV；②V₁ 导联 P 波高大双相，上下振幅均超过正常（图 1－3－44）。

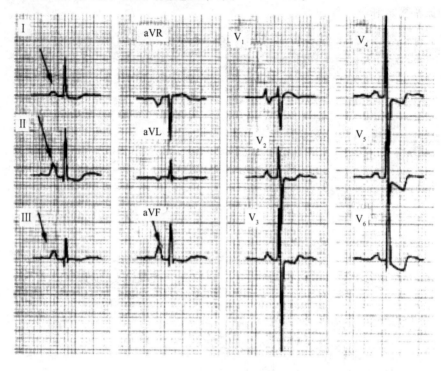

图 1－3－44　左右心房均肥大

（潘华）

第十节　心室肥大

一般认为，心室肥大时心电图的改变可能与下列因素有关。①心肌纤维增粗，截面积增大，心肌除极时电压增高，表现为 QRS 电压增高；②心室壁增厚，心腔扩大，使之与胸壁的距离缩短；心肌细胞的变性使传导功能低下，使心肌激动时间延长，表现为 QRS 时间延长；③心室壁增厚、劳损及心肌相对供血不足，引起心肌复极顺序异常，心电图上表现为 ST 段和 T 波的异常。

一、左心室肥大

正常人左心室位于整个心脏的左后方，成人左、右心室的厚度比为 3∶1～4∶1，正常心室综合向量以左心室占优势，所以心电图上表现为相应导联 QRS 波群电压增高、时间延长，以及由心肌供血不足而导致的 ST－T 及 U 波改变。

左心室肥大时心电图的诊断标准如下（图 1－3－45、图 1－3－46）。

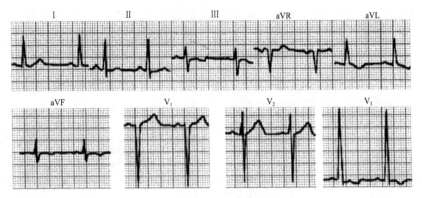

图1-3-45 左心室肥大

V_5 和 $V_1 + V_5$ 指标均超过正常标准

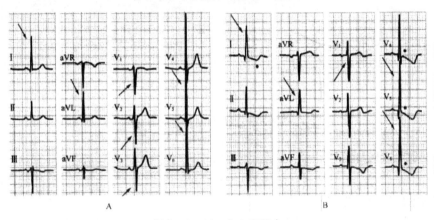

图1-3-46 左心室肥大

A和B图中箭头所指示Ⅰ、aVL、S_{V1}、R_{V5}、R_{V6} 及 $S_{V1} + R_{V5}$ 等导联上指标均超过正常标准

1. QRS波群电压增高或左心室高电压　①R_{V5} 或 $R_{V6} > 2.5 \text{mV}$；②$R_{V5} + S_{V1} > 4.0 \text{mV}$ (M)（注，$F > 3.5 \text{mV}$）；(3)$R_1 > 1.5 \text{mV}$；④$R_1 + S_{Ⅲ} > 2.5 \text{mV}$；⑤$R_{aVL} > 1.2 \text{mV}$ 或 $R_{aVF} > 2.0 \text{mV}$。

2. QRS间期及R峰时间的变化　①QRS间期$> 0.10 \text{s} < 0.12 \text{s}$；②$V_5$ 或 V_6 的R峰时间$> 0.05 \text{s}$。

3. ST-T改变　继发改变或劳损：①V_5、V_6、aVL 或 aVF 导联 ST 段下移$\geqslant 0.05 \text{mV}$；②T波低平、双向或倒置；③TV_5 或 TV_6 低于同导联中 R 波电压的 $1/10$；④V_1 导联 ST 段上移，T波多高耸或直立。

4. 电轴偏转　①常电轴左偏，多在 $-10°$ 以上；②逆时针转向。

在作出最后诊断时，如果符合一项或几项 QRS 电压增高标准再加上其他阳性指标之一，一般可诊断左心室肥大；符合条件越多，诊断可靠性越大。

临床意义：多见于高血压性心脏病、肥厚性心肌病、主动脉瓣（狭窄和关闭不全）和二尖瓣病变（关闭不全）及主动脉缩窄等情况。

二、右心室肥大

正常人右心室壁厚度仅为左心室壁的 $1/3$。轻度右心室肥大不能抵消占优势的左心室所产生的心电向量,当右心室肥大达到一定程度,心电图才有表现。因此,心电图对右心室肥大诊断多不敏感。临床上右心室肥大常见病因有:①肺源性心脏病;②风湿性心脏病;③先天性心脏病。

右心室肥大心电图诊断标准如下(图1-3-47)。

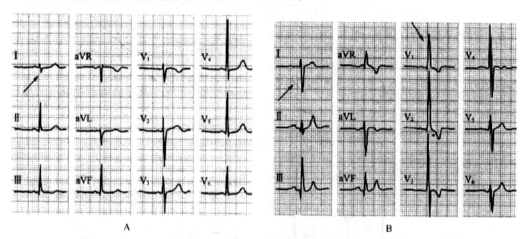

图1-3-47 右心室肥大

箭头示临床诊断右心室肥大的心电图特征

1. QRS波群形态及电压的变化 右心室肥厚的横面向量环偏向右前方,故以胸前导联的改变量为突出。R_{V1}增高>1.0mV,S_{V1}较正常减少或消失,V_1导联的QRS波群可呈Rs、R、rSR、qR型,R/S在V_1导联上>1;S_{V5}较正常深,V_5导联R/S<1;$R_{V1}+S_{V5}$>1.2mV,这些均为诊断右室肥厚的可靠指标。

QRS波群电压改变具体标准是:①R_{V1}>1.0mV,$R_{V1}+S_{V5}$>1.2mV;②R_{aVR}>0.5mV,aVR导联R/S>1;③V_1导联R/S>1,V_5导联R/S<1,R_{aVR}≥0.5mV(或R>q)。

2. 心电轴右偏可达+110°,对诊断右室肥厚有较大意义。

3. V_1导联的室壁激动时间>0.03s。

4. V_1、V_2导联的ST段下降,T波在V_1导联倒置,有参考价值;在Ⅱ、Ⅲ、aVF导联亦常见到。

5. QRS间期多正常。

需要注意的是:①如果QRS波在V_1导联上呈qR图形,则表示右心室出现重度肥厚;如同时R_{V1}≥1.0mV,则更能说明右心室肥大;②右心室重度肥厚还表现为$R_{V1}+S_{V5}$>1.2mV,或aVR导联上以R波为主,且R波>0.5mV,R/S或R/q≥1;心电轴右偏≥+110°;③右胸导联(V_1~V_2导联)常表现有ST段压低,T波双相或倒置。

一般认为,通过心电图诊断右心室肥大时定性诊断比定量诊断更有价值。尽管心电图诊断早期右心室肥厚不够敏感,但如心电图上有阳性标准则诊断右心室肥厚价值较高。

一旦出现典型右室肥厚的心电图形,表示右室肥厚已相当显著。正常人有时可在V_1导联出现R/S>1或呈rSR波型,因此不能仅根据某一项指标诊断右室肥厚,应综合考虑。

三、双心室肥大

临床上左右心室均肥大时,常常有不同的心电图表现。第一种情况表现为肥大状况相互抵消,电压没有发生改变,心电图表现为正常,仅有 QRS 稍增宽、轻度 ST－T 异常等非特异性改变。第二种情况是仅显示一侧心室肥大,多为左心室肥大表现;如果右心室肥大很显著时也可仅示右心室肥大。一般状况下,双心室同时肥大时既有左心室高电压,又有右心室高电压。

双心室肥大诊断标准如下。

1. 现右心室肥大的图形特征,同时伴有下列一项或几项可以诊断:①心电轴左偏;②电压异常增高;(3)$R_{V5}+S_{V1}>4.0mV$。

2. 出现左心室肥大的图形特征,同时伴有下列一项或几项可以诊断:①显著的心电轴右偏;②V_1 导联 $R/S>1$,$R_{V1}>1.0mV$;③$R_{aVR}>0.35mV$;④$VAT_{V1}>0.03s$。

需要注意的是,在实际临床工作中,心电图的诊断也存在假阴性和假阳性,在某些心电图上有心房和心室肥大的表现,但事实上心房、心室无异常。因此,在实际工作中应用心电图诊断心房、心室肥大时,要紧密结合临床。此外,随着彩超在临床上的广泛应用,运用彩超来帮助诊断心房、心室肥大更准确和直观。

(潘华)

第十一节　心肌缺血

一、缺血型心电图改变

一般认为正常心肌除极过程中心外膜处的动作电位时程较心内膜处的短,心外膜完成复极早于心内膜,因此心室肌复极过程可看作是从心外膜开始向心内膜方向推进的。因此,在心电图上可以看见 T 波的方向与 QRS 波群的主波方向是一致的。发生心肌缺血时,复极过程发生改变,心电图上表现出 ST－T 的变化(图 1－3－48、图 1－3－49)。

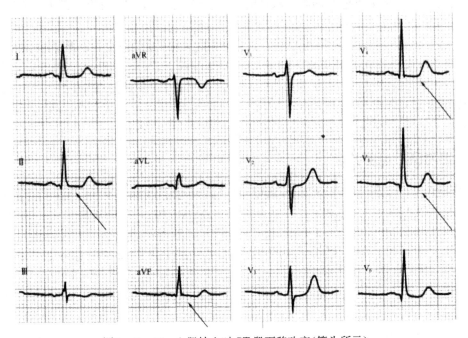

图 1－3－48　心肌缺血时 ST 段下移改变(箭头所示)

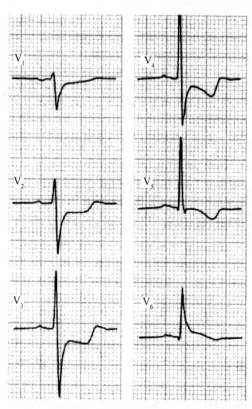

图 1-3-49 心肌缺血时的 ST-T 改变(ST 段下移和 T 波改变)

1. 心内膜下心肌层缺血 心内膜下心肌层缺血时,这部分心肌复极时间较正常时延迟,使原来存在的与心外膜复极向量相抗衡的心内膜复极向量减小或消失,致使 T 波向量增加,出现高大的 T 波。例如下壁心内膜下缺血时,下壁导联 Ⅱ、Ⅲ、aVF 可出现高大直立的 T 波;前壁心内膜下缺血时,胸导联可出现高耸直立的 T 波。

2. 心外膜下心肌层缺血 心外膜下心肌层缺血时,心外膜动作电位时程就会比正常时明显延长,从而引起心肌复极顺序的逆转,即心内膜先复极,膜外电位为正,而缺血的心外膜心肌尚未复极,膜外电位仍呈相对的负性,于是出现与正常方向相反的 T 波向量。此时面向缺血区的导联记录出倒置的 T 波。例如下壁心外膜下缺血时,下壁导联 Ⅱ、Ⅲ、aVF 可出现倒置的 T 波;前壁心外膜下缺血,胸导联可出现 T 波倒置。

二、损伤型心电图改变

心肌缺血除了可出现 T 波改变外,还可出现损伤型 ST 改变。损伤型 ST 段偏移可表现为 ST 段压低及 ST 段抬高两种类型。通常情况下心肌损伤时,ST 向量从正常心肌指向损伤心肌。心内膜心肌损伤时,ST 向量背离心外膜面而向心内膜,使位于心外膜面的导联出现 ST 段压低;心外膜下心肌损伤时(包括透壁性心肌缺血),ST 向量指向心外膜面导联,引起 ST 段抬高。发生损伤型 ST 改变时,对侧部位的导联常可记录到相反的 ST 改变。

另外,临床上发生透壁性心肌缺血时,心电图往往表现为心外膜下缺血(T 波深倒置)或心外膜下损伤(ST 段抬高)类型。临床上对这种现象的解释是:①透壁性心肌缺血时,心外膜缺血范围常大于心内膜;②由于检测电极靠近心外膜缺血区,因此透壁性心肌缺血在心电图上主要表现为心外膜缺血改变。

三、临床价值

心肌缺血的心电图可仅仅表现为 ST 段改变或者 T 波改变,也可同时出现 ST－T 改变。临床上可发现约一半的冠心病患者未发作心绞痛时,心电图可以正常,而仅于心绞痛发作时记录到 ST－T 动态改变。需要注意的是,大约有 10％的冠心病患者在心绞痛发作时心电图可以正常或仅有轻度 ST－T 变化。

典型心绞痛发作时,面向缺血部位的导联常显示缺血型 ST 段压低(水平型或下斜型下移≥0.1mV)和(或)T 波倒置。有些冠心病患者心电图可呈持续性 ST 改变(水平型或下斜型下移≥0.05mV)和(或)T 波低平、负正双向和倒置,而于心绞痛发作时出现 ST－T 改变加重或伪性改善。冠心病患者心电图上出现倒置深尖、双支对称的 T 波(称为冠状 T 波),反映心外膜下心肌缺血或有透壁性心肌缺血,这种 T 波改变亦见于心肌梗死患者。变异型心绞痛(多数人认为可能为冠状动脉痉挛所致)多引起暂时性 ST 段抬高并常伴有高耸 T 波和对应导联的 ST 段下移,常常是急性严重心肌缺血表现,如 ST 段持续抬高,提示可能发生心肌梗死。

在临床上发生典型心肌缺血时在心电图上常常会出现以下几种表现:①冠状 T 波:T 波形态特点表现为顶端或底端尖锐,两支对称,波形变窄,形似箭头,习惯上称为冠状 T 波;②缺血性 ST 段改变:ST 段降低大于 0.05mV,可表现为水平型、下垂型、弓背型、下陷型以及近似缺血(类水平)型;③QT 间期延长;④U 波异常:在 T 波直立的导联出现 U 波倒置,通常也是心肌缺血的表现之一;⑤QRS 波群增宽、振幅降低。

因此,心电图若出现以下特征性改变,就可以诊断为心肌缺血。

1. 心内膜下心肌缺血 表现为 T 波高耸而对称。如劳累或运动导致的冠状动脉供血急性下降,可使心内膜下发生缺血,此时 T 波向量背向心内膜面,因此这些导联及邻近导联中 T 波增高、对称及呈箭头样改变。此类改变常伴有心内膜下损伤所致的 ST 段下降,QT_C 缩短。此时 T 波振幅增加,10％的冠心病患者可超过 0.5mV 或超过平静时幅度的 3 倍。

2. 心外膜下心肌缺血 表现为 T 波倒置。当发生心外膜下心肌缺血时 T 波向量背离心外膜面,相关导联及其邻近导联可出现 T 波倒置,呈双支对称及箭头样改变。当然 T 波倒置也可以单独出现,或者与 ST 段及 U 波异常同时出现。即当同一导联(如 V_4、V_5 导联)中,如果 ST 段下降和 T 波的对称性倒置同时存在,说明既有心内膜下损伤又有心外膜下缺血。

3. 生理性 T 波倒置 偶尔 T 波的倒置也可以是正常生理反应,其特点是:①T 波为不对称的箭头样改变;②无 QT 间期延长;③ST 段停留在基线上的时间不长;④T 波倒置的深度<0.2mV。

生理性 T 波倒置常常会出现在以下状况下:①通气过度;②交感神经张力增加;③心动过速对心肌的影响;④正常宽大的 QRS－T 夹角更加增宽,此时心电图有以下特征:安静时心电图为较高的 R 波伴有较低的 T 波;运动时 T 波更低或倒置,尤其心动过速时;口服钾盐可以预防发生;多见于瘦长无力型体型,心得安试验有助于鉴别。

此外,心肌缺血也可能无症状和体征,而临床检查有心肌缺血的证据,如 ST 段改变、心肌灌注缺损和室壁运动异常等。一般可以通过病史及心电图(静息、运动或动态心电图监测)、收缩期的局部室壁运动、心肌的舒张功能、心肌代谢等检查而证实心肌缺血的存在。

四、鉴别诊断

需要强调,心电图上 ST－T 改变只是非特异性心肌复极异常的共同表现,在作出心肌缺血或冠状动脉供血不足的心电图诊断之前,必须结合临床资料进行鉴别诊断。除冠心病外,其他心血管疾病如心肌病、心肌炎、瓣膜病、心包炎等均可出现此类 ST－T 改变。低钾血症、高钾血症等电解质紊乱,药物(洋地黄、奎尼丁等)影响以及自主神经调节障碍也可引起非特异性 ST－T 改变。此外,心室肥大、束支传导阻滞、预激综合征等可引起继发性 ST－T 改变。

(潘华)

第十二节　心肌梗死

心肌梗死是临床上最严重的冠心病类型,也是全世界范围内广大临床医师最为关注和重视的疾病之一。2007 年 10 月欧洲心脏病学会(ESC)携手美国心脏病学会(ACC)、美国心脏学会(AHA)和世界心脏联盟(WHF)一起联合颁布了有关心肌梗死的全球统一诊断标准。

一、心肌梗死临床诊断

1.急性心肌梗死　心肌缺血并有心肌坏死的证据,必须具有下列五项之一:①生化标记物增高(1 倍以上)＋心肌缺血证据(症状、新 ST 改变或左束支传导阻滞、Q 波、影像学显示活力心肌丧失或区域性室壁运动异常);②突发未预测的猝死＋心肌缺血症状、新的 ST 改变、血栓;③对经皮冠状动脉介入术＋生化标记物增高(3 倍以上)者,诊断为与经皮冠状动脉介入术相关的急性心肌梗死;④冠状动脉旁路移植术＋生化标记物增高(5 倍以上),诊断为与冠状动脉旁路移植术相关的急性心肌梗死;⑤有急性心肌梗死的病理学证据。

2.陈旧性心肌梗死　需要符合下列条件之一:①新发现的 Q 波,伴有或不伴有症状;②影像学显示活力心肌丧失;③有已愈合或愈合中心肌梗死病理学证据。

二、心肌梗死心电图诊断标准

1.急性心肌梗死　包括缺血型 T 波改变和损伤型 ST 段改变(无左心室肥厚和左束支传导阻滞)。①两个相邻导联新出现 ST 段抬高:$V_2 \sim V_3$ 导联 ST 段抬高≥0.2mV(女≥0.15mV),其他导联 ST 段抬高≥0.1mV;②两个相邻导联 ST 水平或下斜降低下移≥0.05mV,或相邻两个以 R 为主导联 T 波新倒置≥0.1mV。

2.陈旧性心肌梗死　①$V_2 \sim V_3$ 导联 Q 波或 QS 波多 0.02s;②Q 波宽度≥0.03s、深度≥0.1mV;③Ⅰ、Ⅱ、aVL、aVF 或 $V_4 \sim V_6$ 导联出现 QS 波;④$V_1 \sim V_2$ 导联 R 波多 0.04s,R/S≥1,伴有正向 T 波。

3.再梗死　①ST 段再次抬高≥0.1mV 或新发 Q 波;②伴有缺血症状≥20 分钟。

三、心肌梗死心电图诊断要点

(一)心肌梗死定位

心肌梗死的定位诊断主要依靠心电图。

1.前壁心肌梗死　$V_1 \sim V_6$ 导联。

2.下壁心肌梗死　Ⅱ、Ⅲ、aVF 导联。

3.侧壁心肌梗死　Ⅰ、aVL 导联。

4.后壁心肌梗死　$V_7 \sim V_8$(或 V_9)导联。

5.右心室梗死　V_3R(或 V_1)$\sim V_5R$ 导联。

注意 aVR 导联的 ST 段改变。

(二)心肌梗死演变(分期)

心肌梗死传统分期为:超急性期、急性期(充分发展期)、ST-T 演变期、T 波倒置期(恢复期)、陈旧期,但是近年来介入治疗的普及使得心肌梗死传统的分期显得并不重要。心电图表现不能作为分期的依据,而要因人而异,因为部分患者在介入治疗以后心电图上可以不留任何痕迹。

急性心肌梗死在病理性 Q 波出现之前的阶段称为超急性期,它是急性心肌梗死的最早阶段,于冠状动脉闭塞后即刻出现,最典型的心电图表现为 T 波高耸、ST 段抬高和急性损伤性阻滞及心律失常。此期持续时间短暂,仅数分钟或数小时,常于当日或次日达到高峰,很少持续更长时间。需要注意的是,在急性心肌梗死自超急性期向充分发展期演变过程中,偶尔出现异常心电图暂时正常化现象,此现象称为超急性期心电图的伪性改善,此可视为超急性损伤期心电图变化的另一种特殊表现,不容忽视。

1.T 波高耸　为超急性期 T 波改变,是急性心肌梗死的最早期表现,发生于 ST 段升高之前,是心肌梗死的原发性复极异常。此种高耸 T 波多在急性心肌梗死发病后 1~2 小时出现,一般不超过 24 小时,随即出现典型的心肌梗死图形。T 波高耸是指面向梗死区的心电图导联上 T 波的振幅增大,典型者 T 波增高、变尖,呈帐顶状或尖峰状,电压振幅可高达 2.0mV,在前壁心肌梗死时表现尤其明显。T 波高耸的判定到目前还没有一个统一的标准,主要是对照正常 T 波最高值。一般认为当心前导联 T 波振幅增高>1.1mV,Ⅱ、Ⅲ、aVF 导联 T 波振幅>0.5mV,即可判定为 T 波高耸。超急期 T 波还可表现为 T 波高耸、底部较宽、上升支和下降支不对称;一部分 T 波高耸表现两支对称似圆柱状;少数病例 T 波振幅稍增高、变圆;超急期 T 波也可以同时伴有 ST 段抬高、ST 段等电位线甚至压低等。

2.ST 段抬高(图 1-3-50~图 1-3-52)

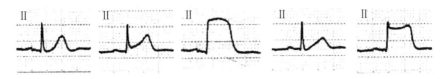

图 1-3-50　不同类型的 ST 段抬高

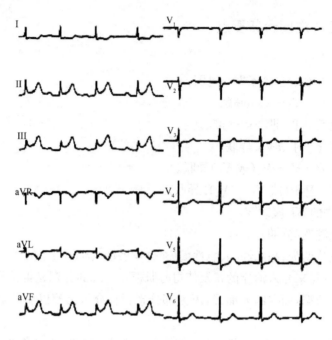

图1—3—51　急性下壁心肌梗死

Ⅱ、Ⅲ、aVF 导联 ST 抬高，Ⅰ和 aVL 导联 ST—T 改变，诊断为急性下壁心肌梗死

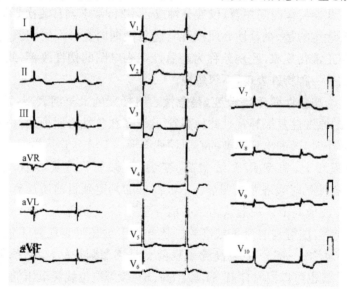

图1—3—52　急性后壁心肌梗死

图中所示在胸导联 $V_1 \sim V_4$ 上导联 R/S 大于1，ST 段明显压低，T 波倒置；$V_7 \sim V_9$ 导联 ST 段抬高。诊断急性后壁心肌梗死

（1）ST 段倾斜型抬高：是急性心肌梗死早期心电图最重要的表现，即面向梗死的导联 ST 段呈上斜型升高，与其对应的导联 ST 段呈反向改变。于发病数分钟或数小时内发生。心电图上 ST 段抬高的标准是肢体导联＞0.05mV，左心前导联＞0.1mV，右心前导联＞0.3mV 时为异常，而在急性心肌梗死超急性期时常明显超过上述标准，甚至可以＞1.0～1.5mV。随着心肌缺血加重，凹面向上的 ST 段变直、变平、挺直斜行向上。由于 ST 段近端升高的程度小

于与 T 波融合的远端,故呈上斜型,这种 ST 段的抬高称为倾斜型升高。

(2)ST 段呈凹面向上抬高:半数以上病例在心肌梗死早期超急期 ST 段呈凹面向上抬高而不变直,且上移程度较轻,这种改变多见于 Ⅱ、Ⅲ、aVF 导联。

(3)平顶、矩型、弓背向上型抬高:随着心肌梗死的进一步发展,ST 段可呈平顶、矩型以至弓背向上型抬高。因此,随着时间的推移,ST 段抬高的程度和形态有一定演变规律。一般在梗死发生后 1~3 小时多为倾斜型和凹面向上型抬高,3~4 小时为倾斜型和矩型抬高,4~9 小时以平顶型和弓背向上型抬高多见。由此可见,不仅 ST 段抬高有诊断意义,ST 段的形态变化在心肌梗死的早期也有一定的诊断价值。

(4)墓碑形 ST 段抬高:是急性心肌梗死早期可见的一种特殊心电图表现,其 ST 段向上凸起并快速上升,高达 0.8~1.6mV,凸起 ST 段顶峰高于其前的 R 波,R 波矮小,通常 <0.04s。抬高的 ST 段与其后 T 波升支相融合,难以辨认单独 T 波,无 T 波倒置。

ST 段抬高一般认为是由于缺血的心肌细胞产生损伤电流导致的。

急性损伤性阻滞为心肌梗死的极早期损伤引起的心肌组织传导延缓所致。其心电图表现有:①面向梗死导联上的 R 波上升速度缓慢,致使室壁激动时间(VAT)>0.045s;②R 波振幅增高(损伤区的延缓除极不再被对侧心室肌除极向量抵消);③QRS 波时间增宽>0.10s,可达 0.12s;④常伴有 ST 段上斜型抬高和 T 波高尖。上述心电图改变持续时间较短,仅一过性出现在急性心肌梗死的早期,当坏死性改变(病理性 Q 波)出现时即消失。

在此还要强调的是有关心肌梗死超急性期异常心电图的伪性改善表现。在初始急性损伤期出现高耸 T 波、倾斜型 ST 段升高以及急性损伤性阻滞等一系列心电图特征,在出现病理性 Q 波和 T 波倒置的充分发展期之前正好恢复到正常状态,这种心电图暂时正常化被称为超急性期异常心电图的伪性改善。其机制可能是:①超急性期心电图暂时正常化,即面对梗死区导联的 R 波降低、QRS 波时间及室壁激动时间恢复正常、损伤型抬高的 ST 段回到或接近等位线、T 波形态及振幅亦趋正常;②超急性期的 ST 段抬高、T 波宽大直立,抵消了原有慢性冠状动脉供血不足的心电图表现;或超急性期演变为充分发展期时,ST 段接近等电位线、T 波直立酷似正常心电图,因而被误认为原有心肌缺血好转。一般认为,伪性改善持续时间短暂,一般仅持续数小时,极易造成误诊、漏诊,也极易被误认为变异性心绞痛发作结果。因此,对表现急性胸痛发作而疑有急性心肌梗死患者,如首次心电图检查正常,或在出现 ST-T 改变之后短期心电图复查而恢复正常者,均应进行一系列心电监护,时间不能少于 8 小时,切不可轻易排除急性心肌梗死诊断,以免导致严重后果。

(潘华)

第十三节　药物及电解质对心电图的影响

一、药物对心电图的影响

(一)洋地黄类制剂

1.洋地黄对心肌电生理的作用机制

(1)洋地黄直接作用于心室肌,使动作电位的 2 位相缩短以至消失,并减少 3 位相坡度,因而动作电位时程缩短。

（2）通过兴奋迷走神经，使窦房结的自律性降低，从而减慢窦性心律。

（3）能延长传导系统和心肌纤维的不应期，使激动传导速度减慢。

2.洋地黄引起心电图特征性表现　详见图1－3－53、图1－3－54。正在接受洋地黄治疗的患者，在治疗剂量时出现的心电图改变，称为"洋地黄效应"。"洋地黄效应"并不是洋地黄中毒。

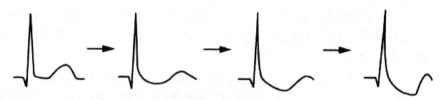

图1－3－53　洋地黄引起ST－T的演变

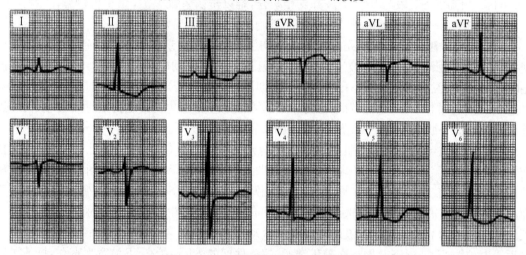

图1－3－54　洋地黄引起的心电图改变

注：Ⅱ、V₃～V₅导联P波宽有切迹，为二尖瓣型P型。Ⅱ、Ⅲ、aVF、V₄～V₅等导联ST段下垂，并与T波前支融合呈鱼钩状。

心电图的表现：①ST段下垂型压低；②T波低平、双向或倒置，双向T波往往是初始部分倒置，终末部分直立变窄，ST－T呈"鱼钩型"；③Q－T间期缩短。

3.洋地黄中毒的心电图　详见图1－3－55、图1－3－56。

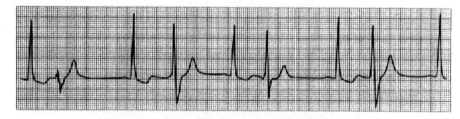

图1－3－55　洋地黄中毒引起的室性期前收缩二联律

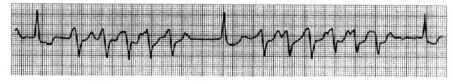

图1－3－56　洋地黄中毒引起反复短阵室性心动过速

洋地黄中毒常见的心律失常:频发、多源室性期前收缩(二联律或三联律),严重时可出现室性心动过速,甚至心室颤动;交界性心动过速伴房室脱节,房性心动过速伴不同比例的房室传导阻滞也是常见的洋地黄中毒表现;还可出现房室传导阻滞,当出现二度或三度房室传导阻滞时,则是洋地黄严重中毒表现。另外,也可发生窦房阻滞伴交界性逸搏或窦性静止、心房扑动和心房颤动等。

(二)抗心律失常药物

1.Ⅲ类抗心律失常药物　如胺碘酮,索它洛尔,伊布利特和多非利特等,共同的药理机制是延长动作电位时程,当过度延长动作电位间期后,可引起继发性 QT 间期延长,导致尖端扭转型室性心动过速的发生(图 1-3-57、图 1-3-58)。

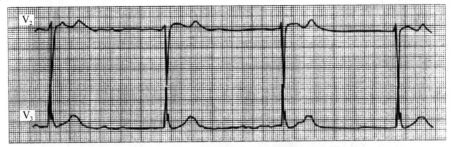

图 1-3-57　一例长期服用胺碘酮的心电图
注:致心电图心率变慢,T 波增宽,QT 间期延长

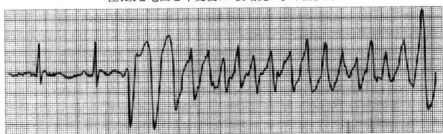

图 1-3-58　一例服用索他洛尔引发的尖端扭转型室性心动过速

2.β-受体阻滞剂　对心肌的直接电生理作用是降低心室浦肯野氏纤维及心室肌钠离子内流,增加钾离子流出,故可降低窦房结和异位起搏点的"4"时相除极坡度和自发性激动发放频率,因而降低其自律性。β-受体阻滞剂对心电图的表现主要在心率减慢,也可引起 P-R 间期延长,对 QRS 波无影响。

3.钙离子拮抗剂　窦房结和房室结等慢反应细胞的 0 相除极和 4 相缓慢除极均是由 Ca^{2+} 内流所引起,它们的传导速度和自律性由内流所决定,因而钙拮抗剂能减慢房室结的传导速度,降低窦房结自律性,而减慢心率。代表药物为非二氢吡啶类钙离子拮抗剂,如维拉帕米、地尔硫草。当剂量大时,可引起窦性心动过缓、房室传导阻滞,甚至心脏停搏。

4.心律平　直接作用于细胞膜,具有抑制细胞膜钠通道和阻滞钙通道的作用。此外,还有轻度的 β-受体阻滞作用,故能延长动作电位时间和心肌有效不应期,亦能延长房室旁路前向和逆向传导,从而中止由旁路参与的折返性心动过速。心律平用药过量,心电图上可见心率变慢,P-R 间期延长,QRS 时间延长,QRS 波群增宽和 Q-T 间期延长。

二、电解质紊乱

电解质紊乱可引起心电图出现一些特征性改变(图 1-3-59),根据这些特征性改变,可对某些电解质紊乱做出早期诊断。引起心电图改变的电解质紊乱常见于低血钾、高血钾,低血钙和高血钙等。

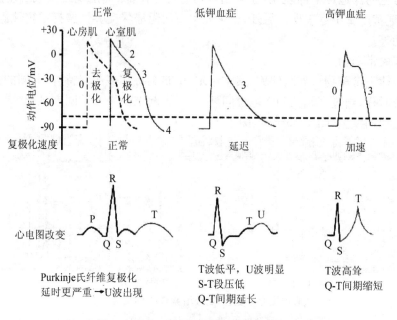

图1-3-59 钾对心肌动作电位及心电图影响

（一）高血钾

1.高血钾对心肌电生理的影响 详见图1-3-60。

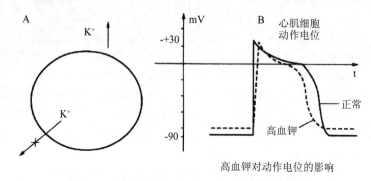

图1-3-60 高血钾对心肌电生理的影响

注:A.膜对K通透性增加;B.复极加速、自动去极化速度减慢。

（1）自律性降低:细胞外钾浓度升高时,心肌细胞膜对钾的通透性增高,钾外流加快。从而对快反应细胞的自律性影响明显,其自动去极化速度减慢,使其自律性明显降低。

（2）对兴奋性影响:高钾对心肌细胞兴奋性作用是先升高后降低。如细胞外钾或血钾浓度升高（5～7mmol/L）时,可使膜内外的钾浓度差减少,即膜发生了部分去极化,可使心肌兴奋性升高。当血钾浓度大量增高（>7mmol/L）,膜去极化到达更低数值。由于静息电位小,钠通道不被激活,所以心肌细胞兴奋性降低,甚至消失。因此,在血钾升高的过程中,心脏的兴奋性可发生迅速升高,随即降低或消失。

（3）传导性降低:高钾由于使静息电位减小,引发动作电位的极化幅度和速度降低,兴奋的扩布减慢,因而传导性降低。

2.高血钾引起的心电图的变化　详见图1－3－61～图1－3－64。高血钾的心电图改变随着血钾的升高有一个逐渐变化的过程。

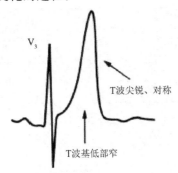

图1－3－61　高血钾心电图特征性改变

注:高耸 T 波。

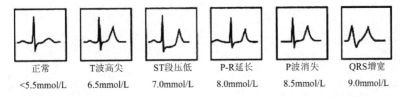

正常	T波高尖	ST段压低	P-R延长	P波消失	QRS增宽
<5.5mmol/L	6.5mmol/L	7.0mmol/L	8.0mmol/L	8.5mmol/L	9.0mmol/L

图1－3－62　随血钾水平逐渐升高引起的心电图改变示意图

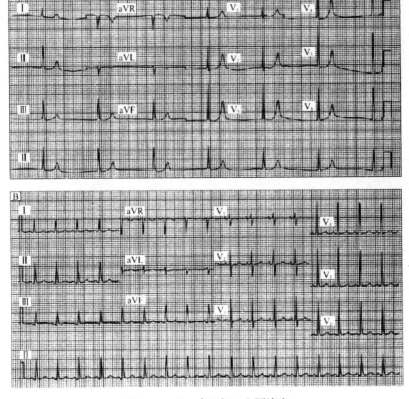

图1－3－63　高血钾心电图演变

注:患者,84岁,女性,因头晕、恶心、呕吐6h入院。有高血压病及冠心病10年多。目前,服用洛汀新等药物治疗。A.结性心律,T波V_2～V_6,高尖。血钾6.0mmol/L,肌酐222μmol/L,尿素17mmol/L;B.窦性心动过速,T波低平。血钾4.6mmol/L。

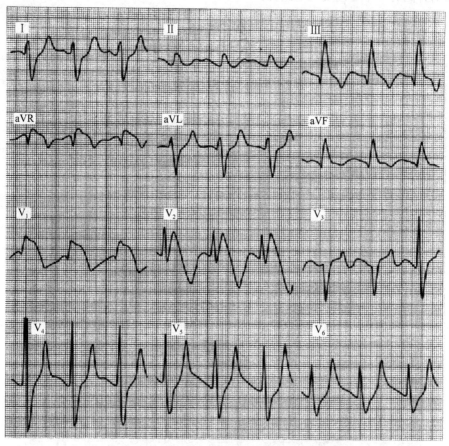

图1—3—64 高钾血心电图

注:QRS波群时限增宽,T波高尖,呈帐篷状,以V_4～V_6导联明显。

(1)血清钾浓度＞5.5mmol/L,Q—T缩短、T高耸、基底部变窄。

(2)血清钾浓度＞6.5mmol/L,QRS波群时限,P—R及Q—T延长,R波降低及S波加深,ST段压低。

(3)血清钾浓度＞7mmol/L,P波增宽、减低,甚至消失,QRS时限、P—R及Q—T进一步延长,ST段消失,T波与S波直接相连,QRS—T呈宽大三相或双相波。

(4)高血钾在任何阶段都可发生各种心律失常,以缓慢型心律失常为主,如窦性心动过缓(窦缓)、窦性静止;传导阻滞分为房内、房室、室内。交界区心动过速、心室自主心律、心室颤动、心室停搏等。

(二)低血钾

1.低血钾对心肌电生理的影响 详见图1—3—65。

低血钾 K+
外流延长
膜电位降低
K+
mV
+30
t
正常
-90

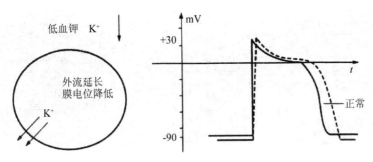

图 1—3—65 低血钾对心肌电生理的影响

注：A. 膜电位降低；B. 动作电位时间延长。

(1)对兴奋性的影响：低 K^+ 可致心肌细胞兴奋性增高，复极化前期加速而后期减慢，结果使有效不应期缩短而动作电位时间延长，反映在心电图上为 ST 段缩短、压低及 T 波增宽、压低并在末期出现 U 波，使 Q—T 间期延长。

(2)对自律性的影响：低 K^+ 可使心肌细胞自律性增高，对快反应自律细胞的自律性增高明显，故低 K^+ 易引起异位心律失常。

(3)对传导性影响：低 K^+ 使心肌纤维的传导性降低，反映在心电图上，可有轻度 P—R 间期延长和 QRS 波群增宽等改变。

2. 低血钾心电图表现 详见图 1—3—66～图 1—3—68。

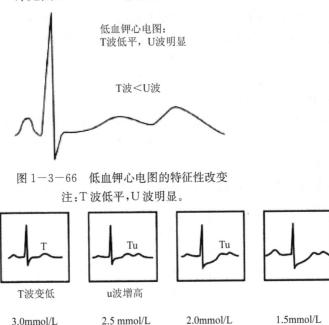

低血钾心电图：
T波低平，U波明显
T波<U波

图 1—3—66 低血钾心电图的特征性改变

注：T 波低平，U 波明显。

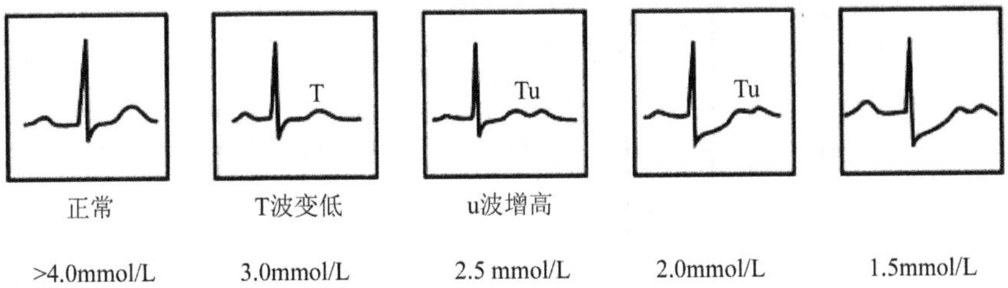

T
Tu
Tu
正常
T波变低
u波增高
>4.0mmol/L
3.0mmol/L
2.5 mmol/L
2.0mmol/L
1.5mmol/L

图 1—3—67 随血钾水平逐渐降低引起的心电图改变示意图

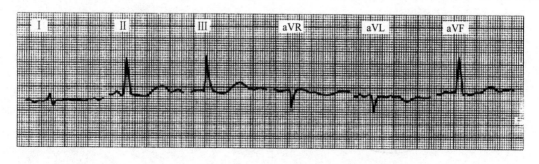

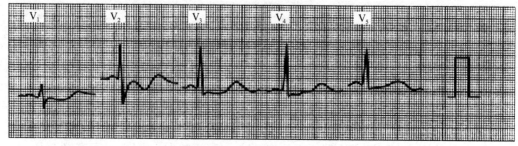

图1-3-68　低钾血症心电图

注:各导联QT间期延长,各导联均有明显的U波,大于同导联之T波,以胸前导联明显。

(1)ST-T及U波的改变:低血钾时典型改变为逐渐出现的ST段压低,T波振幅减小、平坦或倒置,U波增大,T-U融合呈"骆驼背状"。ST-T及U波随着血钾降低有一个逐渐衍变的过程,先是T波逐渐降低,然后低平、倒置,U波逐渐增大,ST段逐渐下降。

(2)P波改变:低血钾中一部分患者会出现心电图P波的改变,P波电压在0.3mV以上,呈尖峰型,类似"肺性P波",低血钾的"肺性P波"改变较U波改变出现更晚,一般出现在严重低血钾时,提示病情危重。

(3)心律失常:低血钾导致心肌细胞应激性增高,异位起搏点的自律性增高而形成各种心律失常,如窦速,房性期前收缩、交界性期前收缩、室性期前收缩、扭转性室性心动过速等。

(三)低血钙

钙对心肌有类似洋地黄的作用,能增强心肌收缩力,加速心肌的复极过程(图1-3-69)。

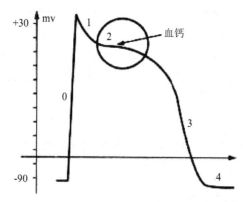

图1-3-69　血钙对心肌细胞动作电位的影响

1.低血钙对心肌电生理的影响　　正常人血清钙浓度为2.25~2.75mmol/L,与细胞内钙的比例为4000:1,而钠离子细胞内外之比为5:1,所以慢钠通道的内流以钙离子为主。血钙降低,使钙的内流减少,引起动作电位0相上升速度及幅度减低,2相的电位降低及时程延长。

2.低钙血症的心电图表现　低钙血症的心电图特征性改变为Q-T间期显著延长。主要改变包括ST段平坦、延长,以致Q-T间期显著延长;T波变窄,多呈直立,部分可倒置,一般较少发生心律失常(图1-3-70)。

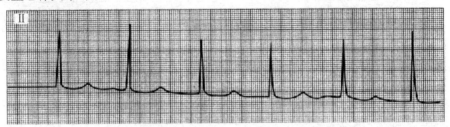

图1-3-70　低钙血症的心电图

注:ST段延长,Q-T间期0.52秒,显著延长,T波正常。

(四)高血钙

1.高血钙对心肌电生理的影响　高血钙与低血钙相反,高血钙可加速心肌复极,使动作电位0相的幅度增加,2相的电位增高及时程缩短。

2.高钙血症的心电图改变　详见图1-3-71、图1-3-72。

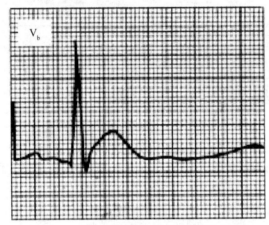

图1-3-71　高钙血症心电图特征性改变

注:ST段消失,QT显著缩短。

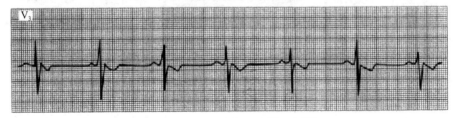

图1-3-72　高钙血症的心电图

注:QRS波后随即为倒置的T波,ST段消失。Q-T间期0.24s,较正常明显缩短。

Q-T间期明显缩短:ST段缩短或消失,T波低平或倒置;在严重高血钙时,QRS波群时间及P-R间期可延长,有时可出现二度或完全性房室传导阻滞。偶可出现期前收缩、阵发性心动过速、窦房传导阻滞或窦性静止等心律失常。

（五）混合性电解质紊乱

数种电解质紊乱可以同时并存,心电图可以表现各自紊乱的特征。

1.低血钾合并低血钙　心电图上兼有两者的特点,表现为 ST 段下垂,T 波低平或倒置,Q—T 间期延长较单纯低血钾显著。U 波变化多不明显(图 1—3—73)。

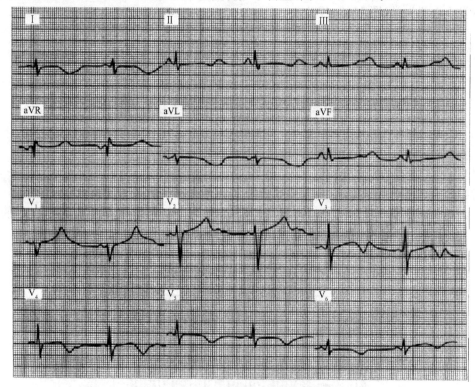

图 1—3—73　低血钾、低血钙心电图

注:ST 段下垂,T 波低平或倒置,Q—T 间期延长较单纯低血钾显著。U 波变化多不明显。

2.高血压钾合并低血钙　心电图上亦可呈现两者的特点,即 ST 段平坦、延长及 T 波高尖(图 1—3—74)。

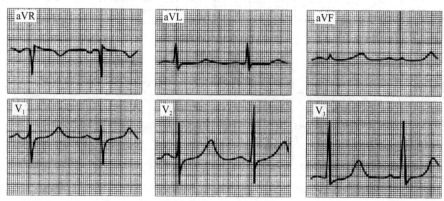

图 1—3—74　高血钾合并低血钙

注:各导联 ST 段显著延长,Q—T 间期亦明显延长(0.56s)。aVF、V_3、V_5 导联的 T 波直立高尖,两侧对称。

(潘华)

第四章 心脏疾病超声技术及表现

超声心动图是运用最广泛的、用于评价心脏及大血管结构、功能及血流动力学的诊断技术。超声心动图检查无创,由于其在评价心脏情况方面的优越性,通常作为心脏结构及功能检查的首选。超声心动图诊断瓣膜病变及先天性心内畸形的特异性高。

超声心动图的发展历经 A 型、M 型,到实时二维超声心动图、多普勒超声心动图。实时三维超声心动图、经食管超声心动图、造影超声心动图及组织多普勒成像等新技术的运用极大地拓展了超声心动图的应用,为临床提供了更为丰富的信息。

第一节 常用技术

一、二维超声心动图(two-dimensional echocardiography,2D)

二维超声心动图能实时显示心脏、大血管断面的解剖位置、空间关系及进行功能评估,是心脏超声检查的基础。M 型超声心动图及多普勒超声心动图以二维超声心动图为基础或参考而获得。心腔大小、面积、容积及心功能测量均可在二维超声心动图中获得。

超声心动图采用相控阵探头,图像为扇面形。以扇尖为近场(前胸壁),以被检查者解剖学方位来确定切面图像方位。胸骨旁左心室长轴切面时探头示标向右(图 1-4-1)。

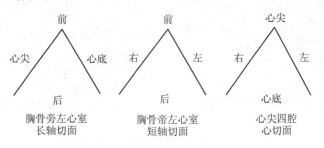

图 1-4-1 常用切面解剖方位示意图

二维超声心动图的切面是将探头置于 4 个标准位置:胸骨旁、心尖、剑突下及胸骨上窝,调整探头角度而获得(图 1-4-2)。

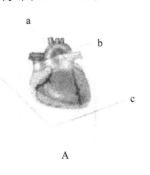

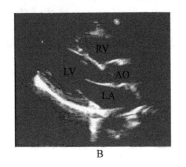

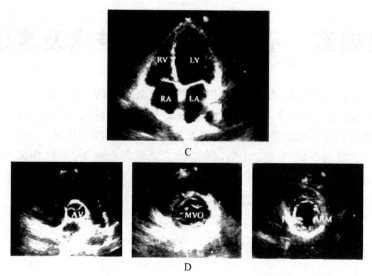

图1-4-2　二维超声心动图的切面

A. 二维超声心动图的切面;B. 胸骨旁左心室长轴切面;C. 心尖四腔心切面;D. 胸骨旁左心室短轴系列(主动脉瓣口、二尖瓣口、乳头肌水平)

二维超声心动图测量左心室收缩功能。在心尖四腔心切面及二腔心切面,人工描绘或自动描绘心内膜轮廓,测量左心室长径,计算机软件可自动得出左心室容积(图1-4-3)。射血分数(ejection fraction,EF)计算如下:

$$EF=(EDV-ESV)/EDV\times100\%$$

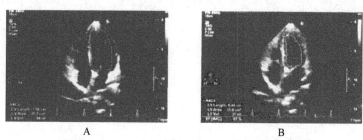

图1-4-3　左心室舒张末期、收缩末期容积

A. 左心室舒张末期容积;B. 左心室收缩末期容积

EDV 为舒张末期左心室容积,ESV 为收缩末期左心室容积。双平面 Simpson 公式是目前二维测量左心室容积的计算公式中最准确和实用的。对有节段性室壁运动异常的患者,宜选用双平面 Simpson 法测量左心室收缩功能。

二、M 型超声心动图(M mode echocardiography)

目前 M 型超声心动图已作为二维超声心动图的辅助,用曲线来表示心脏的运动。主要用于测量心腔大小,观察心脏运动时限及心脏运动的细微异常。

M 型超声心动图的三组基本波群是在标准的二维胸骨旁左心室长轴切面上,将取样线通过左心室腱索、二尖瓣瓣尖及主动脉瓣口水平而得到:①心室水平波群;②二尖瓣波群;③主动脉瓣波群(图1-4-4)。

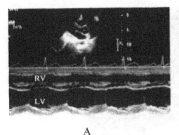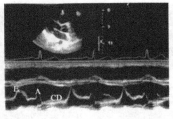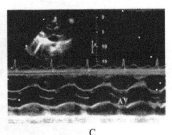

图1-4-4　M型超声心动图的三组基本波群

A. 心室波群；B.二尖瓣波群；C.主动脉瓣波群

　　临床常用M型超声心动图测量左心室收缩功能(图1-4-5)。由于M型或二维超声心动图的局限性，测量左心室容量时，需采用数学模型，将左心室设定为某种几何体，再计算容量。在M型超声心动图测量左心室收缩功能的计算公式中，Teich-holtz公式最为常用及准确。M型超声心动图测量心功能受检查空间关系和心脏形态结构变化等限制，伴有节段性室壁运动对结果影响大。

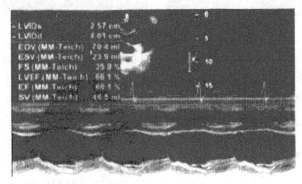

图1-4-5　M型超声心动图测量心功能

三、多普勒超声心动图(Doppler echocardiography)

　　可检测心脏及血管腔内血流的方向、时相、速度、压差及性质。多普勒超声心动图包括频谱多普勒(spectral Doppler)和彩色多普勒血流显像(color Doppler flow imaging，CDFI)。

　　频谱多普勒是血流动力学量化分析的首选方法。以多普勒效应为基础测量血流速度。超声波声束(f_0)射入心脏时，被运动的红细胞反射。红细胞朝向探头时，反射回的声波(fr)频率增加，红细胞背离探头时，反射回的声波频率减低。入射声波与反射声波的频率之差则是多普勒频移($\triangle f=fr-f_0$)。频移与超声波频率、血流速度(ν)、超声束与血流方向夹角(θ)及超声波在血流中传播速度(c)的关系：

$$\triangle f=fr-f_0=2f_0 \times \nu \times \cos\theta/c$$

　　频谱多普勒包括：①脉冲频谱多普勒(pulsed-wave Doppler，PW)，适合对血流进行定位诊断；②连续频谱多普勒(continuous-wave Doppler，CW)，用于测最高速血流。

　　彩色多普勒血流显像是多普勒超声心动图的一种，用颜色来显示血流的方向、速度。朝向探头的血流为红色，背离探头的血流为蓝色。血流速度增快，颜色变明亮。湍流则显示为花色镶嵌血流(图1-4-6、图1-4-7)。

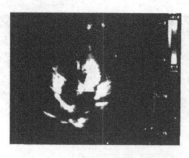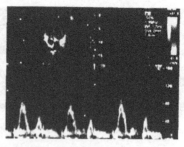

图 1-4-6　二尖瓣口前向血流及频谱

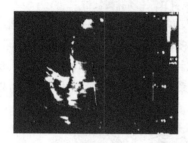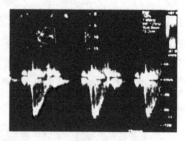

图 1-4-7　主动脉瓣口前向血流及频谱

多普勒超声心动图的一个重要应用就是以简化的 Bernoulli 方程 $PG=4V^2$（mmHg）为基础，通过测量心脏血管内某区域的血流速度，从而计算该处的压力。不仅能计算狭窄口的压力阶差，还能测定心内分流两端的压力和瓣膜反流的压力。经过狭窄瓣口的压差（Pressure gradient，PG）等于经过瓣口的血流峰值速度（velocity，V）平方的 4 倍，不伴梗阻时，室间隔缺损时右心室压的估测：$RVSP=SBP-4V^2$。RVSP 为右心室收缩压，SBP 为肱动脉收缩压，V 为室水平左向右分流峰值速度。在不伴肺动脉狭窄的情况下，可根据三尖瓣反流速度估测肺动脉收缩压，峰值压力（peak PA pressure）$=4$（TR 速度）^{2} $+RAP$，TR 为三尖瓣反流，RAP 为右心房压。

四、超声心动图新技术

1. 经食管超声心动图（transesophageal echocardiography，TEE）　将经食管探头经口咽部放入食管，从心脏后面观察心脏结构。心脏结构毗邻食管，经食管超声心动图能有效地避开肺气和胸廓等的影响，更清晰地显示心内结构，但有一定创伤性。通常在经胸超声心动图难以明确诊断或心血管介入治疗或术中监测时使用。常用于评价瓣膜（包括人工瓣）及房间隔缺损，观察有无赘生物、左心房或左心耳有无自发显影及血栓，观察胸主动脉病变等。如经皮球囊二尖瓣成形术前评估瓣膜情况，左心房、左心耳内血栓的有无及术中引导；房间隔缺损封堵术前评估和术中引导；心房颤动消融术前左心房及左心耳自发显影及血栓的观察；心脏外科术中监测。

2. 心脏声学造影（contrast echocardiography）　又称造影超声心动图，是将声学造影剂注入心脏，在心腔或心肌组织产生云雾状或片状的强回声反射，使心腔、血管及心肌组织显影。最初的声学剂直径大，经静脉注入右心后，不能进入肺循环到达左心，所以常用于观察心房水平分流等，如心房水平存在左向右分流，则右心房内出现负性显影。新型的声学造影剂能通过肺循环到达左心腔显影，有利心室内膜的界定、测量心功能，也有利于观察心腔内占位。造影剂进入冠状动脉后心肌显影,利于观察心肌灌注、心肌收缩力及存活性。

3. 三维超声心动图(three-dimensional echocardiography)　实时三维超声心动图是近年来超声领域的一项新的技术突破。其探头为矩阵形排列换能器,其晶片按纵、横向多线切割为超过 3000 个的阵元,显示心脏的三维或多维图像。能更好地观察和定量心脏结构、功能及血流动力学变化。三维超声心动图测量心功能无须借助假设的几何模型,与磁共振结果比较,二维超声心动图低估左心室容量,而三维超声心动图结果则更接近磁共振。三维超声心动图还可测量左心室局部容积变化,有助于判断左心室运动的同步性。

4. 组织多普勒成像(tissue Doppler Imaging,TDI)　TDI 用于观察心肌组织的低速运动。应变(strain)是指心肌组织受力变形的能力,即收缩期和舒张期长度变化的百分比。源于 TDI 的应变及应变率成像(strain rate imaging)反映心肌组织的舒张及收缩功能。TDI 和应变率成像的临床应用日益增多,可用于评价局部和整体的收缩和舒张功能。心肌应变在心肌缺血和心肌病早期有所变化,结合负荷超声心动图能更敏感地识别心脏缺血节段。TDI 和心肌应变能可靠地测量心脏运动时限,在评价心脏功能和左心室内机械性不同步方面尤其有用,在选择和评价心脏再同步治疗(cardiac resynchronization therapy,CRT)患者中起重要作用。但 TDI 受超声声束与室壁运动方向夹角的影响,主要用于检测观察心肌长轴方向的运动。

5. 二维斑点追踪技术(two-dimensional speckle tracking imaging,STI)　二维斑点追踪技术是近年来发展起来的新技术。以组成二维超声图像的像素为声学斑点,这些声学斑点稳定地分布于心肌内,与组织运动同步。STI 在连续帧中追踪斑点并计算出运动轨迹,可以显示组织的运动速度、应变及应变率。二维斑点技术无角度依赖性,比 TDI 有更大的优越性,能够反映心肌的纵向、径向、环向及旋转角度,提供更完整的心肌运动信息。已用于研究心肌病左心室壁运动、评价心肌缺血及心肌梗死、评价左心室不同步性等。研究认为,结合 TDI 及二维斑点追踪技术评价左心室不同步性要优于单一方法。但图像质量影响二维斑点追踪技术的测量,目前数据需脱机分析,尚达不到实时分析的要求。随着超声技术的进展,二维斑点追踪技术也日趋发展,现在已有三维的斑点追踪技术出现。

6. 负荷超声心动图(stress echocardiography)　通过增加心脏负荷,改变心肌的氧供及需求平衡,导致局部心肌缺血、心肌运动异常,从而判断冠状动脉病变。负荷超声心动图被认为在诊断冠心病中起重要作用。分为两类:①运动负荷:包括平板运动和踏车运动;②药物负荷:包括双嘧达莫(潘生丁)、腺苷和多巴酚丁胺。负荷超声心动图用于冠心病的诊断、评价心肌存活性、预测冠心病预后、评估瓣膜病的血流动力学状态及严重程度、评价大型手术前心脏危险性。运动负荷和药物负荷引起心律失常和心肌梗死的风险很低,但多巴酚丁胺可引起低血压和左心室流出道梗阻。负荷超声心动图也有一定局限性,在有些患者难以获取清晰图像,运动也影响图像的获取。

7. 心腔内超声心动图(intracardiac echocardiography,ICE)及血管内超声(intravascular ultrasound,IVUS)　心腔内超声心动图探头频率达 5～10MHz,一般经股静脉、下腔静脉进入右心腔,显示心腔内结构及血流。主要用于监测、引导经导管球囊二尖瓣扩张术、房间隔缺损封堵术及心律失常射频消融术。能更好地显示图像,有利于导管的定位。但昂贵的费用限制了其在临床的广泛应用。

血管内超声历经 20 年的发展,在冠状动脉疾病的诊断和介入治疗中,已成为冠状动脉造影的重要补充技术。其探头频率高达 30～40MHz,除了能观察冠状动脉腔的情况,使用自动回撤装置获得的 IVUS 二维图像可以重建成具有三维特点的纵向图像。

IVUS 可评价粥样硬化病变的分布范围、组成成分及严重程度。在经皮冠状动脉介入术(percutaneous coronary intervention,PCI)中,IVUS 可识别斑块的成分、测量血管直径、判断病变通过性,以利于 PCI 器械选择;还可明辨冠状动脉造影难以识别的狭窄区域;检测 PCI 术后并发症,如夹层、残存最小管腔面积,以最小管腔面积评估血运重建的指征;还可观察 PCI 术后血管壁的动态变化。系列 IVUS 研究认为,球囊扩张术和旋切术后的管腔狭窄大部分由于动脉重构,小部分由于内膜增生,而支架置入后血管狭窄主要由于支架内或边缘的内膜增生。IVUS 还可评价药物支架置入后即刻效果和量化晚期(9 个月)内膜增生减少程度。

但昂贵的费用、不熟练的操作及对 IVUS 结果的认识等都限制了 IVUS 的广泛应用。目前 IVUS 技术也有一些局限性,如不能观察管腔直径小于 1mm 的血管。尽管如此,IVUS 在评价冠状动脉病变方面有独特优势,随着 IVUS 技术的改进,其运用会进一步发展。

8.声学定量与彩色室壁运动分析　声学定量(acoustic quantification,AQ)及 AQi 智能超声定量(intelligent acoustic quantification)是利用声学自动边缘检测技术,实时追踪心腔容量变化及心功能。彩色室壁运动(color kinesis,CK)是在 AQ 基础上以彩色编码实时和连续显示室壁运动幅度。

(刘聪)

第二节　常见心脏病超声心动图表现

一、心脏自体瓣膜病

(一)二尖瓣狭窄

超声心动图显示:①二维:二尖瓣瓣叶增厚,开放受限,瓣口面积变小。左心房增大,可伴有右心室增大。可伴有左心房及左心耳血栓,TEE 能更清楚地显示。②M 型:二尖瓣曲线呈城垛样改变。③CDFI:舒张期经二尖瓣口细窄的红色为主的花色镶嵌血流从左心房进入左心室。④频谱多普勒:高速、正向频谱(图 1-4-8)。

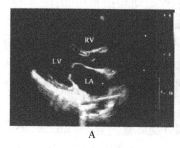
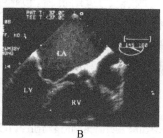
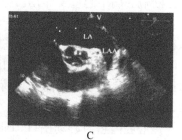

图 1-4-8　二尖瓣狭窄

A.二尖瓣开放受限、右心室增大;B.TEE 示二尖瓣开放受限;C.TEE 示左心耳未见血栓

(二)二尖瓣反流

超声心动图表现:①二维:二尖瓣关闭错位或裂隙。风湿性病变者,瓣叶增厚;腱索断裂者,瓣叶呈连枷样运动。左心房室增大。②M 型:CD 段形成双线。③CDFI:收缩期从左心室

到左心房的蓝色为主的花色血流。④频谱多普勒:负向、高速频谱(图1-4-9)。

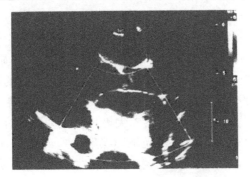

图1-4-9 二尖瓣反流

(三)主动脉瓣狭窄

超声心动图显示:①二维:主动脉瓣增厚、回声增强。瓣叶粘连,开放受限,瓣口面积变小。室间隔及左心室后壁增厚。左心室腔可无扩大。可见升主动脉增宽。②M型:主动脉瓣增厚,开放幅度小,开放最大间距<18mm。③CDFI:心尖五腔心切面探及收缩期经主动脉瓣口蓝色为主的花色血流。④频谱多普勒:收缩期负向、高速频谱(图1-4-10)。

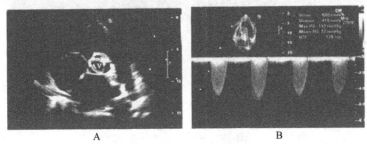

图1-4-10 主动脉瓣狭窄

A.主动脉瓣增厚、开放受限;B.主动脉瓣前向血流高速频谱

(四)主动脉瓣反流

超声心动图显示:①二维:主动脉瓣增厚,关闭裂隙。可见升主动脉及主动脉瓣环增宽。左心室内径扩大;②M型:主动脉瓣关闭呈双线。二尖瓣前叶曲线可见舒张期震颤。③CDFI:心尖五腔心切面见舒张期自主动脉到左心室的红色为主的花色血流。④频谱多普勒:正向、高速舒张期血流频谱(图1-4-11)。

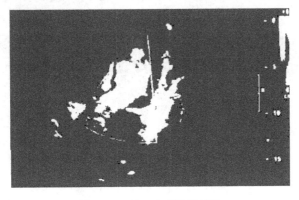

图1-4-11 主动脉瓣反流

二、人工瓣膜

人工瓣膜分为机械瓣及生物瓣,两者超声心动图的表现有所差异:①二维:人工机械瓣呈不规则的强回声反射,远场有彗星尾征。如为二尖瓣位侧碟瓣,则显示一偏心强回声向左心室开放,形成一大一小两个开口;如为双叶瓣,可见两个接近平行的片状强回声,形成三个开口,收缩期瓣叶至瓣环水平。主动脉瓣机械瓣的显示较二尖瓣困难。生物瓣回声与自然瓣回声相似,回声纤细,瓣叶为三叶状。②M 型:二尖瓣位及主动脉瓣位生物瓣瓣叶开放呈"六边盒",关闭时呈线性回声。③CDFI:二尖瓣位侧倾碟瓣,可见一大一小两束红色血流束经瓣口进入左心室,双叶瓣,则可见三束血流束。主动脉瓣位机械瓣则可见蓝色为主的花色血流经瓣口进入升主动脉。机械瓣口可探及源自瓣口的生理性反流,持续时间短。生物瓣一般无反流血流束。④频谱多普勒:心尖四腔心切面,探及二尖瓣位机械瓣前向血流频谱为湍流,心尖五腔心切面主动脉瓣机械瓣前向血流频谱也呈湍流频谱。二尖瓣及主动脉瓣位生物瓣前向血流频谱与自然瓣相似。⑤TEE:能更好地显示人工瓣结构、赘生物的形成及瓣周漏(图1-4-12)。

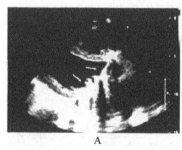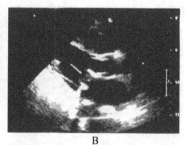

图 1-4-12 人工瓣膜

A. 二尖瓣、主动脉瓣位机械瓣;B. 二尖瓣位生物瓣

三、感染性心内膜炎

感染性心内膜炎可发生于自体瓣膜、人工瓣膜及心内畸形者。超声心动图显示:①二维:瓣膜或瓣下结构或人工置入物上形态不规则的异常回声,一般是在房室瓣的心房面或半月瓣的心室面。新出现的人工瓣膜部分开裂。有时可见脓肿,表现为大小、形态不同的无回声区。②CDFI:由于瓣膜穿孔导致的瓣膜反流,或心腔间穿孔导致心腔间的分流。③TEE:能更好地显示赘生物情况,及对周围结构的波及情况(图1-4-13)。

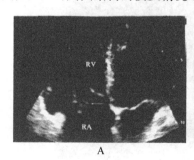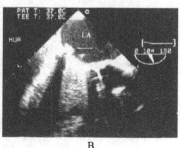

图 1-4-13 感染性心内膜炎

A. 三尖瓣上赘生物;B. TEE 示二尖瓣位机械瓣上赘生物

四、先天性心脏病

（一）房间隔缺损

房间隔缺损有如下超声表现：①二维：房间隔回声失落，右心房、右心室大；②CDFI：心房水平左向右分流；③频谱多普勒：收缩期和舒张期的双期分流；④TEE：房间隔回声失落，蓝色的心房水平左向右分流（图1-4-14）。此外，通过超声心动图能分辨房间隔缺损系原发孔型，还是继发孔型，单发，还是多发，缺损大小、缺损残端情况、房间隔的整体直径及房间隔薄弱度、有无合并其他心内畸形，还能引导房间隔封闭术。

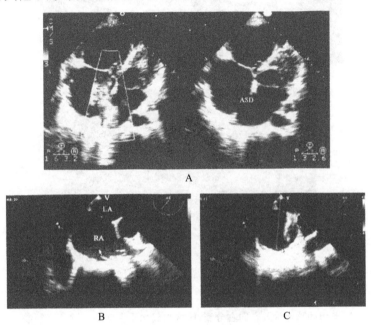

图1-4-14 房间隔缺损

A. 房间隔缺损及心房水平左向右分流；B. TEE示房间隔回声失落；C. TEE示心房水平左向右分流

（二）室间隔缺损

超声心动图表现为：①二维：室间隔回声失落，左心室大小正常或增大；②CDFI：心室水平收缩期左向右分流；③频谱多普勒：收缩期高速血流频谱（图1-4-15）。

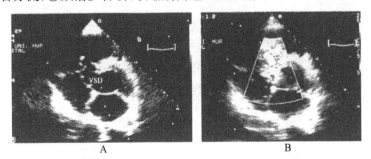

图1-4-15 室间隔缺损

A. 室间隔回声失落；B. 心室水平左向右分流

（三）动脉导管未闭

超声心动图表现为：①二维：降主动脉及左肺动脉间异常管道，左心增大；②CDFI：大血管水平连续左向右分流;③频谱多普勒:连续正向分流频谱(图1-4-16)。

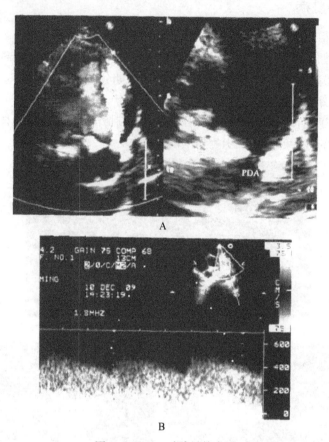

图1-4-16 动脉导管未闭

A.未闭动脉导管及左向右分流;B.大血管水平左向右连续分流频谱

(四)法洛四联症

超声心动图表现为:①二维:肺动脉狭窄(包括肺动脉瓣、肺动脉)、室间隔缺损、主动脉骑跨、右心室肥厚;②CDFI:肺动脉前向血流加速,以蓝色为主的花色血流,心室水平探及双向低速分流;③频谱多普勒:肺动脉区收缩期高速负向频谱,心室水平双向低速分流频谱(图1-4-17)。

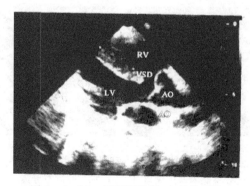

图1-4-17 室间隔缺损、主动脉骑跨

五、高血压

高血压导致多个靶器官损害，左心室肥厚是心脏损害的表现之一。左心室肥厚可以通过心电图，也能经超声心动图检出。特点如下：①二维：室间隔及左心室后壁增厚，舒张期厚度≥13mm，早期左心室腔无扩大，左心房增大，主动脉增宽，左心室重量增加，左心室收缩功能一般正常。②CDFI：可能伴主动脉瓣反流。③频谱多普勒：二尖瓣口前向血流频谱显示等容舒张时间延长，E/A<1，二尖瓣瓣环 DTI Em/Am<1（图1—4—18）。

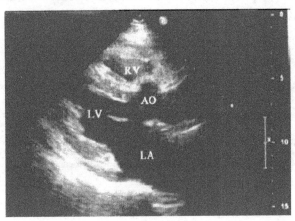

图1—4—18　左心室壁增厚、左心房增大

六、冠心病

冠心病的超声心动图特点为：①二维：梗死区域室壁无运动，或出现反向矛盾运动。室壁厚度变薄，局部膨出，形成室壁瘤。梗死区，特别是室壁瘤部位可出现血栓，多在心尖区。异常运动的室间隔连续中断，即室间隔穿孔。乳头肌功能不全，导致二尖瓣关闭不全。可有左心室增大，心包积液。②CDFI：室间隔穿孔时，探及收缩期左向右分流。二尖瓣关闭不全时，可见左心室至左心房的收缩期反流。③频谱多普勒：心室水平收缩期分流。左心房内探及收缩期负向频谱（图1—4—19）。

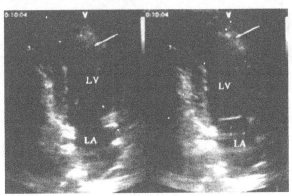

图1—4—19　左心室心尖室壁瘤

七、扩张型心肌病

超声心动图表现为：①二维：全心扩大，或左心室扩大，呈球形，左心室壁运动减低。二尖瓣瓣叶活动幅度减低，可出现心腔内自发显影及血栓。②M型：左心室波群显示心室内径增大，左心室壁运动幅度减低，二尖瓣瓣叶开放幅度减低，呈"钻石"样改变的曲线。二尖瓣前叶与室间隔距离(EPSS)明显增大。③CDFI：心腔内血流速度减慢，血流信号暗淡，常在心房内探及收缩期反流束。④频谱多普勒：各瓣口前向血流速度减慢，二尖瓣前向血流频谱 E/A>2。二尖瓣、三尖瓣上探及收缩期高速反流频谱(图1—4—20)。

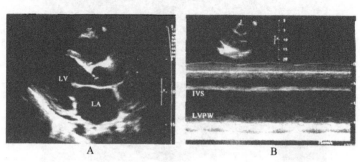

图1—4—20　扩张型心肌病

A.左心明显增大；B.室间隔及左心室后壁搏幅明显减低

八、肥厚型心肌病

根据左心室流出道有无梗阻，分为梗阻性肥厚型和非梗阻性肥厚墙心肌病。超声心动图表现为：①二维：室间隔明显增厚，呈非对称性，与左心室后壁厚度之比>1.5，或室间隔及左心室后壁增厚，呈一致性肥厚。左心室腔相对变小。左心房增大。伴梗阻者，左心室流出道狭窄。②M型：伴梗阻者，出现 SAM 征，即收缩期二尖瓣前叶前移(systolic anterior movement)；主动脉瓣开放中期出现切迹。③CDFI：伴梗阻者，左心室流出道前向血流束变窄，血流加速，出现五彩镶嵌的花色血流。④频谱多普勒：左心室流出道收缩期血流频谱为峰值后移，呈匕首状充填形；连续多普勒探及收缩期高速血流频谱(图1—4—21)。

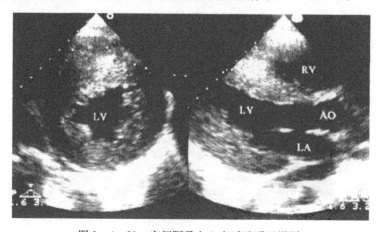

图1—4—21　室间隔及左心室后壁明显增厚

九、心包积液

超声心动图表现如下：二维：心包腔内液性暗区，宽窄与积液多少有关。大量心包积液时，心脏悬浮在液性暗区中，出现心脏摆动征。有时可见纤维素渗出形成的"水草征"。（图1—4—22）

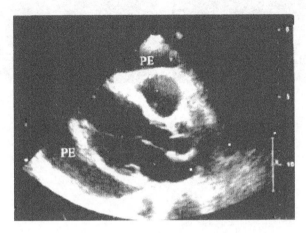

图1—4—22　前后心包积液

十、缩窄性心包炎

超声心动图表现为：①二维：可见心包均匀或局限性增厚，钙化部位强回声。有时在增厚的心包之间可见液性暗区。可见心室因受压而变小，心房常增大，导致心脏形态改变，呈葫芦状。下腔静脉、肝静脉增宽。②M型：左心房增大，舒张中晚期左心室后壁运动变平。心包增厚、回声增强。③CDFI：二尖瓣、三尖瓣口探及反流血流信号。④频谱多普勒：二尖瓣口前向血流频谱E峰增高，A峰减低，E/A比值增大，此现象呼气时更明显，与吸气相比，增高大于25%（图1—4—23）。

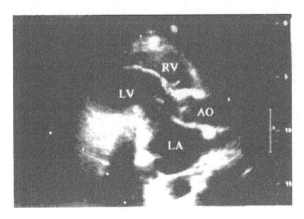

图1—4—23　后心包明显增厚，心脏变形

十一、主动脉夹层

超声心动图表现为：①二维：主动脉管腔内可见撕裂内膜，呈纤细的低回声带，随血流飘

动,将主动脉分为真腔及假腔,一般真腔内径小。可见夹层的起止部位和剥离形态。有时假腔内可见血栓。②CDFI:中膜破口处收缩期血流由真腔流入假腔。真腔血流明亮、流速快,假腔血流暗淡、速度慢。夹层累及主动脉根部时,可见主动脉瓣反流(图1-4-24)。

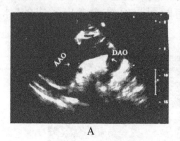 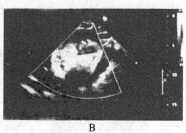

图1-4-24 主动脉夹层
A.主动脉弓内撕裂内膜;B.夹层动脉瘤真腔内血流

(刘聪)

第五章　循环功能监护

　　心血管系统监测在危重患者当中的监测目的是在维持合适的平均动脉压的同时,保证患者接受恰当的组织灌注和氧输送,这其中最主要的手段包括基本的心电监测及血流动力学监测。

　　心电监测是 ICU 病房中的常规监测手段,主要包括心电图及血压监测,对于危重患者来说,连续的心电监测能及时向医师反映患者的目前情况并及时进行干预。血流动力学监测可以是间歇的或持续性的监测手段,主要监测循环系统中正常或异常的生理学参数,以期及早发现需要进行干预的时机。同时,血流动力学参数也反映了心血管系统对于疾病、损伤、治疗干预的反应。在 ICU 中,各式各样的监测项目有不同的适应证。选择合适的监测项目可以及时准确地反映患者目前的病理生理状态,并根据治疗过程中的监测指标变化调整治疗方案,直至患者恢复正常的生理状态。目前有文献显示在一些危重病患者当中,根据血流动力学检测指标,及时进行干预能够降低患者病死率和死亡率。

　　近几年血流动力学监测技术发展很快,由于临床工作的需要,在今后无疑将继续快速发展。目前 ICU 中有很多不同类型的设备工具用于监测生理指标。在每个医疗单位,选择何种技术监测,需考虑到患者的情况、专业技术人员的操作能力和医疗花费。传统上,侵袭性血流动力学监测手段只在 ICU 或手术室范围内应用,但目前也用于进一步改善无创监测技术,并扩大其在其他临床领域的应用。

第一节　心电监护

一、心电图

　　心电图可以反映患者的心率,是否存在心律失常及评估起搏器功能。连续的心电监测可在高危人群中如急性心肌梗死、外伤性心脏挫伤、心脏手术后及既往有过心率病史等患者当中,提示心律失常的发生。当患者有出血风险或正进行液体复苏时,监测心率变化有助于诊断及治疗。而外伤、疾病或手术引起的冠状动脉疾病患者,监测 ST 段变化可以提示是否存在心肌缺血。心电图监测还可以提示电解质紊乱,如酮症酸中毒患者的低钾血症,心电图会显示异常 U 波。

　　在皮肤表面能监测到的心脏电势在 $0.5 \sim 2.0 \text{mV}$。由于信号较弱,所以心电监测系统要求敏感性高、信号放大能力佳以供更好地显示心率及心律的变化。心电监测的电极通常是由银及氯化银(Ag/AgCl)构成并表面覆盖黏合剂。由于电极内颗粒层的电阻一般为 $50000\Omega/\text{cm}^3$,当清除皮肤表面油腻及坏死细胞后,电阻可下降至 $10000\Omega/\text{cm}^3$,因此在清洁及干燥的皮肤上粘贴电极效果更佳。电极放置到最佳的位置时监测心电图信号能避免外部干扰,如将电极放置在骨突之上可以避免肌肉收缩引起的干扰。一般来说,II 导联最适合于常规监测。电极放置在肩膀及 II 导联平行于心房的位置可以使 P 波显示清晰,进一步确认是否存在心律失常。当电极放在腋前线 V_5 的位置,可以监测心肌缺血。由于患者体位的关系,真实位置难以放置。所以可将左手臂的导联放置在左侧乳头旁,而下肢导联放在髂嵴上。如果可能的话,Ⅱ导联和V_5导联同时监测最佳。理论上,食管导联较Ⅱ导联更适宜监测心律失常,但对于非瘫痪或镇静的患者应用较困难,在 ICU 中也较少应用。

大多数心电图放大功能及显示模块既可用于监测模式,也可用于诊断模式。在常规心率及心律失常监测时,由于监测模式降低基线漂移,减少不必要的干扰,所以监测模式优于诊断模式。然而,由于监测模式会错误显示 ST 段抬高或压低,所以当患者主要考虑心肌缺血时,选择诊断模式为宜。

心电图在应用过程中遇到的问题通常在于技术错误或设备故障。电极若出现问题,可能是由于电极老旧、干燥或没有紧密粘贴在患者皮肤表面。心电监护仪若出现噪声,通常是由于电极脱落,电线断裂或设备不匹配。设置恰当的放大器及记录仪可以显示高尖的 T 波,而不会将 T 波错误视作 QRS 波而双倍计算心率。当患者有起搏器时,额外的过滤设置可以避免心电监护仪将起搏信号视作 QRS 波。

ICU 中心电监护上最常见的就是心动过缓(心率低于 60 次/min)和心动过速(心率大于100 次/min),需要临床医生及时进行评估和处理。当患者出现心动过缓时需要考虑代谢紊乱、药物因素和心肌缺血等原因。如果患者突发心动过缓,需要进行动脉血气分析来排除低氧或酸中毒的情况。如果患者已无明显反应,需要立即对患者进行插管和机械通气。如果患者已经插管了,断开呼吸机并手动通气以确保足够的通气和氧合。对于急性低氧患者,还需要排除气管导管或气道内有分泌物堵塞的情况。一旦这些因素均排除了,再行心电图检查有无心肌缺血等因素的表现。如果患者确定为心肌缺血引起心动过缓,可能需要植入临时起搏器。引起心动过缓的药物包括 β 受体阻滞剂、胺碘酮、地尔硫草、维拉帕米、地高辛和丙泊酚等。β 受体阻滞剂过量引起的严重毒性,会导致心动过缓和低血压。中等程度的药物引起的心动过缓(心率大于 40 次/min)只要血容量充足,可以观察直到药物完全代谢。多巴胺可以暂时性用于心动过缓引起的低血压。阿托品在有些情况下可能有效。如果是持续存在的休克和反复的酸中毒时出现的心动过缓提示预后不良。

如果患者出现急性心动过速,需要确定血流动力学是否稳定。关键在于鉴别是否由于低血压引起的心动过速如脓毒性休克或低血容量性休克时应用多巴胺时引起的心动过速,或是心动过速导致的低血压如心肌梗死时的室速。在前一种情况下,增加患者容量负荷或是减少β 受体阻滞剂的用量。在后一种情况下,快速恢复窦性心律有利于血流动力学稳定。

心电图显示心动过速合并窄的 QRS 波(心率>160 次/min)可采用颈动脉窦按摩的方法治疗。如果效果不好,可以尝试采用腺苷。如果 ICU 中患者出现室上性心动过速,多数伴有心律失常病史,β 受体阻滞剂或钙离子拮抗剂可用于急性转复及维持治疗。ICU 中窦性心动过速最常见,而心率快的意义、重要性和处理在不同临床情况下不同。在创伤以及术后患者,心动过速提示出血及低血容量。心率常常也反映血管内容量的变化对机体的影响,如予以患者 500mL 液体快速滴入,心率变化可反映患者对液体治疗的耐受性。窦性心动过速合并高血压也可能由于阿片类药物浓度不足,镇静程度不深或镇静药物减量,呼吸机脱机试验失败等。大多数患者有冠状动脉疾病的高危因素,因此会预防性应用 β 受体阻滞剂预防心肌缺血并减少心肌氧耗。尤其是有高危心脏疾病的和围手术期患者一般需要应用 β 受体阻滞剂,使心率小于 80 次/min,除非该患者有明显的心肌收缩力下降的情况。

持续性的心动过速可能与血流动力学不稳定相关(如低血压),如果出现 QRS 波增宽则需要按照室性心动过速治疗,非同步的心脏复律需立刻进行。如果患者血流动力学稳定,持续的或间接的室性心动过速通常发生在心肌病或心肌梗死的患者当中,需要进一步治疗原发病及予以药物治疗室速。单一形态的室速多有心肌缺血引起;多形性的室速需要查看目前用药,寻找引起 QT 延长的药物制剂。电解质紊乱同样会引起室性心律失常,初始的干预措施还应当包括纠正电解质紊乱如低钾血症和低镁血症,维持内环境稳态。

快室率房颤若引起血流动力学不稳定须立即行电复律治疗,若血流动力学稳定可以先予以应用药物控制心率,目标是降低心率至 120 次/min。首先,应减少肾上腺素能刺激,如机械通气患者出现呼吸做功增多或呼吸衰竭引起的反射性心动过速。第二,如果可能的话,减少儿茶酚胺类药物(如肾上腺素、多巴酚丁胺和多巴胺等)的应用剂量。如果目前患者没有在应用血管活性药物,考虑予以 β 受体阻滞剂治疗,美托洛尔和艾司洛尔均可选择。胺碘酮有控制心率及复律的双重作用,广泛应用于临床,而目前已有不少报道显示即使在短期治疗,胺碘酮同样有肺毒性,所以需要引起重视,注意监测不良反应,尤其是存在潜在的肺部生理异常的危重病患者。地高辛在内源性或外源性肾上腺素能紧张度较高时无法及时发挥有效作用。如果房颤新发,在无法应用抗凝的患者当中转复成窦性心律最为理想。在有严重左室功能不全的患者当中,转复为窦性心律也是十分有益的,因为协调的心房收缩有助于增加心输出量。在其他患者当中,主要的目标在于控制心率,β 受体阻滞剂较地尔硫草更易使心率下降。在心脏功能受损的患者当中宜应用胺碘酮进行降低心率及复律。

心率在 145～155 次/min 合并窄 QRS 波形的通常由于房扑引起。房扑很难由药物控制室率,因而首先考虑转复成窦性心律,可以选择电复律。电复律后若患者持续房颤状态,可予以心率控制药物和抗凝制剂。

危重患者当中有很多因素会引起心率及心律的变化,如发热、电解质紊乱、心衰等,如何正确判断及处理需要医师结合心电图上的变化趋势与患者当时的情况,做出合适的诊治。

二、血压监测

由于血压与心功能和循环相关,血压监测可提供全身循环功能的重要信息。在危重患者当中,血压监测是基础监测并已普遍应用于临床。维持足够的血压意味着能提供足够的血流和足够的组织灌注。关于 ICU 中患者维持血压的文献报道有很多。低血压通常定义为收缩压低于 90mmHg,或平均动脉压低于 65mmHg。大多数 ICU 医生接受的正常血压必需能够提供足够的组织灌注,尤其是重要脏器。而对于不同患者,需要根据患者的疾病及一般情况选择监测血压的方式和频率。

血压显示了流动血液对于血管的横向压力。血压在心室收缩期之后快速达到最高值即为收缩压(SBP),在舒张期达到最低值即为舒张压(DBP)。平均动脉压(MAP)可以下列公式进行计算:

$$MAP = (SBP + 2 \times DBP) \div 3$$

收缩压与舒张压之差为脉压,在不同的心输出量(stroke volume,SV)和血管顺应性中差别较大。脉压低于 30mmHg 的通常提示以下情况如低血容量、心动过速、主动脉狭窄、缩窄性心包炎、胸腔积液以及腹水等。脉压增大可能由于主动脉瓣反流、动脉导管未闭、动静脉瘘或主动脉狭窄等疾病。在呼吸循环中收缩压和脉压的变异性与血管内容量是否充足有关。

动脉波形最初的上升支及波峰是由左室射血引起的。在收缩期结束时压力短暂的下降直到主动脉瓣关闭使血流进入主动脉。在测量主动脉及近端动脉的血压时可出现"重搏波切迹(dicmtic notch)"。在远端动脉测量血压时,动脉波形更加高尖,振幅也更高。当动脉波形上升支延长时,收缩压更高而舒张压更低。

大血管可扩张并且能吸收波前能量,所以血管越大,血流速度越低。大血管如锁骨下动脉中脉搏波的速率在 7～10m/s,而在较小的远端血管中,速度可增加至 15～30m/s。当压力波进入较小的、不能扩张的动脉当中时,部分压力波会反射回近端。如果反射回的压力波与正在接近的压力波相叠加,将引起更高的压力。这种现象使外周远端动脉的压力反常地超过主动脉压力 20～30mmHg。

动脉压力依赖于心输出量(CO)和全身系统性的血管阻力(SVR)。SVR 可以下列公式进行计算:

$$SVR = (MAP - CVP) \div CO \times 80$$

当 MAP 与 CVP(中心静脉压)的单位为 mmHg,而 CO 的单位是 L/min。SVR 以达因(dynes,力的单位)×秒×cm^{-5} 表示。从计算公式上可见,SVR 或 CO 的增加都会增加平均动脉压。

动脉血压既可以通过仪器直接测定,也可应用间接方式。间接测量血压的方式可采用一个血压袖带来闭合血管,通过充盈袖带的方式,获得血压测定值。

1.无创动脉血压测定

(1)触诊动脉搏动法:将血压计的袖带绑于动脉搏动明显的位置之上,予以袖带充气直到动脉搏动再次出现即为收缩压。这种方法有其局限性,有可能低估于真实的血压值,并且不能提供舒张压。

(2)听诊(Riva-Rocci 方法):利用袖带加压阻断血管血流,随着袖带压力降低,当闭合近端袖带的压力低于收缩压,被压缩的动脉能再次出现流动的血液。导管内血流冲击血管壁后引起反弹,形成湍流,造成 Korotkoff 音。一旦袖带内压力高于收缩压之后,心脏舒张期不会有任何血流,听诊到的搏动音有节律性。当袖带的压力低于舒张压之后,在整个心脏周期均会有血液流动,而无明显搏动音。当血流声音消失时的压力即为舒张压。一般将袖带的宽度超过上臂或大腿长度的 2/3,即袖带宽度相当于肢体直径的 120%,得到的血压值会更准确。如果袖带过窄,会造成收缩压和舒张压人为升高。其他可能存在的问题包括袖带绑过松或过紧,袖带充气过快或过慢。不恰当的过慢的袖带充气会引起静脉充血,当袖带压接近舒张压会减少 Korotkoff 音的振幅。

与有创的动脉内压力监测比较,血压计听诊获得的血压在收缩压有 1～8mmHg 差别和在舒张压有 8～10mmHg 差别。如果动脉内压力监测收缩压低于 120mmHg,听诊测量可能高估了血压;如果收缩压高于 120mmHg,听诊测量可能低于动脉血压。

(3)示波测量法:示波测量法以两个袖带测量,一个用于闭合近端动脉,而另一个用于探测搏动。在收缩压位置,将近端袖带缓慢放气,会使无液体的穿刺针振动或水银柱产生振荡。示波测量法与平均动脉压有很好的相关性。但是事实上示波测量法监测舒张压是不准确的,需要连续监测几个心动周期后才能得到准确的血压值。

自动的示波测量血压仪通常是用可自动充气及放气的气囊带。在放气时,气囊压力的变化被仪器内部传感器监测。振动和相对应的气囊压力值已被自动储存并用于显示收缩压及舒张压。但这些仪器测量会有局限性,当患者心律不规则、动作幅度较大或血流速度较慢时,会无法测量血压或测量值有误差。

(4)体积扫描技术:动脉搏动对容量会产生微小的变化。如手指大小的变化可以被体积扫描技术中的光度计检测到。这些装置不如直接监测血压变化的技术准确,尤其是在低血流和应激状态下时。

(5)多普勒超声技术:多普勒原理是任何移动物体在声束的路径中会影响传输信号的频率。当声束打到移动的血细胞上时,反射束会以同样的速率从反射面反射回来。总体上多普勒检测技术与血压相关性较好,但测得的血压与触诊式相比较高,与直接测量血压相比较低。在多普勒监测当中,目前已有一种自动化动脉压探测器,应用2MHz超声频率置于肱动脉上。多普勒血压测量准确性较高,尤其是低血压时,超声和触诊式较听诊式检测血压更准确。多普勒的不足之处在于对肢体移动较敏感、探头位置要准确且需要声波传导胶。

2.有创血压监测　无创血压测定是临床上应用最广泛的血压测定方式。而ICU患者多采用侵袭性监测手段。最重要的原因是,第一由于在血流动力学不稳定的危重患者当中,由动脉内导管提供的血压最为准确。而严重的低血压、高血压或血压迅速波动时,无创血压监测往往不可靠。第二,当患者应用血管活性药物的时候,需要持续监测血压。频繁的无创动脉血压监测可能导致静脉淤血,常规监测周期不应少于2min。某些仪器设有Start模式,可快速反复测量血压,但可能影响肢体灌注并损害外周神经。只有动脉导管可连续性传输血压信息。第三,某些情况下如主动脉瘤渗血、主动脉创伤时需要非常严格地控制血压,以减少主动脉破裂的风险。第四,留置动脉导管好处还在于能提供动脉血采样检测。如果患者需要频繁的采样以供血气分析或其他检查时,动脉导管采血更方便。

在动脉内置入导管,这些导管可连接血压传导管路,将血压转换成电子信号在监视屏上输出。动脉导管的波形的变化和胸腔内压的变化关系可提示患者是否对补液治疗有反应。由于吸气峰压引起的正压通气导致收缩压或脉搏压变异度大于12%,提示患者可能低血容量并且很可能需进行液体复苏。由于低血容量在危重病患者中很常见,如果未被鉴别出来,很可能增加病死率和死亡率。所以,这一种技术的发展很重要。

在外周主要动脉上监测血压相对简单。适合做血管内置管监测血压的动脉包括桡动脉、尺动脉、胫后动脉、腋动脉。一般多选择桡动脉进行置管是由于套管置入术相对简单易行,护理方便,且不会发生严重的并发症。在90%的患者当中尺动脉是手掌血供的主要动脉。95%患者在掌弓处连接桡动脉。由于闭合主要动脉会引起血供不足,所以所有患者在行血管插管前需行Allen试验。然而,有前瞻性试验结果显示血管的顺应性与Allen试验的结果不一致。目前而言,手部有丰富的侧支循环,最常选择的还是桡动脉置管。但有些情况下可选择另外的位置置管,如感染性休克患者采用股动脉置管可能优于桡动脉,因为桡动脉血压可能会低估中心动脉的实际血压,从而导致升压药物应用过大。而对于既往主动脉搭桥手术的患者禁忌进行股动脉穿刺。

动脉置管的弊端在于插管动脉发生动脉闭塞。总体上,在成人患者当中插入20号聚四氟乙烯导管在1~3d内,有10%患者出现动脉闭塞。而22号导管似乎会减少此发生率。与男性相比,女性的动脉栓塞的发生率较低。如果女性患者当中出现动脉栓塞时,动脉通常只会暂时性闭塞。桡动脉的远端闭塞由于反射增加会过高估计收缩压,而近端闭塞会引起压力测定降低。其他动脉导管相关并发症包括感染(大部分情况为皮肤感染,而有时候会引起导管相关性感染),而脓毒性栓子较少出现。严格执行日常导管检查、无菌性敷料更换、限制插管时间为5d内等组合措施,会降低上述感染的发生率及严重性。动脉导管的晚期并发症为假性动脉瘤形成。选择较小型号的导管、缩短置管的留置时间及预防导管相关性感染可减少假性动脉瘤的发生率。

3.血压监测临床应用 有了众多监测血压的手段,获得血压的值需要临床医生进一步分析判断。血压监测一般结果分为高血压和低血压。ICU中血压升高非常常见,临床医生应该学会鉴别:什么临床情况下需要合适的干预,什么临床情况下积极的血压控制反而会导致不良预后,这两者之间的区别不仅仅在于血压升高的幅度。急性的血压升高分为两种:高血压急症,临床较少见,需要立即在几分钟至几小时内降低血压(不一定要到正常值),并且会出现新的、进展性的器官损害,包括神经系统、心血管系统或肾脏系统相关损害。而另一种称为突发高血压是指没有器官损害的血压升高。在这一类患者当中,因为目前没有证据证明在无症状的患者当中快速降压的益处,所以可在数小时至数天范围内缓慢降低血压至目标值。积极的降低血压治疗,当血压过低无法维持组织灌注,会诱发中枢神经或心肌缺血或梗死。当然,高血压急症不容忽视,因为长时间的高血压状态会进展至器官功能损害。在这种情况下,器官损害的生理学标志包括视网膜的改变,如渗出、出血、前角变窄和痉挛。良性高血压以视盘水肿为特征。这些临床改变通常与肾脏或其他脏器的血管损伤有关。

急性血压升高常常导致全身血管阻力的增加。增加的血管阻力可能是由于循环内增加的儿茶酚胺类激素浓度,增加了交感神经系统的活性,激动了肾素-血管紧张素系统。比较不常见的是血管扩张或左心室收缩力增强。升高的血压引起器官功能不全的原因主要在于部分病变血管闭塞和血管调节紊乱。升高和恶性的高血压引起的视网膜血管改变,同样在肾脏及其他器官中有相似的改变,可能导致增生性动脉炎,或进一步发展成纤维蛋白样坏死。在这个过程当中,作用于血管的介质大概起了关键作用,但严重高血压的病理机制有待进一步研究。受损器官相对缺血的状态最终会导致器官功能不全。因此,早期识别与控制高血压,阻止疾病进一步进展是治疗的关键所在。

积极的控制升高的血压还需要注意很多方面。在血压长期偏高的中枢神经系统疾病患者当中,压力-流速曲线会向右移动。正常来说,脑血管动脉紧张度是通过灌注压调节以保持恒定的血流。正常人当中,正常脑部血流超过平均动脉压 $60\sim150mmHg$。压力-流速曲线的右移导致患者丧失在平均动脉压以上的自动调节能力。积极的降低血压会影响自动调节能力,从而减低部分脏器的灌注并引起缺血性疾病。已有大量观察性研究支持这一病理生理过程。自动调节的下限为平均动脉压的 $20\%\sim25\%$,因此血压安全的下降范围是平均动脉压的 25%,或舒张压在 $100\sim110mmHg$。即使长期高血压患者,这样调节范围的血压可维持重要脏器的灌注。

低血压是外科危重病患者接受有创血压监测最常见的原因。如果患者出现了血压降低的监测结果,需要对患者进行全面的初始评估。快速的初始评估包括确定患者是否在应激状态,呼吸或人工气道是否有明显的问题,是否有明显的外部出血,明确静脉通路的通畅性等,积极寻找低血压的原因。临床医生不能依赖血压的数值读取,因为对每一个患者来说并没有绝对的血压正常值。血压在正常范围之内也并不意味着组织灌注充足,例如有慢性高血压病史的患者,血压控制不佳,即使患者此刻血压在正常范围,对他而言,已经出现了低灌注的表现。相反地,有肝硬化的患者尽管血压低于正常值,也可能灌注充足。全面判断患者的灌注情况还应当全面评估患者包括神志、尿量和皮肤(体温、出汗情况、皮肤休克花纹和毛细血管充盈等)等情况。如果上述任一参数异常,需要立刻采取措施进行干预。

找寻低血压的原因需要进行体格检查,尤其是进行心脏及肺部的检查。医师需检查患者是否有颈静脉怒张,新出现或更加严重的心脏杂音,是否有心音遥远低钝,是否存在 S_3 或 S_4 心音等体征。医师还需要检查患者肺部是否出现干湿啰音、呼吸音消失等体征。在初始评估患者时需要重视心率、外周血管阻力如毛细血管充盈状态等。这些基础心脏生理的信息能帮助确定低血压的原因及制订治疗计划。

为了对低血压患者进行鉴别诊断,有必要复习基础心血管生理。第一步便是牢记压力=流量×阻力。流量即为心输出量,而阻力即为外周血管阻力。由于心输出量是每搏输出量(SV)与心率的乘积。低血压的压力意味着在这些参数中(如每搏输出量、血管阻力和心率)至少有一个参数异常。由于心率的异常可由心电监护上直接显示。故这里的重点在于每搏输出量或血管阻力的下降。通过正确测量脉压和舒张压,临床医师可以确定低血压是否来源于血管阻力或每搏输出量。

在收缩期,每搏输出量被射入近端动脉血管中。由于动脉内射出的血液较多于外周循环回的血液,动脉壁扩张,升高了收缩期血压。所以收缩期血压(SBP)受每搏输出量与血管电容(capacitance,C)的影响,公式为 SBP=SV/C。也就是说,对于固定的每搏输出量,如果血管电容越高,收缩压越低。

在舒张期,动脉壁扩张以储存每搏输出量,导致血压的进一步下降直到下一次收缩期为止。舒张压,与血管阻力及血管电容直接相关,如低舒张压=低血管阻力和(或)血管容量。利用这些基础信息及心血管原理来理解这些低血压的原因,必须记住的是:血管电容在心跳之间不会改变;每搏输出量依赖于心脏的前负荷、后负荷和心肌收缩力。有很多原因造成血管阻力降低,如脓毒症、肾上腺功能不足、血管扩张介质、神经源性休克和严重的肝脏功能不全。血管阻力下降可表现在脉压变宽以及低舒张压。每搏输出量下降可能由于前负荷下降、心肌收缩力下降或后负荷升高。前负荷下降的最常见的原因是由于低血容量,其他因素包括胸腔内压升高如机械通气患者的过度通气、张力性气胸、肺栓塞、二尖瓣狭窄、心包填塞和右心衰竭等。心肌收缩力下降可能由于心肌梗死、心肌病、心肌炎、负性肌力药物和直接心肌毒性药物如化疗制剂和炎症介质。每搏输出量的下降可表现在正常或变窄的脉压。

对于危重患者的血压监测,应根据患者的情况,选择合适的监测血压手段,并根据患者的基础血压及疾病特点,选择治疗方式。

(韩宏光)

第二节 血流动力学监测

一、中心静脉导管

中心静脉压(CVP)是指在胸腔内的大静脉内监测血管内压力。通常选择上腔静脉和右心房之间监测右心压力。通过测定血管内容量来评估循环容量。我们假定 CVP 相当于右心室舒张末期的容积,因此 CVP 通常被视作容量状态和前负荷指标。CVP 受中心静脉内血容量及血管的顺应性影响。Starling 论证了 CVP 与心输出量的关系,同时还有静脉回流和CVP 的关系。将这两种关系在同一个坐标轴上显示,可见心室功能曲线和静脉回流曲线有一个交点。这显示了如果其他因素均保持不变,不会影响两条曲线的形状,也就是说,一个既定的 CVP 只有一个可能的心输出量值。同样的,一个既定的心输出量,也只有相对应的一个 CVP。两条曲线会受到很多因素影响:总血容量和血容量在不同血管内的分布(取决于血管紧张度)会影响静脉回流曲线;右心室的心肌收缩力会影响心室功能曲线。任何因素变化都会打破心输出量和静脉回流的平衡并持续一段较短的时间,直到在新的血容量和血管紧张度之间达到平衡为止。

中心静脉导管可置于锁骨下静脉或颈内静脉。股静脉导管并不足以起到中心静脉导管的作用但也能经导管快速补液。处于监测的目的,中心静脉导管能够估计中心静脉压,并且测量中心静脉血氧含量($S_{cv}O_2$)。中心静脉压反映的是全身静脉回流及心输出量的平衡。在正常心脏中,右心室比左心室的顺应性更加好。这两者顺应性的差别显示在相应 Frnnk-Starling 曲线的斜坡。CVP 主要反映的是右心室舒张末期的压力变化。平均动脉压的变化引起相应的静脉回流变化。血管阻力的下降如贫血、动静脉瘘、怀孕状态等也会改变观察曲线。正常 CVP 值的范围为 $-4\sim+10$mmHg($-5.4\sim+13.6$cmH$_2$O)。

首先必须正确解读 CVP,包括理解传感器上显示的压力波形。典型的 CVP 波形有三个正向的波峰(a,c 和 v 波)和两个降支(x 和 y 波)。心房收缩引起的静脉压力增加产生 a 波。在初始心室收缩时,即右心室等容收缩期,三尖瓣突向右心室时产生 c 波。x 降支与心室射血阶段、血液从心脏排空时、右心房向下移动有关。当三尖瓣关闭,静脉血液持续流入心房致心房压升高所致 v 波。y 降支对应舒张期的三尖瓣关闭,血液流入心室时产生。当出现房颤时消失,而有三尖瓣狭窄时 a 波明显,房室分离患者右心房收缩时三尖瓣关闭,可导致巨大 a 波(大炮 a 波)。在房颤时,x 波有时也不容易看到。而当缩窄性心包炎时,x 波与 y 波较明显。心包填塞时 x 波明显扩大而 y 波消失。当三尖瓣反流出现时,c 波和 x 负向波将被一个单个的回流波所替代。肺动脉高压情况下会降低右心室顺应性并突显 v 波。巨大 v 波可见于三尖瓣反流,此时 v 波紧随波之后出现,且常与 c 波融合。巨大 v 波还可以见于右心衰竭和缺血、缩窄性心包炎或心包填塞,原因是上述疾病导致右心容量和(或)压力负荷过大。

如果将 CVP 用于提示心脏前负荷,需要在呼气末测量舒张末期的压力。c 波标志着心室收缩期开始时三尖瓣的关闭,此时测得的压力与右心室舒张末期压力相当。除了三尖瓣狭窄的患者,在两室间始终存在压力梯度。如果 c 波不明显,可以采用 a 波时的平均压力。如果没有波形显示(如房颤时),在 Z 点的压力(CVP 的波形与心电图上 QRS 波结束时相当)可以被利用。由于机械通气影响胸腔内压,并传导至心包及薄壁的腔静脉,所以 CVP 的监测受机械通气的影响。在自主呼吸过程中,吸气动作会降低 CVP 而呼气时会升高 CVP。但这种情况在机械通气患者当中正好相反,吸气时增加了胸腔内压而抬高了 CVP。机械通气抬高CVP 的程度取决于肺的顺应性及血管内的容量,所以监测 CVP 最佳应在呼气末时。

除此之外,中心静脉导管还能提供中心静脉血氧饱和度(central venous O$_2$ saturation,$S_{cv}O_2$)等相关信息。混合静脉血氧饱和度(S_vO_2)反映的是氧输送而非氧消耗。如果该结果低于正常值,需要考虑组织缺氧的可能性。

中心静脉血氧饱和度并不需要肺动脉导管,但理论上,由于 $S_{cv}O_2$ 是由锁骨下静脉或颈内静脉采血,不是通过上腔静脉或冠状窦的回流血液,并不能反映静脉血流,所以两者的值是不同的。通常来说,$S_{cv}O_2$ 大约高于 S_vO_2 5%。实际上,对于终末器官低氧 $S_{cv}O_2$ 与 S_vO_2 有相似的预测价值。所以在脓毒症早期目标化治疗中,将 $S_{cv}O_2$ 大于 70% 作为给予输血和血管活性药物的界限。

　　除体循环和肺循环的血管内容积外,其他因素也会影响中心静脉压力,表1-5-1总结了可能影响中心静脉压的因素。

表1-5-1　影响中心静脉压的因素

中心静脉血容量	三尖瓣返流
静脉回流/心输出量	心律失常
总血容量	传感器的位置
血管张力	患者体位
心室顺应性	胸廓内压力
心肌疾病	呼吸状态
心包疾病	间歇正压通气
心包填塞	呼气末正压
三尖瓣狭窄	张力性气胸

　　CVP相当于右心室舒张末期容积这个公式中,血管压力其实是指跨壁压,即血管内压力与腔外压力之差。跨壁压是真正导致血管和心脏扩张的压力。但是,采用中心静脉导管测定的压力实际上是血管内压力,受到血管内容量和血管外压力(如胸腔内压)的影响。危重患者胸腔内压增加的常见原因包括正压通气、呼气末正压(PEEP)、内源性PEEP,可能也包括腹内压。在这些情况下,血管内压力升高并不反映跨壁压增加,因此无法有效估计血管内容积。在呼气末胸腔内压最接近大气压,胸腔内压的变化对血管内压力的影响最小。因此,应当在呼气末测定中心血管压力。但是,即使在呼气末,PEEP或内源性PEEP均有可能增加肺泡压力。根据肺和胸廓顺应性,可以计算传导至胸膜腔的肺泡压力比例。正常情况下,肺和胸廓顺应性大致相等,因此大约一般肺泡压力可以通过肺传导到胸膜腔。在进行单位换算后(气道压力的单位是cmH_2O,而血管压力的单位是$mmHg$)可以发现,$10cmH_2O$的PEEP可以使中心静脉压数值增加$4mmHg$($5cmH_2O\times0.74$)。当肺顺应性显著降低时(如急性呼吸窘迫综合征),仅有少部分压力得以传导。当肺顺应性升高(如慢性阻塞性肺病)或胸廓顺相应性下降时(如腹胀),更多压力能够传导。一般不建议为提高中心血管压力测定的准确性暂时终止PEEP,其理由有两个:首先,终止PEEP可能导致肺泡塌陷和低氧血症;其次,PEEP对血管产生的压力以及对血流动力学的影响是客观存在的。因此,终止PEEP并不能反映当前患者的生理状况。在危重患者当中胸腔内压力升高的情况下,可以插入食管探头测得跨胸腔压力,减去CVP之后可以提供跨壁压来更好地估计右心房压力。房室瓣的严重狭窄(如三尖瓣狭窄)影响了对心室压力的准确估计。这类瓣膜病变时,心房内压力明显高于相应心室内压力。随着疾病进展,心室会逐渐发生充盈不足。因此,压力数值将高估心室容积。

　　将所有因素都考虑在内,不难发现CVP值不一定能在危重病患者当中提供可靠的前负荷估计值。CVP值与全身血容量状态、右心室舒张末期容量,休克指数和个体对补液治疗的反应等相关性不佳。尽管有上述原因可能导致测量不准确,中心血管压力测定仍广泛用于诊断低血压的原因以及指导治疗。但因为CVP能提供右心室充盈及静脉回流的估计,可选择利用CVP值的变化趋势来指导液体治疗,利用CVP提示血压降低是由于低容量还是由于心脏衰竭,以此根据来决定继续补液或限制补液。很显然,应当结合患者病情以及其他临床资料,对血流动力学数据进行恰当的解释及利用。

留置中心静脉导管的过程不可避免会发生并发症。文献报道穿透上腔静脉有67%的死亡率,而右心室撕裂伤则有100%的死亡率。其他如损伤周围神经、空气栓塞等并发症。晚期并发症包括导管移位、血管栓塞和感染。中心静脉导管相关性感染主要病原菌为:表皮葡萄球菌,30%;金黄色葡萄球菌,8%;链球菌,3%;革兰阴性杆菌,18%;念珠菌属,24%;其他病原菌,15%。常规导管护理、定期更换导管能最大限度地减少细菌定植和全身脓毒血症的发生。

二、肺动脉导管

连续的、可靠的、准确的心脏压力及血流速度监测,在早期治疗中可以指导治疗,达到稳定的血流动力学目标。经肺动脉导管监测及衍生的参数能指导危重病患者治疗,并平衡异常的生理状态。1970年Swan和Ganz两人首次设计了双腔、顶端有气囊的、流速指导的导管。经过多次调整导管之后,现在的肺动脉导管能够利用热稀释法连续监测心输出量、血管内压力和混合静脉血氧饱和度。肺动脉导管过去常常用于全面了解循环信息,包括心脏前负荷、心肌收缩力和心脏后负荷,同时还能测得混合静脉血氧饱和度,使临床医师能够判断患者目前情况,并通过干预手段达到患者目前氧输送和氧需求的平衡。有了这些信息,根据不同患者的需要制订相应的治疗方案。

肺动脉导管进入到合适的位置,顶端的气囊便会暂时充气以闭合肺动脉。从肺动脉远端传回来的压力为肺毛细血管楔压(pulmonary capillary occlusion pressure,PCWP)。左心房的压力对于远端压力起着绝对作用,因为这一固定容量的血液连接了肺毛细血管床两边。所以这个肺毛细血管楔压可估计左心室前负荷。准确的识别波形十分重要,然而部分临床医师识别波形的能力不佳,可能导致数据读取有误。导管必需放置在正确的位置,在呼气末时进行测定,排除了血管外和胸腔内压力对测量值的影响。

为了使肺毛细血管楔压提供一个准确的估计左心室前负荷,需要符合以下标准:血流通过肺毛细血管床时没有阻抗;无二尖瓣相关疾病;左心室内压力和容量(顺应性)呈线性关系。由于在危重病患者中无法完全符合上述标准,肺毛细血管闭合压与CVP同样不能评估全身前负荷。另外,有大型观察性研究报道肺动脉导管的应用与预后较差相关,虽然无法明确是导管本身引起的生存率下降或是选择人群疾病较严重。但有一点可以肯定的是,合理使用肺动脉导管十分重要。

肺动脉导管插管能辅助CVP监测,能提供与左心室充盈压监测及肺动脉血采样以确定混合静脉血氧饱和度。肺动脉导管是末端带热敏电阻导管以热稀释法检测心输出量。在心脏中应用带气囊的漂浮导管,其特有的压力波形可以提示导管远端的位置。当导管进入到右心室,同时予以心电监测,可以及时监测室性心动过速。当插入导管过深会引起导管在心脏内打折成环。无论是锁骨下静脉还是颈内静脉,一般插入导管的长度为:右心房10~15cm;右心室10~20cm;肺动脉45~50cm;肺毛细血管50~55cm,此时可以测得肺毛细血管楔压。气囊过度充气会引起测得压力持续升高至高限。

选择肺动脉导管尖端最佳位置是关键所在,这与肺的Ⅲ区有关。肺的三区由气道与血管压力决定。在Ⅰ区和Ⅱ区,平均动脉压有时会高于肺静脉压力,导致导管与左心房之间的血管塌陷。在这个位置,观察到的压力会更加能提示气道压力,而不是左心房压力。只有在Ⅲ区,有持续的血流在导管及左心房之间。如果患者处于半卧位,Ⅲ区更可靠。气道压降低会改变通气血流比,Ⅲ区会相对升高。低氧血症减少了血管压力并且减少了Ⅲ区。

有三种方法可提示肺动脉导管在合适位置:第一种方法是导管从肺动脉深入至肺毛细血管时,可见压力下降;第二,从远端能获取血液;第三,将气囊充气,由于肺泡死腔增加,可见呼气末 CO_2 含量下降。当患者正接受呼气末正压通气(PEEP),如果增加 PEEP 而肺毛细血管楔压增加小于 50%,也提示患者导管位置正确。肺毛细血管楔压可测得左心室舒张末期压力从而评估者左心室前负荷功能。由于肺血管是低阻力血管,正常人肺动脉舒张末期压力要比平均肺毛细血管楔压高 $1\sim3mmHg$。过去常常因为无法获得 PCWP,用肺动脉压力来估计左心压力,这样的结果在肺部疾病、肺动脉高压和心动过速的患者当中是不可靠的。

肺毛细血管滤过压(pulmonary capillary filtration pressure,Pcap)用于检测潜在驱动液体从肺血管进入血管外间质及肺泡的压力。公式为如下:

$$Pcap = PCWP + 0.4 \times (PA - PCWP)。$$

成人急性呼吸窘迫综合征(ARDS)由于肺水肿的原因使肺动脉压与肺毛细血管楔压的差距加大,从而增加了肺毛细血管滤过压。

在大多数情况下,PCWP 能提示左心室舒张末压力。由于 CVP 与 PCWP 分别代表右心功能及左心功能,所以两者的相关性在有心肺疾病的危重病患者当中较差。在有些情况下,肺血管床的变化影响到右心功能的时候并不一定同样影响到左心功能。例如肺栓塞时影响到右心的后负荷,但不会影响到左心舒张末压力。如果左心房压力低于 25mmHg,PCWP 与左心房压力相关性较好。但在低血容量患者当中,患者吸气时会引起肺血管塌陷,所以 PCWP 一般低于左心房压力。当左心房压力高于 25mmHg,可能是由于急性心肌梗死后左心室顺应性下降,此时 PCWP 会低估左心室舒张末期压力。当左心功能下降,心房收缩引起的左心室充盈压增加,此时左心室末期舒张压明显高于 PCWP。有多种情况影响到 PCWP 评估左心室舒张末期的准确性。在二尖瓣狭窄患者当中,左心房舒张末期压力明显高于左心室压力,在 PCWP 监测波形中可见一个较大的 v 波。左心房较大的黏液瘤也会引起 PCWP 升高。主动脉反流患者会使得 PCWP 低估左心室舒张末期压力,这主要是由于在左心室压力仍在升高时二尖瓣已提早关闭。而二尖瓣反流中在收缩期返回的血流会使左室舒张末期压力升高。当患者出现心包填塞时,限制性因素影响了心脏四腔的充盈压力,使 CVP 与 PCWP 相当。机械通气患者应用呼气末正压(PEEP)的同时也影响了 PCWP 监测左心室前负荷的准确性。较高的正压通气(PEEP>15mmHg)会导致肺血管的塌陷,导致 PCWP 反映的是气道压力而非左心房压力(从Ⅲ区换到了Ⅰ区)。即使 PCWP 与左心室舒张末期压力十分接近,这些值可能也无法准确反映左心室前负荷,因为左心室前负荷包括左心室舒张末期容量和心肌收缩力。如果患者出现左心室肥大、舒张性心力衰竭和左心缺血性疾病,这两者的关系不一定相一致。总的来说,单一的 PCWP 的监测值不如连续性监测 PCWP 的动态变化有价值,尤其是经过补液或利尿治疗后 PCWP 的动态变化可辅助临床诊治。

混合静脉血氧饱和度(SvO_2)可由肺动脉导管远端采集的静脉血所做的体外检查,也可通过特殊的肺动脉导管(光电血氧肺动脉导管)连续测定。混合静脉血氧饱和度可量化全身氧利用的情况,正常值是 70%~75%。该值的下降是由于氧输送的下降或氧利用的增加。了解混合静脉血氧饱和度的影响因素,有助于理解患者的全身循环功能。正常情况下,外周氧消耗不同于氧输送。所以,当心输出量与氧输送下降时,外周组织抽取氧增多以保证不变的氧消耗,从而导致混合静脉血氧饱和度的下降。相反,脓毒症会引起外周氧消耗减少,从而升高混合静脉血氧饱和度。混合静脉血氧分压在正常人当中为 40mmHg，导致血红蛋白氧饱和度为 75％。氧含量可通过动脉和静脉的血红蛋白饱和度（％Sat Hb）计算，公式：$CxO_2 = 1.34 \times Hb \times \%Sat + (0.0031 \times PxO_2)$。如果血红蛋白含量单位为 g/dL，则氧含量的单位为 mL/dL，溶解氧含量（$0.0031 \times PxO_2$）对于氧含量的影响很小，但在严重贫血的患者当中影响较大。正常动静脉血氧含量之差大约 5mL/dL。血容量不足及心源性休克都增加动静脉血氧含量之差（>7mL/dL），而脓毒症时减少了动静脉血氧含量之差（<3mL/dL）。心脏左向右分流会显著影响右心室的血红蛋白含量从而减少动静脉血氧含量之差。混合静脉血氧饱和度可以依靠肺动脉导管上的纤维光学血氧测定能力持续监测。双重的血氧测定法结合了静脉与动脉的脉搏血氧测定，可提供氧提取及肺内分流的估计。根据持续性的血氧监测数据及以下公式可以计算通气血流比（V/QI）：

$$V/QI = [1.32 + Hb \times (1 - SpaO_2) + (0.0031 \times PAO_2)] / [1.32 + Hb \times (1 - SvO_2) + (0.0031 \times PAO_2)]$$（PAO_2 为肺泡氧分压，可从肺泡气体公式中得来）

肺动脉导管的并发症可能出现在插管时及插管之后。在锁骨下及颈内静脉置管，气胸的发生率接近 2％～3％。导管打折主要与导管的大小与导管置入的深度有关，导管型号越小及在心室内插入过深会导致打折弯曲。导管引起的右束支传导阻滞主要发生在希氏束，发生率在 0.1％～0.6％。在合并左束支传导阻滞的患者当中，发生率高达 23％。室性的心律失常也可能出现，但多是一过性并且小需要处理。其他可能出现的并发症包括气管撕裂、无名动脉受损、肺动脉撕裂等。肺动脉撕裂可能是由于导管尖端割破，也有可能肺动脉远端的气囊过度通气所致。基本上，肺动脉撕裂伤的发生率小于 1％。其他相关因素，包括导管远端位置，血管直径缩小（肺动脉高压），全身抗凝，气囊延长充气时间。咯血是首先症状。是否完全拔除导管有争议，因为监测的需要与并发症共存。这时将肺动脉导管往外拔出至合适的位置，且患者应处于患侧卧位以供合适的通气血流比。如果出血无法控制需急诊开胸处理。空气栓塞大多出现在导管改变或传感仪校准时，大约 20mL/s 的空气栓塞速度会引起症状，75mL/s 血流动力学不稳定或死亡。直接原因是空气栓子所致右心室的机械梗阻。血栓栓子可能来自于导管的顶端或导管的体部，会引起肺栓塞。导管留置时间过长会引起锁骨下或颈内静脉栓塞。其他并发症包括心内膜炎、脓毒症和腱索断裂。与中心静脉导管相似，每天的导管消毒、敷料更换和常规更换导管是减少导管相关性感染的关键。

三、心输出量

心输出量（cardiac output，CO）是一分钟内心室射血的容量，取决于心率和每搏输出量。一个 70kg 的成人每搏输出量在 70～80mL，而心率在 65～75 次/min，所以心输出量约为 5100mL/min（75mL×70 次/min）。当然，心输出量在不同人之间也可能有相当大的差异。

ICU 监测中还包括用热稀释法在床边监测心输出量。在循环中注射一定剂量的溶液能够产生时间-温度曲线以供计算流速。时间-温度曲线下面积是相反的心输出量比例。可以下列 Stewart-Hamilton 指示稀释公式计算：

$$CO = [V_1 \times (T_B - T_1) \times S_1 \times C_1 \times 60] / (S_B \times C_B)$$

V_1 是注射的容量（mL），B 指的是血，I 指的是指示器，T 是温度，S 是比重，C 是比热。

尽管冰水的应用能改善信噪比，冰水或室内温度的溶液均可应用。但严重的心律失常可能减少可重复性，且结果有时不能准确反映平均心输出量。患者过度活动也会导致结果不一致。推荐每次测定心输出量时应进行多次测量(通常为 3 次)。即使如此,对临床情况稳定的患者进行 CO 测定仍有高达 10％的差异。由于呼吸频率、静脉回流及心脏功能的差异,在呼吸周期的各个阶段心输出量也不尽相同。因此,指示剂的注射时期会影响热稀释法测定心输出量的结果。如果需要比较心输出量的变化趋势,则最好在呼吸周期的同一时间点(通常在呼吸末)进行注射。如果需要了解呼吸周期内的平均值,则应在呼吸周期内随机选择时间点进行 3 次测量,然后取平均值。低心输出量会影响心输出量测定的准确性,特别是使用室温注射液时。此时如采用冰点温度注射液则能够得到更准确的测量结果。三尖瓣反流使得心输出量测定结果可能偏高,也可能偏低。当冷的指示剂注射液在三尖瓣附近反复循环时,可以造成热稀释曲线延长且峰值降低,从而使得心输出量测定结果升高。当患者合并三尖瓣返流,血液与指示剂混合,延长转换时间,产生的曲线显示为缓慢上升及下降,增加了曲线下面积,从而也可能低估了真实的心输出量。

对于热稀释法测量心输出量时,正确的温度和容量是最重要的因素。如果注射用指示剂量小于计算公式内所需的剂量,指示剂温度变化会低于预期,而测得的心输出量值会升高。如果注射剂的温度高于计算所需温度,心输出量同样会被视作升高。新型的心输出量计算机程序能克服这个问题,自动测量注射剂的温度并计算入公式。但右向左分流的心脏疾病会导致指示剂的丢失,进而错误抬高了心输出量。左向右分流使已通过肺脏的指示剂重新进入循环,这导致了时间-温度曲线多个高峰,无法使心输出量计算机识别翻译,造成坏的曲线报警。

持续热稀释法测定心输出量,可以通过特殊的肺动脉导管测定。在右心室这一段的导管可以自动小幅度提高血液温度。一种导管会利用敏感的热敏电阻记录下体温变化。另一种类型的导管是监测需要维持导管略高温度所需的电流强度。血流量在一定程度上与电流强度直接相关。

其他检测心输出量的方法:

1. 多普勒超声　19 世纪物理学家 Christian Doppler 证实了在移动物体上传递信号或反射信号的频率与物体移动的速率相一致。这项发现广泛用于监测移动物体的速度如红细胞。经皮多普勒超声广泛用于临床,可监测外周血管、中心静脉与动脉的血流速度。

多普勒超声仪检测升主动脉血流并计算心输出量。连续波探头放置在胸骨颈静脉切迹来监测主动脉弓血流速度。另一个 A 模式下的脉搏探头放置在第三或第四肋间隙,测量横断面上主动脉根部的直径。每搏输出量是横断面面积和平均血流速度的乘积。而心输出量是心率和每搏输出量的乘积。可能存在的测量错误主要来源于:①多普勒计失调,在计算血流速度时产生错误;②假设主动脉是圆形的;③假设主动脉内血液是层式的。这些因素造成了大约有 15％心输出量错误。文献报道,胸骨上多普勒检测方法与标准热稀释法检测心输出量差距范围在-4.9～+5.8L/min。目前有食管探头用于检测降主动脉血流速度。插入食管探头约 30cm 可到达食管探测位置。这一技术与胸骨上检测技术结果较一致,并且可以连续获得检测数据。这种方法相对无创并可持续监测心输出量,还能够测定校正后的血流时间和峰值血流速(这两项指标分别代表心脏前负荷和心肌收缩力)。但是,目前尚无足够样本量的对照试验可以验证危重病患者食管多普勒监测的准确性。

2. 阻抗法　心电收缩时随着射血,胸腔内电阻抗发生变化。心阻抗法又称生物阻抗法(thoracic electrical bioimpedance,TEB),是利用心动周期中胸部电阻抗的变化,测定左心室收缩时间并计算心输出量。电阻抗心电技术能够测量胸部电阻抗及血流阻力。胸廓的阻抗变化与胸腔内血流变化相关。阻抗 dz/dt(dz 是阻抗的变化,dt 是时间的变化)是升主动脉内血流及容量的变化产生的。利用基础阻抗的仪器,大量胸腔积液如严重肺水肿会干扰阻抗信号并减缓波形。新技术可以单独测定基础阻抗,提供连续的心率和每搏输出量的变化趋势,进而计算心输出量和心脏指数。将强度为 2.5～4.0mA 射频在 70～100kHz 的交互电流通过胸部,经过胸部的持续的电流变化,然后根据身高、体重和性别计算胸腔容积。根据溶剂的变化,推导并同步连续显示心率、心输出量等参数的变化。它不仅能反映每次心跳时各参数的变化,也能计算一段时间内(如 4s、10s)的平均值。它需要四个电极(两个感应器,两个传感器),两个放置在颈部,两个放置在剑突水平平坦处。大部分的收缩期血流都是在降主动脉搏动的血流。每搏输出量,是通过分析一个心脏循环的阻抗变化所得,并乘以心率获得心输出量。由于电阻抗测定心输出量是无创的,所以可以经常重复测定,与温度稀释法的测量结果有良好的相关性。TEB 适用于非胸腔手术患者的监测,在 ICU 中连续监测患者血流动力学状态,对心血管药物效果的评价,对小儿心血管功能和脱水的评估,对分娩过程中血流动力学监测等。但胸部阻抗的变化除了受血流影响外,还受通气和患者的活动影响。呼吸变化的影响通常较缓慢,可以被计算机程序所清除。同样的,运动伪差也可以进行处理。其他影响电阻抗监测心输出量的因素还包括感受器的距离、心律失常等。文献报道两个感受器之间相差 2cm 的变化会引起心输出量 20% 的变异度。另外,当患者出现全身活动包括寒战时,读取数据也有困难。当出现前负荷下降,低血压需要应用血管活性药物,主动脉瓣关闭不全时心输出量可能被高估。如果患者出现高动力型脓毒症、高血压或心内分流,心输出量多被低估。由于 TEB 很容易受到干扰,影响监测结果,故在临床上的广泛应用受到一定程度的限制,且目前在危重患者当中的有效性尚不明确。

3. 菲克方法(Fick method) Fick 定律的基础是质量守恒定律。应用于肺时,Fick 定律表明,流经肺泡的血流量等于肺摄取或排出的气体量(VO_2)除以进出肺的血流中该气体浓度差。心输出量可通过相关的动脉氧消耗和混合静脉血氧饱和度来计算,Fick 公式如下:

$$CO=VO_2/[C(a-v)O_2\times10]$$

以这种方式计算心输出量可供参考。动静脉氧含量[$C(a-v)O_2$]差异需要放置肺动脉导管获得混合静脉血。氧消耗可以检测吸气与呼气之间氧含量的差异获得。由于很难准确测定 VO_2,而且测定方法对血红蛋白浓度的变化非常敏感,因此通常用 CO_2 代替 O_2 进行计算。

4. 无创脉搏波形分析 动脉脉搏波形分析可以提供利用数字分析动脉脉搏波形的方式持续性监测心输出量是一种无创的方法。脉搏波形与心输出量有一定关系,但是脉搏波形同时也受血管床的阻抗、电容等其他因素影响。

5. 脉搏轮廓分析 通过动脉内置管进行动脉脉搏分析可以获得除了动脉血压以外的很多数据。在桡动脉或股动脉处置管获得动脉脉搏波形,这一技术的发展可以用来连续性监测心输出量。利用动脉脉搏波形监测每搏输出量好处在于,大多数危重病患者已经有动脉置管并且能连续、快速地监测每搏输出量及心输出量的变化,也可用于某些血流动力学不稳定的患者,如心脏监护病房和心脏手术后的患者。血压在平均值上下波动是由于每一次收缩期血流量即每搏输出量冲入动脉血管所致。脉搏压力变化的大小就是每搏输出量变化的大小。脉搏轮廓分析法的优点还在于对于完全机械通气的患者,每搏输出量变异对于输液反应性的预测效果与动脉血压变异相同,甚至更佳。但有些因素可能影响理论转换成实际应用。①主动脉的顺应性不是简单的压力与容量的线性关系。非线性关系影响了从压力变化直接评估容量变化。在每一个单独的患者当中需要矫正非线性关系。②波形反射:从动脉导管内监测的脉搏压力是心内射血的压力和外周血管的压力反射总和。为了计算每搏输出量,两种波形需要确认和分开。③由于在平均值范围上下的压力能描述每搏输出量,需要准确的压力监测。然而,在常规临床实践当中,压力传感器系统常常导致不理想的波形和监测。④尽管主动脉充盈血流是间歇性的、搏动性的,实际上流出血液趋向更连续性。

尽管有很多局限性,目前仍有不断发展的技术,在个体患者当中通过校准这些影响因素,利用脉搏波形分析来监测每搏输出量。目前脉搏指示持续心输出量(pulse indicator continuous cardiac output,PiCCO)或锂稀释法(LiDCO)已经可以利用这些技术进行血流动力学参数监测。

PiCCO 同肺漂浮导管一样,应用热稀释法监测心输出量。PiCCO 监测仪的使用需要放置中心静脉置管,另外需要在患者的股动脉放置一根 PiCCO 专用监测导管。测量开始,从中心静脉注入一定量的冰生理盐水($2\sim15℃$),经过上腔静脉→右心房→右心室→肺动脉→血管外肺水→肺静脉→左心房→左心室→升主动脉→腹主动脉→股动脉→PiCCO 导管接受端。计算机可以将整个热稀释过程画出热稀释曲线,并自动对该曲线波形进行分析,得出一系列具有特殊意义的重要临床参数。在测定心输出量时,与传统的漂浮导管相似也采用热稀释法,只是近、远端温感探头的位置不同。它采用相继的 3 次的热稀释心输出量的平均值来获得一个常数,以后只需连续测定主动脉压力波形下的面积,从而获得患者的连续心输出量。PiCCO 不但可以测量连续的心输出量,还可以测量胸腔内血容量和血管外肺水量,可以更好反映心脏前负荷,不需要 X 射线帮助确定导管的位置,实现真正的连续性心输出量测量,并可达到微创的效果。

6. NICO(novametrix noninvasive cardiac output)监测　NICO 血流动力学监测方法是一种无创监测心输出量方法,机制在于短暂的重复呼吸后二氧化碳的浓度变化。该方法依靠传感器收集血流速度、气道压力和二氧化碳浓度,然后计算二氧化碳清除率来反映心输出量。利用这些数据,并利用 Fick 定律计算心输出量。NICO 一般用于手术室、ICU 或急诊科的机械通气患者,仅需将它的监测装置接在气管插管与呼吸机的 Y 形管之间,操作简便,可无创、连续的监测心输出量,同时还可以监测多项呼吸参数,弥补部分呼吸机监测功能的不足。NICO 的优点在于:①无创性,减少了导管相关的出血、感染的发生;②连续性,可连续监测准确性,与目前普遍应用的热稀释法结果相关性良好;④可监测呼吸功能参数,如死腔率、动态顺应性、气道阻力等;⑤可计算肺分流。不足体现在:①不能监测肺动脉压、肺动脉楔压、中心静脉压等血流动力学指标,缺乏对心脏前负荷判断;②仅适用于机械通气患者;③重复呼吸引起 $PaCO_2$ 短暂升高 $2\sim5mmHg$,对无法耐受 $PaCO_2$ 上升的患者不太合适,如慢性阻塞性肺病患者。目前研究认为,通过 CO_2 重复吸入测定心输出量,可用于监测 ICU 及手术室绝大部分患者(包括急性呼吸窘迫综合征)的心功能、呼吸参数;也可直接计算肺分流指导临床判断;但不能监测 PAP、PAWP、CVP 等血流动力学指标,不能评价心脏前负荷,尚不能取代肺动脉漂浮导管。

心输出量监测可与全身动脉、静脉和肺动脉参数计算一系列血流动力学指标,辅助确定患者全身血流动力学状态。表1-5-2为常见血流动力学指标计算公式和正常范围。

表1-5-2　血流动力学常见指标计算公式和正常范围

	公式	正常范围
每搏输出量,mL	$\dfrac{1000\times CO(L/min)}{HR(次/min)}$	60~90mL
每搏输出指数,mL/m²	$\dfrac{每搏输出量(nL/次)}{BSA(m^2)}$	30~65mL
心指数,L/(min·m²)	$\dfrac{CO(L/min)}{BSA(m^2)}$	2.8~4.2L/(min~m²)
全身血管阻力,dyn·s/cm⁵	$\dfrac{[平均\,BP(mmHg)-GVP(mmHg)]}{CO(L/min)}\times 80$	1200~1500dyn·s/cm⁵
肺血管阻力,dyn·s/cm⁵	$\dfrac{[平均\,BP(mmHg)-GVP(mmHg)]}{CO(L/min)}\times 80$	100~300dyn·s/cm⁵

CO=心输出量;BSA=全身体表面积;BP=血压;CVP=中心静脉压;PAP=肺动脉压力;PAWP=肺动脉楔压

有很多不同的方法用于监测血流动力学。最简单及可靠的方法是监测压力,监测血流和其他变量会更加复杂且可靠性降低。临床医生应该选择合适的参数监测各项指标,并且牢记监测技术的各种局限性。对于不同个体应实行目标性治疗。对于不同个体选择合适的血流动力学监测手段并且实施目标性治疗能够改善患者预后。

（韩宏光）

第三节　心血管超声监测

心脏超声是目前唯一能在床旁进行心脏结构和功能检查的影像学检查。多普勒心脏超声技术可以更加详细评估血流动力学参数改变,因而可以快速明确循环衰竭的原因和机制。目前很多研究表明,心脏超声的使用,尤其是经食管心脏超声的应用,在重危病患者当中,包括已经应用右心漂浮导管的患者,有益于患者的治疗。因此,近几年心脏超声的应用在ICU中越来越多。

在ICU中管理血流动力学不稳定的患者时,多调节血管内容量和心脏前负荷以提高心排出量和组织灌注。在这个过程中,准确评估患者的容量状态十分重要。当患者需要进行补液治疗时,评估患者对容量的反应性是关键,心脏超声评估患者的容量状态是传统有创血流动力学监测评估的有益补充,更准确便捷地判断患者处于容量过多还是容量不足的情况。有时如果心脏超声图像不够理想时,经食管超声可以提供更佳的图像,并且比经胸心脏超声更准确评估心内流量、心肺交互作用和上腔静脉扩张变异度等。心脏超声除了可以直接测量心输出量外,还可显示静态指标和动态指标对容量状态进行判断。静态指标指测定心脏内径大小和流速快慢。动态指标用于判断患者对于干预措施(如液体复苏、被动抬腿试验等)的反应性,如流速和内径的变化。严重低血容量时,心脏超声可表现为左室功能增强但容量很小,测量左室舒张末期面积,若此时<5.5cm²/m²BSA(BSA为体表面积),如果患者容量负荷耐受性低,即不能适应继续补液治疗。此时心脏超声可有严重右室功能不全的表现,如超声上显示右室大于左室,上、下腔静脉仍充盈(排除心脏压塞的情况),左室充盈压较高等。或应用被

动抬腿试验(相当于内源性容量负荷试验),同时应用心脏超声观察左室射血流速增加来预测容量反应性。在完全机械通气的窦性心律的患者当中,心脏超声也可预测容量反应性,如利用上腔静脉塌陷率、下腔静脉扩张指数、左室射血时呼吸变化率等。如果机械通气患者呼气末下腔静脉呼吸变化非常小,提示患者血容量不足。

心脏超声在评估前负荷及容量反应性方面有效且极具前景,但在评估液体反应性时需要考虑以下几点:①液体反应性的评估需要多个参数的测量;②左室、右室内径的大小变化对液体反应性的预测不一定可靠;③相关液体反应性指标仅在感染性休克和围手术期患者被证明有效;④当患者存在心律失常或自主呼吸时,应用心肺相互作用的指标评估液体反应性可能不准确,此时被动抬腿试验可能是有用的方法;⑤必须考虑自主呼吸与间歇正压通气对指标有不同影响;⑥心脏超声很容易发现其他检测方法评估液体反应性的假阳性原因(尤其是严重的右心衰竭)。

心功能的测定包括左(右)心室功能如收缩功能和舒张功能,左心室的功能临床上最为重要。射血分数是目前研究最多,且最为临床所接受的心脏功能指标,射血分数具有容易获得、可重复性好以及能够较早评价全心收缩功能等优点;射血分数还是目前发现和预后最相关的心功能指标,当然,其他指标研究可能也待进一步研究。射血分数的测量方法有很多,其中辛普森法最普遍,被美国超声学会所推荐,但最大弊端在于对心内膜边缘的确认水平要求较高,两腔像与死腔像垂直要求高,而且操作略显繁杂费时。射血分数值作为一个最重要的普通心功能(收缩功能)指标,有明显的局限性,尤其是对前后负荷的依赖非常明显,前负荷增加通过Frank-Starling机制增加射血分数值,而后负荷增加抑制射血分数值。另外一个重要的评估心功能指标是平均左室周径向心缩短率(mVCF),其最大优点在于不依赖前负荷改变,同时经过心率纠正后的指标(rVCF)由于去除了心率的影响,因此可能比射血分数能更好地评价心肌收缩功能。

有研究证明,组织多普勒技术(TDI)的心肌收缩速度与射血分数相比较,更可以代表全心室功能,尤其是二尖瓣环心肌收缩速度,同时研究给出了可能的临界值。另外,相关研究显示,尽管也存在对前后负荷的依赖,但在肥厚性心肌病和具有舒张功能不全的患者中,运用TDI的心肌收缩速度指标可以在显性心肌肥厚和显性心肌收缩功能不全之前即发现渐进的心肌收缩功能受损,并且研究显示这些指标对前、后负荷的依赖不大。

近年来,有关心脏超声多普勒技术领域,评估左室心脏收缩指标的进展集中在两个方向,一是发展一些对负荷依赖程度低的指标,即接近心肌内在性能的指标,如:左室压变化率(LVdP/dT)和左室压变化率峰值(Peak LVdP/dT)不依赖于后负荷而前负荷轻度依赖、应力调节的mVCF相对对前、后负荷均依赖程度低,同时也有许多研究认为,这些指标有助于预后的判断,如左室压变化率和左室压变化率峰值可以独立预测充血性心衰的预后及包括瓣膜手术后转归等。二是研究心肌本身的指标:以往的指标都是测量心室对血容量(腔室的大小)和血流(多普勒流速和压力的变化)的效果,而最近许多研究开始关注心肌本身。基础研究中已经可以用游离动物模型的心肌细胞,然后测量长度、大小、收缩状态记忆收缩和舒张功能,尽管这些结果可以代表心肌本身的实际状态,但真正常规用于临床有一定困难。

随着近几年超声多普勒技术的进步,尤其是组织多普勒的发展应用使无创技术测量心肌本身或内在的功能成为可能,目前已有的指标有心肌收缩速度、左室质量等。近年来,生物力学作为一门快速发展的跨学科专业,而其中动力学与变形体力学、严重感染和感染性休克时的血流动力学变化有紧密联系,其中变形体力学(材料力学)与心脏本身的力学改变和功能改变极为相关,而应力与应变及两者关系是研究变形体材料本质特征的黄金方法和指标,它表现为压力－容量关系,并且其受负荷影响小,因此临床更有意义。随着相关技术的快速发展,使得应力和应变的测量变得能够较为准确获得,同时两者的关系分析也变得可行。因此,应变、应变率以及与应力的关系应该具有更好地前景。这些指标对预后的影响研究尚少,尤其大样本量的研究几乎没有,仅发现在充血性心衰患者心肌收缩速度<5cm/s可以预测心脏不良事件的发生。国外相关临床研究集中在心肌病、冠心病以及高血压致心脏改变的研究上,目前仅在儿童研究中发现生物力学的研究有助于发现肥厚性心肌病的不明显的心功能不全。

在危重病患者当中,心功能的改变非常常见,尤其是心脏功能衰竭或抑制,此时心室收缩、舒张功能的定量分析对于病情监测、指导治疗和判断预后具有十分重要的临床意义。心脏超声作为无创手段对心脏功能进行评估,包括二维心脏超声、M型心脏超声、利用几何模型的容量方法、辛普森法、组织多普勒技术、Tei指数和三维心脏超声等方法。

Tei指数又称为心肌做功指数(MPI),MPI＝(心室等容收缩时间＋心室等容舒张时间)/心室射血时间。该指数于1995年由日本学者Tei提出,能综合性反映心室收缩及舒张功能。目前,国内多采用传统测量方法,即在心尖五腔像于左室流出道与流入道交界处同时获得二尖瓣口及左室流出道血流频谱来测量Tei指数。目前Tei指数尚无公认的正常值,TDI测定的Tei指数是无创、敏感、可行的评价左室功能的指标,是对常规监测的血流多普勒参数的重要补充。

临床上如果能实时三维心脏超声,进行全面、快速、准确地测定左室功能,将极大限度地利用心脏超声技术,但既往的重建和实时三维往往需要多个心动周期的图像进行重建及多项处理才能得到结果,在临床上推广应用得到限制。最近的突破性研究显示,仅用一个心动周期的图像即可自动算出心室射血分数。实时三维心脏超声可以采用实时三维的心脏图像,以及左室时间－容积曲线,克服二维超声的限制,测量心室容积时不需要几何图形的假定,因而测量结果更加准确、全面,实时的观察和测量动态心室的整体及局部容积的大小、运动及功能状态,从而提高心功能评估的可靠性,是一种无创的新方法。

心脏超声多普勒技术还可以用来直接测量外周血管阻力,但操作略显复杂。临床上也可通过除外诊断,如在心脏足够负荷同时左右心脏收缩功能均满意的情况下,仍然存在的低血压来提示外周血管阻力的降低。

对于心脏超声的深入了解使得人们借助心脏超声工具应用于更多的临床方面,例如判断患者能否成功脱机。在ICU中有25％的患者尽管符合脱机标准但仍然脱机失败。脱机时,由于没有了正压PEEP和压力支持对吸气做功的支持,左心的前后负荷同时增加。在有左心疾病基础或慢性阻塞性肺病患者中,脱机失败的关键原因或合并原因主要是由于左心功能不全,导致不能适应脱机时呼吸做功增加的要求,甚至导致左心房压力过大或肺水肿。心脏超声可以在脱机实验的末期发现脱机困难的心脏原因。常见评估指标包括代表左心房压力改变的压力指数改变;新发的或原有的节段室壁运动异常;左心室整体功能下降;新出现或恶化的二尖瓣反流。如果在开始脱机试验前应用心脏超声进行心脏的基础评估,前后比较获得准确结果,将有助于预测脱机的成功可能性。

在ICU中无论是围手术期还是严重的创伤患者,缺血性心脏病非常常见,局部心肌的缺血导致局部心肌的运动异常。临床实际中,局部心肌缺血评估最常用到的方法是对二维超声显像室壁活动和室壁增厚率进行目测。与心肌节段的室壁增厚率相比较，二维超声应变成像对心肌缺血的变化更加敏感。急性心梗后可出现多种舒张期充盈异常即左心室舒张功能异常，表现为二尖瓣血流频谱 E 峰峰值速度减低，A 峰峰值速度增高，E/A 比值小于 1，E 峰减速，时间 DT 延长，IRT 延长，肺静脉血流频谱 S/D 峰值比值增加等。彩色多普勒心脏超声在临床的广泛应用，使对急性心肌梗死后左室舒张功能改变有更全面深刻的认识。心脏超声可作为左心室舒张功能的一种重要的评估方式，对指导临床治疗方案也起到重要作用。心肌应变测量的是心肌各阶段的变形，在定量评价心肌各阶段的收缩和舒张功能时，心肌应变与心急的收缩和舒张功能密切相关，因此能准确评估心肌收缩和舒张功能。

心脏超声还对急性肺动脉血栓栓塞的病变程度、治疗效果及评估预后有重要作用，已普遍应用于临床。超声检查急性肺动脉血栓栓塞一般包括心脏超声检查及下肢深静脉检查。心脏超声可以从直接征象及间接征象为诊断 PTE 提供依据。直接征象包括：主肺动脉和左右肺动脉主干内血栓；右心内血栓伴右心扩大、肺动脉高压；血栓到达肺动脉以前，可以被腔静脉入右房处的 Eustachil 瓣、三尖瓣、右心耳阻截，如果同时伴有右心室扩大或肺动脉高压，则可以直接诊断肺动脉栓塞。经心脏超声发现直接征象的概率较低，主要由于：当肺栓塞栓子位于肺动脉外周血管时，难于检出；新鲜的血栓回声多较低，超声不易识别；机化血栓与血管壁融合，也不易区分。心脏超声检测 PTE 的间接征象包括肺动脉高压及肺源性心脏病征象。具体表现在以下几方面：右心系统扩大，受机械、神经反射和体液因素的综合影响，肺血管阻力升高，右心负荷增大，右心系统增大；右室壁运动幅度减低，室间隔与左室后壁运动不协调，在左室短轴切面，室间隔向左心室膨出，左心室呈"D"字形改变；三尖瓣返流、肺动脉高压，由于右心扩大，三尖瓣瓣环扩大，可引起不同程度三尖瓣反流，频谱多普勒可以测得三尖瓣反流压差，并据此可估计肺动脉压力。此外，还可见多普勒改变、肺动脉血流流速曲线发生特征性改变，主要表现为加速、减速时间缩短及频谱形态改变；如果伴有肺动脉高压，则血流频谱表现为收缩早期突然加速，加速至陡直，峰值流速前移至收缩早期，而后提前减速，呈直角三角形改变，有时可于收缩晚期血流再次加速，出现第二个较低的峰。心脏超声可通过上述的直接征象来直接诊断 PTE，而间接征象可以提示诊断，更重要的是对具有胸痛、呼吸困难、心悸、气短等症状的患者可以与急性心肌梗死、冠心病、主动脉夹层、心包积液等疾病进行鉴别。对于确诊的 PTE 患者，超声探测到中毒、重度右室功能障碍者，其近期及长期病死率明显升高，而不伴有右室负荷过重的患者，近期预后良好。因此，超声能够根据右室功能状态进行危险度分层及预后判断。心脏超声可以动态、无创、重复估测肺动脉压力、因此可以判断治疗效果，可以作为随访追踪的一种快速、简便的检查手段。

目前很多 ICU 医生能掌握心脏超声的操作技术，在理解危重病患者的血流动力学基础上，利用心脏超声判断容量状态与容量反应性。但心脏超声与其他工具比较尚缺乏足够的证据证明其在血流动力学监测方面的有利地位。心脏超声的数据获得依赖于心脏超声操作者的专业技术能力，缺乏一定的客观性。心脏超声检测有其自身特点，监测的指标包括静态.指标与动态指标。静态指标仅在极端状态下如低血容量和容量过负荷时意义较大除此之外需利用动态指标，但动态指标需要患者完全机械通气并且心率正常。既有自主呼吸又有心律失常时可选择动态手段衍生的动态指标如被动抬腿试验或容量负荷试验后的相关指标评估。心脏超声除了在 ICU 常见的心血管危重疾病应用外，在其他临床诊治诸多方面都逐步开始应用。

　　总之,目前血流动力学监测在危重患者中的评估及处理起着十分重要的作用。ICU中常规的心电监测如心率、心律及血压的变化能够辅助医生及时进行干预,恢复正常的生理指标。有创动脉导管不仅能提供持续性的血压监测,同时也提供了方便简单获取血气分析及其他实验室指标的方法。目前而言并没有绝对的中心静脉压力阈值判断患者对液体治疗的反应性,但可通过中心静脉压力值的变化趋势指导液体治疗,并提供中心静脉血氧饱和度。肺动脉导管可以监测心输出量、右心房压力、肺动脉压力、肺毛细血管楔压及混合静脉血氧饱和度等。心输出量的监测在血流动力学监测中占有举足轻重的位置,目前有相当多的方法可以测量,普遍为大家所接受的是热稀释法测量。这些测量技术都可用来检测心输出量、组织氧合情况等一系列血流动力学指标,但众多测量方法各有其优点及局限性,有待进一步研究确定其有效性。它们的治疗作用取决于正确的操作技术、波形解读和数据理解。虽然临床上广泛应用这一类技术,但临床益处的文献报道较有限。应用这些技术时应同时考虑患者目前的情况,专业技术人员的操作能力,可能发生的不良后果及治疗花费等。必须牢记的是,所有的血流动力学参数,需要同时结合患者的体格检查结果和实验室数据判断患者目前的情况。

(王青雷)

第二篇　心血管内科疾病

第一章　冠状动脉粥样硬化性心脏病

第一节　概述

冠状动脉粥样硬化性心脏病指冠状动脉粥样硬化使血管腔阻塞导致心肌缺血缺氧而引起的心脏病,它和冠状动脉功能性改变(痉挛)一起,统称冠状动脉性心脏病,简称冠心病,亦称缺血性心脏病。

本病的发生与冠状动脉粥样硬化狭窄的程度与支数有着密切的关系。一般来说,较轻的冠状动脉粥样硬化并不引起显著的心肌血液供应不足,无临床表现,临床诊断也难以成立。只有当心肌发生明显缺血时,冠状动脉粥样硬化才产生临床症状,并诊断为冠心病。

一、冠心病的发病率、病死率及其演变趋势

本病多发生在 40 岁以上的人,男性多于女性,且以脑力劳动者为多。在大多数西方国家,心血管病的死亡人数约占总死亡人数的一半,其中冠心病占首位。占心血管病死亡的60％以上。据世界卫生组织(WHO)公布的 11 个国家资料中,30～69 岁冠心病病死率以北爱尔兰最高,芬兰次之,日本最低。在美国尽管冠心病病死率较 30 年前明显下降,但仍居美国死因的首位,几乎每 2 个死于心血管病的美国人中有 1 人死于心脏病发作。

我国对搜集有关冠心病发病和死亡资料的统计工作起步较晚,目前有关这方面的数据亦不完善。现有资料表明,目前中国仍属冠心病低发国家。据报告,冠心病病死率:城市为 39.6/10 万,农村为 15.6/10 万。北京市心脑血管中心 MONICA 方案监测结果表明,在由 WHO 组织的 48 个检测中心中,中国 35～64 岁的冠心病标化病死率仅高于日本,排序倒数第二。男性冠心病病死率为 49/10 万,女性为 27/10 万,与病死率最高的国家芬兰(男性 493/10 万,女性 63/10 万)相差甚远。我国卫生部公布的自然人群,城市冠心病病死粗率为 36.9/10 万,农村为 15.6/10 万,估算全国每年死于冠心病的人数为(20～30)/10 万,仅为北美和澳大利亚等国病死率的 1/10。但据流行病学统计资料表明,近几年来我国冠心病发病和死亡有升高的趋势。北京和上海分别调查 40 岁以上的人群,本病的患病率为 2.45％和 3.18％;全国范围22 个省、市、自治区和部队的调查患病率为 6.46％。我国 12 个城市的统计,本患者病死率为29.6/10 万,占心血管病死亡中的 1/5 左右,其中以北京、天津最高。20 世纪 90 年代,北京、上海、广州患者病死率分别为 21.7/10 万、15.7/10 万和 4.1/10 万。进入 21 世纪,分别增至62.0/10 万、37.4/10 万和 19.8/10 万。

二、冠状动脉粥样硬化的病理解剖

(一)冠状动脉粥样硬化的基本病变
冠状动脉粥样硬化是一个缓慢的动态发展的过程。在不同的条件下,可以加速发展,可

以相对稳定,也可能有所消退。根据其发展过程,可以分为3种类型:脂质条纹病变、纤维斑块病变、复合病变。这3种病变可单独存在,可交替出现,也可重叠在同一部位,组成错综复杂的形态。

1.脂质条纹病变 主要为轻微突起于内膜面的黄色条纹,即脂纹,内含轻度增生的平滑肌细胞和少量巨噬细胞,细胞内有以胆固醇为主的脂质沉积。细胞吞噬脂质后增大,其胞浆变为透明而呈泡沫状,故有泡沫细胞和黄色细胞之称。这些细胞可破裂而使脂质重新溢出于细胞之外。内膜间质常有轻度水肿,并有黏液样物质积聚。脂纹在儿童期即有出现,随年龄而增多。不会引起动脉狭窄或临床表现,而且可以消退。但亦有可能发展为斑块。

2.纤维斑块病变 如病变发展,平滑肌细胞进一步增生,伴有纤维组织的沉积,聚积的脂质被包围,尤其在靠管腔一侧,使动脉内膜发生明显的局灶性增厚,形成向管腔突出的灰黄色斑块,即粥样硬化斑块,引起管腔不同程度的狭窄。随着纤维组织的增多和玻璃样变以及脂质的部分吸收,斑块可变为灰白色,质地坚硬如软骨。斑块的深层可由于血供和营养障碍而发生坏死与崩溃,最后自溶、软化而形成粥样物质,成为粥样瘤。

3.复合病变 为粥样硬化斑块发生出血、坏死、溃疡、钙化和附壁血栓形成。到病变晚期,斑块内部组织的坏死与崩溃扩大,常并发钙化和出血。如损害波及内膜面,即发生内皮破损或斑块破裂及内膜溃疡,并引起局部血小板聚集和血栓形成,使管腔变得更为狭窄,以至完全闭塞,血栓的机化或内膜溃疡的愈合,也可以使粥样斑块增大,管腔狭窄加重。

(二)冠状动脉粥样硬化致管腔狭窄程度

冠状动脉粥样硬化造成管腔的狭窄程度,在病理学上常依狭窄最严重部位的横断面,采取4级分法,即:Ⅰ级为管腔狭窄面积在25%及以下,Ⅱ级为26%～50%,Ⅲ级为51%～75%,Ⅳ级为76%～100%。这种简易的分级方法,基本上能显示冠状动脉粥样硬化狭窄程度上的等级划分,可用来研究冠状动脉粥样硬化狭窄与冠心病发病间的关系。一般Ⅰ～Ⅱ级粥样硬化并不引起明显的冠状动脉血流量的减少。除冠状动脉痉挛外,与冠心病的发病并无直接影响。Ⅲ级(>50%)以上的狭窄与冠心病的发生有着直接关系,但在冠心病尸检中,冠状动脉达Ⅳ级粥样硬化狭窄者,常占绝大多数。这可能与尸检病例的粥样硬化病变多在晚期有关。

冠状动脉粥样硬化斑块好发于前降支上、中1/3和有冠状动脉中1/3,其次为左旋支。后降支发生粥样硬化斑块比较少见。左冠状动脉主干常在病变晚期方出现较严重的粥样硬化狭窄。进入心肌内的冠状动脉小分支很少出现粥样硬化斑块。粥样硬化斑块可以是单支狭窄或阻塞,也可以出现多支狭窄或阻塞,其分布形成多数呈节段性、局灶性狭窄,也可广泛分布于1个或多个分支。

(三)冠状动脉质变对心肌的影响

冠状动脉在各大分支之间以及分支中各小分支之间均有较丰富的吻合支,平时处于不开放状态。一旦某一分支发生动脉粥样硬化斑块使管壁狭窄或阻塞时,其邻近的吻合支即行开放,进行有效的侧支代偿性供血。因此,冠状动脉粥样硬化引起血供障碍的程度及其对心肌的影响,虽然主要与受损动脉支的大小及管腔狭窄程度有关,但也受侧支循环发展的影响。即使是高度管腔狭窄,如发展缓慢而限于一支动脉,由于有足够的侧支循环发展,可不至于引起显著的心肌缺血表现。当冠状动脉较大的分支迅速遭受闭塞,如在原来狭窄不重而并发血栓形成时,冠心病可急剧发生或猝死。在原有粥样硬化病变的基础上,冠状动脉痉挛会使狭窄暂时加重。血管内皮的破损能诱发血管痉挛或局部的血小板聚集而加重狭窄。因此,冠心病的临床表现及心肌的缺血性损害,有时与冠状动脉粥样硬化程度并不完全一致。

三、冠心病的危险因素

流行病学研究表明,冠心病是一种受多种因素影响的疾病,据文献报告这种影响因素共有 246 种。许多流行病学家将影响冠心病发病的主要危险因素分为:①致动脉粥样硬化的因素,包括高血压、高血糖症、脂肪代谢紊乱、以及纤维蛋白原升高;②一些易患冠心病的生活习惯,包括过量进食、缺乏体力活动、吸烟及尚有争论的 A 型性格;③冠脉循环受累的临床指征,包括休息或运动或监测时心电图不正常、超声不正常以及心肌灌注不良等,这些指征并非致冠脉病变的危险因素,但可以预示冠脉已有相当程度的病变;④其他先天易患因素如早期患冠心病的家族史。

（一）高脂血症

Framingham 研究肯定了致动脉粥样硬化的因素有血压、血脂、血糖和纤维蛋白原的升高,并证明低密度脂蛋白－胆固醇(LDL－C)升高与冠心病日后发病呈正相关,高密度脂蛋白－胆固醇(HDL－C)升高则与冠心病发病呈负相关。并肯定 TC/HDL－C 比值的升高为动脉粥样硬化危险的有效指标。近年认为空腹时三酰甘油的水平的升高,可是男女两性心肌梗死发病的独立危险因素,有人发现冠心病死亡危险随三酰甘油水平升高呈线性升高。三酰甘油、HDL－C 和 LDL－C 对冠心病的发病危险有强的协同作用。

（二）血压升高

高血压和冠心病的关系是一种因果关系,高血压是冠心病的一个独立的、不依赖其他已知危险因素而起作用的发病因素。无论是收缩压或舒张压都能很好地预报冠心病发病。SBP≥21.28kPa(160mmHg)和(或)DBP>12.6kPa(95mmHg)者,其冠心病的发病二三倍于正常血压者。值得注意的是,即使在正常高限即 SBP 为 16.0～18.6kP(120～130mmHg)和 DBP 为 10.7～11.9kPa(80～89mmHg)时,其对冠心病的发病相对危险也大于 SBP<16.0kPa(120mmHg)和 DBP<10.7kPa(80mmHg)的人群。随着血压水平的增高,冠心病的发病和死亡亦增加。

（三）吸烟

研究证明,吸烟是冠心病的主要危险因素。有人观察:男性中吸烟者的心血管病发病率和病死率比不吸烟者增加 1.6 倍。吸烟者致死性和非致死性心肌梗死的相对危险较不吸烟者高 2.3 倍,戒烟后可使冠心病的发病减半并减少病死率。

（四）糖尿病

糖尿病易引起心血管病这一事实已被公认。糖尿病患者中本病发病率较无糖尿病者高 2 倍。另有报道,糖耐量不正常的男性发生冠心病的危险较糖耐量正常者多 50%,女性则增加 2 倍。

（五）肥胖

虽然并无足够证据认为肥胖或体重过高是个独立的危险因素,但超重对高血压、高血脂症和糖尿病有明显的不利影响,应予重视。有研究资料表明,向心性肥胖具有较大的发病危险。

（六）饮酒

目前对饮酒作为冠心病的危险因素的研究尚缺乏有效的标准化的方法,饮酒和冠心病的关系仍是一个尚未解决的问题。有报道饮酒与冠心病病死率的关系呈"U"字型,并认为轻、中度饮酒可以减少冠心病死亡。近年来有人认为,少量饮酒可抑制血小板聚集,防止血凝而起预防心肌梗死的作用。另外还应考虑精神因素、运动和生活方式的影响。但 WHO 专家组并不推荐用这种方法作为预防冠心病的措施,因为饮酒本身除增加高血压、肝硬化、胃癌、心肌损伤和意外事故等而增加总死亡外,还会造成一些经济、精神和一些社会问题。

(七)性格类型和社会因素

精神紧张、烦恼不安与不良的社会因素,特别是对情绪容易激动及神经反应强烈的人,即 A 型性格者,对冠心病的发病可能有一定影响。美国西部合作研究(WCGS)表明,A 型性格者冠心病发病率 2 倍于 B 型。北美一组研究表明,心肌梗死发病率 A 型性格者较 B 型者高 2 ~4 倍。

(八)其他危险因素

1 年龄 根据病理解剖资料,虽然动脉粥样硬化有发现于年轻人,甚至儿童期者,但其发生率及病变程度随着年龄的增长而逐渐加重;男性在 50 岁以后,女性在 60 岁以后,发展较为迅速。临床上绝大多数的冠心病发生于 40 岁以上的人,在 50 岁以后尤较常见。

2.性别 男性发病率高于女性,平均发病年龄较低。女子在绝经期以后冠心病的发生率与男子逐渐接近,提示发病可能与男、女性激素的平衡状态有关。

3.种族和地理环境 不同种族、不同地区人群冠心病发病率和病死率不同,说明种族和地理环境对冠心病的发病和病死率的增减有影响。

四、冠心病的诊断

诊断的主要依据为反映急性或慢性心肌缺血的各种临床症状和实验室检查所见,而以与动脉粥样硬化发病有关的年龄、高血压、血脂增高等因素作为辅助证据。主动脉与周围动脉的粥样硬化有时可从体征检查中发现,但与冠状动脉粥样硬化无平行关系,因而对冠心病的诊断只有参考价值。

(一)临床表现与危险因素

若发生对心肌缺血有特征性的临床表现如急性心肌梗死或心绞痛,尤其是前一情况,诊断无多大困难,但须与动脉粥样硬化以外的原因引起的冠状动脉性心脏病相鉴别。在以心力衰竭或各种心律失常为主要表现而缺乏心绞痛或心肌梗死病史的病例,诊断往往较难肯定,必须结合年龄、血液脂质测定及其他非特异性的辅助证据并除外其他常见心脏病而考虑。

血清胆固醇、高血压、吸烟、糖尿病等,都是冠心病的重要危险因素。发现这些因素时反映发病的可能性增高,但未必已患冠心病,故对诊断只有参考或辅助价值。

(二)心电图检查

心电图检查是诊断心肌缺血的有效而无创伤性的方法。

1.静息时心电图 约半数患者在正常范围,也可能有陈旧性心肌梗死的改变或非特异性 ST 段和 T 波异常,有时出现房室或束支传导阻滞或室性、房性期前收缩等心律失常。

2.心绞痛发作时或心肌梗死发生后心电图 心绞痛发作时,绝大多数患者可能出现暂时性心肌缺血引起的 ST 段移位,发作缓解后恢复。心肌梗死发生后则出现显著而具有诊断意义的改变。

3.心电图负荷实验 在平时心电图无明显改变的患者,可使用各种方法暂时增加心肌的负荷及氧消耗量,然后即做心电图检查,观察是否出现心肌缺血的表现。最常用的方法为运动试验。近年来多用分级运动的活动平板或蹬车运动试验。

(1)心电图活动平板或蹬车分级运动试验(次极量)判定心肌缺血的标准:符合下列情况之一者为阳性。①运动中出现典型的心绞痛。②运动中或运动后心电图出现 ST 段水平或下斜型下降)0.1mV,或原有 ST 段下降者,运动后应在原有基础上再下降 0.1mV。③运动中血压下降者。

(2)运动试验的禁忌证:下列情况不应进行运动测验:①不稳定性心绞痛或急性心肌梗死初期。②严重室性心律失常及高度房室传导阻滞。③左心功能不全及代偿性心力衰竭。④已知左主干冠状动脉病变。⑤重症血压。⑥伴有其他心血管疾病。⑦安装固定频率心脏起搏器后。⑧存在药物影响或电解质紊乱。⑨其他重症或身体衰弱者。

其他负荷试验还有传统的二级梯运动试验,现已少用;心房调搏和异丙基肾上腺素静脉滴注试验,以加快心率来增加心脏负荷;双嘧达莫试验以造成"冠状动脉窃血";麦角新碱试验以诱发冠状动脉痉挛。它们都可引起心电图心肌缺血的变化,但临床上也少用。

4.心电图连续监测　常用的方法是让患者佩带慢速转动的磁带盒,以 1～2 双极胸导联连续记录 24h 心电图(动态心电图),然后在荧光屏上快速播放并选段记录,可从中发现心电图 ST-T 改变和各种心律失常,出现时间可与患者的活动和症状相对照,心电图中显示 ST-T 改变而当时并无心绞痛时称为无痛性心肌缺血。

(三)超声心动检查

对冠心病患者,可应用二维超声心动图来检查左心室功能,特别是检出缺血性心肌损害引起的节段性运动障碍(低下、丧失或反向)以协助诊断。超声心动图也可作为一个全面估计左心功能的方法,或用于诊断急性心肌梗死时室间隔穿孔或乳头肌损伤引起的急性二尖瓣关闭不全。最近还应用血管内超声显像用于冠状动脉病变的诊断。

(四)冠状动脉造影

冠状动脉造影是显示冠状动脉粥样硬化性病变最有价值的方法。

1.冠状动脉造影的适应证

(1)对有不典型胸痛,临床上难以确诊,尤其是治疗效果不佳者,以及中老年患者心脏扩大、严重心律失常、心力衰竭、心电图异常,怀疑有冠状动脉病变或畸形,但无创检查结果不能确诊者,冠状动脉造影可提供有力证据;对无症状但运动试验明显阳性(ST 段压低≥2mm)、特别是对运动核素心肌灌注扫描亦阳性者,以及原发性心脏骤停复苏者,亦应进行冠状动脉左心室造影,以确定诊断。

(2)对临床上确诊的冠心病患者,当考虑采用经皮冠状动脉腔内成形术(PTCA)或主动脉-冠状动脉旁路移植术时,必须先进行冠状动脉及左心室造影,明确病变的部位、程度及左心室的功能情况。

(3)对于瓣膜病患者(年龄在 45～50 岁以上,或主动脉瓣膜病变合并有心绞痛者)在人工瓣膜置换术前应进行冠状动脉造影,以除外合并存在的冠状动脉狭窄病变。另外,某些先天性心脏病、梗阻性肥厚型心肌病,有心肌缺血表现时,术前应行冠状动脉造影。

2.禁忌证　一般地讲,冠状动脉和左心室造影无绝对禁忌证。其相对禁忌证如下:

(1)不能控制的严重充血性心力衰竭和严重心律失常。

(2)电解质紊乱、血钾过低。

(3)严重肝、肾疾病,周身感染及其他不能控制的全身疾病。

(4)碘过敏者(轻者可试用非离子型造影剂)。

(5)急性心肌炎。

3.造影方法　选择性冠状动脉造影的操作基本上有两种方法:一种是经肱动脉切开途径的 Sones 法,另一种是经股动脉穿刺途径的 Judkins 法。做选择性冠状动脉造影时,用特制的心导管经右肱动脉或股动脉分别送至左右冠状动脉开口处,注射造影剂,从不同的角度摄片,可分别显影出左、右冠状动脉至直径小别 $100\mu m$ 的分支,从而观察到冠状动脉的阻塞性病变。如与电子计算机数字减影血管造影法结合进行还能显影更小的分支。结合患者的年龄和血脂增高等资料,可诊断冠状动脉粥样硬化并定位。冠状动脉造影前,一般先行选择性左心室造影,观察心室壁的动作,测定心室容量和计算喷血分数。

(五)其他

其他诊断检查尚有心前区等电位标测、收缩时间间期、心尖搏动图、心前区阻抗图、心冲击图、X线和心脏计波摄影、血清心肌酶检查等,从不同角度反映心肌的变化,也有助于诊断,最近还有冠状动脉血管镜检查等诊断方法。

五、冠心病的预防

虽然近年来冠心病的治疗有较大的进展,使疗效与预后有了改变,但出现临床症状后,病死率与病残率仍较高,而且有相当大一部分急性心肌梗死和冠心病猝死在发病后未及时得到治疗就迅即致死。因此,加强预防,特别是人群预防至为重要。

预防主要分为一级预防即原发预防和二级预防即继发预防。一级预防指控制或减少冠心病危险因素以防止患病,降低发病率,这是真正的预防,也是在人群中主要的预防类型。二级预防是对已患病者采用药物或非药物性措施以预防复发或病情加重。

冠心病一级预防的措施为:降低血压,降低血清胆固醇,宣传戒烟和劝阻不吸烟,减肥。另外,还应控制糖尿病,保持适当的体力劳动和体育锻炼,工作中劳逸结合,避免不必要的连续或过度紧张和烦恼等等。

有人认为,本病的预防措施应从儿童期开始,即儿童也不宜进食高胆固醇、高动物性脂肪的饮食,亦宜避免摄食过量,防止发胖。另外预防血压升高,并阻止儿童成为烟民。

六、冠心病的治疗

冠心病患者主要根据其不同临床表现而给以相应治疗,如对各种类型心绞痛、急性心肌梗死、心律失常与心力衰竭给予药物、手术等治疗及冠心病心脏骤停的抢救。常用于治疗心肌缺血,即改善心肌血与氧供需不平衡的药物有:硝酸酯类、钙拮抗剂和 β 受体阻滞剂、血小板抑制剂等。

针对粥样硬化病变引起的冠状动脉高度狭窄或阻塞,可以用冠状动脉旁路手术或经皮冠状动脉腔内成形术、带气囊心导管进行的经腔血管改形术、经腔激光再通、经腔粥样硬化斑块旋切或旋磨、经腔血管改形术后放置支架等介入性治疗。

冠心病患者,无论用内科或外科治疗,需要同时加强各项一级预防措施,以增进疗效。

(冯海斌)

第二节 冠心病临床分型

一、世界卫生组织(WHO)分型

按照世界卫生组织制定的标准,"缺血性心脏病"与"冠状动脉性心脏病"是同义词。缺血性心脏病的定义是由于冠状循环改变引起冠状血流和心肌氧需求之间不平衡而导致的心肌损害。缺血性心脏病包括急性暂时性和慢性的情况,可由于功能性改变或器质性病变而引起。非冠状动脉血流动力学改变引起的缺血,如主动脉狭窄则不包括在内。缺血性心脏病的分类如下:

(一)原发性心脏骤停

由于心电不稳定所引起的原发性心脏停搏,没有可以作出其他诊断的依据。如果未做复苏或复苏失败,原发性心脏骤停可致猝死。以往缺血性心脏病的证据可有可无,如发生猝死时无目睹者,则诊断是臆测的。

(二)心绞痛

1.劳累性心绞痛 其特征是由于运动或其他增加心肌耗氧量情况所诱发的短暂胸痛发作、经休息或舌下含化硝酸甘油,疼痛常迅速消失。劳累性心绞痛可分为3类:

(1)初发劳累性心绞痛:劳累性心绞痛病程在1个月以内。

(2)稳定型劳累性心绞痛:劳累性心绞痛病程稳定在1个月以上。

(3)恶化劳累性心绞痛:同等程度劳累所诱发的胸痛发作次数、严重程度及持续时间突然加重。

2.自发性心绞痛 其特征是胸痛发作与心肌耗氧量的增加无明显关系。与劳累性心绞痛相比,这种疼痛一般持续时间较长,程度较重,并不易为硝酸甘油缓解。未见酶变化。心电图常出现某些暂时性的ST段压低或T波改变。自发性心绞痛可单独发生或与劳累性心绞痛合并存在。

自发性心绞痛患者因疼痛发作频率、持续时间及疼痛程度可有不同的临床表现。有时患者可有持续时间较长的胸痛发作,类似心肌梗死,但没有心电图及酶的特征性变化。

某些自发性心绞痛患者发作时出现暂时性ST段抬高,常称为变异型心绞痛,但在心肌梗死早期记录到这一心电图图形时,不能应用这一名称。

初发劳累性心绞痛、恶化劳累性心绞痛及自发型心绞痛常统称为"不稳定性心绞痛"。

(三)心肌梗死

1.急性心肌梗死(AMI) AMI的临床诊断常根据病史、心电图和血清酶的变化而作出。

(1)病史:典型的病史是出现严重而持久的胸痛。有时病史不典型,疼痛可以轻微或没有,可主要为其他症状。

(2)心电图:心电图的肯定性改变是出现异常、持久的Q波或QS波以及持续1d以上的演进性损伤电流。当心电图出现这些肯定性变化时,仅凭心电图即可作出诊断。另一些病例,心电图示有不肯定性改变,包括:①静止的损伤电流;②T波对称性倒置;③单次心电图记录中有一个病理性Q波;④传导障碍。

(3)血清酶:①肯定性改变包括血清酶浓度的序列变化,或开始升高和继后降低,这种变化必须与特定的酶以及症状发作和采取血样的时间间隔相联系。心脏特异性同工酶的升高亦认为是肯定性变化。②不肯定改变为开始时浓度升高,但不伴有随后的降低,不能取得酶活力的曲线。①肯定的 AMI:如果出现肯定性心电图改变和(或)肯定性酶变化,即可诊断为明确的 AMI,病史可典型或不典型。②可能的 AMI:当序列、不肯定性心电图改变持续超过24h 以上,伴有或不伴有酶的不肯定性变化,均可诊断为可能 AMI,病史可典型或不典型。

2.陈旧性心肌梗死　陈旧性心肌梗死常根据肯定性心电图改变,没有 AMI 病史及酶变化而作出诊断。如果没有遗留心电图改变,可根据早先的典型心电图改变或根据以往肯定性血清酶改变而诊断。

(四)缺血性心脏病中的心力衰竭

缺血性心脏病可因多种原因而发生心力衰竭,它可以是 AMI 或早先心肌梗死的并发症,或可由心绞痛发作或心律失常所诱发。对没有以往缺血性心脏病临床或心电图证据的心力衰竭患者(排除其他原因),缺血性心脏病诊断仍属推测性。

(五)心律失常

心律失常可以是缺血性心脏病的唯一症状。在这种情况下,除非进行冠状动脉造影(CAG)证明冠状动脉阻塞,否则缺血性心脏病的诊断是臆测性的。

二、冠心病临床分型

根据冠状动脉病变的部位、范围、血管阻塞程度和心肌供血不足的发展速度、范围和程度的不同,主要分为以下几种类型。

(一)隐匿型冠心病

亦称无症状型冠心病。患者无症状,但静息或负荷试验后有 ST 段压低、T 波减低、变平或倒置等心肌缺血的心电图改变;病理学检查心肌无明显组织形态改变。

(二)心绞痛型冠心病

有发作性胸骨后疼痛,为一时性心肌供血不足引起。病理学检查心肌无组织形态改变或有纤维化改变。

(三)心肌梗死型冠心病

症状严重,有冠状动脉闭塞致心肌急性缺血性坏死所致。

(四)心力衰竭和心律失常型冠心病

表现心脏增大、心力衰竭和心律失常,为长期心肌缺血导致心肌纤维化引起。临床表现与扩张型原发性心肌病类似,近年有人称之为"缺血性心肌病"。

(五)猝死型冠心病

因原发性心脏骤停而猝然死亡,多为缺血心肌局部发生电生理紊乱,引起严重心律失常所致。

上述 5 种类型的冠心病可以合并出现。

(冯海斌)

第三节　隐匿型冠状动脉粥样硬化性心脏病

隐匿型冠心病无临床症状,但客观检查有心肌缺血表现的冠心病,亦称无症状性冠心病。患者有冠状动脉粥样硬化,但病变较轻或有较好的侧支循环,或患者痛阈较高因而无疼痛症状。其心肌缺血的心电图表现可见于静息时,或仅在增加心脏负荷时才出现,常为动态心电图记录所发现,又被称为无症状性心肌缺血。

一、临床表现

患者多属中年以上,无心肌缺血的症状,在体格检查时发现心电图(静息、动态或负荷试验)有 ST 段压低,T 波倒置等变化,放射性核素心肌显影(静息或负荷试验)或超声心动图有心肌缺血表现。

此类患者与其他类型的冠心病患者之不同,在于并无临床症状,但它又不是单纯的冠状动脉粥样硬化,因为已有心肌缺血的客观表现,即心动图、放射性核素心肌显影或超声心动图显示心脏已受到冠状动脉供血不足的影响。可以认为是早期的冠心病(但不一定是早期冠状动脉粥样硬化)它可能突然转化为心绞痛或心肌梗死,亦可能逐渐演变为心肌纤维化出现心脏扩大,发生心力衰竭或心律失常,个别患者亦可能猝死。诊断出这类患者,可为他们提供较早期治疗的机会。

二、诊断

诊断本病主要根据静息、动态或负荷试验的心动图检查,放射性核素心肌显影和(或)超声心动图发现,患者有心肌缺血的改变而无其他原因解释,又伴有动脉粥样硬化的易患因素。确诊可进行选择性冠状动脉造影检查。

三、鉴别诊断

1. 自主神经功能失调,此病有肾上腺素能 β 受体兴奋性增高的类型中,患者心肌耗氧量增加,心电图可以出现 ST 段压低和 T 波到置等改变,患者多表现为精神紧张和心率增快。口服普奈洛尔 10～20mg 后 2h,心率减慢再做心电图检查,可见 ST 段和 T 波恢复正常,有助于鉴别。

2. 心肌炎、心肌病、心包病、其他心脏病、电解质紊乱、内分泌疾病和药物作用等情况都可以引起 ST 段和 T 波改变,诊断时要注意摒除,但根据其各自的临床表现不难作出鉴别。

四、预后

由于本病是冠心病的早期或建立了较好的侧支循环的阶段,故预后一般较好,防治得当可防治法为严重类型。

五、防治

积极防治冠状动脉粥样硬化,具体为:充分发挥患者的主观能动性配合治疗,合理膳食,适当的体力劳动和体育活动,合理安排工作和生活,提倡不吸烟、不饮烈性酒或大量饮酒,积极治疗高血压、肥胖症、高脂血症、糖尿病等与本病有关的疾病。防止粥样斑块加重,争取粥样斑块消退和促进冠状动脉侧支循环的建立。

静息时心动图或放射性核素心肌显影示已有明显心肌缺血改变者,宜适当减轻工作或选用尼可地尔、β 阻滞剂、钙拮抗剂等治疗。

(杨文奇)

第四节 动脉粥样硬化

动脉粥样硬化是西方发达国家的流行性疾病,随着我国人民生活水平提高和饮食习惯的改变,该病亦成为我国的主要死亡原因。动脉粥样硬化始发于儿童时代而持续进展,通常在中年或中老年出现临床症状。由于动脉粥样硬化斑块表现为脂质和坏死组织的聚集,因此以往被认为是一种退行性病变。目前认为本病变是多因素共同作用的结果,首先是局部平滑肌细胞、巨噬细胞及 T 淋巴细胞的聚集;其次是包括胶原、弹力纤维及蛋白多糖等结缔组织基质和平滑肌细胞的增生;再者是脂质积聚,其中主要含胆固醇结晶及游离胆固醇和结缔组织。粥样硬化斑块中脂质及结缔组织的含量决定斑块的稳定性以及是否易导致急性缺血事件的发生。

一、病因与发病机制

本病的病因尚不完全清楚,大量的研究表明本病是多因素作用所致,这些因素称为危险因素。

(一)病因

1.血脂异常 血脂在血液循环中以脂蛋白形式转运,脂蛋白分为乳糜微粒、极低密度脂蛋白(VLDL)、低密度脂蛋白(LDL)、中等密度脂蛋白(IDL)及高密度脂蛋白(HDL)。各种脂蛋白导致粥样硬化的危险程度不同:富含甘油三酯(TG)的脂蛋白如乳糜微粒和 VLDL 被认为不具有致粥样硬化的作用,但它们脂解后的残粒如乳糜微粒残粒和 IDL 能导致粥样硬化。现已明确 VLDL 代谢终末产物 LDL 以及脂蛋白(a)[LP(a)]能导致粥样硬化,而 HDL 则有心脏保护作用。

血脂异常是指循环血液中的脂质或脂蛋白的组成成分浓度异常,可由遗传基因和(或)环境条件引起,使循环血浆中脂蛋白的形成、分解和清除发生改变,血液中的脂质主要包括总胆固醇(TC)和 TG。采用 3-羟甲基戊二酰辅酶 A(HMG-CoA)还原酶抑制剂(他汀类)降低血脂,可以使各种心血管事件(包括非致命性 MI、全因死亡、脑血管意外等)的危险性降低30%。其中 MI 危险性下降 60%左右。调整血脂治疗后还可能使部分粥样硬化病灶减轻或消退。

2.高血压 无论地区或人种,血压和心脑血管事件危险性之间的关系连续一致,持续存在并独立于其他危险因素。年龄在 40~70 岁之间,血压在 15.3/10.0~24.7/15.3kPa(115/75~185/115mmHg)的个体,收缩压每增加 2.7kPa(20mmHg),舒张压每增加 1.3kPa(10mmHg),其心血管事件的危险性增加一倍,临床研究发现,降压治疗能减少 35%~45%的脑卒中、20%~25%的 MI。

血压增高常伴有其他危险因素,如胰岛素抵抗综合征(代谢性 X 综合征),其表现有肥胖、糖耐量减退、高胰岛素血症、高血压、高 TG、HDL-C 降低;患者对胰岛素介导的葡萄糖摄取有抵抗性,可能还有微血管性心绞痛、高尿酸血症和纤溶酶原激活剂抑制物-1(PAI-1)浓度增高。

3.糖尿病 胰岛素依赖型和非胰岛素依赖型糖尿病是冠心病的重要危险因素,在随访观察 14 年的 Rancho Bemardo 研究中,与无糖尿病者相比,非胰岛素依赖型糖尿病患者的冠心病死亡相对危险度在男性是 1.9,在女性是 3.3。糖尿病患者中粥样硬化发生较早并更为常见,大血管疾病也是糖尿病患者的主要死亡原因,冠心病、脑血管疾病和周围血管疾病在成年糖尿病患者的死亡原因中占 75%～80%。

4.吸烟　Framingham 心脏研究结果显示,平均每天吸烟 10 支,能使男性心血管死亡率增加 18%,女性心血管死亡率增加 31%。此外,对有其他易患因素的人来说,吸烟对冠心病的死亡率和致残率有协同作用。

5.遗传因素　动脉粥样硬化有在家族中聚集发生的倾向,家族史是较强的独立危险因素。冠心病患者的亲属比对照组的亲属患冠心病的危险增大 2.0～3.9 倍,双亲中有 70 岁前患 MI 的男性发生 MI 的相对危险性是 2.2。阳性家族史伴随的危险性增加,可能是基因对其他易患因素介导而起作用,如肥胖、高血压、血脂异常和糖尿病等。

6.体力活动减少　定期体育活动可减少冠心病事件的危险,不同职业的发病率回顾性研究表明,与积极活动的职业相比,久坐的职业人员冠心病的相对危险增加 1.9。从事中等度体育活动者中,冠心病死亡率比活动少的人降低 1/3。

7.年龄和性别　病理研究显示,动脉粥样硬化是从婴儿期开始的缓慢发展的过程;出现临床症状多见于 40 岁以上的中、老年人,49 岁以后进展较快;致死性 MI 患者中约 4/5 是 65 岁以上的老年人;高胆固醇血症引起的冠心病死亡率随年龄增加而增高。

本病多见于男性,男性的冠心病死亡率为女性的 2 倍,男性较女性发病年龄平均早 10 岁,但绝经期后女性的发病率迅速增加。糖尿病对女性产生的危险较大,HDL-C 降低和 TG 增高对女性的危险也较大。

8.酒精　摄入大量观察表明,适量饮酒可以降低冠心病的死亡率。这种保护作用被认为与酒精对血脂及凝血因子的作用有关,适量饮酒可以升高 HDL 及载脂蛋白(Apo)A1 并降低纤维蛋白原浓度,另外还可抑制血小板聚集。以上都与延缓动脉粥样硬化发展、降低心脑血管死亡率有关。但是大量酒精摄入可导致高血压及出血性脑卒中的发生。

9.其他因素　其他的一些危险因素包括:①肥胖,以腹部脂肪过多为特征的腹型肥胖;不良饮食方式,含高热量、较多动物性脂肪和胆固醇、糖等;②A 型性格(性情急躁、进取心和竞争性强、强迫自己为成就而奋斗);③微量元素铬、锰、锌、钒、硒等的摄取减少,铅、镉、钴的摄取增加;④存在缺氧、抗原-抗体复合物沉积、维生素 C 缺乏、动脉壁内酶的活性降低等能增加血管通透性的因素;⑤一些凝血因子增高,如凝血因子Ⅶ的增加与总胆固醇浓度直接相关;⑥血液中同型半胱氨酸增高,PAI-1、尿酸升高;⑦血管紧张素转换酶基因过度表达;⑧高纤维蛋白原血症;⑨血液中抗氧化物浓度低。

(二)发病机制

曾有多种学说从不同角度来阐述该病的发病机制。最早提出的是脂肪浸润学说,认为血中增高的脂质(包括 LDL、VLDL 或其残粒)侵入动脉壁,堆积在平滑肌细胞、胶原和弹性纤维之间,引起平滑肌细胞增生。后者与来自血液的单核细胞一样可吞噬大量脂质成为泡沫细胞。脂蛋白降解而释出胆固醇、胆固醇酯、TG 和其他脂质,LDL-C 还和动脉壁的蛋白多糖结合产生不溶性沉淀,都能刺激纤维组织增生,所有这些成分共同组成粥样斑块。其后又提出血小板聚集和血栓形成学说以及平滑肌细胞克隆学说。前者强调血小板活化因子(PAF)增多,使血小板黏附和聚集在内膜上,释出血栓素 A_2(TXA$_2$),血小板源生长因子(PDGF),成纤维细胞生长因子(FGF)、第Ⅷ因子、血小板第 4 因子(PF4)、PAI-1 等,促使内皮细胞损伤、

LDL侵入、单核细胞聚集、平滑肌细胞增生和迁移、成纤维细胞增生、血管收缩、纤溶受抑制等，都有利于粥样硬化形成。后者强调平滑肌细胞的单克隆性增殖，使之不断增生并吞噬脂质，形成动脉粥样硬化。

动脉粥样硬化形成的损伤—反应学说，由于近些年新资料的不断出现，该学说也不断得到修改。此学说的内容涵盖了上述3种学说的一些论点，目前多数学者支持这种学说。该学说的关键是认为内皮细胞的损伤是发生动脉粥样硬化的始动因素，而粥样斑块的形成是动脉对内膜损伤作出反应的结果。可导致本病的各种危险因素最终都损伤动脉内膜，除修饰的脂蛋白外，能损伤内膜的因素还包括病毒（如疱疹病毒）以及其他可能的微生物（如在斑块中已见到的衣原体），但微生物存在的因果关系还未确立。

内皮损伤后可表现为多种的内皮功能紊乱，如内膜的渗透屏障作用发生改变而渗透性增加；内皮表面抗血栓形成的特性发生改变，促凝血特性增加；内皮来源的血管收缩因子或扩张因子的释放发生改变，血管易发生痉挛。正常情况下内皮细胞维持内膜表面的连贯性和低转换率，对维持内皮自身稳定状态非常重要，一旦内皮转换加快，就可能导致内皮功能发生一系列改变，包括由内皮细胞合成和分泌的物质如血管活性物质、脂解酶和生长因子等的变化。因此，内皮损伤可引起内皮细胞功能的改变，进而引起严重的细胞间相互作用并逐渐形成动脉粥样硬化病变。

在长期高脂血症情况下，增高的脂蛋白中主要是氧化低密度脂蛋白（ox—LDL）和胆固醇，对动脉内膜产生功能性损伤，使内皮细胞和白细胞表面特性发生改变。高胆固醇血症增加单核细胞对动脉内皮的黏附力，单核细胞黏附在内皮细胞的数量增多，通过趋化吸引，在内皮细胞间迁移，进入内膜后单核细胞转化成有清道夫样作用的巨噬细胞，通过清道夫受体吞噬脂质，主要为内皮下大量沉积的 ox—LDL，巨噬细胞吞噬大量脂质后成为泡沫细胞并形成脂质条纹，巨噬细胞在内膜下的积聚，导致内膜进一步发生改变。ox—LDL 对内皮细胞及微环境中的其他细胞也有毒性作用。

正常情况下，巨噬细胞合成和分泌的大量物质能杀灭吞入的微生物和灭活毒性物质。而异常情况下，巨噬细胞能分泌大量氧化代谢物，如 ox—LDL 和超氧化离子，这些物质能进一步损伤覆盖在其上方的内皮细胞。巨噬细胞的另一重要作用是分泌生长调节因子，已证实，活化的巨噬细胞至少能合成和分泌 4 种重要的生长因子：PDGF、FGF、内皮细胞生长因子样因子和 TGF—β。PDGF 是一种强有力的促平滑肌细胞有丝分裂的物质，在某些情况下，FGF 有类似的作用。这些生长因子协同作用，强烈刺激成纤维细胞的迁移和增生，也可能刺激平滑肌细胞的迁移和增生，并刺激这些细胞形成新的结缔组织。

TGF—β 不仅是结缔组织合成的强刺激剂，并且还是迄今所发现的最强的平滑肌增殖抑制剂。大多数细胞能合成 TGF—β，但其最丰富的来源为血小板和活化的巨噬细胞，细胞分泌的 TGF—β 大多数呈无活性状态，在 PH 值降低或蛋白质水解分裂后才有活性。增生抑制剂如 TGF—β 和增生刺激剂如 PDGF 之间的平衡决定了平滑肌的增生情况及随之而引起的粥样病变。因此当巨噬细胞衍生的泡沫细胞在内皮下间隙被激活，能分泌生长因子，从而趋化吸引平滑肌细胞从中膜向内膜迁移，引起一系列改变并能导致内膜下纤维肌性增生病变，进入内膜下的平滑肌细胞也能吞噬 ox—LDL，从而成为泡沫细胞的另一重要来源。巨噬细胞在粥样硬化形成过程中对诱发和维持平滑肌细胞增生起关键作用，约 20% 的巨噬细胞中存在含有 PDGF—β 链的蛋白，PDGF—β 是最强的生长因子，能刺激平滑肌细胞的迁移、趋化和增生。另外病变中富含淋巴细胞提示炎症和免疫应答在动脉粥样硬化的发生发展过程中起重要作用。如反复出现内皮细胞损伤与巨噬细胞积聚和刺激的循环,至少有两种能在内膜下释放生长因子的细胞(活化的内皮细胞和活化的巨噬细胞),可持续导致病变进展。

损伤反应学说还提供了第三种细胞-血小板作用的机会。内皮损伤后内皮细胞与细胞的连接受到影响,引起细胞之间的分离,内皮下泡沫细胞或(和)结缔组织的暴露,血小板发生黏附、聚集并形成附壁血栓。此时,血小板成为生长因子的第三种来源,可分泌与活化巨噬细胞所能分泌的相同的 4 种生长因子,从而在平滑肌细胞的增生和纤维组织的形成中起非常重要的作用。

必须指出,内膜的损伤并不一定需要引起内皮细胞的剥脱,而可仅表现为内皮细胞的功能紊乱,如内皮渗透性的改变、白细胞在内皮上黏附的增加和血管活性物质与生长因子的释放等。另外,从粥样硬化病变中分离出的平滑肌细胞能表达 PDGF 基因中的一种,在体外培养时能分泌 PDGF,若体内进展病变中的平滑肌细胞也能分泌 PDGF,则它们自身分泌的PDGF 进一步参与病变进展,形成恶性循环。

二、病理解剖

动脉粥样硬化是累及体循环系统从大型弹力型(如主动脉)到中型肌弹力型(如冠状动脉)动脉内膜的疾病。其特征是动脉内膜散在的斑块形成,严重时这些斑块也可以融合。每个斑块的组成成分不同,脂质是基本成分。内膜增厚严格地说不属于粥样硬化斑块而是血管内膜对机械损伤的一种适应性反应。

正常动脉壁由内膜、中膜和外膜 3 层构成,动脉粥样硬化斑块大体解剖上有的呈扁平的黄斑或线(脂质条纹),有的呈高起内膜表面的白色或黄色椭圆形丘(纤维脂质性斑块)。前者(脂质条纹)见于 5～10 岁的儿童,后者(纤维脂质性斑块)始见于 20 岁以后,在脂质条纹基础上形成。

根据病理解剖,可将粥样硬化斑块进程分为 6 期。

1. 第Ⅰ期(初始病变)　单核细胞黏附在内皮细胞表面,并从血管腔面迁移到内皮下。

2. 第Ⅱ期(脂质条纹期)　主要由含脂质的巨噬细胞(泡沫细胞)在内皮细胞下聚集而成。

3. 第Ⅲ期(粥样斑块前期)　Ⅱ期病变基础上出现细胞外脂质池。

4. 第Ⅳ期(粥样斑块期)　两个特征是病变处内皮细胞下出现平滑肌细胞以及细胞外脂质池融合成脂核。

5. 第Ⅴ期(纤维斑块期)　在病变处脂核表面有明显结缔组织沉着形成斑块的纤维帽。有明显脂核和纤维帽的斑块为Ⅴa 型病变;有明显钙盐沉着的斑块为Ⅴb 型病变;主要由胶原和平滑肌细胞组成的病变为Ⅴc 型病变。

6. 第Ⅵ期(复杂病变期)　此期又分为 3 个亚型:Ⅵa 型病变为斑块破裂或溃疡,主要由Ⅳ期和Ⅴa 型病变破溃而形成;Ⅵb 型病变为壁内血肿,是由于斑块内出血所致;Ⅵc 型病变指伴血栓形成的病变,多由于在Ⅵa 型病变的基础上并发血栓形成,可导致管腔完全或不完全堵塞。

三、临床表现

根据粥样硬化斑块的进程可将其临床过程分为:

（一）无症状期或隐匿期

其过程长短不一，对应于Ⅰ～Ⅲ期病变及大部分Ⅳ期和Ⅴa型病变，粥样硬化斑块已形成，但尚无管腔明显狭窄，因此无组织或器官受累的临床表现。

（二）缺血期

由于动脉粥样硬化斑块导致管腔狭窄、器官缺血所产生。对应于Ⅴb和Ⅴc及部分Ⅴa型病变。根据管腔狭窄的程度及所累及的靶器官不同，所产生的临床表现也有所不同。冠状动脉狭窄导致心肌缺血可表现为心绞痛，长期缺血可导致心肌冬眠及纤维化。肾动脉狭窄可引起顽固性高血压和肾功能不全。在四肢动脉粥样硬化中以下肢较为多见，尤其是腿部动脉。由于血供障碍，引起下肢发凉、麻木和间歇性跛行，即行走时发生腓肠肌麻木、疼痛以至痉挛，休息后消失，再走时又出现，严重时可持续性疼痛，下肢动脉尤其是足背动脉搏动减弱或消失。其他内脏器官血管狭窄可产生靶器官缺血的相应症状。

（三）坏死期

由于动脉管腔堵塞或血管腔内血栓形成而产生靶器官组织坏死的一系列症状。冠状动脉闭塞表现为 AMI。下肢动脉闭塞可表现为肢体的坏疽。

（四）纤维化期

组织坏死后可经纤维化愈合，但不少患者可不经坏死期而因长期缺血而进入纤维化期，而在纤维化期的患者也可发生缺血期的表现。靶器官组织纤维化、萎缩而引起症状。心脏长期缺血纤维化，可导致心脏扩大、心功能不全、心律失常等表现。长期肾脏缺血可导致肾萎缩并发展为肾衰竭。

主动脉粥样硬化大多数无特异症状，叩诊时可发现胸骨柄后主动脉浊音区增宽，主动脉瓣区第二心音亢进而带金属音调，并有收缩期杂音。收缩期血压升高，脉压增宽，桡动脉触诊可类似促脉。X线检查可见主动脉结向左上方凸出，主动脉影增宽和扭曲，有时可见片状或弧状钙质沉着阴影。

主动脉粥样硬化还可形成主动脉瘤，以发生在肾动脉开口以下的腹主动脉处最为多见，其次在主动脉弓和降主动脉。腹主动脉瘤多在体检时因查见腹部有搏动性肿块而发现，腹壁上相应部位可听到杂音，股动脉搏动可减弱。胸主动脉瘤可引起胸痛、气急、吞咽困难、咯血、声带因喉返神经受压导致声音嘶哑、气管移位或受压、上腔静脉或肺动脉受压等表现。X线检查可见相应部位血管影增大。二维超声、多排螺旋 CT 或磁共振成像可显示瘤样主动脉扩张，主动脉瘤一旦破裂，可因急性大量内出血，迅速致命。动脉粥样硬化也可形成动脉夹层分离，但较少见。

四、实验室检查

（一）实验室检查

本病尚缺乏敏感而又特异的早期实验室诊断方法。血液检查有助于危险因素如脂质或糖代谢异常的检出，其中的脂质代谢异常主要表现为 TC 增高、LDL－C 增高、HDL－C 降低、TG 增高、Apo－A 降低、Apo－B 和 Lp(a) 增高。部分动脉的病变（如颈动脉、下肢动脉、肾动脉等）可经体表超声检测到。X线平片检查可发现主动脉粥样硬化所导致的血管影增宽和钙化等表现。

（二）特殊检查

CT 或磁共振成像有助于判断脑动脉的功能情况以及脑组织的病变情况。电子束 CT 根据钙化的检出来评价冠状动脉病变,而随着技术的进步,多排螺旋 CT 血管造影技术已被广泛用于无创性地评价动脉的病变,包括冠状动脉。静息和负荷状态下的放射性核素心脏检查、超声心动图检查、ECG 检查以及磁共振技术,有助于诊断冠状动脉粥样硬化所导致的心肌缺血。数字减影血管造影(DSA)可显示动脉粥样硬化病变所累及的血管如冠状动脉、脑动脉、肾动脉、肠系膜动脉和四肢动脉的管腔狭窄或动脉瘤样病变以及病变的所在部位、范围和程度,有助于确定介入治疗或外科治疗的适应证和选择施行手术的方式。

血管内超声显像(IVUS)和光学相干断层扫描(OCT)是侵入性检查方法,可直接观察粥样硬化病变,了解病变的性质和组成,因而对病变的检出更敏感和准确。血管镜检查在识别粥样病变基础上的血栓形成方面有独特的应用。

五、诊断和鉴别诊断

本病的早期诊断相当困难。当粥样硬化病变发展引起管腔狭窄甚至闭塞或血栓形成,从而导致靶器官出现明显病变时,诊断并不困难。年长患者有血脂异常,动脉造影发现血管狭窄性病变,应首先考虑诊断本病。

主动脉粥样硬化引起的主动脉变化和主动脉瘤,需与梅毒性主动脉炎和主动脉瘤鉴别,胸片发现主动脉影增宽还应与纵隔肿瘤相鉴别。其他靶器官的缺血或坏死表现需与其他原因的动脉病变所引起者相鉴别。冠状动脉粥样硬化引起的心绞痛和心肌梗死,需与其他原因引起的冠状动脉病变如冠状动脉炎、冠状动脉畸形、冠状动脉栓塞等相鉴别。心肌纤维化需与其他心脏病特别是原发性扩张型心肌病相鉴别。肾动脉粥样硬化所引起的高血压,需与其他原因的高血压相鉴别,肾动脉血栓形成需与肾结石相鉴别。四肢动脉粥样硬化所产生的症状,需与多发性动脉炎等其他可能导致动脉病变的原因鉴别。

六、防治和预后

首先应积极预防其发生,如已发生应积极治疗,防止病变发展并争取逆转。已发生器官功能障碍者,应及时治疗,防止其恶化,延长患者寿命。血运重建治疗可恢复器官的血供,其效果取决于可逆性缺血的范围和残存的器官功能。

(一)一般预防措施

1.发挥患者的主观能动性配合治疗 经过防治,本病病情可得到控制,病变可能部分消退,患者可维持一定的生活和工作能力。此外,病变本身又可以促使动脉侧支循环的形成,使病情得到改善。因此说服患者耐心接受长期的防治措施至关重要。

2.合理的膳食

(1)膳食总热量不能过高,以维持正常体重为度,40 岁以上者尤应预防发胖。正常体重的简单计算方法为:身高(cm)－105＝体重(kg);或 BMI<24 为正常,可供参考。

(2)超过正常标准体重者,应减少每天饮食的总热量,食用低脂(脂肪摄入量不超过总热量的 30%,其中动物性脂肪不超过 10%)、低胆固醇(每天不超过 300mg)膳食,并限制摄入蔗糖及含糖食物。

(3)年过 40 岁者即使血脂无异常,也应避免经常食用过多的动物性脂肪和含胆固醇较高的食物,如肥肉、肝、脑、肾、肺等内脏、鱿鱼、墨鱼、鳗鱼、骨髓、猪油、蛋黄、蟹黄、鱼子、奶油及其制品、椰子油、可可油等。如血 TC、TG 等增高，应食用低胆固醇、低动物性脂肪食物，如鱼肉、鸡肉、各种瘦肉、蛋白、豆制品等。

(4)已确诊有冠状动脉粥样硬化者，严禁暴饮暴食，以免诱发心绞痛或心肌梗死。合并有高血压或心衰者，应同时限制盐的摄入。

(5)提倡饮食清淡，多食富含维生素 C(如新鲜蔬菜、瓜果)和植物蛋白(如豆类及其制品)的食物，在可能条件下，尽量以豆油、菜籽油、麻油、玉米油、茶油、米糠油、红花油等为食用油。

3.适当的体力劳动和体育锻炼　一定的体力劳动和体育活动对预防肥胖、锻炼循环系统的功能和调整血脂代谢均有益，是预防本病的积极措施。体力活动量根据个体的身体情况、体力活动习惯和心脏功能状态来规定，以不过多增加心脏负担和不引起不适感觉为原则。体育活动要循序渐进，不宜勉强做剧烈活动；对老年人提倡散步(每天 1h，分次进行)、做保健体操、打太极拳等。

4.合理安排工作和生活　生活要有规律，保持乐观、愉快的情绪，避免过度劳累和情绪激动，注意劳逸结合，保证充分睡眠。

5.提倡不吸烟，不饮烈性酒。

6.积极治疗与本病有关的一些疾病，包括高血压、肥胖症、高脂血症、痛风、糖尿病、肝病、肾病综合征和有关的内分泌病等。

不少学者认为，本病的预防措施应从儿童期开始，即儿童也应避免摄食过量高胆固醇、高动物性脂肪的饮食，防止肥胖。

(二)药物治疗

1.降血脂药　降血脂药又称调脂药物，血脂异常的患者，经上述饮食调节和进行体力活动后仍未正常者，可按血脂的具体情况选用下列调血脂药物：

(1)HMG-CoA 还原酶抑制剂(他汀类药物)：HMG-CoA 还原酶是胆固醇合成过程中的限速酶，他汀类药物部分结构与 HMG-CoA 结构相似，可和 HMG-CoA 竞争与酶的活性部位相结合，从而阻碍 HMG-CoA 还原酶的作用，因而抑制胆固醇的合成，血胆固醇水平降低。细胞内胆固醇含量减少又可刺激细胞表面 LDL 受体合成增加，从而促进 LDL、VLDL 通过受体途径代谢降低血清 LDL 含量。常见的不良反应有乏力、胃肠道症状、头痛和皮疹等，少数病例出现肝功能损害和肌病的不良反应，也有横纹肌溶解症致死的个别报道，长期用药要注意监测肝、肾功能和肌酸激酶。常用制剂有洛伐他汀 20~40mg，普伐他汀 20~40mg，辛伐他汀 10~40mg，氟伐他汀 40~80mg，阿托伐他汀 10~40mg，瑞舒伐他汀 5~20mg，均为每天 1 次。一般他汀类药物的安全性高和耐受性好，其疗效远远大于产生不良反应的风险，但对高龄、低体重、基础肾功能不全及严重心功能不全者应密切监测。

(2)氯贝丁酯类：又称贝丁酸或纤维酸类。其降血 TG 的作用强于降总胆固醇，并使 HDL-C 增高，且可减少组织胆固醇沉积。可选用以下药物：非诺贝特 100mg，3 次/天，其微粒型制剂 200mg，1 次/天；吉非贝齐(吉非罗齐)600mg，2 次/天；苯扎贝特 200mg，2~3 次/天；环丙贝特 50~100mg，1 次/天等。这类药物有降低血小板黏附性、增加纤维蛋白溶解活性和减低纤维蛋白原浓度、削弱凝血的作用。与抗凝药合用时，要注意抗凝药的用量。少数患者有胃肠道反应、皮肤发痒和荨麻疹以及一过性血清转氨酶增高和肾功能改变。宜定期检查肝、肾功能。

(3)烟酸类：烟酸口服 3 次/天，每次剂量从 0.1g 逐渐增加到最大量 1.0g。有降低血甘油三酯和总胆固醇、增高 HDL－C 以及扩张周围血管的作用。可引起皮肤潮红和发痒、胃部不适等不良反应,故不易耐受;长期应用还要注意检查肝功能。同类药物有阿昔莫司(吡莫酸),口服 250mg,3 次/天,不良反应较烟酸少,适用于血 TG 水平明显升高、HDL－C 水平明显低者。

(4)胆酸螯合树脂类:为阴离子交换树脂,服后吸附肠内胆酸,阻断胆酸的肠肝循环,加速肝中胆固醇分解为胆酸,与肠内胆酸一起排出体外而使血 TC 下降。有考来烯胺(消胆胺)4～5g,3 次/天;考来替泊 4～5g,3～4 次/天等。可引起便秘等肠道反应,近年采用微粒型制剂,不良反应减少,患者较易耐受。

(5)其他调节血脂药:①普罗布考 0.5g,2 次/天,有抗氧化作用并可降低胆固醇,但 HDL－C 也降低,主要的不良反应包括胃肠道反应和 Q－T 间期延长;②不饱和脂肪酸类,包括从植物油提取的亚油酸、亚油酸乙酯等和从鱼油中提取的多价 4 不饱和脂肪酸如 20 碳 5 烯酸(EPA)和 22 碳 6 烯酸(DHA),后两者用量为 3～4g/d;③维生素类,包括维生素 C(口服至少 1g/d)、维生素 B_6(口服 50mg,3 次/天)、泛酸的衍生物泛硫乙胺(口服 200mg,3 次/天)、维生素 E(口服 100mg,3 次/天)等,其降脂作用较弱。

以上调节血脂药多需长期服用,但应注意掌握好用药剂量和不良反应。

2.抗血小板药物　抗血小板黏附和聚集的药物,可防止血栓形成,有助于防止血管阻塞性病变病情发展。可选用:①阿司匹林:主要抑制 TXA_2 的生成,较少影响前列环素的产生,建议剂量 50～300mg/d;②氯吡格雷或噻氯匹定:通过 ADP 受体抑制血小板内 Ca^{2+} 活性,并抑制血小板之间纤维蛋白原桥的形成,氯吡格雷 75mg/d,噻氯匹定 250mg,1～2 次/天,噻氯匹定有骨髓抑制的不良反应,应随访血常规,已较少使用;③血小板糖蛋白Ⅱb/Ⅲa(GPⅡb/Ⅲa)受体阻滞剂,能通过抑制血小板 GPⅡb/Ⅲa 受体与纤维蛋白原的结合而抑制血小板聚集和功能,静脉注射制剂有阿昔单抗(或称 ReoPro)、替罗非班等,主要用于 ACS 患者,口服制剂的疗效不肯定;④双嘧达莫(潘生丁)50mg,3 次/天,可使血小板内环磷酸腺苷增高,抑制 Ca^{2+} 活性,可与阿司匹林合用;⑤西洛他唑是磷酸二酯酶抑制剂,50～100mg,2 次/天。

(三)预后

本病的预后随病变部位、程度、血管狭窄发展速度、受累器官受损情况和有无并发症而不同。重要器官如脑、心、肾动脉病变导致脑卒中、心肌梗死或肾衰竭者,预后不佳。

(廉婕)

第五节　慢性心肌缺血综合征

慢性心肌缺血综合征主要包括慢性稳定型心绞痛、隐匿性冠心病和缺血性心肌病在内的慢性心肌缺血所致的临床类型。其中最具代表性的是稳定型心绞痛。

一、稳定型心绞痛

心绞痛是因冠状动脉供血不足,心肌发生急剧的、暂时的缺血与缺氧所引起的临床综合征,可伴心功能障碍,但没有心肌坏死。其特点为阵发性的前胸压榨性或窒息样疼痛感觉,主要位于胸骨后,可放射至心前区与左上肢尺侧面,也可放射至右臂和两臂的外侧面或颈与下颌部,持续数分钟,往往经休息或舌下含化硝酸甘油后迅速消失。

Braunwald 根据发作状况和机制将心绞痛分为稳定型、不稳定型和变异型心绞痛 3 种,而 WHO 根据心绞痛的发作性质进行如下分型:

1. 劳力性心绞痛　它是由运动或其他心肌需氧量增加情况所诱发的心绞痛。包括 3 种类型:①稳定型劳力性心绞痛,1～3 个月心绞痛的发作频率、持续时间、诱发胸痛的劳力程度及含服硝酸酯类后症状缓解的时间保持稳定;②初发型劳力性心绞痛,1～2 个月初发;③恶化型劳力性心绞痛,一段时间内心绞痛的发作频率增加,症状持续时间延长,含服硝酸甘油后症状缓解所需时间延长或需要更多的药物,或诱发症状的活动量降低。

2. 自发性心绞痛　与劳力性心绞痛相比,疼痛持续时间一般较长,程度较重,且不易为硝酸甘油所缓解。包括 4 种类型:①卧位型心绞痛;②变异型心绞痛;③中间综合征;④梗死后心绞痛。

3. 混合性心绞痛　劳力性和自发性心绞痛同时并存。

可以看出,WHO 分型中除了稳定型劳力性心绞痛外,其余均为不稳定型心绞痛,此广义不稳定型心绞痛除去变异型心绞痛即为 Braunwald 分型的不稳定型心绞痛。

一般临床上所指的稳定型心绞痛即指稳定型劳力性心绞痛,常发生于劳力或情绪激动时,持续数分钟,休息或用硝酸酯制剂后消失。本病多见于男性,多数患者在 40 岁以上,劳力、情绪激动、饱餐、受寒、阴雨天气、急性循环衰竭等为常见诱因。本病多为冠状动脉粥样硬化引起,还可由主动脉瓣狭窄或关闭不全、梅毒性主动脉炎、风湿性冠状动脉炎、肥厚型心肌病、先天性冠状动脉畸形、心肌桥等引起。

(一)发病肌制

对心脏予以机械性刺激并不引起疼痛,但心肌缺血、缺氧则引起疼痛。当冠状动脉的供血和供氧与心肌的需氧之间发生矛盾,冠状动脉血流量不能满足心肌代谢的需要,引起心肌急剧的、暂时的缺血缺氧时,即产生心绞痛。

心肌耗氧量的多少由心肌张力、心肌收缩力和心率所决定,故常用“心率×收缩压”(即二重乘积)作为估计心肌耗氧的指标。心肌能量的产生要求大量的氧供,心肌细胞摄取血液氧含量的 $65\%\sim75\%$,而身体其他组织则摄取 $10\%\sim25\%$。因此心肌平时对血液中氧的摄取比例已接近于最大,需氧量再增大时,只能依靠增加冠状动脉的血流量来提供。在正常情况下,冠状循环有很大的储备力量,其血流量可随身体的生理情况而有显著的变化:在剧烈体力活动时,冠状动脉适当地扩张,血流量可增加到休息时的 6～7 倍;缺氧时,冠状动脉也扩张,能使血流量增加 4～5 倍;动脉粥样硬化而致冠状动脉狭窄或部分分支闭塞时,其扩张性能减弱、血流量减少,且对心肌的供血量相对比较固定。心肌的血液供应减低但尚能应付心脏平时的需要,则休息时可无症状。一旦心脏负荷突然增加,如劳力、激动、左心衰等,使心肌张力增加(心腔容积增加、心室舒张末期压力增高)、心肌收缩力增加(收缩压增高、心室压力曲线的最大压力随时间变化率增加)和心率增快等致心肌耗氧量增加时,心肌对血液的需求增加;或当冠状动脉发生痉挛(吸烟过度或神经体液调节障碍,如肾上腺素能神经兴奋、TXA_2 或内皮素增多)或因暂时性血小板聚集、一过性血栓形成等,使冠状动脉血流量进一步减少;或突然发生循环血流量减少(如休克、极度心动过速等),冠状动脉血流灌注量突降,心肌血液供求之间矛盾加深,心肌血液供给不足,遂引起心绞痛。严重贫血的患者,在心肌供血量虽未减少的情况下,可因血液携氧量不足而引起心绞痛。慢性稳定型心绞痛心肌缺血的主要发生机制是在心肌因冠状动脉狭窄而供血固定性减少的情况下发生耗氧量的增加。

在多数情况下,劳力诱发的心绞痛常在同一"心率×收缩压"的水平上发生。产生疼痛感觉的直接因素,可能是在缺血缺氧的情况下,心肌内积聚过多的代谢产物如乳酸、丙酮酸、磷酸等酸性物质,或类似激肽的多肽类物质,刺激心脏内自主神经的传入纤维末梢,经1~5胸交感神经节和相应的脊髓段,传至大脑,产生疼痛感觉。这种痛觉反映在与自主神经进入水平相同脊髓段的脊神经所分布的区域,即胸骨后及两臂的前内侧与小指,尤其是在左侧,而多不在心脏部位。有人认为,在缺血区内富有神经供应的冠状血管的异常牵拉或收缩,可以直接产生疼痛冲动。

(二)病理和病理生理

稳定型心绞痛患者冠状动脉粥样硬化病变的病理对应于上一节中提到的斑块的Ⅴb型和Ⅴc型,但也有部分为Ⅳ型和Ⅴa型,一般来说,至少一支冠状动脉狭窄程度>70%才会导致心肌缺血。稳定型心绞痛的患者,造影显示有1、2或3支冠状动脉狭窄>70%的病变者,分别各有25%左右、5%~10%有左冠状动脉主干狭窄,其余约15%患者无显著狭窄,可因微血管功能不全或严重的心肌桥所致的压迫导致心肌缺血。

1.心肌缺血、缺氧时的代谢与心肌改变

(1)对能量产生的影响:缺血引起的心肌代谢异常主要是缺氧的结果。在缺氧状态下,有氧代谢受限,从三磷酸腺苷(ATP)、肌酸磷酸(CP)或无氧糖酵解产生的高能磷酸键减少,导致依赖能源活动的心肌收缩和膜内外离子平衡发生障碍。缺氧时无氧糖酵解增强,除了产生的ATP明显减少外,乳酸和丙酮酸不能进入三羧酸循环进行氧化,生成增加,冠状静脉窦乳酸含量增高;而乳酸在短期内骤增,可限制无氧糖酵解的进行,使心肌能源的产生进一步减少,乳酸及其他酸性代谢产物积聚,可导致乳酸性酸中毒,降低心肌收缩力。

(2)心肌细胞离子转运的改变及其对心肌收缩性的影响:正常心肌细胞受激动而除极时,细胞质;内释出钙离子,钙离子与原肌凝蛋白上的肌钙蛋白C结合后,解除了对肌钙蛋白Ⅰ的抑制作用,促使肌动蛋白和肌浆球蛋白合成肌动球蛋白,引起心肌收缩,这就是所谓兴奋-收缩耦联作用。当心肌细胞受缺血、缺氧损害时,细胞膜对钠离子的渗透性异常增高,钠离子在细胞内积聚过多;加上酸度(氢离子)的增加,减少钙离子从肌浆网释放,使细胞内钙离子浓度降低并可妨碍钙离子对肌钙蛋白的结合作用,使心肌收缩功能发生障碍,因而心肌缺血后可迅速(1min左右)出现收缩力减退。缺氧也使心肌松弛发生障碍,可能因细胞膜上钠-钙离子交换系统的功能障碍及部分肌浆网钙泵对钙离子的主动摄取减少,室壁变得比较僵硬,左室顺应性减低,充盈的阻力增加。

(3)心肌电生理的改变:心肌细胞在缺血性损伤时,细胞膜上的钠-钾离子泵功能受影响,钠离子在细胞内积聚而钾离子向细胞外漏出,使细胞膜在静止期处于低极化(或部分除极化)状态,在激动时又不能完全除极,产生所谓损伤电流。在体表心电图(ECG)上表现为ST段的偏移。心室壁内的收缩期压力在靠心内膜的内半层最高,而同时由于冠状动脉的分支从心外膜向心内膜深入,心肌血流量在室壁的内层较外层为低。因此,在血流供不应求的情况下,心内膜下层的心肌容易发生急性缺血。受到急性缺血性损伤的心内膜下心肌,其电位在心室肌静止期较外层为高(低极化),而在心肌除极后其电位则较低(除极受阻);因此,左心室表面所记录的ECG出现ST段压低。在少数病例,心绞痛发作时急性缺血可累及心外膜下心肌,则ECG上可见相反的ST段抬高。

2.左心室功能及血流动力学改变　由于粥样硬化狭窄性病变在各个冠状动脉分支的分

布并不均匀,因此,心肌的缺血性代谢改变及其所引起的收缩功能障碍也常为区域性的。缺血部位心室壁的收缩功能,尤其在心绞痛发作时,可以明显减弱甚至暂时完全丧失,以致呈现收缩期膨出,正常心肌代偿性收缩增强。如涉及范围较大,可影响整个左心室的排血功能,心室充盈阻力也增加。心室的收缩及舒张障碍都可导致左室舒张期终末压增高,最后出现肺淤血症状。

以上各种心肌代谢和功能障碍常为暂时性和可逆性的,随着血液供应平衡的恢复,可以减解或者消失。有时严重的暂时性缺血虽不引起心肌坏死,但可造成心肌顿抑,心功能障碍可持续1周以上,心肌收缩、高能磷酸键储备及超微结构均异常。

(三)临床表现

1.症状 心绞痛以发作性胸痛为主要临床表现,疼痛的特点为:

(1)部位:主要在胸骨体上段或中段之后,可波及心前区,有手掌大小范围,甚至横贯前胸,界限不很清楚。常放射至左肩、左臂内侧达无名指和小指,或至颈、咽或下颌部。

(2)性质:胸痛常为压迫、发闷或紧缩感,也可有烧灼感,但不尖锐,不像针刺或刀扎样痛,偶伴濒死的恐惧感。发作时,患者往往不自觉地停止原来的活动,直至症状缓解。

(3)诱因:发作常由体力劳动或情绪激动(如愤怒、焦急、过度兴奋等)所激发,饱食、寒冷、吸烟、心动过速、休克等亦可诱发。疼痛发生于劳力或激动的当时,而不是在一天劳累之后。典型的稳定型心绞痛常在相似的条件下发生。但有时同样的劳力只有在早晨而不是在下午引起心绞痛,提示与晨间痛阈较低有关。

(4)持续时间和缓解方式:疼痛出现后常逐步加重,然后在3~5min内逐渐消失,一般在停止原来诱发症状的活动后即缓解。舌下含用硝酸甘油也能在几分钟内使之缓解。可数天或数星期发作一次,亦可一日内发作多次。

稳定型劳力性心绞痛发作的性质在1~3个月并无改变,即每天和每周疼痛发作次数大致相同,诱发疼痛的劳力和情绪激动程度相同,每次发作疼痛的性质和部位无改变,疼痛时限相仿(3~5min),用硝酸甘油后,也在相同时间内发生疗效。

根据心绞痛的严重程度及其对体力活动的影响,加拿大心血管学会(CCS)将稳定型心绞痛分为5级(表2-1-1)。

表2-1-1 稳定型心绞痛的加拿大心血管学会(CCS)分级

Ⅰ级	一般体力活动如步行或上楼不引起心绞痛,但可发生于费力或长时间用力后
Ⅱ级	体力活动轻度受限。心绞痛发生于快速步行或上楼,或者在寒冷、顶风逆行、情绪激动时。平地行走两个街区(200~400m),或以常速上相当于3楼以上的高度时,能诱发心绞痛
Ⅲ级	日常体力活动明显受限。可发生于平地行走1~2个街区,或以常速上3楼以下
Ⅳ级	任何体力活动或休息时均可出现心绞痛

2.体征 胸痛发作间隙期体检通常无特殊异常发现,但仔细体检能提供有用的诊断线索,可排除某些引起心绞痛的非冠状动脉疾病如瓣膜病、心肌病等,并确定患者的冠心病危险因素。胸痛发作期间体检,能帮助发现有无因心肌缺血而产生的暂时性左心室功能障碍,心绞痛发作时常见心率增快、血压升高、表情焦虑、皮肤冷或出汗,有时出现第四或第三心音奔马律。缺血发作时,可有暂时性心尖部收缩期杂音,由乳头肌缺血、功能失调引起二尖瓣关闭不全所致;可有第二心音逆分裂或出现交替脉;部分患者可出现肺部啰音。

(四)辅助检查

1.心电图　ECG是发现心肌缺血、诊断心绞痛最常用的检查方法。

(1)静息ECG检查:稳定型心绞痛患者静息ECG一般是正常的。最常见的ECG异常是ST-T改变,包括ST段压低(水平型或下斜型)、T波低平或倒置,ST段改变更具特异性。少数可伴有陈旧性MI的表现,可有多种传导障碍,最常见的是左束支传导阻滞和左前分支传导阻滞。不过,静息ECG上ST-T改变在普通人群常见,在Framingham心脏研究中,8.5%的男性和7.7%的女性有ECG上ST-T改变,并且检出率随年龄时增加;在高血压、糖尿病、吸烟者和女性中,ST-T改变的检出率也增加。其他可造成ST-T异常的疾病包括左心室肥大和扩张、电解质异常、神经因素和抗心律失常药物等。然而在冠心病患者中,出现静息ECG的ST-T异常可能与基础心脏病的严重程度有关,包括病变血管的支数和左心室功能障碍。另外,各种心律失常的出现也增加患冠心病的可能。

(2)心绞痛发作时ECG检查:据估计,将近95%病例的心绞痛发作时出现明显的、有相当特征的ECG改变,主要为暂时性心肌缺血所引起的ST段移位。心内膜下心肌容易缺血,故常见ST段压低0.1mV以上,有时出现T波倒置,症状缓解后ST-T改变可恢复正常,动态变化的ST-T对诊断心绞痛的参考价值较大。静息ECG上ST段压低(水平型或下斜型)或T波倒置的患者,发作时可变为无压低或直立的所谓"假性正常化",也支持心肌缺血的诊断。T波改变虽然对反映心肌缺血的特异性不如ST段,但如与平时ECG比较有动态变化,也有助于诊断。

(3)ECG负荷试验:ECG负荷试验是对疑有冠心病的患者给心脏增加负荷(运动或药物)而激发心肌缺血的ECG检查。ECG负荷试验的指征为:临床上怀疑冠心病;对有冠心病危险因素患者的筛选;冠状动脉搭桥及心脏介入治疗前后的评价;陈旧性MI患者对非梗死部位心肌缺血的监测。禁忌证包括:AMI;高危的UA;急性心肌、心包炎;严重高血压[收缩压≥26.7kPa(200mmHg)和(或)舒张压≥14.7kPa(110mmHg)];心功能不全;严重主动脉瓣狭窄;肥厚型梗阻性心肌病;静息状态下有严重心律失常;主动脉夹层。静息状态下ECG即有明显ST段改变的患者如完全性左束支或右束支传导阻滞,或心肌肥厚继发ST段压低等也不适合行ECG负荷试验。负荷试验终止的指标:ST-T降低或抬高≥0.2mV、心绞痛发作、收缩压超过29.3kPa(220mmHg)、血压较负荷前下降、室性心律失常(多源性、连续3个室早和持续性室速)。

运动负荷试验为最常用的方法,敏感性可达到约70%,特异性70%~90%。有典型心绞痛并且负荷ECG阳性者,诊断冠心病的准确率达95%以上。运动方式主要为分级踏板或蹬车,其运动强度可逐步分期升级,以前者较为常用。常用的负荷目标是达到按年龄预计的最大心率或85%~90%的最大心率,前者称为极量运动试验,后者称为次极量运动试验。运动中应持续监测ECG改变,运动前和运动中每当运动负荷量增加一级均应记录ECG,运动终止后即刻和此后每2min均应重复ECG记录,直至心率恢复运动前水平。记录ECG时应同步测定血压。最常用的阳性标准为运动中或运动后ST段水平型或下斜型压低0.1mV(J点后60~80ms),持续超过2min。

(4)动态ECG:连续记录24h或24h以上的ECG,可从中发现ST-T改变和各种心律失常,可将出现ECG改变的时间与患者的活动和症状相对照。ECG上显示缺血性ST-T改变而当时并无心绞痛症状者,称为无痛性心肌缺血。

2.超声心动图　超声心动图可以观察心室腔的大小、心室壁的厚度以及心肌舒缩状态;

另外,还可以观察到陈旧性 MI 时梗死区域的运动消失及室壁瘤形成。稳定型心绞痛患者的静息超声心动图大部分无异常表现,与静息 ECG 一样。负荷超声心动图可以帮助识别心肌缺血的范围和程度,包括药物负荷(多巴酚丁胺常用)、运动负荷、心房调搏负荷以及冷加压负荷。

3.放射性核素检查

(1)静息和负荷心肌灌注显像:心肌灌注显像常用^{201}Tl 或^{99m}Tc－MIBI 静脉注射使正常心肌显影而缺血区不显影的"冷点"显像法,结合运动或药物(双嘧达莫、腺苷或多巴酚丁胺)负荷试验,可查出静息时心肌无明显缺血的患者。

(2)放射性核素心腔造影:用^{113}mIn^{99m}Tc 标记红细胞或白蛋白行心室血池显影有助于了解室壁运动,可测定 LVEF 及显示室壁局部运动障碍。

4.磁共振成像　可同时获得心脏解剖、心肌灌注与代谢、心室功能及冠状动脉成像的信息。

5.心脏 X 线检查　可无异常发现或见主动脉增宽、心影增大、肺淤血等。

6.CT 检查　电子束 CT(EBCT)可用于检测冠状动脉的钙化、预测冠状动脉狭窄的存在。近年发展迅速的多排螺旋 CT 冠状动脉造影,能建立冠状动脉三维成像以显示其主要分支,并可用于显示管壁上的斑块。随硬件设备和软件的进步,诊断的准确性得到很大的提高,已被广泛地用于无创性地诊断冠状动脉病变。

7.左心导管检查　主要包括冠状动脉造影术和左心室造影术,是有创性检查方法。选择性冠状动脉造影术目前仍是诊断冠状动脉病变并指导治疗方案选择尤其是血运重建术方案的最常用方法,常采用穿刺股动脉或桡动脉的方法,选择性地将导管送入左、右冠状动脉口,注射造影剂使冠状动脉主支及其分支显影,可以准确地反映冠状动脉狭窄的程度和部位。而左心室造影术是将导管送入左心室,用高压注射器将 30～40ml 造影剂以 12～15ml/s 的速度注入左心室,以评价左心室整体功能及局部室壁运动状况。

根据冠状动脉的灌注范围,将冠状动脉供血类型分为:右冠状动脉优势型、左冠状动脉优势型和均衡型("优势型"的命名是以供应左室间隔后半部分和左室后壁的冠状动脉为标准)。85%为右冠状动脉优势型;7%为右冠状动脉和左冠回旋支共同支配,即均衡型;8%为左冠状动脉优势型。85%的稳定型劳力性心绞痛患者至少有一支冠状动脉主要分支或左主干存在高度狭窄(＞70%)或闭塞。

8.其他的有创性检查技术　由于冠状动脉造影只是通过造影剂充填的管腔轮廓反映冠状动脉病变,因此在定性和定量判断管壁上的病变方面存在局限性。而 IVUS 成像是将微型超声探头送入冠状动脉,显示血管的横断面,可同时了解管腔的狭窄程度和管壁上的病变情况,根据病变的回声特性了解病变性质。OCT 的成像原理与 IVUS 相似,但分辨率更高,不过穿透力较低。血管镜在显示血栓性病变方面有独特的应用价值。血管内多普勒血流速度测定技术能测定冠状动脉血流速度及血流储备,评价微循环功能。冠状动脉内压力测定技术得到的血流储备分数可评价狭窄病变导致的机械性梗阻程度。上述有创的技术对冠状动脉病变的形态和冠状动脉循环的功能评价能提供更多有价值的信息。

(五)诊断和鉴别诊断

根据典型的发作特点和体征,休息或含用硝酸甘油后缓解,结合年龄和存在的冠心病危险因素,除外其他疾病所致的心绞痛,即可建立诊断。发作不典型者,诊断要依靠观察硝酸甘油的疗效和发作时 ECG 的变化。未记录到症状发作时 ECG 者,可行 ECG 负荷试验或动态 ECG 监测,如负荷试验出现 ECG 阳性变化或诱发心绞痛时亦有助于诊断。诊断困难者,可行放射性核素检查、冠状动脉 CTA 或选择性冠状动脉造影检查。考虑介入治疗或外科手术者,必须行选择性冠状动脉造影。

胸痛患者需考虑多种疾病,见表 2-1-2。稳定型心绞痛尤其需要与以下疾病进行鉴别。

表 2-1-2　需与稳定型心绞痛相鉴别的疾病

心源性胸痛	肺部疾患	消化道疾病	神经肌肉疾病	精神性疾病
主动脉夹层	胸膜炎	胃-食管反流	肋间神经痛	焦虑性疾病
心包炎	肺栓塞	食管痉挛	肋骨肋软骨病	情感性疾病(如抑郁症)
心肌病	肺炎	食管失弛缓综合征	带状疱疹	躯体性精神病
重度主动脉瓣狭窄	纵隔肿瘤	食管裂孔疝		思维型精神病
心脏神经症	气胸	消化性溃疡		
心肌梗死		胰腺炎		
		胆囊炎		
		胆囊结石		

1.心脏神经症　本病患者常诉胸痛,但为短暂(几秒钟)的刺痛或持久(几小时)的隐痛,患者常喜欢不时地吸一大口气或作叹息性呼吸。胸痛部位多在左胸乳房下心尖部附近,或经常变动。症状多在疲劳之后出现,而不在疲劳的当时,作轻度体力活动反觉舒适,有时可耐受较重的体力活动而不发生胸痛或胸闷。含用硝酸甘油无效或在 10 多分钟后才"见效",常伴有心悸、疲乏及其他神经衰弱的症状。

2.不稳定型心绞痛和急性心肌梗死　与稳定型劳力性心绞痛不同,UA 包括初发型心绞痛、恶化型心绞痛及静息型心绞痛,仔细病史询问有助鉴别。AMI 临床表现更严重,有心肌坏死的证据。

3.其他疾病引起的心绞痛　包括主动脉瓣严重狭窄或关闭不全、冠状动脉炎引起的冠状动脉口狭窄或闭塞、肥厚型心肌病、X 综合征等疾病均可引起心绞痛,要根据其他临床表现来鉴别。其中 X 综合征多见于女性,ECG 负荷试验常阳性,但冠状动脉造影阴性且无冠状动脉痉挛,预后良好,与微血管功能不全有关。

4.肋间神经痛　疼痛常累及 1~2 个肋间,但并不一定局限在胸前,为刺痛或灼痛,多为持续性而非发作性,咳嗽、用力呼吸和身体转动可使疼痛加剧,沿神经行经处有压痛,手臂上举活动时局部有牵拉疼痛,故与心绞痛不同。

5.不典型疼痛　还需与包括胃-食管反流、食管动力障碍、食管裂孔疝等食管疾病以及消化性溃疡、颈椎病等鉴别。

(六)治疗

有两个主要目的:一是预防 MI 和猝死,改善预后,延长患者的生存期;二是减少缺血发作和缓解症状,提高生活质量。

1.一般治疗　发作时立刻休息,一般在停止活动后症状即可消除;平时应尽量避免各种已知的诱发因素,如过度的体力活动、情绪激动、饱餐等,冬天注意保暖;调节饮食,一次进食不宜过饱,避免油腻饮食,戒烟限酒;调整日常生活与工作量;减轻精神负担;保持适当的体力活动,以不发生疼痛症状为度;治疗高血压、糖尿病、贫血、甲状腺功能亢进等相关疾病。

2.药物治疗 药物治疗首先考虑预防 MI 和死亡,其次是减少缺血、缓解症状及改善生活质量。

(1)抗心绞痛和抗缺血治疗

1)硝酸酯类药物:能降低心肌需氧,同时增加心肌供氧,从而缓解心绞痛。除扩张冠状动脉、降低阻力、增加冠状循环的血流量外,还通过对周围容量血管的扩张作用,减少静脉回流心脏的血量,降低心室容量、心腔内压和心室壁张力,降低心脏前负荷;对动脉系统有轻度扩张作用,减低心脏后负荷和心脏的需氧。

①硝酸甘油:为即刻缓解心绞痛发作,可使用作用较快的硝酸甘油舌下含片,1~2 片(0.5~1.0mg),舌下含化,迅速为唾液所溶解而吸收,1~2min 即开始起作用,约半小时后作用消失。延迟见效或完全无效者,首先要考虑药物是否过期或未溶解,如属后者可嘱患者轻轻嚼碎后继续含化。服用戊四硝酯片剂,持续而缓慢释放,口服半小时后起作用,可持续 4~8h,每次 2.5mg。用 2% 硝酸甘油油膏或橡皮膏贴片(含 5~10mg)涂或贴在胸前或上臂皮肤而缓慢吸收,适用于预防夜间心绞痛发作。

②硝酸异山梨酯(消心痛),口服 3 次/天,每次 5~20mg,服后半小时起作用,持续 3~5h,缓释制剂药效可维持 12h,可用 20mg,2 次/天。本药舌下含化后 2~5min 见效,作用维持 2~3h,每次可用 5~10mg。

以上两种药物还有供喷雾吸入用的气雾制剂。

③5—单硝酸异山梨酯:多为长效制剂,每天 20~50mg,1~2 次。

硝酸酯药物长期应用的主要问题是耐药性,其机制尚未明确,可能与巯基利用度下降、RAAS 激活等有关。防止发生耐药的最有效方法是每天保持足够长(8~10h)的无药期。硝酸酯药物的不良反应有头晕、头胀痛、头部跳动感、面红、心悸等,偶有血压下降。

2)β受体阻滞剂:机制是阻断拟交感胺类对心率和心收缩力的刺激作用,减慢心率、降低血压、减低心肌收缩力和氧耗量,从而缓解心绞痛的发作。此外,还减少运动时血流动力的反应,使同一运动量水平上心肌氧耗量减少;使不缺血的心肌区小动脉(阻力血管)缩小,从而使更多的血液通过极度扩张的侧支循环(输送血管)流入缺血区。不良反应有心室射血时间延长和心脏容积增加,虽然可能使心肌缺血加重或引起心肌收缩力降低,但其使心肌耗氧量减少的作用远超过其不良反应。常用的制剂是美托洛尔 25~100mg,2~3 次/天,其缓释制剂每天仅需口服 1 次;阿替洛尔 12.5~50mg,1~2 次/天;比索洛尔 5~10mg,1 次/天。

本药常与硝酸酯制剂联合应用,比单独应用效果好。但要注意:①本药与硝酸酯制剂有协同作用,因而剂量应偏小,开始剂量尤其要注意减少,以免引起直立性低血压等不良反应;②停用本药时应逐步减量,如突然停用有诱发 MI 的可能;③支气管哮喘以及心动过缓、高度房室传导阻滞者不用为宜;④我国多数患者对本药比较敏感,可能难以耐受大剂量。

3)钙通道阻断剂(CCB):本类药物抑制钙离子进入心肌内,也抑制心肌细胞兴奋—收缩耦联中钙离子的作用。因而抑制心肌收缩,减少心肌氧耗;扩张冠状动脉,解除冠状动脉痉挛,改善心内膜下心肌的供血;扩张周围血管,降低动脉压,减轻心脏负荷;还降低血黏度,抗血小板聚集,改善心肌的微循环。

常用制剂包括:①二氢吡啶类:硝苯地平 10~20mg,3 次/天,亦可舌下含用,其缓释制剂 20~40mg,1~2 次/天。非洛地平、氨氯地平为新一代具有血管选择性的二氢吡啶类。同类制剂有尼群地平、尼索地平、尼卡地平、尼鲁地平、伊拉地平等;②维拉帕米:40~80mg,3 次/

天,或缓释剂 120～480mg/d,同类制剂有噻帕米等;③地尔硫䓬:30～90mg,3 次/天,其缓释制剂 45～90mg,1～2 次/天。

对于需要长期用药的患者,目前推荐使用控释、缓释或长效剂型。低血压、心功能减退和心衰加重可以发生在长期使用该药期间。该药的不良反应包括周围性水肿和便秘,还有头痛、面色潮红、嗜睡、心动过缓或过速和房室传导阻滞等。

CCB 对于减轻心绞痛大体上与 β 受体阻滞剂效果相当。本类药可与硝酸酯联合使用,其中硝苯地平尚可与 β 受体阻滞剂同服,但维拉帕米和地尔硫䓬与 β 受体阻滞剂合用时则有过度抑制心脏的危险。变异型心绞痛首选 CCB 治疗。

4)代谢类药物:曲美他嗪通过抑制脂肪酸氧化、增加葡萄糖代谢而增加缺氧状态下高能磷酸键的合成,治疗心肌缺血,无血流动力学影响,可与其他药物合用。可作为传统治疗不能耐受或控制不佳时的补充或替代治疗。口服 40～60mg/d,每次 20mg,2～3 次/天。

5)窦房结抑制剂伊伐布雷定:该药是目前唯一的高选择 If 离子通道抑制剂,通过阻断窦房结起搏电流 If 通道、降低心率,发挥抗心绞痛的作用,对房室传导功能无影响。该药适用于对 β 受体阻滞剂和 CCB 不能耐受、无效或禁忌又需要控制窦性心率的患者。

(2)预防心肌梗死和死亡的药物治疗

1)抗血小板治疗:稳定型心绞痛患者至少需要服用一种抗血小板药物。常用药物包括:①阿司匹林:通过抑制血小板环氧化酶和 TXA_2,抑制血小板在动脉粥样硬化斑块上的聚集,防止血栓形成,同时也通过抑制 TXA_2 导致的血管痉挛。能使稳定型心绞痛的心血管事件的危险性平均降低 33%。在所有急性或慢性缺血性心脏病的患者,无论有否症状,只要没有禁忌证,就应每天常规应用阿司匹林 75～300mg。不良反应主要是胃肠道症状,并与剂量有关,使用肠溶剂或缓释剂、抗酸剂可以减少对胃的不良作用。禁忌证包括过敏、严重未经治疗的高血压、活动性消化性溃疡、局部出血和出血体质。②氯吡格雷和噻氯匹定:通过二磷酸腺苷(ADP)受体抑制血小板内 Ca^{2+} 活性,并抑制血小板之间纤维蛋白原桥的形成。氯吡格雷的剂量为 75mg,每天 1 次;噻氯匹定为 250mg,1～2 次/天,由于后者胃肠道不适和过敏发生率高,也可以引起白细胞、中性粒细胞(2.4%)和血小板减少,因此要定期作血常规检查,目前已较少使用。前者粒细胞减少的不良反应小并且起效更快,一般不能耐受阿司匹林者可口服氯吡格雷。③其他的抗血小板制剂:西洛他唑是磷酸二酯酶抑制剂,50～100mg,2 次/天。

2)降脂药物:降脂(或称调脂)药物在治疗冠状动脉粥样硬化中起重要作用,胆固醇的降低与冠心病死亡率和总死亡率降低有明显关系。他汀类药物可以进一步改善内皮细胞的功能,抑制炎症、稳定斑块,使部分动脉粥样硬化斑块消退,显著延缓病变进展。慢性稳定性心绞痛患者即使只是出现轻到中度 LDL-C 升高,也建议采用他汀类治疗,建议目标是将 LDL-C 水平降到<1g/L。

3)血管紧张素转换酶抑制剂(ACEI):ACEI 并非控制心绞痛的药物,但可降低缺血性事件的发生。ACEI 能逆转左室肥厚及血管增厚,延缓动脉粥样硬化进展,能减少斑块破裂和血栓形成,另外有利于心肌氧供/氧耗平衡和心脏血流动力学,并降低交感神经活性。可应用于已知冠心病患者的二级预防,尤其是合并有糖尿病者。对收缩压<12.0kPa(90mmHg)、肾衰竭、双侧肾动脉狭窄和过敏者禁用。不良反应主要包括干咳、低血压和罕见的血管性水肿。常用药物包括培哚普利 4～8mg,1 次/天,福辛普利 10～20mg,1 次/天,贝那普利 10～20mg,1 次/天,雷米普利 5～10mg,1 次/天,赖诺普利 10～20mg,1 次/天,依那普利 5～10mg,2 次/

天,卡托普利 12.5～25mg,3 次/天。

3.经皮冠状动脉介入术(PCI)　PCI 已成为冠心病治疗的重要手段,介入治疗的手术数量已超过外科旁路手术。与内科药物保守疗法相比,能使患者的生活质量明显提高(活动耐量增加),但是总体的 MI 发生和死亡率无显著差异。随着新技术的出现,尤其是新型支架及新型抗血小板药物的应用,PCI 不仅可以改善生活质量,而且对存在大面积心肌缺血的高危患者可明显降低其 MI 的发生率和死亡率。PCI 的适应证也从早期的简单单支病变扩展为更复杂的病变,如多支血管病变、慢性完全闭塞病变及左主干病变等。

4.冠状动脉旁路手术(CABG)　使用患者自身的大隐静脉或游离内乳动脉或桡动脉作为旁路移植材料,一端吻合在主动脉,另一端吻合在有病变的冠状动脉段的远端;引主动脉的血流以改善该病变冠状动脉所供心肌的血流供应。CABG 术在冠心病发病率高的国家已成为最普通的择期性心脏外科手术,对缓解心绞痛和改善患者的生存有较好效果。最近的微创冠状动脉旁路手术,采用心脏不停跳的方式进行冠状动脉旁路手术,并发症少、患者恢复快。

本手术适应证:①冠状动脉多支血管病变,尤其是合并糖尿病的患者;②冠状动脉左主干病变;③不适合行介入治疗的患者;④MI 后合并室壁瘤,需要进行室壁瘤切除的患者;⑤闭塞段的远段管腔通畅,血管供应区有存活心肌。

5.运动锻炼疗法　谨慎安排进度适宜的运动锻炼,有助于促进侧支循环的发展,提高体力活动的耐受量而改善症状。

(七)预后

心绞痛患者大多数能生存很多年,但有发生 AMI 或猝死的危险,有室性心律失常或传导阻滞者预后较差,但决定预后的主要因素为冠状动脉病变范围和心功能。左冠状动脉主干病变最为严重,左主干狭窄患者第一年的生存率为 70%,三支血管病变及心功能减退(LVEF<25%)患者的生存率与左主干狭窄相同,左前降支近段病变较其他两支的病变严重。患者应积极治疗和预防,二级预防的主要措施可总结为所谓的 ABCDE 方案:A. 阿司匹林和 ACEI;B. β 受体阻滞剂和控制血压;C. 控制胆固醇和吸烟;D. 控制饮食和糖尿病;E. 健康教育和运动。

二、隐匿型冠心病

隐匿型冠心病是无临床症状,但有心肌缺血客观证据(心电活动、心肌血流灌注及心肌代谢等异常)的冠心病,亦称无症状性冠心病。其心肌缺血的 ECG 表现可见于静息时,或在负荷状态下才出现,常为动态 ECG 记录所发现,又称为无症状性心肌缺血。这些患者经过冠状动脉造影或尸检,几乎均证实冠状动脉有明显狭窄病变。

(一)临床表现

本病有 3 种临床类型:①患者有因冠状动脉狭窄引起心肌缺血的客观证据,但从无心肌缺血的症状;②患者曾患 MI,现有心肌缺血但无心绞痛症状;③患者有心肌缺血发作,但有些有症状,有些则无症状,此类患者临床最多见。

心肌缺血而无症状的发生机制尚不清楚,可能与下列因素有关:①生理情况下,血浆或脑脊液中内源性阿片类物质(内啡肽)水平的变化,可能导致痛阈的改变;②心肌缺血较轻或有较好的侧支循环;③糖尿病性神经病变、冠状动脉旁路移植术后、MI 后感觉传入径路中断所引起的损伤以及患者的精神状态等,均可导致痛阈的改变。隐匿性冠心病患者可转为各种有症状的冠心病临床类型,包括心绞痛或 MI,亦可能逐渐演变为缺血性心肌病,个别患者发生猝死。及时发现这类患者,可为他们提供及早治疗的机会。

(二)诊断和鉴别诊断

诊断主要根据静息、动态或负荷试验的 ECG 检查、放射性核素心肌显像,发现患者有心肌缺血的改变,而无其他原因解释,又伴有动脉粥样硬化的危险因素。能确定冠状动脉存在病变的影像学检查(包括多排螺旋 CT 造影、有创性冠状动脉造影或再加 IVUS 检查),有重要诊断价值。

鉴别诊断要考虑能引起 ST 段和 T 波改变的其他疾病,如各种器质性心脏病,尤其是心肌炎、心肌病、心包病,电解质失调,内分泌病和药物作用等情况,都可引起 ECG 的 ST 段和 T 波改变,诊断时要注意摒除。但根据这些疾病和情况的临床特点,不难作出鉴别。心脏神经症患者可因肾上腺素能 β 受体兴奋性增高而在 ECG 上出现 ST 段和 T 波变化,应予鉴别。

(三)防治

采用防治动脉粥样硬化的各种措施,硝酸酯类、β 受体阻滞剂和 CCB 可减少或消除无症状性心肌缺血的发作,联合用药效果更好。药物治疗后仍持续有心肌缺血发作者,应行冠状动脉造影以明确病变的严重程度,并考虑进行血运重建手术治疗。

(四)预后

与冠状动脉病变的范围、程度相关,而与有无症状无关。总缺血负荷,即有症状与无症状缺血之和,可作为预测冠心病患者预后的指标。

三、缺血性心肌病

缺血性心肌病为冠状动脉粥样硬化病变使心肌缺血、缺氧而导致心肌细胞减少、坏死、心肌纤维化、心肌瘢痕形成的疾病。其临床特点是心脏变得僵硬、逐渐扩大,发生心律失常和心力衰竭。因此也被称为心律失常和心衰型冠心病或心肌硬化型冠心病。

(一)病理解剖和病理生理

缺血性心肌病主要由冠状动脉粥样硬化性狭窄、闭塞、痉挛和毛细血管网的病变所引起。心肌细胞的减少和坏死可以是 MI 的直接后果,也可因长期慢性心肌缺血累积而造成。心肌细胞坏死,残存的心肌细胞肥大、纤维化或瘢痕形成以及心肌间质胶原沉积增加等均可发生,可导致室壁张力增加及室壁硬度异常、心脏扩大及心衰等。病变主要累及左心室肌和乳头肌,也累及起搏和传导系统。心室壁上既可以有块状的成片坏死区,也可以有非连续性多发的灶性心肌损害。

近年的研究认为心肌细胞凋亡是缺血性心肌病的重要细胞学基础。细胞凋亡与坏死共同形成了细胞生命过程中两种不同的死亡机制。心肌坏死是细胞受到严重和突然缺血后所发生的死亡,而心肌细胞凋亡是指程序式死亡,可以由严重的心肌缺血、再灌注损伤、MI 和心脏负荷增加等诱发。此外,内皮功能紊乱可以促进患者发生心肌缺血,从而影响左心室功能。

(二)临床表现

1.心脏增大　患者有心绞痛或心肌梗死的病史,常伴有高血压。心脏逐渐增大,以左心室增大为主,可先肥厚,以后扩大,后期则两侧心脏均扩大。部分患者可无明显的心绞痛或 MI 史,由隐匿性冠心病发展而来。

2.心力衰竭　心衰的表现多逐渐发生,大多先出现左心衰竭。在心肌肥厚阶段,心脏顺应性降低,引起舒张功能不全。随着病情的发展,收缩功能也衰竭。然后右心也发生衰竭,出现相应的症状和体征。

3.心律失常　可出现各种心律失常,这些心律失常一旦出现常持续存在,其中以期前收缩(室性或房性)、房颤、病态窦房结综合征、房室传导阻滞和束支传导阻滞为多见,阵发性心动过速亦时有发现。有些患者在心脏还未明显增大前已发生心律失常。

(三)诊断和鉴别诊断

诊断主要依靠冠状动脉粥样硬化的证据,并且除外可引起心脏扩大、心衰和心律失常的其他器质性心脏病。ECG 检查除可见心律失常外,还可见到冠状动脉供血不足的变化,包括 ST 段压低、T 波平坦或倒置、Q－T 间期延长、QRS 波电压低等;放射性核素检查见心肌缺血;超声心动图可显示室壁的异常运动。如以往有心绞痛或 MI 病史,有助于诊断。冠状动脉造影可确立诊断。

鉴别诊断要考虑与心肌病(特别是特发性扩张型心肌病、克山病等)、心肌炎、高血压性心脏病、内分泌病性心脏病等鉴别。

(四)防治

早期的内科防治甚为重要,有助于推迟充血性心衰的发生发展。积极控制冠心病危险因素,治疗各种形式的心肌缺血,对缺血区域有存活心肌者,血运重建术可显著改善心肌功能。治疗心衰以应用利尿剂和 ACEI(或 ARB)为主。β 受体阻滞剂长期应用可改善心功能、降低病死率。能阻滞 β_1、β_2 和 α_1 受体的新一代 β 受体阻滞剂卡维地洛 12.5～100mg/d,效果较好。正性肌力药可作为辅助治疗,但强心苷宜选用作用和排泄快速的制剂,如毒毛花苷 K、毛花苷丙、地高辛等。曲美他嗪可改善缺血,解除残留的心绞痛症状并减少对其他辅助治疗的需要。对既往有血栓栓塞史、心脏明显扩大、房颤或超声心动图证实有附壁血栓者应给予抗凝治疗。心律失常中的病态窦房结综合征和房室传导阻滞出现阿一斯综合征发作者,宜及早安置永久性人工心脏起搏器;有房颤的患者,如考虑转复窦性心律,应警惕同时存在病态窦房结综合征的可能,避免转复窦性心律后心率极为缓慢,反而对患者不利。晚期患者常是心脏移植手术的主要对象。近年来,新的治疗技术如自体骨髓干细胞移植、血管内皮生长因子(VEGF)基因治疗已试用于临床,为缺血性心肌病治疗带来了新的希望。

(五)预后

本病预后不佳,5 年病死率 50％～84％。心脏显著扩大特别是进行性心脏增大、严重心律失常和射血分数明显降低,为预后不佳的预测因素。死亡原因主要是进行性充血性心衰、MI 和严重心律失常。

(赵瑞平)

第六节　急性冠状动脉综合征

急性冠状动脉综合征(ACS)指心病中急性发病的临床类型,包括 ST 段抬高型心肌梗死、非 ST 段抬高型心肌梗死和不稳定型心绞痛。近年又将前者称为 ST 段抬高型 ACS,约占 1/4(包括小部分变异型心绞痛),后两者合称为非 ST 段抬高型 ACS,约占 3/4。它们主要涵盖了以往分类中的 Q 波型急性心肌梗死(AMI)、非 Q 波型 AMI 和不稳定型心绞痛。

一、不稳定型心绞痛和非 ST 段抬高型心肌梗死(非 ST 段抬高型急性冠状动脉综合征)

不稳定型心绞痛(UA)指介于稳定型心绞痛和急性心肌梗死之间的临床状态,包括了除稳定型劳力性心绞痛以外的初发型、恶化型劳力性心绞痛和各型自发性心绞痛。它是在粥样硬化病变的基础上,发生了冠状动脉内膜下出血、斑块破裂、破损处血小板与纤维蛋白凝集形成血栓、冠状动脉痉挛以及远端小血管栓塞引起的急性或亚急性心肌供氧减少所致。它是 ACS 中的常见类型。若 UA 伴有血清心肌坏死标志物明显升高,此时可确立非 ST 段抬高型心肌梗死(NSTEMI)的诊断。

(一)发病机制

ACS 有着共同的病理生理学基础,即在冠状动脉粥样硬化的基础上,粥样斑块松动、裂纹或破裂,使斑块内高度致血栓形成的物质暴露于血流中,引起血小板在受损表面黏附、活化、聚集,形成血栓,导致病变血管完全性或非完全性闭塞。冠脉病变的严重程度,主要取决于斑块的稳定性,与斑块的大小无直接关系。不稳定斑块具有如下特征:脂质核较大,纤维帽较薄,含大量的巨噬细胞和 T 淋巴细胞,血管平滑肌细胞含量较少。UA/NSTEMI 的特征是心肌供氧和需氧之间平衡失调,目前发现其最常见病因是心肌血流灌注减少,这是由于粥样硬化斑块破裂发生的非阻塞性血栓导致冠状动脉狭窄所致。血小板聚集和破裂斑块碎片导致的微血管栓塞,使得许多患者的心肌标志物释放。其他原因包括动力性阻塞(冠状动脉痉挛或收缩)、进行性机械性阻塞、炎症和(或)感染、继发性 UA 即心肌氧耗增加或氧输送障碍的情况(包括贫血、感染、甲状腺功能亢进、心律失常、血液高黏滞状态或低血压等),实际上这 5 种病因相互关联。

近年来的研究发现,导致粥样斑块破裂的机制如下。

1.斑块内 T 淋巴细胞通过合成细胞因子 γ－干扰素(IFN－γ)能抑制平滑肌细胞分泌间质胶原使斑块纤维帽结构变薄弱。

2.斑块内巨噬细胞、肥大细胞可分泌基质金属蛋白酶如胶原酶、凝胶酶、基质溶解酶等,加速纤维帽胶原的降解,使纤维帽变得更易受损。

3.冠脉管腔内压力升高、冠脉血管张力增加或痉挛、心动过速时心室过度收缩和扩张所产生的剪切力以及斑块滋养血管破裂均可诱发与正常管壁交界处的斑块破裂。由于收缩压、心率、血液黏滞度、内源性组织纤溶酶原激活剂(tPA)活性、血浆肾上腺素和皮质激素水平的昼夜节律性变化一致,使每天晨起后 6:00～11:00 最易诱发冠脉斑块破裂和血栓形成,由此产生了每天凌晨和上午 MI 高发的规律。

(二)病理解剖

冠状动脉病变或粥样硬化斑块的慢性进展,即使可导致冠状动脉严重狭窄甚至完全闭塞,由于侧支循环的逐渐形成,通常不一定产生 MI。若冠状动脉管腔未完全闭塞,仍有血供,临床上表现为 NSTEMI 即非 Q 波型 MI 或 UA,心电图仅出现 ST 段持续压低或 T 波倒置。如果冠脉闭塞时间短,累计心肌缺血<20min,组织学上无心肌坏死,也无心肌酶或其他标志物的释出,心电图呈一过性心肌缺血改变,临床上就表现为 UA;如果冠脉严重阻塞时间较长,累计心肌缺血>20min,组织学上有心肌坏死,血清心肌坏死标志物也会异常升高,心电图上呈持续性心肌缺血改变而无 ST 段抬高和病理性 Q 波出现,临床上即可诊断为 NSTEMI 或非 Q 波型 MI。NSTEMI 虽然心肌坏死面积不大,但心肌缺血范围往往不小,临床上依然很高危;这可以是冠状动脉血栓性闭塞已有早期再通,或痉挛性闭塞反复发作,或严重狭窄的基础上急性闭塞后已有充分的侧支循环建立的结果。NSTEMI 时的冠脉内附壁血栓多为白血栓;也有可能是斑块成分或血小板血栓向远端栓塞所致;偶有由破裂斑块疝出而堵塞冠脉管腔者被称为斑块灾难。

(三)临床表现

UA 的临床表现一般具有以下 3 个特征之一。

1.静息时或夜间发生心绞痛常持续 20min 以上。

2.新近发生的心绞痛(病程在 2 个月内)且程度严重。

3.近期心绞痛逐渐加重(包括发作的频度、持续时间、严重程度和疼痛放射到新的部位)。发作时可有出汗、皮肤苍白湿冷、恶心、呕吐、心动过速、呼吸困难、出现第三或第四心音等表现。而原来可以缓解心绞痛的措施此时变得无效或不完全有效。UA 患者中约 20% 发生 NSTEMI 需通过血肌钙蛋白和心肌酶检查来判定。UA 和 NSTEMI 中很少有严重的左心室功能不全所致的低血压(心源性休克)。

UA 或 NSTEMI 的 Braunwald 分级是根据 UA 发生的严重程度将之分为 I、II、III 级,而根据其发生的临床环境将之分为 A、B、C 级。

I 级:初发的、严重或加剧性心绞痛。发生在就诊前 2 个月内,无静息时疼痛。每日发作 3 次或 3 次以上,或稳定型心绞痛患者心绞痛发作更频繁或更严重,持续时间更长,或诱发体力活动的阈值降低。

II 级:静息型亚急性心绞痛。在就诊前 1 个月内发生过 1 次或多次静息性心绞痛,但近 48h 内无发作。

III 级:静息型急性心绞痛。在 48h 内有 1 次或多次静息性心绞痛发作。

A 级:继发性 UA。在冠状动脉狭窄的基础上,同时伴有冠状动脉血管床以外的疾病引起心肌氧供和氧需之间平衡的不稳定,加剧心肌缺血。这些因素包括:贫血、感染、发热、低血压、快速性心律失常、甲状腺功能亢进、继发于呼吸衰竭的低氧血症。

B 级:原发性 UA。无可引起或加重心绞痛发作的心脏以外的因素,且患者 2 周内未发生过 MI。这是 UA 的常见类型。

C 级:MI 后 UA。在确诊 MI 后 2 周内发生的 UA。约占 MI 患者的 20%。

(四)危险分层

由于不同的发病机制造成不同类型 ACS 的近、远期预后有较大的差别,因此正确识别 ACS 的高危人群并给予及时和有效的治疗可明显改善其预后,具有重要的临床意义。对于 ACS 的危险性评估遵循以下原则:首先是明确诊断,然后进行临床分类和危险分层,最终确定治疗方案。

1.高危非 ST 段抬高型 ACS 患者的评判标准　美国心脏病学会/美国心脏病协会(ACC/AHA)将具有以下临床或心电图情况中的 1 条作为高危非 ST 段抬高型 ACS 患者的评判标准:

(1)缺血症状在 48h 内恶化。

(2)长时间进行性静息性胸痛(>20min)。

(3)低血压,新出现杂音或杂音突然变化、心力衰竭,心动过缓或心动过速,年龄>75 岁。

(4)心电改变:静息性心绞痛伴一过性 ST 段改变(>0.05mV),新出现的束支传导阻滞,持续性室性心动过速。

(5)心肌标志物(TnI、TnT)明显增高(>0.1μg/L)。

2.中度危险性 ACS 患者的评判标准　中度危险为无高度危险特征但具备下列中的1条。

(1)既往 MI、周围或脑血管疾病,或冠脉搭桥,既往使用阿司匹林。

(2)长时间(>20min)静息性胸痛已缓解,或过去 2 周内新发 CCS 分级Ⅲ级或Ⅳ级心绞痛,但无长时间(>20min)静息性胸痛,并有高度或中度冠状动脉疾病可能;夜间心绞痛。

(3)年龄>70 岁。

(4)心电图改变:T 波倒置>0.2mV,病理性 Q 波或多个导联静息 ST 段压低<0.1mV。

(5)TnI 域 TnT 轻度升高(即<0.1μg/L,但>0.01μg/L)。

3.低度危险性 ACS 患者的评判标准　低度危险性为无上述高度、中度危险特征,但有下列特征。

(1)心绞痛的频率、程度和持续时间延长,诱发胸痛阈值降低,2 周至 2 个月内新发心绞痛。

(2)胸痛期间心电图正常或无变化。

(3)心脏标志物正常。近年来,在结合上述指标的基础上,将更为敏感和特异的心肌生化标志物用于危险分层,其中最具代表性的是心肌特异性肌钙蛋白、C 反应蛋白、高敏 C 反应蛋白(HsCRP)、脑钠肽(BNP)和纤维蛋白原。

(五)实验室检查和辅助检查

1.心电图检查　应在症状出现 10min 内进行。UA 发作时心电图有一过性 ST 段偏移和(或)T 波倒置;如心电图变化持续 12h 以上,则提示发生 NSTEMI。NSTEMI 时不出现病理性 Q 波,但有持续性 ST 段压低≥0.1mV(aVR 导联有时还有 V₁ 导联则 ST 段抬高),或伴对称性 T 波倒置,相应导联的 R 波电压进行性降低,ST 段和 T 波的这种改变常持续存在(图 2—1—1)。

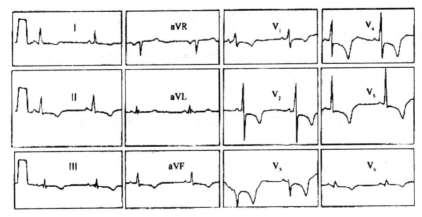

图 2—1—1　急性非 Q 波性心肌梗死的心电图

图示除Ⅰ、aVL、aVR 外各导联 ST 段压低伴 T 波倒置

2.心脏标志物检查　UA 时,心脏标志物一般无异常增高;NSTEMI 时,血 CK—MB 或肌钙蛋白常有明显升高(详见后文"ST 段抬高型心肌梗死")。肌钙蛋白 T 或 I 及 C 反应蛋白升高是协助诊断和提示预后较差的指标。

3.其他　需施行各种介入性治疗时,可先行选择性冠状动脉造影,必要时行血管内超声或血管镜检查,明确病变情况。

(六)诊断

对年龄>30 岁的男性和>40 岁的女性(糖尿病患者更年轻)主诉符合上述临床表现的心绞痛时应考虑 ACS,但须先与其他原因引起的疼痛相鉴别。随即进行一系列的心电图和心脏标志物的检测,以判别为 UA、NSTEMI 抑或是 STEMI。

(七)鉴别诊断

鉴别诊断要考虑下列疾病。

1.急性心包炎　尤其是急性非特异性心包炎,可有较剧烈而持久的心前区疼痛,心电图有 ST 段和 T 波变化。但心包炎患者在疼痛的同时或以前已有发热和血白细胞计数增高,疼痛常于深呼吸和咳嗽时加重,坐位前倾时减轻。体检可发现心包摩擦音,心电图除 aVR 外,各导联均有 ST 段弓背向下的抬高,无异常 Q 波出现。

2.急性肺动脉栓塞　肺动脉大块栓塞常可引起胸痛、咯血、气急和休克,但有右心负荷急剧增加的表现,如发绀、肺动脉瓣区第二心音亢进、三尖瓣区出现收缩期杂音、颈静脉充盈、肝大、下肢水肿等。发热和白细胞增多出现也较早,多在 24h 内。心电图示电轴右偏,Ⅰ 导联出现 S 波或原有的 S 波加深,Ⅲ 导联出现 Q 波和 T 波倒置,aVR 导联出现高 R 波,胸导联过渡区向左移,右胸导联 T 波倒置等。血乳酸脱氢酶总值增高,但其同工酶和肌酸磷酸激酶不增高,D—二聚体可升高,其敏感性高但特异性差。肺部 X 线检查、放射性核素肺通气—灌注扫描、X 线 CT 和必要时选择性肺动脉造影有助于诊断。

3.急腹症　急性胰腺炎、消化性溃疡穿孔、急性胆囊炎、胆石症等,患者可有上腹部疼痛及休克,可能与 ACS 患者疼痛波及上腹部者混淆。但仔细询问病史和体格检查,不难作出鉴别。心电图检查和血清肌钙蛋白、心肌酶等测定有助于明确诊断。

4.主动脉夹层分离　以剧烈胸痛起病,颇似 ACS。但疼痛一开始即达高峰,常放射到背、肋、腹、腰和下肢,两上肢血压及脉搏可有明显差别,少数有主动脉瓣关闭不全,可有下肢暂时性瘫痪或偏瘫。X 线胸片示主动脉增宽,X 线 CT 或 MRI 主动脉断层显像以及超声心动图探测到主动脉壁夹层内的液体,可确立诊断。

5.其他疾病　急性胸膜炎、自发性气胸、带状疱疹等心脏以外疾病引起的胸痛,依据特异性体征、X 线胸片和心电图特征不难鉴别。

(八)预后

约 30% 的 UA 患者在发病 3 个月内发生 MI,猝死较少见,其近期死亡率低于 NSTEMI 或 STEMI。但 UA 或 NSTEMI 的远期死亡率和非致死性事件的发生率高于 STEMI,这可能与其冠状动脉病变更严重有关。

(九)治疗

ACS 是内科急症,治疗结局主要受是否迅速诊断和治疗的影响,因此应及早发现及早住院,并加强住院前的就地处理。UA 或 NSTEMI 的治疗目标是稳定斑块、治疗残余心肌缺血、进行长期的二级预防。溶栓治疗不宜用于 UA 或 NSTEMI。

1.一般治疗　UA 或 NSTEMI 患者应住入冠心病监护病室,卧床休息至少 12～24h,给予持续心电监护。病情稳定或血运重建后症状控制,应鼓励早期活动。下肢作被动运动可防止静脉血栓形成。活动量的增加应循序渐进。应尽量对患者进行必要的解释和鼓励,使其能积极配合治疗而又解除焦虑和紧张,可以应用小剂量的镇静剂和抗焦虑药物,使患者得到充分休息和减轻心脏负担。保持大便通畅,便时避免用力,如便秘可给予缓泻剂。有明确低氧血症(动脉血氧饱和度低于92%)或存在左心室功能衰竭时才需补充氧气。在最初2~3天饮食应以流质为主,以后随着症状减轻而逐渐增加粥、面条等及其他容易消化的半流质,宜少量多餐,钠盐和液体的摄入量应根据汗量、尿量、呕吐量及有无心力衰竭而作适当调节。

2.抗栓治疗　抗栓治疗可预防冠状动脉内进一步血栓形成、促进内源性纤溶活性溶解血栓和减少冠状动脉狭窄程度,从而可减少事件进展的风险和预防冠状动脉完全阻塞的进程。

(1)抗血小板治疗,主要药物包括以下几种。

环氧化酶抑制剂:阿司匹林可降低ACS患者的短期和长期死亡率。若无禁忌证,ACS患者入院时都应接受阿司匹林治疗,起始负荷剂量为160~325mg(非肠溶制剂),首剂应嚼碎,加快其吸收,以便迅速抑制血小板激活状态,以后改用小剂量维持治疗。除非对阿司匹林过敏或有其他禁忌证外,主张长期服用小剂量75~100mg/d维持。

二磷酸腺苷(ADP)受体拮抗剂:氯吡格雷和噻氯匹定能拮抗血小板ADP受体,从而抑制血小板聚集,可用于对阿司匹林不能耐受患者的长期口服治疗。氯吡格雷起始负荷剂量为300mg,以后75mg/d维持;噻氯匹定起效较慢,副反应较多,已少用。对于非ST段抬高型ACS患者不论是否行介入治疗,阿司匹林加氯吡格雷均为常规治疗,应联合应用12个月,对于放置药物支架的患者这种联合治疗时间应更长。

血小板膜糖蛋白Ⅱb/Ⅲa(GPⅡb/Ⅲa)受体拮抗剂:激活的GPⅡb/Ⅲa受体与纤维蛋白原结合,形成在激活血小板之间的桥梁,导致血小板血栓形成。阿昔单抗是直接抑制GPⅡb/Ⅲa受体的单克隆抗体,在血小板激活起重要作用的情况下,特别是患者进行介入治疗时,该药多能有效地与血小板表面的GPⅡb/Ⅲa受体结合,从而抑制血小板的聚集;一般使用方法是先静注冲击量0.25mg/kg,然后10μg/(kg·h)静滴12~24h。合成的该类药物还包括替罗非班和依替巴肽。以上3种GPⅡb/Ⅲa受体拮抗剂静脉制剂均适用于ACS患者急诊PCI(首选阿昔单抗,因目前其安全性证据最多),可明显降低急性和亚急性血栓形成的发生率,如果在PCI前6h内开始应用该类药物,疗效更好。若未行PCI,GPⅡb/Ⅲa受体拮抗剂可用于高危患者,尤其是心脏标志物升高或尽管接受合适的药物治疗症状仍持续存在或两者兼而有的患者。GPⅡb/Ⅲa受体拮抗剂应持续应用24~36h,静脉滴注结束之前进行血管造影。不推荐常规联合应用GPⅡb/Ⅲa受体拮抗剂和溶栓药。近年来还合成了多种GPⅡb/Ⅲa受体拮抗剂的口服制剂,如西拉非班、珍米洛非班、拉米非班等,但其在剂量、生物利用度和安全性方面均需进一步研究。

环核苷酸磷酸二酯酶抑制剂:近年来一些研究显示西洛他唑加阿司匹林与噻氯匹定加阿司匹林在介入治疗中预防急性和亚急性血栓形成方面有同等的疗效,可作为噻氯匹定的替代药物。

(2)抗凝治疗:除非有禁忌证(如活动性出血或已应用链激酶或复合纤溶酶链激酶),所有患者应在抗血小板治疗的基础上常规接受抗凝治疗,抗凝治疗药物的选择应根据治疗策略以及缺血和出血事件的风险。常用有的抗凝药包括普通肝素、低分子肝素、磺达肝癸钠和比伐卢定。需紧急介入治疗者,应立即开始使用普通肝素或低分子肝素或比伐卢定。对选择保守治疗且出血风险高的患者,应优先选择磺达肝癸钠。

肝素和低分子肝素:肝素的推荐剂量是先给予80U/kg静注,然后以18U/(kg·h)的速度静脉滴注维持,治疗过程中需注意开始用药或调整剂量后6h测定部分激活凝血酶时间(APTT),根据APTT调整肝素用量,使APTT控制在45～70s。但是,肝素对富含血小板的血栓作用较小,且肝素的作用可由于肝素结合血浆蛋白而受影响。未口服阿司匹林的患者停用肝素后可能使胸痛加重,与停用肝素后引起继发性凝血酶活性增高有关。因此,肝素以逐渐停用为宜。低分子肝素与普通肝素相比,具有更合理的抗Ⅹa因子及Ⅱa因子活性的作用,可以皮下应用,不需要实验室监测,临床观察表明,低分子肝素较普通肝素有疗效肯定、使用方便的优点。使用低分子肝素的参考剂量:依诺肝素40mg,那曲肝素0.4ml或达肝素5000～7500U,皮下注射,每12h1次,通常在急性期用5～6天。磺达肝癸钠是Ⅹa因子抑制剂,最近有研究表明在降低非ST段抬高型ACS的缺血事件方面效果和低分子肝素相当,但出血并发症明显减少,因此安全性较好,但不能单独用于介入治疗中。

直接抗凝血酶的药物:在接受介入治疗的非ST段抬高型ACS人群中,用直接抗凝血酶药物比伐卢定较联合应用肝素/低分子肝素和GPⅡb/Ⅲa受体拮抗剂的出血并发症少,安全性更好,临床效益相当。但其远期效果尚缺乏随机双盲的对照研究。

3.抗心肌缺血治疗

(1)硝酸酯类药物:硝酸酯类药物可选择口服,舌下含服,经皮肤或经静脉给药。硝酸甘油为短效硝酸酯类,对有持续性胸部不适、高血压、急性左心衰竭的患者,在最初24～48h的治疗中,静脉内应用有利于控制心肌缺血发作。先给予舌下含服0.3～0.6mg,继以静脉点滴,开始5～10μg/min,每5～10min增加5～10μg,直至症状缓解或平均压降低10%但收缩压不低于12.0kPa(90mmHg)。目前推荐静脉应用硝酸甘油的患者症状消失24h后,就改用口服制剂或应用皮肤贴剂。药物耐受现象可能在持续静脉应用硝酸甘油24～48h内出现。由于在NSTEMI患者中未观察到硝酸酯类药物具有减少死亡率的临床益处,因此在长期治疗中此类药物应逐渐减量至停用。

(2)镇痛剂:如硝酸酯类药物不能使疼痛迅速缓解,应立即给予吗啡,10mg稀释成10ml,每次2～3ml静脉注射。哌替啶50～100mg肌内注射,必要时1～2h后再注射1次,以后每4～6h可重复应用,注意呼吸功能的抑制。给予吗啡后如出现低血压,可仰卧或静脉滴注生理盐水来维持血压,很少需要用升压药。如出现呼吸抑制,应给予纳洛酮0.4～0.8mg。有使用吗啡禁忌证(低血压和既往过敏史)者,可选用哌替啶替代。疼痛较轻者可用罂粟碱,30～60mg肌内注射或口服。

(3)β受体阻滞剂。β受体阻滞剂可用于所有无禁忌证(如心动过缓、心脏传导阻滞、低血压或哮喘)的UA和NSTEMI患者,可减少心肌缺血发作和心肌梗死的发展。使用β受体阻滞剂的方案如下:①首先排除有心力衰竭、低血压[收缩压低于12.0kPa(90mmHg)]、心动过缓(心率低于60次/分)或有房室传导阻滞(PR间期>0.24s)的患者;②给予美托洛尔,静脉推注每次5mg,共3次;③每次推注后观察2～5min,如果心率低于60次/分或收缩压低于13.3kPa(100mmHg),则停止给药,静脉注射美托洛尔的总量为15mg;④如血流动力学稳定,末次静脉注射后15min,开始改为口服给药,每6h50mg,持续2天,以后渐增为100mg,2次/日。作用极短的β受体阻滞剂艾司洛尔静脉注射50～250μg/(kg·min),安全而有效,甚至可用于左心功能减退的患者,药物作用在停药后20min内消失,用于有β受体阻滞剂相对禁忌证,而又希望减慢心率的患者。β受体阻滞剂的剂量应调整到患者安静时心率50～60次/分。

(4)钙拮抗剂:钙拮抗剂与β受体阻滞剂一样能有效地减轻症状。但所有的大规模临床试验表明,钙拮抗剂应用于UA,不能预防AMI的发生或降低病死率,目前仅推荐用于全量硝酸酯和β受体阻滞剂之后仍有持续性心肌缺血的患者或对β受体阻滞剂有禁忌的患者,应选用心率减慢型的非二氢吡啶类钙拮抗剂。对心功能不全的患者,应用β受体阻滞剂后再加用钙拮抗剂应特别谨慎。

(5)血管紧张素转换酶抑制剂(ACEI):近年来一些临床研究显示,对UA和NSTEMI患者,短期应用ACEI并不能获得更多的临床益处。但长期应用对预防再发缺血事件和死亡有益。因此除非有禁忌证(如低血压、肾衰竭、双侧肾动脉狭窄和已知的过敏),所有UA和NSTEMI患者都可选用ACEI。

(6)调脂治疗:所有ACS患者应在入院24h之内评估空腹血脂谱。近年的研究表明,他汀类药物可以稳定斑块,改善内皮细胞功能,因此如无禁忌证,无论血基线LDL-C水平和饮食控制情况如何,均建议早期应用他汀类药物,使LDL-C水平降至<800g/L。常用的他汀类药物有辛伐他汀20~40mg/d、普伐他汀10~40mg/d、氟伐他汀40~80mg/d、阿托伐他汀10~80mg/d或瑞舒伐他汀10~20mg/d。

4. 血运重建治疗

(1)经皮冠状动脉介入术(PCI)。UA和NSTEMI的高危患者,尤其是血流动力学不稳定、心脏标志物显著升高、顽固性或反复发作心绞痛伴有动态ST段改变、有心力衰竭或危及生命的心律失常者,应早期行血管造影术和PCI(如可能,应在入院72h内)。PCI能改善预后,尤其是同时应用GpⅡb/Ⅲa受体拮抗剂时。对中危患者以及有持续性心肌缺血证据的患者,也有早期行血管造影的指征,可以识别致病的病变、评估其他病变的范围和左心室功能。对中高危者,PCI或CABG具有明确的潜在益处。但对低危患者,不建议进行常规的介入性检查。

(2)冠状动脉旁路移植术(CABG)。对经积极药物治疗而症状控制不满意及高危患者(包括持续ST段压低、cTnT升高等),应尽早(72h内)进行冠状动脉造影,根据下列情况选择治疗措施:①严重左冠状动脉主干病变(狭窄>50%),最危及生命,应及时外科手术治疗。②有多支血管病变,且有左心室功能不全(LVEF<50%)或伴有糖尿病者,应进行CABG。③有二支血管病变合并左前降支近段严重狭窄和左心室功能不全(LVEF<50%)或无创性检查显示心肌缺血的患者,建议施行CABG。④对PCI效果不佳或强化药物治疗后仍有缺血的患者,建议施行CABG。⑤弥漫性冠状动脉远端病变的患者,不适合行PCI或CABG。

二、ST段抬高型心肌梗死

心肌梗死(MI)是在冠状动脉病变的基础上,发生冠状动脉血供急剧减少或中断,使相应的心肌严重而持久地急性缺血所致的部分心肌急性坏死。临床表现为胸痛,急性循环功能障碍,反映心肌急性缺血、损伤和坏死一系列特征性心电图演变以及血清心肌酶和心肌结构蛋白的变化。MI的原因常是在冠状动脉粥样硬化病变的基础上继发血栓形成所致,其中NSTEMI前已述及,本段阐述ST段抬高型心肌梗死(STEMI)。其他非动脉粥样硬化的原因如冠状动脉栓塞、主动脉夹层累及冠状动脉开口、冠状动脉炎、冠状动脉先天性畸形等所导致的MI在此不作介绍。

(一)发病情况

本病在欧美国家常见。WHO报告35个国家每10万人口急性MI年死亡率以瑞典、爱尔兰、挪威、芬兰、英国最高,男性分别为253.4、236.2、234.7、230.0、229.2,女性分别为154.7、143.6、144.6、148.0、171.3。美国居中,男、女性分别为118.3和90.7。我国和韩国居末二位,男性分别为15.0和5.3,女性分别为11.7和3.4。美国每年约有110万人发生心肌梗死,其中45万人为再梗死。本病在我国过去少见,近年逐渐增多,现患心肌梗死约200万人,每年新发病50万人。其中城市多于农村,各地比较以华北地区尤其是北京、天津两市最多。

近年来,虽然本病的急性期住院病死率有所下降,但对少数患者而言,此病仍然致命。

本病男性多于女性,国内资料比例在1.9:1至5:1之间。患病年龄在40岁以上者占87%～96.5%。女性发病较男性晚10年,男性患病的高峰年龄为51～60岁,女性则为61～70岁,随年龄增长男女比例的差别逐渐缩小。60%～89%的患者伴有或在发病前有高血压,近半数的患者以往有心绞痛。吸烟、肥胖、糖尿病和缺少体力活动者,较易患病。

(二)病理解剖

若冠状动脉管腔急性完全闭塞,血供完全停止,导致所供区域心室壁心肌透壁性坏死,临床上表现为典型的STEMI,即传统的Q波型MI。在冠状动脉闭塞后20～30min,受其供血的心肌即有少数坏死,开始了AMI的病理过程。1～2h后绝大部分心肌呈凝固性坏死,心肌间质则充血、水肿,伴多量炎性细胞浸润。以后,坏死的心肌纤维逐渐溶解,形成肌溶灶,随后渐有肉芽组织形成。坏死组织约1～2周后开始吸收,并逐渐纤维化,在6～8周后进入慢性期形成瘢痕而愈合,称为陈旧性或愈合性MI。瘢痕大者可逐渐向外凸出而形成室壁膨胀瘤。梗死附近心肌的血供随侧支循环的建立而逐渐恢复。病变可波及心包出现反应性心包炎,波及心内膜引起附壁血栓形成。在心腔内压力的作用下,坏死的心壁可破裂(心脏破裂),破裂可发生在心室游离壁、乳头肌或心室间隔处。

病理学上,MI可分为透壁性和非透壁性(或心内膜下)。前者坏死累及心室壁全层,多由冠脉持续闭塞所致;后者坏死仅累及心内膜下或心室壁内,未达心外膜,多是冠脉短暂闭塞而持续开通的结果。不规则片状非透壁MI多见于STEMI在未形成透壁MI前早期再灌注(溶栓或PCI治疗)成功的患者。

尸解资料表明,AMI患者75%以上有一支以上的冠状动脉严重狭窄;1/3～1/2所有3支冠状动脉均存在有临床意义的狭窄。STEMI发生后数小时所作的冠状动脉造影显示,90%以上的MI相关动脉发生完全闭塞。少数AMI患者冠状动脉正常,可能为血管腔内血栓的自溶、血小板一过性聚集造成闭塞或严重的持续性冠状动脉痉挛的发作使冠状动脉血流减少所致。左冠状动脉前降支闭塞最多见,可引起左心室前壁、心尖部、下侧壁、前间隔和前内乳头肌梗死;左冠状动脉回旋支闭塞可引起左心室高侧壁、膈面及左心房梗死,并可累及房室结;右冠状动脉闭塞可引起左心室膈面、后间隔及右心室梗死,并可累及窦房结和房室结。右心室及左、右心房梗死较少见。左冠状动脉主干闭塞则引起左心室广泛梗死。

MI时冠脉内血栓既有白血栓(富含血小板),又有红血栓(富含纤维蛋白和红细胞)。STEMI的闭塞性血栓是白、红血栓的混合物,从堵塞处向近端延伸部分为红血栓。

(三)病理生理

ACS具有共同的病理生理基础(详见前文"不稳定型心绞痛和非ST段抬高型心肌梗死"段)。

STEMI的病理生理特征是由于心肌丧失收缩功能所产生的左心室收缩功能降低、血流动力学异常和左心室重构所致。

1.左心室功能　冠状动脉急性闭塞时相关心肌依次发生4种异常收缩形式：①运动同步失调，即相邻心肌节段收缩时相不一致；②收缩减弱，即心肌缩短幅度减小；③无收缩；④反常收缩，即矛盾运动，收缩期膨出。于梗死部位发生功能异常同时，正常心肌在早期出现收缩增强。由于非梗死节段发生收缩加强，使梗死区产生矛盾运动。然而，非梗死节段出现代偿性收缩运动增强，对维持左室整体收缩功能的稳定有重要意义。若非梗死区有心肌缺血，即"远处缺血"存在，则收缩功能也可降低，主要见于非梗死区域冠脉早已闭塞，供血主要依靠此次MI相关冠脉者。同样，若MI区心肌在此次冠脉闭塞以前就已有冠脉侧支循环形成，则对于MI区乃至左室整体收缩功能的保护也有重要意义。

2.心室重构　MI致左室节段和整体收缩、舒张功能降低的同时，机体启动了交感神经系统兴奋、肾素－血管紧张素－醛固酮系统激活和Frank—Starling等代偿机制，一方面通过增强非梗死节段的收缩功能、增快心率、代偿性增加已降低的心搏量(SV)和心排血量(CO)，并通过左室壁伸展和肥厚增加左室舒张末容积(LVEDV)进一步恢复SV和CO，降低升高的左室舒张末期压(LVEDP)；但另一方面，也同时开启了左心室重构的过程。

MI发生后，左室腔大小、形态和厚度发生变化，总称为心室重构。重构过程反过来影响左室功能和患者的预后。重构是左室扩张和非梗死心肌肥厚等因素的综合结果，使心室变形(球形变)。除了梗死范围以外，另两个影响左室扩张的重要因素是左室负荷状态和梗死相关动脉的通畅程度。左室压力升高有导致室壁张力增加和梗死扩张的危险，而通畅的梗死区相关动脉可加快瘢痕形成，增加梗死区组织的修复，减少梗死的扩展和心室扩张的危险。

(1)梗死扩展：指梗死心肌节段随后发生的面积扩大，而无梗死心肌量的增加。导致梗死扩展的原因有：①肌束之间的滑动，致使单位容积内心肌细胞减少；②正常心肌细胞碎裂；③坏死区内组织丧失。梗死扩展的特征为梗死区不成比例的变薄和扩张。心尖部是心室最薄的部位，也是最容易受到梗死扩展损伤的区域。梗死扩展后，心力衰竭和室壁瘤等致命性并发症发生率增高，严重者可发生心室破裂。

(2)心室扩大：心室心肌存活部分的扩大也与重构有重要关联。心室重构在梗死发生后立即开始，并持续数月甚至数年。在大面积梗死的情况下，为维持心搏量，有功能的心肌增加了额外负荷，可能会发生代偿性肥厚，这种适应性肥厚虽能代偿梗死所致的心功能障碍，但存活的心肌最终也受损，导致心室的进一步扩张，心脏整体功能障碍，最后发生心力衰竭。心室的扩张程度与梗死范围、梗死相关动脉的开放迟早和心室非梗死区的局部肾素－血管紧张素系统的激活程度有关。心室扩大以及不同部位的心肌电生理特性的不一致，使患者有患致命性心律失常的危险。

(四)临床表现

按临床过程和心电图的表现，本病可分为急性期、演变期和慢性期三期，但临床症状主要出现在急性期，部分患者还有一些先兆表现。

1.诱发因素　本病在春、冬季发病较多，与气候寒冷、气温变化大有关，常在安静或睡眠时发病，以清晨6:00至午间12:00发病最多。大约有1/2的患者能查明诱发因素，如剧烈运动、过重的体力劳动、创伤、情绪激动、精神紧张或饱餐、急性失血、出血性或感染性休克，主动脉瓣狭窄、发热、心动过速等引起的心肌耗氧增加、血供减少都可能是MI的诱因。在变异型心绞痛患者中，反复发作的冠状动脉痉挛也可发展为AMI。

2.先兆　半数以上患者在发病前数日有乏力、胸部不适，活动时心悸、气急、烦躁、心绞痛等前驱症状,其中以新发生心绞痛(初发型心绞痛)或原有心绞痛加重(恶化型心绞痛)为最突出。心绞痛发作较以往频繁、性质较剧、持续较久、硝酸甘油疗效差、诱发因素不明显;疼痛时伴有恶心、呕吐、大汗和心动过速,或伴有心功能不全、严重心律失常、血压大幅度波动等;同时心电图示 ST 段一过性明显抬高(变异型心绞痛)或压低,T 波倒置或增高("假性正常化"),应警惕近期内发生 MI 的可能。发现先兆及时积极治疗,有可能使部分患者避免发生 MI。

3. 症状 随梗死的大小、部位、发展速度和原来心脏的功能情况等而轻重不同。

(1)疼痛:是最先出现的症状,疼痛部位和性质与心绞痛相同,但常发生于安静或睡眠时,疼痛程度较重,范围较广,持续时间可长达数小时或数天,休息或含用硝酸甘油片多不能缓解,患者常烦躁不安、出汗、恐惧,有濒死之感。在我国,$1/6 \sim 1/3$ 的患者疼痛的性质及部位不典型,如位于上腹部,常被误认为胃溃疡穿孔或急性胰腺炎等急腹症;位于下颌或颈部,常被误认为牙病或骨关节病。部分患者无疼痛,多为糖尿病患者或老年人,一开始即表现为休克或急性心力衰竭;少数患者在整个病程中都无疼痛或其他症状,而事后才发现患过 MI。

(2)全身症状:主要是发热,伴有心动过速、白细胞增高和血细胞沉降率增快等,由坏死物质吸收所引起。一般在疼痛发生后 $24 \sim 48h$ 出现,程度与梗死范围常呈正相关,体温一般在 38℃上下,很少超过 39℃,持续 1 周左右。

(3)胃肠道症状:约 1/3 有疼痛的患者,在发病早期伴有恶心、呕吐和上腹胀痛,与迷走神经受坏死心肌刺激和心排血量降低组织灌注不足等有关;肠胀气也不少见;重症者可发生呃逆(以下壁心肌梗死多见)。

(4)心律失常:见于 $75\% \sim 95\%$ 的患者,多发生于起病后 $1 \sim 2$ 周内,尤以 24h 内最多见。各种心律失常中以室性心律失常为最多,尤其是室性期前收缩;如室性期前收缩频发(每 min5 次以上),成对出现,心电图上表现为多源性或落在前一心搏的易损期时,常预示即将发生室性心动过速或心室颤动。冠状动脉再灌注后可能出现加速性室性自主心律与室性心动过速,多数历时短暂,自行消失。室上性心律失常则较少,阵发性心房颤动比心房扑动和室上性心动过速更多见,多发生在心力衰竭患者中。窦性心动过速的发生率为 $30\% \sim 40\%$,发病初期出现的窦性心动过速多为暂时性,持续性窦性心动过速是梗死面积大、心排血量降低或左心功能不全的反映。各种程度的房室传导阻滞和束支传导阻滞也较多,严重者发生完全性房室传导阻滞。发生完全性左束支传导阻滞时 MI 的心电图表现可被掩盖。前壁 MI 易发生室性心律失常。下壁(膈面)MI 易发生房室传导阻滞,其阻滞部位多在房室束以上,预后较好。前壁 MI 而发生房室传导阻滞时,往往是多个束支同时发生传导阻滞的结果,其阻滞部位在房室束以下,且常伴有休克或心力衰竭,预后较差。

(5)低血压和休克:疼痛期血压下降常见,可持续数周后再上升,但常不能恢复以往的水平,未必是休克。如疼痛缓解而收缩压低于 10.7kPa(80mmHg),患者烦躁不安、面色苍白、皮肤湿冷、脉细而快、大汗淋漓、尿量减少(<20ml/h)、神志迟钝、甚至昏厥者,则为休克的表现。休克多在起病后数小时至 1 周内发生,见于 20% 的患者,主要是心源性,为心肌广泛(40% 以上)坏死,心排血量急剧下降所致,神经反射引起的周围血管扩张为次要的因素,有些患者还有血容量不足的因素参与。严重的休克可在数小时内致死,一般持续数小时至数天,可反复出现。

(6)心力衰竭:主要是急性左心衰竭,可在起病最初数日内发生或在疼痛、休克好转阶段出现,为梗死后心脏舒缩力显著减弱或不协调所致,发生率为 $20\% \sim 48\%$。患者出现呼吸困难、咳嗽、发绀、烦躁等,严重者可发生肺水肿或进而发生右心衰竭的表现,出现颈静脉怒张、肝肿痛和水肿等。右心室 MI 者,一开始即可出现右心衰竭的表现。

发生于 AMI 时的心力衰竭称为泵衰竭,根据临床上有无心力衰竭及其程度,常按 Killip 分级法分级:第Ⅰ级为左心衰竭代偿阶段,无心力衰竭征象,肺部无啰音,但肺楔压可升高;第Ⅱ级为轻至中度左心衰竭,肺啰音的范围小于肺野的50%,可出现第三心音奔马律、持续性窦性心动过速、有肺淤血的 X 线表现;第Ⅲ级为重度心力衰竭,急性肺水肿,肺啰音的范围大于两肺野的50%;第Ⅳ级为心源性休克,血压 12.0kPa(90mmHg),少尿,皮肤湿冷、发绀,呼吸加速,脉搏快。

AMI 时,重度左心室衰竭或肺水肿与心源性休克同样是左心室排血功能障碍所引起。在血流动力学上,肺水肿是以左心室舒张末期压及左房压与肺楔压的增高为主,而在休克则心排血量和动脉压的降低更为突出,心排血指数比左心室衰竭时更低。因此,心源性休克较左心室衰竭更严重。此两者可以不同程度合并存在,是泵衰竭的最严重阶段。

4.血流动力学分型 AMI 时心脏的泵血功能并不能通过一般的心电图、胸片等检查而完全反映出来及时进行血流动力学监测,能为早期诊断和及时治疗提供很重要依据。Forrester 等根据血流动力学指标肺楔压(PCWP)和心脏指数(CI)评估有无肺淤血和周围灌注不足的表现,从而将 AMI 分为 4 个血流动力学亚型。

Ⅰ型:既无肺淤血又无周围组织灌注不足,心功能处于代偿状态。CI>2.2L/(min·m²),PCWP≤2.4kPa(18mmHg),病死率约为3%。

Ⅱ型:有肺淤血,无周围组织灌注不足,为常见临床类型。CI>2.2L/(min·m²),PCWP>2.4kPa(18mmHg),病死率约为9%。

Ⅲ型:有周围组织灌注不足,无肺淤血,多见于右心室梗死或血容量不足者。CI≤2.2L/(min·m²),PCWP≤2.4kPa(18mmHg),病死率约为23%。

Ⅳ型:兼有周围组织灌注不足与肺淤血,为最严重类型。CI≤2.2L/(min·m²),PCWP>18mmHg(2.4kPa),病死率约为51%。

由于 AMI 时影响心脏泵血功能的因素较多,因此 Forrester 分型基本反映了血流动力学变化的状况,不能包括所有泵功能改变的特点。AMI 血流动力学紊乱的临床表现主要包括低血压状态、肺淤血、急性左心衰竭、心源性休克等状况。

5.体征 AMI 时心脏体征可在正常范围内,体征异常者大多数无特征性:心脏可有轻至中度增大;心率增快或减慢;心尖区第一心音减弱,可出现第三或第四心音奔马律。前壁心肌梗死的早期,可能在心尖区和胸骨左缘之间扪及迟缓的收缩期膨出,是由心室壁反常运动所致,常在几天至几周内消失。10%~20%的患者在发病后2~3天出现心包摩擦音,多在1~2天内消失,少数持续1周以上。发生二尖瓣乳头肌功能失调者,心尖区可出现粗糙的收缩期杂音;发生心室间隔穿孔者,胸骨左下缘出现响亮的收缩期杂音,常伴震颤。右室梗死较重者可出现颈静脉怒张,深吸气时更为明显。除发病极早期可出现一过性血压增高外,几乎所有患者在病程中都会有血压降低,起病前有高血压者,血压可降至正常;起病前无高血压者,血压可降至正常以下,且可能不再恢复到起病之前的水平。

(五)并发症

并发症可分为机械性、缺血性、栓塞性和炎症性。

1.机械性并发症

(1)心室游离壁破裂：3%的 MI 患者可发生心室游离壁破裂，是心脏破裂最常见的一种，占 MI 患者死亡的 10%。心室游离壁破裂常在发病 1 周内出现，早高峰在 MI 后 24h 内，晚高峰在 MI 后 3～5 天。早期破裂与胶原沉积前的梗死扩展有关，晚期破裂与梗死相关室壁的扩展有关。心脏破裂多发生在第一次 MI、前壁梗死、老年和女性患者中。其他危险因素包括 MI 急性期的高血压、既往无心绞痛和心肌梗死、缺乏侧支循环、心电图上有 Q 波、应用糖皮质激素或非甾体抗炎药、MI 症状出现后 14h 以后的溶栓治疗。心室游离壁破裂的典型表现包括持续性心前区疼痛、心电图 ST−T 改变、迅速进展的血流动力学衰竭、急性心包压塞和电机械分离。心室游离壁破裂也可为亚急性，即心肌梗死区不完全或逐渐破裂，形成包裹性心包积液或假性室壁瘤，患者能存活数月。

(2)室间隔穿孔：比心室游离壁破裂少见，有 0.5%～2% 的 MI 患者会发生室间隔穿孔，常发生于 AMI 后 3～7 天。AMI 后，胸骨左缘突然出现粗糙的全收缩期杂音或可触及收缩期震颤，或伴有心源性休克和心力衰竭，应高度怀疑室间隔穿孔，此时应进一步作 Swan−Ganz 导管检查与超声心动图检查。

(3)乳头肌功能失调或断裂：乳头肌功能失调总发生率可高达 50%，二尖瓣乳头肌因缺血、坏死等使收缩功能发生障碍，造成不同程度的二尖瓣脱垂或关闭不全，心尖区出现收缩中晚期喀喇音和吹风样收缩期杂音，第一心音可不减弱，可引起心力衰竭。轻症者可以恢复，其杂音可以消失。乳头肌断裂极少见，多发生在二尖瓣后内乳头肌，故在下壁 MI 中较为常见。后内乳头肌大多是部分断裂，可导致严重二尖瓣反流伴有明显的心力衰竭；少数完全断裂者则发生急性二尖瓣大量反流，造成严重的急性肺水肿，约 1/3 的患者迅速死亡。

(4)室壁膨胀瘤：或称室壁瘤。绝大多数并发于 STEMI，多累及左心室心尖部，发生率为 5%～20%。为在心室腔内压力影响下，梗死部位的心室壁向外膨出而形成。见于 MI 范围较大的患者，常于起病数周后才被发现。发生较小室壁瘤的患者可无症状与体征；但发生较大室壁瘤的患者，可出现顽固性充血性心力衰竭以及复发性、难治的致命性心律失常。体检可发现心浊音界扩大，心脏搏动范围较广泛或心尖抬举样搏动，可有收缩期杂音。心电图上除了有 MI 的异常 Q 波外，约 2/3 的患者同时伴有持续性 ST 段弓背向上抬高。X 线透视和摄片、超声心动图、放射性核素心脏血池显像、磁共振成像以及左心室选择性造影可见局部心缘突出，搏动减弱或有反常搏动(图 2−1−2)。室壁瘤按病程可分为急性和慢性室壁瘤。急性室壁瘤在 MI 后数日内形成，易发生心脏破裂和形成血栓。慢性室壁瘤多见于 MI 愈合期，由于其瘤壁为致密的纤维瘢痕所替代，所以一般不会引起破裂。

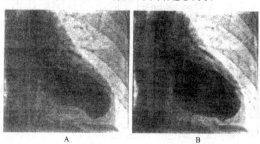

图 2−1−2　左心室室壁瘤的左心室造影(右前斜位)

A 图示心脏收缩期左心缘外突，腔内充满造影剂；B 图示心脏舒张期左心腔内充满造影剂，与收缩期比较，左心缘的变化不大

2.缺血性并发症

(1)梗死延展:指同一梗死相关冠状动脉供血部位的 MI 范围的扩大,可表现为心内膜下 MI 转变为透壁性 MI 或 MI 范围扩大到邻近心肌,多有梗死后心绞痛和缺血范围的扩大。梗死延展多发生在 AMI 后的 2～3 周内,多数原梗死区相应导联的心电图有新的梗死性改变且 CK 或肌钙蛋白升高时间延长。

(2)再梗死:指 AMI 4 周后再次发生的 MI,既可发生在原来梗死的部位,也可发生在任何其他心肌部位。如果再梗死发生在 AMI 后 4 周内,则其心肌坏死区一定受另一支有病变的冠状动脉所支配。通常再梗死发生在与原梗死区不同的部位,诊断多无困难;若再梗死发生在与原梗死区相同的部位,尤其是 NSTEMI 的再梗死、反复多次的灶性梗死,常无明显的或特征性的心电图改变,可使诊断发生困难,此时迅速上升且又迅速下降的酶学指标如 CK－MB 比肌钙蛋白更有价值。CK－MB 恢复正常后又升高或超过原先水平的 50% 对再梗死具有重要的诊断价值。

3.栓塞性并发症　MI 并发血栓栓塞主要是指心室附壁血栓或下肢静脉血栓破碎脱落所致的体循环栓塞或肺动脉栓塞。左心室附壁血栓形成在 AMI 患者中较多见,尤其在急性大面积前壁 MI 累及心尖部时,其发生率可高达 60% 左右,而体循环栓塞并不常见,国外一般发生率在 10% 左右,我国一般在 2% 以下。附壁血栓的形成和血栓栓塞多发生在梗死后的第 1 周内。最常见的体循环栓塞为脑卒中,也可产生肾、脾或四肢等动脉栓塞;如栓子来自下肢深部静脉,则可产生肺动脉栓塞。

4.炎症性并发症

(1)早期心包炎:发生于 MI 后 1～4 天内,发生率约为 10%。早期心包炎常发生在透壁性 MI 患者中,系梗死区域心肌表面心包并发纤维素性炎症所致。临床上可出现一过性的心包摩擦音,伴有进行性加重的胸痛,疼痛随体位而改变。

(2)后期心包炎(心肌梗死后综合征或 Dressier 综合征)发病率为 1%～3%,于 MI 后数周至数月内出现,并可反复发生。其发病机制迄今尚不明确,推测为自身免疫反应所致;而 Dressler 认为它是一种变态反应,是机体对心肌坏死物质所形成的自身抗原的变态反应。临床上可表现为突然起病,发热,胸膜性胸痛,白细胞计数升高和血沉增快,心包或胸膜摩擦音可持续 2 周以上,超声心动图常可发现心包积液,少数患者可伴有少量胸腔积液或肺部浸润。

(六)危险分层

STEMI 的患者具有以下任何 1 项者可被确定为高危患者。

1.年龄＞70 岁。

2.前壁 MI。

3.多部位 MI(指 2 个部位以上)。

4.伴有血流动力学不稳定如低血压、窦性心动过速、严重室性心律失常、快速心房颤动、肺水肿或心源性休克等。

5.左、右束支传导阻滞源于 AMI。

6.既往有 MI 病史。

7.合并糖尿病和未控制的高血压。

(七)实验室和辅助检查

1.心电图检查　虽然一些因素限制了心电图对 MI 的诊断和定位的能力,如心肌损伤的范围、梗死的时间及其位置、传导阻滞的存在、陈旧性 MI 的存在、急性心包炎、电解质浓度的变化及服用对心电有影响的药物等。然而,标准 12 导联心电图的系列观察(必要时 18 导联),仍然是临床上对 STEMI 检出和定位的有用方法。

(1)特征性改变:在面向透壁心肌坏死区的导联上出现以下特征性改变:①宽而深的 Q 波(病理性 Q 波)。②ST 段抬高呈弓背向上型。③T 波倒置,往往宽而深,两支对称;在背向梗死区的导联上则出现相反的改变,即 R 波增高,ST 段压低,T 波直立并增高。

(2)动态性改变:①起病数小时内,可尚无异常,或出现异常高大、两支不对称的 T 波。②数小时后,ST 段明显抬高,弓背向上,与直立的 T 波连接,形成单向曲线。数小时到 2 天内出现病理性 Q 波(又称 Q 波型 MI),同时 R 波减低,为急性期改变。Q 波在 3～4 天稳定不变,以后 70%～80%永久存在。③如不进行治疗干预,ST 段抬高持续数日至 2 周左右,逐渐回到基线水平,T 波则变为平坦或倒置,是为亚急性期改变。④数周至数月以后,T 波呈"V"形倒置,两支对称,波谷尖锐,为慢性期改变,T 波倒置可永久存在,也可在数月到数年内逐渐恢复(图 2－1－3、图 2－1－4)。合并束支传导阻滞尤其左束支传导阻滞时、在原来部位再次发生 AMI 时,心电图表现多不典型,不一定能反映 AMI 表现。

微型的和多发局灶型 MI,心电图中既不出现 Q 波也始终无 ST 段抬高,但有心肌坏死的血清标志物升高,属 NSTEMI 范畴。

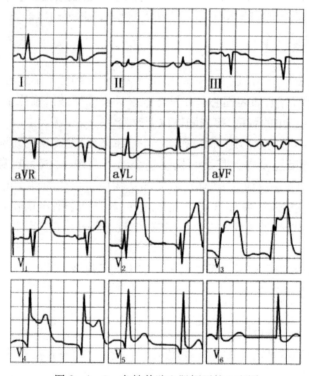

图 2－1－3 急性前壁心肌梗死的心电图

图示 V_3、V_4 导联 QRS 波呈 qR 型,ST 段明显抬高,V_2 导联呈 qRS 型,ST 段明显抬高,V_1 导联 ST 段亦抬高

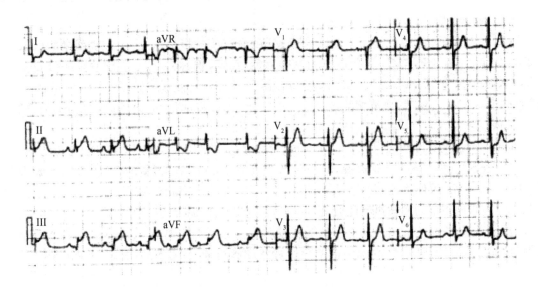

图 2—1—4　急性下壁心肌梗死的心电图

图示Ⅱ、Ⅲ、aVF 导联 ST 段抬高,Ⅲ导联 ORS 波呈 qR 型,Ⅰ、aVL 导联 ST 段压低

(3)定位和定范围:STEMI 的定位和定范围可根据出现特征性改变的导联数来判断(表2—1—3)。

表 2—1—3　ST 段抬高型心肌梗死的心电图定位诊断

导联	前间隔	局限前壁	前侧壁	广泛前壁下壁*	下间壁	下侧壁	高侧壁**	正后壁***
V1	+			+	+			
V2	+			+	+			
V3	+	+		+	+			
V4		+		+				
V5		+	+	+		+		
V6			+			+		
V7			+			+		+
V8								+
aVR								
AVL		±	+	±	−	−	−	+
aVF		…	…	…	+	+	+	−
Ⅰ		±	+	±	−	−	−	+
Ⅱ		…		…	+	+	+	−
Ⅲ				…	+	+	+	−

注:①+:正面改变,表示典型 Q 波、ST 段抬高及 T 波倒置等变化;②−:反面改变,表示与+相反的变化;③±:可能有正面改变;④…:可能有反面改变

* 即膈面,右心室 MI 不易从心电图得到诊断,但此时 CR_{4R}(或 V_{4R})导联的 ST 段抬高,可作为下壁 MI 扩展到右心室的参考指标

* * 在 V_5、V_6、V_7 导联高 1～2 肋间处有正面改变

* * * V_1、V_2、V_3 导联 R 波增高

2.心脏标志物测定

(1)血清酶学检查。以往用于临床诊断 MI 的血清酶学指标包括:肌酸磷酸激酶(CK 或 CPK)及其同工酶 CK－MB、天门冬酸氨基转移酶(AST,曾称 GOT)、乳酸脱氢酶(LDH)及其同工酶,但因 AST 和 LDH 分布于全身许多器官,对 MI 的诊断特异性较差,目前临床已不推荐应用。AMI 发病后,血清酶活性随时相而变化。CK 在起病 6h 内增高,24h 内达高峰,3～4 天恢复正常。

CK 的同工酶 CK－MB 诊断 AMI 的敏感性和特异性均极高,分别达到 100％和 99％,在起病后 4h 内增高,16～24h 达高峰,3～4 日恢复正常。STEMI 静脉内溶栓治疗时,CK 及其同工酶 CK－MB 可作为阻塞的冠状动脉再通的指标之一。冠状动脉再通,心肌血流再灌注时,坏死心肌内积聚的酶被再灌注血流"冲刷",迅速进入血循环,从而使酶峰距 STEMI 发病时间提早出现,酶峰活性水平高于阻塞冠状动脉未再通者。用血清 CK－MB 活性水平增高和峰值前移来判断 STEMI 静脉溶栓治疗后冠状动脉再通,约有 95％的敏感性和 88％的特异性。

(2)心肌损伤标志物测定:在心肌坏死时,除了血清心肌酶活性的变化外,心肌内含有的一些蛋白质类物质也会从心肌组织内释放出来,并出现在外周循环血液中,因此可作为心肌损伤的判定指标。这些物质主要包括肌钙蛋白和肌红蛋白。

肌钙蛋白(Tn)是肌肉组织收缩的调节蛋白,心肌肌钙蛋白(cTn)与骨骼肌中的 Tn 在分子结构和免疫学上是不同的,因此它是心肌所独有,具有很高的特异性。cTn 共有 cTnT、cT-nI、cTnC3 个亚单位。

cTnT 在健康人血清中的浓度一般小于 0.06ng/L。通常,在 AMI 后 3～4h 开始升高,2～5 天达到峰值,持续 10～14 天;其动态变化过程与 MI 时间、梗死范围大小、溶栓治疗及再灌注情况有密切关系。由于血清 cTnT 的高度敏感性和良好重复性,它对早期和晚期 AMI 以及 UA 患者的灶性心肌坏死均具有很高的诊断价值。

cTnI 也是一种对心肌损伤和坏死确具高度特异性的血清学指标,其正常值上限为 3.1ng/L,在 AMI 后 4～6h 或更早即可升高,24h 后达到峰值,约 1 周后降至正常。

肌红蛋白在 AMI 发病后 2～3h 内即已升高,12h 内多达峰值,24～48h 内恢复正常,由于其出现时间均较 cTn 和 CK－MB 早,故它是目前能用来最早诊断 AMI 的生化指标。但是肌红蛋白广泛存在于心肌和骨骼肌中,二者在免疫学上也是相同的,而且又主要经肾脏代谢清除,因而与血清酶学指标相似,也存在特异性较差的问题,如慢性肾功能不全、骨骼肌损伤时,肌红蛋白水平均会增高,此时应予以仔细鉴别。

(3)其他检查:组织坏死和炎症反应的非特异性指标 AMI 发病 1 周内白细胞可增至(10×10^9/L)～(20×10^9/L),中性粒细胞多在 75％～90％,嗜酸性粒细胞减少或消失。血细胞沉降率增快,可持续 1～3 周,能较准确地反映坏死组织被吸收的过程。血清游离脂肪酸、C 反应蛋白在 AMI 后均增高。血清游离脂肪酸显著增高者易发生严重室性心律失常。此外,AMI 时,由于应激反应,血糖可升高,糖耐量可暂降低,2～3 周后恢复正常。STEMI 患者在发病 24～48h 内血胆固醇保持或接近基线水平,但以后会急剧下降。因此所有 STEMI 患者应在发病 24～48h 内测定血脂谱,超过 24～48h 者,要在 AMI 发病 8 周后才能获得更准确的血脂结果。

3.放射性核素心肌显影　利用坏死心肌细胞中的钙离子能结合放射性锝焦磷酸盐或坏

死心肌细胞的肌凝蛋白可与其特异性抗体结合的特点,静脉注射^{99m}Tc—焦磷酸盐或^{111}In—抗肌凝蛋白单克隆抗体进行"热点"显像;利用坏死心肌血供断绝和瘢痕组织中无血管以至^{201}Tl或^{99m}Tc—MIBI不能进入细胞的特点,静脉注射这些放射性核素进行"冷点"显像;均可显示MI的部位和范围。前者主要用于急性期,后者用于慢性期。用门电路γ闪烁显像法进行放射性核素心腔造影(常用^{99m}Tc—标记的红细胞或白蛋白),可观察心室壁的运动和左心室的射血分数。有助于判断心室功能,判断梗死后造成的室壁运动失调和室壁瘤。目前多用单光子发射计算机断层显像(SPECT)来检查,新的方法正电子发射计算机断层扫描(PET)可观察心肌的代谢变化,判断心肌是否存活。如心脏标志物或心电图阳性,作诊断时不需要做心肌显像。出院前或出院后不久,症状提示ACS但心电图无诊断意义和心脏标志物正常的患者应接受负荷心肌显像检查(药物或运动负荷的放射性核素或超声心动图心肌显像)。显像异常的患者提示在以后的3~6个月内发生并发症的危险增加。

4.超声心动图　根据超声心动图上所见的室壁运动异常可对心肌缺血区域作出判断。在评价有胸痛而无特征性心电图变化时,超声心动图有助于除外主动脉夹层。对MI患者,床旁超声心动图对发现机械性并发症很有价值,如评估心脏整体和局部功能、乳头肌功能不全、室壁瘤(图2—1—5)和室间隔穿孔等。多巴酚丁胺负荷超声心动图检查还可用于评价心肌存活性。

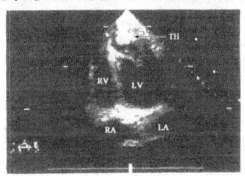

图2—1—5　超声心动图心尖四腔心切面像
显示前壁心肌梗死后,心尖部室壁瘤形成,室壁瘤内有附壁血栓(箭头)
LA:左心房;LV:左心室;RA:右心房;RV:右心室;TH:血栓

5.选择性冠状动脉造影　需施行各种介入性治疗时,可先行选择性冠状动脉造影,明确病变情况,制定治疗方案。

(八)诊断和鉴别诊断

WHO的AMI诊断标准依据典型的临床表现、特征性的心电图改变、血清心肌坏死标志物水平动态改变,3项中具备2项特别是后2项即可确诊,一般并不困难。无症状的患者,诊断较困难。凡年老患者突然发生休克、严重心律失常、心力衰竭、上腹胀痛或呕吐等表现而原因未明者,或原有高血压而血压突然降低且无原因可寻者,都应想到AMI的可能。此外有较重而持续较久的胸闷或胸痛者,即使心电图无特征性改变,也应考虑本病的可能,都宜先按AMI处理,并在短期内反复进行心电图观察和血清肌钙蛋白或心肌酶等测定,以确定诊断。当存在左束支传导阻滞图形时,MI的心电图诊断较困难,因它与STEMI的心电图变化相类似,此时,与QRS波同向的ST段抬高和至少2个胸导联ST段抬高>5mm,强烈提示MI。一般来说,有疑似症状并新出现的左束支传导阻滞应按STEMI来治疗。无病理性Q波的心内膜下MI和小的透壁性或非透壁性或微型MI,鉴别诊断参见前文"不稳定型心绞痛和非ST

段抬高型心肌梗死"段。血清肌钙蛋白和心肌酶测定的诊断价值更大。

2007年欧洲和美国心脏病学会对MI制定了新的定义,将MI分为急性进展性和陈旧性两类,把血清心肌坏死标志物水平动态改变列为诊断急性进展性MI的首要和必备的条件。

1. 急性进展性MI的定义

(1)心肌坏死生化标志物典型的升高和降低,至少伴有下述情况之一:①心肌缺血症状;②心电图病理性Q波形成;③心电图ST段改变提示心肌缺血;④做过冠状动脉介入治疗,如血管成形术。

(2)病理发现AMI。

2. 陈旧性MI的定义

(1)系列心电图检查提示新出现的病理性Q波,患者可有或可不记得有任何症状,心肌坏死生化标志物已降至正常。

(2)病理发现已经或正在愈合的MI。

然后将MI再分为5种临床类型。Ⅰ型:自发性MI,与原发的冠状动脉事件如斑块糜烂、破裂、夹层形成等而引起的心肌缺血相关;Ⅱ型:MI继发于心肌的供氧和耗氧不平衡所导致的心肌缺血,如冠状动脉痉挛、冠状动脉栓塞、贫血、心律失常、高血压或低血压;Ⅲ型:心脏性猝死,有心肌缺血的症状和新出现的ST段抬高或新的左束支传导阻滞,造影或尸检证实冠状动脉内有新鲜血栓,但未及采集血样之前或血液中心肌坏死生化标志物升高之前患者就已死亡;Ⅳa型:MI与PCI相关;Ⅳb型:MI与支架内血栓有关,经造影或尸检证实;Ⅴ型:MI与CABG相关。

此外,还需与变异型心绞痛相鉴别。本病由Prinzmetal首先描述,心绞痛几乎都在静息时发生,常呈周期性,多发生在午夜至上午8时之间,常无明显诱因,历时数十秒至30min。发作时心电图显示有关导联的ST段短时抬高、R波增高,相对应导联的ST段压低,T波可有高尖表现(图2-1-6),常并发各种心律失常。本病是冠状动脉痉挛所引起,多发生在已有冠脉狭窄的基础上,但其临床表现与冠脉狭窄程度不成正比,少数患者冠脉造影可以正常。吸烟是本病的重要危险因素,麦角新碱或过度换气试验可诱发冠脉痉挛。药物治疗以钙拮抗剂和硝酸酯类最有效。病情稳定后根据冠脉造影结果再定是否需要血运重建治疗。

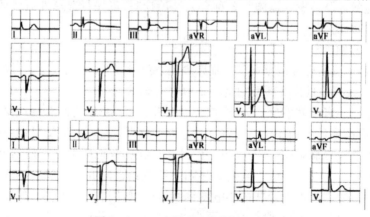

图2-1-6 变异型心绞痛的心电图

上两行为心绞痛发作时,示Ⅱ、Ⅲ、aVF ST段抬高,aVL ST段稍压低,V₂、V₃、V₅、V₆、T波增高。下两行心绞痛发作过后上述变化消失

（九）预后

STEMI 的预后与梗死范围的大小、侧支循环产生的情况、有无其他疾病并存以及治疗是否及时有关。总死亡率约为 30%，住院死亡率约为 10%，发生严重心律失常、休克或心力衰竭者病死率尤高，其中休克患者病死率可高达 80%。死亡多在第 1 周内，尤其是在数 h 内。出院前或出院 6 周内进行负荷心电图检查，运动耐量好不伴有心电图异常者预后良好，运动耐量差者预后不良。MI 长期预后的影响因素中主要为患者的心功能状况、梗死后心肌缺血及心律失常、梗死的次数和部位以及患者的年龄、是否合并高血压和糖尿病等。AMI 再灌注治疗后梗死相关冠状动脉再通与否是影响 MI 急性期良好预后和长期预后的重要独立因素。

（十）防治

治疗原则是保护和维持心脏功能，挽救濒死的心肌，防止梗死面积扩大，缩小心肌缺血范围及时处理各种并发症，防止猝死，使患者不但能度过急性期，且康复后还能保持尽可能多的有功能的心肌。

1.再灌注治疗　及早再通闭塞的冠状动脉，使心肌得到再灌注，挽救濒死的心肌或缩小心肌梗死的范围，是一种关键的治疗措施。它还可极有效地解除疼痛。

（1）溶栓治疗：纤维蛋白溶解（纤溶）药物被证明能减小冠脉内血栓，早期静脉应用溶栓药物能提高 STEAMI 患者的生存率，其临床疗效已被公认，故明确诊断后应尽早用药，来院至开始用药时间应<30min。而对于非 ST 段抬高型 ACS，溶栓治疗不仅无益反而有增加 AMI 的倾向，因此标准溶栓治疗目前仅用于 STEAMI 患者。

溶栓治疗的适应证：①持续性胸痛超过 30min，含服硝酸甘油片症状不能缓解。②相邻 2 个或更多导联 ST 段抬高>0.2mV。③发病 6～24h 以内者。若发病 6～24h 内，患者仍有胸痛，并且 ST 段抬高导联有 R 波者，也可考虑溶栓治疗。发病至溶栓药物给予的时间是影响溶栓治疗效果的最主要因素，最近有研究认为如果在发病 3h 内给予溶栓药物，则溶栓治疗的效果和直接 PCI 治疗效果相当，但 3h 后进行溶栓其效果不如直接 PCI 术，且出血等并发症增加。④年龄在 70 岁以下者。对于年龄>75 岁的 AMI 患者，溶栓治疗会增加脑出血的并发症，是否溶栓治疗需权衡利弊，如患者为广泛前壁 AMI，具有很高的心源性休克和死亡的发生率，在无条件行急诊介入治疗的情况下仍应进行溶栓治疗。反之，如患者为下壁 AMI，血流动力学稳定可不进行溶栓治疗。

溶栓治疗的禁忌证：①近期（14 天内）有活动性出血（胃肠道溃疡出血、咯血、痔疮出血等），作过外科手术或活体组织检查，心肺复苏术后（体外心脏按压、心内注射、气管插管），不能实施压迫的血管穿刺以及外伤史者；②高血压患者血压>24.0/14.7kPa（180/110mmHg），或不能排除主动脉夹层分离者；③有出血性脑血管意外史，或半年内有缺血性脑血管意外（包括 TIA）史者；④对扩容和升压药无反应的休克；⑤妊娠、感染性心内膜炎、二尖瓣病变合并心房颤动且高度怀疑左心房内有血栓者；⑥糖尿病合并视网膜病变者；⑦出血性疾病或有出血倾向者，严重的肝肾功能障碍及进展性疾病（如恶性肿瘤）者。

治疗步骤：①溶栓前检查血常规、血小板计数、出凝血时间、APTT 及血型，配血备用；②即刻口服阿司匹林 300mg，以后每天 100mg，长期服用；③进行溶栓治疗。

溶栓药物：①非特异性溶栓剂，对血栓部位或体循环中纤溶系统均有作用的尿激酶（UK 或 rUK）和链激酶（SK 或 rSK）；②选择性作用于血栓部位纤维蛋白的药物，有组织型纤维蛋白溶酶原激活剂（tPA），重组型组织纤维蛋白溶酶原激活剂（r－tPA）；③单链尿激酶型纤溶酶原激活剂(SCUPA)、甲氧苯基化纤溶酶原链激酶激活剂复合物(APSAC);④新的溶栓剂还有 TNK—组织型纤溶酶原激活剂(TNK—tPA)、瑞替普酶(rPA)、拉诺普酶(nPA)、葡激酶(SAK)等。

给药方案:①UK:30min 内静脉滴注 100 万～150 万 U;或冠状动脉内注入 4 万 U,继以每分钟 0.6 万～2.4 万 U 的速度注入,血管再通后用量减半,继续注入 30～60min,总量 50 万 U 左右。②SK:150 万 U 静脉滴注,60min 内滴完;冠状动脉内给药先给 2 万 U,继以 0.2 万～0.4 万 U 注入,共 30min,总量 25 万～40 万 U。对链激酶过敏者,宜于治疗前半小时用异丙嗪(非那根)25mg 肌内注射,并与少量的地塞米松(2.5～5mg)同时滴注,可防止其引起的寒战、发热副作用。③r—tPA:100mg 在 90min 内静脉给予,先静注 15mg,继而 30min 内静脉滴注 50mg,其后 60min 内再给予 35mg(国内有报道,用上述剂量的一半也能奏效)。冠状动脉内用药剂量减半。用 r—tPA 前,先用肝素 5000U,静脉推注;然后,700～1000U/h,静脉滴注 48h;以后改为皮下注射 7500U,每 12h1 次,连用 3～5 天,用药前注意出血倾向。④TNK—tPA:40mg 静脉一次性注入,无需静脉滴注。溶栓药应用期间密切注意出血倾向,并需监测 APTT 或 ACT。冠状动脉内注射药物需通过周围动脉置入导管达冠状动脉口处才能实现,因此比较费时,只宜用于介入性诊治过程中并发的冠脉内血栓栓塞;而静脉注射药物可以迅速实行,故目前多选静脉注射给药。

溶栓治疗期间的辅助抗凝治疗:UK 和 SK 为非选择性的溶栓剂,故在溶栓治疗后短时间内(6～12h)不存在再次血栓形成的可能,对于溶栓有效的 AMI 患者,可于溶栓治疗 6～12h 后开始给予低分子量肝素皮下注射。对于溶栓治疗失败者,辅助抗凝治疗则无明显临床益处。r—tPA 和葡激酶等为选择性的溶栓剂,故溶栓使血管再通后仍有再次血栓形成的可能,因此在溶栓治疗前后均应给予充分的肝素治疗。溶栓前先给予 5000U 肝素冲击量,然后以1000U/h 的肝素持续静脉滴注 24～48h,以出血时间延长 2 倍为基准,调整肝素用量。亦可选择低分子量肝素替代普通肝素治疗,其临床疗效相同,如依诺肝素,首先静脉推注 30mg,然后以 1mg/k 的剂量皮下注射,每 12h1 次,用 3～5 天为宜。

溶栓再通的判断指标如下。

1)直接指征:冠状动脉造影观察血管再通情况,冠状动脉造影所示血流情况通常采用 TIMI 分级。TIMI0 级:梗死相关冠状动脉完全闭塞,远端无造影剂通过。TIMI1 级:少量造影剂通过血管阻塞处,但远端冠状动脉不显影。TIMI2 级:梗死相关冠状动脉完全显影,但与正常血管相比血流较缓慢。TIMI3 级:梗死相关冠状动脉完全显影且血流正常。根据 TIMI 分级达到 2 级、3 级者表明血管再通,但 2 级者通而不畅。

2)间接指征:①心电图抬高的 ST 段于 2h 内回降＞50%;②胸痛于 2h 内基本消失;③2h 内出现再灌注性心律失常(短暂的加速性室性自主节律,房室或束支传导阻滞突然消失,或下后壁心肌梗死的患者出现一过性窦性心动过缓、窦房传导阻滞)或低血压状态;④血清 CK—MB 峰值提前出现在发病 14h 内。具备上述 4 项中 2 项或 2 项以上者,考虑再通;但第②和第③两项组合不能被判定为再通。

(2)介入治疗:直接经皮冠状动脉介入术(PCI)是指 AMI 的患者未经溶栓治疗直接进行冠状动脉血管成形术,其中支架植入术的效果优于单纯球囊扩张术。近年试用冠脉内注射自体干细胞希望有助于心肌的修复。目前直接 PCI 已被公认为首选的最安全有效的恢复心肌再灌注的治疗手段,梗死相关血管的开通率高于药物溶栓治疗,尽早应用可恢复心肌再灌注,降低近期病死率,预防远期的心力衰竭发生,尤其对来院时发病时间已超过 3h 或对溶栓治疗有禁忌的患者。一般要求患者到达医院至球囊扩张时间<90min。在适宜于做 PCI 的患者中,PCI 之前应给予抗血小板药和抗凝治疗。施行 PCI 的适应证还包括血流动力学不稳定、有溶栓禁忌证、恶性心律失常、需要安装经静脉临时起搏或需要反复电复律以及年龄>75 岁。溶栓治疗失败者,即胸痛或 ST 段抬高在溶栓开始后持续>60min 或胸痛和 ST 段抬高复发,则应考虑做补救性 PCI,但是只有在复发起病后 90min 内即能开始 PCI 者获益较大,否则应重复应用溶栓药,不过重复给予溶栓药物会增加严重出血并发症。直接 PCI 后,尤其是放置支架后,可应用 GpⅡa/Ⅲa 受体拮抗剂辅助治疗,持续用 24～36h。直接 PCI 的开展需要有经验的介入心脏病医生、完善的心血管造影设备、抢救设施和人员配备。我国 2001 年制定的"急性心肌梗死诊断和治疗指南"提出具备施行 AMI 介入治疗条件的医院应:①能在患者来院 90min 内施行 PTCA;②其心导管室每年施行 PTCA>100 例并有心外科待命的条件;③施术者每年独立施行 PTCA>30 例;④AMI 直接 PTCA 成功率在 90% 以上;⑤在所有送到心导管室的患者中,能完成 PTCA 者达 85% 以上。无条件施行介入治疗的医院宜迅速将患者送到测算能在患者起病 6h 内施行介入治疗的医院治疗。如测算转送后患者无法在 6h 内接受 PCI,则宜就地进行溶栓治疗或溶栓后转送。

　　发生 STEAMI 后再灌注策略的选择需要根据发病时间、施行直接 PCI 的能力(包括时间间隔)、患者的危险性(包括出血并发症)等综合考虑。优选溶栓的情况一般包括:①就诊早,发病<3h 内,且不能及时进行 PCI;②介入治疗不可行,如导管室被占用,动脉穿刺困难或不能转运到达有经验的导管室;③介入治疗不能及时进行,如就诊至球囊扩张时间>90min。优选急诊介入治疗的情况包括:①就诊晚,发病>3h;②有经验丰富的导管室,就诊至球囊扩张时间<90min,就诊至球囊扩张时间较就诊至溶栓时间延长<60min;③高危患者,如心源性休克,Killip 分级≥Ⅲ级;④有溶栓禁忌证,包括出血风险增加及颅内出血;⑤诊断有疑问。

　　(3)冠状动脉旁路移植术(CABG):下列患者可考虑进行急诊 CABG:①实行了溶栓治疗或 PCI 后仍有持续的或反复的胸痛;②冠状动脉造影显示高危冠状动脉病变(左冠状动脉主干病变);③有 MI 并发症如室间隔穿孔或乳头肌功能不全所引起的严重二尖瓣反流。

　　2. 其他药物治疗

　　(1)抗血小板治疗:抗血小板治疗能减少 STEMI 患者的主要心血管事件(死亡、再发致死性或非致死性 MI 和卒中)的发生,因此除非有禁忌证,所有患者应给予本项治疗。其用法见前文"不稳定型心绞痛和非 ST 段抬高型心肌梗死"段。

　　(2)抗凝治疗:除非有禁忌证,所有 STEMI 患者无论是否采用溶栓治疗,都应在抗血小板治疗的基础上常规接受抗凝治疗。抗凝治疗能建立和维持梗死相关动脉的通畅,并能预防深静脉血栓形成、肺动脉栓塞以及心室内血栓形成。其用法见前文"不稳定型心绞痛和非 ST 段抬高型心肌梗死"段。

　　(3)硝酸酯类药物:对于有持续性胸部不适、高血压、大面积前壁 MI、急性左心衰竭的患者,在最初 24～48h 的治疗中,静脉内应用硝酸甘油有利于控制心肌缺血发作,缩小梗死面积,降低短期甚至可能长期病死率。其用法见前文"不稳定型心绞痛和非 ST 段抬高型心肌梗死"段。有下壁 MI,可疑右室梗死或明显低血压的患者[收缩压低于 12.0kPa(90mmHg)],尤其合并明显心动过缓或心动过速时,硝酸酯类药物能降低心室充盈压,引起血压降低和反射性心动过速,应慎用或不用。无并发症的 MI 低危患者不必常规给予硝酸甘油。

（4）镇痛剂：选择用药和用法见前文"不稳定型心绞痛和非 ST 段抬高型心肌梗死"段。

（5）β受体阻滞剂：MI 发生后最初数小时内静脉注射 β受体阻滞剂可通过缩小梗死面积、降低再梗死率、降低室颤的发生率和病死率而改善预后。无禁忌证的 STEMI 患者应在 MI 发病的 12h 内开始 β受体阻滞剂治疗。其用法见前文"不稳定型心绞痛和非 ST 段抬高型心肌梗死"段。

（6）血管紧张素转换酶抑制剂（ACEI）：近来大规模临床研究发现，ACEI 如卡托普利、雷米普利、群多普利等有助于改善恢复期心肌的重构，减少 AMI 的病死率，减少充血性心力衰竭的发生，特别是对前壁 MI、心力衰竭或心动过速的患者。因此，除非有禁忌证，所有 STE-MI 患者都可选用 ACEI。给药时应从小剂量开始，逐渐增加至目标剂量。对于高危患者，ACEI 的最大益处在恢复期早期即可获得，故可在溶栓稳定后 24h 以上使用，由于 ACEI 具有持续的临床益处，可长期应用。对于不能耐受 ACEI 的患者（如咳嗽反应），血管紧张素 II 受体拮抗剂可能也是一种有效的选择，但目前不是 MI 后的一线治疗。

（7）调脂治疗：见前文"不稳定型心绞痛和非 ST 段抬高型心肌梗死"段。

（8）钙拮抗剂：非二氢吡啶类钙拮抗剂维拉帕米或地尔硫䓬用于急性期 STEMI，除了能控制室上性心律失常，对减少梗死范围或心血管事件并无益处。因此不建议对 STEMI 患者常规应用非二氢吡啶类钙拮抗剂。但非二氢吡啶类钙拮抗剂可用于硝酸酯或 β受体阻滞剂之后仍有持续性心肌缺血或心房颤动伴心室率过快的患者。血流动力学表现在 KilliP II 级以上的 MI 患者应避免应用非二氢吡啶类钙拮抗剂。

（9）葡萄糖－胰岛素－钾溶液（GIK）：应用 GIK 能降低血浆游离脂肪酸浓度和改善心脏做功，GIK 还给缺血心肌提供必要的代谢支持，对大面积 MI 和心源性休克患者尤为重要。氯化钾 1.5g、普通胰岛素 8U 加入 10％的葡萄糖液 500ml 中静脉滴注，每天 1～2 次，1～2 周为 1 个疗程。近年，还有建议在上述溶液中再加入硫酸镁 5g，但不主张常规补镁治疗。

3. 抗心律失常治疗

（1）室性心律失常：应寻找和纠正导致室性心律失常可纠治的原因。血清钾低者推荐用氯化钾，通常可静脉滴注 10mmol/h 以保持在血钾在 4.0mmol/L 以上，但对于严重的低钾血症（$K^+ < 2.5mmol/L$），可通过中心静脉滴注 20～40mmol/h。在 MI 早期静脉注射 β受体阻滞剂继以口服维持，可降低室性心律失常（包括心室颤动）的发生率和无心力衰竭或低血压患者的病死率。预防性应用其他药物（如利多卡因）会增加死亡危险，故不推荐应用。室性异位搏动在心肌梗死后较常见，不需做特殊处理。非持续性（<30s）室性心动过速在最初 24～48h 内常不需要治疗。多形性室速、持续性（>3s）单形室速或任何伴有血流动力学不稳定（如心力衰竭、低血压、胸痛）症状的室速都应给予同步心脏电复律。血流动力学稳定的室速可给予静脉注射利多卡因、普鲁卡因胺或胺碘酮等药物治疗。

利多卡因，50～100mg 静脉注射（如无效，5～10min 后可重复），控制后静脉滴注，1～3mg/min 维持（利多卡因 100mg 加入 5％葡萄糖液 100ml 中滴注，1～3ml/min）。情况稳定后可考虑改用口服美西律 150～200mg，每 6～8h 一次维持。

胺碘酮，静脉注射首剂 75～150mg 稀释于 20ml 生理盐水中，于 10min 内注入；如有效继以 1.0mg/min 维持静脉滴注 6h 后改为 0.5mg/min，总量<1200mg/d；静脉用药 2～3 天后改为口服，口服负荷量为 600～800mg/d，7 天后酌情改为维持量 100～400mg/d。

索他洛尔，静脉注射首剂用 1～1.5mg/kg，用 5％葡萄糖液 20ml 稀释，于 15min 内注入，疗效不明显时可再注射一剂 1.5mg/kg,后可改为口服,160～640mg/d。

无论血清镁是否降低,也可用硫酸镁(5min 内静脉注射 2g)来治疗复杂性室性心律失常。发生心室颤动时,应立即进行非同步直流电除颤,用最合适的能量(一般 300J),争取一次除颤成功。在无电除颤条件时可立即作胸外心脏挤压和口对口人工呼吸,心腔内注射利多卡因100～200mg,并施行其他心脏复苏处理。急性期过后,仍有复杂性室性心律失常或非持续性室速尤其是伴有显著左心室收缩功能不全者,死亡危险增加,应考虑安装 ICD,以预防猝死。在 ICD 治疗前,应行冠状动脉造影和其他检查以了解有无复发性心肌缺血,若有则需要行 PQ 或 CABG。加速的心室自主心律一般无需处理,如由于心房输送血液入心室的作用未能发挥而引起血流动力学失调,则可用阿托品以加快窦性心律而控制心脏搏动,仅在偶然情况下需要用人工心脏起搏或抑制异位心律的药物来治疗。

(2)缓慢的窦性心律失常:除非存在低血压或心率<50 次/分,一般不需要治疗。对于伴有低血压的心动过缓(可能减少心肌灌注),可静脉注射硫酸阿托品 0.5～1mg,如疗效不明显,几分钟后可重复注射。最好是多次小剂量注射,因大剂量阿托品会诱发心动过速。虽然静脉滴注异丙肾上腺素也有效,但由于它会增加心肌的氧需量和心律失常的危险,因此不推荐使用。药物无效或发生明显副作用时也可考虑应用人工心脏起搏器。

(3)房室传导阻滞:二度Ⅰ型和Ⅱ型房室传导阻滞 QRS 波不宽者以及并发于下壁 MI 的三度房室传导阻滞心率>50 次/分且 QRS 波不宽者,无需处理,但应严密监护。下列情况是安置临时起搏器的指征:①二度Ⅱ型或三度房室传导阻滞 QRS 波增宽者;②二度或三度房室传导阻滞出现过心室停搏;③三度房室传导阻滞心率<50 次/分,伴有明显低血压或心力衰竭,经药物治疗效果差;④二度或三度房室传导阻滞合并频发室性心律失常。AMI 后 2～3 周进展为三度房室传导阻滞或阻滞部位在希氏束以下者应安置永久起搏器。

(4)室上性快速心律失常:如窦性心动过速、频发房性期前收缩、阵发性室上性心动过速、心房扑动和心房颤动等,可选用β受体阻滞剂、洋地黄类、维拉帕米、胺碘酮等药物治疗。对后三者治疗无效时可考虑应用同步直流电复律器或人工心脏起搏器复律,尽量缩短快速心律失常持续的时间。

(5)心脏停搏:立即作胸外心脏按压和人工呼吸,注射肾上腺素、异丙肾上腺素、乳酸钠和阿托品等,并施行其他心脏复苏处理。

4.抗低血压和心源性休克治疗　根据休克纯属心源性,抑或尚有周围血管舒缩障碍,或血容量不足等因素存在,而分别处理。

(1)补充血容量:约 20% 的患者由于呕吐、出汗、发热、使用利尿剂和不进饮食等原因而有血容量不足,需要补充血容量来治疗,但又要防止补充过多而引起心力衰竭。可根据血流动力学监测结果来决定输液量。如中心静脉压低,在 0.49～0.98kPa(5～10cmH$_2$O)之间,肺楔压在 0.8～1.6kPa(6～12mmHg)以下,心排血量低,提示血容量不足,可静脉滴注低分子右旋糖酐或 5%～10% 葡萄糖液,输液后如中心静脉压上升>1.76kPa(18cmH$_2$O),肺楔压>2.0～2.4kPa(15～18mmHg),则应停止。右心室梗死时,中心静脉压的升高则未必是补充血容量的禁忌。

(2)应用升压药:补充血容量,血压仍不升,而肺楔压和心排血量正常时,提示周围血管张力不足,可选用血管收缩药:①多巴胺:10～30mg 加入 5% 葡萄糖液 100ml 中静脉滴注,也可和间羟胺同时滴注;②多巴酚丁胺:20～25mg 溶于 5% 葡萄糖液 100ml 中,以 2.5～10pg/(kg

·min)的剂量静脉滴注,作用与多巴胺相类似,但增加心排血量的作用较强,增快心率的作用较轻,无明显扩张肾血管的作用;③间羟胺(阿拉明):10～30mg 加入 5％葡萄糖液 100ml 中静脉滴注,或 5～10mg 肌内注射。但对长期服用胍乙啶或利血平的患者疗效不佳;④去甲肾上腺素:作用与间羟胺相同,但较快、较强而较短,对长期服用胍乙啶或利血平的人仍有效。0.5～1mg(1～2mg 重酒石酸盐)加入 5％葡萄糖液 100ml 中静脉滴注。渗出血管外易引起局部损伤及坏死,如同时加入 2.5～5mg 酚妥拉明可减轻局部血管收缩的作用。

(3)应用血管扩张剂:经上述处理,血压仍不升,而肺楔压增高,心排血量低,或周围血管显著收缩,以至四肢厥冷,并有发绀时,可用血管扩张药以减低周围循环阻力和心脏的后负荷,降低左心室射血阻力,增强收缩功能,从而增加心排血量,改善休克状态。血管扩张药要在血流动力学严密监测下谨慎应用,可选用硝酸甘油(50～100µg/min 静滴)或二硝酸异山梨酯(2.5～10mg/次,舌下含服或 30～100µg/min 静滴)、硝普钠(15～400µg/min 静滴)、酚妥拉明(0.25～1mg/min 静滴)等。

(4)治疗休克的其他措施:包括纠正酸中毒、纠正电解质紊乱、避免脑缺血、保护肾功能,必要时应用糖皮质激素和洋地黄制剂。

上述治疗无效时可用主动脉内球囊反搏术(IABP)以增高舒张期动脉压而不增加左心室收缩期负荷,并有助于增加冠状动脉灌流,使患者获得短期的循环支持。对持续性心肌缺血、顽固性室性心律失常、血流动力学不稳定或休克的患者如存在合适的冠状动脉解剖学病变,应尽早作选择性冠状动脉造影,随即施行 PCI 或 CABG,可挽救一些患者的生命。

5.心力衰竭治疗　主要是治疗左心室衰竭。

治疗取决于病情的严重性。病情较轻者,给予襻利尿剂(如静脉注射呋塞米 20～40mg,每天 1 次或 2 次),它可降低左心室充盈压,一般即可见效。病情严重者,可应用血管扩张剂(如静脉注射硝酸甘油)以降低心脏前负荷和后负荷。治疗期间,常通过带球囊的右心导管(Swan－Ganz 导管)监测肺动脉楔压。只要体动脉收缩压持续>13.3kPa(100mmHg),即可用 ACEI。开始治疗最好给予小剂量的短效 ACEI(如口服卡托普利 3.125～6.25mg,每 4～6h1 次;如能耐受,则逐渐增加剂量)。一旦达到最大剂量(卡托普利的最大剂量为 50mg,每天 3 次),即用长效 ACEI(如福辛普利、赖诺普利、雷米普利)取代作为长期应用。如心力衰竭持续在 NYHA 心功能分级Ⅱ级或Ⅱ级以上,应加用醛固酮拮抗剂(如依普利酮、螺内酯)。严重心力衰竭者给予动脉内球囊反搏可提供短期的血流动力学支持。若血管重建或外科手术修复不可行时,应考虑心脏移植。永久性左心室或双心室植入式辅助装置可用作心脏移植前的过渡;如不可能做心脏移植,左心室辅助装置有时可作为一种永久性治疗。这种装置偶可使患者康复并可 3～6 个月内去除。

6.并发症治疗　对于有附壁血栓形成者,抗凝治疗可减少栓塞的危险,如无禁忌证,治疗开始即静脉应用足量肝素,随后给予华法林 3～6 个月,使 INR 维持在 2～3 之间。当左心室扩张伴弥漫性收缩活动减弱、存在室壁膨胀瘤或慢性心房颤动时,应长期应用抗凝药和阿司匹林。室壁膨胀瘤形成伴左心室衰竭或心律失常时可行外科切除术。AMI 时 ACEI 的应用可减轻左心室重构和降低室壁膨胀瘤的发生率。并发心室间隔穿孔、急性二尖瓣关闭不全都可导致严重的血流动力改变或心律失常,宜积极采用手术治疗,但手术应延迟至 AMI 后 6 周以上,因此时梗死心肌可得到最大程度的愈合。如血流动力学不稳定持续存在,尽管手术死亡危险很高,也宜早期进行。急性的心室游离壁破裂外科手术的成功率极低,几乎都是致命的。假性室壁瘤是左心室游离壁的不完全破裂,可通过外科手术修补。心肌梗死后综合征严重病例必须用其他非甾体类消炎药(NSAIDs)或皮质类固醇短程冲击治疗,但大剂量NSAIDs或皮质类固醇的应用不宜超过数天,因它们可能干扰 AMI 后心室肌的早期愈合。肩手综合征可用理疗或体疗。

7. 右室心肌梗死的处理　治疗措施与左心室 MI 略有不同,右室 MI 时常表现为下壁 MI伴休克或低血压而无左心衰竭的表现,其血流动力学检查常显示中心静脉压、右心房和右心室充盈压增高,而肺楔压、左心室充盈压正常甚至下降。治疗宜补充血容量,从而增高心排血量和动脉压。在血流动力学监测下,静脉滴注输液,直到低血压得到纠治,但肺楔压如达2.0kPa(15mmHg),即应停止。如此时低血压未能纠正,可用正性肌力药物。不能用硝酸酯类药和利尿剂,它们可降低前负荷(从而减少心排血量),引起严重的低血压。伴有房室传导阻滞时,可予以临时起搏。

8. 康复和出院后治疗　出院后最初 3～6 周体力活动应逐渐增加。鼓励患者恢复中等量的体力活动(步行、体操、太极拳等)。如 AMI 后 6 周仍能保持较好的心功能,则绝大多数患者都能恢复其所有正常的活动。与生活方式、年龄和心脏状况相适应的有规律的运动计划可降低缺血事件发生的风险,增强总体健康状况。对患者的生活方式提出建议,进一步控制危险因素,可改善患者的预后。

三、出院前评估

(一)出院前的危险分层

出院前应对 MI 患者进行危险分层以决定是否需要进行介入性检查。对早期未行介入性检查而考虑进行血运重建治疗的患者,应及早评估左心室射血分数和进行负荷试验,根据负荷试验的结果发现心肌缺血者应进行心导管检查和血运重建治疗。仅有轻微或无缺血发作的患者只需给予药物治疗。

(二)左室功能的评估

左心室功能状况是影响 ACS 预后最主要的因素之一,也是心血管事件最准确的预测因素之一。评估左心室功能包括患者症状(劳力性呼吸困难等)的评估、物理检查结果(如肺部啰音、颈静脉压升高、心脏扩大、第三心音奔马律等)以及心室造影、核素心室显像和超声心动图。MI 后左心室射血分数<40％是一项比较敏感的指标。无创性检查中以核素测值最为可靠,超声心动图的测值也可作为参考。

(三)心肌存活的评估

MI 后左室功能异常部分是由于坏死和瘢痕形成所致,部分是由存活但功能异常的心肌细胞即冬眠或顿抑心肌所致,后者通过血管重建治疗可明显改善左室功能。因此鉴别纤维化但功能异常的心肌细胞所导致的心室功能异常具有重要的预后和治疗意义。评价心肌存活力常用的无创性检查包括核素成像和多巴酚丁胺超声心动图负荷试验等,这些检查能准确评估节段性室壁运动异常的恢复。近几年正逐渐广泛应用的正电子发射体层摄影以及造影剂增强 MRI 能更准确预测心肌局部功能的恢复。

(赵瑞平)

第七节　冠状动脉疾病的其他表现形式

一、变异型心绞痛

由 Prinzmetal 首先描述的继发于心肌缺血后出现的少见综合征，几乎完全都在静息时发生，无体力劳动或情绪激动等诱因，常伴随一过性 ST 段抬高，冠状动脉造影证实了其提出的一过性冠状动脉痉挛假说，称之为 Prinzmetal 心绞痛或变异型心绞痛。如长时间冠状动脉痉挛则致急性心肌梗死和恶性室性心律失常或猝死。

变异型心绞痛患者的冠状动脉痉挛可以诱导血液淤滞，使血管内纤维蛋白原转化为纤维蛋白，血浆内纤维蛋白的浓度在 24h 内是波动的，其高峰发生在午夜和凌晨，这与患者的心肌缺血发作的频度一致。吸烟是变异型心绞痛的重要危险因素。

与慢性稳定型心绞痛相比，变异型心绞痛患者较年轻，除吸烟较多外，大多数患者无冠心病易患因素，常常伴有因心律失常所致的晕厥。变异型心绞痛发病时间集中在午夜至上午 8 点之间，动态 ECG 发现，ECG 异常多发生在早上，尽管在临床上可无心绞痛表现。变异型心绞痛多在静息时发生，与劳力性心绞痛无关。其临床表现并不与冠状动脉的狭窄程度成正比。冠状动脉痉挛可以用麦角新碱激发。

硝酸酯类药物对变异型心绞痛的治疗原理是通过直接扩张痉挛的冠状动脉来改善心肌缺血，β 受体阻滞剂对变异型心绞痛的疗效有争议，CCB 是防止变异型心绞痛冠状动脉痉挛的有效药物，CCB 和硝酸酯类药物合用是治疗变异型心绞痛的主要手段。缓释硝苯地平对抑制变异型心绞痛患者的有症状或无症状的心肌缺血有很好的效果。哌唑嗪是选择性肾上腺素能受体阻滞剂，对治疗变异型心绞痛有效。阿司匹林可能会加重变异型心绞痛的发作。

变异型心绞痛患者能度过急性发作的活动期和起病后最初 6 个月内的心脏事件，5 年生存率较高（89％～97％）。在急性活动期阶段，20％的患者发生非致命的心肌梗死，10％以上的患者死亡。

二、冠状动脉造影结果正常的胸痛－X 综合征

X 综合征通常指患者具有心绞痛或类似于心绞痛的胸痛，平板运动时出现 ST 段下移，而冠状动脉造影无异常发现。本病的预后通常良好，但由于临床症状的存在，常迫使患者反复就医，导致各种检查措施的过度应用和药品的消耗以及生活质量的下降，日常工作受影响。这些患者占因胸痛而行冠状动脉造影检查患者总数的 10％～30％。本病的病因尚不清楚，其中一部分患者在运动负荷试验或心房调搏术时心肌乳酸产生增多，提示心肌缺血。另外，微血管灌注功能障碍、交感神经占主导地位的交感和迷走神经平衡失调、患者痛觉阈降低，均可导致本病的发生。血管内超声及多普勒血流测定可显示有冠状动脉内膜增厚，早期动脉粥样硬化斑块形成及冠状动脉血流储备降低（图 2－1－7）。

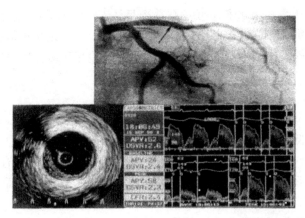

图 2-1-7　冠状动脉造影正常患者的血管内超声和多普勒血流速度测定

左下图从 3 点到 10 点之间内膜增厚,早期斑块形成;右下图示血管内多普勒血流测定的结果,血流储备(CFR)为 2.4,低于正常

本病以绝经期前女性为多见。ECG 可以正常,也可以有非特异性的 ST－T 改变,近 20％的患者运动试验阳性。本病无特异疗法,β 受体阻滞剂和 CCB 均能减少胸痛发作次数,硝酸甘油不能提高大部分患者的运动耐受量,但可以改善部分患者的症状,可试用。

三、心肌桥

冠状动脉通常行走于心外膜下的结缔组织中,如果一段冠状动脉行走于心肌内,这束心肌纤维被称为心肌桥,行走于心肌桥下的冠状动脉被称为壁冠状动脉。由于壁冠状动脉在每一个心动周期中的收缩期被挤压,而产生远端心肌缺血,临床上可表现为类似心绞痛的胸痛、心律失常,偶可引起心肌梗死或猝死。冠状动脉造影患者中的检出率为 0.51％～16％,尸体解剖的检出率为 15％～85％,说明大部分心肌桥没有临床意义。

由于心肌桥存在,导致心肌桥近端的收缩期前向血流逆转,而损伤该处的血管内膜,所以该处容易有动脉粥样硬化斑块形成,冠状动脉造影显示该节段收缩期血管腔被挤压,舒张期又恢复正常,被称为挤奶现象。本病无特异性治疗,β 受体阻滞剂等降低心肌收缩力的药物可缓解症状,不宜采用支架治疗,因为血管穿孔、支架内再狭窄的发生率显著升高。手术分离壁冠状动脉曾被视为根治本病的方法,但也有再复发的病例。一旦诊断本病,除非绝对需要,应避免使用硝酸酯药物及多巴胺等正性肌力药物。

(杨文奇)

第八节　冠状动脉粥样硬化性心脏病的二级预防

为改善冠心病患者的长期预后,除了在急性期应积极治疗外,还应加强二级预防。冠心病的二级预防,可减少动脉粥样硬化的危险因素,延缓和逆转冠状动脉病变的进展,防止斑块不稳定等所致的急性冠脉事件,从而大大降低心血管疾病的致残率、病死率。

一、戒烟

吸烟可导致冠状动脉痉挛,降低 β 受体阻滞剂的抗缺血作用,成倍增加 MI 后的病死率。

戒烟 1 年能降低再梗死率和病死率,3 年内存活率与从未吸烟的 ACS 患者相似。可采取多种戒烟措施包括药物戒烟、正规的戒烟计划、催眠以及节制吸烟等以尽可能提供戒烟的成功率。最有效治疗尼古丁依赖性的辅助药物治疗是尼古丁替代治疗和缓释型的安非他酮。

二、调脂治疗

大规模随机临床试验表明,调脂治疗能降低冠心病患者的远期病死率和再梗死率。建议所有冠心病患者坚持低饱和脂肪酸及低胆固醇饮食[<7%饱和脂肪酸总热量和<5.2mmol/L(200mg/d)胆固醇]。他汀类药物或贝特类药物对冠心病二级预防均有效。无论最初的胆固醇水平如何,他汀类药物都能使冠心病患者获益。低水平 HDL-C 是发生冠状动脉疾病的一个独立危险因素,因此对 HDL-C<1.04mmol/L(40mg/dl)者要选用能升高 HDL-C 的药物。高甘油三酯的作用尚有争议。目前比较明确的是,不论 LDL-C 和 HDL-C 水平如何,只要甘油三酯水平>5.7mmol/L(500mg/dl),最好加用烟酸或贝特类药物。此时,治疗的靶目标应使非 HDL-C<3.38mmol/L(130mg/dl)。

三、抗血小板治疗

血小板在动脉粥样硬化形成过程中以及在冠状动脉痉挛、血栓形成等所导致的心肌缺血或 MI 中都起着重要作用。长期接受抗血小板治疗可降低再梗死率,减少血管性事件包括非致死性 MI、非致死性脑卒中和心血管死亡的发生风险。因此,所有冠心病患者除有禁忌证者外应长期使用抗血小板制剂。

四、抗凝治疗

心肌梗死后长期抗凝治疗的适应证仍有争议并且在不断变化。临床研究显示,低剂量华法林和低剂量阿司匹林合用并没有在降低联合终点死亡、再梗死或卒中方面有明显效果,而中等强度华法林加低剂量阿司匹林虽然能降低非致死性再梗死和非致死性脑卒中的发生率,但其代价是出血增加和停药率增高。因此 AMI 后无禁忌证时只推荐用阿司匹林,除非有静脉血栓、肺栓塞、左心室附壁血栓、左心功能不全和广泛节段性室壁运动异常、持续性或阵发性心房颤动以及有脑栓塞史才加用口服抗凝剂。

五、β肾上腺素受体阻滞剂

β受体阻滞剂是当前公认的 ACS 后二级预防的有效药物。多数临床试验结果证实,β受体阻滞剂能降低 MI 后非致死性再梗死发生率、猝死发生率、心血管死亡率和总死亡率。β受体阻滞剂能抗心肌缺血、抗高血压和降低左心室张力。因此,除了低危患者(心功能正常或接近正常、再灌注治疗成功、没有严重室性心律失常)和有禁忌证的患者,所有 ACS 患者应使用β受体阻滞剂治疗。对于中、重度左心功能衰竭的患者,应当逐渐增加β受体阻滞剂的剂量。

六、肾素-血管紧张素-醛固酮系统抑制剂

大规模随机临床试验已证实,ACS 患者恢复期使用 ACEI 可以预防左心室重构,改善血流动力学,减少死亡危险,明显减少心力衰竭发生率,提高长期生存率。因此,ACEI 是 ACS 患者长期治疗中抑制肾素-血管紧张素-醛固酮系统的首选药物,特别是对 LVEF≤40%,

有充血性心力衰竭征象者;前壁 MI 以及节段性室壁运动异常者更应长期使用 ACEI 以改善长期预后。如因咳嗽和皮疹(但不是血管神经性水肿或肾功能不全)不能耐受 ACEI,可用血管紧张素Ⅱ受体拮抗剂来替代。

七、雌激素替代治疗

理论上雌激素对血脂状态的有利作用(降低 LDL-C,升高 HDL-C)应当有益于防止冠状动脉粥样硬化。然而,联合应用雌激素和孕激素(激素治疗)可能降低单纯雌激素治疗对血脂的有利作用。此外激素治疗可以升高高敏的 C 反应蛋白水平。因此,绝经后妇女不应联合应用雌激素和孕激素治疗进行冠心病的二级预防。建议女性冠心病患者应停止激素治疗。对于开始激素治疗 1～2 年并且因为其他适应证需要继续治疗的女性,应评估其心血管病危险性,权衡利弊。住院卧床患者不应继续激素治疗。

八、抗氧化剂

尽管早期的流行病学研究观察资料表明,增加摄入脂溶性维生素(维生素 E 和 β 胡萝卜素)与心血管事件包括 MI 的减少有关,但目前的治疗指南并不建议冠心病患者补充抗氧化制剂。而迄今几乎无任何证据支持使用水溶性具有酶活性的抗氧化剂如维生素 C 来预防心血管疾病。

(杨文奇)

第二章　心力衰竭

第一节　慢性心力衰竭

一、概述

慢性心力衰竭(chronic heart failure,CHF)也称慢性充血性心力衰竭(congestive heart failure,CHF),是由于任何原因的初始心肌损伤(如心肌梗死、心肌病、血流动力学负荷过重、炎症等)引起心肌结构和功能的变化,最后导致心室泵血和/或充盈功能低下的复杂临床综合征。在临床上主要表现为气促、疲劳和体液潴留,是一种进展性疾病,其发生率近年呈上升趋势。据2006年我国心血管病报告,我国心力衰竭患者有400万,心力衰竭患病率为0.9%,其中男性为0.7%,女性为1.0%,且随着年龄增加,心力衰竭发病率增高。尽管心力衰竭的治疗水平有明显提高,但其病死率居高不下,住院心力衰竭患者1年和5年病死率分别为30%和50%。

心力衰竭的进程主要表现为心肌重量、心室容量增加及心室形态改变即心肌重构。心肌重构的机制主要为神经内分泌激活,在初始的心肌损伤后,肾素－血管紧张素－醛固酮系统(RAAS)和交感神经系统兴奋性增高;多种内源性神经内分泌和细胞因子激活,促进心肌重构,加重心肌损伤和心功能恶化,进一步激活神经内分泌和细胞因子等,形成恶性循环。

根据临床症状及治疗反应,常将心力衰竭分为:①无症状性心力衰竭(silent heart failure,SHF):指左室已有功能障碍,左室射血分数降低,但无临床"充血"症状的这一阶段,可历时数月至数年;②充血性心力衰竭:临床已出现典型症状和体征;③难治性心力衰竭(refractory heart failure,RHF):指心力衰竭的终末期,对常规治疗无效。

根据心力衰竭发生的基本机制分为:收缩功能障碍性心力衰竭(systolic heart failure)和收缩功能保留的心力衰竭(HF with preserved systolic function)。收缩性心力衰竭定义为左心室射血分数(LVEF)≤40%,大多数为缺血性心肌病且既往有过心肌梗死病史,其次为非缺血性心肌病如扩张性心肌病、瓣膜病等。收缩功能保留的心力衰竭也称为舒张功能障碍性心力衰竭,是由于左心室舒张期主动松弛能力受损和心肌顺应性降低,亦即僵硬度增加(心肌细胞肥大伴间质纤维化),导致左心室在舒张期的充盈受损,心搏量(即每搏量)减少,左室舒张末期压增高而发生的心力衰竭。往往发生于收缩性心力衰竭前。既往心脏疾病主要为高血压、糖尿病、肥胖,以及冠心病(表2-2-1)。

表 2—2—1　心力衰竭常见病因

收缩性心力衰竭	收缩功能保留的心力衰竭
冠心病	高血压
高血压	糖尿病
心肌炎	冠心病
感染	二尖瓣狭窄
心肌病	淀粉样变性
瓣膜病	肥厚性心肌病
毒物诱导	心包疾病
酒精	高心输出量
可卡因	动静脉畸形
基因	动静脉瘘
致心律失常右室心肌病	甲状腺功能亢进
肌营养不良心肌病	贫血
心动过速心肌病	
糖尿病	

二、CHF 的诊断

当首次接诊心力衰竭患者时,病史内容主要包括:心力衰竭的病因;评估疾病的进展和严重程度;评估容量状态。

首先,弄清病因非常重要,病史询问应有针对性。考虑缺血性心肌病时,应询问既往有无心肌梗死、胸痛、动脉粥样硬化危险因素;考虑心肌炎或心肌病时,应询问近期有无病毒感染或上呼吸道感染史,有无家族性心肌病史;是否存在高血压病或糖尿病等。

对于初发的或已经确诊的心力衰竭患者,明确其心功能状态和运动耐力下降非常重要。需要仔细询问患者有无端坐呼吸(orthopnea)、夜间阵发性呼吸困难(paroxysmal),此外,体重有无增加、下肢有无水肿等有助于了解水钠潴留状态。

(一)临床诊断

1. 左心衰竭的诊断

(1)症状:主要表现为肺循环淤血,表现为疲劳、乏力;呼吸困难(劳力性呼吸困难、阵发性夜间呼吸困难、端坐呼吸)。

(2)体征:心脏扩大,心率增快,奔马律,收缩期杂音,两肺底闻及湿啰音,继发支气管痉挛时,可闻及哮鸣音或干啰音。

(3)实验室检查:①胸部 X 线:肺门动脉和静脉均有扩张,肺门阴影范围和密度均有增加;②心电图:明确有无心肌缺血和心律失常;③超声心动图:了解左心室舒张末期内径(LVEDd)增大、LVEF 下降等。

2. 右心衰竭的诊断

(1)症状:胃肠道症状(食欲不振、恶心、呕吐、腹胀、便秘及上腹疼痛),肾脏症状(夜尿增多、肾功能减退),肝区疼痛(肝脏淤血肿大,右上腹饱胀不适,肝区疼痛),失眠、嗜睡、精神错乱。

（2）体征：颈静脉怒张，肝大与压痛（肝颈静脉回流征阳性），低垂部位、对称性水肿，甚至出现胸腔积液，多见右侧胸腔积液，腹水，发绀，心包积液，营养不良、消瘦、恶病质。

（3）实验室检查：①胸部 X 线：以右心室和右心房增大为主；②超声：肝脏肿大明显；③静脉压升高：中心静脉压>1.18kPa（12cmH$_2$O），肘静脉压>1.37kPa（14cmH$_2$O）；④肝功异常：胆红素升高、GPT 升高。

3. 全心衰竭诊断　如果患者左、右心功能不全的表现同时存在，称为全心衰竭，但患者或以左心功能不全的表现为主，或以右心功能不全的表现为主。

4. 舒张性心力衰竭的诊断　①有典型心力衰竭的症状和体征；②LVEF 正常（>45%），左心腔大小正常；③超声心动图有左室舒张功能异常的证据，并可排除心瓣膜病、心包疾病、肥厚型心肌病、限制性（浸润性）心肌病等。

（二）心功能不全程度的判断

1. 纽约心脏病协会（NYHA）分级法和 ACC/AHA 心力衰竭分期法对心力衰竭患者进行评估并指导治疗（表 2-2-2）。

表 2-2-2　心力衰竭的分类

NYHA 心功能分级		ACC/AHA 心力衰竭分期	
		A 期	有心力衰竭危险但无结构性心脏疾病和心力衰竭症状
Ⅰ级	有心脏病，无明显活动受限	B 期	有结构性心脏疾病但无心力衰竭症状
Ⅱ级	一般体力活动出现心力衰竭症状	C 期	有结构性心脏疾病并既往或当前有心力衰竭症状
Ⅲ级	轻微活动即出现心力衰竭症状		
Ⅳ级	静息时仍有心力衰竭症状	D 期	顽固性心力衰竭需特殊治疗

2. 6min 步行试验　在平直走廊尽可能快行走，测定 6min 步行距离。<150m 为重度，150~425m 为中度，426~550m 为轻度。评定运动耐量、心功能、疗效及预后。

（三）BNP/NT-proBNP 在心力衰竭诊断中的作用

血清脑利钠肽（BNP）和 N 端脑利钠肽前体（NT-proBNP）的测定在心力衰竭诊断中的地位不断提高。2008 年中西方 BNP 专家共识指出，BNP 的作用已经得到所有重要指南的推荐，用于辅助诊断、分期、判定入院及出院治疗时机，以及判断患者发生临床事件的危险程度（表 2-2-3）。

表 2-2-3　BNP 水平测定的意义

1. 高 BNP 水平提示包括死亡在内的严重心脏事件

2. 如果心力衰竭患者的 BNP 水平治疗后下降，患者的预后可得到改善

3. 存在心源性呼吸困难者的 BNP 水平通常高于 400ng/L

4. 如果 BNP<100ng/L，则不支持心力衰竭的诊断

5. 如果 BNP 水平在 100~400ng/L 之间，医生必须考虑呼吸困难的其他原因，如慢性阻塞性肺病，肺栓塞以及心力衰竭的代偿期

2009 年关于 NT-proBNP 临床应用中国专家共识出台，该共识指出 NT-proBNP 可以作为慢性心力衰竭的客观检测指标，采用双截点进行判别（表 2-2-4），其水平高于正常人和非心力衰竭患者，但增高程度不及急性心力衰竭。NT-proBNP 受肾功能影响较大。2008 年 ESC 心力衰竭诊治指南关于利钠肽诊断心力衰竭的应用（图 2-2-1）

表 2－2－4　NT－proBNP 截点的意义

1. 排除截点　NT－proBNP<300ng/L,心力衰竭可能性很小

2. 诊断截点　以下情况心力衰竭可能性很大

   <50 岁,NT－proBNP>450ng/L

   50~75 岁,NT－proBNP>900ng/L

   >75 岁,NT－proBNP>2000ng/L

3. 两截点之间为灰区　可能是较轻的急性心力衰竭,或是非急性心力衰竭原因所致(心肌缺血、心房颤动、肺部感染、肺癌、肺动脉高压或肺栓塞等)

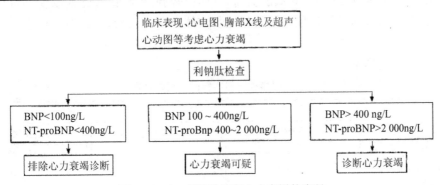

图 2－2－1　利钠肽诊断心力衰竭的流程

三、CHF 的治疗

治疗策略从以前短期血流动力学/药理学措施转为长期的、修复性的策略,目的是改变衰竭心脏的生物学性质。治疗关键是阻断神经内分泌的过度激活,阻断心肌重构。

目标:改善症状、提高生活质量、防止和延缓心肌重构的发展,降低心力衰竭病死率和住院率。

(一)一般治疗

1. 去除诱因　预防、识别与治疗引起或加重心力衰竭的特殊事件,特别是感染;控制心律失常、纠正电解质紊乱及酸碱失衡;处理或纠正贫血、肾功能损害等其他临床合并疾病。

2. 监测体重　每天测定体重以早期发现液体潴留;通过体重监测调整利尿剂剂量,了解心力衰竭控制情况。

3. 调整生活方式

(1)限钠　轻度心力衰竭患者 2~3g/d,中到重度心力衰竭患者<2g/d;心力衰竭患者应全程限盐。

(2)限水　控制盐、水负荷是心力衰竭最基础的治疗。应尽量避免不必要的静脉输注。

(3)营养和饮食　低脂饮食,戒烟,肥胖患者应减轻体重;心脏恶液质者,给予营养支持,如清蛋白。

(4)休息和适度运动　失代偿期需卧床休息,多做被动运动以预防深部静脉血栓形成。临床情况改善后应鼓励患者在不引起症状的情况下,进行体力活动,但要避免用力的等长运动。

4. 心理和精神的治疗　压抑、焦虑和孤独在心力衰竭恶化中发挥重要作用,也是心力衰竭患者主要的死亡预后因素;给予情感干预,心理疏导;酌情应用抗抑郁药物可改善患者生活

质量及预后。

5.氧气治疗　氧疗用于急性心力衰竭,对慢性心力衰竭无应用指征。无肺水肿心力衰竭患者,氧疗可能导致血流动力学恶化。当心力衰竭伴夜间睡眠呼吸障碍者,夜间给氧可减少低氧血症的发生。

(二)基本药物治疗

药物治疗是心力衰竭治疗的基石。

1.利尿剂　是心力衰竭治疗的基础药物,通过抑制肾小管特定部位钠、氯重吸收,遏制心力衰竭时钠潴留,减少静脉回流、减低前负荷,从而减轻肺淤血,提高运动耐量。对存在液体潴留的心力衰竭患者,利尿剂是唯一能充分控制液体潴留的药物,是标准治疗中必不可少的组成部分。

(1)利尿剂的选择见表2-2-5。

表2-2-5　常用襻利尿剂达到最大利尿效果时的剂量

	静脉一次剂量(mg)		
	呋塞米	布美他尼	托拉塞米
正常人	40	1	15~20
心力衰竭(GFR正常)	80~120	2~3	20~30
肾功能不全			
中度	80	3	60
重度	200	10	200

1)襻利尿剂(呋噻米)是大部分心力衰竭患者的首选药物,适用于有明显液体潴留或伴肾功能受损患者;呋噻米剂量一效应呈线性关系,剂量不受限制。

2)噻嗪类(氢氯噻嗪)用于有轻度液体潴留、伴高血压且肾功能正常的心力衰竭患者。在肾功能中度损害(肌酐清除率<30ml/min)时失效;氢氯噻嗪100mg/d已达最大效应,再增加剂量也无效。

由于利尿剂可激活内源性神经内分泌因子活性,尤其是RAAS,因此应与ACEI(或ARB)联合应用,可有较好协同作用。应用利尿剂过程中应每天监测体重变化,这是最可靠监测利尿剂效果、以利及时调整利尿剂剂量的指标。利尿剂应用过程中出现低血压和氮质血症而无液体潴留,可能是利尿剂过量、血容量减少所致,应减少利尿剂剂量。

利尿剂(表2-2-6)应用从小剂量开始,逐渐加量,直至尿量增加,以每天体重减轻0.5~1.0kg为宜。

表2-2-6　口服利尿剂的用量(mg)

襻利尿剂		
速尿	20~40	1~3次/日
托拉塞米	5~10	1~2次/日
噻嗪类		
双氢克尿塞	25	1~3次/日
保钾利尿剂		
安体舒通	20	1~3次/日
氨苯喋啶	50	1~3次/日
依普利酮	50	1~2次/日

(2)利尿剂抵抗:心力衰竭进展和恶化时常需加大利尿剂剂量,最终患者对大剂量无反应时,即出现利尿剂抵抗。解决办法:静脉用药如呋塞米 40mg 静脉注射,继以微泵持续静脉注射(10～40mg/h);2 种或 2 种以上利尿剂联合应用;应用增加肾血流的药物,如短期应用小剂量多巴胺为 2～5μg/(kg·min)。

2.抗神经内分泌激活药物

(1)血管紧张素转换酶抑制剂(ACEI):通过抑制 RAAS,竞争性阻断 Ang I 转化为 Ang Ⅱ,降低循环和组织的 AngⅡ水平;阻断 Ang1-7 的降解,使其水平增加进一步起到扩血管及抗增生作用;同时作用于激肽酶Ⅱ,抑制缓激肽的降解,提高缓激肽水平,缓激肽降解减少可产生扩血管的前列腺素生成增多和抗增生的效果。ACEI 是证实能降低心力衰竭患者病死率的第一类药物,也是循证医学证据最多的药物,是治疗心力衰竭的基石和首选药物。

1)ACEI 应用方法:采用临床试验中所规定的目标剂量;如不能耐受,可应用中等剂量,或患者能够耐受的最大剂量(表 2-2-7);极小剂量开始,能耐受每隔 1～2 周剂量加倍。滴定剂量及过程需个体化,一旦达到最大耐受量即可长期维持应用;起始治疗后 1～2 周内应监测血压、血钾和肾功能,以后定期复查。如肌酐增高<30%,为预期反应,不需特殊处理,但应加强监测。如肌酐增高 30%～50%,为异常反应,ACEI 应减量或停用;应用 ACEI 不必同时加用钾盐,或保钾利尿剂。合用醛固酮受体拮抗剂时,ACEI 应减量,并立即应用襻利尿剂。如血钾>5.5mmol/L 停用 ACEI。

表 2-2-7　ACEI 制剂与剂量

	起始剂量	目标剂量
卡托普利	6.25mg,3 次/日	50mg,3 次/日
依那普利	2.5mg,2 次/日	10～20mg,2 次/日
赖诺普利	2.5～5mg/d	30～35mg/d
福辛普利	5～10mg/d	40mg/d
雷米普利	2.5mg/d	5mg,2 次/日或 10mg/d
培哚普利	2mg/d	4～8mg/d
西拉普利	0.5mg/d	1～2.5mg/d
苯那普利	2.5mg/d	5～10mg/d

2)ACEI 应用要点:全部心力衰竭患者包括阶段 B 无症性心力衰竭和 LVEF<45%的患者,除有禁忌证或不能耐受,ACEI 需终身应用;突然撤除 ACEI 有可能导致临床状况恶化,应予避免;ACEI 症状改善往往出现于治疗后数周至数月;即使症状改善不显著,ACEI 仍可减少疾病进展的危险性;ACEI 与 β 受体阻滞剂合用有协同作用;ACEI 治疗早期可能出现一些不良反应,但一般不影响长期应用;ACEI 一般与利尿剂合用,如无液体潴留可单独应用,一般不需补充钾盐。

3)ACEI 禁忌证:严重血管性水肿、无尿性肾衰及妊娠女性。

以下情况须慎用:双侧肾动脉狭窄;血肌酐水平显著升高[>265.2μmol/L(3mg/dl)];高钾血症(>5.5mmol/L);低血压[收缩压<12.0kPa(90mmHg)],需经其他处理,待血流动力学稳定后再决定是否应用 ACEI;左室流出道梗阻,如主动脉瓣狭窄,肥厚性心肌病等。

4)ACEI 不良反应:在治疗开始几天或增加剂量时常见低血压;肾功能恶化:重度心力衰竭 NYHAⅣ级、低钠血症者,易发生肾功能恶化。起始治疗后 1～2 周内应监测肾功能和血钾,以后需定期复查;高血钾:ACEI阻止RAAS而减少钾的丢失,可发生高钾血症;肾功能恶化、补钾、使用保钾利尿剂,尤其并发糖尿病时尤易发生高钾血症,严重者可引起心脏传导阻滞;咳嗽:干咳,见于治疗开始的几个月内,需排除其他原因,尤其肺部淤血所致咳嗽。咳嗽不严重可以耐受者,鼓励继续使用ACEI,如持续咳嗽,影响正常生活,可改用ARB;血管性水肿:较为罕见(<1%),可出现声带甚至喉头水肿等严重状况,危险性较大。多见于首次用药或治疗最初24h内。

(2)血管紧张素Ⅱ受体拮抗剂(ARB):理论上可阻断所有经ACE途径或非ACE途径生成的AngⅡ与AT_1受体结合,从而阻断或改善因AT_1受体过度兴奋导致的诸多不良作用;可能通过加强AngⅡ与AT_2受体结合发挥有益效应;对缓激肽代谢无影响,一般不引起咳嗽,但不能通过提高血清缓激肽浓度水平发挥可能的有利作用。近年ARB在心力衰竭治疗中的地位逐渐提高。

ARB应用要点:ARB可用于A阶段患者,以预防心力衰竭的发生;亦可用于B、C和D阶段患者,不能耐受ACEI者,可替代ACEI作为一线治疗,以降低病死率和并发症发生率;ARB各种剂型均可考虑使用(表2-2-8),其中坎地沙坦和缬沙坦证实可降低病死率和病残率的有关证据较为明确;ARB应用中需注意的事项同ACEI,如要监测低血压、肾功能不全和高血钾等。

表2-2-8　ARB制剂及剂量

	起始剂量(mg/d)	推荐剂量(mg/d)
氯沙坦	25~50	50~100
缬沙坦	20~40	160×2
坎地沙坦	4~8	32
厄贝沙坦	150	300
替米沙坦	40	80
奥美沙坦	10~20	20~40

(3)β受体阻滞剂:慢性心力衰竭患者,肾上腺素能受体通路持续、过度激活对心脏有害。人体衰竭心脏去甲肾上腺素浓度足以产生心肌细胞损伤,且慢性肾上腺素能系统激活介导心肌重构,而$β_1$受体信号转导的致病性明显大于$β_2$、$α_1$受体。此为应用β受体阻滞剂治疗慢性心力衰竭的根本基础。由于β受体阻滞剂是负性肌力药,治疗初期对心功能有抑制作用,LVEF↓;长期治疗(>3个月时)则改善心功能,LVEF↑;治疗4~12个月,能降低心室肌重和容量、改善心室形状,提示心肌重构延缓或逆转。

1)β受体阻滞剂应用要点:慢性收缩性心力衰竭,NYHAⅡ、Ⅲ级病情稳定患者,及阶段B、无症状性心力衰竭或NYHAⅠ级的患者(LVEF<40%),除非有禁忌证或不能耐受外均需无限期终身使用β受体阻滞剂;NYHAⅣ级心力衰竭患者,需待病情稳定(4d内未静脉用药),已无液体潴留并体重恒定,达到"干重"后,在严密监护下应用。应在ACEI和利尿剂基础上加用β受体阻滞剂。

2)β受体阻滞剂目标剂量或最大耐受量(表2-2-9):清晨静息心率55~60次/分,不宜低于55次/分。β受体阻滞剂应用需监测低血压、液体潴留和心力衰竭恶化、心动过缓、房室阻滞及无力等不良反应,酌情采取相应措施。

表 2－2－9　β受体阻滞剂制剂及剂量

	起始剂量(mg/d)	目标剂量(mg/d)
比索洛尔	1.25	10
酒石酸美托洛尔	6.25×2	50×2
琥珀酸美托洛尔	12.5～25	200
卡维地洛	3.125×2	25×2

3)推荐应用琥珀酸美托洛尔、比索洛尔和卡维地洛。从极小剂量开始,每2~4周剂量加倍。症状改善常在治疗2~3个月后才出现,即使症状不改善,亦能防止疾病的进展;不良反应常发生在治疗早期,一般不妨碍长期用药。

4)β受体阻滞剂禁忌证:支气管痉挛性疾病、心动过缓(心率<60次/分)、Ⅱ度及以上房室阻滞(除非已安置起搏器);心力衰竭患者有明显液体潴留,需大量利尿者,暂时不能应用,应先利尿,达到干体重后再开始应用。

(4)醛固酮受体拮抗剂:醛固酮有独立于AngⅡ和相加于AngⅡ的对心肌重构的不良作用,特别是对心肌细胞外基质。衰竭心脏中心室醛固酮生成及活化增加,且与心力衰竭严重程度成正比。短期使用ACEI或ARB均可降低醛固酮水平,但长期应用时醛固酮水平却不能保持稳定、持续的降低,即"醛固酮逃逸"。在ACEI基础上加用醛固酮受体拮抗剂,进一步抑制醛固酮的有害作用,可望有更大的益处。

1)应用要点:适用于中、重度心力衰竭,NYHAⅢ－Ⅳ级患者;AMI后并发心力衰竭且LVEF<40%患者亦可应用;螺内酯起始量20mg/d,最大剂量为60mg/d,隔日给予;应加用襻利尿剂,停用钾盐,ACEI减量;监测血钾和肾功能,血钾>5.5mmol/L即应停用或减量;螺内酯可出现男性乳房增生症,可逆性,停药后消失。

2)醛固酮受体拮抗剂禁忌证、慎用情况:高钾血症和肾功能异常,此两种状况列为禁忌,有发生此两种状况潜在危险的慎用。应用醛固酮受体拮抗剂应权衡其降低心力衰竭死亡与住院的益处和致命性高钾血症的危险之间的利弊。

(5)神经内分泌抑制剂的联合应用

1)ACEI与β受体阻滞剂:临床试验已证实两者有协同作用,可进一步降低CHF患者病死率,已是心力衰竭治疗的经典常规,应尽早合用。

2)ACEI与醛固酮受体拮抗剂:醛固酮受体桔抗剂的临床试验均是与以ACEI为基础的标准治疗作对照,证实ACEI加醛固酮受体拮抗剂可进一步降低CHF患者死亡率。

3)ACEI与ARB:尚有争论,临床试验结论并不一致,目前大部分情况不主张合用。

4)ACEI、ARB与醛固酮受体拮抗剂:缺乏证据,可进一步增加肾功能异常和高钾血症的危险,不推荐联合应用。ACEI与醛固酮拮抗剂合用,优于ACEI与ARB合用。

3.地高辛　是唯一被美国FDA确认能有效地治疗CHF的洋地黄制剂。主要益处与指征是减轻症状与改善临床状况,对总病死率的影响为中性,在正性肌力药中是唯一长期治疗不增加病死率的药物,且可降低死亡和因心力衰竭恶化住院的复合危险。

(1)应用要点:主要目的是改善慢性收缩性心力衰竭患者的临床状况,适用于已应用ACEI/ARB、β受体阻滞剂和利尿剂治疗,而仍持续有症状的心力衰竭患者。重症患者上述药物可同时应用;适用于伴快速心室率的心房颤动患者,合用β受体阻滞剂对运动时心室率增快的控制更有效;不推荐地高辛用于无症状的左室收缩功能不全(NYHAⅠ级)的治疗;

临床多采用固定维持剂量疗法，0.125～0.25mg/d。70岁以上，肾功能减退者宜用0.125mg每天或隔天1次。

（2）不良反应：主要见于大剂量时，包括：①心律失常（期前收缩、折返性心律失常和传导阻滞）；②胃肠道症状（厌食、恶心和呕吐）；③神经精神症状（视觉异常、定向力障碍、昏睡及精神错乱）。常出现于血清地高辛药物浓度>2.0μg/L时，也可见于地高辛水平较低时，特别在低血钾、低血镁、甲状腺功能低下时发生。

（3）地高辛禁忌证和慎用的情况：①伴窦房传导阻滞、二度或高度AVB患者，禁忌使用。除非已安置永久心脏起搏器；②AMI后患者，特别是有进行性心肌缺血者应慎用或不用；③与能抑制窦房结或房室结功能的药物（如胺碘酮、β受体阻滞剂）合用时须谨慎；④奎尼丁、维拉帕米、胺碘酮、克拉霉素、红霉素等与地高辛合用时可使地高辛血药浓度增加，增加地高辛中毒的发生率，需谨慎，地高辛宜减量。

4.其他

（1）血管扩张剂：见表2-2-10。血管扩张剂可使外周循环开放，周围血管阻力下降，降低后负荷；同时可不同程度扩张静脉，减少回心血量，降低前负荷，减轻肺淤血和肺毛细血管楔压（PCWP）；有利于心脏做功，改善血流动力学变化，缓解症状。不仅对急性左心力衰竭十分有效，而且对难治性和CHF也被证明有效。

表2-2-10　血管扩张剂种类和用法

类别	药物	作用	用法
静脉扩张剂	硝酸甘油	减轻前负荷	起始剂量5～10μg/min
			可增加至100～200μg/min
	消心痛		5～10mg，3次/日
	单硝酸异山梨酯		50mg/d
动脉扩张剂	酚妥拉明	减轻后负荷	1～4μg/(kg·min)
动静脉扩张剂	硝普钠	减轻前后负荷	起始剂量5～10μg/mm
			最大剂量300μg/min
	ACEI		

（2）钙通道阻滞剂：缺乏CCB治疗心力衰竭的有效证据。当心力衰竭患者并发高血压或心绞痛需用CCB时，可选择氨氯地平。

（3）正性肌力药物的静脉应用：由于缺乏有效的证据并考虑到药物的毒性，对CHF者不主张长期间歇应用。阶段D患者可作为姑息疗法应用。心脏移植前终末期心力衰竭、心脏手术后心肌抑制所致的急性心力衰竭可短期应用3～5d。

应用方法：多巴酚丁胺剂量为100～250μg/min；多巴胺剂量为250～500μg/min；米力农负荷量为2.5～3mg，继以20～40μg/min，均静脉给予。

（三）CHF治疗流程

第一步：利尿剂应用：对于所有伴液体潴留的CHF患者均应首先应用利尿剂，直至处于"干重"状态。

第二步：ACEI或β受体阻滞剂：欧美指南均建议先用ACEI，再加用β受体阻滞剂。因为心力衰竭的临床试验几乎均是在ACEI的基础上加用β受体阻滞剂并证实有效的。

第三步：联合应用ACEI和β受体阻滞剂：这两种药物的联合可发挥协同作用，进一步改善患者预后,为"黄金搭档"。在 ACEI 不能耐受时改用 ARB 类。

第四步:其他药物应用:对于前三步治疗后效果不满意的患者,可考虑加用洋地黄制剂(地高辛)和醛固酮拮抗剂等。

(四)非药物治疗

1.心脏再同步化治疗 心脏再同步化(cardiac resynchronization therapy,CRT)以其卓越的疗效逐渐成为一种 CHF 的有效治疗手段。大规模临床试验已证实,CRT 不但能改善 CHF 患者生活质量,还能降低病死率。

在最佳药物治疗基础上 NYHAⅢ~Ⅳ级,窦性心律,左心室射血分数≤35%;QRS 时限≥120ms 者;而 NYHAⅡ级者,则要求 QRS 时限≥150ms;心房颤动合并心力衰竭者,QRS 时限≥130ms 作为 CRT 治疗的推荐。

2.ICD 治疗 适应证:LVEF≤35%的心肌梗死 40d 以上患者,且 NYHAⅡ-Ⅲ级者;LVEF≤35%的非缺血性心肌病患者,且 NYHAⅡ-Ⅲ级者;LVEF≤30%的心肌梗死 40d 以上患者,且 NYHAⅠ级者;LVEF≤40%的心肌梗死患者,存在非持续性室性心动过速,且可为电生理诱发心室颤动或持续性室性心动过速者。ICD 治疗对于预期寿命不足 1 年者,不能带来临床获益。因此,准确估算患者的预期寿命对是否 ICD 治疗十分必要。

3.心脏移植 可作为终末期心力衰竭的一种治疗方式,主要适用于无其他可选择治疗方法的重度心力衰竭患者。

(五)舒张性心力衰竭的治疗

1.积极控制血压 舒张性心力衰竭患者的达标血压宜低于单纯高血压患者的标准,即收缩压<17.3kPa(130mmHg),舒张压<10.7kPa(80mmHg)。

2.控制 AF 心率和心律 慢性 AF 应控制心室率;AF 转复并维持窦性心律,可能有益。

3.应用利尿剂 可缓解肺淤血和外周水肿,但不宜过度,以免前负荷过度降低而致低血压。

4.血运重建治疗 由于心肌缺血可以损害心室舒张功能,CHD 患者如有症状性或可证实的心肌缺血,应考虑冠状动脉血运重建。

5.逆转左室肥厚,改善舒张功能 可用 ACEI、ARB、β 受体阻滞剂等;维拉帕米有益于肥厚型心肌病。

(六)瓣膜性心脏病心力衰竭的治疗

治疗瓣膜性心脏病的关键就是修复瓣膜损害。国际上较一致的意见:所有有症状的瓣膜性心脏病心力衰竭(NYHAⅡ级及以上),以及重度主动脉瓣病变伴有晕厥或心绞痛者,均必需进行手术置换或修补瓣膜。

(七)CHF 合并心律失常的治疗

心力衰竭常并发心律失常,包括室上性心律失常以 AF 最多见,以及室性心律失常。

处理要点:首先要治疗基本疾病、改善心功能、纠正神经内分泌过度激活;同时积极纠正其伴同或促发因素如感染、电解质紊乱、心肌缺血、高血压、甲状腺功能亢进症等。

1.室性心律失常 CHF 并发心脏性猝死约占总死亡的 40%~50%,其中部分由快速室性心律失常引起,少数可能与缺血事件如 AMI、电解质紊乱、栓塞及血管事件有关。

β 受体阻滞剂用于心力衰竭可降低心脏性猝死率,单独或与其他药物联合可用于持续或非持续性室性心律失常;抗心律失常药物仅适用于严重、症状性 VT,胺碘酮可作为首选药物;

无症状、非持续性室性心律失常(包括频发室早、非持续 VT)不建议常规或预防性使用除 β 受体阻滞剂外的抗心律失常药物治疗(包括胺碘酮);Ⅰ类抗心律失常药可促发致命性室性心律失常,增加病死率,应避免使用;胺碘酮可用于安置 ICD 患者以减少器械放电。

2.合并房颤　CHF 患者的 10%～30%可并发 AF,并与心力衰竭互为因果,使脑栓塞年发生率达 16%。

治疗要点:CHF 伴 AF 者采用复律及维持窦性心律治疗的价值尚未明确,因而目前治疗的主要目标是控制心室率及预防血栓栓塞并发症。

β 受体阻滞剂、洋地黄制剂或两者联合可用于心力衰竭伴 AF 患者心室率控制,如 β 受体阻滞剂禁忌或不能耐受,可用胺碘酮。胺碘酮可用于复律后维持窦性心律的治疗,不建议使用其他抗心律失常药物;有条件也可用多非力特;CHF 伴阵发或持续性 AF,或曾有血栓栓塞史患者,应给予华法林抗凝治疗。

(八)治疗效果的评估

根据患者的临床状况和心力衰竭生物学标志物(BNP/NT-proBNP)进行评估。

1.临床状况的评估　根据患者心力衰竭的症状和体征(包括血压)、运动耐受性和生活质量有无改善,心脏大下如心胸比例及超声心动图测定的左室舒张末与收缩末直径有无缩小、LVEF 和 6min 步行距离有无提高等进行判断。

2.BNP/NT-proBNP 测定　治疗后测定值应较基线降低>30%。如与基线值相比较,其水平升高、不变或降幅较小,即便临床状况有所改善、心脏缩小、LVEF 有所提高,仍属于高危人群。

(冯海斌)

第二节　急性心力衰竭

一、概念

急性心力衰竭(acute heart failure,AHF)临床上以急性左心衰竭最为常见。急性左心力衰竭指急性发作或加重的心功能异常所致的心肌收缩力明显降低、心脏负荷加重,造成急性心输出量骤降、肺循环压力突然升高、周围循环阻力增加,可引起肺循环充血而出现急性肺淤血、肺水肿并可伴组织器官灌注不足和心源性休克的临床综合征。急性右心力衰竭是指某些原因使右心室心肌收缩力急剧下降或右心室的前后负荷突然加重,从而引起心输出量急剧降低的临床综合征。

在过去 10 年中,美国因急性心力衰竭而急诊、就医者达 1 千万例次。急性心力衰竭患者中 15%～20%为首诊心力衰竭,大部分则为原有的心力衰竭加重。每年心力衰竭的总发病率为 0.23%～0.27%,AHF 患者病情危重,预后极差,住院病死率为 3%,3 年和 5 年病死率分别高达 30%和 60%。急性心肌梗死所致的急性心力衰竭病死率则更高。急性肺水肿患者的院内病死率为 12%,1 年病死率达 30%。

我国对 42 家医院在 1980、1990、2000 年的 3 个时段住院病历所做的回顾性分析表明,因心力衰竭住院占住院心血管病患者的 16.3%～17.9%,入院时心功能以 NYHA Ⅲ级居多(42.5%～43.7%),基本为慢性心力衰竭的急性加重。

二、AHF 的临床诊断

(一)临床分类

国际上尚无统一的急性心力衰竭临床分类。根据急性心力衰竭的病因、诱因、血流动力学与临床特征作出的分类便于理解,也有利于诊断和治疗(表2-2-11)。

表2-2-11 急性心力衰竭的临床分类

急性左心衰竭
慢性心力衰竭急性失代偿
急性冠状动脉综合征
高血压急症
急性心瓣膜功能障碍
急性重症心肌炎
围生期心肌病
急性严重心律失常
急性右心衰竭
非心源性急性心力衰竭
高心输出量综合征(如甲状腺亢进危象、贫血、动静脉分流综合征、败血症等)
严重肾脏疾病(心肾综合征)
严重肺动脉高压
大块肺栓塞

(二)AHF 诊断

AHF 的诊断流程详见图2-2-2。

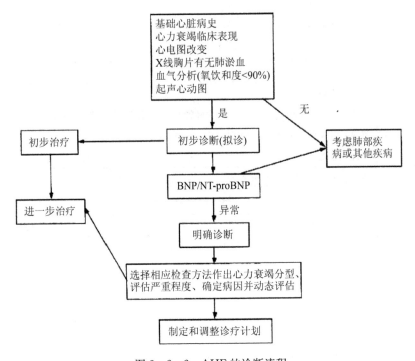

图2-2-2 AHF 的诊断流程

主要依靠症状和体征,辅以适当的检查(心电图、胸部摄片、心脏超声、BNP 检查),必要时可选择血管造影、血流动力学监测和肺动脉球囊漂浮导管(PAC)等有创检查。

1.主要临床表现和体征

(1)呼吸困难:劳力性、夜间阵发性呼吸困难。

(2)急性肺水肿:突发严重的呼吸困难、端坐呼吸,咯粉红色泡沫痰。

(3)心源性休克:持续性低血压,收缩压<12.0kPa(90mmHg)、组织低灌注、心动过速(心率>110次/分)、尿量减少(<20ml/h)、意识障碍。

(4)查体:左心室扩大、奔马律、窦速、交替脉、两肺出现湿啰音和哮鸣音。

2.实验室检查

(1)胸部 X 线检查:肺门动脉和静脉均有扩张,肺门阴影范围和密度均有增加。急性肺水肿时,肺野呈云雾阴影。

(2)ECG 检查:明确有无心肌缺血和心律失常。

(3)超声心动图检查:了解左心室舒张末期内径(LVEDd)增大、LVEF 下降等。

(4)动脉血气分析:有无低氧血症、酸中毒。

(5)心力衰竭标志物:检测 BNP 和 NT-proBNP 水平,当 BNP>400ng/L 或 NT-proBNP>l500ng/L 心力衰竭可能性很大,阳性预测值为 90%。急诊就医的明显气急患者,如 BNP 和 NT-proBNP 水平正常或偏低,几乎可以除外急性心力衰竭的可能性。

(6)心肌坏死标志物:评价是否存在心肌损伤或坏死,检测肌钙蛋白(TnI、TnT)、肌酸磷酸激酶同工酶(CK-MB)、肌红蛋白水平。

(三)急性心力衰竭的分级

急性心力衰竭分级与预后密切相关,分级越高,病死率亦越高。主要有 3 种不同分级方案。

1.急性心肌梗死的 Killip 分级　详见表 2-2-12。

表 2-2-12　Killip 分级

分级	症状与体征
Ⅰ级	无心力衰竭
Ⅱ级	有心力衰竭,两肺中下部湿性啰音,占肺野下 1/2,可闻及奔马律,胸部 X 线片有肺淤血
Ⅲ级	严重心力衰竭,有肺水肿,细湿啰音遍布两肺(超过肺野下 1/2)
Ⅳ级	心源性休克,低血压[SBP≤12.0kPa(90mmHg)]、发绀、少尿、出汗

2.根据临床表现和血流动力学特点分级　详见表 2-2-13。

表 2-2-13　Forrester 分级

分级	PCWP(mmHg)	CI(ml/s·m²)	组织灌注状态
Ⅰ级	≤18	>36.7	无肺淤血,无组织灌注不良
Ⅱ级	>18	>36.7	有肺淤血
Ⅲ级	<18	≤36.7	无肺淤血,有组织灌注不良
Ⅳ级	>18	≤36.7	有肺淤血,有组织灌注不良

注:PCWP:肺毛细血管楔压;CI:心脏排血指数。

3.根据临床严重性分级　详见表 2-2-14。

表 17-14　临床严重性分级

分级	皮肤	肺部啰音
Ⅰ级	干、暖	无
Ⅱ级	湿、暖	有
Ⅲ级	干、冷	无/有
Ⅳ级	湿、冷	有

三、急性心力衰竭的治疗

目的:快速改善症状和稳定血流动力学状况,维持水、电解质平衡和避免心肾损伤。

1. 氧疗　伴低氧血症患者应尽早使用氧疗,使氧饱和度≥95%。

常用鼻导管吸氧:低流量(1~2L/min);高流量吸氧(6~8L/min)可用于低氧血症,无 CO_2 潴留者;乙醇吸氧,可使肺泡内的泡沫表面张力降低而破裂,改善肺泡通气。方法:在湿化瓶中加 50%~70% 酒精或有机硅消泡剂。

早期需要判断患者是否需要呼吸支持,包括气管插管或无创通气。

2. 镇静或止痛　对于明显呼吸困难、焦虑或胸痛患者予以吗啡 3~5mg 稀释后静脉注射,必要时可在 5~10min 后重复给药 3mg,总量一般不超过 10mg。呼吸衰竭、明显 CO_2 潴留者、低血压、意识障碍者慎用。也可用哌替啶 30~100mg,肌内注射。

3. 利尿剂　AHF 利尿剂剂量和适应证详见表 2-2-15。

表 2-2-15　急性心力衰竭利尿剂剂量和适应证

尿潴留的严重程度	利尿剂	剂量(mg)	备注
中度	呋塞米或	20~40	根据临床症状选择口服或静脉注射
	布美他尼或	0.5~1.0	根据临床反应逐步增加剂量
	托拉塞米	10~20	监测 K^+、Na^+、肌酐和血压
重度	呋塞米口服或	40~100	静脉持续给药比大剂量弹丸给药效果好
	呋塞米静脉注射	5~40mg/h	
	布美他尼或	1~4	口服或静脉注射
	托拉塞米	20~100	口服
襻利尿剂抵抗	加用氢氯噻嗪或	25~50,每天 2 次	与襻利尿剂联合应用比单一大剂量用襻利尿剂效果好
	美托拉宗或	2.5~10,每天 1 次	如肌酐清除率<30ml/min,美托拉宗更有效
	螺内酯	25~50,每天 1 次	如无肾功能衰竭,血清 K^+ 正常或偏低,螺内酯是最佳选择
存在碱中毒	乙酰唑胺	0.5	静脉注射
襻利尿剂和噻嗪类利尿剂抵抗	加用多巴胺以扩张肾动脉,或给予正性肌力药物多巴酚丁胺		如并存肾功能衰竭,考虑超滤或血液透析

主要为减轻肺淤血和容量负荷过重。需静脉用药。如呋塞米 20~40mg(布美他尼 0.5~1mg,托拉塞米 10~20mg)静脉注射,可根据临床症状增加剂量或持续静脉滴注。呋塞米静脉滴注 5~40mg/h,在最初 6h<100mg,第一个 24h<240mg;与其他利尿剂联合应用,如醛固

酮拮抗剂(螺内酯20～40mg)。

4.血管扩张剂 能降低患者收缩压、左心室和右心室充盈压及外周血管阻力,改善呼吸困难。

(1)适应证:收缩压>14.7kPa(110mmHg)的急性心力衰竭患者,推荐静脉注射硝酸甘油和硝普钠。收缩压在12.0～14.7kPa(90～110mmHg)的患者慎用。

(2)使用方法:初始硝酸甘油静脉推荐剂量10～20μg/min,如果需要,每3～5分钟按5～10μg/min增加剂量。注意监测血压,避免收缩压过度降低;慎用硝普钠,起始剂量0.3μg/(kg·min),逐步滴定到5μg/(kg·min),要建立动脉通路;奈西立肽静脉滴入速度可先按2μg/kg,再以0.015～0.030μg/(kg·min)的速度滴入。要严密监测血压,不推荐与其他扩血管药联用。

(3)不良反应:头痛、低血压。

5.正性肌力药物

(1)西地兰:增加急性心力衰竭患者的心输出量和降低充盈压。尤其用于伴有快速心室率的心房颤动患者。一般0.2～0.4mg缓慢静脉注射,2～4h后可重复用药。

(2)多巴胺:通过刺激β-肾上腺素能受体来增加心肌收缩力和心输出量。一般3～5μg/(kg·min)即有正性肌力作用。多巴胺和多巴酚丁胺对心率>100次/分的心力衰竭患者应慎用。一般情况下,多采用小剂量多巴胺与较高剂量多巴酚丁胺联合使用。

(3)多巴酚丁胺:通过刺激β₁-受体兴奋产生剂量-依赖正性肌力作用。起始剂量为2～3μg/(kg·min)静脉滴注,无负荷剂量。可依据临床症状、对利尿剂的反应和临床状态调整静脉滴注速度。可调至15μg/(kg·min),同时监测血压。接受受体阻滞剂治疗的患者,多巴酚丁胺剂量应增加至20μg/(kg·min),才能恢复其正性肌力作用。

(4)米力农:磷酸二酯酶(phosphodiesterase,PDE)抑制剂,可抑制环磷酸腺苷(cAMP)降解而发挥正性肌力和周围血管扩张的作用。同时增加心输出量和每搏输出量,而肺动脉压力、肺毛细血管楔嵌压、总外周及肺血管阻力下降。使用方法:每10～20min给予25～75μg/kg静脉注射,然后0.375～0.750μg/(kg·min)的速度静脉滴注。冠心病患者应慎用,因其可增加中期病死率。常见不良反应为低血压和心律失常。

(5)左西孟旦:是钙增敏剂,通过ATP-敏感K通道介导作用和轻微PDE抑制作用以扩张血管。其可增加急性失代偿心力衰竭患者心输出量、每搏输出量,降低肺毛细血管楔嵌压、外周血管和肺血管阻力。使用方法:先3～12μg/kg静脉滴注,10min后以每分钟0.05～0.20μg/kg的速度连续静脉滴注24h。一旦病情稳定,滴注速度可增加。如收缩压<13.3kPa(100mmHg),不需要弹丸静脉注射,可直接先开始维持剂量静脉滴注,以避免发生低血压。

(6)去甲肾上腺素:不作为一线药物。如正性肌力药物仍不能将收缩压恢复到>12.0kPa(90mmHg),则患者处于心源性休克状态时,就应该0.2～1.0μg/(kg·min)使用。

6.AHF的非药物治疗

(1)主动脉内球囊反搏(IABP):是一种有效改善心肌灌注同时又降低心肌耗氧量和增加CO的治疗手段,适用于:①急性心肌梗死或严重心肌缺血并发心源性休克,且不能由药物治疗纠正;②伴有血流动力学障碍的严重冠心病(如急性心肌梗死伴机械并发症);③心肌缺血伴顽固性肺水肿。

(2)机械通气:急性心力衰竭者行机械通气的指征:①出现心跳呼吸骤停而进行心肺复苏

时;②合并Ⅰ型或Ⅱ型呼吸衰竭。

机械通气的方式有无创呼吸机辅助通气、气道插管和人工机械通气,前者适用于呼吸频率<25次/分、能配合呼吸机通气的早期呼吸衰竭患者;后者适用于严重呼吸困难经常规治疗不能改善,尤其是出现明显的呼吸性和代谢性酸中毒并影响到意识状态的患者。

(3)血液净化治疗:对急性心力衰竭有益,但并非常规应用的手段,出现以下情况可以考虑:①高容量负荷如肺水肿或严重的外周组织水肿,且对襻利尿剂和噻嗪类利尿剂抵抗;②低钠血症(血钠<110mmol/L)且有相应的临床症状如神智障碍、肌张力减退、腱反射减弱或消失、呕吐以及肺水肿等。③肾功能进行性减退,血肌酐>500μmol/L或符合急性血透指征的其他情况。

(4)心室机械辅助装置:急性心力衰竭经常规药物治疗无明显改善时,有条件的可应用此种技术。此类装置有:体外模式人工肺氧合器(ECMO)、心室辅助泵(如可置入式电动左心辅助泵、全人工心脏)。应用心室辅助装置只是短期辅助心脏恢复,作为心脏移植或心肺移植的过渡。

(5)急诊介入治疗或外科手术:对于急性心肌梗死并发低血压或心源性休克,有条件者应在IABP或ECMO支持下,行急诊介入治疗以重建血运,甚至在体外循环支持下行冠状动脉旁路移植术(CABG);对于心肌梗死后合并机械并发症,如心室游离壁破裂、室间隔穿孔、重度二尖瓣关闭不全,应在积极药物治疗,且IABP、ECMO、机械通气支持下行外科手术治疗。

四、急性心力衰竭处理原则

(一)急性右心衰竭

1.右心室梗死伴急性右心衰竭

(1)扩容治疗:如存在心源性休克,在监测中心静脉压的基础上首要治疗是大量补液,可应用706代血浆、低分子右旋糖酐或平衡液,直至PCWP上升至2.00～2.40kPa(15～18mmHg),血压回升和低灌注症状改善。24h的输液量为3500～5000ml。对于充分扩容而血压仍低者,可予多巴酚丁胺或多巴胺。

(2)禁用的药物:治疗过程中禁用利尿剂、吗啡和硝酸甘油等血管扩张剂,以免进一步降低右心室充盈压。

(3)不可盲目扩容:如右室梗死同时合并广泛左心室梗死,则不宜盲目扩容,防止造成急性肺水肿。应考虑IABP的使用。

2.急性大块肺栓塞所致急性右心力衰竭　给予吸氧、止痛、溶栓等治疗,经内科治疗无效的危重患者(如休克),若经肺动脉造影证实为肺总动脉或较大分支栓塞,可作介入治疗,必要时可在体外循环下紧急早期切开肺动脉摘除栓子。

3.右心瓣膜病所致的急性右心衰竭　治疗上主要应用利尿剂以减轻水肿,但要防止过度利尿造成的心输出量减少。

(三)急性心力衰竭稳定后处理

进行预后评估;针对原发疾病的治疗;优化的心力衰竭治疗(方案同慢性心力衰竭,应尽早应用ACEI或ARB、β受体阻滞剂等)方案;对患者进行教育及随访。

(冯海斌)

第三节 顽固性心力衰竭

慢性心力衰竭患者,经过优化的内科治疗,消除并发症和诱因后,心力衰竭症状和临床状态未能得到改善甚至有恶化倾向者,称为顽固性心力衰竭(refractory heart failure,RHF)。

RHF 主要见于已进入末期的严重器质性心脏病患者,但并非心脏情况完全不可逆转。

一、RHF 的诊断

1. 寻找临床背景 引起 RHF 的疾病主要有:①冠心病患者伴有多发性心肌梗死、心肌纤维化和乳头肌功能不全;②心肌病患者,尤其是扩张型心肌病患者晚期;③风湿性多瓣膜病伴有严重肺动脉高压患者。

2. 识别心力衰竭加重的诱因 常见诱因为缺血、感染、快速心律失常、精神和体力负荷过重、肺栓塞、未控制的高血压、高动力状态、水、钠潴留等。

3. 临床表现和分级 典型表现为休息或极轻微活动(包括大多数日常生活行为)时,即出现心力衰竭症状,往往需要反复或长时间住院接受治疗。NYHA 心功能分级Ⅲ～Ⅳ级或 AHA 分期 D 期。

4. 评估血流动力学异常 RHF 最基本的血流动力学异常是存在肺毛细血管楔嵌压升高,肺毛细血管楔嵌压>2.0kPa(15mmHg),甚至肺毛细血管楔嵌压>2.4kPa(18mmHg)和低灌注,如心排血指数正常低值或下降(每分钟<2.2L/m^2)。血流动力学异常的 4 种基本类型见图 2-2-3。

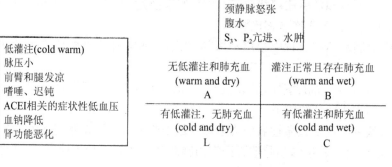

图 2-2-3 血流动力学异常的 4 种基本类型

5. BNP 和 NT-proBNP 水平 显著升高。

6. 超声心动图 提示射血分数明显下降(EF<30%),甚至 EF<25%。

二、RHF 的治疗

对于 RHF 的治疗目的是迅速改善症状,延缓病程进展和降低病死率。

1 纠正血流动力学异常 根据充盈压和灌注水平,对 4 种不同类型的心力衰竭患者采用的治疗原则不同(表 2-2-16)。

表 2-2-16 血流动力学异常的治疗原则

肺毛细血管楔嵌压 (mmHg)	心脏指数 (L/min·m²)	每搏做功指数 (g·m/m²)	收缩压 (mmHg)	血流动力 学特点	治疗原则	预后
≤18	≥2.2	≥20	≥110	代偿	主要为病因治疗	良好
<15	≥2.2	<20	≤90	低血容量	扩容	尚好
>18	≥2.2	≥20	≥110	肺淤血	利尿	尚好
15~18	<2.2	<20	≥110	低排高阻	小静脉扩张剂 动脉扩张剂	尚好
>18	<2.2	<20	≤90	低排或 心源性休克	升压药 正性肌力药 机械辅助循环	差

2.减轻水、钠潴留　真正的 RHF 患者往往因肾脏灌注不足,而对低剂量利尿药反应不佳。这些患者除应严格限制钠盐摄入(≤2g/d)外,还多需逐步增加袢利尿剂的剂量,并常常要联合使用作用互补的二线利尿药。可根据体重变化调整利尿剂剂量。以上方法不能奏效时,需静脉给予大剂量利尿剂 500~1000mg/d 持续泵入,有时还需联合应用增加肾血流量的药物(如小剂量多巴胺 2~3μg/(kg·min))。超滤和血滤也是控制水、钠潴留的有效方法,同时还可以使肾脏对利尿剂的反应性得以恢复,因此对肾功能明显恶化或严重水肿难以消除的患者,可采用该治疗方法。

3.神经体液抑制剂的使用　多数 RHF 对 ACEI 及 β 受体阻滞剂治疗反应良好,且可明显改善临床预后。但同时神经体液的激活,又是这些终末期心力衰竭患者赖以维持循环稳态的重要机制之一,故 RHF 患者对这些抑制剂的耐受性较差,因此在临床实践中应注意如下。

(1)当收缩压<10.7kPa(80mmHg)或存在周围灌注不良的临床表现时,禁用 ACEI 及 β阻滞剂。

(2)当体重达干重,并近期已不需使用静脉正性肌力药时,方可开始使用 β 受体阻滞剂。

(3)从小剂量开始,密切观察,缓慢增加剂量。另外,近年螺内酯也作为一种神经体液抑制剂用于治疗心力衰竭,在使用过程中应密切监测,防止出现高钾血症。

4.正性肌力药　对于 RHF 患者左室充盈压升高而收缩压≤12.0kPa(90mmHg),可静脉应用正性肌力药物(如洋地黄),非洋地黄类正性肌力药物(如多巴胺、多巴酚丁胺、米力农等)在心力衰竭患者中应用争议较大,但是对于临床心力衰竭严重,而常规治疗心力衰竭的药物和剂量都已到位,仍不能缓解患者症状者,可以短期应用非洋地黄类正性肌力药物。

5.改善心肌代谢药物　RHF 时心肌内生化的改变,导致能量代谢障碍,纠正代谢异常,有助于改善心脏舒缩功能和防治心律失常。如极化液(GIK),1,6-二磷酸果糖(FDP),左卡尼汀等。

6.肾上腺皮质激素　RHF 时肾上腺皮质功能减退,从而影响全身代谢及各器官功能,加重心力衰竭,形成恶性循环,小剂量强的松 5mg/d 替代治疗,可打破这一恶性循环。

7.非药物治疗　包括 CRT 安置、心脏移植、二尖瓣修补或置换术、机械辅助装置(如体外反搏、左室辅助泵)等,其中以心脏移植最成熟和疗效最肯定。

(冯海斌)

第三章　晕厥

晕厥是指各种原因导致的突然、短暂的意识丧失和身体失控,既而又自行恢复的一组临床表现。

一、分类

晕厥的分类如下:

1. 神经介导性晕厥　①血管迷走神经性晕厥:典型;非典型。②颈动脉窦性晕厥。③情境性晕厥:急性出血;咳嗽、打喷嚏;胃肠道刺激,如吞咽、排便、腹痛;排尿或排尿后;运动后;餐后;其他,如铜管乐器吹奏、举重。④舌咽神经痛。

2. 体位性低血压晕厥　①自主神经调节失常:原发性自主神经调节失常综合征,如单纯自主神经调节失常、多系统萎缩、伴有自主神经功能障碍的震颤麻痹;继发性自主神经调节失常综合征,如糖尿病性神经病变、淀粉样变性神经病变。②药物(和乙醇)诱发的直立性晕厥。③血容量不足:出血、腹泻、Addison病。

3. 心律失常性晕厥　①窦房结功能障碍包括慢快综合征;②房室传导系统疾病;③阵发性室上性和室性心动过速;④遗传性心律失常,如长 QT 综合征、Brugada 综合征、儿茶酚胺依赖性室性心动过速、致心律失常性右心室心肌病等;⑤植入抗心律失常器械(起搏器、ICD)功能障碍;⑥药物诱发的心律失常。

4. 器质性心脏病或心肺疾病所致的晕厥　①梗阻性心脏瓣膜病;②急性心肌梗死/缺血;③肥厚型梗阻性心肌病;④心房黏液瘤;⑤主动脉夹层;⑥心包疾病/心脏压塞;⑦肺栓塞/肺动脉高压;⑧其他。

5. 脑血管性晕厥　血管窃血综合征。

二、临床表现

有些晕厥有先兆症状,如头晕、耳鸣、出汗、视物模糊、面色苍白、全身不适等,但更多的是意识丧失突然发生,无先兆症状。

发作之后可出现疲乏无力、恶心、呕吐、嗜睡甚至大小便失禁等症状。通常随着晕厥的恢复,行为和定向力也立即恢复。有时可出现逆行性遗忘,多见于老年患者。

典型的晕厥发作是短暂的,血管迷走神经性晕厥的意识完全丧失的时间一般不超过 20s。个别晕厥发作时间较长,可达数分钟,应与其他原因造成的意识丧失相鉴别。

三、辅助检查

患者住院治疗期间的检查项目如表 2—3—1。

表 2-3-1　晕厥患者住院治疗期间的检查项目

常规检查项目	根据具体情况可选择的检查项目
血常规、尿常规	冠状动脉 CT 或冠状动脉造影检查
肝肾功能、血糖、血电解质、心肌酶	颈动脉窦按摩，三磷酸腺苷试验
心电图、动态心电图	电生理检查(EPS)，倾斜试验
超声心动图	心室平均信号心电图和微伏级 T 波交替(TWA)
	脑电图(EEG)，颈动脉超声，经颅多普勒
	脑 CT 和 MRI
	神经系统及精神病学评估

1. 心电监测　选择心电监测类型和时间取决于晕厥的发作频度。动态心电图(Holter)适用于晕厥发作频繁的患者。植入式心电事件记录仪用于发作不频繁的患者。

植入式心电事件记录仪(ILR)是一种比较新的诊断晕厥的检查方法，最适于发作不频繁的心律失常性晕厥的检查。数个研究结果奠定了其在晕厥诊断中的地位。这种方法较传统 Holter 和电生理检查更能发现晕厥的原因，效价比较高。不明原因的晕厥患者植入 ILR 1 年后发现，90％以上的患者能够获得有助于诊断的信息。

推荐意见：

(1)适应证：①如果患者有严重器质性心脏病并且具有高度威胁生命的心律失常的危险，应住院监测(床旁或遥测)以明确诊断；②如果心电图或临床表现提示为心律失常性晕厥或者频繁发作的晕厥或晕厥先兆，行 Holter 监测；③当充分评估后晕厥原因仍不明确，如果心电图或临床表现提示为心律失常性晕厥或者反复晕厥发作引起摔伤，推荐埋藏植入式心电事件记录仪。

(2)相对适应证：①如果心电图或临床表现提示为心律失常性晕厥，Holter 监测可能有助于指导下一步的检查(如心电生理检查)；②植入式心电事件记录仪的适应证：心电图或临床表现提示为心律失常性晕厥的患者，如果心功能正常，可以尽早埋藏植入式心电事件记录仪，不必等到传统检查完成之后。

晕厥原因基本明确或确诊为神经介导性晕厥、频繁发作，或晕厥引起外伤，这些患者植入起搏器之前通过植入式心电事件记录仪评价缓慢心律失常对晕厥所起的作用。

(3)诊断价值

1)心电图监测发现晕厥与心电异常(缓慢或快速心律失常)相关，即可做出诊断。

2)心电图监测发现晕厥时为正常窦性心律，可以排除心律失常性晕厥。

3)晕厥发作时未发现心电改变推荐进行其他检查，但已有以下情况时除外：①清醒状态下心室停搏＞3s；②清醒状态下发现二度Ⅱ型或三度房室传导阻滞；③快速阵发性室性心动过速。

4)先兆晕厥不能准确诊断晕厥，因此不能依据先兆晕厥进行治疗。

2. 电生理检查　电生理检查包括无创电生理检查和有创电生理检查，能够评估窦房结功能、房室传导功能和发现室上性和室性心动过速。初步评估正常患者的电生理检查仅有 3％有阳性发现，在发现缓慢心律失常方面敏感性很低。

(1)诊断晕厥的电生理检查方法：①应用比基础窦性心率快 10～20bpm 的频率行心房起搏 30～60s，以测定窦房结恢复时间(SNRT)和校正的窦房结恢复时间(CSNRT)。②测定基础和心房递增刺激下的 HV 间期,评估希氏束－浦肯野纤维系统的传导功能。如果基础评估不能得出结论,可以进行药物诱发试验。③在右心室 2 个部位(心尖部和流出道)进行心室程序刺激诱发室性心律失常,以 2 个基础周期(100～120bpm 和 140～150bpm)增至 2 个额外的期前刺激。④应用心房刺激程序诱发室上性心动过速。

(2)电生理检查适应证:①有创电生理检查适用于初步评估考虑为心律失常性晕厥的患者,心电图异常和(或)器质性心脏病或晕厥时伴有心悸或有猝死家族史;②为明确诊断,冠心病伴晕厥的患者如果 LVEF<0.35,应进行电生理检查。

(3)电生理检查相对适应证:①已明确为心律失常性晕厥者,评估心律失常的性质;②高危职业必须除外心源性晕厥的患者;③反复发作伴有潜在损伤和严重晕厥的患者。

(4)电生理检查禁忌证:心电图正常、无心脏病、无心悸的患者不作为常规检查。

(5)电生理检查的诊断价值:

1)心电图正常不能完全排除心律失常性晕厥;当怀疑心律失常性晕厥时推荐进一步检查。

2)仅依靠临床表现和异常心电图不能确诊晕厥的病因。

3)下列情况进行电生理检查具有诊断意义,无须进行其他检查:①窦性心动过缓和 CSNRT 明显延长;②双束支传导阻滞伴有基础 HV 间期≥100ms,或心房频率递增刺激时出现Ⅱ度和Ⅲ度希氏束－浦肯野纤维阻滞,或如果基础电生理检查不能明确诊断,可以进行药物试验;③诱发持续性单形性室性心动过速;④诱发出导致低血压和自发性晕厥的快速室上性心律失常。

4)HV 间期>70ms 但<100ms,应怀疑缓慢心律失常性晕厥。

5)Brugada 综合征、致心律失常性右心室心肌病和心脏停搏幸存者诱发出多形性室性心动过速或心室颤动可以考虑诊断。

6)缺血性或扩张型心肌病患者诱发出多形性室性心动过速或心室颤动的预测价值低。

3.三磷酸腺苷试验 倾斜试验引起晕厥的触发因素可能是内源性腺苷的释放。静脉注射腺苷和 ATP 可用于不明原因晕厥的检查。对怀疑不明原因晕厥的患者,通过强烈抑制房室结传导起到纯受体刺激作用,引起房室传导阻滞导致心室停搏,这可能是自发性晕厥的原因。ATP 通过对腺苷快速分解和腺苷对嘌呤受体的继发作用发挥作用,ATP 和腺苷在人类作用相似。由于 ATP 可能引起气管痉挛,支气管哮喘患者禁用;可能引起冠状动脉窃血,严重冠心病患者也禁用。

(1)怀疑窦房结功能异常时可阻断自主神经后重复测定。

(2)可以增加 3 个额外期前刺激,增加敏感性但降低特异性。心室期前刺激联律间期<200ms 也降低特异性。SNRT 和 CSNRT 正常也不能排除窦房结功能异常。

4.心室平均信号心电图和微伏级 T 波交替(TWA) 信号平均心电图有助于发现室性心动过速性晕厥,其敏感度为 70%～82%、特异度为 55%～91%。TWA 可能是室性心动过速的重要预测指标,因此信号平均心电图和 TWA 可以作为某些需要做电生理检查的晕厥患者的一种筛查方法。但是,无论检查结果如何,高危患者仍然需要进行电生理检查。因此,信号平均心电图和 T 波交替的诊断意义不大。

5.超声心动图 当病史、体格检查和心电图检查不能发现晕厥的原因时,超声心动图检查是发现包括瓣膜病在内的器质性心脏病的有效方法。通过该检查还能发现肺动脉高压和右心室扩大等提示肺栓塞的表现。体格检查正常的晕厥或先兆晕厥患者,其超声心动图检查最常见的发现是二尖瓣脱垂(4.6%～18.5%)。其他心脏异常包括瓣膜病(最常见的是主动脉瓣狭窄)、心肌病,以及节段性室壁运动异常提示的心肌梗死、冠状动脉畸形、浸润性心脏病(如淀粉样变性)、心脏肿瘤、动脉瘤、左心房血栓等。超声心动图检查为判断晕厥的类型、严重程度及危险分层提供重要的信息,如果发现中重度器质性心脏病则应考虑心源性晕厥;另一方面,如果超声心动图仅发现轻微心脏结构病变,则心源性晕厥的可能性较小,应进行非心源性晕厥方面的检查。

引起心源性晕厥的心脏病如表2-3-2。

表2-3-2 引起心源性晕厥的心脏病

1.有明显心力衰竭表现的心肌病
2.收缩功能异常(射血分数<40%)
3.急性心肌梗死后缺血性心肌病
4.右心室心肌病
5.肥厚型心肌病
6.先天性心脏病
7.心脏肿瘤
8.流出道梗阻
9.肺栓塞
10.主动脉夹层
11.心脏瓣膜病

推荐意见:

(1)超声心动图检查适应证:当怀疑晕厥由心脏病引起时,应行超声心动图检查。超声心动图结果有助于对心脏病进行危险分层。

(2)超声心动图的诊断价值:超声心动图仅能对严重主动脉瓣狭窄、梗阻型心肌病和心房黏液瘤引起的晕厥做出明确诊断。

6.倾斜试验 倾斜试验有助于诊断神经介导性晕厥,但其敏感性、特异性、诊断标准和重复性存在很大问题。其敏感性和特异性与检查方法有密切关系,敏感度为26%～80%,特异度约90%。倾斜试验阴性的患者如果没有心肌缺血或器质性心脏病的证据,神经介导的晕厥的可能性很大,因此倾斜试验对确诊帮助不大。

(1)倾斜试验推荐方法:①倾斜试验前无输液者卧位至少5min,有输液者至少20min;②倾斜角度60°～70°;③被动倾斜时间为20～45min;④如果基础倾斜试验阴性时,静脉应用异丙肾上腺素或舌下应用硝酸甘油作为激发药物,药物试验时间为15～20min;⑤异丙肾上腺素的剂量为1～3μg/min,使平均心率增加20%～25%,用药时不必将患者放回仰卧位;⑥直立位舌下硝酸甘油喷雾剂固定剂量为400μg;⑦试验终点为诱发晕厥或完成试验过程(包括药物诱发),出现晕厥发作为试验阳性。

(2)试验注意事项:试验室应该安静、光线柔和。试验前患者禁食2h,卧位20～45min;应与血管迷走神经刺激如输液有一定间隔,以减少其影响。无静脉液体的试验,试验前安静时间可以减少到5min,应持续、无创、逐一心跳测量手指动脉压。试验床应能迅速平稳竖立,试验结束时迅速放平(<10s),以免意识丧失时间延长。

(3)倾斜试验反应:所有倾斜试验诱发的晕厥均有前驱症状,一般前驱症状出现1min后发生晕厥。在前驱症状阶段血压明显下降,血压下降前常有心率降低,而开始阶段心率降低常不明显。

晕厥的判断:指在试验中突然发生的短暂意识丧失伴不能维持自主体位。恢复平卧位后,意识可在数秒内自行恢复,5min 内应完全恢复正常。接近晕厥的判断:指试验中出现面色苍白、出汗、胸闷、过度换气,继之黑矇、听力减退、反应迟钝,但无意识丧失。恢复平卧位后症状立即消失,如不恢复平卧位后,可能很快发生意识丧失。血压下降的判断标准:收缩压≤80mmHg 和(或)舒张压≤50mmHg,或平均动脉压下降≥25%。心率减慢的判断标准:包括窦性心动过缓<50 次/分、窦性停搏代以交界性逸搏心律、一过性二度及二度以上房室传导阻滞或长达 3s 以上的心脏停搏。

倾斜试验阳性反应类型:根据血压和心率的变化分为 3 型,如表 2-3-3。

表 2-3-3 倾斜试验阳性反应的分类

分型	临床特点
血管抑制型	晕厥时表现为血压下降而无心率减慢
心脏抑制型	晕厥时心率突然减慢甚至心脏停搏,没有血压降低
混合型	晕厥时同时发生血压降低和心率减慢

推荐意见:

(1)绝对适应证:①从事高危职业的不明原因单次发作的晕厥患者,或反复发作但无器质性心脏病的患者,或有器质性心脏病但已经排除心源性晕厥的患者;②临床上提示可能为神经介导性晕厥的患者。

(2)相对适应证:①了解晕厥血流动力学改变类型调整治疗方案;②伴有抽搐的晕厥与癫痫的鉴别诊断;③评估不明原因反复晕倒的患者;④评估反复先兆晕厥或头晕。

(3)下列情况不宜进行倾斜试验:①评估治疗效果;②无创伤的单次发作,从事非高危职业;③明确神经介导性晕厥的诊断不可能改变治疗方案而仅仅为了证明是血管迷走神经性晕厥。

(4)诊断价值:①无器质性心脏病的患者,当倾斜试验诱发出自发性晕厥时可以做出诊断,无须做进一步检查;②有器质性心脏病的患者,在考虑倾斜试验阳性所致的神经神经介导性晕厥之前应首先排除心律失常或其他心源性晕厥;③除诱发出的晕厥外,倾斜试验的其他异常反应临床意义尚不清楚。

7.颈动脉窦按摩 颈动脉窦按摩是颈动脉窦过敏综合征晕厥的一种检查方法。

(1)方法:颈动脉窦按摩取仰卧位和立位两种体位(一般在倾斜床上进行),检查中应持续监测心电、血压。记录基础心率、血压后,在胸锁乳突肌前缘环状软骨水平用力按摩右侧颈动脉窦 5~10s,如果未获得阳性结果,1~2min 后按摩对侧。如果触发心脏停搏反应,则静脉注射阿托品(1mg 或 0.02mg/kg),并重复按摩评估减压反射的作用。颈动脉窦按摩的反应传统上分为心脏抑制型(如心脏停搏)和血管抑制型(收缩压下降)或混合型。室性停搏持续≥3s,收缩压下降≥50mmHg 为混合型。

(2)并发症:颈动脉按摩的主要并发症是神经系统并发症。尽管这些并发症少见,颈动脉窦按摩应避免用于既往 3 个月内发生过短暂脑缺血或卒中的患者(除非颈动脉超声检查除外了严重狭窄)或颈动脉杂音。颈动脉窦按摩很少引起心房颤动。颈动脉窦按摩诱发的心脏停搏停止按摩后迅速消失,一般无须复苏。

推荐意见：

（1）适应证和方法：①颈动脉窦按摩适用于经初步评估原因不明的晕厥患者，年龄在40岁以上。有颈动脉疾病和卒中危险的患者应避免做颈动脉窦按摩。②颈动脉窦按摩中必须持续心电、血压监测，按摩时间最短5s、最长10s，应取仰卧位和直立位两个体位按摩。

（2）诊断价值：阳性标准即按摩中诱发出症状、室性停搏持续≥3s、收缩压下降≥50mmHg。对于无其他原因可以解释的晕厥患者，阳性反应可以诊断为颈动脉窦过敏。

8.运动试验　运动中或运动后即刻发生晕厥的患者应进行运动试验。应该选择症状限制性运动试验，由于运动中和运动后即刻易发生晕厥，运动中和恢复阶段均应监测心电和血压。运动中发生晕厥可能是心脏原因造成的，有些病例报道过度反射性血管扩张也可能引起晕厥。相反，运动后晕厥几乎都是自主神经功能异常或神经介导机制参与的，其特点是与心动过缓或心脏停搏有关的低血压，老年患者可能是自主神经功能异常，一般发生于无心脏病的患者。

运动试验3级时，心动过速诱发的发生于房室结远端的固定性二度或三度AV阻滞是发生永久性AV阻滞的先兆，这类患者静态心电图可以发现室内传导异常。

有冠心病病史或危险因素的患者应该进行缺血评估。<40岁的患者，运动中血压下降或不升高提示肥厚型梗阻性心肌病或冠状动脉左主干病变。运动试验也用于筛查儿茶酚胺依赖性多形性室性心动过速。运动试验对一般晕厥患者意义不大，仅有1%发现异常，但对运动性晕厥具有重要诊断价值。

推荐意见：

（1）适应证：劳力中或劳力后即刻发生晕厥的患者。

（2）诊断价值：①运动中或运动后即刻诱发晕厥，心电图和血流动力学出现异常改变，具有诊断意义；②运动中出现二度Ⅱ型或三度AV阻滞，即使未发生晕厥也有诊断意义。

9.心导管和心血管造影　由于心导管和心血管造影是有创检查，一般不作为筛查心源性晕厥的检查。对怀疑冠状动脉狭窄引起直接或间接性心肌缺血导致的晕厥，推荐行冠状动脉造影以明确诊断及治疗方案。

10.神经系统及精神病学评估

（1）神经系统评估：自主神经功能障碍。

1）原发性自主神经功能障碍：由原发性中枢神经系统退行性疾病引起，均发生于中年或老年，包括单纯自主神经功能障碍（PAF）和多系统硬化（MSA）。

2）继发性自主神经功能障碍：是指其他疾病引起的自主神经系统损害，许多疾病均可发生，主要见于糖尿病、肝功能衰竭、肾衰竭和酗酒。

3）药物引起的自主神经功能障碍：最常见的药物是三环类抗抑郁药、吩噻嗪、抗组胺药、L－多巴和单胺氧化酶（MAO）抑制剂。

一般来说，自主神经功能障碍的类型与原发病不一定有关。当出现明显的体位性低血压或伴有阳痿和尿频的自主神经功能障碍时，应进行神经系统检查。存在其他神经系统的体征，特别是Parkinson病、内脏性疾病如糖尿病或服用某些药物（抗抑郁药）有助于诊断。

脑血管疾病见于下列疾病：

1）锁骨下动脉窃血综合征：发生于上肢血管闭塞，脑血管系统血流产生分流，同时供应脑和上肢。当上肢循环需求量增加如单侧上肢运动时引起脑干灌注不足导致意识丧失，一般仅在其他颅外动脉硬化时才发生短暂缺血发作。椎一基底动脉窃血的症状包括眩晕、复视、视物模糊、基底神经功能障碍、晕厥和猝倒症。短暂意识丧失不伴有脑干损伤的体征,锁骨下窃血的可能性很小。两侧上肢血压不同提示存在窃血现象。

2)短暂脑缺血发作(TIAs):一侧颈动脉缺血不会引起意识丧失,只有椎—基底动脉系统缺血和严重双侧颈动脉缺血时才能引起晕厥,但多伴有神经系统定位体征或症状如瘫痪、眼球运动障碍,一般以眩晕为主,不存在这些特征的意识丧失 TIAs 的诊断难以成立。

(2)精神病学评估:精神疾病导致的晕厥有两个方面的特点。首先,治疗精神疾病的药物能够引起体位性低血压导致真正的晕厥,这些药物用于治疗精神分裂症和抑郁症。如果是这些药物所致,应该在精神科医师指导下调整药物;其次,焦虑、癔病、惊恐和极度沮丧可引起类似晕厥的症状。心理性假性晕厥的诊断应十分慎重。排除其他原因后,应进行心理疾病的治疗。心理疾病性晕厥的患者一般较年轻,心脏病发病率低,但晕厥发作频繁。心理性晕厥在各种晕厥中占重要的位置,许多患者的晕厥不能解释,大部分患者接受心理治疗后的晕厥发作次数明显减少。

推荐意见:

适应证:①神经系统检查适于不能诊断为晕厥的意识丧失;②当怀疑短暂意识丧失为自主神经功能失调或脑血管窃血综合征引起的晕厥时,应做神经系统检查;③当症状提示为心理性假性晕厥或治疗精神疾病药物引起的晕厥,应进行精神病学评估。

总之,晕厥可能是猝死的前兆,尤其是有心脏疾病的患者。因此,对晕厥进行全面评价时,对器质性心脏病和心肌缺血的检查尤为重要。晕厥患者中,导致猝死的少见原因,如预激综合征和遗传性长 QT 综合征(LQTS)等遗传性心脏猝死综合征应被排除。当诊断出心脏病后,随后的评价和治疗要分两方面进行。其一,判断这一心脏疾病是否伴有缺血,并对它和晕厥事件的关联性做出评价;其二,应牢记对有无室性心动过速和心室颤动等恶性心律失常做出评价,特别是对于高危患者,将有助于指导实施挽救生命的治疗措施。

四、治疗

(一)治疗原则和目的

晕厥的治疗原则和目的为延长生存期、减少外伤和预防复发。

(二)治疗方法

1.一般原则 晕厥患者治疗的主要目标是预防晕厥复发和降低死亡危险性,采取基础预防性治疗或积极的加强治疗取决于下列临床情况:

(1)晕厥的病因。

(2)晕厥复发可能性大小。

(3)晕厥相关的死亡危险性大小,主要决定于基础心脏病的种类和严重程度。

(4)复发次数或晕厥导致躯体或精神伤害的危险性大小。

(5)晕厥对职业或业余爱好造成的影响。

(6)对公共健康危险性的影响,如患者为汽车司机、飞行员等。

(7)对治疗有效性、安全性和不良反应的评估。

2.神经介导性晕厥

(1)治疗目标:预防症状复发和相关的损伤;改善生活质量。

(2)推荐意见:对一般患者采取包括健康教育等确保发作时安全的基础治疗即可。单次发作的晕厥和高危作业时未发生过晕厥的患者不必治疗。而对高危患者或频繁发作的患者则需要进一步治疗,进行治疗之前评估心脏抑制和血管抑制在晕厥中的作用至关重要,且直接决定治疗方案,包括颈动脉窦按摩试验、倾斜试验或埋藏植入式心电事件记录仪。

1)评价血管迷走神经性晕厥的危险性和预后。

2)尽量避免诱发因素,降低潜在的诱发因素(如情绪激动)以及避免引起情境晕厥的诱因。

3)调整或停用降压药。

4)起搏治疗心脏抑制型和混合型颈动脉窦过敏综合征。

5)体位性晕厥可以通过补充盐增加血容量、运动训练或头部抬高倾斜睡眠($>10°$)改善症状。

6)血管迷走神经性晕厥的患者可以进行倾斜训练。

7)血管迷走神经性晕厥的患者应进行等长运动锻炼等物理疗法。

8)心脏抑制型血管迷走神经性晕厥,发作频率>5次/年或严重创伤或事故、年龄>40岁,应植入起搏器。

9)β受体拮抗药无效,还能加重某些心脏抑制型患者的心动过缓。

3. 直立性低血压

(1)治疗目标:预防症状复发和相关的损伤;改善生活质量。药物诱发的自主神经功能失调可能是体位性低血压性晕厥最常见的原因,主要治疗方法是停药或调整用药。引起体位性低血压最常见的药物是利尿药和血管扩张药。乙醇也是晕厥常见的原因,主要治疗是戒酒。神经功能障碍引起的晕厥通常表现为体位性低血压。

(2)推荐意见:体位性低血压引起的晕厥患者均应治疗,首先是调整影响血压的药物;其次是非要物治疗,非药物治疗无效的患者应进行药物治疗。

根据患者具体病情选择以下一项或多项:

1)鼓励患者长期多进食盐,并每日饮水 $2\sim2.5L$ 扩充血管内容量。应用小剂量氟氢可的松($0.1\sim0.2mg/d$),睡觉时高枕位。但应预防卧位/夜间高血压。

2)佩戴腹带和(或)连裤袜预防重力引起的下肢和腹部血液蓄积。

3)应用便携式坐椅。

4)少量多餐,减少糖类化合物。

5)采取某些保护性姿势如双腿交叉站立或蹲位。

6)进行腿部和腹部肌肉运动的项目特别是游泳。

7)米多君 $2.5\sim10mg$,每日 3 次,可能有效。

4. 心律失常性晕厥　提示心律失常的心电图表现如表 2−3−4。

表 2−3−4　提示心律失常性晕厥的心电图表现

1. 双束支阻滞(左束支或右束支传导阻滞伴左前分支或左后分支传导阻滞)

2. 其他室内传导异常(QRS 波群时限$\geqslant0.12s$)

3. 二度 I 型房室传导阻滞

4. 未使用负性变时药物时无症状的窦性心动过缓(<50次/分),$>3s$ 的窦房传导阻滞或窦性停搏

5. 预激波

6. QT 间期延长

7. 伴 $V_{1\sim3}$ 导联 ST 段抬高的右束支传导阻滞(Brugada 综合征)

8. 右胸导联 T 波倒置、epsilon 波和心室晚电位提示致心律失常性右心室心肌病

9. 病理性 Q 波

（1）窦房结功能障碍（包括慢—快综合征）：治疗方案必须依据心律失常的性质、严重程度以及基础疾病。

自主神经系统功能失调是窦性心动过缓引起晕厥的一种常见原因。因此，容易出现反射性心动过缓、低血压，可以单独出现或与原发性窦房结功能障碍伴发引起晕厥。一般情况下，这种患者应该心脏起搏治疗，对窦房结功能障碍缓慢心律失常引起的晕厥十分有效。永久性心脏起搏明显缓解症状，但对生存率没有影响，生存率与心律失常无关。由于窦房结变时反应异常，因此采用频率适应性起搏（特别是心房的频率感应性起搏）可减轻运动相关的头晕、视物不清或晕厥。窦房结功能障碍时，生理性起搏（心房或双腔起搏）明显优于 VVI（心室起搏、心室感知抑制型的起搏方式）起搏。生理性起搏能减少发生心房颤动和栓塞的危险性。通过减少发生充血性心力衰竭、低心排血量和心绞痛，改善生活质量，改善生存率。窦房结功能障碍患者应避免或减少心室起搏。

窦房结功能障碍患者可能由于应用加重或诱发窦性心动过缓的药物导致心脏停搏而引起晕厥，如洋地黄、β受体拮抗药、钙通道阻滞药和作用于细胞膜的抗心律失常药物（特别是索他洛尔和胺碘酮），这些药物用于治疗伴发的房性快速心律失常。窦房结功能异常在老年人群中常见，老年人常有多种疾病如高血压，可能合并应用这类药物，因此停用这些药物是预防晕厥的重要方面。如果没有合适的替代药物，则必须进行心脏起搏治疗。经导管消融治疗房性心动过速在慢—快综合征的治疗中越来越显示出其重要性，但仅有少数研究将该治疗用于预防晕厥。

（2）房室传导系统疾病：严重的获得性房室传导阻滞（AVB），即二度Ⅱ型、高度和完全 AVB 与晕厥密切相关。这些患者的心律依赖于次级起搏点。晕厥常发生于次级起搏点延迟起搏，次级起搏点起搏频率一般较慢（25～40bpm），由于脑灌注不足引起晕厥或先兆晕厥。心动过缓引起复极延长容易出现多形性室性心动过速，特别是尖端扭转型室性心动过速。

有些暂时性严重的 AVB 除应用阿托品（或异丙肾上腺素）外，可以采用临时心脏起搏。数项观察研究已经明确显示，起搏治疗明显改善心脏阻滞患者的生存率和防止晕厥的复发。由此推断，起搏治疗可能挽救束支传导阻滞和间歇性 AVB 导致的晕厥患者的生命。

起搏器治疗适应证：

1）窦房结功能障碍导致晕厥。

2）窦房结功能障碍导致有症状的心动过缓，虽无晕厥但必须使用引起或加重心动过缓的药物。

3）二度至三度房室传导阻滞导致晕厥。

4）二度至三度房室传导阻滞虽无晕厥，但必须使用引起或加重心动过缓的药物。

起搏器治疗相对适应证：

1）不能证明晕厥由房室传导阻滞引起，但排除了其他原因，特别是室性心动过速。

2）不明原因的晕厥，存在窦房结功能异常。

3）长 QT 综合征伴有 2∶1 房室传导阻滞或三度房室传导阻滞。

（3）阵发性室上性和室性心动过速：室上性心动过速一般很少引起晕厥，而室性心动过速引起的晕厥常见，是晕厥的主要的原因。心动过速的频率、血容量状态和患者心律失常发生时的体位、是否存在器质性心脏病和外周血管反射性的代偿作用是决定能否引起晕厥的主要因素。同样,药物可能影响血管代偿作用。导管消融已经成为一种有效的治疗方法,可以用于阵发性室上性心动过速伴有晕厥的患者。

尖端扭转型室性心动过速导致的晕厥并不少见,药物引起的 QT 间期延长称为获得性 QT 间期延长综合征,治疗方法是立即终止应用有关药物。

室性心动过速引起的晕厥,心脏正常或有心脏病心功能轻度受损的患者应选择药物治疗。首先应用Ⅲ类抗心律失常药物(特别是胺碘酮),因为其致心律失常作用小、血流动力学耐受性好。心功能差的患者属于高危人群,应植入心脏复律除颤器(ICD)。

目前,消融技术仅仅是少数几种室性心动过速的首选治疗方法,特别是右心室流出道室性心动过速、束支折返性室性心动过速和维拉帕米敏感性左心室性室性心动过速。右心室流出道室性心动过速强烈推荐进行消融治疗,束支折返性室性心动过速和维拉帕米敏感性左心室性室性心动过速推荐进行消融治疗,束支折返性室性心动过速伴有严重左心功能障碍者也可以植入 ICD。

ICD 治疗症状性室性心动过速的数个前瞻性试验显示,ICD 比传统药物治疗死亡危险性降低。虽然这些研究并不是直接针对晕厥患者的,但可以推广到由室性心动过速伴严重左心室障碍导致晕厥的患者,对这些患者应及早植入 ICD。

(4)遗传性离子通道病:遗传性离子通道病能引发室性心律失常导致晕厥和猝死,其中两种最常见的疾病是先天性长 QT 综合征(LQTS)和 Brugada 综合征。其诊断依赖于详细询问家族史和心电图分析,尽管有散发病例,家族筛查仍然非常重要。

LQTS 是一种常染色体遗传性疾病,其特点是 QT 间期延长、QTc>450ms、T 波改变和尖端扭转型室性心动过速导致的晕厥。发生心脏事件的危险性取决于基因突变特点、性别和年龄。QT 间期的延长程度也是一个重要的危险因素,QTc<440ms、460～500ms 和>500ms 患者一生中发生晕厥、心脏停搏或猝死的危险性分别为 5%、20% 和 50%。其治疗上包括 β 受体拮抗药及 ICD 治疗,其他措施包括限制剧烈运动和竞技运动、避免使用延长 QT 间期的药物以及家系筛查。

Brugada 综合征是一种遗传性钠离子通道疾病,表现为胸前导联 $V_{1～3}$ ST 段抬高,容易发生多形性室性心动过速,心电图具有特征性改变,但是有些为间歇性出现,或需要药物诱发如普鲁卡因胺。伴有晕厥的 Brugada 综合征患者 2 年内发生猝死的危险性为 30%,治疗方法主要是植入 ICD。

ICD 适应证:

1)记录到晕厥的原因是室性心动过速或心室颤动,而且病因无法去除(如不能停用的药物)。

2)药物治疗无效、不能耐受或不愿意接受药物治疗,电生理检查能诱发血流动力学明显异常的室性心动过速或心室颤动,且与临床不明原因的晕厥有关。无其他引起晕厥的疾病。

ICD 相对适应证:

1)伴有左心室收缩功能障碍的不明原因晕厥患者,无其他引起晕厥的疾病。

2)长 QT 综合征、Brugada 综合征、致心律失常性右心室心肌病(ARVD)或肥厚型梗阻性心肌病（HCM），有猝死家族史，无其他引起晕厥的疾病。

3）Brugada 综合征、致心律失常性右心室心肌病，可诱发伴有严重血流动力学改变的室性心律失常的诱因，无其他引起晕厥的疾病。

4）等待心脏移植的患者因室性快速性心律失常引起的严重症状（如晕厥）时。

5）严重器质性心脏病患者的晕厥，有创或无创检查不能明确病因时。

ICD 禁忌证：

1）不明原因的晕厥，患者没有可诱发的室性快速性心律失常，也没有器质性心脏病的证据。

2）心室颤动或无休止性室性心动过速。

3）由暂时或可逆性因素引起的心室快速性心律失常性晕厥（如急性心肌梗死、电解质紊乱、药物或肿瘤），学者认为纠正这些因素是切实可行的，并且可能从本质上减少心律失常复发的危险。

4）严重的精神疾病可能因器械的置入加重或拒绝系统随访。

5）终末期疾病，预期寿命＜6 个月。

6）冠心病左心室功能异常、QRS 波群时限延长，而无频繁发作的或可诱发的持续或非持续性室性心动过速，其正要实施冠状动脉旁路移植术。

7）心功能 NYHA Ⅳ级，药物难治性充血性心力衰竭，没有心脏移植的指征的患者。

5. 永久性起搏器和 ICD 故障导致的晕厥　植入永久性起搏器和 ICD 的患者很少引起先兆晕厥或晕厥，植入永久性起搏器和 ICD 的患者出现晕厥一般与之无关。起搏器依赖患者与起搏器或 ICD 功能障碍有关的晕厥可能是脉冲发生器电池耗尽、电极脱位等原因引起，应考虑替换电池、重置电极等排除故障的措施。有些患者的症状可能由"起搏器综合征"导致的低血压引起，重新设置起搏程序大多能消除症状，个别患者需要更换起搏器（如用心房起搏替代心室单腔起搏）。ICD 如果不能有效诊断和（或）及时治疗心律失常，可能导致晕厥发生，应重新设置 ICD 程序。

推荐意见：

（1）对威胁生命或有造成外伤危险的心脏性心律失常引起的晕厥患者必须进行病因治疗。

（2）未记录到导致晕厥的心律失常，根据资料推测存在威胁生命的心律失常时，可以进行治疗。

（3）记录到导致晕厥的心律失常，但并非威胁生命和有造成外伤危险的心律失常也可以进行治疗。

6. 器质性心脏病或心肺疾病导致的晕厥患者

（1）冠状动脉粥样硬化性心脏病（冠心病）导致的晕厥：冠心病导致的晕厥患者的死亡危险性与左心室功能成正比，冠心病患者反复缺血发作导致晕厥应考虑心律失常。

冠心病导致的晕厥需要评估缺血程度、心脏病变和心律失常，目的是发现潜在的致命性危害。即使血管重建后仍然需要对心律失常进行评估，因为血管重建后不能改善导致心律失常的心肌病变。但 ST 段抬高的急性心肌梗死时发生的室性心动过速或心室颤动无需进行特殊评估,特别是左心室功能正常的患者。

完成缺血性评估以后,冠心病晕厥患者应该进行电生理检查。电生理检查重要的是发现室性心动过速和评价猝死的危险性。冠心病晕厥患者无论左心室射血分数如何,如果诱发出单形性室性心动过速应该植入 ICD 治疗。如果 LVEF<0.35,可进行诊断性电生理检查。即便无晕厥,冠状动脉疾病患者 LVEF<0.35 时,植入除颤器也可改善长期预后。因此,严重缺血性心肌病的晕厥患者,无论电生理检查的结果如何,均是植入 ICD 的适应证。

(2)非缺血性扩张型心肌病:晕厥可增加非缺血性扩张型心肌病(NIDCM)患者的病死率。晕厥的原因可能是自限性室性心动过速,如果室性心动过速反复发作可导致心脏停搏。NIDCM 的晕厥患者的鉴别诊断包括心律失常、体位性低血压和肺栓塞,但心功能不全导致的心律失常性晕厥较多。心功能不全患者神经反射功能异常,加上治疗心力衰竭的药物如 ACEI 和 β 受体拮抗药的影响,对于 NIDCM 患者单纯直立倾斜试验反应异常不能诊断血管抑制型晕厥。

电生理检查常用于确定晕厥是否有心律失常基础,但 NIDCM 较陈旧心肌梗死诊断价值小。目前,尚无一致性证据支持非侵入性检查可对不明原因的晕厥和扩张性心肌病患者进行危险分层。

(3)其他器质性心脏病导致的晕厥:

1)肥厚型心肌病:晕厥是肥厚型心肌病心脏猝死的重要危险因素(RR≈5),特别是反复发作或在运动中发作的患者。除自限性室性心动过速外,其他原因也可以引起肥厚型心肌病发生晕厥,如室上性心动过速、严重的流出道梗阻、缓慢心律失常、运动中血压不能正常升高和血管迷走反射性晕厥。频繁非持续性室性心动过速或心肌明显肥厚决定危险性的主要因素。电生理检查在肥厚型心肌病危险分层中的作用很小。基因分型有助于发现高位患者,观察研究显示高危患者植入 ICD 有效。

2)致心律失常性右心室发育不良/心肌病(ARVD/C):ARVD/C 具有特征性临床表现和病理改变,即室性心动过速和心室肌由脂肪和纤维组织取代,好发于右心室游离壁。ARVD/C 中 30%～50%有家族史,也可散发但临床过程不同。心电图、心脏超声和心室造影对本病诊断有很大价值。<35 岁的患者猝死率高达 20%,是青少年猝死的主要遗传性疾病。猝死可以是首发表现,但一般表现为室性期前收缩、晕厥或伴有 LBBB 的持续性室性心动过速。晕厥是 ARVD/C 的一个恶性表现。电生理检查不作为常规检查,典型的是诱发出与临床一致的室性心动过速,但是其危险分层的价值尚不明确。最近几项研究发现这组患者植入 ICD 有效。

3)其他器质性心肺疾病:还包括肺栓塞、肺动脉高压、心包压塞、主动脉狭窄、二尖瓣狭窄、心房黏液瘤等。这些疾病晕厥的机制也是多源性的,包括血流动力学障碍、心律失常和神经反射性机制,需要手术治疗。

6.血管窃血综合征 锁骨下窃血综合征非常少见,但在晕厥的患者中常见。这些患者可能由于先天性和获得性因素,伴有锁骨下动脉低血压引起同侧椎动脉血液倒流(特别是在上肢运动时),结果造成脑血流减少。外科手术或血管成形术治疗对这类晕厥患者可行、有效。

五、晕厥患者的特殊问题

1. 住院标准　晕厥患者需要住院的有 2 种情况，即需要明确诊断或需要住院治疗。晕厥患者的住院时机如表 2-3-5。

表 2-3-5　晕厥患者的住院时机

1. 以诊断为目的
(1)怀疑或已经发现有心脏病
(2)心电图异常怀疑为表 15-4 中的心律失常性晕厥
(3)运动中发生的晕厥
(4)晕厥造成严重的外伤
(5)猝死家族史
(6)其他少见的需要住院的情况:无器质性心脏病但晕厥前有突然出现的、短暂的心悸,卧位晕厥和发作频繁的患者有轻度或中度心脏病的患者,高度怀疑为心源性晕厥
2. 以治疗为目的
(1)心律失常引起的晕厥
(2)心肌缺血引起的晕厥
(3)继发于器质性心脏病或心肺疾病
(4)卒中或神经疾病
(5)心脏抑制型神经反射性晕厥拟植入起搏器治疗

2. 老年人晕厥　老年人每年发生跌倒的比率约为 30%,而其中约 30% 的跌倒由晕厥引起。老年人最常见的晕厥原因是体位性低血压、颈动脉窦过敏、反射性晕厥和心律失常。老年人发生因主动脉瓣狭窄、肺栓塞或有心脏病基础的心律失常导致的晕厥较年轻人增多。高龄患者晕厥的临床表现多种多样,也不典型。跌倒、体位性低血压以及眩晕等各种表现常有重叠。同时老年患者中,晕厥受多种因素影响。因此,评价高龄患者的晕厥时需考虑以下几点:①是否与年龄相关;②是否有多种临床表现,如跌倒、步态失衡、眩晕以及健忘;③是否存在药物的相互作用;④是否伴随其他多种疾病。

老年患者出现与年龄相关的退行性变,常预示晕厥的发生。生理性的变化以及老年患者服用的多种药物是导致直立位耐受性减低和晕厥发生的危险因素,并存的心脏疾病、病理性步态、心血管功能调节异常、反复跌倒以及体位性低血压等均与年龄相关。由于老年患者外周自主神经功能的丧失,所用药物以及药物间的相互作用可能会加剧晕厥的发生。

体位性低血压在高龄患者中常见,是 6%~33% 高龄晕厥患者的致病原因。颈动脉窦过敏是高龄晕厥患者易被忽略的一个原因。神经介导在高龄患者晕厥的发病机制中也发挥着很大的作用,但由于其不典型的临床表现常被忽视。另外,老年人的晕厥发作中有接近一半与其应用的心血管药物有关。

继发于中枢神经系统改变的步态异常伴随有体位性低血压以及其他慢性自主功能紊乱。临床上不明原因的晕厥常是某些经退行性疾病,如 Parkinson 病的首发表现。老年患者中,神经反射性的晕厥很难看到典型的临床表现。此外,40% 的高龄晕厥患者伴有完全的健忘症。

与其他晕厥患者类似,对于高龄晕厥患者进行诊断评估的目标是要排除危及生命的疾病以及预防反复发作的跌倒。同时,应积极应对体位性低血压以及心率变化。

对神经反射性晕厥的患者要进行对因治疗。在老年晕厥患者,常见多种原因并存,并需

要分别进行处理。需要特别强调的是,应该对联合用药、直立耐受性差、自主神经功能紊乱、颈动脉窦过敏等有足够重视。

推荐意见:

(1)准确询问病史,尽可能寻找事件目击者、详细了解用药情况。

(2)上午测量直立位的血压、卧位和直立位颈动脉窦按摩作为基本检查,有禁忌证者除外。

(3)能活动、有独立能力、认知功能正常的老年患者的检查与年轻人相同。

(4)虚弱老年患者的检查应根据预后酌情进行。

3.儿童晕厥 一项研究表明,到医院就诊的少年儿童中晕厥的发生率为 126/100000。15%儿童患者 18 岁以前至少发生过 1 次晕厥,高达 5%的初学走路的孩子有类似的症状即屏气发作。儿童神经反射性晕厥最多(61%～71%),其次是脑血管和心理性晕厥(11%～19%),再次是心源性晕厥(6%)。

(1)鉴别诊断:仔细询问病史和家族史及体格检查是鉴别良性反射性晕厥与其他原因晕厥的关键。大多数反射性晕厥患儿的一级亲属有晕厥病史,这一点有助于鉴别诊断。年轻患者的晕厥可能为少见的但威胁生命疾病的首发表现,这些疾病包括长 QT 综合征、Kearns-Sayre 综合征(外眼肌麻痹和进行性心脏传导阻滞)、Brugada 综合征、预激综合征合并心房颤动、儿茶酚胺依赖性多形性室性心动过速、致心律失常性右心室心肌病、先天性心脏病修补术后心律失常、肥厚型心肌病、冠状动脉畸形、肺动脉高压和心肌炎。

从病史中可以获得许多提示潜在致命性的原因,包括:①响声、惊吓或情绪激动诱发的晕厥;②运动中发生的晕厥;③仰卧位发生的晕厥;④<30 岁的年轻人猝死的家族史。有上述情况者应进行详细、全面检查,特别是心电图检查,主要用于排除遗传性心脏猝死综合征。

(2)诊断方法:对于有典型病史的神经反射性晕厥的病例,体格检查和心电图无异常,一般可以做出诊断,无需进行其他检查。直立倾斜试验的假阴性率和假阳性率似乎都很高,对于首次发作的神经介导性晕厥患儿应慎重进行。直立倾斜试验中,健康的少年儿童仅在建立静脉液路后先兆晕厥的发生率就高达 40%。用于成年人倾斜试验的方案对少年儿童患者缺乏特异性。为获得倾斜试验的特异性,儿童倾斜试验的时程应较成年患者短。一项研究显示,倾斜 60°～70°时间不超过 10min 的特异度>85%。无论倾斜试验结果如何,长期随访发现几乎所有神经反射性晕厥患儿经过简单干预后症状均可改善或消失。

对其他非神经反射性晕厥的诊断检查应个体化。与心悸有关的晕厥患儿应进行 24h 动态心电图监测或埋藏植入式心电事件记录仪。对于有心脏杂音的患儿应该做超声心动图检查。电生理检查对儿童患者意义较小。意识丧失时间较长、惊厥、昏睡症和意识模糊的患者应检查脑电图。

(3)治疗:儿童反射性晕厥的治疗包括改良生活习惯、增加盐和液体入量及药物治疗。治疗性的生活方式改变可能与药物治疗同样有效,因此大多数患儿应首先进行治疗性生活方式改变,如喝足够的含盐或含糖但不含咖啡因的饮料、改变无盐饮食、发现先兆晕厥时及早躺倒或下蹲等对抗重力的动作对大多数患者有益(证据级别:B)。对治疗性生活方式改变后仍有症状的患儿应采取药物治疗。一些非对照性研究发现,β受体拮抗药、α-氟氢可的松和α受体激动药对儿童患者有效(证据级别:B)。对心脏抑制型晕厥的患儿应尽可能避免植入起搏器,可以采用药物治疗;试验表明,有效的药物治疗可以避免植入起搏器。屏气发作不需要治疗,除非长时间心脏停搏引起潜在的脑损伤。

(4)推荐意见：Ⅰ类。

1)晕厥在儿童中常见,大多数为神经反射性晕厥,预后良好,仅有少数有生命危险。

2)主要依据病史和常规心电图鉴别良性与较严重的晕厥。

3)儿童反射性晕厥的治疗包括健康教育、治疗性的生活方式改变、增加盐和液体入量。对心脏抑制型晕厥的患儿也应尽可能避免植入起搏器。

4.驾车与晕厥　目前,我国汽车已进入平常百姓家,因此驾车与晕厥的问题已经受到关注。但事实表明,如果没有饮酒,该疾病并不是交通事故的主要原因。因司机突然丧失驾驶能力造成的交通事故仅占所有交通事故的1‰。

推荐意见:驾驶员被分为2组。一组为驾驶摩托车、轿车和其他小型汽车的驾驶员。另一组为驾驶超过3.5吨(3500kg)或驾驶除驾驶员外超过8个座位的客车的驾驶员。出租车、小型救护车和其他类型的汽车司机为介于普通私家车和职业司机之间的一组。晕厥患者驾驶的建议如表2-3-6。

表2-3-6　晕厥患者驾驶的建议

诊断	第一组 私人驾驶者	第二组 职业驾驶者
心律失常		
药物治疗	成功治疗后	成功治疗后
植入起搏器	1周后	起搏器功能正常后
消融手术	成功治疗后	确认长期有效后
植入ICD	总体危险性低,按目前指南应限制	永久限制
反射性晕厥		
单次/轻度	无限制	无限制,除非有高危活动*
反复/严重	症状控制后	除非有效治疗,否则永久限制
不明原因的晕厥	无限制,除非无先兆.驾驶时发作,或有严重器质性心脏病	明确诊断和治疗后可以驾驶

＊神经介导的晕厥严重且发作频繁或正在从事高危活动或者是复发或不可预测的高危患者

（李伟锋）

第四章　心律失常

第一节　阵发性室上性心动过速

阵发性室上性心动过速的起止突然,持续时间长短不一。房室结双径路为基础的房室结折返性心动过速和房室旁路参与的房室折返性心动过速占全部阵发性室上性心动过速(PS-VT)的95%左右,其余的5%为房性心动过速或阵发性窦性心动过速。

心动过速发作期间,心电图多为正常QRS波群,心律规整,心率150~250次/分。当伴有室内差异传导时,QRS波群变宽。从体表心电图确定心动过速的起源部位与机制极为困难,但某些特征对诊断有益:①P波的位置:房室结折返性心动过速时,P波常埋藏在QRS波群中,不能分辨,但可出现在紧贴于QRS波之终末处,在V₁导联类似"不完全右束支阻滞"的波,实为假波,真的P波。相应在Ⅱ、Ⅲ、avF出现假"s"波,也是P波。房室折返性心动过速时,P波在QRS后方的S段上,而房性心动过速时,P波在QRS波之前方。困难的是在心动过速发作的心电图上常常难以辨认P波,用食管导联心电图有助于显示常规心电图不能辨认之P波;②心动过速时出现QRS波群的电压交替多见于房室折返性心动过速;③心动过速终止时之心电图如有预激的表现,其心动过速大多为房室折返性。

阵发性室上性心动过速绝大多数发生在心脏正常的青年患者,完全无症状或感焦虑和心悸。当心动过速发生于器质性心脏病患者时,患者的症状可有心绞痛、呼吸困难、低血压、眩晕,接近晕厥,甚至晕厥。

发作的诱因包括饮咖啡、浓茶、饮酒、吸烟和精神或体力上的紧张。在另一些患者,心动过速的发作可能与低氧血症、甲状腺功能亢进、拟交感活性药物有关。

(徐绍辉)

第二节　心房扑动

心房扑动多为阵发性,但持续性并不罕见。短阵发作的心房扑动常见于慢性肺疾患、急性肺栓塞、甲亢、心包炎、肺炎、开胸术后、酒精中毒,也可见于无明显器质性疾病的正常人。

心电图上扑动波(F波)的频率为250~350次/分,形状类似锯齿,在Ⅱ、Ⅲ、aVF导联为负向,扑动波之间无等电位线。在绝大多数的心房扑动,房室传导的比率为2:1,因此心室率为125~175次/分,常为150次/分左右。心率150次/分左右的正常QRS心动过速,P波不易分辨时,应警惕心房扑动。压迫眼球或颈动脉窦按摩可使房室传导比例变为4:1,容易分辨F波,加用食管导联心电图也有助于心房扑动时心房活动的显示。

患者主诉心悸、眩晕、接近晕厥或晕厥。快速的心室率可诱发或加重心绞痛或充血性心力衰竭。

(徐绍辉)

第三节 心房颤动（房颤）

房颤是临床上仅次于室性期前收缩的最常见的心律失常，房颤的心房活动完全没有规律。心房丧失有效的机械收缩。

心电图上无 P 波，代之以完全不规整的颤动波（f 波），频率≥350 次/分。在风湿性心脏病等情况时，f 波较粗大，而在冠心病时，f 波极小，甚至完全看不见。心室律完全不规整，心室率 60～80 次/分。如心室率＞200 次/分，应警惕有房室附加旁路。QRS 波群大多正常，但当发生室内差异传导（Ashman 现象）时，QRS 增宽。Ashman 现象表现为在一个长的 RR 间期后紧随而来一个短 RR 间期时，容易发生室内差异传导，多为右束支阻滞图形。

房颤可为阵发性，持续数小时至数日，也可为慢性持续性。阵发性房颤可见于健康的正常人，但更常见于甲亢、风湿性瓣膜病的早期阶段、Ami、肺栓塞、肺部感染或发生于心力衰竭发作时。慢性房颤见于晚期风湿性瓣膜病、高血压、冠心病、心肌病、缩窄性心包炎、房间隔缺损、心脏手术和病窦综合征。房颤通常表明心房肌发生病理性改变或在二尖瓣病变或左心衰竭时心房内压力升高导致心房肥厚或扩张。

（徐绍辉）

第四节 室性心律失常

一、室性期前收缩

室性期前收缩为最常见的心律失常，许多患者无症状，有的患者觉有"心脏漏搏"或感觉到期前收缩后的强有力搏动，或有心悸感。频发的室性期前收缩可产生头晕或使原有的心绞痛加重。大多数患者运动时减少或消失。但在一些冠心病患者，运动使期前收缩增多。

健康人，尤其老年人可有室性期前收缩。浓茶、咖啡、饮酒、拟交感类药物、焦虑、低氧血症以及各种心脏病都可产生室性期前收缩。室性期前收缩尤其常见于急性心肌梗死、洋地黄中毒、充血性心力衰竭和二尖瓣脱垂。

室性期前收缩的预后主要取决于基础心脏病的类型和严重程度。如无明显器质性心脏病，室性期前收缩并不影响患者的预期寿命。无猝死危险。而在心肌梗死患者发生的频繁复杂室性期前收缩是猝死危险增高、预后不好的危险因素。

二、室性心动过速

室性心动过速的频率 100～250 次/分。在同次发作中 QRS 波群形态单一时，称为单形性室性心动过速；在同次发作中 QRS 波群有两种或更多的不同形态，称多形性室性心动过速。根据每次发作持续的时间又可分为持续性和非持续性。持续性室性心动过速至少持续 30 秒，或虽未达 30 秒，患者已发生意识丧失，需紧急直流电转复。非持续性室性心动过速每次发作持续时间＜30 秒。叩间期延长伴发的多形性室性心动过速称尖端扭转型室性心动过速。患者可有晕厥，甚至猝死。

心脏的基础状况对室性心动过速的血流动力学作用程度起重要决定作用。室性心动过速的症状包括心悸、呼吸困难、心绞痛或心力衰竭恶化加重、头晕、接近晕厥或晕厥。体检显示颈静脉搏动有不规则的炮 A 波，S_1 强弱不一，低血压或心力衰竭。

室性心动过速常见于急性心肌梗死、慢性冠心病、心肌病、洋地黄中毒、心脏手术、麻醉、心导管检查，但也可见于无明显器质性心脏病的健康人。室性心动过速的其他病因有长 QT 间期、低血钾/镁、二尖瓣脱垂、I 类抗心律失常药物和噻嗪类药物。

（徐绍辉）

第五节　缓慢性心律失常

一、病窦综合征

病窦综合征指由于窦房结病变及（或）窦房结受过度迷走神经兴奋的作用产生以下表现：①明显的窦性心动过缓；②窦性停搏或窦房阻滞；③慢—快综合征，交替发生室上性快速心律失常和上述缓慢性心律失常，部分患者可同时有房室传导障碍。

病因以原发性退行性变化或炎症最为常见。病变累及窦房结与相邻的心房组织，甚至房室结和希氏束。部分患者同时有冠心病、心肌病或高血压。最常见症状为心悸、乏力。活动耐量减少，头晕，接近晕厥或晕厥。轻度患者可毫无症状。24 小时动态心电图、运动负荷心电图、阿托品试验、食管调搏等无创伤性检查有助于明确诊断和评价窦房结功能。

二、房室阻滞

房室阻滞通常分为三度：I 度、II 度和 III 房室阻滞。

（一）I 度房室阻滞

每个 P 波均可下传心室，但传导减慢和延迟，PR 间期>0.20s。SI 低钝，常见病因包括迷走神经张力增高，洋地黄、阻断剂、异搏定等药物，风湿性心肌炎和下壁急性心肌梗死。I 度房室阻滞的处理主要为病因治疗。

（二）II 度房室阻滞

此时部分室上的兴奋不能下传心室，因而部分 P 波之后，无相应的 ORS 波群。II 度房室阻滞进一步分为文氏型（莫氏 I 型）和莫氏 II 型两类。以文氏型最为常见。文氏型的心电图特征为：①PR 间期逐渐延长，直至发生 P 波后 QRS 脱落；②RR 间期逐渐缩短；③P 波未能下传心室之后的 PR 间期最短；④P 波未能下传心室之前的 PR 间期最长。但文氏型的心电图表现常不典型，即逐次心搏之间 PR 间期递增不明显，此时应特别注意 P 波未下传一次心搏前后的 PR 间期，之前最长，之后最短，差别明显。文氏型阻滞中 75% 发生于房室结，QRS 波群正常。预后良好。常见病因为迷走神经张力增高、洋地黄类药物、急性下壁心肌梗死和风湿性心肌炎。少数文氏阻滞可发生在希氏束或束支，此时 QRS 多增宽。传导系统的退行性改变多为其病因。这些患者可能发展为更严重房室阻滞。发生晕厥，需起搏治疗。

莫氏 II 型阻滞的心电图特征为无 PR 逐渐延长，而突然出现 P 波后的 QRS 脱落，阻滞部位几乎都在希氏束或束支。QRS 群常增宽。患者可有接近晕厥或晕厥。有症状者需起搏治疗。莫氏 II 型阻滞的常见病因有传导系统的退行性变化、急性前壁心肌梗死、钙化性主动脉瓣病变、高血压性心脏病和心肌病。

(三)Ⅲ度房室阻滞

为完全性房室阻滞，即所有P波都不能下传心室，而发生房室分离。心房大多被窦房结控制，P波频率60～100次/分。QRS波群可窄可宽，取决于阻滞部位之高低。预后取决于阻滞部位，房室结阻滞预后良好，结下(希氏束或束支)的阻滞可能预后不良，可能因心脏停搏或室颤而猝死。房室结阻滞见于急性下壁心肌梗死、洋地黄中毒、心肌炎和先天性房室阻滞。急性下壁心肌梗死合并的Ⅲ度房室阻滞大多在一周内自动消失，无明显症状。先天性完全房室阻滞的QRS波群正常，逸搏心律40～60次/分，随运动加快。结下完全性房室阻滞的病因包括传导系统的退行性改变、钙化性主动脉瓣狭窄、手术创伤、慢性冠心病和心肌病。QRs波群增宽，逸搏心律20～40次/分，不随运动增快。结下Ⅲ度房室阻滞可见于急性广泛前壁心肌梗死，死亡率高达70%。但如患者存活下来，房室阻滞多于1周内消失。

完全性房室阻滞可有头晕，接近晕厥或晕厥，甚至猝死，它可诱发或加重心绞痛或充血性心力衰竭。听诊时心率缓慢，S_1弱不等，可闻炮击音。有症状的房室结Ⅲ度房室阻滞和所有结下Ⅲ度阻滞需起搏治疗。

(徐绍辉)

第六节 抗心律失常的药物治疗

自首次描述奎尼丁开始应用于临床，经几十年的医学研究和实践，现在已有几十种抗心律失常药物，药物的分类主要是基于心肌纤维的电生理学作用和对活体心脏电生理学的影响。目前抗心律失常药一般应分为两大类别：①是对缓慢性心律失常的作用药物，主要提高心脏起搏功能和传导功能，如肾上腺素类药物，肾上腺素、异丙肾上腺素，交感神经拟阿托品、山莨菪碱(654-2)和兴奋剂如多巴胺类、舒喘灵等等；②抑制心肌兴奋性，减慢心脏传导性药物，建立在电生理基础上第二大类药物，由 Vaughan Williams 首先提出四分法，后又经 Singh 和 Vaughan Williams 加以修改而被普遍的接受，尽管它仍存在一些问题，引起一些争论，但是当今并没有更新分类法来取代它，而被沿用下来。Singh 和 Vaughan Williams 把现有抗异位性和快速性药物分为四大类。

一、抗心律失常的ⅠA类药物治疗

抗心律失常药物分为四大类开始使用这种分类方法是便于描述，目前，已采用了非常复杂的 Sicilian Gambit 分类法，其中有一些关于离子机制的内容。ⅠA类药物主要抑制快钠通道(动作电位0位相)。ⅠA类药物(奎尼丁、丙吡胺、普鲁卡因胺)在常用治疗浓度时通过两种途径延长有效不应期。首先按其分类定义，本类药抑制快钠通道；其次它们也延长动作电位时间。因此也有很轻的Ⅲ类药物作用。此类药物亦有促心律失常的副作用，其原因是在某些易感患者引起Q-T间期延长，或是抑制传导功能因而促成了折返性心律。

(一)奎尼丁

虽然新近报道有严重的副作用，奎尼丁在美国仍为广泛应用的抗心律失常药。这可能是由于其他同样具有广泛的抗心律失常的药物，如氟卡胺和胺碘酮都有副作用。奎尼丁有促心律失常作用，并与其他许多药物产生相互作用，因而可能产生有害作用。目前需要长期的前瞻性研究以解决奎尼丁的利弊问题。

1.药理学特性

(1)电生理作用:奎尼丁是典型的Ⅰ类药物。它的作用范围广,对于折返性或异位性房性或室性心动过速均有效。在房室结折返性心动过速中可增加逆传支的不应期和减慢传导。在预激综合征的折返性心动过速,奎尼丁可以增加顺传支和逆传支的不应期。在预激综合征伴房颤时,奎尼丁可减少心室对房颤的反应。

(2)受体效应:奎尼丁抑制末梢和心肌的α肾上腺能受体,因此当静脉用药时,有引起低血压的危险。奎尼丁能过抑制毒蕈碱受体发挥迷走神经阻断作用,反射性地增加交感神经张力。因此,奎尼丁可引起窦性心动过速,在房颤或房扑进促进房室传导,加快心室率。这种增加交感神经张力的作用部分解释了其促心律失常作用。

(3)药代动力学和有效治疗浓度:奎尼丁主要在肝脏羟化代谢,很小一部分由肾脏排泄;平均生物可利用度约为90%。但个体差异较大。奎尼丁的排泄不正常,导致血中浓度升高。奎尼丁的血浆衰期随年龄而延长,因此应随年龄的增长而减少剂量。血中有效治疗浓度为$7.04\sim15.4\mu mol/L(2.3\sim5.0\mu g/ml)$,须经特殊法测定。

2.适应证　过去奎尼丁常常用来作为转复房扑和房颤的药物,但目前电转复已大部分取代了药物转复。在以奎尼丁作为药物转复时,应与维拉帕米或与地高辛合用,以防止转复至窦性心律前房率增快,更多的房性激动经房室结下传,使心室率过快。转复后常用奎尼丁维持窦性心律,然而这有增加病死率的危险。奎尼丁可以有效地减少室上性心动过速(包括附加束引起的)和反复发作的室性心动过速,但并不是理想的药物。

3.剂量与用法　患者应常规住院,给予心电监护72h,因为此时奎尼丁的促心律失常作用最明显,包括早期室性期前收缩增多。传统的方法是,给患者0.2g奎尼丁试验剂量,以判断患者是否对奎尼丁过敏,如心血管虚脱,不过这种严重的副作用很少见。然后开始持续的口服方法。在欧美国家常规剂量是:奎尼丁硫酸盐,300mg或400mg,每日4次或每6h1次,每日总量通常为1.2～1.6g,最多不超过2g。在我国,常规的作用法是先服0.1g观察2h,如无不良反应,以后0.2g,每2h1次,连续5次。如第一天未能转为窦性心律,且无明显毒副反应,第二天用0.3g每2h1次,连续5次,仍未转为窦性心律后可改维持量,每6h1次,每次0.2g。长效制剂为奎尼丁葡萄糖酸盐(每片330mg或325mg,剂量限制同奎尼丁硫酸盐)和奎尼丁多乳糖酸盐(每片275mg,8～12h1次)。以上3种制剂疗效是相同的。由于半衰期的个体差异很大,故需要监测奎尼丁血浆浓度。若应用长效制剂,在服用首剂前1h应先给予0.6～0.8g负荷量的奎尼丁硫酸盐,可以使血浆浓度在初3h即保持平衡。静脉注射奎尼丁可导致低血压(血管扩张作用),现已极少用。

4.禁忌证　若室性心律失常与Q-T间期延长有关,或由Q-T间期延长所致,禁用奎尼丁。如已用易致尖端扭转型室速的药物,也不宜用奎尼丁;当有Q-T间期延长或QRS时间延长,或临床上有充血性心衰时,用奎尼丁应当小心,由从小剂量开始,严密监护。其他相对禁忌证有:病窦综合征、束支传导阻滞、重症肌无力、严重的肝功能衰竭(药代动力学改变)、溃疡性结肠炎以及局限性肠炎。注意观察药物之间的相互作用,长期服用奎尼丁应定期复查血象。

5.副作用　特异性过敏体质者在服用首剂后立即发生严重的副作用,也可因剂量积累而逐渐发生。注意检查QRS时间和Q-T间期。一项双盲研究观察了奎尼丁的客观副作用。

139 例患者服用奎尼丁 300～400mg,6h1 次,最常见的副作用是腹泻(33%)、恶心(18%)、头痛(13%)和头晕(8%);有 21 例因上述副作用而停药;没有早期副作用的病例,长期应用的耐受性良好。奎尼丁的变态反应包括发热、皮疹、血管神经性水肿、血小板减少症、粒细胞缺乏症、肝炎和红斑狼疮、促心律失常作用使病死率增加。

6.用法说明及注意事项　预防奎尼丁过量的最好方法是连续测定心电图的 QRS 时间和 Q－T 间期。传导延迟和促心律失常作用可能是很严重的。下列情况应减少奎尼丁剂量或调整治疗:①QRS 时间延长超过 50%,或在原有室内传导障碍患者 QRS 时间延长超过 25%;②整个 QRS 时间超过 140ms;③Q－T 或 Q－Tu 间期延长超过 500ms。上述标准虽然合理,但还缺乏足够有力的论证。除了需要监测 QRS 和 Q－T 间期外,应避免低血钾症。低血钾易引致转型室速,这可能是奎尼本丁晕厥的原因。在有病窦综合征的患者,可以看到奎尼丁的直接抑制作用。在其他患者,奎尼丁对结区的抑制可因消除了迷走神经作用表现不出来。发生奎尼丁急性中毒时应停药;若血钾高降血钾;酸化尿液以利奎尼丁的排泄。发生尖端扭转型室速或严重的传导障碍可以用临时心室起搏和(或)硫酸镁。

7.药物相互作用　奎尼丁可增加地高辛的血浓度(须减少地高辛剂量并重新测定其血浓度)。奎尼丁可增强其他降压药和窦房结抑制药(β 阻滞剂和钙拮抗剂)的作用。通过对肝脏的作用,奎尼丁增加华法令有效果。某些可诱导肝脏酶类的药物,如苯妥英钠、巴比妥类及利福平可以明显增强奎尼丁的肝脏代谢,并使稳定期所需的血浓度降低。相反,西咪替丁减弱奎尼丁的代谢,引起血浓度的升高。奎尼丁可能抑制普罗帕酮、美托洛尔、氟卡胺及其他与 P_{450} 酶有关的药物在肝脏中的代谢。低血钾症减弱奎尼丁的作用,增加 Q－T 时间或 QRS 间期的延长。若与胺碘酮、索他洛尔、或其他可以延长 Q－T 间期的药物合用时,必须特别谨慎,最好避免合用。奎尼丁通过其消除迷走神经作用而减低那些如按压颈动脉窦以增强迷走神经张力的反射作用。奎尼丁在重症肌无力中减少抗乙酰胆碱酯酶的作用(抑制毒蕈碱受体),增加抗生素诱发的肌无力症状。

(二)普鲁卡因胺

普鲁卡因胺一般来说对各种不同的室上性和室性心律失常(包括室速)均有效。和奎尼丁一样,尚无资料证实普鲁卡因胺对病死率和存活率有影响。若利多卡因无效时,可加用普鲁卡因胺静脉注射,但通常是口服给药。相反,其他副作用较奎尼丁(胃肠道 QRS 时间或扭转型室速,低血压)低。此药与地高辛无相互作用。

1.药理学特性

(1)电生理:普鲁卡因胺与奎尼丁一样属于 I_A 类药物,但延长 Q－T 间期的作用不如奎尼丁强,且毒蕈碱受体的相互作用也弱于奎尼丁。

(2)受体效应:普鲁卡因胺与毒蕈碱受体的相互作用不如奎尼丁强。可直接抑制交感神经,因此普鲁卡因胺扩张血管,但作用机制与奎尼丁不同。

(3)药代动力学:肾脏排泄迅速(肾功能正常时半衰期 3.5h)。在肾功能减退的老年人剂量应减半。在轻度心衰,剂量应减少 1/4。静注速度不能超过 25mg/分钟。普鲁卡因胺在血浆中乙酰化产生有活性的 N－醋酸乙酰普鲁卡胺(NAPA),半衰期 6～8h,具有Ⅲ类抗心律失常药物活性。

2.适应证　在急性心肌梗死,即使合并有心衰和低心输血量,仍可使用普鲁卡因胺。对于急性发作的室作心动过速可缓慢地静脉注射;有时还可用于预防室性心动过速,但尚无资料证实长期疗效。像其他 I_A 类物一样，普鲁卡因胺对室上性心动过速，包括发生于附加束的室上速有效，也可转复急性发作的心房颤动。

3.剂量与用法　口服普鲁卡因胺负荷量 1g，继以 500mg，每 8h1 次。普鲁卡因胺缓释剂可以每 6h 服 1 次，每次 500～1500mg。静脉注射剂量为 100mg，注射 2min，然后以 25mg/min 静点。第一小时最大量用至 1g，以后可用 2～6mg/min 继续静点。

4.禁忌证　包括休克、重症肌无力、心脏传导阻滞及严重的肾衰。严重的心衰是相对禁忌证。

5.副作用　1 组 39 例患者长期口服普鲁卡因胺期间，9 例发生早期副作用（皮疹、发热），16 例中 14 例晚期出现副作用（关节痛、皮疹）。用药后可发生狼疮样综合征，因此疗程最长不应超过 6 个月。虽然普鲁卡因胺有疗效尚好，但用药 6 个月以上者约 1/3 有发生狼疮的危险。粒细胞缺乏症可能是晚期副作用，特别是用缓释制剂时。

若静脉用药，特别是剂量超过 25mg/min 时常发生低血压。在治疗房颤或房扑时，普鲁卡因胺减慢心房率，心室率可加快，因此应当同时洋地黄化。普鲁卡因胺的迷走神经阻滞作用比奎尼丁弱得多。促心律失常作用，包括扭转型室速，可能与剂量有关。

6.药物相互作用　西咪替丁抑制普鲁卡因胺的肾脏排泄，延长清除半衰期，故应当减少剂量。引起尖端扭转室速的危险性低于奎尼丁。

（三）丙吡胺

1.药物学特性　丙吡胺是 I_A 类药，电生理作用同奎尼丁，有相似的抗心律失常谱，它也延长 QRS 时间和 Q－T 间期，可引起扭转型室速，此点与奎尼丁相同。与奎尼丁不同的是，丙吡胺不延长房室传导，与奎尼丁最重要的区别在于副作用：丙吡胺的胃肠道副作用较少，而抗胆碱能作用，如尿潴留却大大强于奎尼丁，因为前者是比后者强 40 倍的毒蕈碱受体抑制剂。因此交感神经活动相对增强，可以掩盖丙吡胺对窦房结和传导组织的直接抑制作用。

药代动力学：丙吡胺药物结构中的磷酸盐和游离基有相似的生物利用度和药代动力学。口服大部分被利用，大约一半在肝外经去烷基化作用代谢，另一半以原型经肾脏排出。半衰期通常为 8h。一种代谢产物仍为强有力的抗胆碱能剂。血浓度越高，血浆蛋白结合率越低，潜在的毒性越高。

2.适应证　在美国，仅允许使用口服制剂治疗威胁生命的室性心律失常。在阵发性室速，其他 I_A 类物如奎尼丁或普鲁卡因胺无效时，丙吡胺可能有效。目前对其原因不清楚，可能是微小的电生理作用和副作用的不同。对室上性心动过速，口服或静脉注射丙吡胺 [0.5mg/kg，5min 注完，继以 1mg/（kg·h）速度静滴] 可使之转复为窦性心律，尤其对新近发生的室上速效果更好。其作用机制不是直接抑制房室结本身，而是抑制逆行快径的传导，故可中止房室结折返性心动过速。在预激综合征中发生的室上性心律失常，丙吡胺抑制旁路传导和延长其不应期。此药在减少房颤复发上优于安慰剂。对肥厚性心肌病，丙吡胺通过其负性肌力作用影响血流动力学。

3.禁忌证　绝对禁忌证，失代偿的 CHF、青光眼、低血压，未经治疗的尿潴留，先前存在的显著 Q－T 间期延长。相对禁忌证：①代偿的 CHF；②前列腺肥大；③已治疗青光眼或有青光眼家族史；④严重的便秘；⑤窦房结功能不全（病窦综合征）。

4.副作用

（1）负性肌力作用；

（2）可能因严重的抗胆碱能活性在下列情况下易出现副作用：老年人（前列腺肥大梗阻）、严重的青光眼、重症肌无力或原已有便秘时（与维拉帕米合用）；

（3）偶尔出现低血糖和梗阻性黄疸；

（4）Q—T间期过度延托和尖端扭转型室速。在一项大规模分析中，预期中的促心律失常作用未得到特异性证实。口服胆碱酯酶抑制剂可能减轻副作用。

5.注意事项　从心电图上说，丙吡胺可延长Q—T间期和QRS时间，因此若QRS时间和Q—T间期延长＞25％时应停药。在未安置人工心脏起搏器的情况下，如发生Ⅱ度或Ⅲ度房室传导阻滞，或单、双或三束支传导阻滞应停药。在临界或可疑心衰用此药治疗房扑、房颤时，为防止用药后房室传导突然加快，应先行洋地黄化。妊娠期用丙吡胺可刺激子宫收缩，也可从母乳中分泌。

6.药物相互作用　与其他Ⅰ类抗心律失常或β阻滞剂的联合应用仅适用于对单一抗心律失常药无反应的致命性心律失常（负性肌力作用和延长传导的危险）；与利尿剂或Ⅲ类药或红霉素合用有增加尖端扭转型室速危险；与三环尖抗抑郁剂合用具有抗胆碱能作用。

有益的药物相互作用：与吡啶斯的明或氨甲酰甲胆大碱合用可以通过抑制胆碱酯酶活性，减轻丙吡胺的抗胆碱能副作用。

二、抗心律失常的ⅠB类药物治疗

ⅠB类药物抑制快钠通道（典型的Ⅰ类作用），缩短动作电位时间。前一种作用更强些，后一种实际上易于出现心律失常，但却肯定无Q—T间期延长作用。ⅠB类药物选择性地作用于病变或缺血组织，改善传导，因而打断折返环。它们对未激活的钠通道（具有快速出现—消失动力学）有特殊亲和力，这可能是就是ⅠB类药对房性心律失常无效的原因，因为其动作电位时间太短。

（一）利多卡因

利多卡因是心肌梗死和心脏手术时发生心律失常的标准静脉用药。在AMI时预防性地用利多卡因以防室速或室颤的观点已过时。它不适用于慢性复发性室性心律失常，也多不主张使用利多卡因预防AMI时的室速和室颤。利多卡因优先作用于缺血心肌，而且当细胞外高钾时更有效。为此必须纠正低血钾以发挥其最大效益（与其他Ⅰ类药物相同）。

1.药理学特性　利多卡因静注后迅速在肝微粒体中去乙基化。决定利多卡因的代谢因而也决定其效果的两个重要因素，一是肝血流（在老年人，心衰和用β阻滞剂，西咪替丁者中肝血流减低），二是肝微粒体活性（酶诱导剂）。由于利多卡因在首次静注后数分钟内便迅速分布，因此必须继以静脉点滴以维持有效血浓度。

利多卡因的代谢产物以高浓度循环于血液中，虽可发挥疗效，但易于引起中毒。

2.适应证　在AMI患者、心脏手术或全身麻醉期间发生严重的心动过速性心律失常，并干扰血流动力学的稳定性，此时应用利多卡因。是否所有AMI患者都应给予利多卡因？此问题的提出至少已16年，越来越多的回答是否定的。过去对所有AMI患者均使用利多卡因并被认为是正确的，但目前已过时。由于溶栓剂和β阻滞剂的广泛应用，目前室颤的发生率相当低，需用利多卡因治疗400例可疑AMI的患者才能挽救1例室颤患者。因此不能完全肯定预防性使用利多卡因是否值得，特别是已有研究结果显示，使用利多卡因可增加病死率。对于患有室性快速性心律失常打算行电除颤的患者是否需常规使用利多卡因？回答是否定，因为延搁转复前的时间可能导致治疗的失败。

3. 剂量与用法　利多卡因需持续点滴 5～9h 才能达到有效治疗血浓度($1.4～5.0\mu g/ml$），故标准用法包括，负荷量 75～100mg 静脉注射，或 400mg 肌内注射。然后继以 2～4mg/min 速度静点 24～30h(3mg/min 最理想)，可以预防室颤。但在大约 15% 的患者中可引起严重的副作用，约有半数患者的利多卡因不得不减量。肝血流量低（低心排血量或用 β 阻滞剂），肝脏疾病或者用西米替丁氟烷治疗时剂量须减半。老年人同样须减量，因为在静点 12～24h 后更易于出现毒性反应。

4. 禁忌证　心动过缓或心动过缓伴室性心动过速时，须用阿托品而不是利多卡因。

5. 副作用　一般情况下利多卡因即使在 CHF 患者中也无抑制血流动力学的副作用。利多卡因也极少抑制结性组织或其传导功能。3～4mg/min 的高速静点可引起昏昏欲睡、麻木、语言困难和头昏，特别是在 60 岁以上的老年患者。即使静点速度仅 2～3mg/min，在大约一半的患者也可以出现轻微的神经系统反应，而须减量。

肝血流量减少时（心输血量降低或使用 β 受体阻滞剂），肝病或与西咪替丁、氟烷类药物合用时应将剂量减半。老年人也须减量使用，在这些患者中连续静点 12～24h 易出现毒性作用。

6. 用法说明及注意事项　若利多卡因无效，应首先查明有无低血钾，是否有技术上的错误，是否有利多卡因适应证，或是否应当选用 β 阻滞剂而不是利多卡因。如果不存在上述因素，则应查血浓度（可能情况下），小心地增加滴速直到出现中枢神经系统的作用（意识不清，说话含糊）。可以换用或同时合用 I_A 类药（特别是普鲁卡因胺）。若仍无效，可以换用 Ⅲ 类药，如溴苄胺或胺碘酮。作者的经验是若单独用利多卡因不能减少频发室早时，可与美西律静点合用。开始用量在 10min 内缓慢静注 100～200mg，继以 1h 内静点 200～250mg，以后 2h 内再静点 200～250mg，以后剂量约为每分钟静点 1mg。多数患者在利多卡因效果不佳时合用美西律可取得较好的治疗效果，而无毒副作用。美西律无延长 Q-T 间期或负性肌力作用，与利多卡因合用虽同为 I_B 类药物，美西律作用缓和，可控制室速或室早。

7. 药物相互作用　应用西咪替丁、普萘洛尔或氟烷时，肝脏对利多卡因的清除降低，更易出现毒性反应，应当减量。与肝酶诱导剂（巴比妥类药物、苯妥英钠、利福平）合用时应加量。利多卡因早期与 β 阻滞剂合用虽然还没有经验报道，但这种合用并非禁忌证。需特别注意的是，β 阻滞剂减少肝血流量，这种合用可能增中心动过缓性心律失常的发生率。因此标准剂量的利多卡因可能产生较多的副作用，包括对窦房结的抑制作用。

(二)室安卡因

又称妥卡尼，这是一种口服的利多卡因类似药。主要的副作用是神经系统的，胃肠道副作用也较常见。中性粒细胞缺乏症和粒细胞缺乏症虽然罕见，但却限制了此药的应用。此药的主要优点是药物间相互作用极少。

1. 适应证　在美国，已获批准的适应证是症状性室性心律失常，包括用常规抗心律失常药，如奎尼丁、普鲁卡因胺和普萘洛尔治疗无效的难治性心律失常。

2. 剂量与用法　通常的口服剂量是 300～600mg，3/d，但 2/d 用药也可能有效。在肾衰（肾排泄减少）和老年人（肾小球滤降低）时应减量。

3. 禁忌证　对本药过敏者，在没有人工心脏起搏器时可以引起 Ⅱ 度或 Ⅲ 度心脏阻滞。在包装说明中提到，未经洋地黄化的房颤和房扑是相对禁忌证，因为室安卡因对心房组织的作用并未能预料,有加速室率的危险。

4.副作用　室安卡因可引起头昏、四肢感觉异常或麻木、颤抖、恶心、呕吐或腹泻。这种副作用与剂量有关,约 1/5 患者需中止治疗。严重的免疫系统副作用,如肺纤维化也可发生。约 0.2%用药者可出现严重的血液疾病,如白细胞减少症和血小板减少症。因此,室安卡因仅限于用在致命性室性心律失常,或在不太严重的心律失常患者经小心地选择后应用;有促心律失常作用,心衰者用药可恶化。最初 3 个月每周复查血象,然后定期复查。应嘱患者注意报告医生有无青肿、出血或感染症状(咽、胸等)。

(三)美西律

又称慢心律、美西律缓释胶囊(欧洲)。美西律像利多卡一样主要用于控制室性心律失常。不同的是,美西律可以口服用药。对于需要治疗的室性心律失常,美西律是几种第一线首选的抗室性心律失常药物之一,其理由是:①疗效与奎尼丁相仿;②基本上对血流动力学无抑制作用;③无 $Q-T$ 间期延长;④无迷走神经阻滞作用。然而,胃肠道及中枢神经系统的副作用往往限制了此药的剂量和可能获得的疗效,与其他 I_B 类药物相同,此药并不能改善病死率。

1.药理学特性　美西律吸收完全,生物利用度高,用药后 2～4h 达高血浓度。有效血浓度是 1～2μg/ml。约 90%在肝脏代谢,其代谢产物无活性,其余在尿中以原型排泄。此药在正常人的半衰期 10～17h。慢性肝病者血浓度升高,肾功能不全者则无影响。美西律属脂溶性。可以进入脑(中枢神经系统副作用)。

2.适应证　主要适应证是治疗有症状的室性心律失常。美西律 300mg,每 8h1 次,长期口服用于预防梗死后的室性心律失常与普鲁卡因胺同样有效。上述剂量的美西律可与奎尼丁(每日大约 1g)合用,副作用发生率低,其抗心律失常作用比这两种药单独大剂量应用都好。对常用抗心律失常药物治疗无效的室速。单独用美西律显示的效果有限。在一大组心梗患者的临床研究中,头 6 个月中美西律使动态心电图监测到的心律失常减少,但并未使 1 年中的病死率降低。实际上病死率却趋于增加。

3.剂量与用法　如果开始就需要达到血浆高浓度,可口服负荷量 400mg,2～6h 后继以300～1200mg,每日分 3 次口服。在美国,每日最大剂量为 900mg。静注的方法(在美国的方法)是开始 100～250mg(2.5mg/kg),注射速度为 12.5mg/min,然后以 2.0mg/(kg·h)的速度点滴 3.5h,最后以 0.5mg/(kg·h)的速度维持点滴,需多久即可维持多久。在欧洲,缓释胶囊的通常剂量是 360mg,2/d。在严重肝脏疾病和 CHF 的患者,美西律应减量。尽管此药在孕妇可穿过胎盘屏障,但仍是安全的。老年人肝血流量降低,并可能发生中枢神经系统的副作用,应减量。我国常用剂量为 150mg,3～4/d0 用到 600mg 以上常出现头晕、摔倒的副作用。

4.禁忌证　心源性休克,Ⅱ度或Ⅲ度心脏传导阻滞而未安装起搏器者。相对禁忌证包括心动过缓、传导障碍、低血压、肝衰竭以及严重的肾衰或心衰。在有肝害或肝病发作患者应当小心。

5.副作用　主要问题是治疗剂量与中毒剂量太接近。因此当室性心律失常对常用抗心律失常药无效时,美西律只能在不到 25%的患者中达到有效抗心律失常效果而没有明显的副作用。首次口服 400mg 剂量就可能引起头晕和定向力障碍。长期治疗中副作用包括消化不良(40%)、颤抖或眼球震颤(10%,某些报告中更高),约 10%的患者有精神混乱。在每日服用

1g 以上的患者中约 35% 有严重的副作用。进食时服药可减轻恶心,约 5% 的患者有心动过缓或低血压。不能排除此药有促心律失常作用,但扭转型室速罕见。偶有肝损害。于美西律静注前 5min 静脉使用甲哌氯丙嗪 12.5mg 可减轻头晕和呕吐。我国应用此药同样感到治疗量与中毒量接近,但治疗范围较上述者低。

6.药物相互作用 麻醉剂延缓美西律在胃肠道的吸收,肝酶诱导剂降低美西律的血浆浓度。与丙吡胺或 β 阻滞剂合用易于引起负性肌力作用。美西律可提高茶碱的血浆浓度。此药与奎尼丁和胺碘酮,只要不是禁忌证或只要找到两药合用的合适剂量就可合用。

(四)苯妥英钠

1.适应证

(1)洋地黄中毒性心律失常,它可以维持传导甚或增强传导,特别是在低血钾时,它可以抑制延迟的后除极。

(2)先天性心脏手术后的室性心律失常,此药有效。

(3)先天性长 Q-T 间期综合征单独用 β 阻滞剂治疗无效时,可用此药,但尚缺乏可靠的对比研究。为什么苯妥英钠在小儿室性心律失常如此有效还不清楚。

(4)偶尔在癫痫合并心律失常的患者中,苯妥英钠显示的双重作用使之成为首选。

2.剂量及用法 静脉应用的剂量是在 1h 内静点 10～15mg/kg,然后口服维持,每日 400～600mg(小儿 2～4mg/(kg·d)〕。此药半衰期长,可以 1/d,然而却有严重的副作用的危险,包括语言障碍、肺浸润、狼疮及大细胞性贫血。

3.注意事项 苯妥英钠是肝酶诱导剂,同时应用其他心脏药物,如奎尼丁、利多卡因和美西律需要调整剂量。

(五)莫雷西嗪

1.药理学特性 雷莫西嗪为芬噻嗪的衍生物,最初在前苏联发展应用,最近被批准在美国应用于医生确定为高危性的室性心律失常。从电生理上说,它具有利多卡因一样的 I_B 类特点,但同时也延长 P-R 间期和 QRS 时间,但 Q-T 间期无变化。因此,可将莫雷西嗪看成是 I_B 和 I_C 类混合体药。芬噻嗪类的结构(易于延长 Q-T 间期)又提示它通过中枢神经系统的作用还具备第三种抗心律失常的机制。临床上它可以有效地治疗室上性心律失常,在有房室强折返性心动过速的患者,此药通过减慢逆行传导而起作用。在 WPW 综合并心动过速的患者,此药可增加折返旁束中的顺传和逆传的不应期。莫雷西嗪在肝脏广泛代谢,半衰期 2～5h。

2.剂量及用法 成人通常剂量是每日 600～900mg,分 3 次口服,每 8h1 次,老年人应减量。

3.副作用 静脉应用(美国不用静脉制剂)时以神经系统副作用最明显,如神经质、头晕和眩晕。口服期间副作用很轻,包括头昏、感觉异常、头痛和恶心。在 CAST-Ⅱ研究中约 13% 患者有头晕。此药对心梗后室性期前收缩的疗效已有评价。在 CAST 研究中,氟卡胺和英卡胺用于治疗心梗后室性期前收缩,不得不中止治疗。最后发现莫雷西嗪不但无效,而且有害。此药在开始治疗后的最初 2 周内诱发的心脏停搏的数量最多。

三、抗心律失常的 I_C 类药物治疗

CAST 研究(氟卡胺)和 CASH 研究(普罗帕酮)的结果,这类药物的促心律失常作用格外

引人注目。I_c 类药物主要有 3 种电生理作用:第一,强有力地抑制快钠通道,显著抑制心脏动作电位的 0 位相。第二,明显抑制希氏束－浦肯野系统传导功能,QRS 时间增宽。第三明显缩短浦肯野纤维的动作电位时间,但不改变其周围心肌纤维的动作电位时间。用于对其他药物治疗无疗的室性快速心律失常,I_c 类药物都很有效。它们对传导系统显著的抑制作用可以解释其明显的促心律失常作用。由于此类药对浦肯野纤维和心室肌组织动用电位的作用不同,使这些组织间不应期的差别拉大,易于促发心律失常。I_c 类药物的促心律的失常作用限制了它们在有器质性心脏病患者中用于治疗室上性心动过速,特别是复发性房颤或房扑。

(一)氟卡胺

又称氟卡尼,氟卡胺可有效地治疗室上性和室性心律失常。此药的促心律失常作用又限制了它的应用,其原因在于有器质性心脏病时,左室功能不全可加重这种促心律失常作用。由于此药有负性肌力作用,故在缺血性心脏病和扩张型心肌病中的应用受限制。因此应当在仔细观察下开始用药,最好住在医院,从小剂量开始逐渐增加剂量,并检测血药浓度。然而正如 CAST 研究所显示的,这种方法并不能避免增加病死率这一副作用。

1. 药理学特性 此药吸收完全,生物利用度高达 95%,$2 \sim 4h$ 达血浆高峰浓度。在可能情况下,应监测血浆谷值浓度,维持在 $1.0 \mu g/ml$ 以下防止心肌抑制。血浆半衰期是 $12 \sim 27h$,解放军总医院用高效液相色谱法测定的此药半衰期为 $8 \sim 13h$,氟卡胺约 2/3 经肝脏代谢产生无活性代谢产物,1/3 经肾脏以原形排出,很小部分经粪便排出。

2. 适应证

(1)致命性的持续性室性心动过速;

(2)阵发性室上性心动过速,包括 WPW 综合征的心律失常、阵发性房颤或房扑,但仅限于无器质性心脏病者。

3. 剂量及用法 治疗持续性室速从 100mg 开始,12h1 次,每 4d 增加 50mg,2/d,最大剂量为 400mg/d。治疗阵发性室上性心动过速、房颤或房扑,开始剂量为 50mg,每 12h1 次,最大剂量 300mg/d。用于左室功能受损,或严重肾衰竭的患者,或与胺碘酮合用时,氟卡胺剂量宜小。解放军医院应用氟卡胺,对病例选择很严格,凡有左心室功能不全及传导阻滞者,不予应用,因而无一例发生意外事故。治疗室性心律失常口服剂量为 $100 \sim 200mg$,每 12h1 次,或每 8h1 次,维持量为 $50 \sim 150mg$,每 12h1 次。

4. 禁忌证 非致命性室性和室上性心动过速;左束支传导阻滞伴左前支阻滞而未安置起搏器者;病态窦房结综合征;左室功能受损或心肌梗死后。

5. 副作用 心脏副作用包括,在 $5\% \sim 12\%$ 的患者中加重室性心律失常,原有左心衰竭者更严重,而且有猝死的危险(CAST 研究显示)。促心律失常作用与其非均一地减慢传导有关,监测 QRS 时间是合理的,但还没有找到安全限度。此外,正如 CAST 研究显示,氟卡胺可以有晚期促心律失常作用。在原有窦房结或房室传导障碍的患者,用氟卡胺后可加重功能障碍。

治疗房性心律失常而导致室性心律失常,称为房性促心律失常作用。这种作用包括两方面:过去在快速室上性心律失常患者应用奎尼丁时,按传统方法合用洋地黄以防止心房率减慢,结果使房室传导加快和导致室性心律失常。在用氟卡胺时可能有相似情况出现,甚至更严重。在心房率减慢时,心室率可能增快。因此,氟卡胺用于预防房颤或房扑时,应与洋地黄、β阻滞剂或维拉帕米合用,以防止加速房室传导。另外,还可触发室性心律失常。

心脏以外的副作用主要在中枢神经系统(视力模糊、头昏、恶心、感觉异常、颤抖及紧张不安)。但还有一组报告显示这些副作用并不常见,而且与安慰剂无差异。解放军总医院应用的病例中变无上述副作用。

6.药物相互作用　在下列情况下,氟卡胺的抑制作用增强,需特别小心:①与其他抑制窦性房结或房室结功能的药物(β阻滞剂、维拉帕米、地尔硫、洋地黄)合用;②与负性肌力作用剂(β阻滞剂、维拉帕米、丙吡胺)合用;③与其他可能对希氏束-浦肯野传导系统有协同作用的药物(奎尼丁、普鲁卡因胺、作用较轻的丙吡胺)合用时,胺碘酮使用氟卡胺血浆浓度升高,合用时应将氟卡胺剂量减半。合用β阻滞剂可减轻促心律失常作用。

(二)普罗帕酮

又称心律平、普罗帕酮是一种较新的抗心律的失常药,以 Ic 类特点为主。它的作用范围及某些副作用,包括促心律失常作用与 Ic 类药相似,患者通常对此药耐受良好。在 CASH 研究中,由于总病死率及心搏骤停的发生率增加,普罗帕酮被停用。一般认为普罗帕酮用于抑制室上性心律失常较为安全,包括 WPW 综合征和复发性房颤。国产此药名为心律平,仅对室性期前收缩有效,但对防止房颤、室上速效果不大。副作用少。现在个别医院正在重新评定德国原产的普罗帕酮的治疗作用。

1.药理学特性

(1)电生理作用:作为 Ic 类药物,普罗帕酮阻滞快钠通道,有强力的膜稳定作用,增加 P-R 间期和 QRS 时间,但对 Q-T 间期无影响。它还有轻度的 β 阻滞作用和钙拮抗剂作用。

(2)药代动力学:普罗帕酮的代谢存在明显的个体差异,因此剂量也要因人而异。血药浓度及半衰期不同(正常人 2~10h,在代谢减退者 12~32h),可用遗传性肝脏代谢的不同来解释。约 7% 的白种人遗传性缺乏肝细胞色素同工酶 P-4502D6,普罗帕酮的分解十分缓慢。

2.适应证　在美国适应证包括,①致命性室性心律失常;②室上性心律的失常,包括WPW 综合征,复发性房颤或房扑,但必须是无器质性心脏病者。国产心律平对此类心律失常效果不佳。

3.剂量及用法　口服 150~300mg,3/d,每日最大剂量为 1200mg,有的患者需分 4 次服,有人仅需 2/d。国内很少用到 1200mg/d,多限于每日 600mg/d。

4.相对禁忌证　原已存在的窦房结、房室结或束支传导障碍,或左室功能减退。哮喘也是相对禁忌证,特别是当剂量超过 450mg/d 时,可能与此药有轻度的 β 阻滞作用有关。

5.副作用　与剂量相关。心脏副作用包括 P-R 间期和 QRS 时间延长、传导阻滞以及抑制窦房结功能。此药有中度的负性肌力作用,可能诱发 CHF。国内用药剂较小,诱发心律失常极为罕见。在 ESVEM 研究中,约 25% 的患者因上述副作用和其他心脏副作用而停药。促心律失常作用表现为连续宽大 QRS 型的室速,表现为典型的 Ⅰ 类药的副作用。CASH 研究中病死率增高可能与此有关。

6.药物相互作用　像其他 Ic 类药物一样,若与抑制结组织功能、心室内传导或负性肌力药物合用时,普罗帕酮会引起不良反应。普罗帕酮可与奎尼丁或普鲁卡因胺合用(两药均减量)治疗室性期前收缩。普罗帕酮可提高地高辛血浓度,并增强华法令的抗凝效果。

四、抗心律失常的Ⅱ类药物治疗

关于心梗心后病死率问题,从长远观点来看,人们对Ⅰ类药物已提出越来越多的疑问,而

β阻滞剂已显示了可降低梗死后病死率的效果。建议使用β阻滞剂的理由包括:①由心动过速引起的心律失常。特别是那些与触发活动有关的心动过速中的作用;②交感神经活性增强引起的持续性室速以及在AMI患者中的作用;③肾上腺能活性的第二信使-cAMP在产生由缺血引起的室速中的作用;④这些药物合并有抗高血压的抗缺血作用。β阻滞剂对梗死后患者有利的作用机制尚并不明了,可能为多因素的,其中部分可能与抗心律失常有关。

β阻滞剂抗心律失常的适应证包括如下情况:①不适当、不必要的窦性心动过速;②情绪激动或运动诱发的阵发性房性心动过速;③运动引起的室性心律失常;④嗜咯细胞瘤引起的心律失常(与α阻滞剂同用可避免高血压危象);⑤遗传性Q-T间期延长综合征;⑥有时用于与二尖瓣脱垂有关的心律失常。在AMI,由于β阻滞剂有心血管抑制作用,曾被认为不能将其作为抗心律失常的首选药物,但若是用量适当,患者没有明显的心衰表现,β阻滞剂可以预防和控制室上性和室性心律失常。上述各种β阻滞剂的适应证可以统一归纳为交感神经β肾上腺能活性增强。在病因中无明显缺血的反复发作的严重室速,单独用β阻滞剂治疗也是有效的。根据经验选用β阻滞剂,其疗效与根据电生理研究结果选用Ⅰ类或Ⅲ类药物治疗是相同的。

五、混合的Ⅲ类药物治疗

由于长期应用Ⅰ类药物可能出现的有害作用,目前注意力已转移至Ⅱ类药物。特别是Ⅲ类药物(表2-4-1)ESVEM研究表明,索他洛尔优于6种Ⅰ类抗心律失常药物。与Ⅰ类药物不同的是,根据大规律分析结果,胺碘酮对心肌梗死后患者十分有益。索洛尔和胺碘酮决非单纯的Ⅲ类药物,而是混合性Ⅲ类药物,这种特性非常重要。

Ⅲ类药物的主要问题如下:此类药物通过延长动作电位时间,因而延长有效不应期而起作用,不可避免地延长Q-T间期方能有效。当有低血钾或其他特殊情况时,Q-T间期延长易于导致尖端扭转型室速。应用此类药物后如同时引起心动过缓时,特别可能出现尖端扭转型室速,因为此时此类药物如索他洛尔更加有效地延长动作电位时间,即出现相反的应用依赖性。则于各种Ⅲ类药物仅仅作用于动作电位复极相,因此不引起传导的改变。然而胺碘酮、索他洛尔和溴苄胺都附加地影响传导:胺碘酮明显抑制钠通道,索他洛尔阻滞β受体,溴苄胺最初还有释放儿茶酚胺的作用。

在Ⅲ类药物中,长期服用胺碘酮使心肌各部的动作电位变化更趋于一致。导致严重室性心律失常的电生理学基础是动作电位变化的不均一性,胺碘酮的特性恰好与之相反。因此一般认为,胺碘酮的效果超过其他抗心律失常药。

尽管有这些共同的电生理特点,Ⅲ类药物无论从结构、药代动力学和电生理学上说都是互不相同的。因此,不论其抗心律失常作用还是其临床适应证上,这些Ⅲ类药物不是可以互换使用的。

目前正在进一步评价两种主要Ⅲ类药物:胺碘酮和索他洛尔。虽然这两种药物都易于引起尖端扭转型室速,但这种严重促心律失常作用的发生率在胺碘酮治疗组明显低于索他洛尔治疗组,其原因尚不清楚。但是另一方面,胺碘酮有多系统潜在的副作用,而索他洛尔则没有。

表2-4-1　两种混合性Ⅲ类药物－索他洛尔与胺碘酮特性的对比

项目	索他洛尔	胺碘酮
作用机制	Ⅱ,Ⅲ类药	Ⅰ,Ⅲ类(Ⅱ,Ⅳ)
剂量	逐渐增加剂量	负荷量后逐渐减量
室上速	++	++
复发性室颤	++	++
WPW引起的律失常	++	++
持续性室速	++	++
梗死后早期	+,+/0	++
梗死后晚期	++	++
促心律失常作用	4%扭转型室速(1)	扭转型室速或其他心律失常(2%～5%)(1)
其他副作用	疲乏,心动过缓,呼吸困难	每日剂量≥400mg时极为常见,可达75%

注:(1)室速/室颤总人数所占比例。

(一)胺碘酮

又称可达龙,胺碘酮是一种"广谱"的抗心律失常药,主要属于Ⅲ类药,但也有强力的Ⅰ类活性,以及伴随的Ⅱ类和Ⅳ类活性。此药的有益之处需与它如下的特点相权衡。首先,口服起效慢,因此需用较大的口服负荷量。第二,严重的副作用,特别是肺纤维化,意味着必须在药物最大的抗心律失常作用和药物的副作用之间寻找最佳选择。第三,它与许多药物之间可能有严重的相互作用,其中有些可以引起尖端扭转型室速;但若单独应用,则极少发生。对于复发性室上性心动过速,小剂量胺碘酮有显著的疗效而且极少有副作用。另一方面,这种尽可能小剂量应用胺碘酮的方法应当仅限于难治性心律失常的患者,特别是心肌梗死后的患者。一般来说,对于致命性心律失常的治疗,这种药物的地位正在从"最后的绝境"转变为日益受到重视。然而,必须在充分了解此药的副作用之后才可以应用。

1.药理学特性

(1)电生理作用:胺碘酮在所有心肌组织中,包括附加传导束,延长动作电位时间,因而延长不应期。它也抑制失活的快钠通道,有强力的Ⅰ类抗心律失常药的作用,胺碘酮也是一种非竞争性的α和β肾上腺受体阻滞剂(Ⅱ类作用)。它的钙拮抗作用(Ⅳ类作用)或许可解释心动过缓、房室结抑制以及尖端扭转型室速的发生率较低。此外,它可扩张冠状动脉和周围血管。因此,胺碘酮是一种复合性抗心律失常药,它兼有电生理上分为四类的各类抗心律失常药的某些特性。

(2)药代动力学:胺碘酮在胃肠道不同程度地(30%～50%)缓慢地吸收,排泄亦缓慢,半衰期约为25～110d。口服后胺碘酮起效慢,除非开始用大的负荷剂量,否则数月时间仍可能达不到药物作用的稳定阶段(胺碘酮化)。即使静脉用药,其充分的电生理起效时间仍延迟出现。胺碘酮为脂溶性,在体内广泛分布,许多组织中浓度很高,尤其在肝和肺。此药经过广泛的肝脏代谢,成为仍有药理学活性的代谢产物去乙基胺碘酮。此药的临床疗效与血药浓度或代谢产物血浓度之间的关系仍不清楚。但是口服剂量与血药浓度之间,以及其代谢产物浓度与某些晚期疗效,如对心室功能性不应期的疗效之间却有直接的相关关系。此药的有效治疗度尚未很好确定,可能为$1.0～2.5\mu g/ml$,其中几乎全部(95%)是以蛋白结合的形式存在。在胺碘酮不经肾脏排泄,而经泪腺,皮肤和胆管排泄。

2.适应证 对于预防性控制致命性室速,特别是梗死后发生的室速,目前一般认为胺碘酮是现有的最有效药物之一。然而还缺乏严格的对照研究。在预防复发性的阵发性房颤或房扑、阵发性室上速以及预防 WPW 综合征的心律失常,胺碘酮均十分有效。此药也可试用于伴有严重室性心律失常的变异型心绞痛。当前进行的几项不同的临床试验结果提示,对心梗死后出现症状性复杂的室性心律失常的患者,胺碘酮可降低病死率。在另一项规模较小的研究中,不适宜使用 β 阻滞剂的患者接受胺碘酮或安慰剂治疗 1 年,显示胺碘酮使心脏病病死率降低,复杂性室性心律失常减轻。目前正在等待加拿大和欧洲心肌梗死胺碘酮试验的结果。在 CASCAE 研究中,对存活于医院外发生的室颤,但未发生 Q 波性心梗的患者,随机以经验性使用胺碘酮,或根据电生研究,或 Holter 结果,或两者选用常规抗心律失常药。总共 228 例患者参加此项研究,其中 105 例植入自动除颤器。在胺碘酮治疗组中存活者人数,包括室颤复苏后或发生晕厥行自动电除颤者,以及未发生心性猝死者,多于常规治疗组(主要用药为奎尼丁、普鲁卡因胺、氟卡胺或联合用药)。

3.剂量及用法 当确实需要迅速控制心律失常时,在欧美开始的负荷量是 1200～1400mg,分 2～4 次给药,通常连续用药 7～14d,然后减至每天 400～800mg,连续用 1～3 周,最后维持量一般极少超过每天 200～400mg,1 次服用。在我国胺碘酮的负荷及维持用时较欧美国家上述用量小,通常开始口服 200mg,3/d,待心律改善后(一般 3～4d)可改为 200mg,2/d。连续用 4～5d 后改为维持量。维持量一般为 200mg,1/d,或每周 5 次,亦有 100mg,1/d。若长期服用,可每周服 5d,停 2d,可减少副作用。开始的负荷剂量很重要,因为充分起效很慢,大约 10d。通过使用负荷剂量,平均 5d 后可控制持续性室速。

4.禁忌证 在美国,除非剂量合适的其他抗心律失常药物均无效或患者不能耐受,才考虑使用胺碘酮。禁忌证包括伴有心动过缓和晕厥的窦房结功能不全,Ⅱ度和Ⅲ度心脏传导阻滞,已知过敏者。

5.副作用 大剂量用药可发生少见的毒性反应,其中最严重的是肺炎,可能导致肺纤维化。在每日用药约 400mg 时,其发生率为 10%～17%,其中 10% 可能是致命性的。

肺的副作用:肺毒性可能呈剂量依赖性。如果发现得早,及时停用胺碘酮,并通过对症治疗(包括皮质激素),肺的并发症可以消退,患者可继续存活。在国外,无论胺碘酮的负荷量及维持量均数倍于我国,这也是他们用药后副作用(肺纤维化)发生率如此高的原因。我国使用胺碘酮十几年来,虽然长期用药,产生肺纤维化的病例极为少见。

心脏副作用及尖端扭转型室速:胺碘酮对窦性房结和房室结有抑制作用(2%～5%)。从血流动力学观点来看,胺碘酮通常是安全的。但最近有报告提示,胺碘酮对有左室功能不全的患者可能增加病死率,因为在这些患者中,负性肌力作用较血管护张作用更占优势,尤其是在服用负荷量期间。胺碘酮很少引起尖端扭转型室速,但是 CHF 患者服用此药时需特别谨慎地避免发生低血钾症和地高辛中毒。

中枢神经系统副作用:近端肌肉无力、末梢神经病变、神经症状(头痛、运动失调、记忆受损、失眠、多梦)。发生率各家报告不一。

甲状腺副作用:胺碘酮对甲状腺激素的代谢有复杂的影响(它含有大量碘,与甲状腺素有相似的结构)。胺碘酮的主要作用是抑制 T4 在周围血中转变为 T3 浓度增加与胺碘酮的剂量和治疗时间有关。对大多数患者,胺碘酮不引起甲状腺功能改变,约 3%～5% 患者发生甲状腺功能亢进或低下,其发生率依不同地理区域而异。应用小剂量的胺碘酮时(每日 200～

400mg),大约10％的患者可发生仅有生化改变而无临床症状的甲状腺功能改变。在检查甲状腺功能时TSH可能最有用。为此建议每2年作此检查。

消化道副作用:在GESICA研究中消化道副作用不常见。然而25％的CHF患者,即使仅每日服用胺碘酮200mg,也可出现恶心症状。10％～20％患者有肝脏酶升高。减少剂量上述副作用可消失。

睾丸的副作用:此为最近报道的一个副作用,发现长期服用胺碘酮的患者促进性腺激素水平升高。

不太严重的副作用:长期服用此药的成年患者几乎均出现角膜碘微粒沉积。症状和视力受损情况少见,且减量后可以恢复。长期使用本药时,点滴1％甲基纤维素可使此类沉积的发生率大为降低。退化斑罕见。长期用药(一般超过18个月),约10％患者可有光敏性暗灰色或浅蓝色的皮肤色泽改变。停药后色素可缓慢消退。

6.注意事项及用法说明　检查肺、甲状腺和肝功能,血浆电解质水平。当开始治疗时,患者应住院,特别是有致命性室速和室颤的患者。对于复发性房颤,治疗可在门诊开始,必须考虑到药物的相互作用。在长期治疗时,应监测心电图和24h动态心电图,定期复查X线胸片和甲状腺功能。尽可能使用小剂量胺碘酮。静脉使用胺碘酮治疗影响血流动力学的严重的室速、

持续性室速和室颤与溴苄胺疗效相同,但溴苄胺用药后48h内较易引起低血压。

长期用药:在一组患者中,用胺碘酮防治室速和室颤的成功率在12个月时仅为50％,在2年时降为30％,4年时若患者仍存活并继续用胺碘酮治疗,则成功率仅为20％。

另一方面,①停用胺碘酮可导致病情恶化;②一些研究者指出,在其他抗心律失常药物无效的患者,应用此药即使5年以上也仍有近60％的疗效。

20％患者由于副作用而停药。停药的危险性在于,停药后不同时间内再次出现致命性室性心律失常。胺碘酮减量也有同样的问题。这样,在药物的排泄期需延长住院时间,这一时间的长短取决于排泄期的长短,这是由于胺碘酮极长的半衰期。应当考虑到停用胺碘酮后,此药排泄迟缓,与新的抗心律失常药仍可能发生不利的相互作用。

7.药物的相互作用　最严重的药物相互作用是胺碘酮与其他延长Q-T间期的药物合用时,如 I A 类抗心律失常药、芬噻嗪、三环类抗抑郁药、噻嗪类利尿剂和索他洛尔等,可增加促心律失常作用。胺碘酮增加血奎尼丁和普鲁卡因胺浓度(不提倡这种联合用药)。与苯妥英钠合用时有双重的药物相互作用。胺碘酮的转变提高苯妥英钠水平,同时苯妥英钠增强胺碘酮向去乙基胺碘酮的转变。胺碘酮延长凝血酶原时间,与华法令合用时可引起出血,其原因可能是在肝脏的相互作用。应将华法令剂量减少1/3,并空腔测定INR。胺碘酮增加血地高辛浓度,易于引起地高辛中毒反应(因胺碘酮的保护作用较少引起心律失常)。应将地高辛剂量减半,并重复测定地高辛浓度。胺碘酮还具有较弱的β阻滞和钙拮抗作用,趋于抑制结性组织的活性,当与β阻滞剂和钙拮抗合用时可加重不良反应。

(二)索他洛尔

除美国外,索他洛尔早已开始在世界各地用于控制严重的室性心律失常,尤其是担心胺碘酮的毒性作用时。最近美国批准索他洛尔用于治疗致命性的室性心律失常,包括持续性室性心动过速。作为Ⅲ类药物,胺碘酮通过延长心房、房室结、旁路传导束及心室的不应期而具有附加的抗心律失常特性。由于兼有Ⅱ类和Ⅲ类抗心律失常药的特点,索他洛尔还具有β阻

滞剂所有的有利效应，必然也易于发生尖端扭转型室速。

目前正在研究中的纯Ⅲ类制剂是d—索他洛尔，无一般索他洛尔的β阻滞作用，对 AMI 后伴左室射血分数降低的患者可增加病死率。另一项研究对比了 d—索洛尔与胺碘酮治疗严重的室性心动过速的疗效，目前这项研究还未结束。

1. 药理学特性

(1)电生理作用：在离体组织中加入高浓度的索他洛尔可延长动作电位时间和引起后除极，推测后一种作用可能是由于动作电位时间延长使过多的钙进入细胞内所致。细胞质内钙负荷过多也是产生与尖端扭转型室速有关的早期后除极的假说之一。对人类，Ⅱ类药物有抑制窦房结和房室结的功能，Ⅲ类药物延长心房和心室组织的动作电位时间及不应期，以及抑制旁路传导束的正向和逆向传导的功能。索他洛尔延长动作电位时间，使更多的钙进入细胞内，因此它的负性肌力作用较预期的要小。

(2)药化动力学：索他洛尔为一种非心脏选择性、水溶性(亲水性)及非蛋白结合药物，全部经肾脏排泄，血浆半衰期为12h。每12h服药1次，药物的谷值浓度为峰值的一半。

2. 适应证　由于索他洛尔兼有Ⅱ类和Ⅲ类抗心律失常药物的特性，因此从理论上讲，对多种心律失常，包括窦性心动过速，阵发性室上速，WPW综合征前向性或逆向性传导引起的心律失常、复发性房颤、缺血性室性心律失常、反复发作的持续性室速或室颤等均有效。对心肌梗死后患者的研究结果表明有一定的保护作用，但还没有像普萘洛尔那样令人信服。此外也不建议在 AMI 后早期使用大剂量索他洛尔。可能由于在这种情况下，索他洛尔较易引起尖端扭转型室速的发生抵消了它的β阻滞作用。

主要的临床试验：ESVEM试验研究了索他洛尔对预后的影响。在此研究中索他洛尔每日平均剂量是400mg，可降低死亡率和室性心律失常的发生率，其疗效优于6种Ⅰ类药物。主要适应证是由心内电生理研究诱发的持续性单形性室性心动过速(或室颤)。然而，这一研究中所有这些药的疗效均未设对照组进行比较，另外研究对象也都是事先经过选择的。

3. 剂量及用法　剂量范围是每日160～640mg，分2次口服。每日剂量保持在320mg或以下可减少副作用，包括减少尖端扭转型室速的发生。但是也可能需要每日服用320～480mg以预防复发性室速或室颤。在 AMI 后早期应慎用索洛尔，并从小剂量开始。逐渐增加有效剂量。若以 2/d 服用，2～3d 可达到稳态血药浓度。对老年人患者，或肾功能受损，或有发生促心律失常作用的危险因素时，应减少剂量，并延长用药间隔。静脉用药为 100mg 5min 注完。

4. 副作用　除β阻滞剂有的副作用以外，索他洛尔还有发生尖端扭转型室速的危险。可加重心力衰竭，但较一般的β阻滞剂要轻。

5. 禁忌证　在有严重传导异常，包括病窦综合征、支气管痉挛性疾病、糖尿病、明显的 CHF 以及有明显的促心律失常危险性的患者中应禁用。在妊娠期此药属 B 类。此药并不导致四联症，但可通过胎盘，抑制胎儿的生理功能。此外，索他洛尔还可经母乳排泄。

6. 注意事项　低血钾症服用大剂量索他洛尔，有校正的 Q—T 间期延长、心动过缓、左室功能不全、女性均为发生尖端扭转型室速的易发因素。索他洛尔与Ⅰ类药物、胺碘酮及其他延长 Q—T 间期的药物合用时，发生尖端扭转型室速的危险性增加，只要开始就用索他洛尔治疗，或增加索他洛尔剂量，都有发生尖端扭转型室速的危险，应当监测 Q—T 间期(Q—T 间期不超过 500ms)。在开始使用索他洛尔前应测定血钾、镁浓度，与利尿剂合用时，也应定期复查血钾、镁浓度。

7.药物的相互作用　索他洛尔作为一种β阻滞剂,与其他抑制左室功能、窦房结、房室结的药物,包括钙拮抗剂和丙吡胺均可发生不良的相互作用。与地高辛无药代动力学方面的相互作用。应避免与其他易诱发尖端扭转型室速的药物合用,包括利尿剂、ⅠA类抗心律失常药、胺碘酮、芬噻嗪和普罗布,可这种保守的做法并非绝对严格。小剂量索他洛尔(最多不超过每日 360mg)与ⅠA类抗心律失常药合用,有明显的改善或控制持续性室速的效力。

对比研究:与利多卡因比较,同为 100mg 5min 内注完,索他洛尔终止持续性室速的疗效优于利多卡在。对于复发性房颤,索他洛尔与奎尼丁和普萘洛尔同样有效。索他洛尔控制心室率还有优越性。在唯一的一项直接对索他洛尔与胺碘酮疗效的研究中,在ⅠA类药物治疗无效的持续性室速患者中分别用药 1 年,两种药物的疗效相同。胺碘酮的负荷剂量为每日 1600mg,然后减量至平均维持量 400mg/d。另一方面,索他洛尔开始剂量为 160～320mg/d,然后逐渐增量至 160～640mg/d(平均 491mg)。部分国外作者认为,长期应用胺碘酮的毒性作用较多,当此药因副作用或毒性作用不得不停药时,由于半衰期过长(25d 或更长),可能出现的问题较多。因此他们建议将索他洛尔作为首选的Ⅲ类药物,而不是胺碘酮。国内应用索他洛尔的最大障碍是在药物发生作用时心率往往明显降低。我国曾试用较低剂量,在未发生抗心律失常作用前,已发生明显的心动过缓。在国内胺碘酮虽然也减慢心率,但不甚明显,因而较索他洛尔容易被耐受。

(三)溴苄胺

溴苄胺的应用仅限于 AMI 患者中复发性室颤和室速且应用利多卡因和电转复无效者。与其他抗心律失常药不同的是,此药浓集于交感神经末梢,开始聚集,并促进储存的去甲肾上腺素释放,继而再抑制其释放,表现为交感神经的"化学"阻断作用。

由于上述原因,开始用溴苄胺时血压升高,继而降低。这种血压大幅度的波动,使之不能在一般情况下使用。溴苄胺在浦肯野纤维中有Ⅲ类药物的作用,而在心室肌中此作用较弱,心房肌中则无此作用。它对结性或传导组织几乎无抑制作用。

1.药理学特性　静注后溴苄胺广泛分布于各种组织,然后几乎完全地经肾小管分泌自肾外排。此药不经肝脏代谢,清除半衰期为 7～9h(肾功衰竭时明显延长)。

2.适应证　溴苄胺的特殊适应证是已行电除颤和胸外按压的患者。在 7 例 AMI 有室颤的患者中给予溴苄胺 5～10mg/kg 静注(注射的上肢应抬高于心脏),同时继续进行复苏抢救。其中 5 例患者不经电除颤室颤消除。另 1 组 27 例患者,在医院内心脏停搏后经常规电除颤或常规药物治疗(利多卡因加上下述一种或多种药:普鲁卡因胺、普萘洛尔和苯妥英钠)后,室颤仍持续存在长达 30min。但在给予单剂量溴苄胺 5mg/kg 静注后,其中 20 例经再一次电除颤即达到除颤目的。在 147 例临床观察中,对院外发生的室颤分别应用溴苄胺和利多卡因治疗,两组效果相同。同样,静脉注射溴苄胺和胺碘酮对持续性室速和室颤疗效相同,但是溴苄胺治疗组中半数患者发生低血压。

3.剂量及用法　开始剂量为 5mg/kg,若不发生低血压,可以增加到 10mg/kg。用 5％葡萄糖或生理盐水按 1∶4 稀释此药,至少溶于 50ml 液体内,在 10～30min 内静滴完,以减少恶心和呕吐。但是在紧急情况下,此药可不经稀释直接快速静注。在首剂负荷后可以继续按每分钟 1～2mg 速度静点,或在 1～2h 间隔后重复负荷量。

4.副作用　主要的副作用是低血压,可以用血管收缩剂。儿茶酚胺或(5mg,每 6h1 次)

纠正这种低血压,因为这些药物都有抗血压的作用。用溴苄胺后,开始有拟交感效应(短暂性血压升高和引起心律失常),可能是由于神经末梢短暂地释放出去甲肾上腺素所致。快速静注常常引起恶心呕吐。

(四)Inbutilide

一种新型的Ⅲ类抗心律失常药物,通过增加内向除极来延长心房和心室的复极期。此药主要用于中止阵发性房颤和房扑的发作。

六、抗心律失常的Ⅳ类药物治疗

(一)维拉帕米和硫氮卓酮

维拉帕米和硫氮卓酮抑制房室结内依赖于慢通道的传导。维拉帕米治疗急性室上性心律失常是一个很大进展。硫氮卓酮与维拉帕米疗效相同,在美国已批准静脉内使用,①以控制房颤或房扑时的快速心室率(但不能用于 WPW 综合征的心律失常);②在房室结折返性心运过速时迅速转复至窦性心律;这一适应证包括 WPW 综合征引起的窄 QRS 复合波的室上速。剂量为 2min 静注维拉帕米 0.05～0.45mg/kg,主要副作用是低血压。

(二)腺苷

腺苷是一种具有多种细胞效应的药物,包括使钾通道开放,使细胞膜超极化,从而取消了使慢钙通道开放所需要的膜极化,因此对房室结折返性室上速特别有效。还可抑制窦房结,特别是对房室结的抑制力更强。目前在许多国家,腺苷是治疗 QRS 波不宽的阵发性室上速的一线药物。由于腺苷的半衰期极短,很少造成严重的血流动力学的副作用。

1.药理学特性 腺苷的半衰期极短,仅为 10～30s。但是腺苷在哮喘患者引起支气管痉挛可持续延长达 30min。

2.适应证 腺苷的主要适应证是 QRS 波不宽的室上速(房室结折返性心动过速,WPW 综合征的房室性心动过速)。腺苷对房性心律失常,如房早或房扑无效,此药可终止房室结性心动过速,但对房扑或房速的心房活动无影响。出现 QRS 波宽大的心动过速时,即可能是室速,也可能是室上速(伴差异性传导),腺苷有助于治疗。此时若为室上速,腺苷可能中止心动过速。若为室速,腺苷不会引起显著的血流动力学的副作用,对室速也无效。因此使用腺苷可成为治疗一诊断性试验。极少见的情况下,腺苷对某些类型的室速也有效,例如解剖上无异常的心脏在运动后诱发的那种室速(右室流出道性心动过速)。

3.剂量及用法 开始时迅速静注腺苷 6mg,然后盐水冲洗,以在心脏达到高浓度。若在用药后 1～2min 无效,可再静注 12mg,必要时再重复 1 次,如剂量合适,一旦药物达到房室结,则可表现出抗心律失常效应。在已使用钙拮抗剂、β阻滞剂或丙吡胺的患者,或在有病窦综合征的老年患者,腺苷剂量需减至 3mg 或更小。

4.禁忌证 哮喘或有此病史、Ⅱ度或Ⅲ度房室传导阻滞、病窦综合征。

5.副作用 腺苷对钾通道的作用而引起的副作用持续时间较短,包括头痛、胸痛、颜面潮红以及过度抑制窦房结和房室结功能。支气管收缩可能持续时间较长,尤其在哮喘患者可诱发呼吸困难。在用药物转复心律时,有 65% 的患者发生短暂的新的心律失常。

6.药物相互作用 潘生丁抑制腺苷的分解,因此腺苷与潘生丁合用时,腺苷应减量。甲基黄嘌呤,如咖啡因、茶碱能竞争性地拮抗腺苷与其受体的相互作用,减弱腺苷的效果。

腺苷与维拉帕米或地尔硫草的对比:在先用了 β阻滞剂或有心衰的患者中,腺苷治疗室上速比维拉帕米更好,可以防止对窦房结和房室结的双重抑制。因此当需迅速中止 QRS 波正常的室上速,腺苷有可能取代静脉注射维拉帕米或地尔硫革。维拉帕米有负性肌力作用和扩张周围血管,用于治疗室速有致命的危险。此时若用腺苷,仅极短暂的作用,但并不能中止真正的室速。若为 QRS 波增宽的室上速(差异性传导),腺苷可有效地中止发作。

（三）三磷酸腺苷

ATP 可能先转化为腺苷再发挥作用,因此同样可用于治疗室上性心律失常。静注 ATP10～20mg 治疗阵发性室上速有时比静注维拉帕米 5～10mg 还有效,但副作用较多(房室阻滞、新的心律失常、腺苷的非心脏副作用)。Striadyne 是 APT、腺苷及其他核酸的混合剂,在欧洲应用较多。

（四）代谢作用剂

低血钾症易于引起室性心律失常,尤其是 AMI 后,或者在有尖端扭转型室速危险时,使用了延长动作电位时间的药物后更为明显。在这种情况下,需要静脉补钾。在抗心律失常治疗中,地高辛治疗期间以及 AMI 的早期,测定血钾是十分重要的。

据报道,静脉补充镁盐对治疗尖端扭转型室速和 AMI 早期的心律失常是有益的。大规模的 ISIS—4 研究结果显示,AMI 后常规使用镁盐并非有益,因此目前常规用这种疗法未得到普遍接受。

当单用一种抗心律失常药治疗无效,或由于药物的副作用必须减量时,可考虑联合应用抗心律失常药。目前尚无关于联合用药后果的研究。一些合理的规则:第一,不要将同类或同亚类,或在副作用上可能相加的药物联合应用,例如将 I_A 类与 I_C 类合用特别危险;I_A 类与索他洛尔或胺碘酮合用时 Q—T 间期延长更为显著。第二,合理的联合用药是在 I 类药中,将易于与失活的钠通道结合的 I_B 类与易于激活的钠通道结合的 I_A 类药物合用,由此可以解释美西律与奎尼丁;美西律与普鲁卡因胺联合应用的优点;第三,普萘洛尔与氟卡胺合用希望能够减少氟卡胺的促心律失常作用,但是此两种药合用可增加负性肌力作用。索他洛尔,然后是胺碘酮均无效时,胺碘酮与 β 阻滞剂合用也不合理,因为胺碘酮也有轻度的 β 阻滞特性。此时美西律或普鲁卡因胺与胺碘酮或索他洛尔合用将是合适的。美西律和普鲁卡因胺很少或无促心律失常作用。若口服多种抗心律失常药物均无效时,越来越多地使用埋藏式自动心脏复律除颤器(AICD)。另一方面,随着时间推移,这一规律也可能改变,例如 I_A 类药物与索他洛尔合用,但是关于这种联合用药的安全性和有效性仍缺乏资料。

(徐绍辉)

第七节　室性心动过速(VT)

首先需要进行全面检查,使心脏和电解质水平保持在最佳状态。目前心脏病学家们对于抗心律失常药的治疗原则及适应证,以及对选择药物时采用侵入性或非侵入性监测法的利弊尚未达成一致意见。不论怎样,在 EVSEM 研究中,根据动态心电图结果经验性地选用索他洛尔,可作为一种有效的程序。近来发现根据一系列的电生理研究结果选用药物的程序过于复杂,也并不优于经验性地选用美托洛尔。因此使用前一种复杂程序的热情也逐渐降低。许多心脏病学家对抗心律失常治疗经验不足,因而在治疗上仅限于使用少数几种药或限于动态心电图监测。而对于这方面的专家来说,至少一次创伤性的电生理研究就可得到较多的信息,这样做也是值得的。在不同的患者,需要参照临床表现来掌握每一类药物的电生理学及血流动力学的副作用。需要强调抗心律失常药物的有促心律失常作用,并且强调至今尚无有力的证据说明抗心律失常药可预防猝死顽强。但是,这种说法有几种例外情况:①心梗后应用β阻滞剂确要延长生命,减少猝死。②心梗后应用胺碘酮很显然是有益的,但研究还在进行中。③急性药物治疗真正致命性的严重的症状性室性心律失常,如果有任何药物确可中止室速,那么这种治疗就可防止猝死的发生(但并不必然会改善总病死率)。

对复发性室速或心搏骤停的治疗方法已发生某些变化。首先,更多地选用Ⅲ类药物而不是Ⅰ类药。第二,可使用一种或两种抗心律失常药。如果无效,选用埋藏式自动心脏复律除颤器(AICD),而不是继续试用三种或更多种抗心律失常药。左室射血分数低于 $30\% \sim 35\%$ 的患者,特别适于选用 AICD,因为能在这些患者中找到一种有效的抗心律失常药的可能性较小,而这些患者猝死的危险性较高。

应当提及 AICD 的某些限制。AICD 可减少猝死,但不能降低总病死率。由美国国家卫生研所组织的 AVID 试验(抗心律失常药与埋藏式除颤器)正在对比 AICD 与最佳药物治疗心律失常(胺碘酮和索他洛尔)的疗效。

抗心律失常药物与埋藏式装置:抗心律失常药物可影响 AICD 的除颤阈值,或起搏刺激阈值。一般来说,动物实验证明Ⅰc 类药和胺碘酮增加这些阈值。相反,β阻滞剂和索他洛尔并不改变室颤阈或起搏阈值。一个患者已安置 AICD,如果改变抗心律失常药物,则需要诱发室速发重新在 AICD 上设立合适的指标,因为此时室速频率可能变化。如果室速频率慢于AICD 设立的指标,就不可能激活此装置。

总之,现有的大量抗心律失常药物使用情况复杂,副作用不断增加,还有促心律失常作用,均要求医生严密监测使用此类药物的患者,评价对心脏情况的利弊。根据药物的作用,在室上性心律失常的治疗中,维拉帕米和腺苷对房室结折返性室上速有显著疗效,并且日趋重要。钠通道阻滞剂可以抑制房室旁路传导束或逆行的房室结纤维,与索他洛尔或胺碘酮等Ⅲ类药的作用相同。消融术对难治性病例则为首选。

(徐绍辉)

第八节　心房纤颤

一、心房纤颤

心房纤颤这种最常见的心律失常并不容易处理(表 2－4－2)。当前正在强调两个问题,第一,由于应用奎尼丁使死亡率比对照组增加了 3 倍,因此房颤患者及房颤转复后的患者要不要长期用抗心律失常药物引起了越来越多的疑问。而且一般说来,几种其他抗心律失常药物引起的危险如不比奎尼丁更大,至少也是相似的。因此,目前趋向于只要有可能就尽早电转复。第二,要承认血栓栓塞的危险不仅存在于复发性房颤的患者,也存在于房颤电转复时。因为转复伴有一个短暂的心房"顿抑",这即使在心房不大的患者也有可能成为血栓形成的危险因素。因此,转复前应尽可能给予抗凝剂。

(一)新近发生的房颤

必须先处理诱发因素,应用房室结抑制剂尽快控制心室率。如:①Ⅳ类药、维拉帕米或地尔硫䓬;②静脉β阻滞剂艾司洛尔;③地高辛;④上述药物的联合。其中最好的联合是艾司洛尔加地高辛。其他静脉可用的药有氟卡胺、心律平、索他洛尔和胺碘酮。一旦患者应用抗凝剂,则应考虑电转复。

紧急转复用于心室率不能控制时。此时,房颤发生时间短,来不及常规用口服抗凝剂,由于转复时心房处于"顿抑"状态有利血栓形成,因此这时应当静脉应用肝素抗凝。

表2-4-2　心房纤颤的处理原则

新发生的房颤
(1)处理诱发因素(感染、饮酒、发热等等)
(2)应用静脉房室结抑制剂控制心室率(地尔硫䓬、维拉帕米或β阻滞剂,有时西地兰,不用腺苷)
(3)若房颤持续<48h,试用药物转复,普鲁卡因酰胺 i. v. 15~20mg/min,直到总量 1000mg
(4)常常需电转复电转复的准备
电转复的准备
(1)房颤<3个月,左房内径<5cm
(2)控制心室率(如有心衰,用地高辛,否则用维拉帕米或地尔硫䓬或β阻滞剂)除外甲亢引起
(3)口服抗凝剂3~4周直到电转复前,此期间常用胺碘酮,第1周800~1600mg/d,200~400mg/d 维持
(4)住院
(5)若患者不能接受胺碘酮,则开始用其他转复药物:奎尼丁、丙吡胺、索他洛尔。奎尼丁或丙吡胺需加地高辛。奎尼丁和胺碘,增加地高辛血浓度。氟卡胺或心律平只用于无器质性心脏患者,通常与β阻滞剂或钙拮抗剂联合防止心室率过快
(6)电转复
转复后的处理采取下列两原则之一:
(1)用药慢性维持窦性心律,如索他洛尔或低剂量胺碘酮,若无器质性心脏病,可用氟卡胺或心律平,普鲁卡因酰胺可用,但不应超过6个月,抗凝剂持续用3~6个月,如不复发则停用
(2)不用药物,如果复发,仅控制心室率(心衰时地高辛,否则β阻滞剂或钙拮抗剂),口服抗凝剂十分重要

转复前后应注意,如应用房室结抑制剂已控制了心室率,而且已用阿司匹林或华法令抗凝,则应继续维持药物治疗。心房不大和房颤不到半年是有利于转复的因素。在转复时发生梗死者占1%~2%,因此标准疗法是先预防性抗凝3周。转复房颤应当在用药前2天收患者入院,然后应用下列一种抑制心房不应期的药物开始药物转复,如普鲁卡因胺,丙吡胺、若无器质性心脏病,还可用氟卡胺或心律平。应用奎尼丁时,要同时给地高辛减慢心率,因为奎尼丁的迷走抑制作用可以增结房室强的传导,致使房颤转成房扑时发生极快的心室率。在电转复前一般须停用洋地黄制剂。需注意的是60岁以上的患者,用奎尼丁时常不与洋地黄合用,因为老年患者房室结功能已衰减,转复中即使出现短暂的房扑,也很少引起极快的心室率。转复后应继续抗凝治疗,因为即使食管超声没有发现心房栓子也不能除外梗死发生的可能。

(二)复发性房颤

如果两次转复都不能成功,或已知房颤是复发性时,最好选用低剂量的索他洛尔或低剂量胺碘酮。每天平均277mg的胺碘酮可以维持76%的顽固性房颤患者窦性心律长达2年,只有3%的患者有肺部的副作用。心律平和氟卡胺虽然有致心律失常作用,但只要选择没有器质性心脏病者也可以应用。除了用抗心律失常药物转复并维持窦性心律外;另一个重要办法是认可房颤的存在并用房室结抑制剂控制心室率,同时口服抗凝剂。用于维持窦性心律的所有药物都可以用于此方法(奎尼丁、氟卡胺、心律平、索他洛尔和胺碘酮),但它们都有毒副作用。因此,现在有一项多中心研究正在进行旨在观察维持窦性心律和控制室性心率哪种办法更好。

(三)慢性房颤

目前,所有慢性房颤患者只要没有禁忌证都必须服用阿司匹林或华法令抗凝,根据高危因素的不同,可以区别哪些患者适用阿司匹林,哪些更适合华法令。当心室率对洋地黄药物如地高辛无反应时,应当首选核查患者是否配合了治疗,并应当测定洋地黄血浓度和血钾浓度,弄清有无甲亢或其他全身性或心脏性疾病。此后,才可以小心增加地高辛剂量,但要达到运动时心率也能控制在适当范围,就需要加用口服的房室结抑制剂和维拉帕米、地尔硫草或β阻滞剂如阿替洛尔。在没有左心衰的患者,维拉帕米或地尔硫草优于地高辛,是首选药物,特别是在有心绞痛和高血压者。如果需要紧急减慢心室率时,首先不能忘记的是去除诱发因素,静脉减慢心率药物可选点滴维拉帕米或艾司洛尔,但要注意用于已用洋地黄化的患者时应特别小心,因心可能发生严重的房室传导阻滞,是很危险的。反过来,已接受β阻滞剂或钙拮抗剂如维拉帕米的患者应用洋地黄也应小心地从低剂量开始,在心电监护下缓慢给药。此外,老年人或有传导障碍如病窦综合征者,即使发生房颤,若心室率不快,也常常无须用药。

迷宫手术是近年来房颤治疗的重要进展。慢性房颤是所有持续性心律失常中最常见的一种,其发病率及死亡率正在增加,而对治疗又常常产生耐受。因此,Cox等创建了一种电迷宫法,方法是在心房做多处迷宫或曲折错综的缝合以中止潜在微折返环,或者在心房做某些切口使冲动从窦房结发出后沿兴奋通道到房室结引起正常的心房收缩,如左房隔离术和窦结走廊术。这种迷宫手术的初步结果令人鼓舞,但有些患者需要永久起搏。另外,近年来应用的射频消融术和射频导管切除术也有较好的疗效。

(徐绍辉)

第九节　其他室上性心律失常

一、心房扑动

房扑时心室率很难用药物控制到满意程度,但用低能量电转复很容易成功。可以试用索他洛尔或低剂量胺碘酮预防发作。对于顽固病例,导管消融加起搏器的方法应用日增。在术后室上性心动过速,用心房快速起搏,超速抑制方法十分有效。

二、室上性心动过速

典型伴房室结折返的 PSVT 可以用迷走刺激法中止,如 Vlasalva 动作、面部浸于冷水、颈动脉按压等。在按压颈动脉窦前一定要在颈动脉区仔细听诊,若闻及血管杂音(提示颈动脉狭窄或硬化)则不能进行,否则可引起晕厥。因此,此法对老年人适宜。如果上述方法无效,可以静脉应用维拉帕米、艾司洛尔或腺苷。必须注意,若正在用β阻滞剂、切勿紧接应用静脉维拉帕米,否则可造成严重传导阻滞,心动过缓甚至停搏而致命。腺苷是超短效剂因而安全,特别是在难以区别 PSVT 伴差传还是室速时。如果仍无效,可重要迷走刺激法,然后可选用静脉洋地黄化,静脉胺碘酮或 I c 类药物(最好心律平)或根据临床情况进行电转复。

经过改进的外科技术和导管消融法已从根本上改善了顽固性 PSVT 患者的治疗,室率极快,常规药物无效,可在常规心电图中有宽大 QRS 综合波(提示差异性传导,前向性预激或室速)的患者,有进行介入性电生理检查的指征。然而在大多数其他患者,药物治疗是成功的。

防止室上速发作,须应用 β 阻滞剂维拉帕米硫氮卓酮或胺碘酮治疗初始的异位搏动。胺碘酮对室上速包括发作性房颤和伴附加束的心律失常有良效,而且低剂量使用可以减少副作用。Ic 类药物(心律平或氟卡胺)间或有效,但根据 CAST 的研究的结果,在有器质性心脏病者存在时不应使用。这在药品包装介绍上有说明。

三、预激(W—P—W)综合征

预激综合征的房室结附加束多数具有双向传导性能,少数仅单向传导。逆向性 QRS 正常,而前向性 QRS 宽大。根据患者的发作情况,预激综合征的处理可以分为:药物治疗、手术或导管消融切除房室附加以及植入自动除颤起搏器。

有房颤、房扑,心室率快,影响血液动力学稳定时应首选电转复。如果 QRS 波不宽大,可以像其他 PSVT 一样静脉用药,对于宽 QRS 前向性传导的发作,可以选用 Ic 类或 Ⅲ 类药物,如应用心律平、胺碘酮和氟卡胺。心律平抑制附加束传导,抑制前向性传导强于逆向性传导,延长前向不应期,在预激合并房颤房扑者疗效较好,胺碘酮明显延长附加束前向不应期并减慢传导速度,氟卡胺变是抑制附加束前传导并能终止房颤发作,因此都是治疗预激合并房颤和房扑的有效药物。但应注意心律平与氟卡胺的负性肌力作用及传导抑制作用,胺碘酮静注过快导致血压下降。在老年人,最好采用快速静滴而不是静脉注射。在 QRS 宽大的前向性发作,洋地黄是绝对禁忌的,因为有时可以缩短附加束与不应期从而引起极快的心室率,甚至可以导致心室颤动而致命。维拉帕米、地尔硫草和 β 阻滞剂因可以阻滞房室结而使冲动沿附加束下传,有时也是危险的。索他洛尔因具备 Ⅲ 类抗心律失常药物特点有时也可以应用。宽 QRS 波心动过速的鉴别诊断有时很困难,对于宽 QRS 发作,如果一时难以鉴别室速,室上速伴差传或前向性预激发作,可以静脉应用普鲁卡因酰胺、心律平或胺碘酮,这些药物对上述发作均有效且相对安全。室上速伴差传和前向性预激的鉴别可以应用维拉帕米静脉注射,前者有效而后者无效,但此法有可能加重后者,故应慎用。预防预激综合征的发作,可以用口服心律平,胺碘酮或氟卡胺。但最好在有适应证者进行手术导管消融治疗,后者在我国已十分普遍。在有经验的治疗组,成功率在 90%~95%,而死亡率极低。植入抗心动过速的起搏器是一项新的治疗方法。但因价格昂贵,且没有足够的资料证明它优于导管消融或手术切除附加束,因而在我国尚未用于预激综合征患者。无论是哪一种室上速,在治疗前都必须首先排除病窦综合征的快—慢综合征,否则在应用抑制窦房结和房室结的药物(如维拉帕米,Ic 类及 Ⅲ 类药)之后,虽可以控制室上速发作,但也会引起严重心脏阻滞而危及生命,因此,详细了解病史,特别了解患者本次发作前的 Holter 记录特别重要,此点对老年人尤其应注意。

(徐绍辉)

第十节　缓慢性心律失常

无症状的窦性心动过缓不需治疗,因为在运动员及老年人可能是正常心律。对于有症状的窦性心动过缓、病窦综合征和完全性房室传导阻滞的患者应当治疗。普鲁苯辛、阿托品和异丙肾上腺素均可以使用,但副作用多,长期应用疗效也不令人满意,因此最后常常需要安装人工起搏器。不过,首先必须排除下列药物的副作用,如β阻滞剂、洋地黄、维拉帕米、地尔硫䓬、奎尼丁、普鲁卡因酰胺、胺碘酮、利多卡因、甲基多巴、可乐宁和碳酸锂。在快一慢综合征,窦房结功能不全很难处理,最终都需要安装起搏器。β阻滞剂可以加重此综合征中的心动过缓成分。但吲哚洛尔因兼有内源性拟交感作用可能有效,可以在减慢心动过速的同时限制心动过缓。此类患者一般都是最后起搏器加抗心律失常药物维持。

当房室阻滞伴晕厥发作时,可紧急使用经胸临时起搏器或阿托品、异丙肾上腺素静滴,作为安装起搏器前的临时措施。

(徐绍辉)

第五章　原发性高血压

第一节　流行病学

一、高血压病患病率及人群分布

高血压病(hypertension)是我国最常见的心血管疾病。三次全国性高血压普查结果表明,我国成人高血压患病率分别为 5.11%,7.73% 及 11.26%(其中男性为 12%,女性 10%)。平均每 10 年上升 50%。全国高血压患者人数 20 世纪末达 1.1 亿人。目前我国高血压患者的数量以每年 350 万人的速度递增。患者数目之大和上升速度之快令人震惊。但高血压的知晓率为 25%,治疗率为 12.5%,控制率仅 3%,远低于发达中国家。如美国的高血压知晓率,治疗率及控制率分别为 74%,56% 及 34%。

高血压病的合并证仅脑卒中一项即有 600 万名幸存者,其中 75% 有不同程度的劳动力丧失,40% 严重致残。在全国人口死因构成中,心脑血管病占 40%。综上所述,我国的高血压防治存在三高(患病率高,致残率高及死亡率高)和三低(知晓率低,治疗率低及控制率低)的现象。

高血压病在心血管病流行病学中占有重要的地位。不仅在于其发病率,致残率及死亡率高,而且它还是引起其他心脑血管病最重要的危险因素。若能有效防治高血压病,则将使脑卒中和急性心肌梗死的死亡率分别下降 50% 和 58%。

世界大部分地区人群高血压患病率及平均血压水平随年龄增长而增高。40 岁后高血压患病率开始明显升高。年幼时血压偏高者,其血压随年龄增高的趋势更为显著。故目前许多学者认为高血压的防治应自儿童期开始。

高血压患病率存在着明显的地区差异。在我国总的来说是,北方高于南方,城市高于农村。这种地区差异可能与种族、遗传、环境、饮食生活习惯及社会文化等因素有关。

二、高血压病的发病因素

(一)体量因素

与高血压病有关的体量因素是体重与身长的比例。目前最常用的是体量指数(body mass index,BMI 或 quetelet index),其计算公式为 BMI=体重(kg)/身长(m)^2。我国中年男子平均体量指数为 21~24.5,女性为 21~25,低于西方国家。许多研究均表明超重是血压升高的重要的独立危险因素。超重者有交感神经活性升高。减轻体重有利于降低血浆去甲肾上腺素及肾上腺素水平。

(二)膳食营养因素

1.电解质

(1)钠盐与血压:人群平均收缩压与平均尿钠呈直线正相关。在一般情况下,24h 尿钠可较好地反映摄钠量。在日均摄钠量每增加 1g 时,则平均收缩压约增加 2mmHg,平均舒张压约升高 1.7mmHg。世界卫生组织建议,成人每人每日摄盐量应控制在 5g 以下,而目前我国人群的平均摄盐量在 7～20g。人体摄入过多的钠盐可造成体内水钠潴留,导致血管平滑肌肿胀,血管腔变细,血管阻力增高。同时血容量增加,而导致血压升高。

(2)钾盐与血压:钾对血压有独立于钠及其他因素的作用。在男性血浆钾每降低 1mmol/L 时,收缩压及舒张压分别升高 4mmHg 及 2mmHg。每 1mmol/L 钾的降压作用为每 1mmol/L 钠的升压作用的 3 倍,钾与血压呈负相关。我国人群钾摄入量普遍低于西方国家,这可能与我国传统的烹调方法有关。由此可见,我国膳食高钠低钾是高血压高发的因素之一。国外有些临床研究证明,限钠补钾可使高血压患者血压降低、体重下降,且能抑制肾素释放和增加前列环素的合成。

(3)钙与血压:膳食中钙不足可促使血压升高。流行病学研究证明日摄钙<300mg 者的血压平均比日摄钙>800mg 者高 2～30mmHg。当人群日均摄钙每增加 100mg 时,则平均收缩压和舒张压水平分别下降 2.5mmHg 及 1.3mmHg。营养学家建议,成人每日摄钙量标准应为 800mg,我国人群普遍摄钙量低。当膳食低钙时,其钠/钾比值的升血压作用更为显著。在体内,影响代谢的原因还很多,如甲状旁腺激素,维生素 D 水平等。研究表明同一人群内,个体间膳食钙摄入量与血压呈负关联而与尿钙呈正相关。

(4)镁与血压:在流行病学、实验研究及临床效应等方面均反映出体内镁与血压呈负相关。缺镁可引起血管痉挛及体内收缩因子反应增强。镁离子具有抗凝、降脂及扩管等作用。在降压同时可提高对心脏的保护作用。

(5)电解质的相互影响:高钾可促进排钠,高钠可增加尿钾和尿钙,而高钠高钙饮食时,尿钾少于高钠低钙饮食的人群。

2.脂肪酸与血压 流行病学资料表明,降低膳食总脂肪,减少饱和脂肪酸,增加多不饱和脂肪酸可使人群血压下降。当多不饱和脂肪酸与饱和脂肪酸之比值由 0.25 增高至 1.0 时,则可使人群血压下降 8mmHg。膳食中的不饱和脂肪酸大部分来自植物油。此外,鱼类也富含长链 n-3 多饱和脂肪酸。

3.蛋白质氨基酸与血压 鱼类蛋白有降压及预防脑卒中的作用,膳食中的酪氨酸不足可引起血压升高,各种兽禽肉类含酪氨酸较多。

4.微量元素与血压 与血压有关的微量元素是镉。长期饮用含镉高的水,可使血压升高。膳食中的锌可防止镉的升压作用。

5.酒精与血压 饮酒者的血压高于不饮酒者。每日饮酒精 32～34g 以上者,收缩压和舒张压分别较不饮酒者高 5mmHg 和 2mmHg。

(三)心理社会因素

社会因素包括职业、经济、劳动种类、文化程度及人际关系等。高血压病的患病率,城市显著高于农村。高血压患者心理紧张水平显著高于血压正常者。创造良好的心理环境对预防高血压病具有重要的意义。

(杨文奇)

第二节　发病机制

高血压病又称原发性高血压,系指原因不明的高血压,占高血压的 80%～90%。在过去的 40 多年中,人们对高血压病的发病机制进行了大量的研究,表明多种因素参与了高血压病的发病机制。包括八方面:遗传、环境、解剖、适应性、神经系统、内分泌、体液因子及血流动力学。

由于血压水平取决于心排出量、血容量及外周血管阻力,因此其中任何一个都可成为致血压升高的原因。大量的报道证明,外周血管阻力升高是高血压病发生的主要原因。愈来愈多的证据支持外周血管敏感性和反应性异常及血管壁结构改变是高血压病的主要发病机制,而心排出量和血容量的增加是高血压病发生的次要条件。

一、血流动力学改变

血压是指血管内的血液对管壁的侧压,以 mmHg 为单位。

动脉血压的形成是在循环系统平均充盈压的基础上,心室射血和外周阻力两者相互作用的结果。因此影响动脉压的主要因素是心排出量(cardiac output,CO)及总外周血管阻力(total peripheral resistence;TPR)。三者的关系可用一简单的公式来表本,即:平均动脉压(mean arterial presure;MAP)=CO×TPR。故凡能直接或间接使心排出量增加或总外周阻力升高的因素都能导致动脉压的升高。此外,动脉的顺应性及血容量等因素对血压也有影响。

(一)心排出量的改变

心排出量取决于心率及每搏输出量,三者的关系可用一公式来表示,即心排出量=心率×每搏输出量。心脏每搏输出量受心肌收缩力及心脏前后负荷的影响。心排出量增加本身不足以维持高血压,但在血压升高的始动机制中可能起重要作用。国内外大量临床资料证明,在年轻的高血压病患者中多数表现为高流量-正常阻力型,而老年患者则以低流量-高阻力型为多见。

(二)外周血管阻力的改变

外周血管阻力,即指对小动脉和微动脉的血流阻力。一般情况下,外周血管阻力的主要决定因素是微动脉管径的变化。当血管轻度收缩时,则外周血管阻力即可显著增加。总外周血管阻力不可能直接测量,但可通过下述公式来计算:TPR=MAP/CO。

(三)主动脉顺应性

长期高血压可使动脉壁增厚,平滑肌张力增高,弹力组织受损及胶原蛋白过量,使主动脉顺应性降低,收缩压升高。此种情况多见于老年患者。

(四)容量因素

多数报道表明,原发性高血压患者的细胞外液量正常。血压正常者血浆容量和间质液量之比(PV/IF)是恒定的,但高血压病患者 PV/IF 的比值都显著下降。说明其调节细胞外液各成分的因素发生了紊乱。此外,静脉张力及毛细血管滤过率增高也有一定的影响。

二、遗传因素

遗传因素在高血压病发病中起重要作用。多数学者认为,高血压病属多基因遗传病,呈遗传易感性与环境因素相结合的发病模式。所涉及的基因有近百种。

应用转基因细胞和动物把可能致高血压和抑高血压的基因或 cDNA 导入正常血压的动物和细胞,观察外源性基因在被导入后的表达状态,与其血压调控之间的关系。这是探索高血压的关键基因的重要方法之一。有资料表明,遗传性高血压大鼠后代几乎都患高血压。

高血压人群流行病遗传性背景调查，对于研究高血压关键基因具有十分重要的意义。尤其对双生子的研究及对同胞群的研究是最重要的方法。孪生子研究表明，单卵双生子间血压相关系数为 0.55，双卵双生子间为 0.25。家系调查结果表明，双亲血压正常者其子女患高血压的概率为 3%；而双亲均为高血压者，其子女患高血压的概率则为 45%，是血压正常者子女的 15 倍。

目前已知可能与高血压有关的基因可分为以下几类：

（一）促进血管收缩与平滑肌细胞增殖有关的基因，包括肾素、血管紧张素原及其受体、ACE、醛固酮合成酶、内皮素及其受体、加压素及其受体、NPY 及其受体、儿茶酚胺及其受体、5一羟色胺合成酶及其受体；

（二）促进血管舒张或抑制血管平滑肌细胞增殖的有关基因，包括心钠素及其受体、激肽释放酶和激肽，NO 合成酶、前列腺素合成酶、速激肽及其受体、降钙素基因相关肽及其受体等；

（三）生长因子和细胞因子有关基因，包括胰岛素及其受体、IGF 及其受体、EGF 及其受体、VEGF 及其受体、γ一干扰素、IL—12、IL—8 等及其受体；

（四）调节及信息传递体系基因，癌基因、抗癌基因，Ca^{2+} 通道、Ca^{2+} 泵及 $Na^+ - Ca^{2+}$ 交换体，G 蛋白及其相关蛋白质、磷脂酶体系、蛋白激酶体系等。

根据高血压病涉及的基因不同，进行高血压分型和基因诊断，预测高血压发病，寻找高危人群，从而进行早期防治，甚至基因治疗。

三、神经内分泌的影响

（一）交感神经系统作用

心血管系统有广泛的交感神经分布。交感神经兴奋作用于心脏 β 受体时，则可使心率增快，心肌收缩力增强，结果导致心排出量增加；作用于血管 α 受体时，则可使小动脉收缩，外周血管阻力增高，最终导致血压升高。交感神经系统在原发性高血压中的病理生理作用是明显的，因为：①交感神经系统对维持和调节正常血压起决定性作用；②干扰交感神经系统的药物如神经节阻断剂利血平、可乐宁、α 和 β 阻滞剂都能有效地降低血压。但交感神经功能失常在高血压病发病中的确切作用难以肯定。目前认为交感神经活性增高可能参与原发性高血压发病的始动机制，但对高血压的维持不起作用。在循环系统从正常状态发展为高血压状态的整个过程中，交感神经的确切作用机制有待更广泛深入的研究。

（二）心血管系统内的生物活性多肽

心脏主要受交感和副交感神经的调节。近年来，又发现心脏内第三类神经—肽能神经，其末梢释放生物活性多肽，调节心肌和血管的运动。主要包括神经肽酪氨酸（neuropeptide Y，NPY），降钙素基因相关肽（calcitonin gene—related peptide；CGRP），P 物质和 K 物质缓激肽。这些均为调节冠状动脉和心脏活动的另一类神经递质。

1. 神经肽酪氨酸（NPY） 以房室结含量最高，其次为冠状动脉周围和心肌纤维。心脏内的 NPY 神经元主要在心脏神经节内，其末梢分布于窦结、房室结、心房和心室肌及冠状动脉系统。切除星状神经节后，心内的 NPY 含量则明显减少甚至消失。在血管系统中，NPY 神经纤维主要分布在动脉，围绕大的弹力动脉和肌性动脉并形成网络，在静脉血管分布较少。NPY 可释放于血中，血浆浓度为 $1\sim5fmol/ml$。

NPY 是交感神经去甲肾上腺素的辅递质，与儿茶酚胺共存于交感神经纤维之中。刺激交感神经不仅可使儿茶酚胺释放,而且还可促使 NPY 的分泌。NPY 可增加儿茶酚胺的缩血管作用,还能通过交感神经突触前受体抑制儿茶酚胺的释放,因此 NPY 是交感神经逆质释放的调节者。此外 NPY 还可降低血管对舒血管物质的反应。总之,NPY 可致血压升高。NPY 对血管的作用有赖于细胞内 Ca^{2+} 的存在。因此钙拮抗剂可明显降低 NPY 的缩血管作用。肾上腺髓质嗜铬细胞瘤患者血浆 NPY 水平明显高于正常人。

2.降钙素基因相关肽(CGRP) CGRP 主要分布在中枢神经和外周神经系统中。是一种神经递质。其神经纤维广泛分布于心血管系统中。CGRP 具有强大的扩血管作用,是体内最强的舒血管活性多肽。有强烈的扩张冠状动脉的作用,其作用比硝酸甘油强 240 倍,且不依赖血管内皮的完整性。也就是说对已发生动脉粥样硬化的冠状动脉也有明显的扩张作用。

CGRP 可增加心肌收缩力,使心排出量增加,此外,还有正性变时作用使心率增快。它的这一作用可部分被心得安阻滞,但其正性肌力作用不受 β 阻滞剂的影响。

CGRP 释放减少,是引起血压升高的一个重要因素。CGRP 有可能成为治疗高血压,防治心绞痛,保护心肌,改善心功能的有效药物。

3.P 物质和 K 物质 它们主要分布在中枢神经系统、消化系统及心血管系统。心脏内的 P 物质主要受星状神经节和迷走神经的支配。将 P 物质注入脑室可引起血压升高,心率增快,同时血中儿茶酚胺浓度升高,该作用可被 α 阻滞剂所减弱,提示 P 物质的中枢性升压作用是由于兴奋了交感神经系统所致。此外,P 物质还有扩张冠状动脉、增加心排出量的作用,这些作用可被 5—羟色胺所减弱。K 物质对心血管系统的作用远大于 P 物质。

除上述神经肽外,在中枢神经系统内的神经肽如血管紧张肽、脑啡肽、内啡肽、血管加压素、神经降压肽及强啡肽等可能与心血管系统的功能调节和高血压的发病机制均有联系。

(三)加压素(vasopressin)

加压素又称抗利尿激素,具有抗利尿和升高血压二种生理作用,是维持体液和电解质环境恒定的重要因素。加压素作用于肾远曲小管和集合管,增加水钠潴留使血容量增加;作用于血管平滑肌使血管收缩,因此,加压素在高血压的发病机制中起重要作用。

无论在体内或体外,加压素都是最强的缩血管物质之一。其直接缩血管作用,对快速调节急性失血性血容量不足所致的低血压起重要的代偿作用。加压素可抑制肾素分泌,刺激心钠素分泌,而心钠素又可抑制加压素的释放。它们之间有一个内分泌的负反馈环路。有关加压素与高血压病的因果关系,以及与其他血管活性物质和调节水盐平衡的激素之间的相互关系等方面,均有待深入研究。

(四)血管扩张激素

激肽(Kinin)—前列腺素(Prostaglandins,PGS)系统(KG)是早已知晓的机体内源性降压系统。与肾素系统(RA 系统)相互制约共同维持血压和水电介质平衡。此外,近年还发现一些新的扩血管降压多肽如心钠素,降钙素基因相关肽等。

1.激肽系统 血浆中的激肽原通过激肽释放酶水解后生成激肽。激肽包括缓激肽(bradykinin),胰激肽(pancreatokinin)和蛋氨酰胰激肽三种。其中以缓激肽活性最强。它能降低近曲小管对钠水的重吸收,并能抑制抗利尿激素的作用,促使水钠排泄,降低血容量。另一方面,具有强烈的血管扩张作用。它可通过前列环素来对抗去甲肾上腺素,交感神经和血管紧张素 Ⅱ 所引起的血管收缩;还能通过副交感神经或直接扩张皮肤和肌肉的小血管、冠状动脉和脑血管,以降低血管阻力,增加肾血流量。由于血容量减少和血管阻力降低而导致血压下降。

2.肾脏的前列腺素系统　肾内合成多种前列腺素(PG),其中 PGE_2 和 PGA_2 是血管扩张剂,具有促进支气管扩张和血管平滑肌松弛、增加肾血流量、降低外周血管阻力、利钠、利钾、利尿及降压作用。PGI_2 则具有对抗血栓素 A_2 的作用。当有先天性肾脏的激肽—前列腺素系统功能不足时,则可能导致高血压病。

3.心钠素(ANF)　这是近年来发现的利钠、利尿、扩张血管及降压的激素,参与体内水盐代谢的调节,由心肌细胞合成贮存和释放。

ANF 的生理效应有以下几方面:

(1)能产生迅速的利钠利尿作用,主要是通过增加肾血流量、肾滤过而加快 Na^+ 在远曲小管的运转,此外,还可通过对醛固酮的抑制,减少 Na^+ 重吸收而发挥作用;

(2)对血管的舒张作用,在动脉和静脉系统均有 ANF 受体,以主动脉和肾动脉的受体数目为多,且亲和力最强。有明显降低外周血管阻力和血压的作用。ANF 可引起平滑肌细胞和血浆 cGMP 的浓度升高,因此推测 cGMP 可能是 ANF 对血管平滑肌作用的第二信使;

(3)ANF 有扩管利尿作用,故能减轻心脏前后负荷,而对心肌收缩力及窦结功能均无明显影响,且可直接抑制球旁细胞分泌肾素,间接刺激前列腺素释放。ANF 用于治疗高血压及充血性心力衰竭已收到良好效果。

(五)胰岛素

高血压发病的胰岛素机制可能有以下几方面:

1.胰岛素可促进肾小管钠重吸收,导致水钠潴留;

2.高胰岛素血症可致心脏、血管及肾的交感神经活性增高;

3.通过增强 Na^+-K^+-ATP 酶活性,影响细胞阳离子转运,引起易感人群发生高血压;

4.通过与生长激素释放抑制因子相互作用影响血压。后者具有抑制胰岛分泌的作用。

目前公认的是胰岛素能增加肾对钠的重吸收和交感神经活性。认为胰岛素对葡萄糖代谢的拮抗性导致高胰岛素血症,从而刺激了肾钠重吸收和交感神经活性,继而引起水钠潴留;刺激血管平滑肌细胞钠泵活性影响阳离子正常转运而致血压升高。

四、肾素—血管紧张素—醛固酮系统的作用

肾素—血管紧张素—醛固酮系统,简称肾素系统(RAS)是调节血压和血容量的激素系统,也是一个复杂的血压反馈控制系统。鉴于它和肾脏及其他调压激素之间的密切联系,它对高血压的发病、血压维持、治疗及预后等方面均有重要意义。

(一)RAS 的组成及其代谢变化

肾素由肾小球旁细胞分泌后,在循环中与血浆底物即血管紧张素原作用,产生一种无活性的血管紧张素Ⅰ(ATⅠ),后者被转化酶作用,生成血管紧张素Ⅱ(ATⅡ)。ATⅡ再通过氨肽酶作用变成血管紧张素Ⅲ(ATⅢ),最终继续分解成为无活性的物质(片段)由肾脏排出。

(二)RAS 的作用

ATⅡ的生理效应是 RAS 最主要的功能。ATⅡ是已知的内源性升压物质中,作用最强的激素。它的升压作用比去甲肾上腺素强 5～10 倍,在维持血压及血容量平衡中起关键性作用。ATH 的主要作用如下:

1.对心血管系统的作用　ATⅡ是强有力的血管平滑肌收缩剂,它可对周围小动脉和前

毛细血管平滑肌产生直接收缩作用,也可通过激活交感神经系统的激素或通过中枢神经系统间接引起周围阻力血管收缩,是形成高血压重要的原因。

2.对肾上腺素的作用 ATⅡ是刺激和控制醛固酮分泌的主要激素,小量的ATⅡ即可产生持续性的醛固酮分泌。此外,它还能刺激肾上腺素髓质分泌儿茶酚胺。

3.对肾脏的作用 ATⅡ可引起肾动脉强烈收缩,使肾血流降低及尿量减少。当ATⅡ水平较高时,可抑制远端肾小管对钠的重吸收,并能增加 PGE_2 和 6-酮-$PGF_2\alpha$ 的释放。说明大量ATⅡ引起的排钠利尿是一种安全阀式的保护机制。

4.对神经系统的作用 中枢神经系统的各部位存在着RAS的各成分及ATⅡ受体,对侧脑室注射ATⅡ,可激发垂体后叶的血管加压素及ACTH的释放,因而引起血压升高及口干;ATⅡ可刺激交感神经节增加去甲肾上腺素(NE)的分泌,抑制NE的摄取,并能提高其特异受体的兴奋性。

(三)组织的RAS

很久以来,一直认为RAS是一个循环的内分泌系统。近年来发现不仅在肾脏而且在若干肾外组织也存在着肾素样物质。用免疫组织化学技术确定了肾素、ATⅡ、转换酶(ACE)及ATⅡ受体在下述组织中的定位,即肾上腺、心脏、血管壁及脑组织中。此外,转换酶抑制剂(ACEI)的临床应用,显示出不仅能抑制循环RAS,同时也可抑制组织中的ATⅡ的生成。局部组织产生的肾素血管紧张素通过自分泌和旁分泌强有力的调节着组织的功能。

1.血管壁的RAS 在大小动脉和静脉血管平滑肌层中存在着肾素活性样物质。血管壁具有合成肾素的作用,血管平滑肌的ATⅡ可激发自身及邻近的平滑肌细胞上的ATⅡ受体引起血管收缩;同时还能通过血管壁上的神经末梢释放E引起血管收缩。此外,还能促进血管平滑肌细胞发生增生和肥大性改变。血管内皮细胞中的ATⅡ能刺激前列环素的合成引起血管扩张。总之血管壁的RAS能调节局部的血管张力和血流,能决定对ACEI的药物反应。在维持血管的稳定性及调节血压等方面起重要作用。对于在炎症和损伤时出现的血管反应也有一定的影响。

2.心脏的RAS 肾素活性样物质存在于心肌细胞之中。心脏的RAS有如下生理功能:①增加冠状血管的张力并降低其血流量引起冠状动脉的收缩;②ATⅡ影响心肌代谢和心肌电稳定性,参与缺血或再灌注引起的心肌损伤;③加剧缺血和再灌注损伤时的心律失常;④心脏的ATⅡ通过细胞内的直接作用或交感神经递质的激活,刺激心肌细胞生长,参与心肌肥厚的形成。

3.肾脏的RAS 肾内的RAS能调节肾脏血流,管球平衡和钠平衡,肾皮质和髓质中的RAS直接参与肾脏本向的血流控制。

4.肾上腺的RAS 当双肾切除后,肾上腺的肾素活性比血浆肾素活性高10～100倍。在某些病理状态下,血浆肾素活性受抑制,而肾上腺的肾素活性不受抑制,低钠和低钾可刺激肾上腺内的肾素活性。肾上腺的ATⅡ可能调节醛固酮的生物合成。

5.脑组织的RAS 脑RAS是一独立存在的系统,与血压的控制有关。脑的ATⅡ的中枢加压效应是通过交感神经系统、加压素、皮质酮及ACTH来调节的。

关于循环RAS与组织RAS在心血管平衡调节中的假说,据现有资料,某些作者认为血循环中的RAS主要行使短期的心肾平衡调节。而血管阻力的控制及局部组织功能则受组织RAS的影响。在一定程度上RAS与交感神经系统相似,而局部组织的RAS在心血管功能失代偿时,可被激活而参与平衡的维持。

五、外周血管结构及功能异常

(一)血管壁结绚的改变

主要表现为管壁增厚、管腔缩小、管壁与腔径之比值增大,致血管阻力升高。

(二)血管平滑肌细胞离子运转异常

1. 细胞膜 Na^+-K^+-ATP 酶活性受抑制,使细胞内 Na^+ 浓度升高。

2. 细胞 Ca^{2+} 内流、贮存和外流间不平衡,促使细胞内 Ca^{2+} 增加,而后者又可抑制钠泵,影响血管平滑肌的生长发育,从而引起细胞内 Na^+ 增加和血管结构改变。

3. 细胞膜稳定性降低

当细胞膜稳定性降低时,一方面可引起血管壁对血管活性物质的敏感性增高,易发生血管收缩;另一方面,又促使细胞膜去极化,使电压依赖性的钙通道被激活,Ca^{2+} 内流,血管收缩,血压升高。

(三)内皮素

血管内皮分泌的强缩血管肽-内皮素(endothelin)对控制体循环血压及局部血流可能起重要作用。当内皮素合成增加就可导致血管痉挛、血压升高。血管内皮同时还分泌内皮舒张因子,使血管舒张。当内皮损伤时,舒张因子生成障碍,也可导致血压升高。

(四)血管壁的敏感性和反应性的改变

血管壁对血管活性物质的敏感性和反应性增强发生在血压升高之前,这种改变主要是由于血管平滑肌细胞膜特性的异常。如细胞膜对钙通透性增高,膜电位降低、膜稳定性下降,膜对钠的通透性增高,膜转运系统异常等。有许多因素可影响血管壁的敏感性和反应性,如高盐可使血管壁对 AT Ⅱ 的缩血管反应性增强,ANF 可使平滑肌细胞对 NE 和 AT Ⅱ 的缩血管减弱甚至消失。血管壁的敏感性和反应性增高是引起血管张力升高的重要原因。

(五)血管受体改变

当血管壁 β 受体数目减少,活性降低,或 α 受体占优势时,均可使血管收缩,血压升高。

(杨文奇)

第三节　诊断标准及分类

一、高血压定义及分类

在正常血压和高血压之间很难划出一个明确的界限。HOT 试验(研究的主要目的是评价在抗高血压治疗中,目标血压与主要心血管事件的相关性)结果表明,平均舒张压 82.6mmHg 组中的主要心血管事件的发生率最低,86.5mmHg 组中心血管病死亡的危险性最低;伴有糖尿病的患者中,目标舒张压≤80mmHg 组中主要心血管事件的发生率较目标舒张压≤90mmHg 组降低 51%。为了给世界各国临床医师提供一个比较一致的建议,发表了 WHO/ISH(世界卫生组织/国际高血压联盟)高血压治疗指南。中国高血压防治指南起草委员会于同年 10 月发表了"中国高血压防治指南"试行本,原则上采用了 INCⅥ(美国预防、检测、评估与治疗高血压全国联合委员会第 6 次报告)所提出的高血压定义和分类方法。

高血压定义:收缩压≥140mmHg 和/或舒张压≥90mmHg。血压水平定义和分类见表2—5—1。

表2—5—1　血压水平的定义和分类(WHO/ISH)

类别	收缩压(mmHg)	舒张压(mmHg)
理想血压	<120	<80
正常血压	<130	<85
正常高值	130～139	85～89
1 级高血压(轻度)	140～159	90～99
亚组临界高血压	140～149	90～94
2 级高血压(中度)	160～179	100～109
3 级高血压(重度)	≥180	≥110
单纯收缩期高血压	≥140	<90
亚组临界高血压	140～149	<90

当受检者收缩压和舒张压处在不同类别时,取较高的一个类别,如血压为 160/110mmHg,则应归在 3 级高血压。

偶测血压应使用符合认证标准的设备,以标准化方式进行测量。建议使用以下技术:患者坐于靠背椅上,上臂裸露,使上臂、心脏及测压计"0"点处在同一高度;首测血压时,应对双臂进行测定,以后再次就诊时,应选择血压稍高的一侧手臂测定;在特殊情况下应测卧位和立位(2min)血压;避免影响血压的外部因素,如测压 30min 内抽烟、饮咖啡、进食、精神焦虑不安、谈话、咳嗽、寒冷刺激或服用影响血压的药物等;测压房间要安静温暖;需使用适当大小的袖带,袖带内气囊应至少环臂 80%,许多肥胖人需要更大的袖带;最好使用水银柱血压计;第一音出现确定为收缩压,以声音消失确定为舒张压;将间隔2min 的 2 次或多次读数平均,如果头 2 次读数相差>5mmHg,则应另测一次读数后平均。

二、病情评估

(一)评价目标

对高血压患者的临床和实验室评价主要有 4 个目的,即:

1.证实血压长期升高并确定血压水平;

2.排除或找到继发性高血压的原因;

3.确定靶器官损害存在并定量估计损害程度;

4.寻找可能影响预后及治疗的其他心血管疾病危险因素。

评估资料来自病史的收集、体格检查及实验室检查。

(二)评估方法

1.病史采集　应包括以下几方面:①血压升高的时间及血压水平;②询问下列疾病的病史及症状:冠心病、心力衰竭、脑血管病,周围血管病,肾病,糖尿病,脂代谢紊乱,痛风及其他合并病;③有关疾病的家族史,包括高血压,早发冠心病,脑卒中,血糖及血脂高及肾病;④提示高血压病因的症状(即继发性高血压);⑤体重、业余体力活动及吸烟的情况;⑥膳食习惯,包括食盐摄入量、饮烈酒、饱和脂肪酸及含纤维食物少;⑦所有用药史,包括可能引起血压升高或干扰抗高血压药物疗效的药物;⑧既往抗高血压治疗的效果及不良反应;⑨影响血压控制的心理社会和环境因素,包括家庭情况,教育水平,工作条件及人际关系等。

2. 体格检查 初次体检应包括以下内容:①规范化测血压至少 2 次,每次间隔 2min,测坐位或卧位血压后测直立位(2min)血压;②两侧血压对比,取较高侧的读数;③测身高、体重及腰围;④眼底检查;⑤颈部血管杂音,静脉怒张或甲状腺肿大;⑥心脏检查,包括心脏大小,心率、喀喇音、杂音、第 3 和第 4 心音等;⑦肺部啰音或哮鸣音;⑧腹部:腹部包块,腹主动脉搏动及腹部血管杂音;⑨四肢动脉搏动、血管杂音及水肿;⑩神经系统检查。

3. 实验室检查 在开始治疗前,明确是否存在靶器官损害和其他危险因素。常规化验包括血、尿常规、血清电解质、空腹血糖及血脂、血尿素氮及肌酐、12 导联心电图。选择性检查,包括肌酐清除率,微白蛋白尿,24h 尿蛋白,血钙,血尿酸,糖化血红蛋白,促甲状腺激素,心脏B 超,测量髁/臂(ankle/arm)指数以及血浆肾素活性/尿钠检测等。

4. 24h 动态血压监测 大量研究证实动态血压(ABPM)比偶测血压(CBP)能更好地预测靶器官损害(TOD),判断预后。其中以动态血压均值、昼夜节律及血压负荷值最有意义。

(1)ABPM 监测方法:采用无创性携带式动态血压监测仪,将袖带缚于受试者左上臂,测试时间为上午 8~9h 至次日上午 8~9h,每隔 15~30min 自动充气测压。受试者保持日常工作和生活起居,要求受试者上午 6~7h 起床,晚上 9~10h 睡觉。在 24h 内监测次数少于应获得次数的 80% 或每小时区间内有缺漏数的资料不列入分析。有效血压读数的标准:收缩压70~260mmHg,舒张压 40~150mmHg,压差 20~115mmHg。

(2)ABPM 正常参照值(中华心血管病杂志):① 24h 平均收缩压(24h,SBP)<130mmHg,平均舒张压(24h,DBP)<80mmHg;②白昼平均收缩压(6am~10pm)dSBP<135mmHg,平均舒张压(dDBP)<85mmHg;③ 夜间平均收缩压(10pm~6am)nSBP<125mmHg,平均舒张压(nDBP)<75mmHg;④夜间血压均值比白昼血压均值低 10%~20%。

(3)ABPM 在高血压靶器官损害中的预测价值:①24hABPM 均值与靶器官损害:24h,SBP 和 24h,DBP 均值越高,则靶器官损害越严重;dABP 均值升高者,左室重量指数明显升高,laABP 均值升高者,常显示左室后壁及室间隔增厚;nABP 均值与腔隙性梗死及脑室周围的白质损害关系更大;②血压昼夜节律与靶器官损害:多数高血压病患者表现为日间血压达高峰,午夜后降至最低点,呈双峰(8~10Am 及 4~6Pm)-(2~3Am)的长柄构型。有 17%~40%高血压病患者昼夜节律消失,为非构型。研究表明昼夜节律消失者,LVH、心血管事件发生率、脑血管病及肾损害均较构型者更严重。③24h 血压负荷与靶器官损害:血压负荷值系指在 24h 内 SBP>140mmHg 和 DBP>90mmHg 的百分比。其和心血管死亡率相关性比ABPM 均值更密切。当血压负荷>40%时,LVH 和心脏舒张功能减退者可达 60%~90%。由于健康老年人 SBP 和 DBP 的负荷值分别为 30% 和 21%,因此,负荷值>40% 这个阈值不适合老年人。

(4)谷/峰比值(T/P 比值)及其意义:T/P 比值是评价一种降压药物在 24h 内对血压波动影响的指标。动脉压波动本身是靶器官损害的重要的独立预报因素。理想的降压药应该是每日 1 次服药,能在 24h 内取得平稳控制血压的效果,避免大幅度波动,从而降低靶器官损害及心脑血管事件的发生率。

谷值系指,在用药间隔末期药物的降压效能,即在下一次给药前 2h 的血压读数均值。但一定避开睡眠或刚起床时的血压,而且需要是活动状态下的血压。建议下次给药时间安排在10Am,取 8~10Am 血压读数的均值为谷值。峰值系指,该降压药作用峰期的效能,峰值时间要根据药物的药代动力学参数来决定。如该降压药的血药浓度峰值是在用药后 2～8h，则在此期间最大降压幅度的 2h 血压读数的均值为峰值。以最大降压点为峰值不够准确。

测定 T/P 值的要点：①必须有用药时和安慰剂对照时的血压数据(24h 动态血压数据)求得净降压效果(除外安慰剂效应)；②清醒状态下每 15min 测压 1 次，睡眠时每 30min 测压 1次；③标准化条件：因血压受多种因素影响，在安慰剂对照和降压药观察期间的日常活动，必须处于相似状态下，最好在病房或研究室内进行 24h 动态血压监测，以减少干扰；④谷值应在起床后 2h 记录，不得在睡眠或刚起床时或卧位休息时记录；⑤峰值应当取预计血药浓度最高期间的血压均值，至少应该取 2h 内 4～8 次测定的均值；⑥应在用降压药治疗 14 周后，血药浓度达到稳态时再进行 T/P 值测定；⑦个体化计算，由于 T/P 值不是固定不变的参数，不宜用一组人的数据求平均值，只能在个体基础上进行计数；⑧应当采用全部受试者的资料(包括有效和无效的病例)进行评估，也可列出有效降压组的 T/P 值；⑨T/P 值应有均数与标准差。

一种理想的降压药在谷值时应保持大部分峰值期的药效。T/P 比值若小于 50％，则意味着在用药期间(24h 内)血压仍有较明显波动。血压在峰值期的过度降低，导致症状性低血压、晕厥及脑血栓形成的危险性增加。

(三)高血压病患者危险度分组

根据血压水平，有无危险因子，靶器官损害及临床心血管病表现，将高血压病患者分为低度危险、中度危险、高度危险和极高度危险四组，并以此为依据制定高血压患者的防治方案。用于危险性分组的危险因素包括：SBP 和 DBP 水平(1～3 级)；年龄、性别：男性＞55 岁，女性＞65 岁；吸烟史；总胆固醇＞6.5mmol/L(250mg/dl)；糖尿病；早发心血管疾病家族史。危险度分组所涉及的靶器官损害包括：左室肥厚(心电图、超声心动图及 X 线诊断)；蛋白尿和/或轻度血肌酐浓度升高(1.2～2.0mg/dl)；超声或 X 线证实有动脉粥样斑块(颈动脉、髂动脉、股动脉或主动脉)；视网膜动脉狭窄。与危险度分组相关的临床情况包括：脑血管疾病包括缺血性中风、脑出血，一过性脑缺血发作(TIA)等；心脏疾病包括心肌梗死、心绞痛、冠状动脉血管重建术及心力衰竭等；肾脏疾病包括糖尿病肾病、肾衰竭(血浆肌酐浓度＞2.0mg/dl)；血管疾病包括夹层动脉瘤、有症状的动脉疾病；眼底出血或渗出、视盘水肿。

1.低危组　男性＜55 岁，女性＜65 岁，Ⅰ级高血压(SBP140～159mmHg 和 DBP90～99mmHg)；无其他危险因素者。在随访 10 年中，发生主要心血管疾病事件的危险性＜15％。

2.中危组　Ⅰ级高血压合并 1～2 个危险因素；Ⅱ级高血压不伴或伴 1～2 个危险因素。随访 10 年中发生主要心血管疾病事件的危险性约为 15％～20％。

3.高危组　Ⅲ级高血压不伴危险因素；Ⅰ级或Ⅱ级高血压伴危险因素多 3 个或靶器官损害或糖尿病。随访 10 年中发生主要心血管事件的危险性约为 20％～30％。

4.极高危组　Ⅲ级高血压伴危险因素≥1 项；有临床心血管疾病或肾脏疾病的所有高血压病患者。10 年中，心血管并发症的危险性高达 30％以上。

这种包括血压分级和危险性分组的高血压分类方法，直接与其治疗措施和治疗目标相联系，给临床医师提供了一种确定高血压危险个体的简单分层方法(通过病史、体检及常规实验室检查)及其治疗的指南。

(四)其他分类

按病因分类，分为原发性和继发性两种。绝大多数高血压患者(90％以上)的病因不明，称原发性高血压，又称高血压病。这是一种以动脉压升高为特征，可伴有心脏、血管、脑和肾脏等器官的器质性损害及功能障碍,以及多种物质代谢异常的全身性疾病。

继发性高血压是指病因明确的高血压,高血压仅为原发疾病(如慢性肾炎)的表现之一。因此,又称为症状性高血压。当原发病治愈后血压可恢复正常。

(杨文奇)

第四节　高血压的并发症

高血压病早期可无特异性临床表现,常在偶测血压时发现血压升高,或表现为非特异性的大脑皮层功能失调的症状群如头痛、头昏、记忆力减退、注意力不集中、心慌、失眠等症状。当出现靶器官损害时才有特殊的临床表现。

高血压病是种慢性的累及全身各系统的疾病,导致严重并发症,包括急性心肌梗死,心力衰竭、猝死、脑缺血、脑梗死、脑出血及肾衰竭等。近些年来,微血管结构的改变日益引起重视。高血压微血管病变包括血管壁细胞肥大增生、管腔变窄及血管数目减少(微血管稀少)。在早期,这种血管稀少是功能性的,主要由于血管收缩而引起无灌注现象。在后期为器质性,是解剖学上微血管的数目减少。这是导致许多器官损害的第一步。这种微血管收缩,尤在末端小动脉表现更为突出。这是由于 AT Ⅱ 对血管局部和自主神经的直接影响所引起。最近研究证明,ACEI 在改善微血管器质性损害中起重要作用。

一、高血压病与心脏

(一)高血压病对心脏的损害

心脏在高血压病中是直接受累的重要器官,心脏的损害是决定其预后的严重并发症。Framingham 研究资料表明,高血压、左室肥大及心力衰竭三者之间明显相关。在心衰的老年患者中,75% 有高血压病。超声心动图检查发现 50% 以上的轻中度高血压病患者都有左室肥厚,最终发展成为充血性心力衰竭。另一方面,冠脉微循环阻力升高,引起冠脉阻力血管中层肥厚,由此产生的心肌肥厚(冠脉因素)约占 30%。当冠脉阻力升高时,冠脉循环的贮备能力降低就会加重并存的心肌缺血。心律失常的发生率随左室肥厚程度而有增加的趋势。左室肥大者,易出现室性心律失常。因此,有左室肥大伴室性心律失常的高血压病患者,也有发生心搏骤停的危险,应常规进行动态心电图监测。

(二)高血压病患者的左室肥大(LVH)

1. 高血压性 LVH 发生的机制,可能与遗传、代谢、血压升高的水平等因素有关。但目前认为,循环和组织局部神经内分泌激素在致 LVH 中起重要的作用。晚近研究又证实,大中型动脉的重塑可能促使 LVH 的发生和发展。外周血管阻力增高可促使心肌细胞发生肥大性改变。

(1)血压的影响:采用 24h 连续动脉内测压的结果显示,心肌重量指数与昼夜平均收缩压呈显著正相关,治疗后两者下降之间亦呈显著相关。动物试验及临床资料证明,血压升高、心肌组织超负荷状态是引起 LVH 的重要原因。而解除超负荷状态对肥厚心肌来说将是一种有效的治疗方法。

(2)外周阻力:心肌肥厚程度和外周阻力成平行关系。临床研究表明,舒张末期相对室壁厚度与外周阻力显著正相关,与心脏指数呈负相关。因此在引起 LVH 方面,外周阻力的高低要比血压水平起更为重要的作用。

（3）大血管的顺应性：大血管敏感性、反应性异常改变及血管壁结构变化是高血压病发病的主要机制。临床试验观察提示，血管变化先于血压的升高。高血压合并 LVH 患者的主动脉僵硬指数及脉搏传导速度均明显增加，且与 LVH 的类型密切相关。因而认为大血管顺应性改变在心肌肥厚维持中起重要作用。

（4）儿茶酚胺：在心肌肥厚的发生和发展过程中，儿茶酚胺的长期慢性刺激起重要作用。去甲肾上腺素（NE）可诱导心肌蛋白质合成，被认为是心肌肥厚的特应性激素。多数学者认为这种作用是通过 α_1 受体所介导的，β 受体在此过程中起"允许作用"。心脏各部位心肌对 NE 刺激的敏感性也各不相同。室间隔的敏感性高于左室后壁和右室。

（5）肾素－血管紧张素系统（RAS）：AT Ⅱ 可刺激心肌蛋白的合成。发现小剂量的 AT Ⅱ 可引起心肌重量显著增加，而这种作用不被 β 阻滞剂所阻断。目前认为 AT Ⅱ 致心肌肥厚的作用，是通过增强交感神经张力刺激儿茶酚胺分泌所引起的。所以又将 AT Ⅱ 的这种作用称为"继发性的儿茶酚胺作用"。故认为 RAS 对高血压性心肌肥厚并不起主要作用或直接作用，而是通过刺激交感神经所起的间接作用。

（6）血液流变学：全血黏度与血压关系密切，也是决定血管阻力的一个因素，且与 LVM（左室重量）显著相关，因而认为全血黏度是决定 LVH 的一个因素。

（7）心肌肥厚始动因子（触发因子）：心肌肥厚是蛋白质合成增加的结果。在心肌压力超负荷时，心肌细胞释放一种启动局部蛋白质合成的因子，这种因子在高血压性心肌肥厚的发展和逆转过程中起关键性的调节作用。

（8）其他因素：年龄、性别、种族、遗传及合并其他心血管疾病（如冠心病）均可对心肌肥厚产生影响。

2. 高血压性 LVH 的类型　LVH 特点为心肌细胞肥大和间质纤维化，引起心脏舒张功能减退，运动时收缩功能减退，冠状动脉血流贮备减低，心脏自主神经系统活性改变，心脏对 β 受体反应性减低。此外，LVH 还可引起大小动脉结构的改变。高血压性 LVH 有以下 3 种类型：

（1）向心性对称性肥厚：左室压力负荷增加，可引起心肌向心性肥厚。心脏重量与容积之比值增大。左室舒张末期压可正常或轻度降低，室壁张力、左室泵功能及心肌耗氧量均可维持在正常范围。当已有冠脉阻力升高和冠脉贮备力受限时，则心肌顺应性降低，左室舒张末压升高。此时就会出现心脏舒张功能障碍。胸片检查心影大小正常或轻度增大。

（2）不对称性左室肥厚：约有 14% 的高血压病患者可表现为不对称性左室肥厚。心肌肥厚可发生在左室前后壁、心尖、心底部，特别是室间隔增厚更为突出。类似于特发性肥厚性主动脉瓣下狭窄（IHSS）的表现。在血流动力学和临床表现方面与向心性对称性肥厚相似。

（3）离心性左室肥大：长期严重的压力负荷过重伴有进行性心肌肥厚或合并冠心病时，可引起左室明显扩大（室壁增厚同时左室腔扩大）。由于心腔扩大，可引起收缩期室壁应力及心肌耗氧量增加，冠脉阻力升高。因此可导致呼吸困难、组织水肿及灌注不足的临床表现。X 线检查心影明显扩大伴肺淤血。

（三）高血压患者冠脉微循环的改变

1. 高血压患者冠脉血流贮备的变化　越来越多的资料表明，高血压病患者即使无冠状动脉狭窄，其冠脉最大血流量也常减少 30%～50%，冠脉贮备能力降低。心肌活检证实，高血压患者的这种变化是由于小冠状动脉结构改变所致。

2.高血压患者 LVH 与冠脉贮备　LVH 一直被认为是引起冠脉贮备能力降低的直接原因。但是,冠脉贮备能力降低与 LVH 的程度并不一致,因而,目前认为微小动脉结构的变化才是引起冠状动脉阻力增加和冠脉贮备能力降低的主要原因。微小动脉阻力占整个冠状动脉阻力的绝大部分,小于 $100\mu m$ 的阻力血管对冠脉血流量的调节起重要作用。

(四)降压药对肥厚心肌逆转的作用及临床意义

临床研究表明,并不是任何一种降压药都能使肥厚心肌逆转。一般认为,能使血压及总外周阻力下降同时又无反射性交感神经兴奋的降压药,均可使左室肥厚心肌消退或逆转。相反,血管扩张剂不同程度地激活交感神经,则可阻断肥厚心肌的逆转作用(除长效钙拮抗剂外)。引起水钠潴留的降压药(如肼乙啶、肼苯哒嗪)在降压同时,可引起左室舒张末期容量增加,从而使向心性肥厚转变成离心性肥厚,最后导致心力衰竭的发生。

多数研究结果表明,抗肾上腺素能药物(甲基多巴、可乐宁等)、α 受体阻滞剂、β 受体阻滞剂、利尿剂、钙拮抗剂、ACEI 及醛固酮抑制剂(安体舒通)均可使左室质量减低。其中 ACEI 对高血压性 LVH 逆转的作用优于其他降压药。因其可减少局部 AT Ⅱ 生成,改善心功能,提高 β 受体密度及敏感性,增加冠脉贮备,减少心律失常。目前对心肌纤维化的逆转研究主要集中在 ACEI,后者可使心肌纤维化消退,而且可使 Ⅰ 型和 Ⅲ 型胶原比率恢复正常,此外,还可逆转动脉中层肥厚,增加心肌毛细血管密度。钙拮抗剂能使心肌胶原含量恢复正常,逆转冠状动脉中层肥厚,使冠脉中层与内径比率正常化,并改善血管内皮功能。长期降压治疗可使冠脉贮备能力得到一定程度的改善。

使 LVH 逆转和预防 LVH 的发生是高血压病治疗的重要目标之一。但高血压性 LVH 消退或逆转对血流动力学及左室功能是否有益尚存在争论。

1.左室泵功能　当治疗过程中出现 LVH 消退但降压效应不显著,血压仍维持较高水平时,左室收缩期室壁应力也将增高,可出现心功能代偿不全的症状,在高血压治疗时应当避免这种不适当的 LVH 的逆转。

2.左室顺应性　左室顺应性主要取决于两个因素,即左室几何形状和心肌弹性。一般认为,在 LVH 初期逆转,将有助于改善左室舒张顺应性;后期逆转,则左室舒张顺应性有可能减退。

在 LVH 后期,由于结缔组织比心肌细胞对压力负荷具有更强的增生能力,心肌组织中出现较多的胶原沉积且不易被清除,这时若 LVH 被逆转,则心肌组织中胶原沉积量显著增加。因此为了提高 LVH 逆转后的心功能,了解 LVH 的严重程度,并把握逆转的时机是十分重要的。

3.心肌变力反应性　高血压时肥厚心肌对异丙肾上腺素的变力反应性降低,这种降低与左室重量显著相关,这可能与肥厚心肌细胞上 β 受体密度减少有关。所以 LVH 时,β-受体反应性降低,是高血压性心脏病心功能减退的一个重要原因。有学者发现,LVH 逆转可使心肌对异丙肾上腺素的变力反应性恢复正常,这对心功能的改善是有益的。

4.冠状血流贮备　冠状血管贮备是和冠状血管灌注压与左室重量之比有关的。LVH 时,冠脉贮备相应地降低。LVH 消退,将使最大的冠脉血流明显增加。因此 LVH 逆转可望减轻在各种应激情况下发生的心肌缺血。但必须注意,当血压控制而无相应的左室重量减轻,最大冠脉血流可明显减少。

有资料表明,高血压病患者 LVH 向正常逆转者较未逆转者的心血管病死亡率下降51%。对 130 例高血压 LVH 患者随访 10 年,结果表明未逆转者心血管事件发生率为 30%,而左室质量下降者仅为 10%。当血压下降而左室质量无相应减轻者则可致冠脉灌注受损。

(五)影响心肌肥厚逆转的因素

1. 血压水平　引起高血压左室肥厚的诸因素中,血压是重要的因素,尤其是收缩压。临床资料证实,苯丁脂脯酸、尼群地平及哌唑嗪等使肥厚心肌逆转的作用是与血压下降程度有关的,称之为压力依赖性的逆转作用。而甲基多巴和可乐宁使肥厚心肌逆转的作用与血压下降程度无关,即使血压不降低也可使心肌肥厚的程度减轻或逆转,因此称之为非压力依赖性的逆转作用。

2. 血压控制时间　治疗 2~3 个月后,就可出现心肌肥厚的消退。临床资料表明美多心安治疗后,首先是左室腔径缩小,左室壁厚度和左室重量的改变出现在 8 个月之后。长期有效地控制血压是使左室肥厚消退或逆转的重要条件。一般在数月内左室重量减轻较明显,以后心肌重量稳定在一个新水平。1~2 年后,左室肥厚消退更明显,甚至可完全逆转。

3. 左室肥厚类型及程度　高血压性左室肥厚多为向心性对称性,也可为不对称性以室间隔增厚为主。降压治疗时,室间隔增厚的消退特别明显且出现较早。左室重量越重,则治疗后消退的幅度就越大,且出现越早。

4. 降压药的种类　伴有 LVH 的高血压病患者应选用钙拮抗剂、转化酶抑制剂、α 和 β 阻滞剂等,而应该避免使用引起水钠潴留的降压药,如胍乙啶和长压啶。

二、高血压病与肾脏

高血压与肾脏的关系密切而又复杂。肾脏生理功能异常是诱发及维持高血压的重要因素,而高血压病又可成为慢性肾损害的病因,两者互相影响,甚至构成恶性循环。在早期,一个相当长的时间内,只表现为肾脏自身调节功能的减弱,一般经 5~10 年后,可出现轻中度肾小动脉硬化,继而累及肾单位,称良性肾小动脉硬化。在高血压病患者中,约有 7% 的患者在病程中突然转化为恶性高血压而伴有进行性肾损害,称之为恶性肾小动脉硬化。

(一)肾脏自身调节紊乱

在正常情况下,肾脏的自身调节是通过肾血流量(RBF)及肾小球内压的改变来维持相对稳定的肾小球滤过率(GFR)。目前认为,高血压病早期的肾血管自身调节障碍,主要是由于肾交感神经调节紊乱和高血压状态对肾血管的影响所造成的。肾内的肾素系统是肾血管调节中的一个重要生理基础。

肾脏自身调节紊乱主要表现为肾交感神经调节紊乱,肾脏对钠负荷反应低下或钠负荷反应亢进等 3 种不同的类型。

1. 肾交感神经调节紊乱　高血压病患者早期,肾交感神经调节紊乱主要表现为肾血管张力昼夜节律性比较正常人更显著、当体位改变后肾血管阻力反应亢进。

2. 高血压状态下钠负荷反应低下　有 40%~50% 的高血压患者血浆肾素及 ATH 水平

正常或偏高。他们在高钠负荷条件下,不出现肾血流增加,及钠排泄增多的反应。同样,在低钠条件下肾血流量不下降,称他们为"调节无能者"。这种对钠反应低下,可能是由于高血压状态下肾脏及肾上腺 AT II 受体的改变所致。其肾功能损害出现也较早。

3.高血压状态下钠负荷反应亢进　约有30%的高血压病患者属低肾素活性型,他们对钠负荷和急性容量扩张等存在着强烈的排钠利尿反应,并随血压升高而有增强的趋势。

高血压病早期的肾脏自身调节异常是个新认识的领域。目前人为地把高血压病早期的肾脏自身调节异常分为上述 3 种类型,只是为了强调其特点,并不意味着他们之间毫不相干。事实上,交感神经调节异常和钠负荷改变之间有明显的相关。

(二)良性肾小动脉硬化症

原发性高血压引起的良性肾小动脉硬化症是以入球小动脉和小叶间动脉壁硬化为主要病理表现,继而引起相应的肾实质缺血、萎缩,最后发生纤维化及硬化。65 岁以上的高血压患者几乎均有中度以上的肾小动脉硬化性改变。肾小动脉硬化对肾单位的损伤是局灶性的。

临床上,这些患者唯一反映肾脏病变的症状是夜尿增多,伴尿电解质排泄增加。

实验室检查发现,在早期约有 $1/4 \sim 1/3$ 的患者 24h 尿中有少许蛋白,一般<1g/24h,尿中 β_2 一微球蛋白含量增加是肾小管损害的标志。当肾小动脉硬化进一步发展,可出现尿液改变及氮质血症,甚至尿毒症。

高血压性肾小动脉硬化症应与原发性肾脏疾病相鉴别。前者有以下的临床特点,即:①高血压发病年龄在 25~45 岁,部分患者有阳性家族史;②有严重而持续的高血压病史;③伴有高血压病其他靶器官损害,如高血压病眼底改变,高血压心脏的改变;④无慢性原发性肾病病史;⑤临床有较多反应肾小管损害的表现,如尿浓缩功能减退,肾小管性蛋白尿及尿酸异常等;⑥肾活检有典型肾小动脉硬化的病理改变。良性肾小动脉硬化以血管病变为主,而慢性肾小球肾炎则以肾小球病变为主。

(三)恶性肾小动脉硬化症

恶性肾小动脉硬化症见于恶性高血压。这是一组以血压显著升高(舒张压 130mmHg)和广泛性急性小动脉损害为特征的临床综合征。其中84%~100%的患者可并发肾功能异常。

恶性肾小动脉硬化的病理改变主要包括肾小动脉发生增殖性内膜炎、黏液样变性以及纤维蛋白样变性,后者是恶性高血压的标志。与良性肾动脉硬化症不同,当控制血压之后,就能减缓恶性高血压性肾动脉硬化的形成和发展。大量动物试验及临床研究表明,这些血管的损害是可逆性的,通过降压治疗可使病变得到减轻甚至痊愈。

引起恶性肾小动脉硬化的可能机制包括以下几方面:血管张力机制(指血压本身的作用)。急性血流动力学改变可损伤内皮细胞,使血管壁通透性增加;AT II 的直接"血管毒性作用";内皮素分泌增加;血管内凝血。

随着肾血管病变的发展,肾单位发生缺血性萎缩,肾实质减少,使肾功能进行性恶化。而恶化的肾功能又反过来加重高血压,产生恶性循环,使病变不断发展。

II 型糖尿病与高血压病是常见的相关疾病。两者均会增加患者心血管与肾脏疾病的危险性。45~75 岁高血压病患者中,II 型糖尿病发生率为 40%~60%。目前认为 ACEI 对高血压病合并 II 型糖尿患者的肾脏有保护作用。

三、高血压病与脑卒中

高血压是脑卒中的首要危险因素。在西方国家高血压病的主要并发症是冠心病,而在我国,高血压病的主要转归是脑卒中,脑卒中约为心肌梗死的 5 倍。高血压病患者发生脑卒中比正常血压者高 6 倍。据北京医院统计,在脑卒中的病例中,76.5％有高血压病史。

长期血压升高可使脑血管发生相应的结构及功能变化:早期可出现脑血管通透性升高,血脑屏障的重要结构及调节血管张力的功能发生改变,易导致脑水肿发生;血管内弹力膜变化,可使血管对血压波动的耐受性降低,脆性增加,当血压急剧升高时,易发生脑出血;脑血管、中膜结构变化,主要表现为脑动脉平滑肌细胞增生肥大及胶原纤维增生、管壁肥厚、管腔狭窄,细小动脉结构重建;细小动脉发生透明样变及纤维素样坏死,易形成微小动脉瘤、破裂后可致脑出血。也易发生血栓,引起小梗死和腔隙性梗死。

四、高血压病的眼底改变

在高血压病中,视网膜及其血管常可发生病变,称之为高血压性视网膜病变。其可反映高血压病的发展阶段,严重程度及机体器官损害的状态。临床上,视网膜动脉硬化一旦形成后永不消退。因此,视网膜及其血管病变在高血压病的诊断、鉴别诊断、治疗及预后的判断方面均有一定的意义。

目前高血压眼底改变多采用 Wagener 与 Keith 的 4 级分类法,即第Ⅰ级,视网膜小动脉痉挛,普遍变细,反光增强;第Ⅱ级,视网膜小动脉中重度硬化,动静脉交叉压迫;第Ⅲ级,在视网膜小动脉硬化基础上,加上视网膜眼底出血渗出;第Ⅳ级,第Ⅲ级的变化加上视盘水肿。

视网膜病变的程度与血压水平成正相关,尤其是舒张压。当舒张压>130mmHg 时,则100％的患者均有眼底改变,在收缩压为 180～210mmHg 的患者中,85.4％的患者有眼底改变。眼底正常的高血压病患者几乎无心肾等重要器官的损害。有视网膜病变的高血压病患者中,62.5％有左心扩大,75％有左室肥大的心电图改变。眼底的改变可在一定程度上反映肾脏的损害,在视乳头视网膜病变的高血压中,87.5％有肾功能受损。且眼底变化发生在肾功能受损之前。当高血压患者眼底病变明显,而肾功能较好者,则多为高血压病。相反,当肾功能不良而眼底改变不明显时,则多为肾性高血压。

(杨文奇)

第五节　高血压病的特殊类型

一、儿童及青少年高血压

(一)儿童及青少年高血压诊断标准

目前已证明,儿童及青少年高血压与成人高血压及其严重并发症有密切关系。关于儿童高血压的诊断尚无统一的标准,这里引用"实用儿科学"提出的诊断标准:8 岁以下儿童舒张压>80mmHg,8 岁以上舒张压>90mmHg 者,或收缩压>120mmHg,同时舒张压>80rmmHg者诊断为高血压。据美国国立卫生研究院提出的儿童高血压诊断标准(mmHg),按年龄组分述如下(表2-5-2)。

表2-5-2 美国儿童高血压诊断标准(mmHg)

年龄(岁)	收缩压		舒张压	
	按≥第95百分位数	按≥第99百分位数	按≥第95百分位数	按≥第99百分位数
3~5	≥116	≥124	≥16	≥84
6~9	≥122	≥130	≥78	≥86
10~12	≥126	≥134	≥82	≥90
13~15	≥136	≥144	≥86	≥92
16~18	≥142	≥150	≥92	≥98

有人对12~13岁儿童随诊4年,发现初次血压值高而发生收缩压升高者较正常血压者高7~10倍,发生舒张压升高者高4~5倍。

(二)儿童及青少年高血压病的临床特点

1.50%的患者有高血压家族史。

2.早期一般无明显症状,部分患者可有头痛,尤在剧烈运动时易发生。

3.超体重肥胖者达50%。

4.通常表现为高动力循环状态(高动力心脏综合征),即静息状态下心动过速,心前区搏动明显,沿胸骨左缘可闻及收缩期杂音。

5.尿儿茶酚胺水平升高,尿缓激肽水平降低,血浆肾素活性轻度升高,反映交感神经活性增高。

6.儿童及青少年血管对高血压的耐受力强,一般不引起心肾脑及眼底等靶器官损害所致的脑卒中、尿毒症及心衰的发生。

(三)治疗原则

同成人高血压。包括非药及药物治疗两方面。

1.非药物治疗 限盐每日2~3g;维持理想的体重;增加体力活动及体育锻炼。

2.药物治疗 当舒张压>90mmHg,则应给予药物治疗。一般选用利尿剂或β阻滞剂,在单用上述药物不理想时,可两者联合应用。必要时,可加用扩管药。

与成人高血压相反,儿童高血压以继发性多见,约占80%,主要由于肾脏病变所致。降压药以长效钙拮抗剂、ACEI及襻利尿剂为首选。当血肌酐浓度≥3mg/dl,则慎用ACEI。

二、老年人高血压病

年龄60岁以上,血压值持续性或非同日3次以上达到或超过高血压标准者称老年人高血压。老年人高血压作为高血压病的一种特殊类型而受到广泛重视。这一方面是由于老年人口的绝对数和构成比均不断增长,在影响老年人健康和长寿的主要疾病(如脑血管病、心力衰竭及心肌梗死等)中,高血压是重要的危险因素。另一方面,老年人高血压病的发病机制,临床表现,治疗及预后等方面也有其特殊性。

我国老年人高血压发病率:上海市为43.7%,其中约1/2为单纯收缩期高血压;武汉市为34.1%,西方国家为50%。

(一)发病机制

1.大动脉硬化 由于老年人大动脉粥样硬化,弹性减退,顺应性减低所致收缩压随增龄而逐步升高。

2.总外周血管阻力升高 老年人血流动力学特点为心排出量正常或稍偏低,而总外周阻力升高。

3.肾排钠功能降低 随增龄有效肾单位减少,肾小球滤过降低,肾小管浓缩功能减退,因此肾排钠功能降低,引起水钠潴留,使血压升高。

4.交感神经系统 α 受体功能亢进 老年人对去甲肾上腺素(NE)的灭活及清除能力降低,血浆 NE 水平升高,同时血管平滑肌细胞膜上 β 受体数目随增龄减少,所以 α 受体相对占优势。

5.血小板释放功能增强 血小板释放功能随增龄而增强,血浆中致血栓性物质及收缩血管的物质水平升高,导致血管收缩和血黏度升高,进一步增加了血管阻力。

6.压力感受器缓冲血压的能力减退 随增龄主动脉弓与颈动脉窦的压力感受器的敏感性降低,使调节血压波动的缓冲能力降低。

(二)临床特点

1.老年人高血压多数属轻型,而恶性型或急进型罕见。

2.常伴发较多的其他慢性病,如冠心病、糖尿病及痛风等。

3.血压波动大,尤为收缩压。血压值的高峰时间是 6Am 至 10Pm,血压值的低峰时间为 10Pm 至 6Am。因此有报道,约 40% 缺血性脑血管病发生在夜间或凌晨,急性心肌梗死多发生在 8~9Am 或 5~6Pm。

4.体位性低血压发生几率高,由于压力感受器调节血压的功能低下,所以易发生体位性低血压。此外,老年人不能耐受急剧迅速的降压,故应避免在短时间内大幅度降压,且应经常测立位血压。

5.体液成分改变,随增龄血浆肾素活性减低,血浆儿茶酚胺水平升高。β 受体反应性随年龄与血压升高而减弱。老年高血压患者,细胞外容量和血容量比年轻患者显著减少。

6.心脏改变,由于老年人高血压以收缩压升高为主,加重了左室后负荷。此外,心肌纤维化或淀粉样变性,使心肌肥厚,心脏舒张与收缩功能受损较明显,易诱发心力衰竭。近年来有老年性高血压性肥厚性心肌病的报道,主要表现为左室严重肥厚,心腔缩小,舒张功能减退,经 β 阻滞剂或钙拮抗剂治疗后病情可好转。

7.大量的临床资料表明,老年人高血压病患者中,约 65% 属单纯收缩期高血压。收缩压升高较舒张压升高的危险性更大,是老年人卒中和心血管病死亡的主要原因。

8.老年人中,继发性高血压只占 1%~5%。有下列情况应进一步评价:新近发现舒张压升高>105mmHg,或急剧升高;多种降压药联合应用仍不能满意控制血压;有明显提示继发性高血压的临床表现者;舒张压≥140mmHg,Ⅲ级或Ⅳ级眼底改变,近期出现严重靶器官损害者。

9.假性高血压 老年人动脉壁僵硬钙化,导致袖带间接测压值明显高于动脉内直接测压值的现象称假性高血压。当有周围动脉硬化,主动脉僵硬钙化时,要考虑假性高血压的可能。Osier 试验有助于判断,首先触知桡动脉,用袖带间接测肱动脉血压(SBP),再次将气囊加压至超过 SBP20mmHg,此时若能触知桡动脉(索状)则为阳性,有助于假性高血压的判断。这种情况下,间接测压值要比直接动脉内测压值高 20mmHg 左右。

(三)治疗注意事项

1. 老年高血压病治疗的适应证　许多研究结果表明,老年高血压病患者积极的降压治疗可明显降低心脑血管事件的发生率及死亡率,至少对 80 岁以下老年人是非常有益的。Syst－China(中国老年收缩期高血压临床试验)结果表明,降压治疗(随访 4 年)可使总死亡率、心血管病死亡率及脑卒中死亡率分别降低 39％、39％及 58％。使非致死性心力衰竭、心血管病事件及脑卒中发生率分别下降 76％、37％和 30％。表明老年高血压患者积极降压治疗有重要意义。血压下降目标值以 140/90mmHg 为宜,血压过低,可导致冠脉和脑血管灌注不足而发生不利影响。

2. 非药物治疗　进行适当的体力活动,以能耐受为度;不必过分限盐,以免影响食欲导致营养缺乏;维持理想的体重,超重者应减肥。

3. 药物治疗　原则上尽可能使用单一种类药物,自小剂量开始。剂量的增减应缓慢进行并应经常测立位血压。

4. 药物选择　主张应用钙拮抗剂、噻嗪类利尿剂或转化酶抑制剂。避免使用哌唑嗪、胍乙啶及甲基多巴。

钙拮抗剂用于中、重度高血压病,其中异搏定适用于合并房性心律失常及舒张功能障碍者,硫氮卓酮适于合并冠心病心绞痛者。长效二氢吡啶类及硝苯地平控释片等药物均可每日 1 次服药维持平稳降压达 24h,这类药物包括氨氯地平、非洛地平、拜新同等。避免使用短效硝苯地平片。

在使用利尿剂时,应注意老年人对低钾耐受性差的特点,主张在应用噻嗪类利尿剂同时应补钾或与保钾利尿剂联合应用。非噻嗪类利尿剂吲哒帕胺(Indapamide)作用时间长,副作用小,适合老年高血压病患者。

转化酶抑制剂对顽固性高血压常有满意的降压效果。剂量宜小,给药次数宜少。

β阻滞剂降压效果不理想,因为老年人 β 受体功能降低,加之心肌收缩力减退,窦结功能低下心率缓慢,所以不宜单独使用非选择性 β 阻滞剂。有内源性拟交感活性的 β 阻滞剂如心得静,可兴奋窦结和房室结,并可直接兴奋心肌收缩而表现出良好的血流动力学效果,可用于老年高血压病的治疗。

5－羟色胺受体拮抗剂－凯他赛林(Ketanserin),不引起体位性低血压,作用温和而平稳,同时可降低小动脉和静脉的阻力,其对血管和血小板的 5－羟色胺受体有高度选择性和亲和力。静脉注射或口服均有明显的降压作用,是一种有前途的新型降压药。适合于老年患者。

(四)预后

老年高血压患者的主要并发症是脑卒中与充血性心力衰竭。影响老年患者高血压的预后除了血压因素之外,心肌肥厚程度、心脏功能、血小板功能、血液流变状况等可独立或协同地参与影响患者的预后。

(杨文奇)

第六节　高血压的防治

一、高血压病治疗的目标及原则

据许多国家及地区统计,心血管病的死亡人数在人口总死亡数中占首位,而促进心血管病发生发展的重要危险因素是高血压病。积极防治高血压病可使脑卒中及心肌梗死的死亡率分别下降 50％和 58％。在我国,高血压病是最常见的心血管病。据统计,我国心血管病占总死亡率的 34％,其中脑卒中和冠心病的死亡率分别为 58％和 17％。高血压病是一个累及多器官的全身性疾病。防治的关键在于按危险因素分层,其目的在于减少心血管事件的发生率和死亡率。

（一）高血压病治疗的目标

高血压病治疗的主要目的是最大限度地降低总的心血管病死亡率及病残率。治疗目标不仅在于降低血压,而且还应消除已明确的可逆性的危险因素（包括吸烟、饮酒、高脂血症及糖尿病等）,对高血压靶器官损害及有关的临床心血管疾病（如脑血管疾病、心脏疾病、肾脏疾病、血管疾病及严重的高血压性视网膜病变等）进行综合治疗,制定防治策略。

（二）高血压病治疗策略和计划

1.高血压病治疗的策略

（1）对高危和极危患者,应立即进行治疗。包括对高血压病及存在的其他危险因素或相关的临床疾病进行药物治疗。

（2）对中危者,在决定药物治疗前应对血压及其他危险因素进行数周观察,在非药物治疗措施无效时,应给予药物治疗。

（3）对低危者,应进行较长一段时间的观察、当非药物治疗 3～6 个月无效则用药物治疗。

（4）除非某些高血压急症,否则应使血压在数日内逐渐下降,避免血压下降过猛过速所导致的心脑缺血症状的发生。

（5）血压控制后,可停药观察 3～6 个月,若血压不再升高者,可不必服药,否则应终身服药。

2.高血压病治疗计划　根据上述的治疗策略（原则）,可为每一个患者制定一个综合治疗计划,以达到确定的治疗目标。

（1）监测血压及其他危险因素。

（2）改良生活方式,以降低血压,控制危险因素。

（3）药物治疗,以降低血压,控制其他危险因素和相关的临床情况。

二、非药物治疗

生活方式的调整,可有效降低血压及其他心血管危险因素,且花费少,危险性小,已成为治疗轻型高血压病的首选方法,同时也是高血压病治疗的基础方法。

（一）控制体重

超重,系指体重指数 BMI＝体重（kg）/体表面积（m²）＞27,它与血压升高密切相关。过多的脂肪在身体的上半部沉积,表现为女性腰围≥34 英寸（85cm）,男性腰围≥39 英寸（98cm）。超重还与脂代谢紊乱、糖尿病或冠心病死亡的危险性有关。减轻体重有助于控制伴随的危险因素,如胰岛素抵抗、糖尿病、高脂血症和左室肥厚。减轻体重的方法包括限制热量及增加体力活动。

（二）限盐

高钠可使交感神经活性升高;影响机体小动脉自身调节,使外周阻力升高、血压升高。临床试验研究结果表明,限盐前的血压越高,则限盐的降压作用越强。限盐还可减少降压药物的用量。在正常情况下,人体对钠盐的需要量为 5g/d。在日常生活中,人们膳食的含盐量一般为 10～15g,远远超过机体的需要量。因此建议,每人每日摄盐量应在 5g 以内。对高血压病患者,则应限盐在 1.5～3.0g/d。在日常膳食的食物中,天然含钠盐 2～3g。故中度限盐膳食烹调时,仅能加入 1g 盐,但常不易被患者耐受。可采用下述方法:将盐集中放入一个菜中;可将盐末撒在菜面,使舌部味蕾受刺激而引起食欲;充分利用酸味佐料;肉食最好用烤法来烹制,加以芬香类蔬菜如芹菜、辣椒等;可调制成糖醋风味;避免食用盐渍食物。

（三）限制饮酒量

研究资料表明,收缩压及舒张压均可随饮酒量增加而升高。饮酒致血压升高的可能机制:长期饮酒者,皮质激素及儿茶酚水平升高;影响肾素系统的活性;影响细胞膜 $Na^+ - K^+ -$ ATP 酶活性及离子转运功能,使细胞内钙离子增加,外周血管阻力升高,血压升高。因此建议高血压病患者饮酒量应限制在 25g/d 以下(白酒 1 两),必要时,应完全戒酒。

（四）储力活动

多数研究指出,耐力性运动或有氧运动均有中度降压作用。如快步行走、慢跑、骑自行车、游泳及滑雪等。一般认为 1～8 个月,每周 3 次,每次 30～120min,运动强度为 50％～90％的运动极量,可使高血压病患者收缩压下降 11mmHg,舒张压下降 6mmHg。运动除降压外,还可减轻体重,提高胰岛素敏感性,降低血清总胆固醇及低密度脂蛋白胆固醇,提高高密度脂蛋白胆固醇。

运动训练强度可根据 Karvonen 公式计算:运动时心率＝[X·(最大心率－休息时心率]＋休息时心率。

X<50％为轻度运动量,X>75％为重度运动量,X 介于两者之间为中度运动量。最大心率可用运动试验估计,也可用公式计算,即最大心率＝210－年龄(岁)。一般应从轻度运动量开始,逐渐增加。当运动中出现呼吸困难或胸痛等症状时,应予以高度重视。以免发生时能与运动有关的猝死。在运动训练前,最好作运动试验,以选择合适的运动强度和时间。

（五）气功及太极拳

有资料表明,气功锻炼有降低交感神经活性及调节自主神经功能的作用,在气功锻炼 1个疗程(6 个月)后,可使每搏出量及左室射血分数(EF)增加,同时使总外周阻力降低。因此,气功可改善高血压病患者的血流动力学效应。此外,还可使血清总胆固醇及甘油三酯降低,使高密度脂蛋白升高,抑制血小板聚集,降低血黏度。太极拳也有同样作用,而且是负荷强度不大,安全有效的保健方法。尤其适合于中老年人及有心血管并发症的高血压病患者。

（六）戒烟

吸烟是心血管疾病的重要危险因素,每吸 1 支烟都可使血压明显升高,故戒烟是高血压病患者预防心血管疾病最有效的措施。

（七）合理的膳食

一系列对照饮食试验结果表明,对血压的影响取决于水果、蔬菜、纤维素和不饱和脂肪的联合摄入。应适当增加含蛋白质较高而脂肪较少的禽类和鱼类。蛋白质占总热量的 15％左右,动物蛋白占总蛋白的 20％。合理的饮食可使血压下降 11/6mmHg。

（八）心理因素和环境压力

情感应激可显著升高血压。正确对待环境压力对控制血压和提高对降压药物治疗的顺从性极为重要。

三、药物治疗

(一)常用降压药的特点及作用机制

理想降压药应具有的条件:降压同时有良好的血流动力学效应:外周阻力降低,无反射性心率增快、心排出量增加及水钠潴留;保持良好的器官组织灌注;防止和逆转靶器官损害;不增加冠心病的危险性;对伴随病无不良影响;对血糖、血脂、血尿酸及电解质无不良影响;半衰期长,每日服用 1 次能有效平稳降压达 24h;无明显副作用,提高生活质量;价格合理。

根据 WHO/ISH 推荐,结合我国国情,目前认为利尿剂、β 阻滞剂、钙拮抗剂(CaA),转换酶抑制剂(ACEI)、α_1 受体阻滞剂及血管紧张素 Ⅱ 受体拮抗剂(AT Ⅱ－RA)为一线降压药。

1. 利尿剂 其降压机制,在早期,是通过排钠利尿,使血容量及心排出量降低而降压;数周后,则是通过降低小动脉平滑肌细胞内 Na^+ 浓度,使血管扩张而降压。

业已证明,利尿剂能减少脑卒中发生率,使高血压患者心血管病的死亡率及致残率降低。其风险/效益之比,呈剂量依赖性。常见副作用如糖耐量降低、脂质代谢紊乱、低钾等均发生在大剂量。小剂量利尿剂(如 DHCT12.5～25mg/d)不仅能保持良好的降压作用,而且不良反应极少。目前认为,利尿剂是最有价值的降压药之一。对老年单纯收缩期高血压、肥胖者及容量依赖性高血压患者疗效较好,对顽固性高血压也有一定疗效。此外,它还是一个较好的辅助降压药。

2. β 阻滞剂 其确切的降压机制尚未完全清楚。可能机制:抑制心脏 β 受体,使心率减慢、心肌收缩力及心排出量降低;抑制肾脏肾素释放;阻滞突触前 β 受体,使去甲肾上腺素及肾上腺素分泌减少;阻滞中枢神经的 β 受体,使外周交感神经张力降低,血管扩张而使血压下降。

β 阻滞剂用于临床已 40 余年,目前用于治疗高血压病的 β 阻滞剂多达数 10 种。包括非选择性、心脏选择性、有内源拟交感活性及兼有 α_1 受体阻滞作用的 β 阻滞剂。是一类安全、有效且价格低廉的一线降压药。特别适合:有冠心病的高血压患者。可同时有抗心绞痛及心肌梗死后二级预防的作用;合并心律失常(快速性室上性和室性心律失常)及高动力性高血压患者(常伴心动过速、心排出量增加、血压波动大的年轻患者);伴有偏头痛、青光眼,意向震颤、精神焦虑及窦性心动过速的高血压患者。

使用 β 阻滞剂应注意下列事项:①小剂量开始,以心率作为调整剂量的指标。心率应维持在 60bpm 左右。当心率≤50bpm,活动时可增快,且无低排症状和不良反应者,可不必减量或停药;当心率≤50bpm 且伴明显低排症状(乏力、气急、头晕、心绞痛发作)则需减量或停药;②合并严重心力衰竭者,一般不用 β 阻滞剂,必要时,可与洋地黄类药物联合应用或用极小量 β_1 阻滞剂;③当 β 阻滞剂过量致低排症状严重时,可用阿托品对抗;④由于 β 阻滞剂对血糖、血脂及血尿酸有不良影响,故应用受到一定限制。但晚近有资料报道,比索洛尔(Bisolol)对上述情况影响极微,必要时可考虑应用。但需严密观察;⑤有内源拟交感活性的 β 阻滞剂,由于能改善心功能,适于有潜在心功能不全、心率较慢的老年高血压患者;⑥使用较大剂量 β 阻滞剂,不能突然停药。

禁忌证:①心动过缓性心律失常(病态窦结综合征、Ⅱ、Ⅲ度房室传导阻滞及双束支传导阻滞);②心力衰竭(可考虑使用小剂量心脏选择性 β_1 阻滞剂);③心源性休克;④慢性阻塞性肺部疾病(可考虑用 β_1 阻滞剂);⑤妊娠和哺乳的妇女;⑥代谢性酸中毒;⑦在治疗中的糖尿病患者(可选用 β_1 阻滞剂);⑧外周血管病(可选用 β_1 阻滞剂);⑨嗜铬细胞瘤患者。

副作用:非特异性副作用包括食欲缺乏、恶心呕吐、腹痛腹泻、疲乏无力及皮疹等。

3.Ca^{2+}拮抗剂　米贝地尔(mibefmdil)为一新型 CaA,不仅能阻滞 L 型 Ca^{2+} 通道,而且还能选择性阻滞 T 型 Ca^{2+} 通道。对 T 型通道的阻滞作用比 L 型强 30～100 倍。可选择性扩张冠状动脉和周围血管。由于直接抑制窦结而使心率减慢,无反射性心动过速及负性肌力作用,不影响 RAS 及儿茶酚胺水平。可抑制损伤血管内膜的增生和压力负荷过重引起的心肌肥厚。口服迅速吸收,生物利用度>90%,经肝代谢。75%以无效产物由胆管排出。25%经肾排泄。达峰时间 1～2h,消除半衰期 17～25h。每日服药 1 次 50～100mg,3～4 天血药浓度达稳态,降压作用持续 84h,谷/峰比值>85%。常见副作用为头晕,下肢水肿、副作用与剂量有关。

汉防己甲素是从防己科植物汉防己的根块中提取的双苄基异奎林生物碱,为 Ca^{2+} 通道阻滞剂。其作用类似维拉帕米。笔者所在医院用于治疗高血压病,有效率为 74.2%。高浴等报道,对一组 270 例高血压患者静注汉防己甲素每次 120～180mg,进行观察,注射后 1min 即出现降压作用。5～10min 血压下降至最低水平。平均下降 25.4/9mmHg,持续 1.5～2h,之后逐渐回升。其降压有效率达 84.4%。口服剂量为 0.1/次,3 次/日。降压总有效率达 90%左右。少数患者有轻度肠胃不适,恶心及大便次数增多。汉防己甲素 120mg,iv,能有效缓解心绞痛,报道汉防己甲素 120mg,iv 能终止室上速。因此,汉防己甲素适合合并冠心病心绞痛或/和快型心律失常的高血压患者。

4.转换酶抑制剂(ACEI)　ACEI 的降压作用可能涉及多种机制:①抑制循环 RAS 活性;②抑制组织和血管的 RAS 活性;③减少末梢神经释放去甲肾上腺素及肾上腺素;④减少内皮素形成;⑤增加缓激肽释放;⑥减少醛固酮生成,增加肾血流,从而有利于排钠利尿;⑦对中枢神经(脑干)作用可能与激肽、P 物质、鸦片样多肽、加压素等作用有关。

副作用:①咳嗽、发生率为 3%～22%,且女性多于男性,最迟可发生在用药 2 年之后;②低血压,开始使用小剂量可避免此副作用发生;③触发一过性肾功能不良;④高血钾、故不宜与保钾利尿剂合用;⑤血管性水肿,此为罕见而严重的副作用。常在首剂或开始治疗 48h 内出现。当出现声带水肿时,应立即静注肾上腺素。

禁忌证:①双侧肾动脉狭窄或单肾并肾动脉狭窄;②主动脉狭窄;③妊娠哺乳期妇女。

适应证:①重度顽固性高血压合并糖尿病者首选;②与利尿剂合用治疗高血压合并心力衰竭;③合并间歇跛行的高血压患者;④适合所有轻中度高血压病伴 LVH、冠心病、肾功能减退、心衰及糖尿病患者。是目前应用最广泛的降压药。

5.血管紧张素Ⅱ受体拮抗剂(ATⅡ-RA)　ATⅡ-RA 降压机制:①降低外周血管阻力,同时维持心率及心排出量不变;②降低中枢和外周交感神经活性;③降低肾小管对 Na^+ 的重吸收;④降低 ATⅡ介导的醛固酮释放;⑤通过阻断 ATⅠ受体的激活,刺激舒血管物质前列环素的释放;⑥抑制血管平滑肌细胞增生肥厚性改变。

口服吸收快,经肝代谢、代谢产物由胆汁或肾排出。谷/峰比值较高>50%～88%。

不良反应:首剂低血压罕见,可有头痛、头晕、咳嗽。对胎儿有损伤可引起死亡。因此,孕妇禁用。

ATⅡ-RA 在降压同时对靶器官有明显的保护作用。可使 LVH 逆转、抑制心肌梗死后左室重塑,改善心功能;高血压病患者合并糖尿病性肾衰竭时,ATⅡ-RA 还有保护肾功能、降低微蛋白尿的作用;可防止脑卒中。

6.α₁受体阻滞剂 α₁受体阻滞剂降压机制:降低外周总阻力,使血压下降。这类药物有明显扩张动静脉作用;改善心功能;改善组织灌注,对心脑肾等重要器官具有保护作用;可使LVH逆转,改善糖及脂质代谢。

禁忌证:妊娠哺乳妇女,主动脉瓣狭窄;从事司机和机械操作者慎用。

(二)降压药物的合理使用

1.个体化用药 根据患者年龄、血生化参数改变、靶器官损害、心脑肾血管并发症以及血压水平等因素选择降压药。

(1)高血压患者不伴靶器官损害者;年轻患者多属高动力型,表现为心排出量增加,脉压增大,血压波动大及心动过速等特点,应首选β阻滞剂。老年患者多为盐敏感和外阻力增加,因此,利尿剂、ACEI、CaA及β阻滞剂均可应用。

(2)中年患者纯舒张压升高,可选用长效二氢吡啶类及维拉帕米缓释剂联合应用,或CaA及ACEI;或缓释维拉帕米及α₁阻滞剂(如特拉唑嗪)联合应用。

(3)按昼夜节律改变选用:应激状态有昼夜节律变化者,适合使用β₁阻滞剂,或α₁阻滞剂和α₁阻滞剂联合应用。无昼夜节律改变者,宜选择有等幅度降低昼夜血压作用的药物,包括硝苯地平控释片、长效CaA及长效ACEI。

(4)肥胖高血压患者常伴胰岛素抵抗,糖尿病、高甘油三酯血症,可选择ACEI、ATⅡ－RA,长效CaA、吲哒帕胺及受体阻滞剂。

有并发症或合并证的降压治疗:脑梗死选用CaA或/和ACEI;TAⅠ者选用CaA;心力衰竭者选用ACEI或/和利尿剂;心肌缺血者选用CaA、ACEI,阻滞剂;肾功能损害者选用CaA。襻利尿剂、ACEI(血肌酐＞3mg/dl者慎用);dl阻滞剂。脂代谢异常者选用CaA、ACEI或α₁阻滞剂;高尿酸血症者选用CaA、ACEI;糖尿病合并蛋白尿者选用ACEI、吲哒帕胺、CaA;妊娠高血压者选用CaA;支气管病变者选用CaA、利尿剂、ACEI;周围血管病者选用CaA、ACEI。

2.小剂量多种药物联合应用 可提高疗效、减少副作用,提高生活质量。HOT研究表明,在达到目标血压值的患者中,70%需要联合用药、最多4种药物联合应用。

新指南推荐以下5种有效的联合降压治疗方案,即:利尿剂和β阻滞剂;利尿剂和ACEI或ATⅡ－RA;二氢吡啶类CaA和β－阻滞剂;CaA和ACEI;α₁阻滞剂和β阻滞剂。ACEI＋CaA⁺利尿剂＋α₁阻滞剂4种药物联合应用,是目前治疗顽固性高血压的常用方法。

3.顽固性高血压的处理 包括一种利尿剂在内的足够而适宜的3种药物治疗方案,而且所用3种药物已最大剂量时,血压仍未控制在140/90mmHg以下者,应考虑为顽固性高血压。对老年单纯收缩期高血压者,经上述处理后,收缩压未能降至160mmHg以下者亦应考虑为顽固性高血压。

真正顽固性高血压的原因包括:假性顽固性高血压,包括白大衣性高血压、老年假性高血压及肥胖者上臂使用常规袖带(应使用加宽的袖带);不能坚持治疗者;容量负荷过重;摄盐量过多,进行性肾功能减退,血压下降所引起的水钠潴留;与药物相关原因:药物剂量不足,利尿剂使用不当,不适宜的联合用药,同时应用使血压升高的药物(如拟交感药、抑制食欲的药物、可卡因等毒品、咖啡因、口服避孕药、糖皮质激素、环孢霉素、红细胞生成素、抗抑郁药、非甾体抗炎药等);相关情况:吸烟、肥胖、饮酒过量、焦虑、持续性头痛、睡眠呼吸暂停、胰岛素抵抗或高胰岛素血症,脑器质性病变;继发性高血压。

4.降压药物的相互作用

(1)协同作用:①利尿剂与其他降压药的协同作用:由于扩管药(包括小动脉直接扩张剂,如肼苯哒嗪、哌唑嗪、心痛定)及交感神经抑制剂(如胍乙啶)等均可致水钠潴留造成假性耐药现象。因此,常需与利尿剂合用,以消除水钠潴留提高疗效。利尿剂与β阻滞剂的协同作用表现在β阻滞剂可预防由于利尿剂引起低钾所诱发的严重室性心律失常,以预防猝死。此外,还可降低利尿剂对肾素系统的激活现象。利尿剂与转化酶抑制剂联合应用可明显增强疗效并可减轻消除利尿剂引起的低钾血症。②其他降压药之间的协同作用:二氢吡啶类、CaA与β阻滞剂联合应用,其降压作用相加,而且β阻滞剂还可减轻二氢吡啶类CaA所引起的心率及心排出量增加的副作用。此外,CaA还可减少β阻滞剂升高外周血管阻力的副作用。CaA与ACEI联合应用,可通过不同环节降低外周阻力而增加降压效果。β阻滞剂与扩管药的联合应用,主要是由于β阻滞剂可减轻和消除扩管所引起的心动过速,提高患者对扩管降压药的耐受性。

(2)降压药之间的配伍禁忌,原则上,同类药物不宜联合应用(除硝苯地平+异搏停外)。β阻滞剂不宜与利血平(或胍乙啶或异搏停)合用。因为两者均有负性肌力及负性频率作用使心排出量降低。β阻滞剂与可乐宁联合应用,可加重心动过缓,突然停用可乐宁而继用β阻滞剂则可致"停药综合征"引起高血压反应及周围动脉缺血。可乐宁与甲基多巴两者同属中枢交感神经抑制剂,可加重患者嗜睡和心动过缓的副作用,故不宜联合应用。优降宁不宜与节后交感神经末梢抑制剂合用(如胍乙啶、利血平、降压灵及甲基多巴等),也不宜与含酪胺类食物(如干酪、红葡萄酒)合用,否则大量儿茶酚胺及酪胺可诱发高血压危象,致命性心律失常及急性心肌梗死发生。

四、高血压的预防策略及防治计划

预防高血压最重要的战略要放在一级预防,应从儿童时期开始,以降低高血压发生的危险性。明确降低血压的预防措施有减轻体重、减少酒精摄入,减少食盐摄入和增加体力活动,吸烟可增加冠心病和脑卒中的危险,因此要停止吸烟。

高血压的二级预防对于减少其并发症的危险性有重要意义,受益时间快。及时检出高血压个体并给予合理干预治疗,可减少高血压并发症的发生。

(一)高血压防治的目标

近期目标:提高群众对自己血压水平的知晓率及高血压病预防的知识水平、改变不良的生活习惯、提高高血压患者的检出率和服药率以减少并发症发生。

远期目标:降低高血压的发生率、致残率及死亡率。

(二)高血压预防战略

1.高血压健康教育 公众教育应着重于宣传高血压病的特点、原因和并发症的有关知识;对高血压病患者的教育要强调有效治疗和调节生活方式的益处。应长期甚至终身治疗的原则。

2.不同场所的干预策略 建立医院内科门诊35岁以上患者测血压制度;居民社区设立血压测量站;学校的健康教育课应包括预防高血压的知识内容;学生定期体检包括血压测量;工厂医院定期为职工测量血压,对高血压进行随访、治疗和效果评估。

（三）培训

包括医学院校的教育和在职工作人员的培训,以提高对高血压患者的检出、预防指导和治疗水平。

（四）高血压防治计划

1. 促进观点转变和策略调整 高血压防治策略的确定,要以有利于群体预防为目标,积极推动并实现高血压防治由专家行为向政府行为、由医疗科研为主向预防为主、由个体治疗为主向群体预防为主、由以城市为主向城乡并举、由高层向基层、由专业行动向群众运动、由卫生部门职责向社会参与等方面的转变,为高血压防治创造支持性环境。

2. 积极开展高血压病的三级预防 以一级预防为主,二三级预防并重的策略。在开展群体预防的同时,要做好高血压患者的规范化管理工作,建立健全社区人群高血压患者的检出、登记、随访、复查、治疗、行为指导等管理制度、制定社区高血压规范化管理程序。

3. 提高高血压患者的检出率和规范化防治水平 近年将重点做好两件事,即:高血压防治指南的宣传、培训和推广;35 岁首诊患者测血压制度出台的论证和准备工作。

4. 采取分类指导原则、促进各地高血压防治工作的开展 对各类不同地区的高血压防治要采取分类指导的原则,采取有针对性的、适合当地情况的措施,大的预防、医疗、科研和教学机构应承担基层组织的培训和指导任务。

5. 加强高血压防治队伍的建设 包括建立健全社区高血压三级防治网;促进各级卫生机构调整服务方向及加强高血压防治专业队伍的培训。

（杨文奇）

第六章 继发性高血压

第一节 肾实质性高血压病

肾脏与高血压病的关系既密切又复杂,高血压病可以是慢性肾脏病的病因,也可以是其后果。肾脏病是最常见的导致继发性高血压病的原因,而高血压病又是肾脏病最重要的表现之一。肾脏病所致高血压病以肾实质性疾患为主,肾血管性高血压病也非少见。

一、发病率与临床的联系

通常认为仅 2%～5% 的高血压病患者是由肾脏疾患所造成,但实质上 5%～10% 的高血压病就诊病例可能存在着潜在的肾脏异常。事实上所有类型的肾脏病都能导致高血压病,特别是在肾功能损害时。

在为数众多的慢性肾炎中,易引起高血压病的组织类型有局灶节段性硬化、膜增殖性肾炎 IgA 肾病。微小病变肾病综合征则少有高血压病,毛细血管外增生(新月体)性肾炎高血压病常见但程度不重,在肾功能损害之前即可出现。在肾脏功能正常的患者中,局灶节段性硬化发生高血压病者较多一些。由于原发性肾炎常为隐匿性,可以没有肾脏病的表现,仅见非常轻度的尿检异常,如少量红细胞及(或)蛋白尿。因此,很容易被误诊为原发性高血压病。细致的尿检包括尿红细胞相位差镜检,对防止漏诊很有必要。

在血管炎引起肾小球疾病中,常见高血压病。系统性硬化及血栓性微血管病变极易引起急进型高血压病,其肾脏病变类似于恶性高血压病,表现为急进性肾衰竭。

小管间质性疾病中,反流性肾病在儿童时期最易引起严重的高血压病,也是成人急进型高血压病的原因之一。反流性肾病(慢性萎缩性肾盂肾炎)由于常无蛋白尿而不易被诊断。本病可以是单侧或双侧。如果确认为单侧性,手术切除可以治愈,尤在年轻患者。止痛剂肾病在我国并不很常见,其高血压病发病率占 35%～75%。此种类型的高血压病虽然常表现为急进型,但不象肾小球疾病所致者,不仅无容量超载,相反是容量不足,在治疗原则上与后者截然不同。痛风性肾病也常有高血压病。在其他一些不存在梗阻的小管间质性疾病,高血压病的发生率不如肾小球疾病多见,例如肾髓样囊性病,高血压病只是肾功能损害的后期表现。

多囊肾是一个很重要的肾性高血压病的原因,但在我国经常被忽略。糖尿病肾病发生高血压病的频率很高,淀粉样变则相对少见。单纯性肾病包括肾囊肿,肾肿瘤、外伤及结核都可能引起高血压病,清除病灶后可能好转。

归纳起来,各种肾实质疾患发生高血压病的频率决定于:①病变性质为肾小球疾病或小管间质性疾病;②病变范围弥漫或局灶;③肾功能损害程度;④肾组织缺血程度;⑤有无并存的血管病变。高血压病常见于:慢性肾小球肾炎,狼疮性肾炎,硬皮病,各种血管炎,多囊肾,糖尿病肾病,肾萎缩伴梗阻,先天性肾发育不全,反流性肾病。少见于:单纯间质性肾炎,肾淀粉样变,肾结核,髓质囊样病,单纯肾结石。

近年来引起人们重视的另一种肾性高血压病,是肾移植后出现的高血压病,其发生率高达 60%～70%。多数接受肾移植者仍保持了本身的肾脏,高血压病的发生率较诸切除肾脏者明显为高。此型高血压病的发生原因多种多样,例如残留肾引起、排异反应(急性、慢性)、肾小球肾炎复发,肾动脉狭窄、药物(激素,环孢素)、肾功能不全(水钠贮留、高钙,动脉硬化)及原发性高血压病等。急性排异反应较常见,其肾内血管显示内膜增殖,类似于恶性高血压病所见。慢性排异反应可能是最重要的原因,活检时可见小血管管腔阻塞。肾炎复发也是原因之一,特别是局灶硬化的病例被认为是最易引起高血压病的原因。肾移植患者接受大量肾上腺皮质激素治疗显然是造成或加重高血压病的原因之一。环孢素 A 也可导致高血压病,其特点是伴有外周阻力增加并与肾毒性相关,血压升高程度相当明显,且难以控制。肾移植患者 2%~15% 发生肾动脉狭窄,在移植物处可听到血管杂音,此时只有造影才能明确诊断。手术可使半数病例得到纠正。

二、高血压病对肾实质疾病的影响

长期以来已认识到具有高血压病的肾脏疾病预后恶劣。临床及实验性糖尿病均已证明,治疗高血压病可延迟肾衰的进展。

关于高血压病加重肾损害的详细机制,至今尚不很清楚,包括肾内血管硬化,伴发继发性肾小球缺血及硬化。研究证实,肾小球内压力增高及流量增加,可导致蛋白尿,肾小球硬化及肾衰,因此主张应用一些药物以减少肾内灌注。动物实验及临床均已证明,有效地控制高血压病,可减轻肾脏损害。

三、病理生理

肾实质性高血压病的血液动力学变化和原发性高血压病相似,早期有心输出量的增加,继而有外周阻力上升。尽管对肾实质性高血压病的发病机制目前尚无一致的认识,但主要发病机制可归纳为 7 个方面:①容量机制;②肾素机制;③容量及肾素间的异常关联;④前列腺素及其他扩血管物质的减少;⑤交感神经系统的兴奋性增强;⑥利钠因子的机制;⑦其他内分泌激素的影响。在各种肾实质疾患以及肾功能不全的不同时期,这些机制不同程度地参与了高血压病状态的维持。

长期以来,人们习惯于将肾性高血压病区分为容量依赖性及肾素依赖性两大类。在许多肾功能不全的患者,高血压病与细胞外容量增加相关,并有全身可交换钠的增加。由于肾功能损害,当血压升高时并没有带来相应的利钠现象,收缩压随之上升,这种情况下不论是利尿或透析脱水去钠,都可使血压得到较好的控制。这些患者可归于容量依赖性。少数病例则以血浆肾素升高、外周血管收缩为主要表现。例如肾动脉狭窄、缺血导致肾素的过度释放,这些病例是典型的肾素依赖性。实际上并不这样简单;许多患者的发病不能单独用某一机制解释,特别是一些肾素水平正常的患者对血管紧张素转换酶抑制剂 eaptopril 仍然有效,使人们怀疑即使在所谓容量依赖性的患者,肾素系统也被累及。当然,eaptopril 也可能通过非肾素机制起作用。肾功能不全患者血压对盐的摄入量一般非常敏感。这些患者不但存在水钠潴留,也有不适当的肾素增加,尤其是糖尿病患者。尽管血管内容量增加,肾素的释放并未受到抑制,因此容量/肾素的关系出现了异常。

动物实验模型中,各种方式产生的肾实质性高血压病(包括部分肾切除所致者),通常首先出现肾素水平升高,在 5~6 天后将有容量扩张,而肾素水平恢复到接近正常。到了慢性阶段,高血压病主要是容量依赖性,对肾素血管紧张素阻滞剂的反应非常微弱。不过,若通过排钠去除容量因素后,肾素的作用又会显露出来。在实验性肾实质性高血压病,肾素过量主要是表现在血管本身,也就是局部产生的 ANGⅡ 比循环水平更加重要。

慢性肾脏疾病患者的血浆肾素水平差别很大,但不论是高或者低血浆肾素活性,对多数患者已经扩张的容量来讲,容量/肾素均是不适合的。正常情况下,钠容量负荷应该对肾素释放带来负反馈,但在某些类型的肾衰,这种相关性受到阻碍,失去了"平衡作用"。在这种情况下,通过排钠来控制血压可导致肾素释放进一步地失调。许多患者很难简单地用容量或肾素机制来解释血压升高的机制。

除容量及肾素这两项重要因素外,其他机制还包括一些血管扩张性物质如激肽、前列腺素、中性髓脂质等。这些物质的产生、代谢及调节均受肾脏功能的影响。已经肯定前列腺素合成的抑制,会加重肾实质性高血压病。由于前列腺素(PG)的作用可能主要在肾内,因此它对肾性高血压病的影响不易观察到。此外,各类动物 PG 的生理反应存在差异。但总的讲,在血管平滑肌内合成的 PG 将扩张阻力血管,而肾内的 PG 又能阻断血管收缩的兴奋,这些作用综合起来可能影响血压。肾内 PG 还可能因其他内分泌激素系统而受影响,如激肽—血管舒张缓素系统。血管舒缓素有两种成分,一种成分在血浆内;另一种成分在肾内,二者都可能因为影响血管平滑肌或钠的转运而改变血压。有些作者曾发现在肾性高血压病时,血管舒缓素的排泄减少。

第三种降压性物质是肾髓质脂质(中性或极性脂质)。在某些动物,这些物质没有利尿或利钠作用,却有降压作用。因此肾髓质的相对或绝对减少,都可诱发或维持 CRF 的高血压病。临床在切除肾脏之后,80%的肾性高血压病都可以恢复正常,说明肾髓质脂质并非决定性因素。

在肾实质性高血压病的发病机制中,交感神经系统活性的增加也可能起作用,表现为血浆儿茶酚胺水平升高,对交感兴奋或抑制剂的反应增强。在钠过剩及交感活力亢进之间存在着联系。

动物实验及临床研究表明,血浆中存在一种来源于下视丘的利钠激素或因子,它能抑制 Na^+-K^+-ATP 酶。当肾衰时,由于肾脏排泄功能障碍而在组织内积蓄。Na^+-K^+-ATP 酶的抑制可导致血管平滑肌 Ca^{2+} 浓度的增加,从而使外周阻力增加。

此外,一些以肾脏为重要靶器官的内分泌物质。如心钠素(ANF)、类固醇激素、血管加压素及甲状旁腺激素,都可能直接或间接地通过中枢神经系统、交感或容量因素来影响肾实质性高血压病。特别是 ANF 近年来颇受人注意,其在人体病态中的具体变化已积累了不少资料,但尚无结论。

不论机制如何,90%的晚期慢性肾衰竭(CRF)有高血压病,在各种能引起高血压病的肾脏病之间,其机制似乎没有大的差别。因此在治疗原则上基本一致。

四、治疗

(一)控制水盐摄入

由于细胞外容量扩张是肾实质性高血压病的重要机制,因此控制容量十分必要。但肾功能减退时,肾脏调节水钠排泄的能力减弱,稍一不慎,即可造成容量不足或过剩。因此需对每一个具体病例的水盐状态进行认真分析,逐个确定其限钠量。适量控制盐的摄入(80~100mmol/L)常可减少水的潴留,并使残余肾功能得到最大限度的发挥。当然,肾功能重度减退时,盐的限制要更严格。许多患者无法耐受限盐饮食,常需要辅用利尿剂。肾小球疾病一般都要限制钠,而在小管间质疾病或失盐性肾炎患者,如尿钠丢失多,却可能需要补钠或少限钠。临床上应测定尿钠排泄量,然后作出决定。

在多数肾实质性高血压病患者,限定水盐摄入能够降压,但不利的是由于降低了细胞外液容量及血浆容量而可能使肾功能恶化。临床上常出现血压降低伴以肾功能恶化的矛盾现象。从长远观点看,高血压病下降对肾功能的改善是有利的,但在短时间内也可能使病情恶化,故应注意掌握水盐控制及降压的幅度。

对于终末期肾衰病例,利尿剂也不能发挥作用,透析是解决水盐过剩、降低容量的唯一办法。

(二)利尿剂

当肌酐清除率仍保持在 10ml/min 以上时,利尿剂常是降压治疗的重要组成部分。噻嗪类是常用的药物,它作用于远端肾单位,影响稀释能力,可能导致低钠,并提高血尿素。当肌酐清除率低于 30ml/min 时,噻嗪类的效果明显降低,此时宜选用襻利尿剂。呋塞米的剂量决定于高血压病及肾功能损害的程度。常用剂量为 40mg/d,逐步调整,有些患者可能需要 480～600mg/d。利尿酸(唯一的非磺酸盐制剂)可用于对磺胺过敏者,但耳毒限制了常规应用,特别是当 GFR<30ml/min 时。

保钾性利尿剂的应用在有氮质血症时应属禁忌,特别是糖尿病肾病及有低肾素低醛固酮血症时。如需要补钾,必须口服。有些患者对大剂量的襻利尿剂无效,加用 mctolozome 后可见效。但并用强力利尿剂必须小心,以防过度利尿。

(三)降压药的使用

利尿之后如仍不能控制血压,则需要加用其他降压药。如同原发性高血压病一样,用抗肾上腺素药或 ACE 抑制剂,或钙拮抗剂均有效,但作用机制不一,各有优缺点。可用作用于中枢的药物(可乐宁、甲基多巴),但需避免剂量过大而出现副作用(如肝功损害,嗜睡等)。这些药物均自肾脏排泄,当肾功能严重损害时必须减少用量。

慢性肾脏病患者对 β—阻滞剂通常耐受良好,但鉴于可能存在血清脂质紊乱的副作用,近已很少使用。并且还可能干扰钾向细胞内的转移,可能加重肾衰时的高钾血症。至于 β—阻滞剂的高脂作用是否因存在肾衰而加重,迄今不明。有些 β—阻滞剂通过肾脏排泄,剂量必须相应调整。尽管初期的报告 β—阻滞剂有影响肾功能的副作用,近来的资料并未能证明这种特殊的肾毒作用。

α—阻滞剂如 Prazosin 可用于治疗轻至中度高血压病,但有些患者可能需要加大剂量。近来有报告认为它对脂质代谢有益,可能减少心血管病并发症。

血管紧张素转换酶抑制剂(ACEI)及钙拮抗剂在肾实质性高血压病的应用,已受普遍重视。ACEI 的疗效不仅在于抑制 ANGⅡ 及影响激肽的降解,还在于它独特的扩张出球小动脉的作用。在肾单位丧失时,存在着代偿性的肾小球内压力增高,将导致肾小球硬化。动物实验证明,入球小动脉的收缩可减低肾小球的损害,出球小动脉的张力下降也可产生同样的作用。反之,尽管周身血压在应用降压药后得到控制,但只是降低入球小动脉的张力而不改变出球小动脉的张力,将会造成肾功能的进行性下降。另一方面,如果降压药能降低出球小动脉张力,使肾小球毛细血管压力正常,即可保护肾小球功能。应用 ACEI 能达到后一目的。而标准的降压阶梯疗法尽管可控制高血压病,并不能防止肾小球改变。ACEI 的应用在部分肾切除的高血压病模型可使全身及肾小球压力恢复正常,从而防止肾小球进一步损伤。临床上,Gaptopril 及 enalapril 均已成功地应用于治疗合并肾功能不全的高血压病。Gaptopril 及 enalapril 对肾实质性高血压病患者副作用的发生率,随着肾功能减退而增加。但若根据肌酐清除率而调整剂量,则有可能使之减少。Gaptopril 对急进型高血压病特别有益。对于系统硬化的肾脏危象、血栓性微血管病变(如溶血性尿毒症)、分泌肾素的肿瘤、透析无效的高血压病、伴有高血压病低钠综合征的肾动脉狭窄都非常有效。这些病例都以高肾素为特点,从小剂量开始治疗,可避免初期低血压的合并证。ACEI 由于抑制了 ANG 所引起醛固酮分泌可能在肾功能不全产生高钾血症,特别在糖尿病患者容易发生。在极少数情况下,可能引起膜性肾病及蛋白尿,停药后可以恢复。也有引起急性肾衰的报告,可出现于肾缺血的患者,如单侧肾动脉狭窄(此种情况下,ANG II 是维持 GFR 的重要因素)。ANG II 的抑制导致了 GFR 的下降,引起急性肾衰竭(ARF)。偶也可能由于急性间质性肾炎所致。enalapril 较之 captopril 有更持续的作用,但对肾功能不全者,目前应用不如 captopril 广泛。

钙拮抗剂已广泛用于治疗原发性高血压病。此类药物对伴有肾功能不全的高血压病同样有效,但其对肾脏的作用及效应了解不多。文献报告认为它对容量及钠负荷的病例更为有效。它通过降低细胞内钙的浓度而降低外周阻力,但并不影响心输出量,长期应用不致带来水钠潴留,甚至还有利尿效应,有可能增加肾血流量及 GFR。因此在理论上钙拮抗剂对肾实质性高血压病是有益的。体内实验证实,钙拮抗剂能阻滞肾内 ANG II 及去甲肾上腺素的血管收缩作用。目前还不清楚它是否在肾功能不全者也产生良好的肾内血液动力学作用。可以预料,钙拮抗剂在肾功能不全患者中的应用将越来越广泛,但长期应用是否会影响肾脏的病程,值得观察。

小动脉的直接扩张剂如肼苯哒嗪及敏乐定对控制肾功能不全的高血压病是有效的。由于这些药物造成交感张力的兴奋,必须同时应用抗肾上腺能药物(β 阻滞剂)。敏乐定是非常有效的血管扩张剂,对常规药物无效的高血压病疗效明显。几年以前,对难治性病例还有人主张作双侧肾切除,由于敏乐定的应用,此种情况已有改观。有报告长期应用敏乐定能使肾功能明显改善或稳定,甚至少数患者在积极控制高血压病之后,不需再作血液透析(血透)。应用肼苯哒嗪及敏乐定过程中的反射性心动过速,也可通过配伍 β 阻滞剂而避免,其剂量随个体而异,但应适量,使血管扩张剂的交感兴奋作用得以缓解。血管扩张剂的另一副作用是液体潴留,尤其常见于敏乐定治疗,需要辅以适当剂量的襻利尿剂。总之,直接血管扩张剂的最大效应只有通过配伍利尿剂及 β 阻滞剂才能达到。不能应用 β 阻滞剂者,则可用 α-甲基多巴或可乐宁以缓冲交感张力。

(四)透析患者的降压治疗

随着肾衰的进展,发生高血压病的患者比例增加,这些患者几乎已无排泄功能。因此,钠容量状态在维持高血压病中起重要作用。通过透析,多数患者的高血压病可获控制,限制水盐也可改善病情。若仍不能控制血压,则与非透析病例一样需要额外的降压措施。敏乐定的效果较为满意。透析之前一般勿需停用降压药。通过透析、控制饮食及药物仍未获控制的少数患者,血压有可能反而更高,现已有强力降压药来取代过去的双髓肾切除术。该术虽可明显改善血压,但减少了促红细胞生成素,将加重贫血。

(侯磊)

第二节　肾血管性高血压病

肾血管性高血压病系指真肾血管性高血压病,为一侧或双侧肾动脉主干或分支狭窄,阻塞所造成的高血压病。及时解除动脉狭窄或阻塞,高血压病可以逆转。它与原发性高血压病合并肾动脉阻塞或肾硬化不同,后者系长期高血压病的后果,即使解除阻塞也不能使血压复原。

一、病理生理

本病的病理生理过程分为 3 期,第一期常在动物实验中见到,肾动脉被钳夹后数分钟血压即升高,与循环中肾素及血管紧张素Ⅱ(ANGⅡ)升高相平行,系周围血浆 ANGⅡ增高所致。解除钳夹后,血中肾素、ANGⅡ及血压很快恢复正常水平。若钳夹肾动脉持续数日或数周则进入第二期,此时血压升高,但循环中肾素和 ANGⅡ则无明显增高,至少高血压病与肾素—血管紧张素系统的刺激呈部分分离,但 ANGⅡ可能仍是重要的发病机制;此期若纠正肾动脉狭窄或肾切除后,高血压病仍可缓解。从少数患者及动物实验发现,重度单侧肾动脉狭窄引起肾素、ANGⅡ、醛固酮及血压明显增高,钠及钾丢失,称为"低血钠性高血压病综合征"。若第二期未进展到严重低血钠性综合征,将经数月或数年逐渐发展到第三期。此期血压虽高,但肾素或 ANGⅡ不再增高,即使外科纠正肾动脉狭窄或肾切除,血压也无改变,说明其发病机制与肾素系统无关。

肾动脉狭窄侧肾脏的肾素分泌率增高或肾血浆流量降低,可引起肾素活性浓度的增高。研究发现,它与受累侧肾血浆流量降低较之与肾素分泌增高更密切相关。当肾血浆流量低于75ml/min 时,双侧肾静脉肾素比值(RVRR)迅速增高,受累侧肾脏内肾素含量增高,但其分布改变,提示有局部代偿作用。

二、临床表现

(一)病史特点

①无高血压病家族史;②病程短,病情进展较快或病程较长,突然发生恶性高血压病而无其他病因可解释者;③大动脉炎及 FMD 均好发于年轻女性,动脉粥样硬化则多见于 50 岁以上的男性患者;④一级降压药物疗效不佳。

(二)体征

1.高血压病　收缩压大于 26.7kPa(200mmHg)及(或)舒张压大于 16kPa(120mmHg)者约占 60%,以舒张压增高明显,肾动脉狭窄越严重,舒张压越高。

2.血管杂音　约 80%的患者于脐上部可闻及高调的收缩期或舒张及舒张双期血管性杂音。无论单侧或双侧肾动脉狭窄,半数以上的腹部血管杂音仅Ⅰ～Ⅱ级,可向左或右侧传导,杂音位于脐上 2～7cm 及脐两侧各 2.5cm 范围内。杂音强度与肾动脉狭窄程度不呈平行关系。根据动物实验,发现狗腹主动脉管腔狭窄达 60%时才出现血管杂音,管腔狭窄达 73%时杂音最响,若达 78%以上则杂音减弱或听不到。一般认为腹主动脉或肾动脉管腔狭窄<60%,狭窄远、近端收缩压差<4kPa(30mmHg)者,则无功能意义,亦即不引起肾血管性高血压病。仅当管腔狭窄>60%,狭窄远、近端收缩压差>4kPa(30mmHg)时才产生肾血管性高血压病。低也有肾动脉明显狭窄而收缩压差不明显者,这是由于长期高血压病引起进行性弓状动脉及小叶间动脉硬化,使周围肾脏阻力增加所致。杂音性质对判定病变的情况有意义。连续性血管杂音反映整个心动周期存在压力差,提示可能有肾动脉狭窄,但应除外动静脉瘘。血管杂音的强度受各种因素的影响,如血压升高、心率增快、肠鸣音减弱、空腹或体瘦者较易闻及血管杂音,否则难以听到。当怀疑本病时,应在不同条件下反复听诊。但腹部血管杂音并非肾动脉狭窄的特异性体征,少数原发性高血压病或 50 岁以上者上腹部有时亦可闻及轻度的血管杂音。若未闻及血管杂音,也不能除外肾动脉狭窄,特别是 FMD,由于其病变常限于肾动脉中段或其分支,上腹部一般难以听到杂音。应结合有关检查,全面分析来判定。约 50% 的大动脉炎患者于颈部可闻及血管杂音,因右侧有时易与颈静脉营营音相混淆,故左侧较右侧血管杂音的病理意义为大,可辅助诊断。

3. 上下肢收缩压差 正常人经动脉内直接测压时上肢与下肢血压相等。当采用固定宽度袖带(成人为 12cm)血压计测压时,则下肢腘动脉收缩压水平较上肢高 2.67~5.33kPa(20~40mmHg),乃因收缩压与肢体粗细呈正比,与袖带宽度呈反比所致。大动脉炎患者上、下肢收缩压差<2.67kPa(20mmHg),则反映主动脉系统有狭窄存在。

三、实验室检查

(一)血管紧张素阻滞剂试验

1. 肌丙抗增压素试验 本药与 ANG II 结构相似,因而可与其争夺受体,使血压下降。本试验有助于肾血管性高血压病的诊断。方法是试验前 3 天停用降压药及利尿药,试验前一天禁盐,17:00 口服呋塞米 1mg/kg,试验当晨于 2 分钟内静注肌丙抗增压素 10mg。阳性标准:①在 10 分钟内血压下降 4/2.67kPa(30/20mmHg);②舒张压下降≥9.3%;③血浆肾素活性≥14ng·ml^{-1}/h;④肾素活性反应值/对照值≥2.2。

若以上 4 项均为阳性,表示患者局于高肾素型高血压病。肾血管性高血压病患者 90%~95% 为阳性,少数高肾素型原发性高血压病患者可出现假阳性。

2. [肌氨酸-1,苏胺酸-8]ANG II 试验 本法较肌丙抗增压素具有以下优点:①对主动脉收缩作用小;②不刺激肾上腺髓质而导致儿茶酚胺分泌增多;③周围血管阻力降低;④不影响心输出量等。

3. 转换酶抑制剂试验 SQ20881 属于转换酶抑制剂,静脉注射反对肾血管性高血压病具有明显降压作用。方法:试验前 2 周停用降压药物,用低钠膳食 3 天,试验当晨静脉注射 SQ20881:1mg/kg,给药前、后 30 分钟分别取血测定 PRA,同时测量血压。阳性标准:①舒张压下降≥9.3%;②PRA≥18ng·mol^{-1}/h;③肾素活性反应值/对照值>3.3。

(二)放射性核素检查

1. 肾图及肾扫描 均属无创性。以肾扫描的诊断符合率为高,但有 20% 假阳性或假阴性。

2. γ-照相 对单侧肾动脉狭窄的诊断的阳性率较肾图或肾扫描为高。其优点为:①可见肾脏静态显像及了解血流灌注情况;②在^{99m}锝·二乙烯三胺(^{99m}Tc-DTPA)动态基础上,如辅以^{99m}锝·二硫基丁二酸盐(Tc-PMSA)则更能正确判断肾脏的形态与功能;③可多体位照相;④缩短检查时间。

(三)静脉肾盂造影

许多学者推荐快速静脉肾盂造影来筛选肾血管性高血压病。近年大多学者对此法有异议，认为其阳性率不高，且难以鉴别双侧肾动脉狭窄。肾动脉狭窄的特征为：①肾脏无功能不显影；②肾脏显影延迟，在开始 1～2 分钟的改变对诊断意义较大；③肾脏长径较正常缩小 1.5cm 以上才有诊断意义；④造影剂注入 15 分钟后，患侧肾盂显影浓度较健侧高。系因病肾排尿少，造影剂清除率下降，回吸收增加所致，故应注意勿将健侧误为患侧。⑤肾盂、肾脏、输尿管痉挛。

（四）分侧肾静脉肾素活性测定

正常人两侧肾静脉肾素水平较肾动脉血约高 25%。若患例肾素活性较健侧增高 50%，则可诊为肾动脉狭窄。目前多数学者以 RVRR＞1.5 以及健侧肾静脉与远端下腔静脉血浆肾素活性（PRA）相等作为单侧肾动脉狭窄的特征。由于患侧肾素活性明显增高，通过反馈机制抑制健侧肾脏分泌肾素，故与远端下腔静脉的 PRA 相等。实际大多数并非绝对相等，只要健侧肾静脉与远端下腔静脉 PRA 比值＜1.3，就说明健侧无血管病变或无有意义的病变。RVRR＞1.5、健侧肾静脉/下腔静脉肾素活性的比值（RcCRR）＜1.3，（健侧肾静脉－下腔静脉）/下腔静脉肾素活性比值即（Rc－C）/C＜0.24 者，为手术适应证的 3 项指标。单侧肾动脉狭窄中，RVRR＞1.5 者占 77%，RcCRR＜1.3 及 Rc－C/C＜0.24 者均占 93%。若综合分析上述 3 项指标，预测手术成功率可达 100%。但本法仍有 50% 的假阴性，其原因为：①实验室的误差（误差事可达 8%～20%）。②导管取血位置不当，例如：①误认腰静脉为肾静脉，血标本采集有误，②从导管侧孔采取血样不能代表其端孔处血浆肾素活性水平。③肾动脉分支分段病变：此类病变仅限于肾脏一部分。由肾静脉主干取血时，来自其他正常部位的静脉血稀释了分泌肾素高的静脉血，故不能真正反映局部狭窄病变的功能改变。④对侧肾脏有肾实质病变。⑤取血时肾脏分泌肾素暂时性减少。⑥用同一导管采集两侧肾静脉血标本或两侧肾静脉血标本采集间隔时间太长。⑦病侧有较丰富的侧支循环。⑧多支肾静脉。

为此，在取血标本时应严格掌握标准，导管位置要准确，对肾分支病变者应采集分支静脉血标本，最好用两根导管同时采集双侧肾静脉血标本。有人提出用各种刺激肾素试验方法来降低假阴性率。

1. 低钠试验法　口服 3～5 天低钠（10～20mol/d）膳食，但 RVRR 结果不一致，未能降低假阴性率。

2. 静脉注射呋塞米法　呋塞米对健侧肾脏的肾素刺激作用较患侧为强，未能降低假阴性率，反而产生新的假阴性。

3. 巯甲丙脯酸试验　口服巯甲丙脯酸 25mg30min，或 50mg20min 前后分侧取肾静脉血测定 PRA，计算 RVRR。有人提出刺激后周围静脉 PRA＞10ng·ml^{-1}/h 及 RVRR＞3.0 者，对判定手术疗效的价值较大，并可降低假阴性率。肾素激发试验与钠盐摄入量有密切关系，我国人群对钠盐摄入量较多，故肾素分泌受抑制。我们研究认为巯甲丙脯酸激发试验后 RVRR＞2.5 者为阳性，具有诊断价值。

4. 静脉注射肼苯哒嗪试验　静脉注射肼苯哒嗪 20mg 后 30min 可使缺血侧肾脏分泌 PRA 增高，RVRR 值增大。是一种快速的识别方法，适用于对巯甲丙脯酸激发试验有禁忌的患者，无假阳性。但此法易有头痛，心慌及体位性低血压等不良反应。

（五）血管造影检查

1. 数字减影血管造影（DSA）　DSA 是一种数字图像处理系统，由静脉注入 76% 泛影葡胺进行造影。为一种较好的筛选方法,操作较简便,患者负担小,反差分辨率高,对低反差区病变也可显示。考虑大动脉炎是肾血管性高血压病的最常见的病因,故造影时应对头臂动脉、胸、腹主动脉、肾动脉、髂动脉及肺动脉进行全面检查。一般可代替肾动脉造影,亦适合于门诊患者。但对肾动脉分支病变显示不清,必要时仍需选择性肾动脉造影。

2.动脉造影　可观察肾动脉狭窄的部位、范围、程度、远端分支、侧支循环及胸腹主动脉等情况。

四、诊断

根据本病的临床表现及实验室检查,一般可确诊为肾血管性高血压病。但必须强调指出,仅动脉造影见肾动脉狭窄,尚不能肯定是高血压病的病因,还必须看肾动脉狭窄是否引起肾脏缺血而导致肾素－血管紧张素系统活性增高。仅根据肾动脉造影形态学上的改变还不够,必须结合功能诊断。分侧肾静脉肾素活性测定对肾血管性高血压病的诊断及估计手术预后很有价值。

五、病因的鉴别诊断

(一)大动脉炎

好发于年轻女性。单侧或双侧桡动脉搏动减弱或消失,颈部或上腹部可闻及血管杂音。血沉增快,抗主动脉抗体阳性,具有无脉病的眼底改变。动脉造影示多发性病变(多则累及9支动脉),腹主动脉伴单侧或双侧肾动脉受累约占80%,病变累及肾动脉近端1/3段。

(二)FMD

好发于年轻女性。主动脉少见,病变大多累及肾动脉远端及其分支。尤以右肾动脉为明显,可呈串珠样改变,放上腹部很少听到血管杂声。

(三)动脉粥样硬化

多见于50岁以上男性。血脂增高,可能合并高血压病或糖尿病,病变常累及主肾动脉开口处等。

六、治疗

(一)外科治疗

单纯的一侧肾动脉狭窄,处理较简单。合并有腹主动脉病变以及双侧肾动脉受累者,则治疗较为困难,需根据病变的位置及程度考虑治疗方案。原则上应首先解决腹主动脉远端的供血,同时,根据双侧肾动脉病变的程度,再考虑手术方式,是一次手术,还是分期进行,并需防止由于手术失败而造成的肾衰竭。较稳妥的方法是选择肾血管条件较好的一侧,采用较有把握的重建血运的方法,术后再经若干时间观察,证实血运确已改善,然后再考虑解决对侧的问题。

1.血运重建术　包括狭窄切除后对端吻合术,主动脉至肾动脉旁路手术－端侧吻合或对端吻合等。除大动脉血运重建术外,国内一般近、远期疗效均不理想,有待于改进移植材料和手术技巧。优点为:①可保留原有的侧支循环,维持肾功能;②避免广泛解剖游离,手术相对较简单。缺点为:①手术部位较深,且有肾静脉跨于其上,肾动脉周围有明显黏连,故解剖与显露均有一定困难;②肾动脉较细小,不适于选用口径较大的人工血管,这样也影响了远期通畅率;③需有相当长的正常肾动脉段,方可实行吻合术。

2.自体肾移植术　近、远期疗效达80%～90%,可维持正常的肾功能。其优点为:①保留自体肾脏;②不需用任何移植材料,术后通畅率高;③如肾动脉较短或较细,甚至临近一级分文,仍可采用整形技术进行吻合;④移植部位较表浅,易于操作。缺点是:①移植肾需全部游离,破坏侧支循环,若手术失败,必须切除该肾;②移植早期位置易移动,可造成动、静脉扭曲,以致手术失败。

3.脾动脉吻合术或附近脏器血管吻合术　优点是自体血管,避免移植材料。缺点是损失相应的器官或影响相应脏器的血运。

4.肾切除术　对一侧病变,且已无法保留肾脏者,手术可达降压目的。本法优点是手术简便,创伤少,并发症少。缺点是失去肾脏,功能丧失。其适应证为:①病变局限一侧,对侧功能肯定良好者;②患侧肾功能严重受损,体积明显缩小者;③肾外血管梗阻广泛且严重,不可能用手术改善血运者;④造影示肾内血管梗阻或示广泛的迂曲、狭窄者;⑤血运重建失败后血压仍明显增高者。

影响手术疗效的因素:①大动脉炎活动期:大动脉炎活动期患者有低热,血沉快,病变部位疼痛或有压痛,此时不宜手术。因血管广泛充血,淋血液渗出,黏连明显,手术极为困难。且术后由于病情继续发展以及纤维增生、瘢痕挛缩可致血管梗阻,必须待病情基本控制,并稳定一个时期后再行手术。有的病例虽无发热,疼痛等症状,但血沉增快,虽在短期内控制血沉后进行了手术,术中所见仍为活动期变化。术后症状暂时稍有改善,但最终血压复升,肾功能丧失,手术失败。②吻合口的假性动脉瘤形成:术中见移植的人工血管吻合口脱开,在原吻合口处可见断裂的丝线。③血管栓塞:肾血管血运重建手术失败的主要原因是移植血管的血栓形成,故应提高吻合技术。如在使用单丝人工合成线作连续缝合时,最后打结不得用力过度,以防止线滑而使吻合口抽紧造成狭窄以致梗阻。可先用钳轻夹第一扣后再继续打结。此外,还应选择适当的移植血管。采用人工血管时直径不得<6mm,而且要优质的制品。术后需加用抗凝剂2～4周,以防血栓形成。

(二)经皮穿刺肾动脉成形术

目前用本法治疗肾血管性高血压病获得痊愈或改善者达80%～100%,但长期疗效尚难肯定。成形术指征为:①上肢舒张压>12.7kPa(95mmHg),若上肢无脉,则以下肢血压为准;②单侧或双侧肾动脉主干或其主要分支管径狭窄>50%而不伴有明显肾萎缩者;③肾动脉狭窄远、近端收缩差>4kPa(30mmHg)或平均压>2.67kPa(20mmHg)者;④RVRR≥1.5,Rc-CRR<1.3及Rc-C/C<0.24者;⑤肾动脉无钙化者;⑥不能耐受手术者。

应综合分析上述各项指标。在肾动脉开口处完全阻塞或其远端分支广泛性狭窄或缺血侧肾脏明显萎缩或肾动脉钙化者,均不宜做成形术。本法少见并发症,偶可引起肾动脉血栓或栓塞、动脉壁形成夹层或破裂出血等,关键在于操作要细心熟练。

(三)药物治疗

对不适于手术或肾动脉成形术的患者,可服用降压药物治疗。本病对一般降压药物反应不佳。虽然转换酶抑制剂降压有效,但有些学者不主张应用它来治疗肾血管性高血压病,特别是双侧肾动脉狭窄或单功能肾(自然或人工移植)或疗前有肾功能损害的患者。由于肾动脉狭窄后肾脏灌注压降低,通过ANGⅡ使输出小动脉收缩来调节肾小球滤过率(GFR),若服用巯甲丙脯酸则GFR失去上述的自身调节,可发生肾功能不全;若合并用利尿剂,GFR更下降,更促进肾功能不全。停用上述药物后肾功能可恢复到疗前水平,故对单侧肾动脉狭窄患者无手术或扩张术指征时,可考虑应用巯甲丙脯酸或苯丁酯脯酸治疗,但应密切观察尿蛋白、血肌酐,注意肾功能的变化。

(侯磊)

第三节　原发性醛固酮增多症

原发性醛固酮增多症(原醛)是由于肾上腺皮质增生或肿瘤,分泌过多醛固酮引起的综合征。近年随着醛固酮、血浆肾素活性(PRA)等生化测定方法的建立和电子计算机 X 线体层扫描(CT)等技术的应用,原醛的诊断水平有了很大提高,报道日益增多。

关于原醛发病率的统计相差悬殊,高的占高血压病中的 10%,低的仅占 0.4%。本病可发生在所有年龄组(3～75 岁),但以成年人为最多见,女性发患者数较男性稍多。但无明显差别。

一、病因病理

(一)分类

根据原醛病理、病理生理的不同特点以及对治疗的反应,可将本病症分为 4 种类型。

1. 腺瘤(Conn's 综合征)　单一性腺瘤最多见,约占原醛总数的 90%左右。其部位以左侧肾上腺稍多见,也有双侧腺瘤或一侧双腺瘤。腺瘤呈圆形或卵圆形,少数呈三角形,直径 1～3cm,重量一般小于 6g。肿瘤为良性,有完整包膜,切面为均匀的橘黄色。瘤组织主要由排列成巢状、束状或腺样的大透明细胞构成。核圆形或杆状,脑浆空泡或细颗粒状,电镜示瘤细胞具有球状带细胞特征,线粒体蜡呈小板状。瘤侧肾上腺皮质萎缩,也可正常。也有腺瘤与增生并存的情况,如一侧腺瘤伴双侧肾上腺皮质局灶性或弥漫性增生或一侧腺瘤伴同侧增生。至于腺瘤与增生为何同时存在,是否腺瘤是增生的延续或发展,目前尚不清楚。

2. 肾上腺皮质增生

(1)双侧肾上腺皮质增生(特发性醛同酮增多症):这类病例逐渐增多,约占原醛总数的 5%～9%。大多数病例镜检示球状带弥漫性增生(弥漫性增生),少数则表面高低不平,或呈颗粒状,切面可见散在性黄色小结节(结节性增生),增生的肾上腺均由大量透明细胞构成。

该症发病可能由于某些肾上腺外的可兴奋醛固酮分泌的因子(非肾素－血管紧张素)所引起。这些因子是存在于垂体内的一些非促肾上腺皮质激素(ACTH)的肽类物质,如 β－促脂素(β－LPH)、垂体 α－黑素细胞刺激素(α－MSH)、垂体黑素细胞刺激素(γ－MSH)、β－内啡肽(P－EP),这些肽类物质均为鸦片－促黑素细胞素－促肾上腺皮质激素前体物(FOMC 肽)的衍生物,并发现 POMC 肽受血清素或组织胺介导。据此提出发生肾上腺皮质增生的一种假设性机制,可能因血清素神经原过度刺激垂体产生这类 POMC 肽的衍生物,继而导致肾上腺球状带增生,分泌过多醛固酮;也可能血清素神经原直接刺激肾上腺皮质分泌大量醛固酮。Sen 等人在人的垂体中发现一种称为醛固酮刺激因子(ASF)的糖蛋白。次年 Carey 等人发现,特发性醛固酮增多症患者血和尿 ASF 水平增高,而腺瘤型原醛 ASF 不高,故推测 ASF 与特发性醛固酮增多症的发病有关。

少数经手术切除大部分肾上腺后血压及血钾等代谢能恢复正常的双侧肾上腺增生型原

醛,可能是该类型中的不同亚群,但确切性质尚未肯定。

(2)单侧肾上腺皮质增生:单侧肾上腺皮质增生病例经手术切除增生侧肾上腺,血压和血钾均能恢复正常,数年随访亦未再发生醛固酮增多症状。

3.糖皮质激素可抑制性醛固酮增多症(ACTH 依赖性醛固酮增多症)　较罕见,可为家族性或散发性。家族性者以常染色体显性方式遗传,多见于青少年男性。其醛固酮分泌受 ACTH 控制,经糖皮质激素治疗后,所有代谢异常均可纠正。经手术探望的患者均证实为两侧肾上腺皮质增生而无腺瘤,现已发现其分泌醛固酮的细胞上有异常的 ACTH 受体,醛固酮来自束状带。近又提出过多的醛固酮可能来自肾上腺皮质分化异常。

4.产生醛固酮的肾上腺癌肿　少数肾上腺癌主要分泌醛固酮及其前体物,临床表现为醛固酮增多症或混合性征群。肾上腺癌体积甚大,肿瘤包膜可有浸润,肿瘤组织有特征性的厚壁血管。

(二)其他病理

醛固酮增多症偶由卵巢癌引起,其肾上腺皮质正常,从卵巢肿瘤组织可提取出醛固酮。其他罕见的还有分泌醛固酮腺瘤合并存在肢端肥大症或甲状旁腺腺瘤。

二、病理生理

过度分泌的大量醛固酮可引起下列病理生理变化。

(一)血压升高

血压升高与大量醛同酮引起钠潴留、血浆容量增多、血管壁内钠离子增加使血管反应性增高等有关。当细胞外液扩张到一定程度时,肾脏重吸收钠减少,使钠代谢达到几乎平衡状态,故病程较长者血容量可正常,血液动力学表现为周围血管阻力增加、心输出量可增高也可正常。此外,低镁血症也可增加血管反应性,促使血压升高。

(二)钾耗损

大量醛固酮作用于肾脏远曲小管促使钠重吸收和钾排泄,因而尿钾丢失增多,造成钾耗损。本病当钠潴留达一定程度时,近曲小管对钠的重吸收减少而出现"脱逸"现象,然而远曲小管 Na^+-K^+ 交换并不减少,因此钾不断丢失。

(三)肾素-血管紧张素(R-A)受抑制

在大量醛固酮作用下,由于体内钠潴留和细胞外液容量扩张,抑制了肾素分泌及血管紧张素的形成。原醛中 R-A 受抑制的现象和继发性醛固酮增多症中的 R-A 增高形成明显区别,故具有鉴别价值。

(四)其他影响

1.钠潴留　过量的醛固酮引起钠潴留,血容量增加,但钠潴留及体液容量扩张至一定程度即出现"脱逸"现象,同时也引起体内排钠系统活动,此时可发现钠代谢并不呈明显正平衡。

2.酸碱平衡紊乱　细胞内大量钾离子丢失后,细胞内钠、氢离子排出减少,而细胞外氢离子相对减少,于是形成碱中毒。另外,在大量醛固酮作用下,肾脏远端小管处 Na^+-K^+ 交换较 Na^+-H^+ 交换占优势,因而尿钾增多,但尿液呈中性甚至碱性。

3.低镁血症　醛固酮过多可促使镁排泄而尿镁增多,血镁降低。

4.游离钙降低　当细胞外液碱中毒时,游离钙往往降低。

三、临床特征

原醛的主要临床特征如下。

(一)高血压病

高血压病是最主要和最早出现的症状。早期常表现为边缘状态的或中等度血压升高,且随病程的进展而逐渐升高。相当一部分患者甚至表现为进行性或恶性高血压病,有的发生脑卒中、心脏功能衰竭等严重并发症,因而推翻了过去认为本症仅为轻度和良性高血压病的错误看法。也有发生直立性低血压者,可能是低钾引起颈动脉窦功能异常及交感神经反射异常所致。

(二)钾耗损引起的症状

1.肌肉方面　肌无力或麻痹甚多见。常呈周期性发作,一般在肌肉劳累后或服用噻嗪类等排钾利尿剂后,发生厌食、呕吐、腹泻也是诱因。肌无力或麻痹以累及双下肢为最多见,严重时影响四肢或颈、背部肌肉,有的甚至吞咽、呼吸困难。肌肉症状与血钾降低程度有关,血钾愈低,肌肉受累机会愈多。由于低镁血症及细胞外游离钙减少,患者常感肢端麻木或手足搐搦。严重低血钾时神经肌肉应激性往往降低,故低血钾明显时手足搐搦较少,而在补钾之后,则反而明显。

2.肾脏方面　严重缺钾可引起肾小管空泡样变性,临床表现为肾小管浓缩功能障碍,尿量增多(尤其夜尿量增多显著),伴口渴、多饮。原醛患者血浆心钠素水平明显高于正常人,推测多尿可能与心钠素增高促使利尿有关。

3.心脏方面　低血钾者的心电图表现为 U 波明显,ST－T 波变化,Q－T 间期延长。低血钾使心肌细胞兴奋性增高,易引起潜在起搏点兴奋而发生期前收缩或阵发性心动过速,甚至可因室速或室颤造成心源性脑缺氧与猝死。

(三)其他症状

1.头痛　为本病常见症状,归咎于容量扩张、血压升高所致,其发作次数、持续时间和严重程度较一般原发性高血压病为重。

2.糖代谢紊乱　原醛患者空腹血糖可升高,糖耐量减低。与钾缺乏有关。

3.无水肿　原醛者虽有钠潴留和血容量增多,但一般不出现水肿。

4.儿童患者长期存在缺钾等代谢紊乱可导致生长发育迟缓

四、诊断

原醛诊断的关键是根据临床表现和实验室检查所提供的线索,考虑到本病的可能性,然后作进一步定性、定位检查,加以肯定或排除。

(一)提示原醛的线索及诊断步骤

1.存在下列情况时应考虑原醛的可能

(1)高血压病者伴有多尿(尤其是夜尿量增多)、多饮,但无糖尿病或肾脏疾患;服噻嗪类等排钾利尿剂后发生严重肌力减退或肌肉麻痹、血钾低或心电图有低钾表现。

(2)无诱因的发作性肌无力或麻痹,或在肌肉劳累、厌食、呕吐、腹泻后引起严重肌无力或麻痹、且麻痹发生后血钾仍低或心电图仍有低钾表现者,应观察其血压,若合并高血压病即提示原醛。

(3)血清电解质测定或常规心电图检查时发现低钾者需测量其血压,如血压升高,需考虑原醛的可能。

2.若症状提示原醛则需做下列检查

(1)血、尿电解质、酸碱平衡和血浆醛固酮浓度(PAC)及(或)尿醛固酮测定。如醛固酮升高,则属醛固酮增多症,应再作如下检查。

(2)PRA、PAC/PRA、17-羟皮质类固醇(17-OHCS)、17-酮类固醇(17-KS)以及肾功能检查。若 PRA 受抑制,PAC/PRA 比值明显增高,17-OHCS、17-KS 正常,肾脏和肾血管无明显病变,即可拟诊为原醛。

(3)做抑制或刺激醛固酮分泌等试验以及 CT 等定位检查,以确定原醛类型及病变部位。

(二)实验室检查

1.电解质及酸碱平衡检查

(1)血、尿钾:大多数血钾降低,一般为 2～3mmol/L。血钾降低主要是持续性,少数为间歇性,但已发现血钾持续正常的病例,并报道约 20% 的原醛患者血清钾多 3.5mmol/L。原醛者在普食情况下出现低血钾时,昼夜尿钾排泄超过 25～30mmol/L。

(2)血、尿钠:血钠一般正常或略升高。尿钠较摄入量稍少或相近。

(3)唾液 Na/K 比率:当醛固酮分泌过多时,唾液中钠离子减少。正常人唾液 Na/K 比率大于 1。如比率小于 0.4,对诊断本病也有参考价值。

(4)尿 PH 和血 CO_2 结合力:尿 pH 多呈中性或碱性。血 CO_2 结合力正常高值或高于正常。

2.醛固酮测定

(1)24 小时尿醛固酮排量测定:绝大多数原醛高于正常,然而低钾直接抑制了醛固酮的生物合成。当血钾特别低时尿醛固酮排量可正常或稍增高。当充分补钾后,醛固酮分泌可增多。有人发现用放免法测醛固酮降解产物四氢醛固酮,对诊断有重要帮助,有些原醛尿 18-葡糖醛固酮正常而四氢醛固酮则升高。

(2)血浆醛固酮浓度:原醛者 PAC 均明显升高。

(3)醛固酮分泌率:本项在反映醛固酮的分泌量方面较尿醛固酮排量更为可靠,原醛者增高明显。

(4)唾液醛固酮:原醛患者唾液醛固酮明显超过正常人,并发现唾液比血浆和尿液更能敏感地反映醛固酮水平的异常变化。

以往发现约 1/4 原醛患者其醛固酮水平属正常或稍升高。经研究发现,年龄可影响醛固酮的合成和分泌,即随年龄的增长,FAC 和尿醛固酮排泄均有明显下降趋势,故在分析老年患者醛固酮测定值时,应考虑年龄因素。

3.肾素-血管紧张素 原醛患者除非已并发严重的肾脏病变或进展为恶性高血压病,PRA 一般明显受抑,即使容量减少时(限制钠摄入、直立体位、利尿剂),PRA 也无明显升高。肾素-血管紧张素受抑制是诊断本病的重要标准之一。但并非是诊断的绝对依据,因原发性高血压病中也有相当一部分属于低肾素。

4.血浆醛固酮浓度/血浆肾素活性比值(PAC/PRA 比值) Hiramatsn 首先提出 PAC/PRA 比值的概念。同时测定 PAC 和 PRA 可进一步增加筛选原醛的敏感性,并能有效地区分原醛与低肾素型原发性高血压病。由于原醛者 PAC 显著升高而 PRA 明显受抑制,PAC/

PRA 比值往往超过 400,而正常人和原发性高血压病患者尽管也会因各种原因引起醛固酮分泌增加,使 PRA 受抑制,但其比值一般不超过 200。

5.24 小时尿 17－羟皮质类固醇及 17－酮类固醇 原醛者一般正常,据此可与皮质醇增多症鉴别。

6.肾功能检查 浓缩、稀释功能试验示尿量增多,尤其夜尿量增加。尿比重较固定且降低,少量蛋白尿。血尿素氮、肌酐绝大多数正常。

7.心电图 可出现低血钾变化。

做上述检查前(肾功能、心电图除外),需安全停药 2 周或 2 周以上。

(三)诊断性试验

对于临床症状和实验室表现不典型者,还应选择性作诊断性试验。

伴明显水肿、心肾功能不全、近期内发生过心肌梗死或脑卒中及有典型临床和生化表现者,不宜作高钠饮食试验及生理盐水负荷试验。

(四)定位检查

1.腹膜后充气造影 约 25% 患者可显示病变的部位。此法检出率低,且有一定危险性,已很少采用。

2.放射性碘化胆固醇(131 碘－19－碘化胆固醇)肾上腺照相或扫描 根据放射性碘化胆固醇注入人体后被肾上腺皮质浓缩的原理,再用闪烁照相机获得肾上腺图像。除了作 CT、肾上腺静脉造影等定位检查外,还采用多种试验方法作鉴别。

(五)特殊临床类型

1.血钾正常性原醛 血钾持续正常的原醛病例多数是双侧肾上腺皮质增生。原醛患者出现低血钾是较晚期的表现,推测血钾正常可能是发病的早期阶段。也有部分血钾间歇性降低的患者,但在严格的钠负荷情况下(高钠饮食试验)正常血钾将下降。另外,采血时的干扰因素(如作前臂剧烈活动,用压脉带)也会造成溶血,从而造成"正常血钾"。对这类患者的有效诊断方法尚待研究。

2.血压正常性原醛 此类病例罕见,目前发现的除 1 例是双例肾上腺皮质增生外,其余为腺瘤。可能由于降压系统过度参与血压的调节从而抵消了过多分泌的醛固酮的升压作用。血压正常但具备原醛的其他临床表现,一般均因低血钾而疑为本症,故对原因不明的低血钾部应作详细检查,以除外原醛。

3.儿童的原发性醛固酮增多症 以双侧肾上腺皮质增生为多见,临床高血压病严重,患儿生长发育也较迟缓。

五、鉴别诊断

需与本病作鉴别的是具有高血压病和(或)低血钾表现的疾病。

(一)原发性高血压病因某种原因引起低血钾

最常见的是服噻嗪类等排钾利尿剂引起低血钾,这些患者停用利尿剂后 2～4 周钾代谢即恢复正常。钠摄入过少(长期限钠)、胃肠道丢失(长期服泻药)也可发生低血钾,询问病史可助鉴别。

(二)恶性高血压病、肾动脉狭窄性高血压病

二者均因继发性醛固酮增多而合并低血钾,PRA、肾动脉造影有助于与原醛鉴别。

（三）某些肾脏疾病

如失盐性肾炎、肾病综合征、慢性肾炎、肾盂肾炎、肾小管酸中毒、Liddle综合征、Bartter综合征、球旁细胞瘤等也会发生高血压病、低血钾，可根据各自特点并作诊断性试验与原醛鉴别。先天性肾上腺酶缺乏症、皮质醇增多症、异位ACTH综合征等与原醛相似处为高血压病低血钾，可根据体征及17-OHCS，17-KS、PAC等测定作鉴别。

（四）药物

如靶激素（包括避孕药）、甘草或生胃酮、盐皮质激素（如考的松）可引起高血压病、低血钾，根据用药史易与原醛鉴别。

六、治疗

大多数原醛可治愈，但在决定治疗办法前必须确定其类型。

（一）手术治疗

腺瘤及癌的最好治疗方法为手术切除。术前应根据病情采取低盐饮食，口服安替舒通及其他降压药物，适量补充氯化钾等措施纠正低钾并降低血压。若术前定位为一侧性单纯腺瘤则取该侧腰部11肋间切口；如不能确定为腺瘤或增生，或不能确定肿瘤在何侧，则应作腹部切口以便同时探查两侧肾上腺。腺瘤切除后，电解质紊乱能迅速恢复正常，但约10～20％患者血压仍偏高，可能由于合并原发性高血压病或术前因长期高血压病导致肾脏血管损害，因此需继续适量的降压药物治疗。双侧肾上腺皮质增生型原醛虽可做肾上腺大部切除术（1侧全切除；另侧切除大部分），但手术效果差，故趋向药物治疗。

（二）药物治疗

安替舒通是治疗原醛的经典药物，它不仅用于诊断也可用于手术切除腺瘤后效果欠佳或因全身情况差而不能耐受手术的腺瘤患者，更宜于治疗特发性醛固酮增多症。其剂量为160～320mg/d分4次服，待血压下降后逐渐减量至40mg/d左右。长期服安替舒通出现男性乳房发育等副作用，可改用排钠潴钾利尿剂氨苯喋啶或氨氯吡咪治疗。用钙拮抗剂硝苯吡啶治疗原醛（包括腺瘤和增生），发现可使患者PAC下降，血压、血钾恢复正常，该药已受到广泛重视。晚近有人将类固醇抑制剂trilostane、win24540作为治疗药物；也有报道5-羟色胺拮抗剂赛庚啶能降低增生型原醛的PAC；还有人根据特发性醛固酮增多症的病理生理状况，提出用AsF抑制剂、POMC衍生物拮抗剂来治疗该类原醛。总之，随着对原醛认识的不断深入，治疗途径必然日趋广泛。

每日服1～2mg地塞米松可使糖皮质激素可抑制性醛固酮增多症患者血压、血钾恢复正常。

（侯磊）

第四节 柯兴综合征

柯兴综合征是Harvey Cushing发现的一种严重疾病。40％死于心血管并发症，死亡率较高。柯兴综合征患者80％有高血压病，高血压病是提前发生心血管疾病的主要危险因素。

柯兴综合征是各种原因引起皮质醇过多的疾病。按病因可分为以下几种类型：①下丘脑-垂体功能紊乱所致ACTH分泌过多，即双侧肾上腺皮质增生，又称柯兴病。此型最多见，国内外报道约占柯兴综合征的70%；②各种肿瘤所致的异位 ACTH 分泌过多占15%；③良性或恶性肾上腺肿瘤，约占15%。垂体 ACTH 分泌过多可由下丘脑促肾上腺皮质激素释放因子(CRF)，或者由垂体前叶或中叶产生 ACTH 的自主性腺瘤所引起。垂体或异位肿瘤引起的 ACTH 分泌过多导致双侧肾上腺皮质增生。④长期服用较大剂量的糖皮质激素所致的医源性柯兴综合征，为暂时性，停药后症状缓解。还有一些少见的类型包括双测肾上腺腺瘤、结节性肾上腺皮质增生、自发性缓解的柯兴综合征、周期性或发作性柯兴综合征。

一、病理

(一)垂体

1.垂体腺瘤　约90%柯兴病患者有垂体腺瘤。瘤的体积较小，其直径多小于10mm，多数患者小于5mm。大腺瘤多为侵蚀性，导致蝶鞍向外扩展。恶性垂体肿瘤极为少见。垂体前叶微腺瘤由嗜碱细胞组成，细胞中含有 ACTH、β—促脂素及β—内啡肽。大腺瘤多由嗜碱细胞组成，细胞中含有 ACTH 和有关多肽。这些细胞可有嗜碱细胞透明变性(Crooke 改变)。电镜示细胞中有分泌颗粒，200～700nm 大小，每个细胞中的颗粒数各异。

2.垂体增生　在柯兴病中罕有 ACTH 细胞弥漫性增生，增生的原因可能系 CRF 过度刺激垂体前叶所致。

(二)肾上腺

1.皮质增生　双侧肾上腺比正常者增大而厚，表面有时可见颗粒状或斑块状突起，切面可见到肾上腺皮质增厚，厚度为2～3mm。镜下见皮质束状带增生、细胞呈束条状或闭状排列，胞浆中有伊红色颗粒。少数病例为束状带和网状带同时增生，球状带萎缩或消失。电镜下增生的超微结构与正常皮质细胞的形态基本相似，具有典型的分泌类固醇性激素的超微结构特征，即有丰富的线粒体，光面内质网及脂滴，示功能活跃。

2.皮质腺瘤　多呈圆形或卵圆形或扁圆形，包膜完整，腺瘤直径多在5～10cm，其切面有出血和囊性变。瘤细胞为透明细胞和嗜酸性颗粒细胞。两类细胞呈多角形或不规则形，排列成束状。巢状或片状。多数患者以嗜酸性颗粒细胞为主。

3.皮质腺癌　腺癌一般体积较大，往往超过10cm，切面为粉红色，有明显出血和坏死。包膜常受浸润，瘤细胞也可侵入淋巴结及血管。晚期病例可转移至淋巴结、肝、肺等。电镜下常见到核畸形，核仁明显，染色质丰富，细胞器极不规则或伴变性。

二、临床表现

(一)高血压病

为本病常见的症状，80%柯兴综合征患者有高血压病。通常为持续性，收缩压与舒张压均有中等以上升高。如同多数继发性高血压病的病因一样，即使去除病因，血压仍持续升高。少数双侧肾上腺皮质增生的病例，在肾上腺手术切除后血压仍升高。患者多数有肾小动脉硬化，此种情况与长期高血压病有关，且又是高血压病持续存在的原因。

1.发生率　柯兴综合征患者中高血压病发生率为88%，而在服用外源性糖皮质激素或注射 ACTH 的患者中，高血压病的发生率相对较低，仅20%。由于大多数患者使用类固醇衍生物，盐皮质激素活性低于皮质醇。隔日疗法或小剂量治疗时高血压病发生率低，每天用泼尼松10mg 以内持续治疗的患者通常不发生高血压病。

2.高血压病的原因　可能与以下几种机制有关。

(1)高浓度的皮质醇的潴盐作用:尽管盐皮质激素的强度仅为醛固酮的1/300,但在正常情况下,皮质醇的分泌量较醛固酮大200倍以上。在柯兴综合征时,皮质醇分泌量增加2倍或2倍以上。高浓度的皮质醇可能与高血压病的形成有一定的因果关系。

(2)盐皮质激素产生过多:尽管在肾上腺肿瘤或异位ACTH综合征中最为常见,但在其他类型柯兴综合征的患者中,去氧皮质酮浓度增高,醛固酮也常增高。

(3)肾素—血管紧张素浓度和活性增加:柯兴综合征患者血浆肾素底物增加与糖皮质激素产生过多有关。新近发现人工合成的强作用糖皮质激素能明显增加血浆肾素底物。血浆肾素底物在柯兴综合征患者中也显著增高,这种肾素底物的增高导致血管紧张素的产生过多。后者的浓度增高在柯兴综合征患者的高血压病发病机制中可能具有一定作用。

(4)交感神经系统活性增强:糖皮质激素可使苯乙醇胺—N—甲基转换酶(PNM-T)增加,后者可使肾上腺素和脑部的去甲肾上腺素转换成肾上腺素。在用糖皮质激素造成高血压病的大鼠中,这种酶的抑制剂明显降低血压,可能由于在中枢部位阻断肾上腺素的合成。此外,糖皮质激素还可增强血管对去甲肾上腺素的反应性。

(5)高血压病的发生与心身促发倾向有关,可能通过至今尚未被发现的脑神经传导剂或垂体激素所引起。

3.影响高血压病的其他因素　柯兴综合征患者红细胞的 Na^+-K^+-ATP 酶活性增高,糖皮质激素可能抑制前列腺素(有扩张血管作用)的作用。前列腺素可能对血压的升高有调节作用。

(二)向心性肥胖

为本病特征,发生率约为88%。患者常呈满月脸,面部红润,多脂,水牛背,垂悬腹,而四肢相对瘦小,有时呈肌肉萎缩。

(三)紫纹

典型的紫纹对柯兴综合初的诊断具有一定的价值。紫纹多见于腹部、大腿内外侧、臀部等处。表现为中间宽两端细,呈菱形,表皮变薄的紫色裂纹。紫纹颜色越深、越亮,则诊断价值越大。

(四)性功能改变

月经紊乱、不育、痤疮、多毛、男性可性欲减迟、阳痿、睾丸变软、前列腺缩小等。

(五)神经精神障碍

表现为失眠、抑郁、狂躁及精神变态等。

(六)骨质疏蚣

约占70%,表现为腰背痛和脊椎压缩性骨折。

(七)皮肤色素沉着

色素明显加深,绝大多数见于异位ACTH综合征的患者,原因为肿瘤分泌大量的ACTH及β—促脂素所致。

(八)感染的易感性增加

皮肤和指甲等处的真菌感染多见,且严重而不易愈合。急性细菌感染易扩散,久治不愈,甚至败血症。

三、实验室检查

（一）血浆皮质醇测定

正常人血浆皮质醇具有明显的昼夜周期波动，以早晨 6～8 时为最高，均值为 $10\pm2.1\mu g/dl$（$276\pm58nmol/L$），下午 4 时均值为 $4.7\pm1.9\mu g$（$138\pm52nmol/L$，至午夜 12 时最低，均值为 $3.5\pm1.2\mu g/dl$（$97\pm33nmol/L$）。本病患者则昼夜节律消失，即晨 8 时高于正常，而下午 4 时或晚 12 时不明显低于清晨值。

（二）尿游离皮质醇测定

正常成人尿游离皮质醇排出量为 $47\sim110\mu d/24h$（$130\sim304nmol/24h$），均值 $75\mu g\pm16\mu g/24h$（$207\pm44nmol/24h$），柯兴综合征患者大多明显高于正常。

（三）尿 17－羟皮质类固醇（17－OHCS）测定

正常成人男性均值为 $31\mu mol/24h$。成人女性均值为 $25\mu mol/24h$。本病患者尿 17－OHCS 排泄量往往大于 $6\mu mol/24h$。后者具有一定的诊断价值。

（四）明显的低血钾性碱中毒

常见于肾上腺腺癌和异位 ACTH 综合征的患者。

（五）小剂量地塞米松抑制试验

尿游离皮质醇和尿 17－OHCS 高于正常。临床上拟似本病的患者可做此试验，当其抑制值不能抑制到对照值 50％ 以上时提示有本病的可能。

（六）大剂量地塞米松抑制剂

主要用于区别肾上腺增生和肿瘤。多数增生的病例在服药后可抑制到对照值 50％ 以上，肿瘤患者多不能达到满意的抑制。

（七）血浆 ACTH 测定

对柯兴综合征的病因的鉴别诊断有重要价值。增生的病例轻度升高，腺瘤和腺癌的病例降低，异位 ACTH 综合征的病例则明显升高，其值往往大于 $200pg/ml$（$44pmol/L$）。

四、定位诊断

（一）蝶鞍 X 线检查

较大的垂体肿瘤可使蝶鞍扩大及破坏。CT 扫描对垂体微腺瘤的定位诊断有较大价值，可发现 70％～80％ 的微腺瘤病例。高分辨力的 CT 检查能查出 3～5mm 的微腺瘤。在 CT 检查正常的病例，可进一步测不同部位的静脉血中 ACTH 浓度。

（二）肾上腺 CT 扫描

可显示肾上腺的大小和形态。对肾上腺肿瘤的诊断价值较大。增生的病例为双侧肾上腺增大，肿瘤患者则显示一侧的占位病变。

（三）放射性核素碘化胆固醇扫描照像

诊断准确率约 80％。胆固醇呈两侧浓集者示肾上腺皮质增生；浓集仅局限于一例示肾上腺腺瘤。腺癌的病例两侧均不显影或病变侧不显影而正常侧显影。

五、诊断与鉴别诊断

（一）诊断及病因诊断见表 2—6—1。

表2－6－1　不同病因柯兴结合征的鉴别诊断

	肾上腺皮质增生	肾上腺皮脂腺瘤	肾上腺皮脂腺癌	异位 ACTH 综合征
病程	长	较长	短	短
病情发展	慢	较慢	快	快
典型临床发现	有	有	多数有	常无
低钾性碱中毒	少见	一般无	常有	常有
尿 17－羟	升高	升高	明显升高	明显升高
尿 17－酮	轻度升高	轻度升高	明显升高	明显升高
尿去氢异雄酮	正常，偶尔偏高	一般正常	升高	升高
血浆 ACTH	升高	降低	降低	明显升高
大剂量地塞米松抑制试验	多数被抑制	不被抑制	不被抑制	不被抑制，少数异位产生 CRF 者可被抑制
CFR 兴奋试验	ACTH 升高	ACTH 无明显反应	无明显反应	ACTH 明显升高兴奋后不再进一步升高
碘化胆固醇肾上腺扫描	双侧显像增大	肿瘤侧显像增大，对侧正常或缩小	肿瘤侧显像或不显像	双侧显像增大
肾上腺 B 超	双侧增大	一侧占位病变	一侧占位病变	双侧增大
蝶鞍 X 线片	部分患者扩大	不扩大	不扩大	不扩大
CT	双侧肾上腺增大	一侧占位病变	一侧占位病变	双侧增大

（二）鉴别诊断

主要是单纯性肥胖症。典型的柯兴综合征与一般的单纯性肥胖症鉴别并不困难，根据临床表现即可作出诊断。但部分单纯性肥胖症的患者可出现类似柯兴的表现，如高血压病、闭经、痤疮、多毛、紫纹、糖耐量降低及 17－OHCS 排量超过正常高限以及午夜 1mg 的地塞米松不能满意地抑制。早期轻症的柯兴综合征患者，可呈不典型的表现，二者鉴别有时十分困难、以下表现支持柯兴综合征：

1.临床表现　向心性肥胖，肌肉萎缩，典型紫红色宽大紫纹、皮肤菲薄。

2.实验室检查

（1）尿游离皮质醇明显升高：大于 $100\mu g/24h(276nmol/24h)$，尿 17－OHCS 明显增高，大于 $69\mu mol/24h$。

（2）血皮质醇昼夜节律消失。

（3）低血钾性碱中毒。

（4）2mg 小剂量地塞米松不能抑制，而单纯性肥胖症可明显抑制。

六、治疗

在给予肯定治疗前，柯兴综合征的高血压病可采用一般性高血压病药物治疗。由于可能存在容量过多，利尿剂与醛固酮拮抗剂如安体舒通是比较合适的首选疗法。由于肾素－血管紧张素和交感神经系统也可能受累，可阻断上述两者的 β 受体阻滞剂可能是合理的第二线药物。柯兴综合征得到有效根治后，高血压病通常有一定程度的降低。合理治疗的选择取决于柯兴综合征的病因。

(一)柯兴病的治疗

本病治疗目的是切除或毁坏垂体的基本病变,纠正肾上腺皮质高分泌的状态而不引起垂体或肾上腺的损害。目前主要是针对垂体分泌过多的 ACTH,治疗方法包括手术、放疗和药物 3 种。

1.手术治疗　显微外科手术是治疗本病的首选方法。经蝶窦显微外科摘除垂体肿瘤的患者大部分可得到缓解。手术的并发症和死亡率很低。

2.放射治疗　垂体^{60}钴放射治疗,对成人有效率仅 15％,儿童 60％～80％。^{198}金或^{90}钇植入垂体作内照射,有效率 65％,因植入方法难度较大,且不易控制剂量,目前应用较少。重粒子照射和中子束照射二者缓解率较高,但可引起垂体功能减迟。

3.药物　选择性抑制 CRF 的药物在将来可能居重要地位,但目前这类药物尚属第二线药物。用溴隐亭或赛庚啶可抑制垂体 ACTH 的分泌,用药后血浆 ACTH 和皮质醇的水平可暂时降低。

(二)肾上腺肿瘤的治疗

1.肾上腺肿瘤必须做手术切除,术后大多预后良好。术后半年至 1 年对侧萎缩的肾上腺多数逐步重新获得功能,少数不能恢复者则需终身用激素替代治疗。

2.肾上腺腺癌明确诊断后应及早作手术切除,并加用化疗。常用的药物有以下几种:①0,P-DDD(邻氯苯对氨苯二氯乙烷),可作为肾上腺癌的辅助治疗,为首选药物。一般在治疗后 2 个月肿瘤开始缩小,用药期间应适当补充糖皮质激素,以避免出现肾上腺皮质功能减退。②甲吡酮可抑制肾上腺皮质 11-羟化酶,从而抑制皮质醇的产生,0,P-DDD 治疗无反应的患者使用该药,对控制类固醇激素分泌过多有一定效果。③氨基导眠能,该药能抑制胆固醇转变为孕烯醇酮,故可用来治疗本病。对不能根治的患者有一定价值。

七、预后

(一)未治的柯兴综合征

预后不佳,患者往往死于高皮质醇血症及其并发症,这些并发症包括高血压病、心血管疾病、中风、血栓栓塞以及继发感染。在年老的患者中,50％发病后 5 年内死亡。

(二)柯兴病

随着垂体显微外科手术不断改进及有效的放射治疗,大多数柯兴患者可获满意的控制,预后较好。垂体大腺瘤的柯兴患者预后稍差,主要由于肿瘤的侵蚀和持续高皮质醇血症对患者的不良影响。

(三)肾上腺肿瘤

肾上腺肿瘤的患者预后极好。腺癌者预后不佳,因在作出诊断时,往往已有肝、肺、骨和淋巴结转移。从症状出现到死亡的生存时间约 4 年。

(四)异位 ACTH 综合征

预后差,因 ACTH 肿瘤多为恶性。产生异位 ACTH 综合征的良性肿瘤预后较好。

(徐绍辉)

第五节　医源性高血压病

因医生用药不当引起患者血压升高并超过正常值,称之为医源性或药物性高血压病。国外研究甚多,国内研究较少。这类高血压病在临床虽不很常见,但应注意,因为了解医源性高血压病有助于和原发性及各种原因的继发性高血压病相鉴别;对于高血压病,尤其中、重度的高血压病患者,临床医生应避免使用这类药物,以免影响降压疗效和出现高血压病危象。医源性高血压病患者的个体易感性存在着差异。高血压病产生的机制,因不同药物而异,确切的机制不甚清楚。这类高血压病也无系统分类。现根据药物的种类大致分为3类。①口服避孕药及其他雌孕激素药物;②单胺氧化酶抑制剂类;③其他药物。

一、口服避孕药

口服避孕药是育龄妇女重要的避孕措施,但部分妇女在服用避孕药数月至数年后可有血压升高。对口服避孕药引起高血压病的发生率(0～18%)仍有争议,且存在个体差异。大部分人在停服避孕药后,增高的血压可逐渐恢复正常。

(一)引起高血压病的机制

目前认为肾素-血管紧张素系统可能是主要原因,口服避孕药中一般含有雌、孕两种激素。雌激素可通过两个环节引起血压升高。其一,增加肾素底物,引起血浆血管紧张素Ⅱ(ANGⅡ)浓度升高。增高的ANGⅡ既可使血管收缩,促进钠进入细胞内,又可引起醛固酮分泌增加;其二,雌二醇具有盐皮质激素作用,可直接作用于肾小管细胞引起钠潴留。一些学者还发现,服用避孕药后,血压正常的妇女的血浆血管紧张素酶浓度增加2倍,而血压升高的妇女该酶浓度仅在服用避孕药早期升高,以后则不增加,说明血管紧张素清除代偿功能亦参与发病机制。天然的孕激素可拮抗醛固酮的贮钠作用,但人工合成的促孕激素却具有盐皮质激素作用,故有钠潴留作用。

(二)临床表现

服用避孕药1～2周后即可发生高血压病。但更常见是在避孕药后数月到数年(平均1～2年)。由于年轻妇女基础血压较低,即便血压升高几个mmHg有时也难以达到高血压病标准,故服用避孕药后动态观察血压变化(定期随访测量血压)十分重要。80%服避孕药引起的高血压病在停用避孕药后1～12个月内血压即恢复正常,若再次服用,则1～2个月后可再发生高血压病。另有20%即使停服避孕药,血压也不降至正常,其机制尚不清楚。有的患者有经常性头痛及体液潴留表现,多属轻型高血压病,罕见恶性高血压病。有的具有β受体功能亢进症候群,如情绪不稳定、心动过速等。生化检查血浆肾素底物、血浆肾素活性及ANCⅡ浓度均增加,血浆醛固酮浓度变化则报告不一。肾素-血管紧张素系统的变化在停服避孕药几周后即消失。此外,葡萄糖耐量试验可见异常,血清胆固醇、甘油三酯也稍增高。

(三)鉴别诊断

主要与原发性高血压病鉴别。只要医生主动询问患者是否有口服避孕药史,诊断并不困难。但服用避孕药和高血压病的关系并不能在每一例都得到证实,停服避孕药后若血压下降才可明确;若血压不下降,仍应考虑其他原因的高血压病。

(四)处理

目前内科医生尚不能确定哪些妇女服避孕药后能产生高血压病,故服避孕药后收缩压或(和)舒张压升高明显者,尤其血压超过 140/90mmHg 时,一旦有其他避孕措施即应停服避孕药,同时可考虑先单独使用安体舒通,25～200mg/日,1 个月后若无效可加用噻嗪类利尿剂或心得安。

使用其他雌孕激素如异炔诺酮、安宫黄体酮、乙底酚等,其高血压病发生率尚不清楚。其发病机制、临床表现及处理基本与口服避孕药同。

二、单胺氧化酶抑制剂

这类药包括各种肼类抗抑郁药,优降宁及痢特灵等,目前多被其他药物取代,因而已成为药物性高血压病的少见原因。

(一)引起高血压病的机制

主要有二:①拮抗单胺氧化酶及其他酶类,不利于细胞内外的儿茶酚胺失活,即阻碍肾上腺素和去甲肾上腺素转变为 3,4－2 羟基否仁酸。②干扰酪胺的脱氨基,致使组织内酪胺蓄积,蓄积的酪胺在多巴胺－β－羟化酶作用下变成嶂胺,这是一种异常的神经递质。

(二)临床表现

体征及症状的严重性与持续时间长短变异甚大。许多表现类似嗜铬细胞瘤。发作通常在服含有酪胺食物 15 分钟到 2 小时之后,6 小时后减弱。主要表现有:心慌、全身血管搏动、剧烈的血管搏动性头痛、面色潮红、出汗、血压升高。约 1/3 患者颈部强直、恶心或呕吐。有的表现为严重的危象,如极度衰竭、血压显著升高、半身不遂、昏迷,甚至死亡。大部分患者危象消失后并不伴有明显后遗症。与嗜铬细胞瘤不同之处在于,前者尿中 VMA 及儿茶酚胺正常,而后者则升高。

(三)处理

关键在于预防。主张不用或少用单胺氧化酶抑制剂,尤其是降压药优降宁。因为使用该药后,利血平、胍乙啶、α－甲基多巴、拟交感药物(如苯丙胺、麻黄碱等),抗感冒药及含酪胺的食物(如蚕豆、鸡肝、巧克力等)均可触发严重的升压反应。如发生严重升压反应,则应反复静脉注射酚妥拉明 5～10mg,直至严重反应消失。

三、其他药物

主要包括四类。第一类为具有盐皮质激素作用的药物,如糖皮质激素、甘草及一些治疗胃溃疡病药物。长期服用这类药物所引起的高血压病机制可能与盐皮质激素产生的钠潴留有关。第二类为改变贮存神经递质功能的药物,多在联合用药的情况下发生高血压病,如阿米替林伍用灭吐灵,可乐宁伍用心得安,甲基多巴伍用三氟拉嗪等。第三类为直接引起血管收缩的药物,如麦角胺、毒扁豆碱及有关的碱类。第四类为损害肾脏的药物所致的高血压病,如非那西汀。

上述药物所致的高血压病在临床上虽不常见,但高血压病患者均应携用这类药物。在降压治疗效果不佳时,也应排除这类药物的可能影响。

(廉婕)

实用临床
心血管疾病诊断与治疗

（下）

刘朝亮等◎主编

吉林科学技术出版社

第七章　感染性心内膜炎

第一节　概述

感染性心内膜炎(infective endocarditis,IE)是指细菌、真菌或其他微生物直接感染而产生心瓣膜或心室壁内膜的炎症。是一种高致残和高病死率的疾病。

IE 的年发病率为 3～10 例/10 万人,住院的 IE 患者病死率 9.6％～26％。影响 IE 预后的主要因素包括:患者的病情特征、是否有心脏和非心脏并发症、病原微生物种类、超声、心电图征象等。目前约 50％患者在住院期间接受外科手术。有外科指证而手术风险较高、无法实施手术者预后差。

近年来 IE 的流行病学已经发生了明显变化,风湿性心脏瓣膜病患者明显减少,退行性心脏瓣膜病患者、静脉用药依赖者明显增加。人工瓣膜置换、心脏起搏器、埋藏式心脏除颤器等植入逐年增加使得器械相关性 IE 发病率在增高。

一、IE 病因

包括基础心血管病变及病原微生物两方面。大多数 IE 患者有心瓣膜病变,如二叶式主动脉瓣狭窄、二尖瓣脱垂、主动脉瓣与二尖瓣退行性病变、风湿性心瓣膜病等;其次为先天性心脏病(动脉导管未闭、室间隔缺损、法洛四联症等)、静脉注射成瘾、接受有创性检查、介入治疗和血流透析等。IE 病原微生物中最常见的是细菌(＞90％),其次为真菌(约 5％),其他病原体如衣原体、立克次体等均罕见。对于社区获得性 IE 致病菌以链球菌为主,院内感染性 IE 致病菌以金黄色葡萄球菌和肠球菌为主,透析患者感染性 IE 致病菌以金黄色葡萄球菌为主,而且绝大部分为耐甲氧西林的金黄色葡萄球菌。吸毒患者 IE 以金黄色葡萄球菌多见。

二、病理生理

赘生物形成是本病的特征性病理改变。临床 IE 除感染征外,其他表现还基于:①心内膜感染的局部毁损作用;②赘生物碎片引起远处栓塞或迁移性感染;③持续菌血症期的远处血源性感染;④对感染细菌的免疫反应,由免疫复合物或抗体、补体与组织中的抗原相互作用,引起组织炎症损伤。

三、2009 年 ESC 的 IE 指南提出 IE 分类

依照感染部位及是否存在心内异物将 IE 分为:①左心自体瓣膜 IE(native valve endocarditis,NVE);②左心人工瓣膜 IE(prosthetic valve endocarditis,PVE)瓣膜置换术后 1 年内发生者为早期 PVE,1 年后发生者晚期 PVE;③右心 IE;④器械相关性 IE,包括发生在起搏器或除颤器导线上的 IE,可伴或不伴有瓣膜受累。

根据患者来源分为:①社区获得性 IE;②医疗相关性 IE:院内感染和非院内感染;③经静脉吸毒者的 IE。

(廉婕)

第二节 临床诊断

IE 的早期表现缺乏特异性,多数表现为发热等感染征象,往往被误诊为一般呼吸道感染,而且不同患者间差异较大,一些老年或免疫低下的患者甚至没有明确的发热病史。因此,IE 的及时检出首先有赖于临床医师的高度警觉性,即一旦怀疑立即求证,超声心动图检查和血培养是诊断 IE 的两大主要依据。

一、临床表现

(一)全身感染的表现

1. 发热 为本病最常见症状,90％左右患者有发热。各种热型均可出现,以弛张热多见,也可以是持续低热,如不治疗则发热可持续或反复出现。发病初期由于其他临床表现不明显,容易与感冒发热混淆。发热前可伴或不伴有寒战。热退时出汗较多,有时即使不发热也出汗明显。少数患者可不发热或轻微发热,主要见于老年人、严重衰弱或少数凝固酶阴性的葡萄球菌感染的自身瓣膜 IE 患者。

2. 其他全身症状 主要有进行性贫血、消瘦、乏力、纳差、盗汗等。进行性贫血可达严重程度,是 IE 的较常见表现,有时可成为突出症状之一。而乏力、虚弱、气急可部分由贫血引起。盗汗也是感染活动的重要表现,严重时白天也可虚汗不止。肌肉关节酸痛也常见,为毒血症引起。

3. 杵状指 一般多出现在病程较长者,见于 20％～40％的病例,无发绀。在疾病过程中如观察到无发绀的杵状指,对诊断有较大意义。

4. 脾肿大 见于 15％～50％的病例,脾肿大而软,对本病有较大的诊断价值,多见于病程较长的 IE 患者。脾肿大程度多不显著,少数可达脐水平。

(二)心脏受累表现

大多数 IE 患者有心脏杂音,杂音既可来自原有基础心脏病的杂音,也可因感染病灶破坏心脏瓣膜及附件或形成心脏腔室异常孔道产生新的杂音,赘生物生长或破坏可导致杂音性质改变,大的赘生物甚至可引起功能性瓣膜狭窄;也可因为瓣膜溃疡、瓣叶穿孔、腱索断裂或室间隔穿孔产生新的粗糙、响亮或音乐性收缩期杂音。三尖瓣 IE 患者的杂音多数不明显。在病程中杂音性质的改变有时也可因贫血、心动过速、心输出量变化所致。

由于感染及心脏结构破坏,导致血流动力学障碍,加重心脏负担,可引发或加重原有心力衰竭。患者呼吸困难,活动能力下降,严重时不能平卧,甚至出现急性肺水肿,特别是出现腱索断裂、瓣膜穿孔、瓣周瘘时,容易使心功能迅速恶化。也可出现下肢水肿、腹胀、黄疸、胸腔积液和腹水等。

可出现心律失常,多数为期前收缩、心房颤动。如病灶累及传导系统则可出现房室传导阻滞或束支传导阻滞,多数系主动脉瓣病灶进展所致,因其靠近传导系统。

(三)栓塞及血管损害

栓塞现象较常见,对本病诊断有重要价值。栓塞可发生于任何部位,栓塞范围可大可小,临床表现各不相同。早期发生栓塞者,往往起病急,预示病情凶险。

如风湿性心瓣膜病等疾病合并 IE 时,赘生物多位于左心,因此体循环栓塞多见。其中以脑部动脉栓塞多见。大约 1/3IE 病例存在神经系统症状或体征,尤其多见于金黄色葡萄球菌性 IE,伴有病死率增加。患者可出现偏瘫、失语、昏迷、脑膜炎、蛛网膜下隙出血、菌性脑动脉瘤破裂引起脑出血等症状和体征。如肾动脉栓塞可引起腰痛、血尿,一般不出现严重的肾功能损害,但由感染引起的肾脏免疫性损害,可导致蛋白尿、肾功能损害。如栓塞在脾脏,可致脾区疼痛、摩擦音、脾肿大、发热,如脾脏菌性动脉瘤破裂则引起腹腔出血、休克或腹膜炎、膈下脓肿。肠系膜动脉栓塞可引起肠坏死、腹膜炎。四肢动脉栓塞可致肢体发冷、无力、疼痛及坏死。眼结膜可见瘀点,眼底可见扇形或圆形出血,有时可见圆形白色点(Roth 点);视网膜中心动脉栓塞可致突然失明;中枢神经系统病灶有时引起偏盲、复视。

如先天性心脏病患者的赘生物多位于右心腔或肺动脉壁,因此以肺动脉栓塞多见。吸毒者 IE 致病菌常为金黄色葡萄球菌,赘生物大多在三尖瓣,且容易脱落,反复肺动脉栓塞引发多灶性脓毒性肺炎是其重要的临床表现。偶见冠状动脉内栓塞,可导致患者猝死。

皮肤黏膜上的瘀点可由栓塞引起或由感染毒素使毛细血管脆性增加引起破裂所致。瘀点中心呈白色或灰色,可见于眼睑结膜、口腔黏膜、前胸皮肤及指(趾)甲下,现已较少见。大的皮内或皮下栓塞性损害直径 5~15mm,微微隆起,呈紫红色,有明显压痛。多发生在指(趾)末端的掌面,称为 Osler 小结,大多持续数天后消失,是 IE 的重要体征之一。Janeway 斑为另一种特殊性皮肤损害,呈小结节或小斑片状出血,见于手掌、足底,有时在手臂或小腿出现。Osler 小结和 Janeway 斑现较少见。

二、辅助检查

(一)血培养

绝大部分 IE 患者存在菌血症,因此血培养阳性是诊断本病最直接的证据,而且还可以随访菌血症是否持续存在,指导正确使用抗生素。

对可疑 IE 患者应在入院 24h 内分别采血 3 次(每次采血应间隔 1h),最好在患者寒战发热时采血,且不应经输液通道采血。如患者已经使用抗生素治疗,如病情允许,可停药 3d 后再行血培养。

若 24h 或更长时间内多次血培养阳性,必须考虑 IE 诊断。仅一次阳性可靠性不高,尤其生长细菌不在 IE 的致病菌谱中,则可能是标本污染所致。如数次血培养为同一种细菌则结果可靠。必须指出,血培养阴性不能排除 IE 诊断。

(二)超声心动图

超声心动图:经胸检查(TTE)和经食管检查(TEE)两种途径,对于 IE 诊断、处理及随访均有重大价值。TTE 诊断 IE 的敏感性为 40%~63%,TEE 诊断 IE 的敏感性为 90%~100%。

超声心动图诊断 IE 的主要标准:①赘生物,发现赘生物是 IE 特征性表现,超声心动图对赘生物有很高检出率;②脓肿,人工瓣膜裂开(超声心动图表现为瓣周漏,或瓣膜的摇摆运动。两者可单独或合并存在)。

但超声心动图也有其局限性,如不能判断赘生物是否为活动性感染病灶,过小的赘生物(<2mm)不能检出,不能区别人工瓣上的赘生物与血栓。因此不能依据超声心动图阴性结果而排除 IE 诊断等。

(三)其他检查

IE 患者常有红细胞和血红蛋白的降低,红细胞沉降率增快,蛋白尿、血尿等;心电图一般无特异性改变。在并发栓塞性心肌梗死、心包炎时可显示相应的特征性改变。伴有瓣周脓肿时可出现房室传导阻滞等。

三、诊断标准

典型的 IE 诊断并不困难,但由于抗生素的广泛应用,使本病具有典型临床表现的患者少见,因此临床上对于有基础心脏疾病且不明原因发热 3d 以上的患者应怀疑本病的诊断;对于不能解释的贫血、顽固性心力衰竭、脑卒中、周围动脉栓塞、人工瓣膜口的进行性阻塞和瓣膜移位、撕脱等均应考虑是否有 IE 存在。

IE 的主要诊断依据:临床表现、血培养阳性及超声心动图发现赘生物等特征性病理改变。这三者当中只要有两项明确就能基本成立 IE 诊断。可参考改良的 Duke 标准(表 2-7-1),目前是国际上最广泛应用的诊断标准。

表 2-7-1　IE 的改良 Duke 诊断标准

一、主要标准

1.血培养阳性

①有 IE 的典型细菌(2 次不同血培养中)

②≥2 次持续性阳性(采血间隔>12h)

③伯纳特立克次体 1 次阳性,或第一相免疫球蛋白 G 抗体滴度>1∶800

2.心内膜受累证据

(1)超声心动图

①摆动性团块(赘生物)

②脓肿

③人工瓣裂开

(2)新出现的瓣膜反流(增强或改变了原来不明显的杂音)

二、次要标准

1.易患因素:有基础心脏病或静脉药物依赖者

2.发热:体温≥38℃

3.血管表现:主要动脉栓塞、化脓性肺栓塞,细菌性动脉瘤内出血,结膜出血,Janeway 结等

4.免疫系统表现:肾小球肾炎,Osler 小结,Roth 点,类风湿因子阳性等

5.微生物学证据:血培养阳性,但不符合上述主要标准或与 IE 一致的急性细菌感染的血清学证据

注:典型致病菌包括草绿色链球菌、牛链球菌、肠球菌、葡萄球菌或 HACEK 菌群(嗜血杆菌、放线杆菌、人心杆菌、金格拉杆菌和埃肯菌属)。

1.确诊 IE　具有 2 项主要标准,或 1 项主要标准+3 项次要标准,或 5 项次要标准。

2.可疑 IE　具有 1 项主要标准+1 项次要标准,或 3 项次要标准。

3.排除 IE　肯定的其他诊断可解释患者临床表现者,或抗生素治疗时间≤4d 而"心内膜炎"症状完全消失者,或抗生素治疗时间≤4d 手术或尸解没有发现 IE 证据者。

有以下一种情况者可认为属于活动性 IE:①IE 患者持续发热且血培养多次阳性;②手术时发现活动性炎症病变;③患者仍在接受抗生素治疗;④有活动性 IE 的组织病理学证据。

IE 再发有两种情况：①复发：指首次发病后 6 个月内由同一微生物引起 IE 再次发作；②再感染：指不同微生物引起的感染，或者首次发病后超过 6 个月由同一微生物引起 IE 再次发作。

四、鉴别诊断

本病的临床表现涉及全身多脏器，故需与多种疾病相鉴别。如以发热为主，心脏表现不明显时，应与常见的长期发热疾病鉴别，如伤寒、疟疾、结核病、结缔组织病、淋巴瘤等。伤寒一般有白细胞计数减少，而非增高，血或骨髓培养可见伤寒杆菌；疟疾可有其特征性发热，血中查到疟原虫；结核往往为低热，伴有盗汗，OT 或 PPD 试验强阳性及查到结核杆菌或病灶等。

有时栓塞导致的某个局部症状突出，IE 的其他表现被掩盖或被忽视，则容易导致误诊。如突发脑栓塞或脑出血，患者无自觉发热或就诊时发热不明显，可误诊为脑血管意外。因此，对年轻人无明显原因的脑血管意外应注意感染性心内膜炎脑部并发症。有显著血尿及肾区疼痛者，可误诊为肾结石；有明显肾脏损害伴蛋白尿及全身水肿、氮质血症者，可误诊为原发性肾小球肾炎，应注意鉴别。

IE 与风湿活动鉴别有时较困难。一般风湿活动多见于青少年，而 IE30 岁后发病较多。风湿活动以低热为主，贫血不如 IE 明显，心电图 PR 段延长较多见，水杨酸钠治疗有效，一般无皮肤黏膜瘀点、脾肿大、杵状指、赘生物、血培养阳性等。

发热是多种疾病的共同点，对鉴别无帮助，但是血培养阳性和赘生物、Osler 小结、杵状指、栓塞征等是 IE 的特征，鉴别诊断要牢牢抓住这些特征。

（廉婕）

第三节　治疗方法

治疗过程最主要的方法是选择合适的杀菌抗生素及必要适时的外科手术。

一、抗生素应用

采用有效的抗生素是治愈本病最根本的治疗。抗生素治疗的原则：及时、准确、足量、长疗程。最好有细菌培养药敏试验指导选用细菌敏感的抗生素；对于病原微生物不明的，选用针对金黄色葡萄球菌、链球菌和革兰阴性杆菌均有效的广谱抗生素。有条件时应监测抗生素血药浓度，调节用药剂量，使血药浓度达到最小杀菌浓度的 8 倍以上以彻底杀灭赘生物中残存的细菌，防止复发。如治疗有效，则应当持续 4~6 周。

（一）初始经验性治疗

治疗方案见表 2-7-2，适用于病原体确定之前或无法确定的患者。

表 2－7－2　IE 初始经验性抗生素治疗方案

抗生素	剂量和用法	持续时间(周)
自体瓣膜 IE：		
①氨苯西林钠舒巴坦钠	12g/d,iv,分 4 次	4～6
或阿莫西林克拉维酸钾	12g/d,iv,分 4 次	4～6
＋庆大霉素	3mg/(kg・d),iv 或 im,分 2～3 次	4～6
②万古霉素	30mg/(kg・d),iv,分 2 次	4～6
＋庆大霉素	3mg/(kg・d),iv 或 im,分 2～3 次	4～6
＋环丙沙星	1000mg/d,口服,分 2 次	4～6
	或 800mg/d,iv,分 2 次	
早期人工瓣膜 IE：		
万古霉素	30mg/(kg・d),iv,分 2 次	6
＋庆大霉素	3mg/(kg・d),iv 或 im,分 2～3 次	2
＋利福平	1200mg/d,口服,分 2 次	6
晚期人工瓣膜 IE：		
与自体瓣膜 IE 相同		

注:iv:静脉注射;im:肌内注射。

(二)对已知致病微生物时的治疗

对青霉素敏感的细菌:青霉素剂量为 1200 万～2000 万 U/d,分 4 次或持续静脉滴注。应注意青霉素用量超过 2000 万 U/d,脑脊液中浓度过高有可能引起神经毒性表现,可引起肌肉痉挛、癫痫样发作及昏迷。另外,青霉素含钾或钠,大剂量可引起高血钾、高血钠等。青霉素过敏者可改用头孢菌素类如头孢唑啉、头孢拉定,剂量为 6～12g/d,分 4 次,静脉注射。对头孢菌素也过敏者,可用万古霉素,万古霉素剂量为 30mg/(kg・d),分 2 次,静脉滴注,最大剂量不超过 2g/d。青霉素敏感的链球菌引起的人工瓣膜心内膜炎,可用青霉素治疗 6 周,头 2～4 周加用庆大霉素肌内注射,剂量与自身瓣膜心内膜炎相同。

对青霉素比较不敏感的链球菌如肺炎链球菌、化脓性链球菌及 B、C、G 组链球菌感染,青霉素用量宜大(2000 万～3000 万 U/d)并加用庆大霉素 2 周。如无效可改用万古霉素。

肠球菌 IE 的治疗较困难,可用大剂量青霉素或氨苄西林－舒巴坦或万古霉素联合庆大霉素治疗,疗程为 4～6 周。治疗中应注意肾毒性和耳毒性,特别是万古霉素与庆大霉素联合时。由于肠球菌的耐药问题较严重,有的肠球菌甚至对万古霉素耐药,可试用替考拉宁静脉滴注,先给负荷剂量 0.4g/12h×3 次,之后 0.4g/d,静脉滴注。或试用达妥霉素或利奈唑胺。也可用喹诺酮类、利福平、增效磺胺治疗,或者联合手术治疗。

葡萄球菌多数对青霉素耐药,应使用半合成耐酶青霉素,如萘夫西林或苯唑西林,2g/4h,静脉注射。可在头 3～5d 加用庆大霉素,1mg/kg,1 次/8 小时肌内注射。也可选用头孢唑啉静脉注射,2g/8h,或万古霉素静脉滴注,剂量同上。对苯唑西林耐药的细菌,只能用万古霉素或者替考拉宁治疗,无效者试用达妥霉素、利奈唑胺。人工心瓣膜葡萄球菌 IE 则应在上述基础上加用利福平,0.3g/8h,口服 6 周以上和庆大霉素 2 周。

大肠埃希菌、克雷伯杆菌、沙雷菌和变形杆菌属对第三代头孢菌素、亚胺培南等高度敏感。铜绿假单胞菌可选用替卡西林加妥布霉素治疗,但往往一疗效欠佳,需手术治疗。

HACEK 菌属,对第三代头孢菌素均敏感,也可选用氨苄西林－舒巴坦治疗。对头孢菌素或氨苄西林不耐受者可以用喹诺酮类药物治疗。

真菌性 IE 可采用氟康唑、伊曲康唑、醋酸卡泊芬净或者全剂量两性霉素 B 脂质体静脉注射。但药物治疗往往难于治愈,需手术治疗。立克次体 IE 尚无好的药物治疗,可选用强力霉素长期治疗。手术仍是有效的治疗方法。

二、手术治疗

IE 患者早期手术的三大适应证为心力衰竭、感染不能控制、预防栓塞(表 2－7－3)。旨在通过切除感染物、引流脓肿和修复受损组织,避免心力衰竭进行性恶化和不可逆性结构破坏,预防栓塞事件。

表 2－7－3　IE 手术治疗的适应证

紧急手术(24h 内)

自身的或植入性瓣膜 IE 导致心力衰竭或心源性休克,原因为急性瓣膜关闭不全;严重的植入瓣膜功能不全;瘘管

急诊手术(几天内)

自身或植入性 IE 持续性心力衰竭,血流动力障碍或脓肿;植入性 IE 为金黄色葡萄球菌,或革兰氏阴性杆菌感染;大的赘生物>10mm 伴有栓塞事件;大的赘生物>10mm 伴有其他并发症;巨大的赘生物>15mm

早期手术(住院期间)

严重的二尖瓣和主动脉瓣关闭不全伴心力衰竭,对药物治疗反应好;植入性瓣膜 IE 开裂或心力衰竭和对药物反应好;脓肿或瓣环延展;清除心内膜的持续感染;真菌或对其他药物耐药的感染

治愈标准:经过 4～6 周以上抗生素及其他治疗,IE 症状、体征消失,实验室检查恢复正常,血培养阴性可认为临床治愈。

（廉婕）

第四节　预后及预防

一、预后

1.复发　IE 复发率 2.7%～22.5%。复发分为复发和再燃。同种病原微生物感染间隔<6 个月者为复发,否则为再燃。

复发常见原因有初始疗程不够、抗生素选择欠佳、持续局部感染。再燃在静脉用药依赖症、人工瓣膜心内膜炎、长期透析及有多种 IE 危险因素者常见,且患者病死率风险较高,常需瓣膜置换。

2.心力衰竭　由于瓣膜损坏,感染治愈后仍可发生进行性心力衰竭。

3.长期生存率　IE 的 10 年生存率 60%～90%,尚无更长随访信息。

二、预防

最有效预防措施是良好的口腔卫生习惯和定期的牙科检查,在任何静脉导管插入或其他有创性操作过程中必须严格无菌操作。

IE 的抗生素预防包括高危人群及高危操作。高危人群:①有人工心脏瓣膜或应用人工

材料进行瓣膜修复的患者;②既往有 IE 病史;③先天性心脏病者,包括发绀型先天性心脏病,未手术修复,或有残留缺损、姑息性分流或通道;先天性心脏病患者用人工材料经手术或介入方式进行完全修补术后 6 个月内;先天性心脏病经修补后在原位或邻近人工补片或装置附件有残余缺损者;④心脏移植后发生瓣膜病变者。

对于高危患者进行涉及齿龈或牙根尖周围组织的手术,或需要口腔黏膜穿孔的操作,考虑抗生素预防 IE。主要的靶目标是口腔链球菌,推荐在操作开始前 30～60min 内使用下列抗生素:阿莫西林或氨苄西林,成人 2g,口服或静脉注射;儿童 50mg/kg,口服或静脉注射。对青霉素或氨苄西林过敏者,可用克林霉素,成人 600mg,口服或静脉注射;儿童 20mg/kg,口服或静脉注射。

(廉婕)

第八章　心肌疾病

第一节　病毒性心肌炎

病毒性心肌炎是临床较为常见的心血管疾病之一,系由病毒感染(尤其是柯萨奇 B 组病毒)所致的局限性或弥漫性心肌炎性改变,其患病率有逐年增高的趋势。大多数病毒性心肌炎患者可以自愈,部分迁延而遗留有各种心律失常,严重时可能发生高度或三度房室阻滞,甚至需置入永久心脏起搏器。有少数病毒性心肌炎可急性暴发,导致心力衰竭或猝死,也可有急性期后的持续性心腔扩大和(或)心力衰竭,甚至演变成扩张型心肌病。病毒性心肌炎的发病以年轻人多见,男性多于女性。

一、诊断要点

(一)临床表现

临床表现不尽一致,轻者几无症状,重者可致猝死,主要取决于个体差异、对抗体反应、既往心功能状态和感染病毒的类型等。

1.症状

(1)大部分病毒性心肌炎患者有过发热、头痛、咳嗽、咽痛、乏力等感冒样全身症状或恶心、呕吐、腹泻等消化道症状,提示病毒感染;也可无任何前驱症状。

(2)90%的患者有心悸、胸闷、发热、乏力、气急、心前区隐痛、肌痛、关节痛、少尿、尿闭、晕厥,甚至阿一斯综合征等。

(3)严重者可因心肌病变弥漫而呈暴发性发作,发生急性心力衰竭、大面积急性心肌坏死、心源性休克或猝死。

2.体征

(1)心脏扩大、心率增快或缓慢,第一心音降低,有时可闻及舒张期奔马律和第三、四心音,心尖区可有轻度收缩期杂音,舒张期杂音少见。

(2)可出现多种心律失常,以室性期前收缩、房室阻滞多见。

(3)重症弥漫性心肌炎患者可出现急性心力衰竭,表现为低血压、肺部湿性啰音、颈静脉怒张、肝大、双下肢凹陷性水肿等体征,严重者可出现心源性休克。

(二)辅助检查

1.实验室检查

(1)心肌酶谱及肌钙蛋白测定。临床上以往主要以心肌酶谱检测结果作为判断心肌损伤的辅助指标。心肌特异性肌钙蛋白(cTnI/cTnT)是近年发展起来的一种反映心肌损伤敏感而特异的血清学标记物,一般在发病后 24 小时开始升高,维持 2～3 周降至正常,少数可持续 2～3 个月。cTnI/cTnT 升高是判断病毒性心肌炎心肌损伤的重要依据。

(2)免疫学测定

1)病毒中和抗体测定。一般将早期及恢复期血清中和抗体效价≥4 倍,或一次≥1∶64 作为阳性标准。

2)特异性 IgM 抗体测定。用酶联免疫吸附试验(ELISA)在血清中检测到病毒 IgM 抗体,通常表明患者存在急性或持续病毒感染。

3)细胞免疫测定。病毒性心肌炎患者外周血中总 T 细胞(CD_3)、T 辅助细胞(CD_4)及抑制 T 细胞(CD_8)低于正常,而 C_4/CD_8 比值不变。

4)心肌自身抗体测定。40%~100%的心肌炎患者的血清中存在 10 余种抗心肌自身抗体,它们可识别心脏组织中的各种自身抗原。

(3)病毒检测。有条件可用心内膜心肌活检组织进行病毒分离及病毒基因检测。

2.心电图 由于病毒性心肌炎患者通常有心肌实质细胞变性、坏死,间质炎症细胞浸润,心肌纤维化等病理改变,因此可出现心电活动的一系列异常,出现相应的心电图改变。

(1)心律失常:主要表现为室性期前收缩、窦性心动过速和房室阻滞,也可出现心房颤动、窦房结功能障碍、持续性室性心动过速、心室扑动,甚至心室颤动等严重心律失常,可引发猝死。

(2)心肌损害的表现:主要表现为 ST 段压低,T 波低平、双相、倒置,范围可波及所有导联。当累及心外膜下心肌或心包时,可有 ST 段抬高。

(3)其他心电图表现:如 QT 间期延长,QRS 波低电压等,随着病情的痊愈可好转。病毒性心肌炎患者的心电图变化是非特异性的,它往往是心肌炎症改变的一个佐证,既可是炎症活动的表现,也可是炎症修复后遗症的结果。

3.心脏超声 急性心肌炎患者可出现局部室壁收缩活动减弱、消失或不协调,其部位多位于室间隔及心尖部,甚至可并发室壁瘤。急性重症心肌炎患者可能出现一过性左心室扩大,左心室收缩活动减弱,左心室射血分数明显下降,但随着病情的改善,心功能可逐渐恢复正常。

4.X 线检查 局灶性心肌炎患者的 X 线表现多无明显异常;少数重症病毒性心肌炎患者可表现为心影增大、心胸比例>50%;如合并心包炎可出现心包积液;伴有心力衰竭则可有相应的肺淤血、水肿等改变。

5.磁共振(MRI) 应用于病毒性心肌炎诊断具有敏感性高、无创及可重复性等特点,且该检查的空间分辨率优于放射性核素心肌显像,对组织特征的诊断有一定意义,可作为临床诊断心肌炎的重要辅助手段之一。心肌炎在 MRI 的 T_2 加权图上主要表现为局灶性信号增高,提示心肌组织内炎症病灶和水肿,而 T_1 加权图上可无明显改变。

6.放射性核素心肌显像 采用[111]In 或[99m]Tc 标记抗肌凝蛋白重链抗体,与受损心肌细胞内的肌凝蛋白重链特异性结合,形成"热区"显像,显示坏死或损伤的心肌。此检查具有很高的敏感性,而且起病后第四周仍可呈阳性,可用来筛选急性心肌炎。

7.心内膜心肌活检 心内膜心肌活检的组织病理学或分子生物学证据被不少学者认为是确诊心肌炎的"金标准"。心肌炎的主要组织病理学特征是心肌炎症细胞浸润,并伴有心肌细胞损害的特征。但是,应用心内膜心肌活检诊断心肌炎尚存在不少缺点。其有创性使患者不易接受;炎性组织在心肌中一般呈灶性分布,不一定能取到病灶组织;受取样时间和部位的影响,使活检诊断敏感性低,特异性也不高,诊断的可靠性大打折扣,不应作为临床的常规检查。

(三)诊断依据

1.病史与体征 在上呼吸道感染、腹泻等病毒感染后 3 周内出现心脏表现,如出现不能用一般原因解释的感染后严重乏力、第一心音明显减弱、舒张期奔马律、心包摩擦音、心脏扩大、充血性心力衰竭或阿－斯综合征等。

2. 心律失常　上述感染后 1～3 周或同时新出现下列心律失常或心电图改变者：ST－T 改变、异常 Q 波出现、室性期前收缩、窦性心动过速、房室阻滞、窦房阻滞或束支阻滞等。

3. 心肌损伤的实验室依据

(1)病程中血清心肌肌钙蛋白 I 或 T,甚至 CK－MB 明显增高。

(2)超声心动图示心腔扩大或室壁活动异常。

(3)放射性核素心功能检查证实左心室收缩或舒张功能减弱。

4. 病原学依据

(1)在急性期从心内膜、心肌、心包或心包穿刺液中检测出病毒、病毒基因片段或病毒蛋白抗原。

(2)病毒抗体第二份血清中同型病毒抗体(如柯萨奇 B 组病毒中和抗体或流行性感冒病毒血凝抑制抗体等)滴度较第一份血清升高 4 倍(2 份血清应相隔 2 周以上);或一次抗体效价 $\geqslant$640 者为阳性,320 者为可疑(如以 1∶32 为基础者则宜以 $\geqslant$256 为阳性,128 为可疑阳性,根据不同实验室标准作决定)。

(3)病毒特异性 IgM 阳性($\geqslant$1∶320)。如同时有血中肠道病毒核酸阳性者更支持有近期病毒感染。

注:同时具有上述(1)、(2)项中的任何一项、(3)项中的任何 2 项,急性心肌炎诊断成立。在排除其他原因心肌疾病后,临床上可诊断急性病毒性心肌炎。如具有(4)项中的 2、3 项在病原学上严格讲只能拟诊为急性病毒性心肌炎。

如患者有包括阿－斯综合征发作、充血性心力衰竭伴或不伴心肌梗死样心电图改变、心源性休克、急性肾衰竭、持续性室性心动过速伴低血压发作或心肌心包炎等在内的一项或多项表现,可诊断为重症病毒性心肌炎。

如仅在病毒感染后 1～3 周出现少数期前收缩或轻度 T 波改变,不要轻易诊断为急性病毒性心肌炎。对难明确诊断者可进行长期随访,在有条件时可做心内膜心肌活检进行病毒基因检测及病理学检查。

(四)鉴别诊断

1. 风湿性心肌炎　两者都有抗溶血性链球菌"O"增高及红细胞沉降率增快,但风湿性心肌炎一般常伴有大关节游走性炎症,可有皮下小结、环形红斑或舞蹈症等体征,心电图改变以房室阻滞为常见,心瓣膜受损性杂音亦较明显。

2. β受体功能亢进综合征　本综合征见于年轻患者,主诉常多变,带有一般精神因素的诱因,心电图常示 ST－T 改变及窦性心动过速,给予 β受体阻滞药(如美托洛尔、普萘洛尔)症状好转,有助于鉴别。

3. 冠心病　冠心病患者常存在危险因素,如年龄在 50 岁以上,以及高血压、高血脂、糖尿病、肥胖和吸烟等。心电图多有 ST－T 改变。冠状动脉造影可资鉴别。

4. 原发性扩张型心肌病　急性病毒性心肌炎时可出现心脏扩大、充血性心力衰竭而表现为扩张型心肌病样改变,在慢性期随访中也有演变为扩张型心肌病的心脏表现,并在扩张型心肌病患者心肌中用分子杂交可检测到肠道病毒核酸或巨细胞病毒脱氧核糖核酸,提示某些原发性扩张型心肌病由病毒性心肌炎演变而来。详细询问病史对两者的鉴别有所帮助。放射性核素单克隆抗肌凝蛋白抗体显影阳性者,提示有心肌坏死而有助于心肌炎的诊断。

二、治疗

1.一般治疗　休息是减轻心脏负荷的最好方法,也是病毒性心肌炎急性期重要的治疗措施。鼓励患者进食易消化及富含维生素和蛋白质的食物,是病毒性心肌炎非药物治疗的另一重要环节。

2.抗病毒治疗　干扰素对病毒感染早期的心肌细胞有明显抗病毒及保护心肌细胞免受病毒损害的作用。α干扰素具有广谱抗病毒能力,可抑制病毒的繁殖。

3.心律失常的治疗　大多数病毒性心肌炎患者以期前收缩尤其是快速心律失常最为多见,绝大部分预后良好。如期前收缩频发或多源性且伴有明显的临床症状,或有潜在直接致命危险的心律失常时,才是应用抗心律失常药物治疗的适应证。

4.改善心肌代谢及抗氧化治疗　氧自由基升高与病毒性心肌炎的发病密切相关,抗氧化剂治疗病毒性心肌炎有肯定疗效。药物包括维生素 C、辅酶 Q10、辅酶 A、维生素 E 等。一般可选用三磷腺苷 10～20mg,或辅酶 A50U,或环磷腺苷 20～40mg,或细胞色素 C 15mg,肌内注射,每日 2～3 次。维生素 C2～4g,加入葡萄糖注射液 40ml,静脉注射,1～2 次。辅酶 Q10 20～60mg,每日 3 次,口服。

5.免疫治疗　Garg 等荟萃分析了 1980～1997 年应用免疫抑制药治疗心肌炎的资料,以病死率和左心室功能为评估指标,发现 374 个临床试验中只有 6 个符合随机与安慰剂对照的原则,其中结果也显示泼尼松对左心室功能和病死率并无影响。环磷酰胺、他克莫斯(FK506)等免疫抑制药在临床上也未见有成功的报道。免疫调节剂包括白细胞介素 2(IL-2)及抗 IL-2 单克隆抗体、肿瘤坏死因子、特异性免疫球蛋白及抗淋巴血清和针对辅助性、溶细胞性或抑制性 T 细胞的单克隆抗体,以及左旋咪唑等,在实验性心肌炎模型中应用均可不同程度地减轻心肌的炎症反应或减少淋巴细胞的浸润,但在临床上的应用效果还有待于进一步验证。

(李冰)

第二节　扩张型心肌病

扩张型心肌病为原发性心肌病中最为常见的类型之一,病因不明确,心脏左心室或右心室或双心室有明显扩大,收缩功能损害,临床表现以充血性心力衰竭和各种心律失常为主,治疗较困难,预后较差。扩张型心肌病是多种因素长期作用引起心肌损害的最终结果。感染或非感染性心肌炎、酒精中毒、代谢等多种因素均可能与扩张型心肌病发病有关。本病起病缓慢,可在任何年龄发生,以 30～50 岁多见。

一、诊断要点

(一)临床表现

1.症状

(1)左心功能不全:劳累后出现心慌、气短、乏力、咳嗽、胸闷、心悸等症状,进一步发展为急性左心功能不全,表现为夜间阵发性呼吸困难,可出现端坐呼吸、咳粉红色泡沫样痰等。

(2)右心功能不全：可出现食欲缺乏、腹胀、水肿（从下肢向上发展）。

(3)各种类型的心律失常：如室性心动过速或心房颤动，可以是致死原因。患者可出现心悸、心慌、晕厥。

(4)栓塞表现：扩张型心肌病，如合并心房颤动，容易形成血栓。血栓一旦脱落可随血流栓塞不同的部位或器官；脑栓塞可导致偏瘫、失语；下肢动脉栓塞可引起下肢缺血、发冷、疼痛。

2.体征

(1)一般表现：可出现发绀、脉搏细弱、血压正常或降低、脉压低、出汗、精神紧张。

(2)心脏：心尖搏动向左下移位，心尖搏动减弱，心浊音界向左扩大，心室率增快；有心律失常时，心律可不规则，如期前收缩或心房颤动，常可闻及奔马律，包括第三心音奔马律和第四心音奔马律。如出现心力衰竭，心尖区或三尖瓣区可闻及收缩期吹风样杂音。肺动脉高压者，有第二心音亢进。

(3)肺部体征：呼吸音减低，肺底部有湿性啰音。

(4)外周静脉系统瘀血表现：颈静脉怒张、肝大、下肢水肿，严重者可出现腹水、胸腔积液。

(二)辅助检查

1.X线检查　心影扩大，心胸比例常＞0.5；晚期心脏外观如球形，说明各心腔均增大，外形颇似心包积液。少数患者以左心室、左心房或右心室增大为主，外观类似二尖瓣病变。透视下见心脏搏动较正常减弱；病程较长的患者常有肺淤血和肺间质水肿，两肺肋膈角处可有间隔线，肺静脉和肺动脉影可扩大；胸腔积液可见。

2.心电图检查　在有症状的患者中几乎都不正常，无症状者不少已有心电图改变，以心脏肥大、非特异性 ST-T 改变和心律失常为主。窦性心律下可见二尖瓣型 P 波或 Ptfv≤-0.03。少数患者可有病理性 Q 波，类似心肌梗死，其部位多在前间隔（V_1、V_2 导联），可能为间隔纤维化的结果。心室内传导阻滞常见，左束支、右束支或左束支分支的传导阻滞都可出现。心房颤动也不少见。

3.超声心动图　在本病早期即可见到心腔轻度扩大，尤以左心室为著，室壁运动减弱，室间隔厚度大多正常。后期各心腔均扩大，室间隔与左室后壁运动也减弱；二尖瓣前叶双峰可消失，而前后叶呈异向运动；左室射血分数减至 50％ 以下，可能有少量心包积液。

4.放射性核素扫描　心血池显像可显示心腔扩大与室壁运动减弱，左室射血分数下降，运动后更为明显。

5.化验检查　肝淤血时可引起肝功能异常和球蛋白异常。血气分析提示 Ⅰ 型呼吸衰竭多见，即氧分压降低（$PaO_2 < 60mmHg$），二氧化碳分压（$PaCO_2$）正常或下降，可有代谢性酸中毒。偶有血清心肌酶增高。

(三)诊断依据

扩张型心肌病主要表现为不明原因的左心室或双心室扩大、心室收缩功能受损、伴有或不伴有充血性心力衰竭和心律失常，但须排除其他原因。本病的诊断参考标准如下：

1.临床表现　心脏扩大，心室收缩功能减低伴有或不伴有充血性心力衰竭，常有心律失常，可发生栓塞和猝死等并发症。

2.心脏扩大　X线检查心胸比＞0.5；超声心动图示全心扩大，尤以左心室扩大为著，心脏可呈球形。

3.心室收缩功能减低　超声心动图检测室壁运动弥漫性减弱,室壁厚度正常或变薄,射血分数小于正常值。

4.必须排除继发性原因　如缺血性心肌病、围生期心肌病、酒精性心肌病、代谢性和内分泌性疾病(如甲状腺功能亢进、甲状腺功能减退、淀粉样变性、糖尿病等)所致的心肌病,家族遗传性神经肌肉障碍所致的心肌病,全身系统性疾病(如系统性红斑狼疮、类风湿关节炎等)所致的心肌病,中毒性心肌病等,必须排除以上继发性原因才可诊断原发性扩张型心肌病。

(四)鉴别诊断

1.风湿性心脏病　扩张型心肌病亦可有二尖瓣或三尖瓣区收缩期杂音,但一般不伴舒张期杂音,且在心力衰竭时较响,心力衰竭控制后减轻或消失,风湿性心脏病则与此相反。扩张型心肌病时常有多心腔同时扩大,而风湿性心脏病以左房、左室或右室扩大为主。病史及超声检查有助于区别。

2.心包疾病　扩张型心肌病时心脏扩大、心搏减弱,须与心包疾病,尤其是心包积液区别。扩张型心肌病时心尖搏动向左下方移位,与心浊音界的左外缘相符;心包积液时心尖搏动常不明显或处于心浊音界左外缘之内侧。二尖瓣或三尖瓣区可闻及收缩期杂音,心电图上心室肥大、异常 Q 波、各种复杂的心律失常,均提示扩张型心肌病,超声检查不难将二者区别,心包内多量液体平段或暗区说明心包积液,心脏扩大则为扩张型心肌病。必须注意到扩张型心肌病时也可有少量心包积液,但既不足以引起心脏压塞,也不至于影响心脏的体征与心脏功能,仅是超声的发现。心脏收缩间期在扩张型心肌病时有明显异常,心包疾病则正常。

3.高血压性心脏病　扩张型心肌病可有暂时性高血压,但舒张压多不超过 110mmHg,且出现于急性心力衰竭时,心力衰竭好转后血压下降。与高血压性心脏病不同,扩张型心肌病患者的眼底、尿常规、肾功能常无明显异常。

4.冠心病　中年以上患者若有心脏扩大、心律失常或心力衰竭而无其他原因者,必须考虑冠心病和扩张型心肌病。有高血压、高血脂或糖尿病等易患因素,室壁运动呈节段性异常者,有利于诊断冠心病。近年来,对冠状动脉病变引起心脏长期广泛缺血而纤维化,并发展为心功能不全的情况称之为"缺血性心脏病",若过去无心绞痛或心肌梗死病史,与扩张型心肌病区别须依靠冠状动脉造影检查。

5.继发性心肌病　全身性疾病(如系统性红斑狼疮、硬皮病、血色病、淀粉样变性、神经肌肉疾病等)都有其原发病的表现可资区别。较重要的是与心肌炎的区分:急性心肌炎常发生于病毒感染的当时或不久,区别不十分困难;慢性心肌炎若无明确的急性心肌炎病史则与扩张型心肌病较难区分,实际上不少扩张型心肌病是从心肌炎发展而来的,即所谓"心肌炎后心肌病"。

二、治疗

由于本病的病因尚不明确,难以针对病因进行特异性治疗,目前主要是治疗慢性心力衰竭。

1.一般治疗　必须十分强调休息及避免劳累,如有心脏扩大、心力衰竭者,宜长期休息,以免病情恶化。避免呼吸道感染。

2.药物治疗

(1)心力衰竭治疗:有心力衰竭者,治疗原则与一般心力衰竭相同,采用强心药、利尿药和扩血管药。其中,血管紧张素转化酶抑制药、β受体阻滞药可延长患者的寿命,而利尿药、洋地黄类药(地高辛)可以改善患者的心力衰竭症状。

(2)心律失常治疗:对于期前收缩、短阵室性心动过速等心律失常不需要特殊治疗,重点治疗心力衰竭。当心律失常引起症状,尤其是影响患者血流动力学时,需积极应用抗心律失常药物或电学方法治疗,对快速室性心律与高度房室阻滞而有猝死危险者治疗应积极。心室再同步化治疗(CRT)和置入式心脏复律除颤器的应用,大大减少了因缓慢型心律失常和快速室性心律失常而猝死的患者数量。

(3)预防栓塞:对预防血栓栓塞并发症可用口服抗凝药华法林,口服华法林开始的3～5日需同时应用低分子肝素皮下注射,1mg/kg,需注意密切监测凝血酶原时间和国际标准化比值(INR),使 INR 维持在 1.5～2.5。

3.非药物治疗

(1)心室再同步起搏治疗:通过三腔起搏器进行心室的同步起搏。适应证:心功能Ⅲ至Ⅳ级;左室射血分数≤35%;窦性心律 QRS 波群增宽,尤其是左束支阻滞者。

(2)心脏移植:对于长期心力衰竭的患者,内科治疗无效时应考虑做心脏移植。

(李冰)

第三节　肥厚型心肌病

肥厚型心肌病指原因不明的或以特发性心肌肥厚为特征的疾病,心室腔大小正常或缩小,同时伴有收缩期高动力状态和舒张功能障碍,病变主要累及左心室,偶尔也累及右心室,后期可出现心力衰竭。根据左心室流出道梗阻与否,可分为梗阻性和非梗阻性肥厚型心肌病。

肥厚型心肌病多为常染色体显性遗传。我国的患病率约为 0.16%,绝大部分患者没有临床症状,大约 25% 患者发生左心室的流出道梗阻,其中仅有 5%～10% 的患者因为症状明显或因用药物不良反应严重而选择介入或外科手术治疗。本病为青年人猝死的常见原因。

一、诊断要点

(一)临床表现

1.症状

(1)呼吸困难:以劳力性呼吸困难和夜间阵发性呼吸困难最常见,是由于左心室舒张功能减退引起左心室充盈受损和左心室舒张压力升高,进而引起左心房和肺静脉压力升高,肺淤血所致。后期可由左心衰竭引起。

(2)心前区疼痛:多在劳累后出现,持续时间长,对硝酸甘油反应不佳,是由肥厚的心肌需氧增加而冠状动脉供血相对不足所致,约 1/3 患者合并冠心病心肌缺血。

(3)晕厥:多发生于突然站立和运动后。

(4)猝死:心律失常为主要原因。

2.体征

(1)心界可正常或扩大,触诊心尖部可有抬举性搏动,对本病有诊断意义,偶尔可扣及双峰脉。

(2)听诊第一心音正常,其前可闻及第四心音,可有第二心音分裂。部分患者还可闻及第三心音。非梗阻型肥厚型心肌病患者,心尖区可闻及舒张中期轻微杂音,是由于左心室充盈受阻所致。

(3)梗阻性肥厚型心肌病听诊最大特点是在心尖部和胸骨左缘之间的收缩期杂音,呈全收缩期性和吹风样,可伴有收缩期震颤。杂音开始于第一心音之后,常向胸骨缘下端、腋窝部、心底部传导,但不向颈部血管传导。左室负荷减少(屏气、脈用硝酸酯类药物)或心肌收缩力增强(运动、应用洋地黄类药物)时杂音增强。反之,左室前负荷增加(下蹲位时)或心肌收缩力减弱时(应用 β 受体阻滞药)则杂音减弱。

(二)辅助检查

1.心电图表现　肥厚型心肌病患者常有心电图异常,且早于超声心动图改变,可作为肥厚型心肌病的初筛方法。

(1)ST-T 改变:绝大多数肥厚型心肌病患者的心电图有 ST-T 异常,普遍肥厚型心肌病表现为 $V_4 \sim V_6$ 导联 T 波倒置或伴有 Ⅱ、Ⅲ、aVF 导联 T 波倒置;心尖肥厚型心肌病主要表现为 Ⅰ、aVL、$V_2 \sim V_6$ 导联巨大倒置 T 波(0.5～1.0mV),$V_3 \sim V_5$ 导联 ST 段下移,左室高电压,但一般无病理性 Q 波。

(2)病理性 Q 波:间隔肥厚型心肌病可表现为 Ⅰ、Ⅱ、Ⅲ、aVL、aVF、$V_4 \sim V_6$ 导联病理性 Q 波,同导联 T 波可直立、低平或倒置。

(3)心律失常:50%以上患者有心律失常,其中室性和房性期前收缩最为常见;可存在其他异常(包括完全性左束支或右束支阻滞、心房颤动、心室颤动、预激综合征等),但有时需通过动态心电图才能检出。

2.X 线检查　早期多正常,或轻度左心室增大;后期心力衰竭时出现左心室和左心房扩大。

3.超声心动图　是确定诊断本病的依据,同时可直观判定局限性心肌肥厚部位和肥厚的程度及局部运动情况。

(1)诊断标准:非对称肥厚,室间隔与左室后壁厚度之比(IVS/LVPW)>1.3～1.5;室壁增厚>15mm,以室间隔肥厚为多。

(2)超声检查的其他改变:左室流出道狭窄<20mm。二尖瓣前叶收缩期前向移动(SAM现象),与肥厚的室间隔相接触,进一步形成左室流出道狭窄。主动脉瓣在收缩期提前关闭,呈半闭锁状态,等容舒张期时间延长,反映左室顺应性降低。舒张期二尖瓣前叶与室间隔距离较正常者小。25%肥厚型心肌病患者存在主动脉瓣关闭不全,大多数梗阻性肥厚型心肌病存在二尖瓣反流。心功能改变以舒张功能障碍为主。少数患者可出现室壁瘤。运用彩色多普勒法可计算梗阻前后的压力阶差。

(3)分型:根据心室壁肥厚的部位,将肥厚型心肌病分成四型。

Ⅰ型,局限于前间隔。

Ⅱ型,局限于前间隔和后间隔。

Ⅲ型,广泛性左心室壁肥厚,但左心室后壁基底段厚度正常。

Ⅳ型,心尖肥厚型

但要注意的是,心尖肥厚型心肌病局限于心尖部,以前侧壁心尖部尤为明显,如不仔细检查,很容易漏诊。此外,根据左室流出道是否梗阻,分为梗阻型和非梗阻型。

4.影像学检查

(1)放射性核素^{99m}Tc锝或^{201}Tl心肌显像。可确定心肌非对称性肥厚的部位和程度。

(2)心脏磁共振检查。可发现局限性心肌肥厚的部位和肥厚的程度。心室腔变小,舒张期肥厚的室间隔厚度>14mm,室间隔厚度与左室后壁厚度之比>1.3倍时,此为室间隔非对称性肥厚型心肌病的特征性表现。

5.心导管检查和造影　左心室舒张末期压上升。有梗阻者在左心室腔流出道部位有收缩压差。心室造影显示左心室腔变形,呈香蕉状、犬舌状、纺锤状(心尖部肥厚时)。冠状动脉造影检查显示冠状动脉增粗,多无狭窄病变,仅少部分合并冠心病。

6.心肌活组织检查　通过活检钳取肥厚部位的心内膜心肌组织,光镜检查可见心肌细胞畸形肥大,排列紊乱。

(三)鉴别诊断

1.冠心病

(1)冠心病以中年以后发病常见,常有冠心病的危险因素。

(2)多有较典型的劳力性胸闷或胸痛症状。

(3)心电图常伴有相关导联缺血性ST-T动态改变。

(4)超声心动图无心肌异常局限性肥厚特征。

(5)舌下含用硝酸甘油胸痛可好转。

(6)冠状动脉造影可确诊冠心病。

2.室间隔缺损

(1)心室间隔缺损为全收缩期杂音,非喷射性,不易变化,向胸骨右侧方向传导。

(2)X线检查肺循环血量增多征象。

(3)心电图无病理性Q波。

(4)超声心动图示心室间隔缺损特征,而无心室局部肥厚改变。

3.主动脉瓣狭窄

(1)收缩期杂音常以胸骨右缘第二肋间最响亮,向右颈部传导,主动脉瓣第二心音减弱。

(2)X线示升主动脉扩张,主动脉瓣可有钙化。

(3)心电图无病理性Q波。

(4)超声心动图示主动脉瓣狭窄病变,左心室无对称性向心性肥厚。

(5)左心导管检查示左心室与流出道之间无压力阶差,左心室与主动脉之间有明显压力阶差。

(四)并发症

1.心律失常　期前收缩较常见,其中室性心律失常和心房颤动需要治疗。

2.心内膜炎　发生率较低,是由于血液中的细菌黏附在心脏内血流紊乱处造成的,如主动脉瓣、二尖瓣。

3.心脏传导阻滞　在窦房结和房室结较常见,也是影响药物治疗的因素之一。

4.猝死　较少,但却是肥厚型心肌病最为严重的并发症。室性心动过速导致的心室颤动最为常见,严重的心动过缓和梗阻也是不容忽视的因素。

二、治疗

1.治疗原则　弛缓肥厚的心肌,改善左心室的顺应性,减轻左室流出道狭窄,控制心律失常,维持正常窦性心律,防止心力衰竭和心脏猝死。

2.一般治疗 避免剧烈的体力活动、情绪激动及屏气,根据病情决定参加轻或中度体力劳动或体育活动,慎用降低心脏前、后负荷的药物及措施(如硝酸酯类、洋地黄类药物),因为其可加重梗阻。避免发生感染性心内膜炎。

3.药物治疗 目的为控制心率,使心室充盈及舒张末容量最大化;减低心室肌收缩性,改善心肌顺应性;控制心律失常。主要治疗药物,包括β受体阻滞药、苯烷胺类钙拮抗药(维拉帕米)和(或)丙吡胺。也有研究认为,钙拮抗药和β受体阻滞药对预防猝死无效。由于洋地黄类药物能增加心肌收缩力,有可能加重左室流出道梗阻,应避免使用。

(1)β受体阻滞药:一线用药或首选药物,临床常用普萘洛尔、美托洛尔、比索洛尔等。对于无症状的肥厚型心肌病患者是否应该应用尚无定论。

①作用原理:降低心肌收缩力;减慢心率;减轻运动时外周血管扩张,因而可降低左心室与流出道之间的压差;增加心室顺应性和容量,降低心肌耗氧量,增加运动耐受量,从而防止心绞痛和呼吸困难;治疗心律失常,防止晕厥和猝死发生。

②使用方法:从小剂量开始,逐步加量,直到最大耐受量,心室率一般应控制在 55～65bpm,左室流出道(LVOT)压差应控制在<20mmHg。普萘洛尔,每次 10～20mg,每日 3 次起始,口服;以后可增加到每次 30～50mg,每日 3 次,口服。美托洛尔,开始每次 6.25～12.5mg,每日 3 次,口服;以后可增加到每次 25～50mg,每日 3 次,口服。比索洛尔,每次开始1.25～2.5mg,每日 1 次,口服;以后可增加到每次 5～10mg,每日 1 次,口服。

(2)钙拮抗药:主要治疗药物之一,临床广泛应用的有维拉帕米和地尔硫䓬。对于心率偏慢者,可使用硝苯地平。

①作用原理:通过选择性抑制心肌细胞膜的钙内流,抑制心肌收缩;改善心室舒张期充盈;减少心肌耗氧量、改善心肌缺血;有利于左室流出道压力阶差的降低及症状与运动耐量改善。

②使用方法:从小剂量开始,逐渐加量。需观察患者的血压,避免低血压的发生。但对老年人,特别是已经有严重的窦房结和房室结传导障碍者要慎用。也有人认为,对于严重流出道梗阻症状的患者慎用维拉帕米。适用于心率偏慢的肥厚型心肌病的药物包括以下几种。

维拉帕米(异搏定)每次 40～120mg,每日 3 次,口服。

地尔硫䓬每次 30mg,每日 3 次,口服。

硝苯地平每次 5～20mg,每日 3 次,口服。

(3)丙吡胺:Ia 类抗心律失常药,由于其负性肌力作用,使左室流出道梗阻间接减轻,对可能出现心房颤动的患者有益处。由于丙吡胺可能缩短房室结传导时间,因而在有阵发性心房颤动患者中可增加心率,建议与小剂量 β 受体阻滞药合用。每次 200mg,每日 3 次,口服。

(4)血管紧张素转化酶抑制药:有明显逆转心肌肥厚、减轻心肌质块的作用,故早期用于治疗肥厚型心肌病可能有预防左室舒张功能不全发展为充血性心力衰竭的作用。卡托普利每次 12.5～25mg,每日 3 次,口服。

(5)抗心律失常药物:肥厚型心肌病患者常发生心源性猝死,可能由于室性心律失常所致。比较有效的抗室性心律失常药是Ⅲ类的胺碘酮和索他洛尔,可在经过选择的患者(如心室颤动幸存者或有持续性室性心动过速的患者)中使用。患者如有心房颤动,应予药物或电复律,复律成功后口服胺碘酮以维持窦性心律。

若心房颤动反复发生或为持久性心房颤动,因有发生血栓栓塞并发症的危险,应给予华法林抗凝治疗。

4.非药物治疗 适应证为:有明显症状,药物治疗效果不好;室间隔厚度>18mm,与左室游离壁厚度之比>1.5;左心室流出道压力阶差静息状态下>30mmHg,激发时>60mmHg;有二尖瓣收缩前向运动现象(SAM现象);猝死幸存者。

(1)室间隔化学消融:采用介入性技术,将导管送入冠状动脉左前降支的第一间隔支,注射无水乙醇,造成该支血管所供血的室间隔上部心肌梗死,使室间隔上部变薄,运动减弱,从而使左心室流出道增大,收缩期压力阶差降低,二尖瓣反流减轻,症状得以改善。除了上述的适应证外,存在下列因素的患者优先考虑化学消融:不能耐受外科手术的情况,如高龄、伴随有肺部及肾脏疾病者、或估计寿命不长者;外科心肌切除术或双腔感知、双腔起搏、房室顺序型生理性起搏器(DDD起搏)治疗不理想者;穿隔支清晰者。

(2)起搏治疗:20世纪80年代末开始用双腔起搏器治疗肥厚型心肌病,取得了肯定疗效。其原理是通过起搏器起搏右心室心尖部或间隔,使室间隔先收缩,左心室游离壁后收缩,从而减轻左心室流出道的同步收缩,降低压力阶差,改善患者症状。

双腔起搏器治疗的指征除了上述非药物治疗的适应证条件外,还包括不愿接受手术治疗或化学消融治疗;合并传导系统障碍或心动过缓,需要置入起搏器;已有传导系统障碍而行经皮室间隔心肌消融术(PTSMA)术前预防治疗;外科手术或PTSMA术后并发传导系统障碍的补救治疗。

对于有恶性室性心律失常、晕厥病史的患者,应该考虑置入可置入式心脏转复除颤器。

(3)外科治疗:外科治疗最常用经主动脉途径进行室间隔心肌切开或部分切除术,手术的死亡率为10%。

(4)心脏移植:当各种内科和外科治疗均无效时,可考虑行心脏移植术。

(李冰)

第四节 限制型心肌病

限制型心肌病以单侧或双侧心室充盈受限和舒张容量下降为特征,但收缩功能和室壁厚度正常或接近正常。在原发性心肌病中,限制型心肌病远较肥厚型心肌病和扩张型心肌病少见,大多为零散发生,多发于热带和温带地区,儿童和成年人均可患病,男女患病率大致相等。确切发病率不清,我国少见。本病病因不明。病理变化主要表现为心脏间质纤维化,即心内膜增厚、硬化,心内膜下心肌纤维化,心内膜上厚层血栓形成,单侧或双侧心室均可受累。本病预后不良,5年死亡率为6%~7%,通常右室病变预后较差,左室病变预后较好。

一、诊断要点

1.临床表现

(1)发病早期可无症状,也可有发热,全身倦怠、乏力,全身淋巴结肿大、脾大、白细胞增多,特别是以嗜酸性粒细胞增多较为特殊。

(2)随着病情进展,左室受累,左室舒张功能受限,患者主要表现为劳力性呼吸困难、疲劳、心悸,进而出现阵发性夜间呼吸困难、端坐呼吸;右室或双侧心室受累时,肝脏和消化道淤血、腹水和周围性水肿,表现为少尿、恶心、呕吐、水肿,其临床表现与缩窄性心包炎极为相似。

(3)出现体循环、肺循环栓塞症成为本病的主要临床表现。

(4)血压低,脉压小,脉搏细弱。

(5)心尖搏动弱,心界增大,心率快,心音减弱;肺动脉瓣听诊区可闻及第二音亢进,心尖部可闻及第三心音、第四心音。

(6)双肺可闻及湿啰音。

(7)右室或双侧受累出现右心功能不全体征,如颈静脉怒张、肝大、腹水、下肢或全身水肿等。

2.辅助检查

(1)实验室检查

①血常规:早期可见嗜酸性粒细胞增多。

②免疫学检查:免疫球蛋白 M(IgM)、免疫球蛋白 G(IgG)异常增高。

(2)心电图检查

①心电图非特异性改变多见,包括 P 波增宽、QRS 波群低电压、ST 段压低、T 波普遍低平或倒置。

②心房扩大或左室肥厚等改变。

③各种类型的心律失常,其中窦性心动过速和心房颤动多见;心脏传导障碍,尤以右束支阻滞多见。

(3)X 线检查:心影可正常或扩大,可呈球形,偶见心室内膜钙化影。以左心室病变为主的患者可见肺淤血,右心室病变为主的患者可见肺淤血减少。有时可见心包积液或胸膜腔积液。

(4)超声心动图检查:超声心动图对本病的诊断有较大帮助。

①室壁运动幅度明显减低。

②左室舒张期末内径及容积减少。

③左室后壁和室间隔明显增厚,多呈对称性。

④心内膜增厚,回声增强,测量内膜增厚、心腔狭窄,心尖部心腔闭塞具有诊断价值。

(5)心内膜心肌活检:本病有特征性的病理改变,心内膜心肌活检对诊断及鉴别诊断具有重要价值。镜检可见心内膜炎症、坏死、肉芽肿及纤维化,心内膜下心肌坏死、间质纤维化,心内膜上可见附着血栓,血栓内可有嗜酸性粒细胞浸润。如果病变在心内膜呈散发性病灶等,可出现活检阴性,应紧密结合临床。

(6)心导管检查:心导管检查是鉴别限制型心肌病和缩窄性心包炎的重要手段,本病特征性改变是舒张末压增高,舒张期压力曲线形态似平方根号,即舒张早期压力迅速下降,然后又迅速上升至平台,使舒张中晚期压力呈平顶高原波形。心室造影可见心室腔缩小,心内膜增厚,心房扩大,二尖瓣、三尖瓣反流。

(7)其他检查:放射性核素心血池显像、电子束 CT、磁共振成像等检查有助于限制型心肌病的诊断和鉴别诊断。

3.鉴别诊断 本病需与缩窄性心包炎相鉴别,尤其是右室病变为主的限制型心肌病(表 2—8—1)。

表 2-8-1 限制型心肌病与缩窄性心包炎鉴别要点

鉴别项目	限制型心肌病	缩窄性心包炎
病史	多发于热带和温带地区	有结核和化脓性感染
心脏体征	二尖瓣、三尖瓣关闭不全杂音，S_3 奔马律	心包叩击音
心肌活检	心内膜增厚、钙化、血栓，心肌纤维化	心包钙化
X 线检查	心影正常或扩大，偶见心室内膜钙化影	心影偏小、正常或轻度增大
心脏超声	心内膜增厚，房室瓣反流	心包增厚，无房室瓣反流
CT 检查	心内膜增厚、钙化	心包增厚
磁共振成像	心房血液滞留征	心包增厚
心导管检查	PCWP＞RAP	PCWP＝RAP
RAP	＜15mmHg	＞15mmHg

注：RAP：右心房压力；PCWP：肺毛细血管楔压

二、治疗

限制型心肌病主要病理改变是心内膜增厚，主要影响心脏舒张功能，本病无特效治疗手段，主要对舒张性心力衰竭治疗，但心力衰竭对常规治疗反应较差。

1. 一般治疗 不宜过劳，避免呼吸道感染，预防心力衰竭的各种诱因等。

2. 药物治疗

(1)心力衰竭的治疗：药物治疗主要是改善舒张功能，包括血管紧张素转化酶抑制药、β受体阻滞药和钙拮抗药。右心功能不全者可给予适当利尿药，但应注意避免过度利尿引起血容量不足，左室充盈压下降而发生排血量降低，血管扩张药也需谨慎使用。

(2)激素：初发现的心内膜心肌纤维化的婴幼儿，如果心内膜增厚达 5mm 以上，可应用小剂量地塞米松(每日 0.5mg/kg)以抑制心内膜纤维组织增生，剂量需参考年龄。

(3)洋地黄类药物：心房颤动患者可适量应用洋地黄药物(一般剂量的 1/2～1/3)，主要是控制心室率。

(4)抗心律失常：持续性心律失常或伴随症状时，宜选用抗心律失常药。

(5)抗凝：同时可选用抗凝药华法林预防血栓栓塞，定期监测国际标准化速率(INR)，使 INR 维持在 2.0～2.5。

3. 手术治疗 当心内膜心肌病发展到纤维化阶段时，行外科手术剥离心内膜效果良好，必要时加瓣膜置换术。疾病活动期则不宜行手术治疗。心功能Ⅳ级的患者内科治疗效果不佳时，应尽快手术治疗，左室病变为主时早期手术尤为重要。右室病变为主者早期手术可避免不可逆的肝损害和心脏肥厚。肝硬化出现前可行心脏移植，已有肝硬化时疗效不佳，不宜行手术治疗。

（李冰）

第五节 酒精性心肌病

酒精性心肌病是指长期大量饮酒，使心肌细胞发生变性，形成一种非缺血性的扩张型心肌病。临床表现为心脏扩大、心功能不全、心律失常,类似于扩张型心肌病,在临床上也常常被误诊为扩张型心肌病或缺血性心肌病,失去了"强制戒酒"作为有效的治疗方法。好发年龄段为 30～35 岁,以男性居多,女性患者仅占 14％左右,症状一般为隐匿性。女性比男性更容易患酒精性心肌病,但是女性患者的病情发展较男性患者缓慢。患者有长期过量饮酒史或反复大量酗酒史。长期大量饮酒是指 1 周最少 4 天饮酒,而且每天饮纯酒精 125ml 以上,或者 1 日饮白酒 150g 以上,或者 1 日饮啤酒 4 瓶以上,持续上述的饮酒量 6～10 年。

一、诊断要点

1.临床表现　酒精性心肌病分为无症状期和有症状期。

(1)无症状期临床表现:患者长期大量饮酒史超过 5 年就有可能发展为酒精性心肌病,但早期为无症状期。此时患者几乎没有任何不适,通过心脏超声检查能发现心室轻微扩张和室壁变薄。如果患者在无症状期及时戒酒,就不会发展成有症状期的酒精性心肌病。

(2)有症状期临床表现

①消化道症状:早期患者因酒精性肝病、黄疸、消化道出血等不适就诊。

②一般心脏症状:无明显活动后心悸、气促,但饮酒后感到心悸、气促、胸部不适或晕厥、阵发性心房颤动,体检除发现心脏稍扩大外,无特殊心脏疾病体征。

③心力衰竭:中晚期患者可发生心力衰竭,常常以左心衰竭为主,表现为劳力性或夜间阵发性呼吸困难、气短、端坐呼吸,心脏扩大、奔马律,肺部湿性啰音。出现右心衰竭时表现为恶心、呕吐、食欲下降、腹胀,肝大、水肿、腹腔积液、胸腔积液等充血性心力衰竭的体征。

④心律失常:患者可出现多种心律失常,以室性期前收缩最多见,其次是心房颤动、室性心动过速、病态窦房结综合征。这些表现常常靠心电图,尤其是动态心电图才能诊断。

2.辅助检查

(1)实验室检查

①血脂:以三酰甘油升高为主。

②肝功能:谷氨酸氨基转移酶(ALT)、天门冬氨酸氨基转移酶(AST)、球蛋白升高,白蛋白降低。晚期导致肝硬化,出现凝血时间延长,凝血酶原活动度明显下降,血清胆红素升高。值得注意的是,在酒精性肝损害的指标中,天门冬氨酸氨基转移酶的升高往往比谷氨酸氨基转移酶升高更明显,这与一般肝脏病不同。

③肾功能:尿素氮、肌酐、血尿酸升高。

④血气分析:心力衰竭急性发作时可出现低氧血症(1 型呼吸衰竭)、代谢性酸中毒,严重时合并二氧化碳潴留(2 型呼吸衰竭),呼吸性酸中毒。

⑤尿常规:尿胆原高于正常。

(2)心电图

①非特异性的 ST-T 改变。

②心电轴左偏、左心室肥大。

③室性期前收缩、心房颤动、室性心动过速、窦房结功能低下,在 24 小时动态心电图更容易发现。

(3)X 线摄片

①心影增大,心胸比例＞0.55。

②两肺纹理增多、粗乱,肺淤血或肺水肿改变。

③部分心力衰竭的患者可出现胸腔积液。

(4)心脏超声

①心腔扩大,以左右心室、左心房扩大为主。

②室壁运动弥漫性减弱,部分患者可见室间隔增厚。

③左心室射血分数下降(<50%)。

④舒张功能受损,E峰与A峰比值<1.0。

(5)腹部超声:由于酒精性心肌病患者都有长期酗酒史,常会发现肝脏损害,如肝大、肝淤血、脂肪肝、脾大,晚期患者会出现肝硬化、腹水。

(6)心脏磁共振:表现为心脏扩大、室壁变薄、室壁运动弥漫性减弱,类似于扩张型心肌病改变。

3.鉴别诊断　由于酒精性心肌病缺乏特异性诊断标准,主要表现为心脏扩大和心力衰竭,与其他心肌病类似,因此很容易误诊、漏诊,最重要的原因是医生忽视了患者的饮酒史。

(1)扩张型心肌病:根据临床症状、体征、心脏彩超结果,很难与酒精性心肌病鉴别。一般长期严重的酗酒史;戒酒能使酒精性心肌病各个阶段的病情获得逆转,甚至可以痊愈,有助于鉴别。

(2)缺血性心肌病:由于冠状动脉病变引起心脏长期广泛或反复缺血导致心肌小灶性坏死或纤维化,发展为心脏扩大、心功能不全或心律失常。有心绞痛或心肌梗死的既往史,心电图有心肌梗死的表现,心脏彩超提示室壁节段性运动异常,即应考虑缺血性心肌病。冠状动脉造影可发现冠状动脉多支、多处病变,而酒精性心肌病患者的冠状动脉多正常。

(3)围生期心肌病:多发生在妊娠最后3个月或产后6个月内,常见于多产妇女,无其他心脏病史,临床表现为心脏扩大、心功能不全,可有附壁血栓。有别于酒精性心肌病。

(4)中毒性心肌病:某些药物直接作用产生心肌炎症反应,或者导致慢性损害的特异性扩张型心肌病。抗肿瘤药(多柔比星)剂量较大(蓄积剂量7550mg/m²)时即可引起心肌病,发生心功能不全。应用大剂量的环磷酰胺可在2周内或很快出现心肌水肿、出血性坏死及心功能不全。滥用毒品可卡因可引起致命的心脏并发症,如心肌炎、扩张型心肌病、急性心肌梗死(冠状动脉痉挛或血栓)、猝死。左侧乳腺癌患者的放射治疗引发的心功能不全风险增加8～10倍。

(5)糖尿病性心肌病:如果糖尿病病程5年以上,出现心脏舒张功能减退,进一步发展可出现心脏收缩功能不全,常伴有其他微血管病变(如糖尿病性视网膜病变、肾微血管损害)引起的糖尿病肾病。确定诊断需行心内膜心肌活检,发现微血管病变及PAS染色阳性。此类患者常有饮酒史、合并冠心病,增加了诊断的难度,常需进行冠状动脉造影。

(6)克山病:这是一种地方性、原因未明的、以心肌病变为主的未定型心肌病,临床表现以急性或慢性心功能不全,心脏扩大,心律失常及脑、肺和肾等脏器的栓塞为主,与原发性扩张型心肌病极为相似。但克山病主要发生在东北到西南的一条过渡地带上,与该地带的水土含硒量低有关,常有群发的特征,补硒治疗有效。

(7)高血压病引起的心肌病变:患者有较长期的高血压病史,而且平素血压控制不佳,查体心脏扩大,晚期可出现心力衰竭的表现。心脏彩超提示心肌肥厚。心电图提示左室高电压。以上均与酒精性心肌病不同,比较容易鉴别。

二、治疗

1. 一般治疗

(1)彻底戒酒是酒精性心肌病患者一种积极而有效的治疗方式。

(2)绝对卧床休息,尤其是已经发生心力衰竭的患者。

(3)对所有酒精性心肌病的患者,均要求低盐(钠)、低脂、高蛋白、高维生素饮食。

2. 药物治疗

(1)心力衰竭治疗:积极的抗心力衰竭治疗,包括强心、利尿、扩张血管及应用适量的血管紧张素转化酶抑制药和受体阻滞药。

①扩张血管药:心力衰竭急性发作时静脉使用硝酸甘油、硝普钠扩张血管。硝酸甘油 5～10mg,加入生理盐水 250ml 中,静脉滴注,根据血压调整滴速(每分钟 15～60 滴)。硝普钠的扩血管、降血压的作用较强,而且需要避光使用,最好由输液泵控制给药,使用方法与硝酸甘油相似,需要从小剂量开始静脉滴注,根据血压逐渐加量。

②利尿药:使用利尿药以减轻心脏负荷。急性期可用呋塞米静脉给予,24 小时内用量 20～200mg。稳定期可用呋塞米 20mg,氢氯噻嗪 25～100mg,每日 1～2 次,口服。使用利尿药时要注意电解质紊乱,尤其是低钾血症、低钠血症。

③强心药:洋地黄类药物用于心力衰竭急性发作,合并快速心房颤动的患者更适用,毛花苷丙每次 0.2～0.4mg,缓慢静脉推注,24 小时内用量不超过 0.8mg。稳定期可用地高辛,每次 0.125～0.25mg,每日 1 次,口服。洋地黄类药易发生中毒,注意监测。

④血管紧张素转化酶抑制药:此类药物能抗心肌重构、减少心力衰竭患者的病死率、改善心功能。卡托普利每次 6.25～25mg,每日 2～3 次,口服;贝那普利每次 5～10mg,每日 1 次,口服。但此类药物有引起刺激性咳嗽的不良反应,中、重度肾功能损害的患者慎用。

⑤血管紧张素Ⅱ受体拮抗药:与血管紧张素转化酶抑制药的作用相似,中重度肾功能损害的患者也要慎用。缬沙坦每次 80～160mg,每日 1 次,口服;缬沙坦钾每次 50～100mg,每日 1 次,口服。

⑥β受体阻滞药:建议在利尿、扩张血管的前提下使用该类药物,从小剂量开始,逐渐加量,直至最大耐受剂量,既可改善心力衰竭的症状,又可治疗心律失常。美托洛尔从每次口服6.25mg,每日 2 次开始,逐渐加量。

(2)抗心律失常:患者出现室性心动过速等恶性心律失常时,胺碘酮每次 150mg,缓慢静脉注射,效果不显,30～60 分钟可重复;或每分钟 0.5～1mg,静脉滴注,24 小时最大用量不超过 2000mg;以后改为胺碘酮每次 200mg,每日 1 次,口服。对于室上性和室性心律失常均有效,但肺纤维化、肝功能异常、甲状腺功能异常的患者禁用。也可用普罗帕酮 35～70mg,缓慢静脉注射,以后可改每次口服 100～150mg,每日 3 次,但合并冠心病的患者慎用。

对于严重心动过缓的患者,急性期可给予异丙肾上腺素或阿托品治疗,效果不好可置入临时或永久性心脏起搏器。

(3)抗凝治疗

①肝素:主要用于急性期预防血栓治疗。肝素和低分子肝素适合于住院的患者,使用前要排除凝血功能异常。肝素可以每小时 600～1000IU 静脉滴注,需要监测凝血活酶时间(ACT)延长至 1 倍。如用低分子肝素,可按每次 1mg/kg,每日 2 次皮下注射。不需要特殊

监测。

②阿司匹林:预防心房内附壁血栓形成,每次 100mg,每日 1 次,口服。

(4)营养心肌治疗

①补充大剂量 B 族维生素、维生素 C,急性期可静脉给予,稳定期可口服用药。

②补充钾镁:常规给予门冬氨酸钾镁,既可改善心肌代谢,保护心肌细胞,又可防治心律失常。

③盐酸曲美他嗪:是一类新型抗心绞痛药物,可改善心肌能量代谢,酒精性心肌病患者长期口服有助于阻止心肌细胞过氧化,对于心肌细胞重构起积极保护作用。

(李冰)

第六节　致心律失常性右室心肌病

致心律失常性右室心肌病是一种临床少见的器质性心脏病,也称为致心律失常性右室发育不良,是年轻运动员猝死的最主要原因,占 25%。40 岁以下的健康年轻人占 80%,男性患病率是女性的 3 倍。其特异性病理改变是心肌被纤维、脂肪组织所取代,从而导致心电不稳定(心律失常)及进展性心室功能不全。

一、诊断要点

(一)临床表现

致心律失常性右室心肌病患者常无特异性表现,多因运动时出现心悸、胸闷不适、晕厥、猝死等症状,或因心律失常,尤其是室性心动过速,或常规心电图发现室性期前收缩而来就诊。心律失常以室性心律失常多见,可有室性期前收缩、持续性单型室性心动过速和心室颤动,以阵发性或持续性室性心动过速多见。除室性心律失常外,室上性心律失常亦不少见,占24%,出现频率依次为心房颤动、房性心动过速和心房扑动。

多数致心律失常性右室心肌病患者体检完全正常。部分患者可能由于右心室增大而导致心界向左扩大。听诊可有心动过速或第二心音宽分裂,有时可闻及第三心音、第四心音。偶可闻及心脏杂音。

(二)辅助检查

1.X 线检查　胸部 X 线检查可正常。部分患者可有心脏扩大,心脏的形状常为球形。

2.心电图

(1)常规心电图:在疾病早期可表现为正常心电图。大多数病程长的患者窦性心律时心电图常有异常改变。

1)$V_1 \sim V_3$ 导联 T 波倒置:这是最常见的改变,约占 50%。若 T 波改变的范围扩大到其他胸前导联,常提示左心室受累。

2)右束支阻滞:是较特异性的改变,V_1、V_2 或 V_3 导联 QRS 波时限>110ms,但不完全性右束支阻滞比完全性右束支阻滞多见。

3)ε波:近 1/3 患者心电图可见 QRS 波群之后、ST 段之前有一分离波,尤以 V_1 导联明显,称为 ε波。这种低振幅电位代表右室某些部位延迟的心室激动,通常由右束支传导系统的部分阻滞引起。出现 ε波及 $V_1 \sim V_3$ 导联 QRS 波群延长是致心律失常性右室心肌病的主要诊断标准。

4）室性心动过速：发作时典型表现为左束支阻滞型，多形性、多源性室性期前收缩、心室颤动亦可见到。

5）其他心律失常：包括室上性心律失常也可见到，常由于其他部位受累所致。动态心电图监测可大大提高心律失常的检出率。

（2）运动负荷试验：致心律失常性右室心肌病患者，做运动负荷试验可诱发或加重室性心律失常，可能与右室牵张和儿茶酚胺增加有关。但在运动试验中室性心律失常没有加重者，不能排除致心律失常性右室心肌病。

（3）异丙肾上腺素试验：大剂量异丙肾上腺素可用于诊断致心律失常性右室心肌病，敏感性较高。以大剂量异丙肾上腺素（20～30μg/分钟）持续静脉滴注 3 分钟，85％诱发出短阵或持续性室性心动过速，其中 80％为多形性，呈左束支传导阻滞图形。但在老年患者和疑有冠心病者需谨慎。

3. 超声心动图和核素闪烁造影　致心律失常性右室心肌病患者超声心动图表现主要为轻度右室扩张、肌小梁减少或紊乱、局部膨出和矛盾运动、高回声的不规则调节带、右室流出道孤立性扩张等。超声心动图检查常可发现结构和（或）功能异常，尤其是右心室。如右室与左室舒张末直径比值＞0.5，诊断致心律失常性右室心肌病的敏感性为 86％，特异性为 93％，阳性预测值为 86％，阴性预测值为 93％。

超声检查可鉴别其他与室性心动过速有关的致右室解剖异常的疾病，包括 Ebstein 畸形、先天性右半心包缺损、房间隔缺损、右室梗死和三尖瓣关闭不全等。

超声心动图和核素闪烁造影联合检查诊断致心律失常性右室心肌病敏感性、特异性均很高，有助于发现右室壁局部运动异常，在持续性室性心动过速且血流动力学良好时，还有助于定位室性心动过速的来源，可代替有创的右心室造影。

4. 磁共振显像（MRI）检查　MRI 非常适合检查和定位心肌内增加的脂肪组织，是诊断致心律失常性右室心肌病的有效手段。MRI 可以精确地计算右室体积和检出异常收缩部位。MRI 检出的右室异常收缩部位与右室造影一致。但该技术对致心律失常性右室心肌病诊断的敏感性差异很大（22％～100％），与检查医师的技术也有关。

5. 右心室造影　采用右前斜 30°、左前斜 60°右心室造影可显示右心室增大，在远离"调节束"的心尖部常可见到被深裂隙分离的横行肥厚（＞4mm）的肌小梁，以及三尖瓣后瓣下或漏斗部前壁膨出。也有少数致心律失常性右室心肌病患者心右室不增大，而表现为右心室流出道等部位局部突出或膨出。

6. 电生理检查　心脏程序电刺激可诱发出持续性单形性室性心动过速或非持续性室性心动过速，后者临床意义不大。进行心脏电生理检查旨在筛选可能发生严重室性心律失常的高危患者，并可确定室性心动过速的起源部位，必要时还可进行电药理学研究以协助选择有效药物。

7. 心内膜心肌活检　心肌活检对致心律失常性右室心肌病的诊断有价值。在右室游离壁或间隔与游离壁的交界处取材，且以活检组织中纤维组织＜40％，脂肪组织＞3％为诊断标准，则心肌活检诊断致心律失常性右室心肌病的敏感性为 67％，特异性为 92％。而且活检阳性也可见于其他心脏病患者，如肥胖、心肌炎、酒精及药物影响心脏等均可出现。此外，致心律失常性右室心肌病的典型病变部位多位于右室游离壁，且可为节段性，而活检通常的取材部位—右室间隔，使心肌活检诊断的敏感性下降。同时，右室游离壁活检使得心肌穿孔的危险加大。因此,心内膜心肌活检不是诊断致心律失常性右室心肌病的最佳标准和方法。

（三）诊断依据

致心律失常性右室心肌病由于缺乏特异性临床特点,常难于诊断。致心律失常性右室心肌病的诊断需两个条件:一是发育不良的右室,二是致心律失常的右室,后者尤为重要。

欧洲心脏学会新的致心律失常性右室心肌病诊断标准包括 4 个主要条件和 5 个次要条件。凡符合其中 2 个主要条件或 1 个主要条件加 2 个次要条件者可确诊。

1. 主要条件

（1）右心室明显扩张或右心室射血分数降低,左心室没有或仅有轻度损害;局部右心室室壁瘤(区域性不动或低动度,舒张期膨出);重度右心室节段性扩张。

（2）心内膜心肌活检显示心肌呈纤维脂肪替代。

（3）ε 波或右胸导联($V_1 \sim V_3$)QRS 波延长($>$110ms)。

（4）经尸检或手术证实呈家族发病。

2. 次要条件

（1）右室整体中度扩张或右心室射血分数降低,左心室正常;右心室节段性中度扩张;右心室局部动度降低。

（2）右胸导联(V_2 与 V_3)T 波倒置;年龄在 12 岁以上,无右束支阻滞。

（3）晚电位阳性。

（4）心电图、动态心电图、运动试验有左束支阻滞型持续或非持续性室性心动过速;频发室性期前收缩(24 小时 1000 个)。

（5）疑为致心律失常性右室心肌病有早发($<$35 岁以下)猝死家族史,或基于本标准临床诊断的明确家族史。

（四）鉴别诊断

诊断致心律失常性右室心肌病时需注意与其他致右室结构异常并伴有室性心律失常的疾病进行鉴别。这些疾病包括 Uhl 氏病、Ebstein 畸形、肺动脉狭窄或三尖瓣闭锁、肺静脉畸形引流、先天性右半侧心包缺损、先天性肺动脉瓣反流等。

1. Uhl 氏病　致心律失常性右室心肌病多见于男性,而 Uhl 氏病却无明显性别差异。其他还有年龄、临床表现和病理等方面的差异可供鉴别(表 2-8-2)。

2. 右室流出道室性心动过速　表现为左束支阻滞型室性快速性心律失常而心肌结构正常者,容易与右室流出道室性心动过速相混淆。后者的预后良好,可以通过射频消融技术根治。鉴别需结合晕厥史、家族史及窦性心律时的心电图改变,以及 MRI 等检查。

表 2-8-2　致心律失常性右室心肌病与 Uhl 氏病的鉴别

鉴别项目	致心律失常性右室心肌病	Uhl 氏病
家族史	有(一些患者)	无
性别比例(男/女)	2.9：1	1.3：1
发病年龄	青少年和更大一些	婴幼儿
常见临床表现	心律失常、晕厥或猝死	充血性心力衰竭
运动诱发死亡	不常见	极少
病理	右室壁被脂肪组织代替,散布有被纤维组织包绕的心肌纤维	右室壁完全缺乏心肌组织,心内、外膜贴在一起

3. 主要累及右室的心肌病 近年来,致心律失常性右室心肌病患者的左心室病变日益受到重视。当患者初诊时,若左心室射血分数略＜50％时,致心律失常性右室心肌病与主要表现为右心室功能障碍的心肌病的鉴别将很困难。左心室收缩功能受损的致心律失常性右室心肌病患者通常进展很缓慢或不进展,而一般的心肌病患者则可预料其左心室收缩功能将进行性下降。

二、治疗

致心律失常性右室心肌病的治疗,包括药物治疗、导管消融治疗、置入式心脏转复除颤器和外科手术治疗。由于没有标准、有效的治疗方法,因此一般仅对有症状的患者进行治疗。治疗满意是指随访至少1年中无室性心动过速及恶性室性心律失常发作或发作减少95％以上。已经诊断致心律失常性右室心肌病的患者应限制剧烈的体育运动。对致心律失常性右室心肌病患者的直系亲属筛查,包括12导联心电图、信号平均心电图、经胸超声及运动负荷试验。

1. 药物治疗 有限的资料研究显示,索他洛尔效果最好,其次为维拉帕米。对可通过运动、程控刺激、异丙肾上腺素诱发的室性心动过速,受体阻滞药效果较好。而胺碘酮的有效率较低。总的说来,Ia 和 Ib 类无效,Ic 类 17％有效。

2. 导管消融术 导管消融术治疗致心律失常性右室心肌病的室性心动过速目前已成为一种主要的非药物疗法,成功率约为 50％,而且消融后也可以出现形态与消融前不同的室性心动过速,故射频消融治疗有一定局限性。下列情况可考虑对致心律失常性右室心肌病患者进行射频消融治疗:耐药、抗心律失常药(尤其胺碘酮和/或索他洛尔)疗效不佳及不能耐受时,以及心肌病变较局限时可考虑采用。

3. 置入式心脏转复除颤器(ICD)治疗 心脏停搏后复苏成功、有猝死家族史、对抗心律失常药无反应或不能耐受的室性心动过速患者常被列为高危人群,应置入 ICD。

ICD 治疗可以改善致心律失常性右室心肌病高危人群的长期预后。由于致心律失常性右室心肌病患者的主要心律失常是室性心动过速,因此主要应用的是 ICD 的抗心动过速起搏功能,置入双腔 ICD 可以减少由于室上性心动过速所致的误除颤。由于致心律失常性右室心肌病患者的右室壁萎缩、变薄,置入右心室电极具有潜在的危险性。

4. 外科治疗 最初的外科治疗是在心外膜最早激动处简单地切除部分心肌,但术后常出现新形式的室性心动过速的发作,最晚可延至术后 7 年才出现。不过,复发的心律失常通常用抗心律失常药可以很好地控制。

Guiraudon 等报告一种完全分离右室游离壁的手术方法:通过分离左右室,减小了心室体积(心室颤动的发生需要一定的体积),并可防止室性心动过速从右心室向左心室"蔓延",使从右心室游离壁起源的室性心动过速只局限于右心室。这种方法的不利结果是术后易发右心室衰竭。也有人尝试部分分离右心室游离壁。

如果能用心外膜标测对室性快速性心律失常很好地定位,联合应用心肌切除和冷凝疗法将是一种安全有效的方法。手术的长期疗效尚不可知。

进行性或顽固性心力衰竭或室性心律失常不能控制者,可考虑进行心脏移植。

(李冰)

第九章　心包疾病

心包可由多种致病因素而引起急性炎症反应和渗出,渗出液迅速增加且量较多时可发生心脏压塞,某些心包疾病最终发展为心包缩窄。

第一节　急性心包炎

一、概念

急性心包炎(acute pericarditis)是心包膜的脏层和壁层的急性炎症,可以同时合并心肌炎和心内膜炎,也可以作为唯一的心脏病损而出现。

二、病因分类

1.非特异性心包炎。

2.感染性心包炎

(1)细菌性:①化脓性;②结核性。

(2)病毒性:如柯萨奇病毒、埃可病毒、流感病毒、传染性单核细胞增多症和巨细胞病毒等。

(3)真菌性:如组织胞浆菌、放线菌、奴卡菌、耳箅状菌等

(4)其他:如立克次体、螺旋体、支原体、肺吸虫、阿米巴原虫和棘球蚴(包囊虫)等。

3.伴有其他器官或组织系统疾病的心包炎。

4.物理因素引起的心包炎。

5.药物引起的心包炎。

6.肿瘤引起的心包炎。

三、诊断

(一)临床表现

1.症状　心前区疼痛多见于急性非特异性心包炎和感染性心包炎,而结核性和肿瘤性心包炎则疼痛不明显。疼痛常位于胸骨后或心前区,可放射至颈部、左肩、左臂、背部等处,吸气、咳嗽、改变体位时疼痛加重。心包积液压迫肺组织可引起呼吸困难。

2.体征　心包摩擦音,在胸骨左缘下端听得清楚,吸气时加重。

(二)实验室检查

感染者常有白细胞升高、红细胞沉降率加快

(三)特殊检查

1.X线检查　当心包积液超过300ml时出现心影增大,呈烧瓶状,心脏搏动减弱。

2.心电图　表现为ST-T的特征性变化。常规12个导联,除aVR外皆出现ST段抬高,呈弓背向下,无病理性Q波,这些变化可在心包炎发病后数小时至1~2天内出现,可持续

数小时至数日。随后 ST 段下降到等电位线,T 波变为低平或倒置。

3.超声心电图　可发现心包积液。

四、鉴别诊断

心包炎的鉴别诊断见表 2-8-1。

表 2-8-1　心包炎的鉴别诊断

		风湿性心包炎	结核性心包炎	化脓性心包炎	非特异性心包炎	肿瘤性心包炎
病史		起病前 1～2 周常有上呼吸道感染,伴其他风湿病的表现,为全心炎的一部分	常伴有原发性结核病灶,或与其他浆膜腔结核同时存在	常有原发的感染病灶,伴明显的毒血症表现	起病前 1～2 周常有上呼吸道感染,起病多急骤,可复发	转移肿瘤多见
发热		多数为不规则的轻度或中度发热	低热或常不显著	高热	持续发热,为稽留热或弛张热	常无
胸痛		常有	常无	常有	常极为剧烈	少有
心包摩擦音		常有	少有	常有	明显,出现早	常无
心脏杂音		常伴有显著杂音	无	无	无	正常或轻度增高
抗链球菌溶血"O"滴定数		常增高	正常	正常或增高	正常或增高	阴性
白细胞计数		中度增高	正常或轻度增高	明显增高	正常或增高	一般中量
血培养		阴性	阴性	可阳性	阴性	常为浆液性
心包渗液	量	较少	常大量	较多	淋巴细胞较多	常大量
	性质	多为草黄色	多为血性	脓性	无	血性
	ADA 活性	<30U/L	≥30U/L	<30U/L	糖皮质激素	≥30U/L
	细胞分类	中性粒细胞占多数	淋巴细胞较多	中性粒细胞占多数	淋巴细胞占多数	可见肿瘤细胞
	细菌	无	有时找到结核杆菌	能找到化脓性细菌	无	无
心包腔空气注入术		心脏增大	心脏不大	心脏不大	心脏常增大	心脏不大
治疗		抗风湿病药物	抗结核药	抗生素	肾上腺皮质激素	抗肿瘤治疗

五、治疗

(一)病因治疗

根据不同病因进行治疗。

1.风湿性心包炎　应加强抗风湿治疗,一般对肾上腺皮质类同醇的反应好。

2.结核性心包炎　应尽早、足量联合使用抗结核药物治疗,直至结核活动停止后 1 年左右停药。如出现心脏压塞症状,应行心包穿刺放液,当渗液继续产生或有心包缩窄表现时,应考虑心包切除,以防发展为缩窄性心包炎。

3.化脓性心包炎　诊断一旦确定,应针对致病菌选用足量、有效的抗生素,并反复心包穿刺抽脓和心包腔内注入抗生素。当疗效不佳时,应立即施行心包切开引流术,如发现心包增厚,则作广泛心包切除由于本病同时存在严重的原发病,应予以重视

4.非特异性心包炎　应用肾上腺皮质类固醇能有效地抑制本病急性期,如反复发作亦可考虑心包切除。

5.其他　如尿毒症性心包炎、急性心肌梗死并发心包炎、肿瘤性心包炎、系统性红斑狼疮性心包炎、真菌性心包炎、类风湿系性心包炎、阿米巴性心包炎等,治疗均为针对原发病为主,必要时行心包穿刺术或心包切除术。

(二)对症治疗

1.卧床休息至发热及胸痛消失。

2.非甾体抗炎剂治疗,如阿司匹林、吲哚美辛(消炎痛)、布洛芬等。

(廉婕)

第二节　心脏压塞

一、概念

心包积液使心脏受到压挤而出现血流动力学变化时,称为心脏压塞。急性心包炎、心包积血、肿瘤可发生心包腔内液体量迅速增加,即使积液量相对较少(100～250ml),也可使心脏受到挤压。特发性、结核性、心脏肿瘤等情况下,有时积液增加速度缓慢,积液量较大时才出现心脏压塞症状。

二、临床特点

1.症状　可有呼吸困难,表现为端坐呼吸、呼吸浅快等

2.体征　临床表现具有三大特征,即血压下降、静脉压上升、心脏大小正常但搏动减弱。急性心脏压塞时动脉收缩压突然下降,舒张压不变,脉压减小,可出现休克征象伴奇脉。但静脉压显著升高,致颈静脉怒张。慢性心脏压塞,除血压下降、奇脉、颈静脉怒张外,还有肝大、腹水、水肿,心脏向两侧扩大,坐起或立位时缩小。

三、特殊检查

1.超声心动图　可见大量心包积液。

2.X线检查　急性心脏压塞时心影可不增大;慢性积液或压塞可见心影增大,呈烧瓶样,心脏搏动减弱或消失。

四、治疗

1.心包穿刺放液　利用超声心动图检查,确定穿刺的部位和方向穿刺时患者采取坐位或半卧位,穿刺时针尖向上向后,指向心尖。

2.若不能立即做心包穿刺放液,可用异丙肾上腺素或去甲肾上腺素维持血压,随后进行心包穿刺放液。

3.对慢性心脏压塞者应治疗原发病。

4.外科心包切除。

(廉婕)

第三节 缩窄性心包炎

一、概念

缩窄性心包炎指心包纤维化、粘连、增厚、钙化,导致各房室舒张期充盈障碍而产生的血液循环障碍。慢性缩窄性心包炎的主要病因是结核菌感染,其次是化脓性细菌感染。

二、临床特点

1.症状 主要症状为呼吸困难、腹胀、周围水肿、疲劳无力及咳嗽。

2.体征 肝大、颈静脉怒张、水肿、腹水;心浊音界正常、心音减弱,可闻及心包叩击音。

三、特殊检查

1.心电图检查 约70%的患者出现P波异常,P波增宽或P波有切迹,或两者兼有之。T波低平或倒置。1/3~2/3的患者有房性心律失常,房性心律失常中75%为心房颤动。

2.超声心动图 可见心包膜明显增厚或粘连,回声增强;左心室游离壁舒张中晚期运动呈平直外形;二尖瓣早期快速关闭;肺动脉瓣提前开放;室间隔运动异常及心室舒张末期内径缩小。

3.X线检查 心脏X线摄片示心影正常或稍大,或偏小;心脏轮廓不规则、僵直;上纵隔增宽,为上腔静脉扩大所致;周围视野清晰;心包钙化也是X线改变的主要证据,与临床特征共存即可明确诊断。

4.CT及磁共振 磁共振是诊断缩窄性心包炎的最佳无创性检查,可准确测量心包厚度以及右心房扩张与右心室缩小的程度。

四、治疗

结核菌引起的缩窄性心包炎,应给予系统的抗结核药物治疗,在体温、红细胞沉降率及全身营养状况接近正常或比较稳定后早日实施心包切除手术。

(廉婕)

第十章　心血管内科疾病护理

第一节　心力衰竭的护理

心力衰竭简称心衰,是指在静脉回流正常的情况下,由于原发的心脏损害导致心输出量减少,不能满足机体代谢需要的一组综合征。临床上以肺循环淤血和(或)体循环淤血及组织灌注不足为主要体征,故亦称为充血性心力衰竭。心衰按其发展速度可分为急性和慢性两种,以慢性居多;按其发生的部位可分为左心、右心和全心衰竭;按其有无临床症状可分为无症状性心衰和充血性心衰。

一、慢性心力衰竭

慢性心力衰竭是大多数心血管疾病的最终归宿,也是心血管疾病死亡的最主要的死亡原因。心力衰竭的基本病因是原发性心肌损害和心脏负荷过重,这些病因的作用,使心室扩张、心肌肥厚、心室重塑、神经内分泌激活及血流动力学异常,加之诱发因素的作用,引起或加重心力衰竭。在我国,引起慢性心力衰竭的病因以风湿性心脏瓣膜病居首位,但近年来,其所占比例已趋下降,而冠心病和高血压病的比例近年有明显上升趋势。

(一)病因与发病机制

1.基本病因

(1)原发性心肌损害:有节段性或弥漫性心肌损害,如心肌梗死、心肌炎、心肌病等;或是原发或继发的心肌代谢障碍,如糖尿病、心肌淀粉酶样变性等。

(2)心室负荷过重:包括前负荷过重和后负荷过重。前负荷过重多见于瓣膜反流性疾病如左房室瓣、主动脉瓣关闭不全;心内外分流性疾病如房间隔缺损、室间隔缺损、动脉导管未闭等;全身性血容量增多如甲状腺功能亢进、慢性贫血等。后负荷过重多见于高血压病、主动脉瓣狭窄、肺动脉高压、肺动脉瓣狭窄等。

2.诱因

(1)感染:呼吸道感染是最常见、最重要的诱因。其次为心内膜感染。

(2)心律失常:心房颤动是诱发心力衰竭的重要因素。其他各种类型的快速性心律失常及严重的缓慢性心律失常亦可诱发心力衰竭。

(3)生理或心理压力过大:如过度劳累、情绪激动、精神过于紧张等。

(4)妊娠和分娩:可加重心脏负荷,诱发心力衰竭。

(5)水、电解质紊乱:如钠摄入过多、补液或输血过多过快。

(6)其他:药物使用不当、风湿性心脏瓣膜病出现风湿活动等。

3.发病机制　慢性心力衰竭的患者发病机制十分复杂,主要有3个方面因素参与。

(1)心肌损害与心室重构:原发性心肌损害和心脏负荷加重使室壁应力增加,导致心室反应性肥大与扩大,产生心室重构。心肌肥厚在初期起着有益的代偿作用,但肥厚心肌在长期负荷过重的情况下处于能量饥饿状态,心肌相对缺血、缺氧,最终会导致心肌细胞的死亡,继以纤维化。剩下存活心肌的负荷进一步加重,心肌细胞进一步肥厚伴进行性纤维化,如此形成恶性循环。当心肌细胞不足以克服室壁应力时,左心室进行性扩大伴功能减退,最后发展导致不可逆转的终末阶段。

(2)神经内分泌的激活:慢性心力衰竭时,体内交感神经系统的兴奋性、肾素-血管紧张素-醛固酮系统活性和血管加压素水平均有增高,可增加心肌收缩力而使心输出量增加。但长期的增高却使钠水潴留和外周血管阻力增加而加重心脏负荷;大量儿茶酚胺对心肌还有直接毒性作用,从而加剧心功能不全的恶化。

(3)血流动力学异常:各种病因引起的心脏泵功能减退,使心输出量降低,使心室舒张末期压力增高。根据 Frank-Starling 定律,早期随着心室充盈压的增高与舒张末期心肌纤维长度的增加,心输出量可相应增加。但这种增加是有限制的,当左心室舒张末期压达 2.0~2.4kPa(15~18mmHg)或以上时,Frank-Starling 机制达最大效应,此时心输出量不再增加,甚至反而降低。左心室舒张末期压的增高将继续引起左心房压、肺静脉压和肺毛细血管嵌压升高,出现肺循环淤血征。当右心室舒张末期和右心房压升高致中心静脉压超过 1.60kPa(12mmHg)时,即出现体循环淤血征。

上述 3 种因素是互相关联、互为因果的。当通过以上机制心脏能维持足够的心输出量时,心功能处于代偿期;若不能满足机体需要,则造成失偿期,出现心力衰竭的症状和体征。

(二)临床表现

1.左心衰竭　以肺循环淤血和心输出量降低表现为主。

(1)症状

1)呼吸困难:程度不同的呼吸困难是左心衰竭最主要的症状。劳力性呼吸困难是左心衰竭最早出现的症状,最典型的是夜间阵发性呼吸困难,晚期出现端坐呼吸。急性肺水肿是左心衰竭呼吸困难最严重的形式。

2)咳嗽、咳痰和咯血:咳嗽是较早发生的症状,常发生于夜间,坐位或立位时可减轻或消失。痰呈白色泡沫状,有时痰中带血丝。长期慢性淤血肺静脉压力升高,导致肺循环和支气管血液循环之间形成侧支,在支气管黏膜下形成扩张的血管,一旦破裂可引起大咯血。

3)心输出量降低症状:可出现疲倦乏力、头晕、心悸、失眠、嗜睡及少尿等。

(2)体征:可表现为呼吸加快、交替脉、脉压差减少、皮肤黏膜苍白或发绀。此外,除原有心脏病的体征外,常有心脏扩大、肺动脉瓣区第二心音亢进及舒张期奔马律。双肺底甚至可闻及湿性啰音,并可随体位改变而移动,有时伴有哮鸣音。

2.右心衰竭　以体循环淤血表现为主。

(1)症状:主要为脏器淤血的表现,患者可有食欲不振、恶心、呕吐、腹胀、腹痛、尿少、夜尿等症状。

(2)体征

1)颈静脉征:颈静脉充盈或怒张是右心衰竭的主要体征,肝颈静脉反流征阳性更具有特征性。

2)肝大和压痛:肝脏因淤血而肿大,常伴有压痛,长期淤血性肝大可发展为心源性肝硬化,晚期可出现黄疸、肝功能损害和腹腔积液。

3)水肿:其特征为对称性、下垂性、凹陷性水肿,重者可遍及全身。可伴有胸腔积液,以双侧多见,若为单侧则以右侧更多见。

4)心脏体征:除原有心脏病的相应体征外,右心衰竭时可因右心室显著扩大而出现右房室瓣关闭不全的反流性杂音。

3.全心衰竭 此时左、右心衰竭的临床表现同时存在,当有左心衰竭继发右心衰竭时,右心输出量减少,常可使左心衰竭的肺淤血减轻。扩张性心肌病合并全心衰竭时,肺淤血常不明显,这时左心衰竭主要表现为心输出量减少的症状和体征。

4.心功能分级 美国纽约心脏病协会(NYHA)1928年提出并一直沿用至今,这项分级标准,主要是根据患者的自觉活动能力来分级。一般将心功能分为四级:

Ⅰ级:体力活动不受限制,日常活动不引起过度的乏力、心悸、呼吸困难及心绞痛等。

Ⅱ级:体力活动轻度受限,休息时无症状,日常活动即可引起上述症状,休息后很快缓解。

Ⅲ级:体力活动明显受限,休息时无症状.低于日常活动即可引起上述症状,休息较长时间后症状方可缓解。

Ⅳ级:不能从事任何活动,休息时亦可有症状,体力活动后加重。

(三)实验室及其他检查

1.X线检查 左心衰竭患者主要有肺门阴影增大,肺纹理增加等肺淤血表现;右心衰竭患者则常见右心室增大,有时伴胸腔积液表现。

2.心电图 可有左心室肥厚劳损、右心室肥大。

3.超声心电图 提供心腔大小、心瓣膜结构及血流动力学状况,能较好地反映心室的收缩和舒张功能。

4.有创性血流动力学检查 对急性重症心衰患者必要时采用漂浮导管在床边进行,经静脉插管直至肺小动脉,测定各部位的压力及血液含氧量,计算心排血指数及肺小动脉楔压,直接反映心脏功能。

5.其他 放射性核素与磁共振显像检查、运动耐量与运动峰耗氧量测定均有助于心功能不全的诊断。

(四)治疗要点

慢性心力衰竭的治疗原则是积极治疗原发病,去除诱因,调节神经体液因子的过度激活及改善心室功能等。治疗的目的是缓解症状、提高运动耐量和生活质量,改善其预后和降低病死率。常用的药物有利尿剂、血管紧张素转换酶抑制剂、洋地黄类药物及β受体阻滞剂等。

1.病因治疗

(1)基本病因的治疗:如控制高血压病,应用药物或介入性方法改善冠状动脉供血,心脏瓣膜病的手术治疗等。

(2)消除诱因:如控制感染和心律失常,纠正贫血、电解质紊乱和酸碱平衡失调。

2.药物治疗

(1)利尿剂抑制钠、水重吸收而消除水肿,减少循环血容量,降低心脏前负荷而改善左心室功能。利尿剂包括排钾和保钾两大类,排钾利尿剂主要有氢氯噻嗪(双克)、呋塞米(速尿);保钾利尿剂包括螺内酯(安体舒通)、氨苯蝶啶、阿米洛利等。

(2)肾素-血管紧张素-醛固酮系统抑制剂

1)血管紧张素转换酶抑制剂(ACEI)是目前治疗慢性心衰的首选药物。其主要机制作用一方面抑制肾素-血管紧张素系统,达到扩张血管、抑制交感神经兴奋性的作用,另一方面能改善和延缓心室重塑。ACEI目前种类很多,如卡托普利12.5~25mg,每天2次;贝那普利(5~10mg),每天1次。

2)血管紧张素受体拮抗剂(ARB):当心衰患者因 ACEI 引起干咳而不能耐受时,可改用 ARB。常用药物有氯沙坦、厄贝沙坦等。

3)醛固酮拮抗剂:螺内酯是应用最广的醛固酮拮抗剂。小剂量 20mg,1～2 次/天。

(3)β受体阻滞剂:主要用于拮抗代偿机制中交感神经兴奋性增强的效应,抑制心室重构,长期应用能改善预后。常用药物有美托洛尔、比索洛尔等。

(4)正性肌力药物

1)洋地黄类药物:可加强心肌收缩力,减慢心率,从而改善心功能不全患者的血流动力学改变。常用的药物有地高辛、毛花甙丙(西地兰)、毒毛花甙 K 等。地高辛主要适用于中度心衰的维持治疗,0.125～0.25mg,口服,1 次/天。毛花甙丙(西地兰)主要适用于急性心衰或慢性心衰加重时,特别适用于心衰伴快速房颤者,每次 0.2～0.4mg,稀释后静脉注射,10min 起效,1～2h 达高峰,24h 总量 0.8～1.2mg。毒毛花甙 K 用于急性心衰时,每次 0.25mg,稀释静脉注射后 5min 起作用,0.5～1h 达高峰,24h 总量 0.5～0.75mg。

2)非洋地黄类正性肌力药:常用药物有肾上腺素能受体兴奋剂,如多巴胺、多巴酚丁胺,磷酸二酯酶抑制剂如氨力农、米力农。

(五)护理诊断、依据及措施

1.气体交换受损　与左心衰竭肺淤血有关。

(1)让患者取半卧位或端坐位休息,鼓励患者多翻身和咳嗽。

(2)遵医嘱给予氧气吸入。吸氧过程中,观察患者口唇、末梢发绀的改变,及时调整氧流量。

(3)控制输液量和速度,告诉患者及家属不要随意调节滴数,以防诱发急性肺水肿。

(4)遵医嘱给予强心、利尿及扩血管药物,注意观察药物的不良反应。血管扩张剂如硝酸酯类可导致头痛、面红、心动过速、血压下降等不良反应,硝酸甘油静脉滴注时应严格控制滴数,监测血压;血管紧张素转换酶抑制剂的不良反应有体位性低血压、皮炎、蛋白尿、咳嗽、间质性肺炎等。强心利尿剂的不良反应见下文。

(5)采取减少机体耗氧、减轻心脏负担的措施。如保持病室安静,限制探视;安慰鼓励患者,增强战胜疾病的信心;给予清淡、易消化、富含维生素的饮食,少量多餐,避免过饱;保持大便通畅,必要时使用缓泻剂。

(6)病情观察:观察患者呼吸困难的程度;监测呼吸频率、节律,以及心率、心律变化;监测发绀的程度;监测肺部啰音的变化;观察水肿出现或变化的时间、部位、性质及程度等,以判断药物疗效及病情进展。

2.体液过多　与右心衰竭致体循环淤血、水钠潴留有关。

(1)注意观察患者水肿的情况,每天测量体质量,准确记录出入量。控制液体摄入量。

(2)给予低盐、清淡、易消化饮食,少量多餐,限制钠盐的摄入,每天食盐摄入量少于 5g。限制含钠量高的食品,如腌或熏制品、香肠、罐头食品、海产品、苏打饼干等。注意烹饪技巧,可用糖、醋等调味品以增进食欲。

(3)遵医嘱使用利尿剂,注意药物不良反应的观察和预防。如噻嗪类利尿剂的主要不良反应是低钾血症,从而诱发心律失常或洋地黄中毒,故应监测补钾。患者出现低钾血症时常表现为乏力、腹胀、肠鸣音减弱、心电图 U 波增高等。服用排钾利尿剂时多补充含钾丰富的食物,如鲜橙汁、西红柿汁、柑橘、香蕉、枣、杏等,必要时遵医嘱补充钾盐。口服补钾宜在饭后,以减轻胃肠道不适;静脉补钾时每500ml液体中氯化钾含量不宜>1.5g。噻嗪类的不良反应还有胃部不适、呕吐、腹泻、高血糖等。氨苯蝶啶的不良反应有胃肠道反应、嗜睡、乏力、皮疹,长期用药可产生高钾血症,尤其是伴肾功能减退、少尿或无尿者应慎用。另外,非紧急情况下,利尿剂的应用时间选择早晨或日间为宜,避免夜间排尿过频而影响患者的休息。

(4)协助患者经常更换体位;嘱患者穿质地柔软、宽松的衣服;保持床褥柔软、平整、洁净,严重水肿者可使用气垫床;保持皮肤清洁,经常按摩骨隆突处,如骶、踝、足跟等。预防压疮的发生。

3.活动无耐力　与心输出量下降有关。

(1)制定活动计划:告诉患者运动训练的治疗作用,鼓励患者体力活动,督促其坚持动静结合,循序渐进增加活动量。心功能Ⅰ级:不限制一般体力活动,积极参加体育锻炼,但避免剧烈运动和重体力劳动。心功能Ⅱ级:适当增加体力活动,增加午睡时间,强调下午多休息,可不影响轻体力工作和家务劳动。心功能Ⅲ级:严格限制一般的体力活动,每天有充分的休息时间,但日常生活可以自理或在他人协助下自理。心功能Ⅳ级:绝对卧床休息,生活由他人照顾。因为长期卧床易导致静脉血栓形成、肺栓塞、便秘、虚弱、体位性低血压的发生。

(2)告诉患者若活动中出现呼吸困难、胸痛、心悸、疲劳等不适时应停止活动,并以此作为限制最大活动量的指征。

4.潜在并发症　洋地黄中毒。

(1)预防洋地黄中毒:洋地黄用量个体差异很大,老年人、心肌缺血缺氧、重度心力衰竭、低钾低镁血症、肾功能减退等情况对洋地黄较敏感,使用时应严密观察患者用药后反应。与奎尼丁、胺碘酮、维拉帕米、阿司匹林等药物合用,可增加中毒机会,在给药前应询问有无上述药物及洋地黄中毒用药史。必要时监测血清地高辛浓度。严格按时按医嘱给药,口服地高辛期间若患者脉搏低于60次/分或节律不规则应暂时停药,报告医生。用毛花苷丙或毒毛花苷K时务必稀释后缓慢(10~15min)静脉注射,并同时监测心率、心律及心电图变化。

(2)密切观察洋地黄毒性反应:胃肠道反应如食欲不振、恶心、呕吐;神经系统反应如头痛、乏力、头晕、黄视、绿视;心脏毒性反应如频发室性期前收缩呈二连律或三联律、心动过缓、房室传导阻滞等各种类型的心律失常。

(3)洋地黄中毒的处理:停用洋地黄,补充钾盐,停用排钾利尿剂,纠正心律失常,快速型心律失常首选苯妥英钠或利多卡因,心率缓慢者可用阿托品静脉注射或临时起搏器起搏。

(六)健康宣教

1.疾病知识指导　指导患者积极治疗原发病。避免各种诱发因素,积极预防上呼吸道感染;控制输液速度;保持心情舒畅,避免精神紧张;指导患者寻求轻松的生活方式;育龄女性要避孕。

2.生活指导　合理安排休息与活动,保持心脏代偿功能。保证患者休息,减少过早活动对患者的危害。病情许可,鼓励患者适量运动,不宜延长卧床时间,以免导致静脉血栓等并发症。

3.饮食指导　饮食宜清淡、易消化、富营养,每餐不宜过饱,多食蔬菜、水果,防止便秘。戒烟、酒。

4.用药指导与病情监测　强调继续严格遵医嘱服药,不随意增减或撤换药物的重要性。告知患者及家属药物的作用与不良反应。指导患者每天测量体质量,定期随访。当发现体质量增加或症状恶化时应及时就医。

二、急性心力衰竭

急性心力衰竭指由于某种原因使心输出量在短时间内急剧下降，甚至丧失排血功能，导致组织器官供血不足和急性淤血的综合征。临床上以急性左心衰竭较常见，主要表现为急性肺水肿，重者伴心源性休克。

（一）病因与发病机制

1. 病因　心脏解剖或功能的突发异常，使心输出量急剧降低和肺静脉压突然升高均可导致急性左心衰竭。

（1）急性心肌坏死和（或）心肌损伤：如急性冠脉综合征如急性心肌梗死或不稳定性心绞痛、急性重症心肌炎、围生期心肌病、药物所致的心肌损伤与坏死等。

（2）急性血流动力学障碍：①急性瓣膜大量反流和（或）原有瓣膜反流加重，如感染性心内膜炎所致的左房室瓣和（或）右房室瓣穿孔、左房室瓣腱索和（或）乳头肌断裂；②高血压病危象；③重度左房室瓣或主动脉瓣狭窄；④急性舒张性左心衰竭，多见于老年控制不良的高血压病患者等。

（3）慢性心衰急性加重：诱发因素有肺部感染、缓慢性或快速型心律失常、输液过多过快、体力及精神负荷突然增加等。

2. 发病机制　心脏收缩力突然严重减弱，或左室瓣膜急性反流，心输出量急剧减少，左室舒张末压快速升高，肺静脉回流不畅，导致肺静脉压快速升高，肺毛细血管压随之升高使血管内液体渗入到肺间质和肺泡内，形成急性肺水肿。肺水肿早期可因交感神经激活，血压升高，但随病情持续发展，血压将逐步下降。

（二）临床表现

突发严重的呼吸困难，端坐呼吸，频频咳嗽，咳大量粉红色泡沫样痰，有窒息感而极度烦躁不安，面色青灰，口唇发绀，大汗淋漓，皮肤湿冷。呼吸频率可达 30～40 次/分，吸气时锁骨上窝和肋间隙内陷，听诊两肺布满湿啰音和哮鸣音，心率增快，心尖部可闻及舒张期奔马律，动脉压早期升高，随后下降，严重者可出现心源性休克。

（三）治疗要点

急性肺水肿属危重急症，应积极迅速抢救，其急救原则：减轻心脏负荷、增强心肌收缩力、解除支气管痉挛、去除诱因及病因治疗。常用药物如下。

1. 吗啡　3～5mg 皮下注射或静脉推注，于 3min 内推完，必要时间隔 15min 可重复使用 1 次，共 2～3 次。老年患者应减量。

2. 快速利尿剂　如呋塞米 20～40mg 静脉注射。

3. 血管扩张剂　可选用硝普钠或硝酸甘油静脉滴注。

4. 洋地黄制剂　适用于快速房颤或已知有心脏增大伴左心室收缩功能不全者。可用毛花苷丙或毒毛花苷 K 等快速制剂静脉注射。

5. 氨茶碱　适用于伴支气管痉挛的患者。

（四）护理诊断、依据及措施

1. 气体交换受损　与急性肺水肿有关。

（1）立即协助患者取坐位，双腿下垂，减少回心血量而减轻肺水肿。

（2）给予高流量吸氧,6～8L/min,并通过 20％～30％乙醇湿化,使肺泡内泡沫的表面张力降低而破裂,以利于改善肺泡通气。但应注意用氧时间不宜过长,要间歇使用。病情特别严重者可用面罩呼吸机持续加压吸氧,以增加肺泡内压力,减少浆液渗出。

（3）观察患者咳嗽情况,痰液的性质和量,协助患者排痰,咳嗽.保持呼吸道通畅。

（4）迅速建立静脉通道,遵医嘱正确使用药物,观察药物的副作用。如用吗啡时有无呼吸抑制、心动过缓;用利尿剂时严格记录尿量;用血管扩张剂时要注意输液速度和血压变化,防止低血压发生,用硝普钠时要现配现用,避光滴注,有条件者用输液泵控制滴数;洋地黄制剂静脉使用时要稀释,推注速度宜缓慢等。

（5）严密观察生命体征变化,患者呼吸的频率、深度、意识,精神状态,皮肤的颜色及温度,肺部啰音的变化情况,监测血气分析结果.对安置漂浮导管者应监测血流动力学指标的变化,严格交接班。

（6）做好基础护理与生活护理。

2.恐惧　与突然病情加重,产生窒息感和担心预后有关。

（1）鼓励患者说出内心的感受,分析恐惧的原因。

（2）向患者介绍病室环境,主管医生和护士;简要介绍本病的相关知识。

（3）医护人员在抢救过程中要保持冷静,操作熟练,忙而不乱,使患者产生安全感。避免在患者面前谈论病情,以减少误解。

（4）指导患者进行自我调整～如深呼吸等。向患者说明恐惧对疾病的影响,使患者保持情绪稳定。

3.潜在并发症　心源性休克、猝死。

（1）严密心电监护,发现异常及时报告医生,协助采取积极有效的处理措施。

（2）监测血气分析结果、电解质及酸碱平衡情况。

（3）建立静脉通道,为用药、抢救做准备。备好各种急救药物及抢救仪器。

（4）密切观察患者的意识状态、脉率及心率、呼吸、血压等。一旦发生如意识丧失、抽搐、大动脉搏动消失、呼吸停止等猝死表现,立即进行抢救。

（五）健康宣教

向患者及家属介绍急性心力衰竭的病因和诱因,嘱患者积极治疗原发性心脏疾病。指导患者在静脉输液前主动告知护士自己有心脏病病史,以便静脉输液时控制输液速度和输液量。定期复查,如有异常应及时就诊。

（魏婷婷）

第二节　心律失常的护理

正常心脏以一定范围的频率产生基本上有规律的收缩,其收缩的冲动起源于窦房结,并以一定顺序传导到心房与心室。心律失常是指心脏冲动的频率、节律、起源部位、传导速度与激动次序的异常。

一、病因与发病机制

1.病因　各种器质性心脏病是引发心律失常的最常见原因,其中缺血性心脏病、充血性心力衰竭和心源性休克的等较易引发严重的心律失常,如室性心动过速,常可导致严重的血流动力学障碍,甚至死亡。除循环系统外,其他系统的严重疾患,如慢性阻塞性肺疾病、急性胰腺炎、甲状腺功能亢进症和急性脑血管病等;自主神经功能紊乱;各种原因引起的电解质紊乱和酸碱平衡失调;物理因素和化学因素的作用与中毒;药物作用;以及心脏手术或心导管检查等均可引发心律失常。健康人在紧张、激动、疲劳、吸烟、饮酒和饱餐等情况下,也可引发心律失常。

2.发病机制

(1)冲动形成异常

1)异常自律性:自主神经系统兴奋性改变或心脏传导系统的内在病变,均可导致原有正常自律性的心肌细胞不适当冲动的发放。此外,原来无自律性的心肌细胞亦可在病理状态下出现异常自律性,如心肌缺血、电解质紊乱、儿茶酚胺增多等。

2)触发活动:指心房、心室与希氏束一浦肯野组织在动作电位后产生除极活动,被称为后除极。若后除极的振幅增高并抵达阈值,便可引发反复激动,持续的反复激动导致快速性心律失常。多见于心肌缺血一再灌注,局部儿茶酚胺浓度增高、低血钾、高血钙及洋地黄中毒时。

(2)冲动传导异常:折返是快速性心律失常最常见的发病机制。产生折返需要以下基本条件。

1)心脏两个或多个部位的传导性与不应期各不相同,相互连接形成一个闭合环。

2)其中一条通道发生单向传导阻滞。

3)另一条通道传导缓慢,使原先发生阻滞的通道有足够的时间恢复兴奋性。

4)原先阻滞的通道恢复激动,从而完成一次折返激动。冲动在环内反复循环,产生持续而快速的心律失常。

二、心律失常的分类

按其发生原理可分为冲动形成异常和冲动传导异常两大类。

1.冲动形成异常　包括窦性心律失常和异位心律。

(1)窦性心律失常:①窦性心动过速;②窦性心动过缓;③窦性心律不齐;④窦性停搏。

(2)异位心律

1)被动性异位心律:①逸搏(房性、房室交界性、室性);②逸搏心律(房性、房室交界性、室性)。

2)主动性异位心律:①期前收缩(房性、房室交界性、室性);②阵发性心动过速(房性、房室交界性、室性);③心房扑动、心房颤动;④心室扑动、心室颤动。

2.冲动传导异常

(1)生理性:干扰和房室分离。

(2)病理性:①窦房传导阻滞;②房内传导阻滞;③房室传导阻滞;④束支或分支阻滞(左、右束支及左束支分支传导阻滞)或室内阻滞。

(3)房室间传导途径异常:预激综合征。

另外,按心律失常发生时心室率的快慢,分为快速性心律失常和缓慢性心律失常。快速性心律失常包括期前收缩、心动过速、扑动和颤动等;缓慢性心律失常包括窦性心动过缓、房室传导阻滞等。

三、临床表现

1. 症状

(1)窦性心律失常：窦性心动过速，患者可无症状或有心悸；窦性心动过缓可有头晕、乏力及胸闷等心输出量下降的表现。

(2)期前收缩：又称早搏，多数患者有心悸或心跳暂停感，频发室性期前收缩可引起头晕、乏力，甚至晕厥，诱发或加重心绞痛和心力衰竭。

(3)阵发性心动过速：室上性阵发性心动过速时，患者多表现为心悸、乏力及胸闷，重者可出现头晕、黑矇、心绞痛及心力衰竭；室性阵发性心动过速发作时，患者多有晕厥、呼吸困难、低血压，甚至抽搐及心绞痛。

(4)扑动与颤动：心房扑动与颤动时，患者多表现为心悸、乏力及胸闷，严重者可出现心力衰竭、心绞痛和晕厥；心室颤动一旦发生，患者可立即出现意识丧失、抽搐、呼吸停顿甚至死亡。

(5)房室传导阻滞：一度房室传导阻滞常无症状；二度房室传导阻滞可有乏力、头晕、心跳停顿感或短暂晕厥；三度房室传导阻滞可出现心绞痛、心力衰竭和脑缺血等症状，严重者表现为 Adams－Stokes 综合征，甚至猝死。

2. 体征 重点评估脉搏频率、节律及心率、心律和心音变化。

(1)窦性心动过速时，心率每分钟超过 100 次；窦性心动过缓时，心率每分钟低于 60 次。

(2)期前收缩时，心律不规则，心搏提前出现，其第一心音增强，第二心音减弱，之后有一较长的代偿间歇，可有脉搏短绌。

(3)室上性阵发性心动过速时，心律规则，第一心音强弱一致；室性阵发性心动过速，心律略不规则，第一心音强弱不一致。

(4)心房颤动时，第一心音强弱不等，心室律绝对不规则，脉搏短绌；心室颤动时，脉搏触不到，听诊心音消失，血压亦无法测到。

(5)一度房室传导阻滞时第一心音减弱；二度房室传导阻滞有心搏脱漏，I 型者第一心音逐渐减弱，II 型者强度恒定；三度房室传导阻滞心率慢而不规则，第一心音强弱不等，间或可听到响亮而清晰的第一心音(大炮音)。

四、实验室及其他检查

1. 心电图 是诊断心律失常最重要的无创性检查技术。

(1)窦性心律失常：正常心脏起搏点位于窦房结，由窦房结发出冲动引起的心律称窦性心律，成人频率为每分钟 60～100 次。心电图表现：①P 波在 I、II、aVF 导联直立，aVR 导联倒置；②PR 间期 0.12～0.20s；③PP 间期之差＜0.12s(图 2－10－1)。

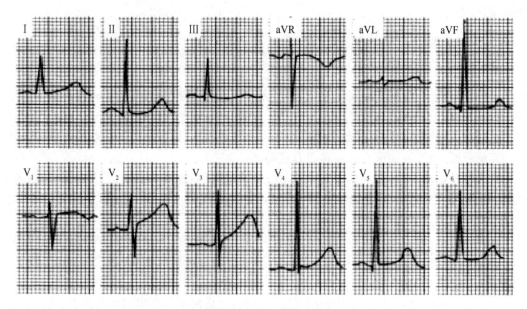

图 2—10—1 窦性心律

1)窦性心动过速:成人窦性心律的频率每分钟超过 100 次,称为窦性心动过速。心电图表现:窦性心律,PP 间期<0.60s,成人频率大多在每分钟 100~150 次(图 2—10—2)。

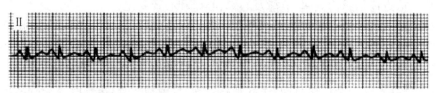

图 2—10—2 窦性心动过速

2)窦性心动过缓:成人窦性心律的频率每分钟低于 60 次,称为窦性心动过缓。心电图表现:PP 间期>1.0s。常伴有窦性心律不齐,即最长与最短的 PP 间期之差>0.12s(图 2—10—3)。

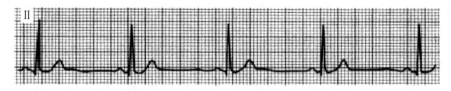

图 2—10—3 窦性心动过缓

(2)期前收缩:指窦房结以外的异位起搏点提前发出的激动。根据异位起搏点的位置可分为房性、交界区性、室性 3 种。心电图表现如下。

1)房性期前收缩:①提前出现的房性异位 P 波,其形态与同导联窦性 P 波有所不同。②PR 间期>0.12s。③P 波后的 QRS 波群有 3 种可能:与窦性心律的 QRS 波群相同;宽大畸形的 QRS 波群;提前出现的 P 波后无 QRS 波群,称为未下传的房性期前收缩。④多为不完全性代偿间歇(即期前收缩前后窦性 P 波之间的时限短于 2 个窦性 PP 间期)(图 2—10—4)。

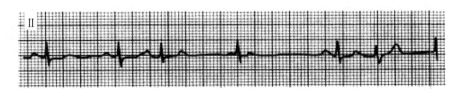

图 2-10-4 房性期前收缩

2)房室交界区期前收缩:①提前出现的 QRS 波群,其形态与同导联窦性心律 QRS 波群基本相同。②逆行 P 波(Ⅰ、Ⅱ、aVF 导联倒置,aVR 导联直立)有 3 种可能:P 波位于 QRS 波群之前,P-R 间期<0.12s;P 波位于 QRS 波群之后,R-P 间期<0.20S;P 包埋于 QRS 波群中,QRS 波群之前后均看不见 P 波。③多为完全性代偿间歇(即期前收缩前后窦性 P 波之间的时限等于 2 个窦性 PP 间期)(图 2-10-5)。

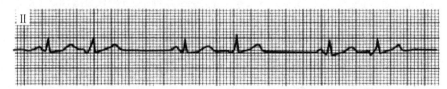

图 2-10-5 交界性期前收缩

3)室性期前收缩:①提前出现宽大畸形的 QRS 波群,时限>0.20S;②QRS 波群前无相关的 P 波;③T 波方向与 QRS 波群主波方向相反;④多为完全性代偿间歇(即期前收缩前后窦性 P 波之间的时限等于 2 个窦性 RR 间期)(图 2-10-6)。

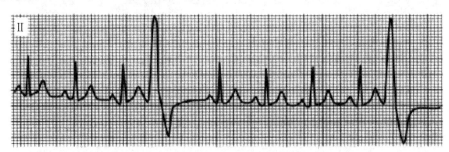

图 2-10-6 室性期前收缩

(3)阵发性心动过速:心脏的异位起搏点连续出现 3 次或 3 次以上的期前收缩,称为阵发性心动过速。其中房性和交界性阵发性心动过速,在心电图上常难以区别,且异位起搏点均位于房室束以上,故统称为阵发性室上性心动过速。心电图表现如下。

1)阵发性室上性心动过速:①连续 3 个或 3 个以上快速匀齐的 QRS 波群,形态与时限和窦性心律 QRS 波群相同,如发生室内差异性传导或有束支传导阻滞时,QRS 波群宽大畸形;②心率 150~250 次/分,节律规则;③P 波往往不易辨认;④常伴有继发性 ST-T 改变(图 2-10-7)。

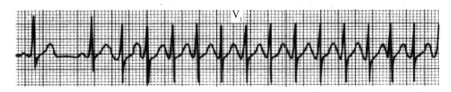

图 2-10-7 阵发性室上性心动过速

2)阵发性室性心动过速:①3个或3个以上的室性期前收缩连续出现。②QRS波群宽大畸形,时限>0.12s;ST-T波方向与QRS波群主波方向相反。③心室率通常为每分钟140~220次,心律规则或略不规则。④P波与QRS波群无固定关系,形成房室分离,偶尔个别或所有心室激动逆传夺获心房,出现逆行P波。⑤心室夺获或室性融合波(图2-10-8)。

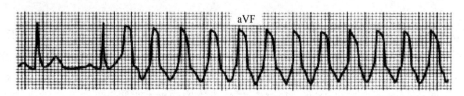

图2-10-8　阵发性室性心动过速

(4)扑动和颤动:可发生在心房或心室,是一种较阵发性心动过速频率更快的主动性异位心律。心电图表现如下。

1)心房扑动:①P波消失,代之以每分钟250~350次,间隔均匀,形状相似的锯齿状心房扑动波(F波);②F波与QRS波群成某种固定的比例,最常见的比例为2∶1房室传导,有时比例关系不固定,则引起心室律不规则;③QRS波群形态一般正常,伴有室内差异性传导者QRS波群增宽、变形(图2-10-9)。

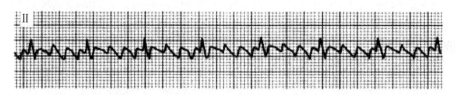

图2-10-9　心房扑动

2)心房颤动:①P波消失,代之以大小不等、形态不一、间期不等的心房颤动波(f波),频率为每分钟350~600次;②RR间期绝对不等;③QRS波群形态正常,当心室率过快,发生室内差异性传导时,QRS波群增宽、变形(图2-10-10)。

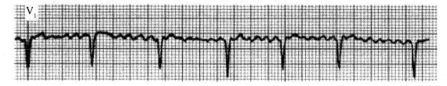

图2-10-10　心房颤动

3)心室扑动:P-QRS-T波群消失,代之以每分钟150~300次波幅大而较规则的正弦波(室扑波)图形(图2-10-11)。

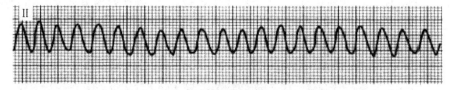

图2-10-11　心室扑动

4)心室颤动:P-QRS-T波群消失,代之以形态、振幅与间隔绝对不规则的颤动波(室颤波),频率为每分钟150~500次(图2-10-12)。

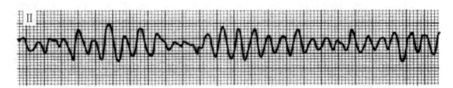

图 2-10-12　心室颤动

（5）房室传导阻滞：指冲动从心房传到心室的过程中，冲动传导的延迟或中断。按阻滞程度分为三类：①一度房室传导阻滞，指传导时间延长；②二度房室传导阻滞，指心房冲动部分不能传入心室（心搏脱漏）；③三度房室传导阻滞或称完全性房室传导阻滞，指心房冲动全部不能传入心室。心电图表现如下。

1）一度房室传导阻滞：①PR 间期延长，成人＞0.20s（老年人＞0.21S）；②每个 P 波后均有 QRS 波群（图 2-10-13）。

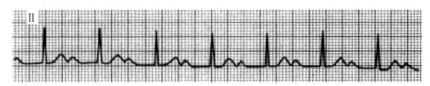

图 2-10-13　一度房室传导阻滞

2）二度房室传导阻滞：按心电图表现分为Ⅰ型和Ⅱ型。

Ⅰ型：①PR 间期逐渐延长，相邻的 RR 间期进行性缩短，直至 P 波后 QRS 波群脱漏；②心室脱漏造成的长 RR 间期小于 2 个 PP 间期之和（图 2-10-14）。

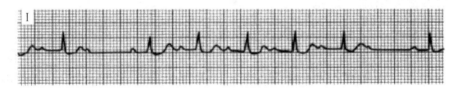

图 2-10-14　二度房室传导阻滞Ⅰ型

Ⅱ型：①PR 间期固定不变（正常或延长）；②数个 P 波之后有 1 个 QRS 波群脱漏，形成（2：1）、（3：1）、（3：2）等不同比例房室传导阻滞；③QRS 波群形态一般正常，亦有异常（图 3-15）。如果二度房室传导阻滞下传比例＞3：1 时，称为高度房室传导阻滞。

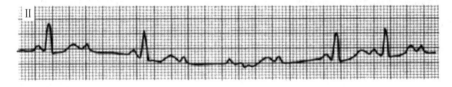

图 2-10-15　二度房室传导阻滞Ⅱ型

3）三度房室传导阻滞：①P 波与 QRS 波群各自独立，互不相关，呈完全性房室分离；②心房率大于心室率；③QRS 波群形态和时限取决于阻滞部位，如阻滞位于希氏束及其附近，心室率约每分钟 40～60 次，QRS 波群正常；如阻滞位于希氏束分叉以下，心室率可在每分钟 40次以下，QRS 波群宽大畸形（图 2-10-16）。

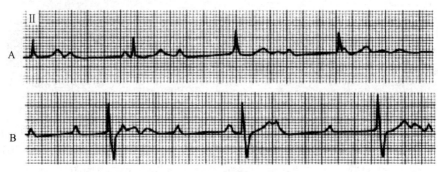

图 2—10—16 三度房室传导阻滞

2.动态心电图 是诊断心律失常的重要手段。可获得受检者日常生活状态下连续 24h 甚至更长时间的心电图资料,可检测到常规心电图不易发现的心律失常。

3.其他检查 食管心电图、临床电生理检查.有助于鉴别复杂的心律失常。

五、治疗要点

心律失常的治疗,主要取决于其对血流动力学的影响。对血流动力学影响较小者无需治疗;症状明显,有严重血流动力学障碍的心律失常,采取有效的治疗措施。病因治疗是治疗心律失常的根本措施,应积极治疗原发病,去除病因;药物治疗可根据心律失常类型,选择抗快速性心律失常或缓慢性心律失常药物。此外,还有心脏电复律术、人工心脏起搏、导管射频消融术等。

六、护理诊断措施及依据

1.活动无耐力 与心律失常导致心输出量减少有关。

(1)嘱患者当心律失常发作导致胸闷、心悸、头晕等不适时采取高枕卧位、半卧位或其他舒适体位,尽量避免左侧卧位,因左侧卧位时患者常能感觉到心脏的搏动而使不适感加重。

(2)伴有气促、发绀等缺氧指征时,给予氧气持续吸入。

(3)评估患者活动受限的原因和体力活动类型,与患者及家属共同制定活动计划,告诉患者限制最大活动量的指征,对无器质性心脏病的良性心律失常患者,鼓励其正常工作和生活,建立健康的生活方式,避免过度劳累。

(4)严格按医嘱给予抗心律失常的药物,纠正因心律失常引起的心输出量减少,改善机体缺氧状况,提高活动耐力。口服药应按时按量服用,静脉注射药物时速度宜慢,必要时监测心电图,注意用药过程中及用药后的心律、心率、血压、脉搏、呼吸、意识,判断疗效和有无不良反应。常见的抗心律失常药物的不良反应举例如下:

1)奎尼丁:对心脏的毒性反应较严重,可致心力衰竭、Q—T 间期延长、诱发室速甚至室颤而发生奎尼丁晕厥。有 30% 的患者因药物不良反应需要停药。

2)利多卡因:不良反应与血药浓度有关,常见的有中枢神经系统不良反应和心血管作用。前者如呆滞、嗜睡、恶心、眩晕、视物不清,严重者可有呼吸抑制;后者有窦性心动过缓、窦性停搏、房室传导阻滞、心肌收缩力下降等。

3)普罗帕酮:副作用小。心脏的副作用有诱发或加重充血性心力衰竭或传导阻滞;心外不良反应最常见的是恶心、呕吐及眩晕或其他神经系统表现。

4)胺碘酮:副作用有间质性肺泡炎、角膜微粒沉着、甲状腺功能改变、皮肤反应如光敏感、胃肠道反应如恶心、呕吐、排便习惯的改变,神经系统反应如头痛、噩梦、共济失调等,心脏副作用如心率减慢、各类房室传导阻滞,甚至可发生尖端扭转型室速。

2.焦虑　与心律不规则、停跳及反复发作、治疗效果不佳有关。

(1)鼓励患者说出内心的感受,分析焦虑的原因。

(2)向患者介绍病室环境,主管医生和护士;简要介绍本病的相关知识。

(3)诚恳接受患者的痛苦信息,给以抚慰和鼓励。

(4)指导患者进行自我调整,如深呼吸等。向患者说明焦虑对疾病的影响,使患者保持情绪稳定。

3.有受伤的危险　与心律失常引起的头晕或晕厥有关。

(1)评估危险因素:向患者及知情者询问患者晕厥发作前有无诱因先兆症状,了解晕厥发作时的体位、晕厥持续时间、伴随症状等。必要时心电监护,动态观察心律失常的类型。

(2)休息与活动:心律失常频繁发作,伴有头晕、晕厥或曾有跌倒病史者,应卧床休息,协助生活护理。嘱患者避免单独外出,防止意外。

(3)避免诱因:嘱患者避免剧烈运动、情绪激动或紧张、快速改变体位等。

(4)遵医嘱给予治疗:如心率显著缓慢的患者可给予阿托品、异丙肾上腺素或配合人工心脏起搏器治疗;对其他心律失常的患者可遵医嘱给予抗心律失常药物。

4.潜在并发症　心脏骤停。

(1)嘱严重心律失常的患者卧床休息,以减少心肌耗氧量和对交感神经的刺激。卧床期间加强生活护理。

(2)严密心电监护,发现频发、多源性、成对的或呈 R-on-T 现象的室性期前收缩,第二度Ⅱ型房室传导阻滞,尤其是室性阵发性心动过速、第三度房室传导阻滞等,应及时报告医生,协助采取积极的护理措施。监测血气分析结果,电解质和酸碱平衡状况。

(3)建立静脉通道,为用药、抢救做准备。备好纠正心律失常的药物及其他抢救药品、除颤器、临时起搏器等。

(4)密切观察患者的意识状态、脉率及心率、呼吸、血压等。一旦发生如意识丧失、抽搐、大动脉搏动消失、呼吸停止等猝死的表现,立即进行抢救,如心脏按压、人工呼吸、非同步直流电复律或配合临时起搏等。

七、健康宣教

1.向患者及家属讲解心律失常的常见病因、诱因及防治知识。

2.嘱患者注意劳逸结合、生活规律;保持乐观、稳定情绪;戒烟、酒,避免摄入刺激性食物,如咖啡、浓茶等,避免饱餐。

3.有晕厥病史的患者,避免从事驾驶、高空作业等有危险的工作,有头昏、黑矇时立即平卧,以免晕厥发作时摔伤。

4.嘱患者多食纤维素丰富的食物,保持大便通畅。

5.说明继续按医嘱服抗心律失常药物的重要性,不可自行减量或擅自换药,教会患者观察药物疗效和不良反应,有异常时及时就诊。

6.教给患者自测脉搏的方法,以利于自我病情监测;教会家属心肺复苏术,以备急用。

(魏婷婷)

第三节　冠状动脉粥样硬化性心脏病的护理

冠状动脉粥样硬化性心脏病是指冠状动脉粥样硬化,使血管腔狭窄、阻塞,导致心肌缺血缺氧,甚至坏死而引起的心脏病,统称为冠状动脉性心脏病,简称冠心病,亦称缺血性心脏病。我国发病率近年呈增长趋势。

冠状动脉粥样硬化的病因尚未完全明确,目前认为主要和下列因素有关:①年龄与性别:多见于 40 岁以上的中老年人,男性多于女性,女性在更年期后发病率增加;②血脂异常:脂质代谢异常是动脉粥样硬化最重要的危险因素;③高血压病:60%~70%的冠状动脉粥样硬化患者有高血压病,高血压病患者患本病较血压正常者高 3~4 倍;④吸烟:吸烟者患病率比不吸烟者高 2~6 倍,且与吸烟量呈正比;⑤糖尿病:糖尿病患者本病患病率比正常者高 2 倍;⑥其他:肥胖、体力劳动少、遗传、A 型性格、饮食方式等。

1979 年,WHO 将冠心病分为 5 型:①无症状性心肌缺血:无症状,而心电图有心肌缺血改变,心肌无明显组织形态改变;②心绞痛:有发作性胸骨后疼痛,为一过性心肌缺血不足引起;③心肌梗死:症状严重,由冠状动脉闭塞导致心肌急性缺血性坏死所致;④缺血性心肌病:表现为心脏增大、心力衰竭、心律失常,由于长期心肌缺血引起的心肌纤维化所致;⑤猝死:因原发性心脏骤停而猝然死亡,多为严重的室性心律失常所致。

一、心绞痛

心绞痛是一种由于冠状动脉供血不足,导致心肌急剧的、暂时的缺血与缺氧所引起的,以发作性胸痛或胸部不适为主要表现的临床综合征。

(一)病因与发病机制

本病的基本病因是冠状动脉粥样硬化。正常情况下,冠状循环血流量具有很大的储备力量,其血流量可随身体的生理情况有显著的变化,在剧烈体力活动、情绪激动等对氧的需求增加时,冠状动脉适当扩张,血流量增加,达到供求平衡。当冠状动脉粥样硬化致冠状动脉狭窄或部分分支闭塞时,其扩张性减弱,血流量减少,当心肌的血供减少到尚能应付平时的需要,则休息时无症状。一旦心脏负荷突然增加,如劳累、激动、心力衰竭等使心脏负荷增加,心肌耗氧量增加时,对血液的需求增加,而冠状的供血已不能相应增加,即可引起心绞痛。心绞痛可分为稳定性心绞痛和不稳定性心绞痛。稳定性心绞痛是由于劳力引起心肌缺血,导致胸部及附近部位的不适,可伴有心功能障碍,但没有心肌坏死。不稳定性心绞痛是由于动脉粥样斑块破裂,伴有不同程度的表面血栓形成及远端血管栓塞所导致的一组临床症状。

(二)临床表现

1.症状　以发作性胸痛为主要临床表现,疼痛的特点如下。

(1)部位:位于胸骨体上段或中段之后,可波及心前区,有手掌大小范围,界限不很清楚。常放射至左肩、左臂内侧达环指和小指,或至咽、颈、背、上腹部等。

(2)性质:为压迫性不适或紧缩、发闷、堵塞、烧灼感,无锐痛或刺痛,偶伴濒死感。

(3)诱因:常因体力劳动或情绪激动所诱发,也有在饱餐、寒冷、阴雨天气、吸烟时发病。

疼痛常发生在体力劳动或激动时。

(4)持续时间:疼痛多于停止原来的活动后,或舌下含服硝酸甘油后1～5min内缓解。可数天、数周发作一次,亦可一天内多次发作。

2.体征 发作时常有心率增快、血压升高、面色苍白、冷汗,部分患者有暂时性心尖部收缩期杂音、舒张期奔马律及交替脉。

(三)实验室及其他检查

1.心电图检查 是发现心肌缺血、诊断心绞痛最常见的检查方法。典型心绞痛发作时,常规心电图检查可见在以R波为主的导联,出现暂时性心肌缺血引起的ST段压低、T波低平或倒置,发作后数分钟内恢复原状。24h动态心电图连续监测,出现ST－T缺血性改变及各种心律失常,有助于非典型发作患者的诊断。心电图无改变或不典型者,可做心电图运动负荷试验。

2.X线检查 可无异常发现,若伴发缺血性心肌病可见心影增大。

3.放射性核素检查 利用放射性铊心肌显像所示灌注缺损,提示心肌供血不足或血供消失,对心肌缺血诊断较有价值。

4.冠状动脉造影 选择性的冠状动脉造影可使左、右冠状动脉及主要分支得到清楚的显像,具有确诊价值。

(四)治疗要点

心绞痛治疗应达到2个目标,即缓解急性发作和预防再发作。

1.发作时的治疗

(1)休息:发作时应立即休息。

(2)药物治疗:宜选用作用快、疗效高的硝酸酯制剂。这类药物可扩张冠状动脉、减轻心脏前后负荷,从而缓解心绞痛。常用药物:①硝酸甘油片0.5～1mg,舌下含服,1～2min即开始起作用,作用时间约30min;②硝酸异山梨醇酯,每次剂量5～10mg,舌下含服,2～5min见效,作用维持2～3h。新近还有喷雾吸入剂的制剂。

2.缓解期的治疗

(1)一般治疗:尽量避免各种诱发因素,如过度劳累、情绪激动等,积极治疗及预防诱发或加重冠心病的危险因素,如高血压病、高脂血症、糖尿病等。

(2)药物治疗:使用作用持久的抗心绞痛药物,可单独使用、交替应用或联合应用。

1)硝酸酯制剂:如硝酸异山梨醇酯口服,5～10mg,每天3次;长效硝酸甘油制剂,对预防夜间心绞痛发作尤为适用。

2)β受体阻滞剂:抗心绞痛作用主要是通过降低心率及减弱心肌收缩强度,减少心肌氧需量。常用药物有普萘洛尔(心得安),每天30～120mg,分3次口服,但有支气管哮喘、心力衰竭患者禁用。美托洛尔(美多心安),每天75～150mg,分2～3次口服。

3)钙通道阻滞剂:能抑制钙离子流入动脉平滑肌细胞,从而扩张冠状动脉,解除冠状动脉痉挛;抑制心肌收缩,减少心肌耗氧;扩张周围血管,减轻心脏负担;降低血液黏度,抗血小板聚集,改善心肌微循环。常用药物有维拉帕米,每天240mg,分3次口服;地尔硫䓬,每天60～90mg,分2～3次口服。

此外,还可用抑制血小板聚集的药物,防止血栓形成。常用药物有阿司匹林,每天100～300mg口服。

（3）冠状动脉介入治疗：对符合适应证的心绞痛患者可行经皮腔内冠状动脉成形术（PT-CA）及冠状动脉内支架植入术。

（4）外科治疗：对病情严重，药物治疗效果不佳，经冠状动脉造影后显示不适合介入治疗者，应及时作冠脉搭桥术。

（五）护理诊断、依据及措施

1. 疼痛　胸痛与心肌缺血、缺氧有关。

（1）心绞痛发作时立即停止活动，卧床休息，协助患者采取舒适的体位，解开衣领；安慰患者，解除紧张不安情绪，减少心肌耗氧量。

（2）描记心电图，通知医生，必要时给予吸氧。

（3）给予硝酸甘油或硝酸异山梨醇酯舌下含服，若服药后 3～5min 仍不缓解，可再服 1 片。对于心绞痛发作频繁或含硝酸甘油效果差的患者，遵医嘱静脉滴注硝酸甘油，监测血压变化，注意滴速的调节，并嘱患者及家属切不可擅自调节滴速，以免造成低血压。部分患者用药后可出现颜面潮红、头胀痛、心悸等不适，应告诉患者是由于药物导致头、面部血管扩张造成的，以解除顾虑。

（4）患者疼痛缓解后，与其一起讨论引起心绞痛的诱因，总结预防发作的方法。如避免劳累，饱餐，寒冷刺激，戒烟、酒，保持心境平和，改变急躁易怒的性格。

（5）坚持遵医嘱正确服用抗心绞痛的药物，以防心绞痛再次发作。注意药物不良反应。

（6）评估疼痛的性质、部位、程度、持续时间、用药效果等，严密观察血压、心率、心律变化和有无面色改变、大汗、恶心呕吐等，嘱患者疼痛发作或加重时要告诉护士，警惕心肌梗死。

2. 活动无耐力　与氧的供需失调有关。

（1）评估心绞痛发作的过程，找出诱发疼痛的体力活动类型与活动量。

（2）鼓励患者参加适当的体力劳动和体育锻炼，最大活动量以不引起不适为原则。适当活动有助于侧支循环的建立，从而提高患者的活动耐力。若在活动后出现呼吸困难、胸痛、脉搏过快，应立即停止活动，并予积极的处理，如吸氧、含服硝酸甘油。

（3）避免重体力劳动、竞赛性运动和屏气动作等，避免精神过度紧张的工作或过长的工作时间，以免诱发心绞痛。

3. 潜在并发症　心肌梗死。

（1）如心绞痛发作比以往频繁、程度加重、持续时间延长、硝酸甘油疗效差，应及时报告医生。

（2）嘱患者卧床休息，避免诱发因素，减少心肌耗氧。

（3）严密心电监护，密切监测生命体征变化，发现异常时立即报告医生，采取积极有效地处理措施。

（六）健康宣教

1. 疾病知识的指导　教会患者及家属心绞痛发作时的缓解方法。积极控制危险因素，避免各种诱发因素。指导患者正确用药，学会观察药物疗效和不良反应。嘱患者随身携带硝酸酯类药物以备发作时急救。一旦心绞痛发作频繁、程度加重、持续时间延长、硝酸甘油疗效差，应警惕心肌梗死，立刻由家属护送就近就诊。告知患者定期复查心电图、血糖及血脂等。

2. 生活方式指导　嘱患者生活要有规律，保证充足的睡眠和休息。指导患者摄入低热量、低脂、低胆固醇、低盐饮食，戒烟。适当运动，控制体重，减轻精神压力。

二、心肌梗死

心肌梗死是指因冠状动脉供血急剧减少或中断,使相应的心肌严重而持久地缺血导致心肌坏死。临床上表现为持久的胸骨后剧烈疼痛、血清心肌酶增高、心电图进行性改变;可发生心律失常、休克或心力衰竭,属冠心病的严重类型。

(一)病因与发病机制

本病的基本病因是冠状动脉粥样硬化。当患者的1~2支冠状动脉主支因动脉粥样硬化而导致管腔狭窄超过75%,狭窄部位血管粥样斑块增大、破溃、出血,血栓形成或出现血管持续痉挛,使管腔完全闭塞,而侧支循环未完全建立或各种原因导致心输出量锐减,心肌耗氧量剧增,以致心肌严重而持久地急性缺血达1h以上,即可发生心肌梗死。

当心肌梗死发生后,常伴有不同程度的左心功能不全和血流动力学改变,主要包括心脏收缩力减弱、心输出量下降、动脉血压下降、心率增快或有心律失常,外周血管阻力有不同程度的增加,动脉血氧含量降低等。

梗死部位的心肌呈灰白或淡黄色,冠状动脉闭塞后一般需要经过6h后才出现明显的组织学改变。心肌梗死的完全愈合期需6~8周。

(二)临床表现

与心肌梗死面积的大小、部位、侧支循环情况密切相关。

1.先兆　有50%~81.2%的患者在起病前数天至数周有乏力、胸部不适、活动时心悸、气急、烦躁等前驱症状,其中初发型心绞痛或恶化性心绞痛最为突出。心绞痛发作较以往频繁,程度较重,时间较长,硝酸甘油疗效差,诱发因素不明显。心电图呈现明显缺血性改变。及时处理先兆症状,可使部分患者避免心肌梗死发生。

2.症状

(1)疼痛:为最早出现的最突出的症状。其性质和部位与心绞痛相似,但多无明显诱因,常发生于安静时,程度更剧烈,呈难以忍受的压榨、窒息或烧灼样,伴有大汗、烦躁不安、恐惧及濒死感,持续时间可长达数小时或数天,服硝酸甘油无效。部分患者疼痛可向上腹部、下颌、颈部、背部放射而被误诊。少数急性心肌梗死患者可无疼痛,一开始即表现为休克或急性心力衰竭。

(2)全身症状:有发热,体温可升高至38℃左右,持续约1周。伴心动过速或过缓。

(3)胃肠道症状:疼痛剧烈时常伴有频繁的恶心、呕吐和上腹痛,肠胀气亦不少见。

(4)心律失常:见于75%~95%的患者,多发生于起病的1~2周内,24h内最多见,以室性心律失常尤其是室性期前收缩最多见,如室性期前收缩频发(每分钟5次以上)、成对出现或短阵室性心动过速、多源性或R-on-T现象属高危。下壁心肌梗死易发生房室传导阻滞。

(5)休克:见于约20%的患者,多在起病后数小时至1周内发生,表现为收缩压低于10.7kPa(80mmHg),烦躁不安、面色苍白、皮肤湿冷、脉搏细速、尿量减少甚至昏厥。

(6)心力衰竭:发生率为32%~48%,主要为急性左心衰竭,可在起病最初几天内发生,或在疼痛、休克好转阶段发生。表现为呼吸困难、咳嗽、发绀及烦躁等,重者出现肺水肿。

3.体征　心率多增快,也可减慢,心律不齐;心尖部第一心音减弱,可闻及"奔马律";除心肌梗死早期血压可增高外,几乎所有患者都有血压下降。

4.并发症 ①乳头肌功能失调或断裂;②心脏破裂;③栓塞;④心室壁瘤;⑤心肌梗死后综合征。

(三)实验室及其他检查

1.心电图 急性透壁性心肌梗死的心电图常有典型的改变及演变过程。急性期可见异常深、宽的 Q 波(反应心肌坏死),ST 段呈弓背向上明显抬高(反映心肌损伤)及 T 波倒置。其心电图演变过程为抬高的 ST 段可在数天至 2 周内逐渐回到基线水平,T 波倒置加深呈冠状 T,此后逐渐变浅、平坦,部分可恢复直立。Q 波大多永久存在。

2.超声心动图 二维和 M 型超声心动图有助于了解心室壁的运动和左心室功能,诊断室壁瘤和乳头肌功能失调等。

3.实验室检查

(1)血液检查:常见白细胞计数增高,红细胞沉降率增快,可持续 1~3 周。

(2)血清酶血检查:其中血清肌酸磷酸激酶及其同工酶(CPK、CPK-MB)可在起病后 6h 以内升高,24h 达高峰,3~4d 恢复正常;谷-草转氨酶(GOT)在起病后 6~12h 内升高,24~48h 达高峰,3~6d 后恢复正常;乳酸脱氢酶(LDH)起病后 8~10h 升高,2~3d 达到高峰,1~2 周后恢复正常。此外尚有血清肌钙蛋白及肌红蛋白增高的现象。

(四)治疗要点

1.一般治疗

(1)休息:急性期需卧床一周,保持环境安静。

(2)吸氧:间断或持续吸氧,重者可给予面罩给氧。

(3)监测:入冠心病监护室行心电图检查、血压、呼吸等监测 3~5d,有血流动力学改变者可行漂浮导管作肺毛细血管压和静脉压监测。

2.解除疼痛 尽快解除患者疼痛。常用药物:哌替啶、吗啡、硝酸甘油或硝酸异山梨醇酯。严重者可行亚冬眠治疗。

3.再灌注心肌 为防止梗死面积扩大,缩小心肌缺血范围,要尽早使闭塞的冠状动脉再通,使心肌得到再灌注。

(1)溶栓疗法:在起病 6h 使用纤溶酶激活剂溶解冠脉内血栓。常用药物有尿激酶(UK)、链激酶(SK),新型溶栓剂有重组织型纤溶酶原激活剂(rtPA)。给药途径可有静脉给药及冠脉内给药;静脉给药剂量为:UK100 万~200 万 U/30~60min 内静脉滴注;SK75 万~150 万 U/30~60min 内静脉滴注,一般只给 1 次剂量,不再用药维持。但可继续行抗凝治疗 48~72h。冠状内给药的溶栓效率比静脉给药好,所需药品剂量亦小,但必须先行冠状动脉造影。

(2)急诊经皮腔内冠状动脉成形术(PTCA):经溶解血栓治疗,冠状动脉再通后又再堵塞,或虽再通但仍有重度狭窄者,可紧急施行 PTCA 扩张病变血管。

4.消除心律失常 心肌梗死后的室性心律失常常可引起猝死,必须及时消除。首选利多卡因 50~100mg 静脉注射,必要时可 5~10min 后重复,直至室性期前收缩控制或总量达 300mg,而后应以 1~3mg/min 静脉滴注维持 48~72h。发生心室颤动时,应立即行非同步直流电复律。发生二度或三度房室传导阻滞,心室率缓慢时,应尽早使用临时起搏器治疗。

5.控制休克 急性心肌梗死后的休克属心源性,亦可伴有外周血管舒缩障碍或血容量不足。其治疗采用升压药及血管扩张剂、补充血容量、纠正酸中毒。如上述处理无效时,应选用主动脉内气囊反搏术的支持下,即刻行急诊 PTCA 或支架植入术,使冠脉及时再通。亦可作急诊冠脉旁路移植术(CAGB)。

6.治疗心力衰竭　主要是治疗急性左心衰竭,以应用利尿剂为主,也可用血管扩张剂减轻左心室前后负荷。急性心肌梗死发生后24h内应尽量避免使用洋地黄制剂。

7.其他治疗　如抗凝疗法,应用β受体阻滞剂、钙通道阻滞剂、血管紧张素转换酶抑制剂,极化液疗法等。

(五)护理诊断、依据及措施

1.疼痛　胸痛与心肌缺血、坏死有关。

(1)卧床休息,限制探视,安慰患者,稳定患者情绪。

(2)间断或持续给氧。

(3)遵医嘱予吗啡或哌替啶止痛,给予硝酸甘油或硝酸异山梨醇酯,并及时询问患者疼痛及其伴随症状的变化情况,注意有无呼吸抑制、脉搏加快等不良反应,随时监测血压变化。

(4)迅速建立静脉通道,保持输液通畅。其护理包括:询问患者是否有脑血管病史、活动性出血、近期大手术或外伤史、消化性溃疡等溶栓禁忌证;准确、迅速配制并输注溶栓药物;观察患者用药后有无寒战、发热、皮疹等变态反应,是否发生皮肤、黏膜及内脏出血等副作用,一旦出血严重应立即停止治疗,紧急处理。使用溶栓药物后,应及时描记心电图、抽血查心肌酶,询问患者胸痛有无缓解。胸痛消失、ST段回降、CPK峰值前移和出现再灌注心律失常是溶栓成功的指征。

2.活动无耐力　与氧的供需失调有关。

(1)向患者解释急性期卧床休息可减轻心脏负担,减少心肌耗氧量,有利于心功能的恢复;病情稳定后逐渐增加活动量可促进侧支循环的形成,提高活动耐力。

(2)指导并督促患者按照根据其病情制定的活动处方进行活动:急性心肌梗死后第1~3天,绝对卧床休息,进食,排便,翻身,洗漱等活动由护士协助完成。第4~6天,卧床休息,可做深呼吸运动和上下肢的被动与主动运动。第1周后,无并发症者可开始由床上坐起,逐渐过渡到坐在床边或椅子上,每次20min,每天3~5次。开始起坐时速度宜慢,防止体位性低血压,有并发症者酌情延长卧床时间。第1~2周后,开始在床边、病室内走动,在床边完成洗漱等个人卫生活动。根据病情和对活动的反应,逐渐增加活动量和活动时间。第2~3周,可在室外走廊行走,到卫生间洗漱或上厕所。第3~4周,试着上、下一层楼梯。

(3)保证患者充足的睡眠,两次活动之间要有充分的休息时间。

(4)在患者活动过程中,监测其心率、血压、心电图,询问其感受,观察其反应。若患者活动时出现乏力、头晕、呼吸困难、心前区疼痛时应立即停止活动,卧床休息。

3.恐惧　与剧烈胸痛伴濒死感有关。

(1)保持环境安静,向患者介绍CCU的环境、监护仪的作用等。告诉患者有经验丰富、责任心强的医护人员和先进的救治方法,帮助患者树立战胜疾病的信心。

(2)积极采取止痛措施,有效缓解疼痛。必要时遵医嘱用镇静剂。

(3)医护人员应以一种紧张但有条不紊的方式进行工作,增加患者的信任感和安全感。不要在患者面前讨论病情。

4.有便秘的危险　与进食少、活动少、不习惯床上排便有关。

(1)心理疏导,解除思想顾虑。向患者解释床上排便对控制病情的重要意义。指导患者不要因怕弄脏床单而不敢床上排便,从而增加便秘的危险。

（2）指导患者采取通便的措施。如进食清淡易消化饮食并及时添加纤维素丰富的食物；每天清晨给予蜂蜜 20ml 加适量温开水同饮；适当按摩腹部，以促进肠蠕动；遵医嘱给予通便药物，如麻仁丸等。

（3）为患者排便时用屏风遮挡。嘱患者勿用力排便，必要时使用开塞露。

5.潜在并发症

（1）心律失常

1）急性期持续心电监护，观察有无心律失常。若出现频发室性期前收缩频发（每分钟 5 次以上）、成对出现或短阵室性心动过速、多源性或 R－on－T 现象、严重的房室传导阻滞时应立即通知医生，遵医嘱使用利多卡因等药物，警惕室颤或心脏停搏的发生。

2）准备好各种抢救设备如除颤器、起搏器和急救药物，随时准备抢救。

3）监测电解质和酸碱平衡状况。

（2）心力衰竭

1）严密观察患者有无咳嗽、咳痰、气急等表现，听诊肺部有无湿啰音，发现异常及时汇报医生。

2）避免一切可能加重心脏负担的因素，如饱餐、用力排便等。

3）控制输液速度和液体入量，一旦发生急性肺水肿则及时处理。

（3）猝死

1）急性期严密心电监护，及时发现心律及心率变化。

2）若出现频发室性期前收缩频发（每分钟 5 次以上）、成对出现或短阵室性心动过速、多源性或 R－on－T 现象、严重的房室传导阻滞时应立即通知医生，遵医嘱使用利多卡因等药物，警惕室颤或心脏猝死的发生。

3）监测电解质和酸碱平衡状况。

4）准备好各种抢救设备如除颤器、起搏器和急救药物，随时准备抢救。

（六）健康宣教

1.调整和改变以往的生活方式　低糖、低脂、低胆固醇饮食，肥胖者限制热量摄入，控制体重；戒烟、酒；克服急躁、焦虑情绪，保持乐观心情；避免饱餐；防止便秘。

2.告诉家属，患者的生活方式改变需要家人的积极配合与支持，家属应给患者创造一个良好的身心休养环境。

3.合理安排休息与活动，保证充足的睡眠，适当参加力所能及的体力劳动。若病情稳定无并发症者，急性心肌梗死第 6 周后可每天步行、打太极拳等；第 8～12 周后可开始较大活动量的锻炼，如洗衣、骑车等；3～6 个月后可部分或完全恢复工作，但对重体力劳动、驾驶员、高空作业及其他精神紧张或工作量大的工种应予更换。

4.指导患者遵医嘱服用 β 受体阻滞剂、血管扩张剂、钙通道阻滞剂、降血脂药及抗血小板药物等。

5.嘱患者坚持服药，定期检查。

（魏婷婷）

第四节 心脏瓣膜病的护理

心脏瓣膜病(valvular heart disease)是由于炎症、缺血性坏死、退行性改变、黏液样变性、先天性畸形、创伤等原因引起的单个或多个瓣膜(包括瓣环、瓣叶、腱索、乳头肌等)的功能或结构异常,导致瓣口狭窄和(或)关闭不全。心室扩大和主、肺动脉根被严重扩张也可产生相应房室瓣和半月瓣的相对性关闭不全。临床上以左房室瓣最常受累,其次为主动脉瓣。

心脏瓣膜病是临床上常见的心脏病之一。随着人口寿命的延长和动脉硬化的增加,钙化性主动脉瓣狭窄和瓣膜黏液样变性的发病率不断增加。风湿性心脏瓣膜病(rheumatic valvular heart disease)简称风心病,是风湿热引起的风湿性心脏炎症过程所致的心瓣膜损害,主要累及 40 岁以下人群。我国风心病的人群患病率虽已有所下降,但仍然是最常见的心脏瓣膜病。本节重点介绍风心病。

一、左房室瓣狭窄

左房室瓣狭窄(mitral stenosis)最常见的病因是风湿热。急性风湿热后,至少需两年形成左房室瓣狭窄。2/3 的患者为女性。约半数患者无急性风湿热史,但多数有反复链球菌咽峡炎或扁桃体炎史。单纯左房室瓣狭窄约占风心病的 25%,左房室瓣狭窄伴关闭不全占 40%,主动脉瓣常同时受累。

(一)病因与发病机制

左房室瓣狭窄的病理解剖改变可表现为瓣膜交界处粘连、瓣叶游离缘粘连、腱索粘连融合等。上述病变导致左房室瓣开放受限,瓣口面积减少,狭窄的瓣膜呈漏斗状,瓣口常呈鱼口状。瓣叶钙化沉积有时可延展累及瓣环,使瓣环显著增厚。慢性左房室瓣狭窄可导致左心房扩大及左心房壁钙化。

左房室瓣狭窄的血流动力学异常系由于舒张期血流流入左心室受阻。正常成人左房室瓣口面积为 $4\sim6cm^2$。当瓣口面积减少至 $1.5\sim2cm^2$(轻度狭窄)时,左心房压力升高,左心房代偿性扩张及肥厚以增强收缩。当瓣口面积减少到 $1\sim<1.5cm^2$(中度狭窄)甚至减少至 $1cm^2$ 以下(重度狭窄)时,左心房压力开始升高,使肺静脉和肺毛细血管压力相继增高,导致肺顺应性降低,临床上出现劳力性呼吸困难,称左房失代偿期。由于左房压和肺静脉压升高,引起肺小动脉反应性收缩,最终导致肺小动脉硬化,肺动脉压力增高。重度肺动脉高压使右心室后负荷增加,右心室扩张肥厚,右房室瓣和肺动脉瓣关闭不全,导致右心衰竭,称右心受累期。

(二)临床表现

1.症状

(1)呼吸困难:是最常见的早期症状,与不同程度的肺淤血有关。常因劳累、精神紧张、性活动、感染、妊娠或心房颤动等诱发或加重。多先有劳力性呼吸困难,随狭窄加重,出现夜间阵发性呼吸困难和端坐呼吸。

(2)咳嗽:常见,尤其在冬季明显。表现在卧床时干咳,可能与支气管黏膜淤血、水肿易引起支气管炎,或左心房增大压迫左主支气管有关。

(3)咯血:可表现为血性痰或血丝痰。突然咯大量鲜血,常见于严重左房室瓣狭窄,可为首发症状。伴有突发呕吐剧烈、胸痛者要注意肺梗死。

(4)声音嘶哑:较少见,由于扩大的左心房和肺动脉压迫左喉返神经所致。

2.体征　重度狭窄者常呈"左房室瓣面容",口唇及双颧发绀。心前区隆起;心尖部可触及舒张期震颤;典型体征是心尖部可闻及局限性、低调、隆隆样的舒张中晚期杂音。若心尖部可闻及 S_1 亢进和(或)开瓣音(OS),提示瓣膜弹性尚好;P_2 亢进或伴分裂,提示肺动脉高压。

3.并发症

(1)心房颤动:为相对早期的常见并发症。起始可为阵发性,之后可转为持续性或永久性心房颤动。一旦并发快速心房颤动,患者常可疾然出现极度呼吸困难,甚至进而诱发急性肺水肿。

(2)右心衰竭:是晚期常见并发症。与继发性肺动脉高压有关,主要表现为体循环淤血的症状及体征。

(3)急性肺水肿:为重度左房室瓣狭窄的严重并发症,救治不及时可能致死。

(4)血栓栓塞:20%以上的患者可发生体循环栓塞,以脑栓塞最多见,其余依次为外周动脉和内脏(脾、肾、肠系膜)动脉栓塞。栓子主要来源于左心房或左心室。心房颤动、左心房增大、栓塞史或心输出量明显降低为其危险因素。

(5)肺部感染:常见,可诱发或加重心力衰竭。

(6)感染性心内膜炎:较少见。

(三)实验室及其他检查

1.X 线检查　狭窄时,X 线表现可正常。中、重度狭窄而致左心房显著增大时,心影呈梨形(左房室瓣型心脏)。

2.心电图　左心房增大,可出现"左房室瓣型 P 波",P 波宽度>0.12s,伴切迹。QRS 波群示电轴右偏和右心室肥厚。

3.超声心动图　为明确和量化诊断左房室瓣狭窄的可靠方法。M 型超声示左房室瓣前叶活动曲线 EF 斜率降低,双峰消失,前后叶同向运动,呈"城墙样"改变。二维超声心动图可显示狭窄瓣膜的形态和活动度,测量瓣口面积。彩色多普勒血流显像可实时观察左房室瓣狭窄的射流。经食管超声心动图有利于左心房附壁血栓的检出。

(四)治疗要点

1.一般治疗

(1)有风湿活动者,应给予抗风湿治疗。特别重要的是预防风湿热复发,一般应坚持用药至患者 40 岁,甚至终生应用苄星青霉素 120 万 U,每 4 周肌内注射 1 次,每次注射前均应常规皮试。

(2)呼吸困难者应减少体力活动,限制钠盐摄入,口服利尿剂,避免和控制诱发急性肺水肿的因素,如急性感染、贫血等。

(3)无症状者,避免剧烈体力活动,每 6～12 个月门诊随访。

2.并发症的治疗

(1)心房颤动:治疗目的为有效控制心室率,争取恢复和保持窦性心律,预防血栓栓塞。心房颤动伴快速心室率时可先静脉注射毛花苷丙,常不能满意控制心室率,此时应联合经静脉使用 β 受体阻滞剂如美托洛尔、阿替洛尔或钙通道阻滞剂如地尔硫草、维拉帕米;如血流动力学不稳定,出现肺水肿、休克、心绞痛或晕厥时,应行电复律。慢性心房颤动,如果心房颤动病程<1年,左心房直径<60mm,无高度或完全性房室传导阻滞和病态窦房结综合征,可行电复律或药物转复,成功恢复窦性心律后需长期口服抗心律失常药物,预防或减少复发。复律之前3周和成功复律之后4周需服抗凝药物(华法林),预防栓塞。但如果患者不宜复律、或复律失败、或复律后不能维持窦性心律且心室率快,则可口服β受体阻滞剂,控制静息时的心室率在70次/分左右,日常活动时的心率在90次/分左右。如心室率控制不满意,可加用地高辛,每天0.125~0.25mg。如无禁忌证,长期服用华法林。

(2)右心衰竭:限制钠盐摄入,应用利尿剂等。

(3)急性肺水肿:处理原则与急性左心衰竭所致的肺水肿相似。但应注意:避免使用以扩张小动脉为主、减轻心脏后负荷的血管扩张药物,应选用扩张静脉系统、减轻心脏前负荷为主的硝酸酯类药物;正性肌力药物对左房室瓣狭窄的肺水肿无益,仅在心房颤动伴快速心室率时可静脉注射毛花苷丙,以减慢心室率。

(4)预防栓塞:有栓塞史或超声检查示左心房附壁血栓者,如无抗凝禁忌证,应长期服用华法林。

3.介入和手术治疗　为治疗本病的有效方法。当左房室瓣口有效面积<1.5cm²,伴有症状,尤其症状进行性加重时,应用介入或手术方法扩大瓣口面积,减轻狭窄。如果肺动脉高压明显,即使症状轻,也应及早进行干预。包括经皮球囊左房室瓣成形术、左房室瓣分离术、人工瓣膜置换术等。

二、左房室瓣关闭不全

左房室瓣关闭不全(mitral incompetence)常与左房室瓣狭窄同时存在,亦可单独存在。左房室瓣包括4个部分:瓣叶、瓣环、腱索和乳头肌,其中任何一个发生结构异常或功能失调,均可导致左房室瓣关闭不全。

(一)病因与发病机制

风湿性炎症引起瓣叶僵硬、变性、瓣缘卷缩、连接处融合及腱索融合缩短,使心室收缩时两瓣叶不能紧密闭合。

慢性左房室瓣反流时,左室对慢性容量负荷过度的代偿为左室舒张末期容量增大,根据Frank-Starling机制使左室心搏量增加。心肌代偿性离心性扩大和肥厚,更有利于左室舒张末期容量的增加。此外,左室收缩期将部分血液排入低压的左房,室壁应力下降快,有利于左室排空。因此,在代偿期可维持正常心搏量多年。慢性左房室瓣反流时,左房顺应性增加,左房扩大。同时扩大的左房和左室在较长时间内适应容量负荷增加,使左房压和左室舒张末压不致明显上升,故肺淤血暂不出现。但持续严重的过度负荷,终致左室心肌功能衰竭,左室舒张末压和左房压明显上升,肺淤血出现,最终导致肺动脉高压和右心衰竭。

(二)临床表现

1.症状　轻度左房室瓣关闭不全者可终身无症状,严重反流时有心输出量减少,首先出现的突出症状是疲乏无力,肺淤血的症状如呼吸困难出现较晚。

2.体征　心尖搏动呈高动力型,向左下移位。心尖区可闻及全收缩期高调吹风样杂音,向左腋下和左肩胛下区传导。

3.并发症　与左房室瓣狭窄相似,相对而言,感染性心内膜炎较多见,而体循环栓塞较少见。

（三）实验室及其他检查

1．X 线检查　慢性重度反流常见左心房、左心室增大；左心衰竭时可见肺淤血和间质性肺水肿征。

2．心电图　慢性重度左房室瓣关闭不全主要为左心房肥厚心电图表现，部分有左心室肥厚和非特异性 ST-T 改变，少数有右心室肥厚征，心房颤动常见。

3．超声心动图　M 型和二维超声心动图不能确定左房室瓣关闭不全。脉冲多普勒超声和彩色多普勒血流显像可在左房室瓣左心房侧探及明显收缩期反流束，诊断左房室瓣关闭不全的敏感性几乎达 100％，且可半定量反流程度。二维超声可显示左房室瓣结构的形态特征，有助于明确病因。

4．其他　放射性核素心室造影，可测定左室收缩、舒张末期容量和休息、运动时射血分数以判断左室收缩功能，通过左心室与右心室心搏量之比值评估反流程度。左心室造影，通过观察收缩期造影剂反流入左心房的量，亦可半定量反流程度。

（四）治疗要点

内科治疗包括预防风湿活动和感染性心内膜炎，针对并发症治疗。内科治疗一般为术前过渡措施，外科治疗为恢复瓣膜关闭完整性的根本措施，包括瓣膜修补术和人工瓣膜置换术。

三、主动脉瓣狭窄

主动脉瓣狭窄（aortic stenosis）指主动脉瓣病变引起主动脉瓣开放受限、狭窄，导致左室到主动脉内的血流受阻。风湿性主动脉瓣狭窄大多伴有关闭不全或左房室瓣病变。

（一）病因与发病机制

风湿性炎症导致瓣膜交界处粘连融合，瓣叶纤维化、僵硬、钙化和挛缩畸形，引起狭窄。正常成人主动脉瓣口面积 $\geq 3.0 \text{cm}^2$，当瓣口面积减少一半时，收缩期仍无明显跨瓣压差；当瓣口面积 $\leq 1.0 \text{cm}^2$ 时，左室收缩压明显升高，跨瓣压差显著。主动脉瓣狭窄使左室射血阻力增加，左室向心性肥厚，室壁顺应性降低，引起左室舒张末压进行性升高，因而使左房后负荷增加，左房代偿性肥厚。最终因心肌缺血和纤维化等导致左心衰竭。

（二）临床表现

1．症状　主要与瓣膜狭窄导致心输出量减少所致体循环和重要器官供血不足有关。患者外周循环供血不足，运动耐力下降，疲乏无力；头晕，甚至晕厥是大脑供血不足的表现，尤其在体位变化、运动中或运动后即时发生较多；心绞痛是冠状动脉供血不足的表现，常由运动、情绪激动等因素诱发，休息后可缓解。后期因左心室后负荷持续增加而并发左心衰竭时，还可出现程度不同的心源性呼吸困难。

2．体征　心尖搏动相对局限，持续有力，呈抬举样。主动脉瓣第一听诊区可闻及喷射状全收缩期杂音，向颈动脉传导，常伴震颤。

3．并发症　约 10％ 的患者可发生心房颤动。主动脉瓣钙化侵及传导系统可致房室传导阻滞；左心室肥厚、心内膜下心肌缺血或冠状动脉栓塞可致室性心律失常。上述两种情况均可导致晕厥甚至猝死，猝死一般发生于先前有症状者。患者若发生左心衰竭，自然病程明显缩短，因此终末期的右心衰竭少见。感染性心内膜炎、体循环栓塞较少见。

（三）实验室及其他检查

1．X 线检查　心影正常或左心室轻度增大，左心房可能轻度增大，升主动脉根部常见狭窄后扩张。

2.心电图　重度狭窄者有左心室肥厚伴继发性 ST—T 改变。可有心律失常。

3.超声心动图　为明确诊断和判定狭窄程度的重要方法。二维超声心动图对探测主动脉瓣异常十分敏感,有助于显示瓣膜结构。多普勒超声可测出主动脉瓣口面积及跨瓣压差。

(四)治疗要点

1.内科治疗　预防风湿热复发。如有频发房性期前收缩,应予抗心律失常药物预防心房颤动,一旦出现应及时转复为窦性心律。心绞痛发作者可使用硝酸酯类药物。心力衰竭者宜限制钠盐摄入,可小心应用洋地黄和利尿剂,但过度利尿可发生直立性低血压;不使用小动脉扩张剂,以防血压过低。

2.介入和外科治疗　包括经皮球囊主动脉瓣成形术(但临床应用范围局限)、人工瓣膜置换术(为治疗成人主动脉瓣狭窄的主要方法)。

四、主动脉瓣关闭不全

主动脉瓣关闭不全(aortic incompetence)是由于主动脉瓣和(或)主动脉根部疾病所致。

(一)病因与发病机制

约 2/3 的主动脉瓣关闭不全为风心病所致。由于风湿性炎性病变使瓣叶纤维化、增厚、缩短、变形,影响舒张期瓣叶边缘对合,可造成关闭不全。

主动脉瓣反流引起左心室舒张末容量增加,使每搏容量增加和主动脉收缩压增加,而有效每搏血容量降低。左心室扩张,不至于因容量负荷过度而明显增加左心室舒张末压。左心室心肌重量增加使心肌氧耗增多,主动脉舒张压降低使冠状动脉血流减少,两者引起心肌缺血、缺氧,促使左心室心肌收缩功能降低,直至发生左心衰竭。

(二)临床表现

1.症状　早期可无症状。随着病情的进展,最先的症状表现为与心搏量减少及脉压增大有关的心悸、心前区不适、头部动脉强烈搏动感等。晚期因持续容量负荷增加而并发左心衰竭时,可出现不同程度的心源性呼吸困难。此外,常有体位性头晕,晕厥罕见;心绞痛较主动脉瓣狭窄少见。

2.体征　心尖搏动明显左下移位,可呈抬举样。胸骨左缘第 3、4 肋间可闻及高调叹气样舒张期杂音,坐位前倾和深呼气时易听到。重度反流者,常在心尖区听到舒张中晚期隆隆样杂音(Austin—Flint 杂音),其产生机制被认为系严重的主动脉反流使左心室舒张压快速升高,导致左房室瓣处于半关闭状态,对于快速前向血流构成狭窄,脉压增大。周围血管征常见,包括随心脏搏动的点头征、颈动脉和桡动脉扪及水冲脉、毛细血管搏动征、股动脉枪击音等。

3.并发症　感染性心内膜炎、室性心律失常、心力衰竭常见;心脏性猝死少见。

(三)实验室及其他检查

1.X 线检查　左心室增大,升主动脉继发性扩张明显。

2.心电图　左心室肥厚及继发性 ST—T 改变。

3.超声心动图　M 型超声示左房室瓣前叶或室间隔纤细扑动;二维超声可显示瓣膜和主动脉根部的形态改变;脉冲多普勒和彩色多普勒血流显像在主动脉瓣的心室侧可探及全舒张期反流束,为最敏感的确定主动脉瓣反流的方法,并可通过计算反流血量与搏出血量的比例,判断其严重程度。

4.其他　当无创技术不能确定反流程度，并考虑外科治疗时，可行选择性主动脉造影，半定量反流程度。

（四）治疗要点

内科治疗参照主动脉瓣狭窄，人工瓣膜置换术为严重主动脉瓣关闭不全的主要治疗方法。

五、心瓣膜病患者的护理

（一）护理诊断、依据及措施

1.体温过高　与风湿活动、并发感染有关。

（1）病情观察：测量体温，每4小时1次，注意热型，以协助诊断。观察有无风湿活动的表现，如皮肤环形红斑、皮下结节、关节红肿及疼痛不适等。体温超过38.5℃时给予物理降温或遵医嘱给予药物降温，半小时后测量体温并记录降温效果。

（2）休息与活动：卧床休息，限制活动量，以减少机体消耗。协助生活护理，出汗多的患者应勤换衣裤、被褥，防止受凉。待病情好转，实验室检查正常后再逐渐增加活动。

（3）饮食：给予高热量、高蛋白、高维生素的清淡易消化饮食，以促进机体恢复。

（4）用药护理：遵医嘱给予抗生素及抗风湿药物治疗。苄星青霉素又称长效青霉素，是由青霉素的二苄基乙二胺盐与适量缓冲剂及助悬剂混合制成；使用前，询问青霉素过敏史，常规青霉素皮试；注射后注意观察变态反应和注射局部的疼、压痛反应。阿司匹林可导致胃肠道反应、牙龈出血、血尿、柏油样便等不良反应，应当饭后服药并观察有无出血。

2.潜在并发症　心力衰竭。

（1）避免诱因：积极预防和控制感染，纠正心律失常，避免劳累和情绪激动等诱因，以免发生心力衰竭。

（2）心力衰竭的观察与护理：监测生命体征，评估患者有无呼吸困难、乏力、食欲减退、少尿等症状，检查有无肺部湿啰音、肝大、下肢水肿等体征。一旦发生则按心力衰竭进行护理。

3.潜在并发症　栓塞。

（1）评估栓塞的危险因素：阅读超声心动图报告，注意有无心房、心室扩大及附壁血栓；心电图有无异常，尤其是有无心房颤动；是否因心力衰竭而活动减少、长期卧床。

（2）休息与活动：左房内有巨大附壁血栓者应绝对卧床休息，以防脱落造成其他部位栓塞。病情允许时应鼓励并协助患者翻身、活动下肢、按摩及用温水泡脚或下床活动，防止下肢深静脉血栓形成。

（3）遵医嘱用药：如抗心律失常、抗血小板聚集的药物．预防附壁血栓形成和栓塞。

（4）栓塞的观察与处理：密切观察有无栓塞征象，一旦发生，立即报告医生，给予抗凝或溶栓等处理。

（二）其他护理诊断及问题

1.有感染的危险　与机体抵抗力下降有关。

2.潜在并发症　心律失常、感染性心内膜炎和猝死。

（三）健康宣教

1.疾病知识指导　告诉患者及家属本病的病因和病程进展特点。指导患者尽可能改善居住环境中潮湿、阴暗等不良条件,保持室内空气流通、温暖、干燥,阳光充足。适当锻炼,加强营养,提高机体抵抗力,预防风湿活动。注意防寒保暖,避免与上呼吸道感染患者接触,预防感染。避免重体力劳动、剧烈运动或情绪激动而加重病情。

2.用药指导与病情监测　告诉患者遵医嘱坚持用药的重要性,指导用药方法。定期门诊复查。有手术适应证者告知患者尽早择期手术,以免失去最佳手术时机。一旦发生感染应尽快就诊,以避免病情加重。患者在拔牙、内镜检查、导尿术、分娩、人工流产等手术操作前应告诉医生自己有风心病史,便于预防性使用抗生素。

3.心理指导　鼓励患者树立信心,做好长期与疾病作斗争以控制病情进展的思想准备。育龄女性,病情较重不能妊娠者,做好患者及其配偶的思想工作。

(朱玲)

第五节　原发性高血压病的护理

原发性高血压病(primary hypertension)是以血压升高为主要临床表现的综合征,通常简称高血压病。目前我国将高血压病定义为收缩压≥18.7kPa(140mmHg)和(或)舒张压≥12.0kPa(90mmHg)。高血压病是最常见的慢性病之一,也是心脑血管病最主要的危险因素,可导致脑卒中、心力衰竭及慢性肾脏病等主要并发症,严重影响患者的生存质量,给家庭和国家造成沉重负担。在血压升高的患者中,约5%为继发性高血压病,即由某些明确而独立的疾病引起的血压升高。

高血压病的患病率欧美等国家较亚非国家高,工业化国家较发展中国家高。我国高血压病的患病率呈增长态势,按人口的数量与结构推算,目前全国高血压病患者超过2亿,每5个成人中1个人患高血压病。我国高血压病患病率和流行存在地区、城乡、和民族差别,北方高于南方,东部高于西部,城市高于农村,高原少数民族地区患病率较高。高血压病的患病率也随年龄而上升,女性更年期前患病率低于男性,更年期后高于男性。

近年来,我国重视以高血压病为代表的慢性病防治工作,截至2010年底,各地已管理高血压病患者3553.8万。但是我国高血压病患者总体的知晓率、治疗率和控制率明显较低,分别低于50%、40%和10%。因此,高血压病防治任务十分艰巨。

一、病因

原发性高血压病是在一定的遗传背景下,由于多种后天环境因素作用,使正常血压调节机制失代偿所致。其中遗传因素约占40%,环境因素约占60%。

1.遗传因素　原发性高血压病有群集于某些家族的倾向,提示其有遗传学基础或伴有遗传生化异常。双亲均有高血压病的正常血压子女,以后发生高血压病的比例增高。高血压病的遗传可能在于主要基因显性遗传和多基因关联遗传两种方式。在遗传表型上,不仅血压升高发生率体现遗传性,而且在血压升高程度、并发症发生及其他有关因素(如肥胖)方面,也有遗传性。

2.环境因素

(1)饮食:流行病学和临床观察均显示食盐摄入量与高血压病的发生和血压水平呈正相关。但改变钠盐摄入并不能影响所有患者的血压水平,摄盐过多导致血压升高主要见于对盐敏感的人群中。另外,有人认为饮食低钙、低钾、高蛋白质摄入、饮食中饱和脂肪酸或饱和脂肪酸与不饱和脂肪酸的比值较高也可能属于升压因素。饮酒也与血压水平线性相关。

(2)精神应激:人在长期精神紧张、压力、焦虑或长期环境噪声、视觉刺激下也可引起高血压病。因此,脑力劳动者高血压病患病率超过体力劳动者,从事精神紧张度高的职业和长期噪声环境中工作者患高血压病较多。

3. 其他因素　超重和肥胖是血压升高的重要危险因素。一般采用体质量指数(BMI)来衡量肥胖程度,血压与 BMI 呈显著正相关。腰围反映向心性肥胖程度。腰围男性≥90cm 或女性≥85cm,发生高血压病的风险是腰围正常者的 4 倍以上。此外,服用避孕药、阻塞性睡眠呼吸暂停综合征也可能与高血压病的发生有关。

二、发病机制

影响血压的因素众多,对于高血压病的发病机制目前没有完整统一的认识。从血流动力学角度,血压主要决定于心输出量及体循环的外周血管阻力。平均动脉血压(MBP)＝心输出量(CO)×总外周阻力(PR)。高血压病的血流动力学特征主要是总外周阻力相对或绝对增高。从总外周血管阻力增高出发,高血压病的发病机制主要体现在以下 5 个环节。

1. 交感神经系统活动亢进　各种因素使大脑皮层下神经中枢功能发生变化,神经递质浓度与活性异常,导致交感神经系统活动亢进,血浆儿茶酚胺浓度升高,阻力小动脉收缩增强。

2. 肾性水钠潴留　各种原因引起肾性水钠潴留,机体为避免心输出量增高使组织过度灌注,全身阻力小动脉收缩增强,导致外周血管阻力增高。也可能通过排钠激素分泌释放增加使外周血管阻力增高。

3. 肾素－血管紧张素－醛固酮系统(RAAS)激活　肾小球入球小动脉的球旁细胞分泌的肾素,可作用于肝合成的血管紧张素原而生成血管紧张素 I(A I),经血管紧张素转换酶(ACE)的作用转变为血管紧张素 II(A II),其作用于血管紧张素 II 受体,使小动脉平滑肌收缩,外周血管阻力增加,并可刺激肾上腺皮质球状带分泌醛固酮,使水钠潴留,血容量增加。A II 还可通过交感神经末梢突触前膜的正反馈使去甲肾上腺素分泌增加。以上机制均可使血压升高,参与高血压病发病并维持。近年来发现,很多组织如血管壁、心脏、中枢神经、肾脏及肾上腺,也有 RAAS 各种组成成分。组织 RAAS 对心脏、血管功能和结构的作用,在高血压病形成中可能具有更大作用。

4. 细胞膜离子转运异常　血管平滑肌细胞有较多特异性的离子通道,维持细胞内外离子的动态平衡,受某些因素的影响可出现离子转运异常,如钠泵活性降低时,细胞内钠、钙离子浓度升高,膜电位降低,激活平滑肌细胞兴奋－收缩耦联,使血管收缩反应增强和平滑肌细胞增生与肥大,血管阻力增高。

5. 胰岛素抵抗(insuli resistance,IR)　指胰岛素维持正常血糖的能力下降,即一定浓度的胰岛素没有达到预期的生理效应,或组织对胰岛素的反应下降,临床表现为高胰岛素血症。大多数高血压病患者空腹胰岛素水平增高,而糖耐量有不同程度降低,提示有 IR 现象。胰岛素的以下作用可能与血压升高有关:使肾小管对钠的重吸收增加;增强交感神经活动;使细胞内钠、钙浓度增加;刺激血管壁增生肥厚。

近年来重视动脉弹性功能在高血压病发病中的作用。血管内皮通过代谢、生成、激活和释放各种血管活性物质在血液循环、心血管功能的调节中起着重要作用。高血压病时,具有舒张血管作用的一氧化氮生成减少,而内皮素等缩血管物质增加,血管平滑肌细胞对舒张因子的反应减弱而对收缩因子反应增强。

三、临床表现

本病通常起病缓慢,早期常无症状,可于例行体检时发现血压升高,少数患者则在发生心、脑、肾等重要器官损害的并发症后才被发现。

1. 一般表现

(1)症状:常见症状有头痛、头晕、疲劳、心悸、耳鸣等,但并不一定与血压水平相关。可因过度疲劳、激动或紧张、失眠等加剧,休息后多可缓解。

(2)体征:一般较少,除血压升高外,心脏听诊可闻及主动脉瓣区第二心音亢进及收缩期杂音。皮肤黏膜、四肢血压、周围血管搏动及血管杂音检查等,有助于继发性高血压病的原因判断。

2. 并发症 主要与高血压病导致重要(靶)器官的损害有关,是导致高血压病患者致残,甚至致死的主要原因。

(1)脑血管的并发症:最常见,包括各种出血性或缺血性脑卒中、高血压性脑病等,多属于高血压病急症的范畴。

(2)心脏的并发症:①高血压病性心脏病:与持续左心室后负荷增加有关主要表现为活动后心悸气促;心尖搏动呈抬举样等,随着病情的进展,最终可导致心衰、心律失常等。②急性左心衰竭:多在持续高血压病的基础上,因某些诱因而诱发,典型表现为急性肺水肿。③冠心病:高血压病继发和(或)加重冠状动脉粥样硬化的结果,主要表现为心绞痛、心肌梗死。

(3)肾脏的并发症:高血压性肾病及慢性肾衰竭。早期主要表现为夜尿量增加、轻度蛋白尿、镜下血尿或管型尿等,控制不良者最终可发展成为慢性肾衰竭。

(4)其他:眼底改变及视力及视野异常;鼻出血;主动脉夹层。

3. 高血压病急症和亚急症:高血压病急症(hypertensive emergencies)指原发性或继发性高血压病患者,在某些诱因作用下,血压突然和显著升高[一般超过 24.0/16.0kPa(180/120mmHg)],同时伴有进行性心、脑、肾等重要靶器官功能不全的表现。高血压病急症包括高血压性脑病、颅内出血(脑出血和蛛网膜下腔出血)、脑梗死、急性左心衰竭、急性冠状动脉综合征、主动脉夹层动脉瘤、子痫等。应注意血压水平的高低与急性靶器官损害的程度并非成正比,如不能及时控制血压,在短时间内使病情缓解,将对脏器功能产生严重影响,甚至危及生命。

高血压病急症(hypertensive emergencies)指血压显著升高但不伴靶器官损害。患者可以有血压明显升高引起的症状,如头痛、胸闷、鼻出血和烦躁不安等。高血压病亚急症与高血压病急症的唯一区别标准是有无新近发生的、急性、进行性的严重靶器官损害。

四、实验室及其他检查

1. 常规检查 尿常规、血糖、血脂、血清电解质、肾功能、胸部 X 线片及心电图等。必要时进行超声心动图、眼底检查等。这些检查有助于发现相关的危险因素和高血压病对靶器官的损害情况。

2.特殊检查 为进一步了解高血压病患者病理、生理状况和靶器官结构与功能变化,可选择进行如动态血压监测(ABPM)、踝/臂血压指数、颈动脉内膜中层厚度检查等。

五、诊断要点

高血压病诊断的主要依据是静息状态下,坐位时上臂肱动脉部位血压的测量值。但必须以未服用降压药的情况下,间隔 2min 后重复测量 2 次的血压均值为基准,若 2 次测量收缩压或舒张压数值相差超过 0.667kPa(5mmHg),应再次测量后取 3 次读数的均值。同时,应排除其他疾病导致的继发性高血压病,如嗜铬细胞瘤、肾小球肾炎等。原发性高血压病患者需作相关检查,评估靶器官损害和相关危险因素。

1.血压水平分类和定义 目前我国采用正常血压、正常高值和高血压病进行血压水平分类,根据血压升高水平,进一步将高血压病分为 1 级、2 级和 3 级,具体见表 2-10-1。

表 2-10-1 血压水平分类和定义(中国高血压病防治指南,2010)

分类	收缩压(mmHg)		舒张压(mmHg)
正常血压	<120	和	<80
正常高值	120~139	和(或)	80~89
高血压病	≥140	和(或)	≥90
1 级高血压病(轻度)	140~159	和(或)	90~99
2 级高血压病(中度)	160~179	和(或)	100~109
3 级高血压病(重度)	≥180	和(或)	≥110
单纯收缩期高血压病	≥140	和	<90

注:以上标准适用于男女任何年龄的成人,当收缩压和舒张压分属于不同分级时~以较高的级别作为标准。

2.心血管风险分层 高血压病及血压水平是影响心血管事件发生和预后的独立危险因素,但并非唯一决定因素。因此,高血压病患者的诊断和治疗不能只根据血压水平,必须对患者进行心血管风险的评估并分层。心血管风险分层根据血压水平、心血管危险因素、靶器官损害、伴临床疾患,分为低危、中危、高危和很高危 4 个层次。具体分层标准见表 2-10-2。

表 2-10-2 高血压病患者心血管风险水平分层(中国高血压病防治指南,2010)

其他危险因素和病史	血压(mmHg)		
	1 级高血压病	2 级高血压病	3 级高血压病
无	低危	中危	高危
1~2 个危险因素	中危	中危	很高危
>3 个其他危险因素,或靶器官损害	高危	高危	很高危
伴临床疾患	很高危	很高危	很高危

(1)用于分层的心血管危险因素包括:①高血压病水平(1~3 级);②男性>55 岁,女性>65 岁;③吸烟;④糖耐量受损(餐后 2h 血糖 7.8~11.0mmol/L)和(或)空腹血糖异常(6.1~6.9mmol/L);⑤血脂异常:总胆固醇>5.7mmol/L(220mg/dl)或低密度脂蛋白胆固醇>3.3mmol/L(130mg/dl)或高密度脂蛋白胆固醇<1.0mmol/L(40mg/dl);⑥早发心血管病家族史(一级亲属发病年龄<50 岁);⑦腹型肥胖(腰围:男性>90cm;女性>85cm)或肥胖(BMI>

288kg/m²);⑧高同型半胱氨酸>10μmol/L。

(2)靶器官损害:①心电图或超声心动图示左心室肥厚;②颈动脉超声:颈动脉内膜中层厚度>0.9mm或动脉粥样斑块;③颈—股动脉脉搏波速度>12m/s(选择使用);④踝/臂血压指数<0.9(选择使用);⑤估算的肾小球滤过率降低[GFR<60ml/(min·1.73m²)]或血清肌酐轻度升高:男性115~133μmol/L(1.3~1.5mg/dl),女性107~124μmol/L(1.2~1.4mg/dl);⑥微量清蛋白尿:30~300mg/24h或清蛋白/肌酐比≥30mg/g(3.5mg/mmol)。

(3)伴临床疾患:①脑血管病:脑出血、缺血性脑卒中、短暂性脑缺血发作;②心脏疾病:心肌梗死史、心绞痛、冠状动脉血运重建史、慢性心衰;③肾脏疾病:糖尿病肾病、肾功能受损、血肌酐(男性>133μmmol/1,女性>124μmol/L)、蛋白尿(>300mg/24h);④外周血管疾病;⑤视网膜病变:出血或渗出、视乳头水肿;⑥糖尿病:空腹血糖≥7.0mmol/L(126mg/dl)、餐后血糖≥11.1mmol/L(200mg/dl)、糖化血红蛋白≥6.5%。

六、治疗要点

高血压病患者的主要治疗目的是最大程度地降低心脑血管并发症发生与死亡的总体危险。因此,在治疗高血压病的同时,应干预所有其他的可逆性心血管危险因素(如吸烟、高胆固醇血症或糖尿病等),并适当处理同时存在的各种临床情况。有效的治疗必须使血压降至正常范围,但应在患者能耐受的情况下逐步降压达标。目前主张一般高血压病患者,应将血压降至18.7/12.0kPa(140/90mmHg)以下;65岁及以上的老年人的收缩压应控制在20.0kPa(150mmHg)以下,如能耐受可进一步降低。对于合并肾脏病变、糖尿病或病情稳定的冠心病的高血压病患者的治疗应个体化,一般可将血压降到17.3/10.7kPa(130/80mmHg)以下,脑卒中后的高血压病患者的血压应<18.7/12.0kPa(140/90mmHg)。舒张压<8.0kPa(60mmHg)的冠心病患者,应在密切监测血压的情况下逐渐降压。

1.非药物治疗 主要指生活方式干预,即去除不利于身体和心理健康的行为和习惯。健康的生活方式可以预防或延迟高血压病的发生,也可降低血压,提高降压药物的疗效,降低心血管风险。适用于各级高血压病患者(包括使用降压药物治疗的患者)。主要措施包括:①控制体质量;②减少食物中钠盐的摄入量,并增加钾盐的摄入量;③减少食物中饱和脂肪酸的含量和脂肪总量;④戒烟、限酒;⑤适当运动;⑥减少精神压力,保持心理平衡。

2.药物治疗

(1)降压药适用范围:高危、很高危或3级高血压病患者,应立即开始降压药物治疗;确诊的2级高血压病患者,应考虑开始药物治疗;1级高血压病患者,在生活方式干预数周后,血压仍≥18.7/12.0kPa(140/90mmHg)时,应开始降压药物治疗。

(2)降压药物种类:目前常用降压药物可归纳为6类,即利尿剂、β受体阻滞剂、钙通道阻滞剂(CCB)、血管紧张素转换酶抑制剂(ACEI)、血管紧张素Ⅱ受体拮抗剂α受体阻滞剂。各类代表药物名称、剂量及用法见表2—10—3。

表 2—10—3　常用降压药物名称、剂量、用法(中国高血压病防治指南,2010 年)

药物分类	药物名称	每天剂量(mg)	次/天
利尿药			
噻嗪类利尿药	氢氯噻嗪	6.25～25	1
	氯噻酮	12.5～25	1
	吲哒帕胺	0.625～2.5	1
	吲哒帕胺缓释片	1.5	1
襻利尿药	呋噻米	20～80	2
保钾利尿药	氨苯蝶啶	25～100	1～2
醛固酮拮抗剂	螺内酯	20～40	1～3
β受体阻滞剂	比索洛尔	2.5～10	1
	美托洛尔平片	50～100	2
	美托洛尔缓释片	47.5～190	1
	阿替洛尔	12.5～50	1～2
	普萘洛尔	30～90	2～3
钙通道阻滞剂			
二氢吡啶类	氨氯地平	2.5～10	1
	硝苯地平	10～30	2～3
	硝苯地平缓释片	10～20	2
	硝苯地平控释片	30～60	1
	维拉帕米	40～120	2～3
	维拉帕米缓释片	120～240	1
非二氢吡啶类	地尔硫䓬缓释片	90～360	1～2
血管紧张素转换酶抑制剂	卡托普利	25～300	2～3
	依那普利	2.5～40	2
	贝那普利	5～40	1～2
血管紧张素Ⅱ受体拮抗剂	氯沙坦	25～100	1
	缬沙坦	80～160	1
	厄贝沙坦	150～300	1
	替米沙坦	20～80	1
α受体阻滞剂	哌唑嗪	1～10	2～3

(3)降压药物应用原则:①小剂量开始:初始治疗时通常应采用较小的有效治疗剂量,并根据需要,逐步增加剂量。同时,降压药物需要长期或终身应用。②优先选择长效制剂:以有效控制夜间血压与晨峰血压,更有效与预防心脑血管并发症发生。③联合用药:以增加降压效果、减少不良反应,在低剂量单药治疗疗效不满意时,可以采用两种或多种降压药物联合治疗。对血压≥21.3/13.3kPa(160/100mmHg)或中危及以上的患者,起始即可采用小剂量两种药联合治疗。④个体化:根据患者具体情况和耐受性及个人意愿或长期承受能力,选择合适患者的降压药物。

(4)伴临床疾患的降压治疗:①伴脑血管病这可选择 ARB、长效钙通道阻滞剂、ACEI 或利尿剂;②伴心肌梗死者可选择 β 受体阻滞剂和 ACEI,对稳定行心绞痛患者,可选择 β 受体阻滞剂和钙通道阻滞剂;③伴心力衰竭者,宜选择利尿剂、ACEI 或 ARB 和 β 受体阻滞剂;④伴糖尿病者,一般选 ACEI 或 ARB,必要时用钙通道阻滞剂和小剂量利尿剂。

3.高血压病急症的治理 当怀疑高血压病急症时,应进行详尽的病史收集、体检和实验室检查,评价靶器官功能受累情况,以尽快明确是否为高血压病急症。但初始治疗不要因为对患者整体评价过程而延迟。

(1)处理原则:持续监测血压;尽快应用适宜的降压药进行控制性降压,初始阶段(一般数分钟至 1 分钟内)血压控制的目标位平均动脉压的降低幅度不超过治疗前水平的 25%;在其后 2～6h 内将血压降至安全水平,一般为 21.3/13.3kPa(160/100mmHg)。如果临床情况稳定,在之后的 24～48h 逐步降低至正常水平。同时,针对不同的靶器官损害进行相应处理。

(2)常用的降压药物:①硝普钠:为首选药物,能同时直接扩张动脉和静脉,降低心脏前、后负荷;②硝酸甘油:扩张静脉和选择性扩张冠状动脉与大动脉;③尼卡地平:二氢吡啶类钙通道阻滞剂,降压同时改善脑血流量;④地尔硫草:非二氢吡啶类钙通道阻滞剂,降压同时有改善冠状动脉血流量和控制快速室上性心律失常作用;⑤拉贝洛尔:是兼有 α 受体阻滞作用的 β 受体阻滞剂。

4.高血压病亚急症的治疗 高血压病亚急症患者,可在 24～48h 内将血压缓慢降至 21.3/13.3kPa(160/100mmHg)。大多数高血压病亚急症患者可通过口服降压药控制,如 CCB、ACEI、ARB、β 受体阻滞剂和 α 受体阻滞剂,也可根据情况应用襻利尿剂。静脉或大剂量口服负荷量降压药可产生不良反应或低血压,并可能造成靶器官损害。因此.应避免对高血压病亚急症患者进行过度治疗。

七、护理诊断、依据及措施

1.疼痛 头痛与血压升高有关。

(1)减少引起或加重头痛的因素:为患者提供安静、温暖、舒适的环境,尽量减少探视。护士操作应相对集中,动作轻巧,防止过多干扰患者。头痛时嘱患者卧床休息,抬高床头,改变体位的动作要慢。避免劳累、情绪激动、精神紧张、环境嘈杂等不良因素。向患者解释头痛主要与高血压病有关,血压恢复正常且平稳后头痛症状可减轻或消失。指导患者使用放松技术,如心理训练、音乐治疗、缓慢呼吸等。

(2)用药护理:遵医嘱应用降压药物治疗,监测血压的变化以判断疗效,并密切观察药物不良反应。如二氢吡啶类钙通道阻滞剂常见不良反应包括反射性交感活性增强,导致心跳加快、面部潮红、下肢水肿等。α 受体阻滞剂易产生体位性低血压。

2.有受伤的危险 与头晕、视物模糊、意识改变或发生直立性低血压有关。

(1)避免受伤:定时测量患者血压并做好记录。患者有头晕、眼花、耳鸣、视力模糊等症状时,应嘱患者卧床休息,上厕所或外出时有人陪伴,若头晕严重,应协助在床上大、小便。伴恶心、呕吐的患者,应将痰盂放在患者伸手可及处,呼叫器也应放在患者手边,防止取物时跌倒。避免迅速改变体位、活动场所光线暗、病室内有障碍物、地面滑、厕所无扶手等危险因素,必要时病床,加用床栏。

(2)直立性低血压的预防及处理:首先要告诉患者直立性低血的表现为乏力、头晕、心悸、出汗、恶心、呕吐等,在联合用药、服首剂药物或加量时应特别注意。指导患者预防直立性低血压的方法:避免长时间站立,尤其在服药后最初几个小时,因长时间站立会使腿部血管扩张,血液淤积于下肢,脑部血流量减少;改变姿势,特别是从卧、坐位起立时动作宜缓慢;服药时间可选在平静休息时,服药后继续休息一段时间再下床活动,如在睡前服药,夜间起床排尿时应注意;避免用过热的水洗澡或蒸汽浴;不宜大量饮酒。指导患者在直立性低血压发生时采取下肢抬高位平卧,以促进下肢血液回流。

3. 潜在并发症　高血压病急症。

(1)避免诱因:向患者阐明不良情绪可诱发高血压病急症,根据患者的性格特点,提出改变性格的方法,避免情绪激动,保持情绪平和、轻松、稳定。指导其按医嘱服用降压药物,不可擅自增减药量,更不可突然停服,以免血压突然急剧升高。同时指导其尽量避免过劳和寒冷刺激。

(2)病情监测:定期监测血压,一旦发现血压急剧升高、剧烈头痛、呕吐、大汗、视物模糊、面色及神智改变、肢体运动障碍等症状,立即通知医生。

(3)高血压病急症的护理:患者绝对卧床休息,抬高床头,避免一切不良刺激和不必要的活动,协助生活护理。保持呼吸道通畅,吸氧。安定患者情绪,必要时用镇静剂。做好心电、血压、呼吸监护。迅速建立静脉通路,遵医嘱尽早应用降压药物,用药过程注意监测血压变化,避免出现血压骤降。特别是应用硝普钠和硝酸甘油时,应严格遵医嘱控制滴速,密切观察药物的不良反应。

八、其他护理诊断及问题

1. 营养失调　高于机体需要量与摄入过多,缺少运动有关。
2. 焦虑　与血压控制不满意、已发生并发症有关。
3. 知识缺乏　缺乏疾病预防、保健知识和高血压病用药知识。

九、健康宣教

1. 疾病知识指导　让患者了解自己的病情,包括高血压病水平、危险因素及同时存在的临床疾患等,告知患者高血压病的风险和有效治疗的益处,使其权衡利弊。戒烟、不过量饮酒。指导患者调整心态,学会自我心理调节,避免情绪激动,以免诱发血压增高。对患者家属进行疾病知识指导,使其了解治疗方案,提高其配合度。

2. 饮食指导　限制钠盐摄入,每天钠盐摄入量应低于6g,增加钾盐摄入。应尽可能减少烹调用盐,建议使用量具(如可定量的盐勺);减少含钠盐调味品的使用量;减少含钠较高的加工食品,如咸菜、火腿等。控制能量摄入,以控制体质量。合理膳食,营养均衡,减少脂肪摄入,少吃或不吃肥肉和动物内脏.补充适量蛋白质,多吃蔬菜,增加粗纤维食物摄入。

3. 运动指导　指导患者根据年龄和血压水平选择适宜的运动方式,合理安排运动量。具体项目可选择步行、慢跑、游泳、太极拳、气功等。运动强度因人而异,常用的运动强度指标为运动时最大心率达到170减去年龄。注意劳逸结合,运动强度、时间和频度以不出现不适反应为度,避免竞技性和力量型运动。典型的体力活动计划包括3个阶段:5~10min 的热身活动;20~30min 的有氧运动;放松阶段,逐渐减少用力,约 5min。

4. 用药指导　①强调长期药物治疗的重要性,用降压药物使血压降至理想水平后,应继续服用维持量,以保持血压相对稳定,对无症状者更应强调。②告知有关降压药的名称、剂量、用法、作用及不良反应,并提供书面材料。嘱患者必须遵医嘱按时按量服药,如根据自觉症状来增减药物、忘记服药或在下次吃药时补服上次忘记的药量,均可导致血压波动。③不能擅自突然停药,经治疗血压得到满意控制后,可以逐渐减少剂量。如果突然停药,可导致血压突然升高,冠心病患者突然停用β受体阻滞剂可诱发心绞痛、心肌梗死等。

5.病情监测指导　教会患者和家属正确的家庭血压监测方法,每次就诊携带记录,作为医生调整药量或选择用药的依据。指导患者定期随访,以便有效的控制血压,并根据降压效果和药物不良反应及时调整治疗方案。患者的随访时间依据心血管风险分层,低危或中危者,每1~3个月随诊1次。高危者,至少每1个月随诊1次。

(朱玲)

第六节　感染性心内膜炎的护理

感染性心内膜炎(infective endocarditis,IE)指各种病原微生物经血流侵犯心内膜(心瓣膜)或邻近的大血管内膜所引起的一种感染性炎症。局部赘生物的形成是其特征之一。以心瓣膜受累最为常见。根据病程,可将IE分为急性和亚急性;根据受累瓣膜类型,可为分自体瓣膜IE和人工瓣膜IE。其他还包括根据感染来源、感染病原体及受累部位等分别命名的分类方法。

一、病因与发病机制

IE的常见病原体包括金黄色葡萄球菌、链球菌属和肠球菌属。它们均有黏附损伤瓣膜、改变局部凝血活性、局部增殖能力,并具备多种表面抗原决定簇,对宿主损伤瓣膜表达的基质蛋白具有黏附作用,黏附后的病原微生物对宿主防御可能产生耐受现象。IE发病主要与以下因素有关:①瓣膜内皮细胞受损:正常瓣膜内皮细胞抵抗循环中的细菌黏附,防止感染形成。血液湍流、导管损伤、炎症及瓣膜退行性变等可引起瓣膜内皮损伤,使内皮下基质蛋白暴露、组织因子释放、纤维蛋白及血小板沉积,从而有利于细菌黏附和感染。②短暂菌血症:各种感染或细菌寄居的皮肤黏膜的创伤导致暂时性菌血症,循环中的细菌定居在无菌性赘生物上即可发生心内膜炎。

二、临床表现

IE的起病形式依不同类型而有差异。亚急性者多隐匿起病,急性者以突发或暴发性起病为多。

1.发热　是最常见的症状,主要与感染和(或)赘生物脱落引起的菌血症或败血症有关。亚急性者主要表现为持续性低至中度发热,尤以午后及夜间较为明显,偶有高热呈弛张热型,常伴有乏力、纳差、头痛、背痛和肌肉关节痛等非特异性的全身中毒症状。急性者由于入侵细菌毒力强,全身中毒症状极为明显,常有寒战、高热。

2.心脏杂音　绝大多数患者有病理性杂音,可由基础心脏病和(或)心内膜炎的局部赘生物形成、瓣膜损害所致。

3.周围体征　多为非特异性,近年已不多见,可能的原因是微血管炎或微栓塞,包括:①

瘀点:可出现在任何部位,以锁骨以上皮肤、口腔黏膜和睑结膜多见;②指(趾)甲下线状出血;③Osler 结节:在指和趾垫出现的豌豆大的红或紫色痛性结节;④Roth 斑:视网膜的卵圆形出血斑,中心呈白色;⑤Janeway 损害:为手掌和足底处直径 1~4mm 的无痛性出血红斑。

4.动脉栓塞 与赘生物脱落有关,且以开始抗生素治疗头 2 周内发生率最高。可发生于机体的任何部位而出现相应的症状和体征,其中以脑和脾栓塞最为常见,以心、肺和脑栓塞危险性较大,其他还有肾、肠系膜和肢体等部位的栓塞。

5.感染的非特异性症状 如贫血、脾大等,部分患者可见杵状指(趾)。

6.并发症

(1)心脏并发症:心力衰竭为最常见并发症,其次可见心肌脓肿、急性心肌梗死、心肌炎和化脓性心包炎等。

(2)细菌性动脉瘤:受累动脉依次为近端主动脉、脑、内脏和四肢。

(3)迁移性脓肿:常发生于肝、脾、骨髓和神经系统。

(4)神经系统并发症:患者可有脑栓塞、脑细菌性动脉瘤、脑出血、中毒性脑病、脑脓肿化脓性脑膜炎等不同神经系统受累表现。

(5)肾脏并发症:大多数患者有肾损害,包括肾动脉栓塞和肾梗死、肾小球肾炎、肾脓肿等。

三、实验室及其他检查

1.血液的检查 ①血常规:进行性贫血;白细胞计数轻度升高或明显升高(急性者),分类中中性粒细胞比例增多,核左移;②红细胞沉降率升高。

2.尿液分析 可见镜下血尿和轻度蛋白尿,肉眼血尿提示肾梗死。红细胞管型和大量蛋白尿提示弥漫性肾小球肾炎。

3.血培养 是最重要的诊断方法,药物敏感试验可为治疗提供依据。近期未接受过抗生素治疗的患者阳性率可高达 95% 以上,2 周内用过抗生素或采血、培养技术不当,常降低血培养的阳性率。

4.免疫学检查 患者可有高丙种球蛋白血症,C-反应蛋白及循环中免疫复合物阳性。病程超过 6 周以上的亚急性患者可检出类风湿因子阳性。

5.影像学检查

(1)超声心动图:对于 IE 的早期诊断、明确心脏基础病变及心内并发症、判断预后及指导治疗意义重大,为本病临床诊治最基本的检查方法。发现赘生物及瓣周并发症等可确诊。临床上以经胸超声动图(TTE)为首选,必要时可行经食管超声心动图(TEE)检查,以提高病变的检出率及准确性。

(2)其他:①心电图:可见各种心律失常,非特异性 ST-T 段改变,典型急性心肌梗死改变等;②X 线片:可了解心脏外形、肺部表现等。

四、治疗要点

1.抗微生物药物治疗原则 在连续多次采集血培养标本后应早期、大剂量、长疗程地应用杀菌性抗生素,一般需要达到体外有效杀菌浓度的 4~8 倍,疗程至少 6 周,以静脉给药方式为主。病原微生物不明时,急性者选用针对金黄色葡萄球菌、链球菌、革兰阴性杆菌均有效的广谱抗生素,亚急性者选用针对大多数链球菌的抗生素。可根据临床征象、体检及经验推测最可能的病原菌,选用广谱抗生素。已培养出病原微生物时,应根据药物敏感试验结果选择用药。

2.药物选择　本病大多数致病菌对青霉素敏感,可作为首选药物。联合用药以增强杀菌能力,如氨苄西林、万古霉素、庆大霉素或阿米卡星等,真菌感染者选两性霉素 B。

3.手术治疗　约半数 IE 患者须接受手术治疗。IE 患者自身抵抗能力极弱,战胜疾病主要依靠有效的抗生素。对于抗生素治疗预期疗效不佳的高危患者,在 IE 活动期仍在接受抗生素治疗时就可考虑早期手术干预。IE 患者早期手术的三大适应证是心力衰竭、感染不能控制、预防栓塞。早期手术按其实施的时间可分为急诊(24h 内)、次急诊(几天内)和择期手术(抗生素治疗 1～2 周后)。

五、护理诊断、依据及措施

1.体温过高与感染有关

(1)观察体温及皮肤黏膜变化:动态监测体温变化情况,每 4～6 小时测量体温 1 次并准确绘制体温曲线,判断病情进展及治疗效果。评估患者有无皮肤瘀点、指(趾)甲下线状出血、Osier 结节和 Janeway 损害等及消退情况。

(2)正确采集血标本:告知患者及家属为提高血培养结果的准确率,需多次采血,且采血量较多,在必要时甚至需暂停抗生素,以取得理解和配合。对于未经治疗的亚急性患者,应在第 1 天每间隔 1h 采血 1 次,共 3 次。如次日未见细菌生长,重复采血 3 次后,开始抗生素治疗。已用过抗生素者,停药 2～7d 后根据体温情况进行采血。急性患者应在入院后立即安排采血,在 3h 内每隔 1h 采血 1 次,共取 3 次血标本后,按医嘱开始治疗。本病的菌血症为持续性,无需在体温升高时采血。每次采血 10～20ml,同时作需氧和厌氧培养。

(3)饮食护理:给予清淡、高蛋白、高热量、高维生素、易消化的半流质或软食,以补充发热引起的机体消耗。鼓励患者多饮水,做好口腔护理。指导有心力衰竭征象的患者按心力衰竭患者的饮食。

(4)发热护理:高热患者卧床休息,病室的温度和湿度适宜。可采用冰袋或温水擦浴等物理降温措施,并记录降温后的体温变化。出汗较多时,可在衣服与皮肤之间垫以柔软毛巾,便于潮湿后及时更换,增加舒适感,并防止因频繁更衣而导致患者受凉。

(5)抗生素应用的护理:遵医嘱应用抗生素治疗,观察药物疗效、可能产生的不良反应,并及时报告医生。告知患者抗生素是治疗本病的关键,病原菌隐藏在赘生物内和内皮下,需坚持大剂量长疗程的抗生素治疗才能杀灭。严格按时间用药,以确保维持有效的血药浓度。注意保护静脉,可使用静脉留置针,避免多次穿刺增加患者痛苦。

2.潜在并发症栓塞。

心脏超声可见巨大赘生物的患者,应绝对卧床休息,防止赘生物脱落。观察患者有无栓塞征象,重点观察瞳孔、神志、肢体活动及皮肤温度等。当患者突然出现胸痛、气急、发绀和咯血等症状,要考虑肺栓塞的可能;出现腰痛、血尿等考虑肾栓塞的可能;当患者出现神志和精神改变、失语、吞咽困难、肢体感觉或运动功能障碍、瞳孔大小不对称,甚至抽搐或昏迷征象时,警惕脑血管栓塞的可能;当出现肢体突发剧烈疼痛,局部皮肤温度下降,动脉搏动减弱或消失要考虑外周动脉栓塞的可能;突发剧烈腹痛,应警惕肠系膜动脉栓塞。出现可疑征象,应及时报告医生并协助处理。

六、其他护理诊断及问题

1.营养失调　低于机体需要量与食欲下降、长期发热导致机体消耗过多有关。

2.潜在并发症　心力衰竭。

七、健康宣教

1.疾病知识指导　向患者和家属讲解本病的病因与发病机制、致病菌侵入途径。嘱患者平时注意防寒保暖,少去公共场所,避免感冒,加强营养,增强机体抵抗力,合理安排休息。勿挤压痤疮、疖、痈等感染病灶,减少病原体入侵的机会。良好的口腔卫生习惯和定期的牙科检查是预防 IE 的最有效措施。

2.用药指导与病情监测　指导患者坚持完成足够剂量和足够疗程抗生素治疗。教会患者自我监测体温变化,有无栓塞表现,定期门诊随访。在施行口腔手术,如拔牙、扁桃体摘除术,上呼吸道手术或操作,泌尿、生殖、消化道侵入性诊治或其他外科手术治疗前,应说明自己有心内膜炎的病史,以预防性使用抗生素,防止 IE 的发生。

(王青雷)

第七节　心肌炎的护理

病毒性心肌炎(viral myocarditis)指嗜心肌性病毒感染引起的,以心肌非特异性间质性炎症为主要病变的心肌炎。病毒性心肌炎包括无症状的心肌局灶性炎症和心肌弥漫性炎症所致的重症心肌炎。

一、病因与发病机制

很多种病毒都可能引起心肌炎,其中以柯萨奇病毒、艾柯病毒(ECHO)、脊髓灰质炎病毒较常见,尤其是柯萨奇 B 组病毒感染占 30%～50%。此外,流感、风疹、单纯疱疹、肝炎病毒、人类免疫缺陷病毒(HIV)等也能引起心肌炎。

病毒性心肌炎的发病机制包括病毒直接作用对心肌的损害;细胞免疫主要是 T 细胞及多种细胞因子和一氧化氮等介导的心肌损害和微血管损伤。这些变化均可损害心脏的结构和功能。典型病变是心肌间质增生、水肿及充血,内有多量炎性细胞浸润等。

二、临床表现

病毒性心肌炎临床表现取决于病变的广泛程度和严重性,轻者可无明显症状,重者可致猝死。

1.病毒感染症状　约半数患者在发病前 1～3 周有病毒感染前驱症状,如发热、全身倦怠感等"感冒"样症状或恶心、呕吐、腹泻等消化道症状。

2.心脏受累症状　患者常出现心悸、胸闷、呼吸困难、胸痛、乏力等表现。严重者甚至出现阿-斯综合征、心源性休克、猝死。

3.主要体征　可见与发热程度不平行的心动过速,各种心律失常,心尖部第一心音减弱,可出现第三心音或杂音。或有肺部啰音、颈静脉怒张、肝大、心脏扩大、下肢水肿等心力衰竭体征。

病毒性心肌炎可分急性和慢性心肌炎,病程各阶段的时间划分比较困难,一般急性期定为3个月,3个月至1年为恢复期,1年以上为慢性期。

三、实验室及其他检查

1.血液生化及心肌损伤标志物检查　红细胞沉降率增快、C—反应蛋白阳性;急性期或心肌炎活动期心肌肌酸激酶(CK—MB)、心肌钙蛋白增高。

2.病原学检查　血清柯萨奇病毒IgM抗体滴度明显增高、外周血肠道病毒核酸阳性或肝炎病毒血清学检查阳性,心内膜心肌活检有助于病原学诊断。

3.X线检查　可见心影扩大或正常。

4.心电图　对心肌炎诊断的敏感性高,但特异性差。以ST—T段改变及多种心律失常,尤其是窦性心动过速及第一度房室传导阻滞较为常见,严重者可出现病理性Q波、完全性房室传导阻滞或危险性室性期前收缩,甚至室速或室颤。

四、治疗要点

1.一般治疗　急性期应卧床休息,补充富含维生素和蛋白质的清淡食物。

2.对症治疗　心力衰竭者给予利尿剂和血管紧张素转换酶抑制剂等。频发室性期前收缩或有快速性心律失常者,可选用抗心律失常药物;完全性房室传导阻滞者,可考虑使用临时性心脏起搏器。目前不主张早期使用糖皮质激素,但对有房室传导阻滞、难治性心力衰竭、重症患者在考虑有自身免疫的情况下则可慎用。

3.抗病毒治疗　在心肌炎急性期,抗病毒是治疗的关键,应早期应用抗病毒药物。①利巴韦林:是人工合成的核苷类似物,具有广谱抗RNA和DNA病毒的作用;②干扰素:具有广谱抗病毒能力,且对免疫细胞有调节作用,可抑制病毒在心肌内复制,缩短病程,促进恢复。黄芪、牛磺酸、辅酶Q_{10}等中西医结合治疗,有抗病毒、调节免疫功能等作用,有一定疗效。

五、护理诊断、依据及措施

1.活动无耐力　与心肌受损、并发心律失常或心力衰竭有关。

(1)休息与活动:向患者解释急性期卧床休息可减轻心脏负荷,减少心肌耗氧,有利于心功能的恢复,防止病情加重或转为慢性病程。无并发症者急性期应卧床休息1个月;重症病毒性心肌炎患者应卧床休息3个月以上,直至患者症状消失、血液学指标等恢复正常后方可逐渐增加活动量。协助患者满足生活需要。保持环境安静,限制探视,减少不必要的干扰,保证患者充分的休息和睡眠时间。

(2)活动中监测:病情稳定后,与患者及家属一起制定并实施每天活动计划,严密监测活动时心率、心律、血压变化,若活动后出现胸闷、心悸、呼吸困难、心律失常等,应停止活动,以此作为限制最大活动量的指征。

(3)心理护理:病毒性心肌炎患者中青壮年占一定比例,患病常影响患者日常生活、学习或工作,从而易产生焦急、烦躁等情绪。应向患者说明本病的演变过程及预后,使患者安心休养。告诉患者体力恢复需要一段时间,不要急于求成,当活动耐力有所增加时,应及时给予鼓励。对不愿活动或害怕活动的患者,应给予心理疏导,督促患者完成耐力范围内的活动量。或采取小组活动的方式,为患者提供适宜的活动环境和氛围.激发患者活动的兴趣。

2.潜在并发症　心律失常、心力衰竭。

对重症病毒性心肌炎患者,急性期应严密心电监护直至病情平稳。注意心率、心律、心电图变化,密切观察生命体征、尿量、意识、皮肤黏膜颜色,注意有无呼吸困难、咳嗽、颈静脉怒张、水肿、肺部湿啰音、奔马律等表现。同时准备好抢救仪器及药物,一旦发生严重心律失常或急性心力衰竭,立即配合急救处理。

六、其他护理诊断及问题

1.焦虑　与担心疾病预后、学习和前途有关。

2.知识缺乏　缺乏配合治疗等方面的知识。

七、健康宣教

1.疾病知识指导　患者应进食高蛋白、高维生素、清淡易消化饮食,尤其是补充富含维生素C的食物,如新鲜蔬菜、水果,以促进心肌代谢与修复。戒烟酒及刺激性食物。患者出院后需继续休息3~6个月,无并发症者可考虑恢复学习或轻体力工作。适当锻炼身体,增强机体抵抗力,6个月至1年内避免剧烈运动或重体力劳动、妊娠等。注意防寒保暖,预防病毒性感冒。

2.病情监测指导　教会患者及家属测脉率、节律,发现异常或有胸闷、心悸等不适及时就诊。

(魏婷婷)

第三篇　心血管外科疾病

第一章　先天性心脏病

第一节　主动脉畸形

一、动脉导管未闭

(一)概述

动脉导管未闭(Patent Ductus Arteriosus,PDA)是最常见的先天性心脏病之一,发病率占先天性心脏病的 $15\%\sim20\%$,低体重的早产儿发生率更高,能达到 80%。直径小于 5mm 的动脉导管未闭,可以无明显的症状,对患者的生长发育影响也不大;较粗大的常会造成心衰或肺部并发症致患者死亡。未经任何治疗的动脉导管未闭者平均存活年龄在 $25\sim45$ 岁,也有存活至 80 岁以上的报道;存活到成年者,会发展为充血性心力衰竭、肺动脉高压,或继发感染性心内膜炎而死亡。

动脉导管是胎儿时期赖以生存的肺动脉与主动脉之间的生理性血流通道,由于出生后肺膨胀和肺血管阻力下降,流经动脉导管的血液减少,动脉导管于生后 48 小时内功能性关闭,并于出生后 4 周左右退化成为动脉韧带。各种原因造成的动脉导管未能闭合,即称为动脉导管未闭。

动脉导管未闭患者发展为重度肺动脉高压,或合并有主动脉弓中断等复杂畸形,出现右向左分流,此时由于静脉血经肺动脉由动脉导管进入降主动脉分布到下半身,临床上出现下肢发绀,称为分离性发绀。

(二)病理解剖及重要毗邻关系

未闭动脉导管连接于主动脉峡部与主肺动脉分叉偏左肺动脉侧之间。右位主动脉弓时,其连接于主动脉偏无名动脉远端侧与右肺动脉之间。与动脉导管未闭的毗邻结构有左迷走神经、喉返神经、膈神经和胸导管等。其中易受损伤的是由动脉导管上方经迷走神经分出的左喉返神经,由前向后绕导管下缘沿食管、气管沟向上行。

根据未闭导管的解剖形态,分为管型、漏斗型、窗型和动脉瘤型四种常见类型。①管型多见于中、小动脉导管未闭,手术结扎较为容易;②漏斗型最为多见,导管主动脉端呈漏斗样膨大,肺动脉端为变细的颈部;③窗型多为巨大导管,壁薄,手术难度较大;④动脉瘤型导管中部呈现瘤样膨大,壁薄,手术分离需特别小心。

(三)病理生理

由于未闭动脉导管是主动脉到肺动脉的异常通道,造成主、肺动脉之间产生血流动力学上左向右分流,使得左心系统容量负荷增大,左心房、左心室增大,继而出现肺动脉压力和肺血管阻力的增高,导致右心室阻力负荷加重。随着时间延长或大分流存在,肺血管痉挛和管壁增生,逐渐发展为不可逆性病理改变,末梢肺小动脉闭塞,患者出现肺动脉到主动脉的右向左分流,出现明显发绀和杵状指(趾),称艾森曼格(Eisenmenger)综合征。

(四)临床表现

动脉导管未闭症状主要取决于导管分流、肺血管阻力、年龄及有无合并畸形。血流动力学上有大量分流的动脉导管未闭患儿常表现为:呼吸困难、心率快、喂养困难和生长发育受影响;较少分流的患者,可无自觉症状。当动脉导管未闭患者发展为严重肺动脉高压时可出现心悸、胸闷、活动耐力差,晚期患者尚可出现分离性发绀。

患者的体征通常表现为心前区隆起,心尖搏动弥散。肺动脉瓣区可触及细震颤,可为双期或连续性。胸骨左缘第2、3肋间典型的收缩期加强的连续性杂音,部分向左锁骨下传导。肺动脉高压出现时,肺动脉瓣区第二音亢进或分裂。粗大导管时可出现水冲脉、毛细血管搏动征或股动脉枪击音等周围血管征。

(五)辅助检查

临床检查1/3病例心电图正常,对于合并肺动脉高压患者,早期动力型肺动脉高压出现左心室高电压和左心室肥厚。对于重度肺动脉高压患者则出现双心室肥厚或右心室肥厚、劳损。

X线检查表现为左心室增大、主动脉结增宽,肺动脉段隆突,肺血增多;合并肺动脉高压时表现为右心扩大或全心扩大,肺动脉段球形扩张。

二维超声心动图检查可直接显示降主动脉与主肺动脉分叉处的异常通道,彩色多普勒超声可以观察肺动脉内血流方向和分流量,评估肺动脉高压程度和有无其他畸形。

主动脉造影可显示主、肺动脉间异常管道。对于合并肺动脉高压患者,可以通过右心导管检查明确分流情况和肺血管阻力,评估手术指征和效果。

(六)手术适应证及禁忌证

1.适应证

(1)小导管确诊后如无症状可于3~5岁择期进行手术,对于合并无法控制的心衰患者应于婴幼儿期手术治疗。

(2)感染性心内膜炎患者药物治疗控制后可尽早择期手术,对于感染无法控制或出现栓塞并发症患者应限期手术。

2.禁忌证

(1)严重肺动脉高压、右向左分流,分离性发绀或艾森曼格综合征患者。

(2)合并复杂先天性心脏病具有代偿功能的动脉导管未闭,禁忌单纯封堵或结扎动脉。

(七)术前准备

对于术前明确的肺动脉高压患者,通过间断吸氧和应用扩张肺血管药物减低肺动脉压力;对于合并双向分流患者需应用硝普钠或前列腺素E1后,进一步评估手术适应证;对于严重心衰和感染患者,积极治疗和控制感染后再手术;对于合并感染性心内膜炎患者,首先通过细菌培养和药物敏感试验应用敏感抗生素,治疗和控制感染,体温正常后手术;对于感染无法控制或出现菌栓栓塞并发症时则应在积极抗感染的同时,及早采取手术治疗。

(八)手术方法及注意事项

1.常用的手术方法 包括心导管介入封堵术、电视胸腔镜下手术或常规外科手术治疗,可根据病情具体选择。

2.术中注意事项

（1）侧开胸结扎未闭动脉导管时，切口应从肩胛骨下角下方 1 横指处绕过，以免术后肩胛骨活动时摩擦手术切口，引起疼痛。

（2）分离、切断动脉导管时，注意保护喉返神经。分离左锁骨下动脉根部时，应注意勿伤及淋巴管，以免术后发生乳糜胸（淋巴漏）。

（3）结扎动脉导管时，应将动脉压降至 80mmHg 以下，先结扎动脉导管主动脉端，力度适宜；然后结扎肺动脉端。结扎后探查肺动脉侧细震颤是否消失，以明确导管是否存在残余分流。

（4）粗大导管切断缝合时，因导管粗，肺动脉压高，分离导管过程中易造成破裂而大出血。为能有效地控制导管出血，切开纵隔胸膜和分离导管前，先在导管上、下方分离降主动脉并放置阻断带，以备阻断控制导管出血。

（5）正中开胸结扎动脉导管时，对肺动脉高压、肺动脉干瘤样扩张、粗大导管患者，需在体外循环下进行游离动脉导管，以防止压迫肺动脉、右心排血受阻引起心律紊乱或心搏骤停。

（6）分离结扎大导管时，应建立上下肢双路动脉测压，以防止误扎降主动脉。

（九）主要并发症及处理

1. 喉返神经损伤　多在分离、过分牵拉、结扎或切断缝合过程中不慎损伤，轻微损伤后一般于术后数周内能恢复。若不慎缝扎或切断，将会出现永久性声带麻痹。在手术中应预防为主，注意保护。

2. 动脉导管破裂出血　常在游离和结扎导管时损伤或撕裂动脉导管壁而出血，手术需根据患者特点采用合适的手术方法。分离导管操作应轻巧、细致，结扎导管时力度合适以防割裂或拉断；若动脉导管未闭有出血，可用手指压迫止血，查明出血来源后，缝合结扎撕裂的动脉导管。

3. 乳糜胸　分离导管过程中尤其是分离左锁骨下动脉根部时，要注意防止损伤乳白色小管状组织，对可疑者应连同周围组织严密结扎。术后一旦出现，应进行禁食、胸腔穿刺或胸腔闭式引流，加强营养，多数能自行闭合，必要时可行胸导管结扎术。

（十）手术结果及随访

动脉导管未闭的手术治疗效果好，大组病例报道和长期随访显示单纯动脉导管未闭手术死亡率在 0.5%～1%。随着导管介入法近年来的发展，单纯动脉导管未闭大都可通过介入封堵方法根治，减轻了患者痛苦，缩短了住院时间，手术死亡率<0.1%，并发症发生率<1%，目前已成为动脉导管未闭的首选治疗方法。

二、主动脉－肺动脉间隔缺损

（一）概述

主动脉－肺动脉间隔缺损（aorticopulmonary septal defect，APSD），又称为主动脉肺动脉窗或主动脉肺动脉瘘，是一种少见的先天性心血管畸形。由于胚胎期动脉干分隔为主、肺动脉不完全，造成升主动脉和肺动脉之间存在一个圆形或卵圆形缺损，主动脉瓣和肺动脉瓣发育正常。发病率约占先天性心脏病的 0.2%，容易早期出现肺动脉高压和心衰，多数患者在 1 岁内死亡。

（二）病理解剖和重要毗邻关系

主－肺动脉间隔缺损可位于主动脉与肺动脉之间的任何部位，绝大多数为单一病变，好发于距离半月瓣较近的主动脉左侧壁。其直径可从数毫米至数厘米,较大的缺损可合并有动脉瘤样扩张。有近一半患者合并有动脉导管未闭、主动脉弓中断、室间隔缺损和法洛四联症等心内畸形。Ricliardson 提出其经典分型,在此基础上改良后的 Mori 法将其分为如下几种类型。

Ⅰ型:主-肺动脉间隔近端缺损,缺损位于升主动脉内壁,瓦氏窦上方。

Ⅱ型:主-肺动脉间隔远端缺损,缺损位于升主动脉后壁靠近右肺动脉起始部,在升主动脉远侧与肺动脉相交通。

Ⅲ型:主-肺动脉间隔完全缺损,缺损较大可累及主动脉近、远端。另有部分少见,位于右肺动脉开口水平的主动脉-肺动脉间隔缺损,多开口于升主动脉后壁呈椭圆形。

(三)病理生理

其病理生理学改变类似动脉导管未闭、室间隔缺损,但临床表现和预后远比动脉导管未闭严重。主要取决于主动脉至肺动脉的左向右的分流量,缺损口大小、主-肺动脉之间压力差。左向右分流造成肺动脉血流增加,整个肺动脉扩大,形成肺充血现象,继而肺小动脉痉挛,内膜、中层肌纤维增生,管腔变小,阻力增加,形成肺动脉高压,直至形成艾森曼格综合征。

(四)临床表现

类似动脉导管未闭,但其症状出现较早,进展较快,可表现为心悸、呼吸困难等。多见于婴幼儿,常合并支气管炎和上呼吸道感染。此类患儿生长发育较差。脉搏呈水冲脉。心脏可向左下扩大。胸骨左缘第 2～3 肋间可触及收缩期细震颤,Ⅲ～Ⅳ级收缩期杂音,并向左侧传导;少数可表现为连续性杂音。随着肺动脉压力增高,杂音可减弱,肺动脉区第二音亢进。到晚期偶有发绀出现,杂音消失。

(五)辅助检查

心电图检查显示左、右心室肥大。X 线检查示心脏扩大,肺动脉圆锥凸出、肺野充血。彩色多普勒超声多数可确诊,主动脉-肺动脉壁明确回声失落,但应注意与动脉导管未闭、室间隔缺损鉴别诊断。心导管检查示肺动脉主干的压力和氧含量都有明显增高。主动脉造影显示主动脉与肺动脉同时显影,可明确缺损部位、大小、与冠状动脉开口的距离等。

(六)手术适应证及禁忌证

1.适应证　主-肺动脉间隔缺损往往症状较重,病情发展快,早期发生肺动脉高压,诊断明确时应尽早选择在婴儿期及早手术。少数患者缺损较小时可推迟到婴幼儿期以后择期手术。

2.禁忌证　肺动脉压力和肺血管阻力增高,合并有不可逆性阻塞性肺血管病变出现发绀,心内分流以右向左为主者。

(七)术前准备

术前应主要通过二维超声心动图、心血管造影检查明确诊断,要注意与动脉导管未闭、室间隔缺损、先天性主动脉窦瘤破裂、冠状动-静脉瘘之间的鉴别诊断。同时术前应进行药物治疗控制心力衰竭和感染,并进行动脉血氧饱和度测定和肺血管阻力等血流动力学评估。

(八)手术方法及注意事项

1.手术方法

(1)介入治疗:Tulloh 等曾报告使用双伞装置成功介入治疗,也有对大龄儿童和成年患者主-肺动脉间隔缺损成功封堵的报道。如缺损较小,且离半月瓣较远和冠状动脉开口清晰可见的患者可选用该方法,但远期疗效尚有待观察。

(2)常温或低温下切断缝合术:仅限于与主动脉瓣有较长距离的小缺损,充分游离后切断缝合,但极易大出血,当前已不采用。

(3)经主动脉径路修复术:在体外循环辅助下修复缺损,于缺损上方升主动脉前壁纵形切开显露缺损,认真探查缺损大小、位置,冠状动脉开口、主动脉瓣。对于较小缺损,且边缘距左冠状动脉口较远者,可穿透主动脉壁带垫片连续或间断缝合修补;较大缺损或缺损距冠状动脉开口近,则应通过涤纶补片连续或间断缝合修复。

(4)经肺动脉径路修复术:适用于较小的主-肺动脉间隔缺损,其方法同经主动脉切口修复。其缺点是不适合于合并有肺动脉高压肺动脉扩张、肺动脉壁较薄患者,手术后出血不易修复,同时对冠状动脉开口显露欠佳,故目前较少应用。

(5)经主-肺动脉间隔缺损前壁径路修复术:此手术路径的优点是显露好、修补较确实。切开缺损前壁,仔细探查缺损情况。对于较小缺损,需先将缺损离断,剪开缺损后壁探明冠状动脉解剖位置,双层连续缝合主动脉壁、肺动脉壁上缺损口。对于位置较低或较大缺损,经缺损前壁切口直接缝合易误伤冠状血管,需应用补片修补。切开缺损前壁,通过补片修复,方法同经主动脉切口修复,缝合补片前缘时可将补片与主动脉、肺动脉两侧切缘一起作连续缝合。

(6)改良远端主-肺动脉间隔缺损修复术:适用于婴幼儿期主-肺动脉远端缺损且右肺动脉起源于升主动脉的患者。术中探查可见右肺动脉完全起源于升主动脉右后外侧,右肺动脉完全或部分贯穿升主动脉,二者之间呈十字形或接近十字形交叉缺损。于缺损远端行升主动脉插管,术中探查充分游离主、肺动脉,于右肺动脉、主动脉交叉缺损部位横形切开升主动脉,可见管腔后壁的与主肺动脉和右肺动脉相交通左、右侧开口,分别为主-肺动脉间隔缺损和右肺动脉开口。向后上和后下作弧形切口并向两侧延伸主动脉切口。应用心包片连续缝合,修复右侧肺动脉缺口重建右肺动脉。最后吻合离断升主动脉。

2.术中注意事项

(1)关于手术方式的选择:以上四种术式中,因显露冠状动脉清楚、修补确实,经主动脉切口是目前最常用的手术方法;经肺动脉切口因对于肺动脉扩张和肺动脉高压患者术后容易出血目前较少应用。对婴幼儿期主-肺动脉远端缺损且右肺动脉起源于升主动脉的患者,应首选改良修复术。

(2)对于幼儿患者修复缺损或重建主、肺动脉时可选用可吸收缝线连续缝合,不影响婴幼儿术后的生长发育。

(3)经主动脉切口缝补时,升主动脉插管位置要尽可能靠近无名动脉,便于显露手术野。

(4)在严重肺动脉高压游离主肺动脉时尽量靠升主动脉外膜进行,以免损伤肺动脉造成大出血。

(5)体外循环开始时阻断肺动脉血流防止灌注肺发生。

(6)修补缺损应探明周围毗邻组织,避免损伤冠状动脉和主动脉瓣。

(7)较大的缺损修复时,重建主、肺动脉通道时避免主、肺动脉重建后出血。

(九)主要并发症及处理

1.积极防治肺高压危象　患者在术前多有肺动脉高压,术后应特别注意呼吸功能辅助,应用血管扩张药,预防肺部并发症,防止肺动脉高压危象发生。

2.防止术后出血或心脏压塞　手术中注意切口吻合确实,防止手术后出血或心脏压塞。

3.加强术后心脏功能支持　此类患者病情重,心功能差,术后多需要应用正性肌力药物以改善心脏功能。

（十）术后结果及随访

早期采用结扎法和切断缝合法,主要由于大血管破裂出血和心室颤动死亡率高（约21.1%）。Tkebuchava,McDlhimiey等分别报道 20 例以上患者手术效果,单纯主肺动脉间隔缺损手术死亡率接近零,补片修补法远期效果更好,伴有心内畸形者手术死亡率和远期效果较差。

三、主动脉缩窄

（一）概述

主动脉缩窄（coarctation of aorta,COA）是指主动脉管腔的先天性狭窄,多发于动脉导管或动脉韧带邻近区域,严重时甚至闭锁,但闭锁段两端主动脉壁是连续的。根据缩窄部位在导管近侧端或远侧端而分为导管前型（婴儿型）和导管后型（成人型）。发病率约 4/1 万,占先天性心脏病的 5%～8%,东方国家比西方国家发生率稍低。患该疾病的婴儿约 5% 于生后数周即可发生顽固性心衰,常未能及时手术治疗而死亡;10% 于 1～6 个月期间发生心衰,及时手术常能挽救患儿生命。85% 可生存至青少年,平均寿命约 32 岁。女性患者发生高血压及动脉粥样硬化进程缓慢,少数可生存至 60 岁以上。本病死亡原因主要为心力衰竭、主动脉破裂、脑血管意外及细菌性心内膜炎等。

（二）病理解剖及重要毗邻关系

主动脉缩窄常位于动脉导管或动脉韧带邻近区域。缩窄范围通常比较局限,也可为长段缩窄,狭窄程度不一,其中 33% 为中度狭窄,42% 为重度狭窄,25% 为缩窄段闭锁,但闭锁的上、下主动脉壁是连续的,可与主动脉弓中断相鉴别。主动脉缩窄典型者为主动脉中层形成膜状皱襞突出于主动脉腔,此多为血管内膜局限性肥厚形成,也可在主动脉腔内形成一圈,使管腔进一步狭窄。缩窄处由于动脉导管或动脉韧带的牵拉向内侧移位,导管对侧可略有凹陷,同时缩窄远端主动脉可见狭窄后扩张。主动脉也可呈弥漫性缩窄,弥漫性缩窄随范围的延长出现更明显的压差。缩窄段周围有重要的血管、神经走行,近端有无名动脉、左颈总动脉和左锁骨下动脉发出,在左锁骨下动脉根部的主动脉后壁常有 Abbott 动脉穿行。胸导管在注入左锁骨下静脉和颈内静脉结合部位前走行于主动脉弓后侧紧邻食管,几乎 40% 个体有多个分支。迷走神经走行于降主动脉左侧,临近动脉导管或动脉韧带水平发出喉返神经,并穿过动脉导管或动脉韧带下方。缩窄段远端有多支肋间动脉和支气管动脉发出。

（三）病理生理

当主动脉横截面积缩小超过 50% 时会出现明显压力阶差。主动脉缩窄的血流动力学改变主要是狭窄近心端血压增高,使左心室后负荷增加,出现左心室肥大劳损,从而导致充血性心力衰竭。由于脑血管长期处于高压状态,易出现动脉硬化。缩窄远端血管血流减少,严重时可出现下半身及肾脏血供减少,下肢氧饱和度降低,造成低氧、尿少、酸中毒,随着侧支循环的建立,症状可改善。

（四）临床表现及诊断

主动脉缩窄患儿的临床表现与年龄和是否合并其他心内畸形有关。新生儿和婴幼儿常出现呼吸急促、喂养困难、多汗等心力衰竭表现,有些患儿下肢皮肤较上肢略呈暗紫。年龄稍大若无合并其他心内畸形,多无明显症状,部分可主诉头痛、活动后心悸、气促、下肢乏力、易疲乏,甚至出现间歇性跛行。胸骨左上缘和左肩背部可闻及 2～3 级收缩期杂音。体检时上肢高血压,下肢无脉搏或较弱。

(五)辅助检查

X 线检查可表现为心影正常或不同程度心影增大及上纵隔影增宽。年龄较大患儿(3 岁以后)可出现 Roesler 征。由于左锁骨下动脉扩张,缩窄近侧和远侧降主动脉扩张及缩窄段凹陷,在左上纵隔外缘可形成"3"字征,食管钡餐造影则呈现"E"字征。

二维超声心动图检查可清晰显示部位、长度及心内有无合并其他畸形,彩色多普勒可测量血流速度,并推算压差。

主动脉造影可确定缩窄部位、范围、程度、与周围血管的关系和侧支循环分布。心导管检查可测定心排出量及缩窄部位的压力差,有助于判定缩窄度。

高速 CT,核共振检查(MRI)对年龄较大患儿不失为好的检查方法,使用增强对主动脉弓降部进行连续扫描,可以清楚显示主动脉缩窄位置、长度及侧支血管,尤其是三维重建技术更有直观立体效果。可部分替代心血管造影,而缺点在于不能直观评价血流动力学改变。

(六)手术适应证

1. 一般为缩窄两端压力差多 50mmHg 或主动脉管腔横截面积＜正常的 50%。

2. 单纯主动脉缩窄且无症状者 4～6 岁手术为宜,此时主动脉壁较有弹性,容易作吻合,且主动脉已发育到最大直径的 50%,术后发生再缩窄的机会较少。但随着手术技术和缝线的改进,越来越多的学者主张应尽早行主动脉缩窄矫治。

3. 新生儿及婴幼儿症状严重,伴呼吸困难、顽固性心衰,经积极内科治疗无效应尽早手术治疗。

4. 对于合并心内外畸形者,有人主张新生儿合并大型室间隔缺损应先矫治主动脉缩窄,同时行肺动脉缩窄术,二期修复室间隔缺损。但近年越来越多学者认为,无论患儿年龄大小均可一期实施矫治术,并不增加死亡率。

(七)术前准备

新生儿和婴幼儿常常伴有左心衰竭及代谢性酸中毒,术前应给予强心、利尿、扩血管等药物处理。前列腺素 E1(PGE1):用量 $0.1\mu g/(kg \cdot min)$ 起始,逐渐降低至可维持其作用的最小剂量,一般为 $0.02\sim0.03\mu g/(kg \cdot min)$,可延迟动脉导管关闭,增加缩窄段远端动脉血流灌注,并减少心内左向右分流。碳酸氢钠纠正酸中毒,剂量根据血气分析结果计算;必要时可应用多巴胺或多巴酚丁胺等。

(八)手术方法及注意事项

1. 手术方法

(1)缩窄段切除,端侧吻合术:适用于新生儿及年龄较小患儿,缩窄段局限或合并主动脉弓发育不良者。其优点是再缩窄发生率低。

(2)缩窄段切除,端端吻合术:适用于缩窄段较局限患儿(一般不超过 2cm)。其优点是术后动脉瘤发生率低。缺点是缩窄段较长时吻合口张力大,术后再缩窄发生率略高。

(3)锁骨下动脉补片成形术:适用于婴儿和 10 岁以下儿童。其优点是采用自体血管,有潜在的生长能力,因而术后再缩窄发生率较低;避免了血管周边缝合所形成的血管壁纵向张力,减少了残余缩窄;手术操作简单、不牺牲肋间血管,可缩短主动脉阻断时间,从而避免了脊髓缺血的并发症。其缺点是中断左上肢的主要血液供应,个别病例可发生左上肢坏死、左上肢肌肉发育不良或臂丛神经缺血性损伤;若缩窄段范围长,有可能不能提供足够的血管长度;术后再缩窄发生率较前两者略高。

(4)改良锁骨下动脉补片成形术:适用范围同锁骨下动脉补片成形术。其优点是保存了左上肢血供。其缺点是不适于缩窄段太长及左锁骨下动脉太细者。

(5)主动脉缩窄补片成形术:适用于各年龄段。其优点是方法简单,吻合口足够大,不需过多游离降主动脉,不牺牲肋间动脉,保存了后壁的潜在生长能力。缺点是近年发现应用人工材料补片成形术后再缩窄和动脉瘤发生率高。

(6)人造血管置换术:适用于缩窄范围长,切除后无法做端端吻合或主动脉壁存在病变者。该方法应用较少,伴有动脉瘤者可作为首选。其优点是不受缩窄长度限制;缺点是人造血管无生长能力,小儿患者远期可能再狭窄。

(7)Vosschult 主动脉缩窄成形术:适用于缩窄段很局限并偏向一侧的患者。其优点是手术简便,主动脉游离范围小,只需缝合部分血管壁,避免了主动脉一周缝合,同时保留了主动脉后壁的潜在生长性,从而减少了再缩窄。

(8)主动脉缩窄旁路移植术:适用于缩窄段较长且复杂,作补片扩大成形术或锁骨下动脉补片成形术均不适宜,且行缩窄段切除影响脊髓供血;缩窄段附近瘢痕、粘连严重,分离困难;局部感染禁忌作人工管道置换术。

(9)心导管介入治疗:主动脉球囊扩张适用于婴幼儿缩窄程度轻、范围局限者。其优点是创伤小,缺点是手术后再缩窄发生率高。

2. 术中注意事项

(1)主动脉缩窄患者常伴有丰富的侧支循环,进胸时须对胸壁切口的出血点认真止血。

(2)新生儿手术需注意有无主动脉弓中段缩窄或主动脉弓发育不良。

(3)分离主动脉时要靠近主动脉侧,一方面比较容易分离,同时可以减少损伤胸导管的机会。尽量避免损伤肋间动脉、支气管动脉和 Abbott 动脉,否则会导致严重出血。

(4)行主动脉缩窄段成形术时,应充分切开缩窄段,并应将切口延伸至正常主动脉壁。应将主动脉腔内的纤维膜状组织彻底剪除,以预防再缩窄。并应注意不要损伤主动脉内膜。

(5)应彻底剥离导管组织,主动脉缩窄患者的导管组织不仅动脉导管部位有,并且可延伸到主动脉峡部,尤其是大导管,其主动脉壁常覆盖导管组织,此种导管组织在婴幼儿是肌肉组织,年长后变为纤维组织。导管组织的牵拉、纤维化及内膜增生,可进一步加重缩窄。因此,导管组织去除不彻底,术后易致再缩窄。

(6)在阻断主动脉或钳闭主动脉侧壁时应注意控制血压,可应用药物或采用左心转流,以免因上半身血压过高而并发脑血管意外或损伤主动脉壁。

(7)应尽量避免结扎肋间动脉,尤其是第 7 对至第 9 对肋间动脉在侧支循环中起重要作用,以免引起脊髓缺血。

(8)术中应注意侧支循环发育情况,若发现主动脉阻闭后缩窄段远端降主动脉塌陷或搏动不明显,或主动脉阻闭后缩窄段远端的压力降至 50mmHg 以下等侧支循环发育不良情况,应立即采用左心转流,以保护脊髓及腹腔脏器。

(9)当存在(肋间动脉、主动脉)动脉瘤时,应切除所累及的主动脉和缩窄部分,再进行相应的手术,或应用人工血管移植完成主动脉连续性。大的肋间动脉瘤出血往往不易控制,注意避免发生。

（九）主要并发症及处理

1. 出血　多由血压增高后吻合口张力增高或结扎线脱落引起。一旦发现应给予降压、促凝血药物治疗，若有活动性出血应立即开胸探查止血。

2. 乳糜胸　大约5％的患者会出现大量血清样或牛奶样乳糜，胸腔引流管必须保留到引流量很少，同时应用不含脂肪和中链甘油三酯的特殊饮食，更加保守的方法是禁食，中心静脉提供完全高营养液。如术后1周仍未明显减少，则需手术处理。

3. 术后反常高血压　是指术后主动脉血流动力学无梗阻，而上、下肢血压仍高于正常。其发生率为5％～10％，病因不明。多见于侧支循环发育不良或手术时年龄较大的患者。应给予血管扩张药降压治疗，以减轻心、脑负荷，避免发生脑血管意外。

4. 脊髓缺血性损害　发生率约0.41％。发生原因为侧支循环发育不良，脊髓血管变异，结扎多对肋间动脉及术中未采取有效的保护措施。脊髓缺血性损害表现为下肢不同程度的瘫痪，完全性瘫痪、Brown－Sequard损害等。本病应以预防为主，术中发现侧支循环发育不良者，应及时采用左心转流或架迁回缩窄段的临时血管桥，以保护脊髓。若发现行缩窄段切除，须结扎切断多对肋间动脉，尤其是第7对至第9对肋间动脉时，应更换术式如补片成形术或左锁骨下动脉补片成形术，以保护脊髓。近年来有研究在脊髓腔内灌注氧合的过氟碳，以预防长时间阻断降主动脉引起的脊髓损害。

5. 动脉瘤形成　发生率约9％，可发生于缩窄段近端，亦可发生于缩窄段或远端，多见于人工材料补片成形术后。一旦发生应及时再次手术，因感染引起者，若未及时处理，死亡率可高达80％。处理原则应去除受感染的补片，清除受感染的组织，应用自身组织如左锁骨下动脉补片解除狭窄。

6. 再缩窄　发生率与手术年龄、手术方式、手术技术等诸多因素有关。随手术年龄增大再缩窄发生率逐渐降低，新生儿发生率为5.5％～44％，儿童发生率为0～11％。目前大多以缩窄段两端或上、下肢血压压差超过20mmHg为诊断标准。一旦出现再缩窄征象如上肢高血压，上、下肢出现压差，应再次手术矫正或行心导管介入治疗。

7. 感染性心内膜炎　主要发生于缩窄段矫治部位或合并畸形的主动脉瓣，术后1年发生率为（0.8±0.4）％。应以预防为主，治疗除给予足量敏感抗生素外，一旦发现有赘生物或动脉瘤形成需行外科处理。术中仔细清除赘生物，并重新修复受累缩窄段。

（十）手术结果及随访

1. 手术结果　先天性主动脉缩窄的外科治疗已取得了良好的疗效，术后大多数病例上、下肢无明显压差，症状迅速减轻或消失，婴幼儿可获得正常的生长发育。单纯性主动脉缩窄的手术死亡率为0～4％，再缩窄二次手术的死亡率为5％～10％，最常见的死亡原因为术后出血。新生儿，合并复杂心内畸形及术前病情严重者手术死亡率仍较高。Wu等报道85例新生儿主动脉缩窄手术，总死亡率16.5％，其中单纯主动脉缩窄死亡率11％，合并室间隔缺损者死亡率14％，合并复杂心脏畸形者死亡率高达23％。

2. 随访　手术年龄与长期疗效及生存率有密切关系。手术时年龄偏大者易发生高血压。Cohen等的结果显示，婴儿期手术高血压发生率7％，明显低于儿童期手术的33％。Pearl等对120例单纯主动脉缩窄患儿随访44.4个月发现，5岁以前实施手术无高血压发生，而5岁以后手术高血压发生率为10％。Toro－Salazar及其同事长期随访274例患者发现，1～5岁手术者 30 年以上存活率为 95.4%,5~10 岁手术者则降为 87.1%,而 10 岁以后手术者仅为 60.5%,疾病为主要死亡原因。

手术方式亦与长期疗效有密切关系。虽然目前尚无任何一种术式可完全解决再缩窄问题,但不同的术式对其发生率有明显影响。婴儿行缩窄段切除端端吻合者,再缩窄发生率可高达 33%。而应用左锁骨下动脉补片成形术等使再缩窄发生率降至 10%。近年应用缩窄段切除端侧吻合及广泛主动脉成形术使再缩窄发生率进一步降低。不同术式的动脉瘤发生率亦有较大差别。随访发现锁骨下动脉补片成形术动脉瘤发生率(约 17%)明显高于端端吻合术(约 3%),而应用人工补片成形术发生率更高。

四、先天性血管环

(一)概述

先天性血管环(congenital vascular ring,CVR)是由于主动脉弓发育异常造成的气管、食管压迫的血管畸形,如主动脉弓及其主要分支在起源、位置、走形异常,包括双主动脉弓、右位主动脉弓、肺动脉悬带、迷走右锁骨下动脉、无名动脉压迫等。其发病率占先天性心脏病的 1%~2%,常合并有其他常见心内外畸形。多数患者在出生后数月内出现症状,在 1 岁内需要手术。

(二)病理解剖及重要毗邻关系

双主动脉弓时左前弓在气管前左侧、右后弓在气管和食管后汇合,或分别沿脊柱两侧下降形成双降主动脉。70% 患者以右弓为主,20% 以左弓为主。右位主动脉弓可有多种不同的类型,最常见的是左锁骨下动脉连接于降主动脉,动脉导管或韧带走行于食管左后连接于左肺动脉形成血管环。迷走左肺动脉时左肺动脉起源于心包外的右肺动脉后壁,其后为右主支气管,走行于气管和食管之间纵隔入左侧肺门。迷走右锁骨下动脉位于食管后,向右斜上方至右侧腋窝。

(三)病理生理

先天性血管环均为压迫气管和食管造成呼吸和吞咽困难,病理生理学改变与气管、食管受压的程度有密切关系。表现为呼吸、吞咽困难,婴幼儿期生长发育迟缓,反复上呼吸道感染等。少数患儿无明显症状或晚期出现症状。

(四)临床表现及诊断

多数在出生后数周至数月出现气管和食管的压迫症状,典型的包括呼吸窘迫、吸气喘鸣、"海豹咆哮"咳嗽,进食缓慢、吞咽困难和反复呼吸道感染。患者主要为发育迟缓,体重偏低,对于呼吸困难的患者可出现胸骨及肋间隙下陷、鼻翼扇动表现。听诊可闻及双肺弥漫性湿啰音,呼吸音粗糙,呼气延长。

(五)辅助检查

胸部正位片示气管位置不清晰时应怀疑双主动脉弓,侧位片可显示气管狭窄。肺动脉悬带时胸片显示右侧肺通气过度或肺气肿表现。钡剂食管造影是初步诊断先天性血管环的可靠方法,能明确显示食管压迹和位置:双主动脉弓在食管两侧出现压痕;右位主动脉弓伴左侧导管韧带在食管右缘显示压迹;肺动脉悬带表现为食管前压迹;迷走右锁骨下动脉显示血管走行的斜行压迹。支气管镜检查常用在呼吸窘迫但无法确诊的患者,气管前后受压、管腔狭窄程度具有一定的诊断价值,但常用于排除其他原因引起的呼吸窘迫。CT 及 MRI 检查能显示主动脉分支形态、主动脉弓的位置及气道的局限狭窄。MRI有助于诊断疑难病例,但由于其需要长时间的镇静对于呼吸困难的婴幼儿不适合。心导管检查和血管造影仅用于某些疑难病例或合并有复杂心内畸形病例的诊断。多普勒超声有助于评价动脉导管和主动脉弓部血流及合并心内畸形的诊断。

（六）手术适应证及禁忌证

1.适应证　适用于所有气管和(或)食管受压产生症状的患者,早期采取适当手术治疗能降低呼吸、进食困难引起的严重并发症,如呼吸道梗阻、主动脉弓侵蚀气管、食管,主动脉破裂或动脉瘤形成。

2.禁忌证　严重营养不良、全身功能衰竭无法耐受手术者为相对禁忌证。

（七）术前准备

由于常合并有呼吸道感染表现,术前须应用抗生素,加强呼吸道护理,控制呼吸道感染。同时纠正营养不良,改善全身情况。

（八）手术方法及注意事项

1.手术方法　所有患者均采用气管插管、全身麻醉,手术方法和入路根据血管环畸形位置和形态而不同。

(1)双主动脉弓:手术原则为在进入降主动脉处离断次弓,保留颈动脉、桡动脉血供,离断动脉韧带,解除气管、食管压迫症状,保持向胸腔开放。左侧胸部第4肋间后外切口进胸,在后纵隔沿迷走神经后方切开纵隔胸膜,分离探查动脉韧带,明确主弓和次弓及其与颈部、头臂血管连接关系。一般来讲,右后弓为主占75%,左前弓为主占20%,双弓相等仅占5%,且常伴有次弓闭锁(35%~40%)。选定保留头臂血管位置,在次弓后部进入降主动脉根部,切断血管环并用聚丙烯线连续缝合残端。同时结扎切断动脉韧带并认真分离气管、食管后组织以彻底松解粘连。术后要完全打开纵隔胸膜,减少再狭窄的危险。

(2)右位主动脉弓:手术原则为结扎、离断左侧动脉导管未闭或左侧动脉韧带,解除粘连,保持胸腔开放。手术入路和方法同上,分离探查显露左位动脉导管或动脉韧带,予以切断结扎或分别缝合残端,彻底分离周围粘连组织,注意保护膈神经和喉返神经。对于合并有Kommerll憩室压迫症状的患者,应切除憩室并将左锁骨下动脉移植至左颈总动脉。最后保持胸腔、纵隔完全开放。

(3)迷走右锁骨下动脉:手术原则为切断迷走右锁骨下动脉,解除压迫并重建血运。可以有多种手术方法:①经过右颈部切口,显露右颈总动脉并切断迷走锁骨下动脉,将其远端与右颈总动脉端侧吻合;②经左胸后外切口,直接结扎切断迷走右锁骨下动脉;③经左胸后外切口,在其起始部切断并重建血运。此径路手术野显露良好。以此切口为例,介绍手术步骤于下:左侧胸部第4肋间后外切口进胸,在后纵隔沿迷走神经后方切开纵隔胸膜,分离探查迷走右锁骨下动脉起始部,切断并缝扎残端,同时应充分游离食管与血管粘连。取右颈根部横切口或胸锁乳突肌前缘纵切口,经右颈部通过6~8mm的人造血管将右锁骨下动脉移植于升主动脉。

(4)肺动脉悬带:手术原则为切断迷走左肺动脉,解除压迫并重建血运。可选用右胸或左胸后外切口或胸部正中切口,左胸径路应用最广。经纵隔探查明确左肺动脉起源和走行,显露并缝扎切断动脉韧带解除压迫。切开心包并游离肺动脉总干,在起源处分离切断迷走肺动脉,并将其远侧端移到气管前重新侧端吻合,避免血管扭曲成角,或与肺动脉主干作端侧吻合,吻合时需注意保持吻合口通畅。术后保持胸腔、纵隔开放,彻底游离肺动脉与气管间粘连组织。由于近 2/3 肺动脉悬带患者合并有弥漫性气管狭窄,在解除肺动脉悬带后可手术矫治气管狭窄。多为正中切口,在体外循环下进行,采集自体心包补片,气管前壁切口,切除狭窄部分,吻合近远端气管残端后壁,前壁用气管切除段补片或心包补片修补,术后一般需要气管插管维持补片形态 3～5 天。

2.术中注意事项

(1)对于气管狭窄患者,行气管插管时应避免损伤并超过狭窄部位,保持呼吸通畅。

(2)为双主动脉弓探查时应明确主弓和次弓,问时应探查是否合并有其他畸形,同时注意与其他类型血管环相鉴别。

(3)手术中由于喉返神经位置与正常有所变异,避免误伤喉返神经。

(4)解除血管环畸形后,应将气管或食管周围的纤维粘连组织彻底松解切除,防止术后狭窄,同时注意勿损伤气管及食管。

(5)处理和切断迷走锁骨下动脉时,应同时处理结扎同侧椎动脉,防止术后锁骨下动脉窃血综合征。

(6)移植、吻合血管,重建血管通路时注意防止吻合口狭窄。

(九)主要并发症及处理

1.气管萎陷及喉头水肿

其处理原则为减少、清除呼吸道分泌物,保持呼吸道通畅。对于气管狭窄解除后的患者气管插管支撑 3～5 天,对于气管软化患者应立即行气管插管或者气管切开,对于严重气管软化患者需行气管内支架或再次手术。由于气管软化造成的呼吸喘鸣,如患者无缺氧表现,无需处理,数月至 1 年即可自行消失。

2.气管与支气管损伤

手术中误伤气管、支气管并造成气管或支气管胸膜瘘时,需行胸腔闭式引流,药物治疗预防控制感染减少渗出,必要时可行手术治疗。

(十)手术结果及随访

1.手术结果 单纯先天性血管环手术治疗效果较为理想,一般患者手术症状明显缓解,除肺动脉悬带患者外,其余类型手术死亡率较低。肺动脉悬带患者最初手术死亡率可高达 30% 以上,近年来报道除合并气管狭窄患者外,手术死亡率大大降低,少数患者术后出现左肺动脉狭窄或栓塞。

2.随访 Backer 报道 204 例各种先天性血管环手术患者手术后效果良好,8% 患者出现呼吸喘鸣表现,但 6 月至 2 年后多数患者症状消失。同时报道 112 例单纯双主动脉弓患者无手术死亡,除 1 例患者出现组织粘连再次手术外,其余效果良好;101 例右位主动脉弓合并左侧韧带手术患者无手术死亡;34 例肺动脉悬带患者无手术死亡,3 例因呼吸道并发症远期死亡,对于正中开胸体外循环手术矫治患者长期随访左肺动脉血流通畅。61 例气管狭窄患者手术后随访观察,3 例早期死亡,7 例远期死亡,死亡率 17%,死亡原因多为气管成形后的再狭窄。

五、主动脉弓中断

(一)概述

主动脉弓失去解剖学上的连续性称为主动脉弓中断(interrupted aorticarch,IAOA),常伴左心室流出道发育不良和动脉导管未闭,占先天性心脏病的 1%～4%,自然死亡率很高,90%在 1 岁以内死亡。

（二）病理解剖及重要毗邻关系

由于胚胎学起源不同致使主动脉发育异常形成不同类型的主动脉弓中断。1959 年 Celoria 和 Patton 根据离断部位不同而将其分为 A、B、C 三种病理类型。

A 型:中断位于左锁骨下动脉远端,约占 40%。

B 型:中断位于左锁骨下动脉与左颈总动脉之间,最常见,约占 55%。

C 型:中断位于无名动脉和左颈总动脉之间,很少见,约占 5%。

（三）病理生理

主动脉弓中断常合并室间隔缺损和动脉导管未闭,如动脉导管未闭出生后保持开放状态,则在早期数周之内很少有严重临床表现,若出生后动脉导管闭合,导致中断远端脏器缺血性损害,出现严重酸中毒、急性肝肾功能不全、肠坏死、血尿等,不同程度血清肌酐浓度升高。若胎儿期主动脉导管就闭合,出生时由于侧支循环建立维持患儿生命。存活患者因动脉导管存在导致左向右分流增加,容易出现充血性心力衰竭和肺动脉高压等病理生理学改变。

（四）临床表现和诊断

多数患儿生长发育迟缓,或早期出现充血性心力衰竭。大多数主动脉弓中断患儿下半身血流通过动脉导管分流得以维持,其临床表现与动脉导管闭合与否关系密切。如动脉导管在胎儿期间闭合,出生时就已经建立有侧支循环可无任何症状。如出生后动脉导管未闭合,几周后由于肺血管张力下降和左向右分流会产生严重的充血性心力衰竭,如合并有细小的动脉导管或左心室流出道梗阻常导致顽固性心力衰竭,晚期则出现肺动脉高压表现。若动脉导管急性闭合,则引起的中断远端血流灌注消失而导致的腹腔重要脏器的功能不全或组织坏死引起的中毒症状等表现。

此类患儿心脏杂音无特异性。根据其分型和合并畸形表现为不同的体征如分离性发绀,四肢血压和脉搏不一致,中断近端肢体可出现重度高血压表现,中断以远血压低。

（五）辅助检查

心电图检查无特异性,可为正常心电图或表现为右心室肥厚。胸部 X 检查示右心增大,肺血增多。正位片主动脉结显示不清,左前斜位见主动脉弓与降主动脉连续显示不清。超声心动图检查对主动脉弓中断能确诊,可以明确主动脉弓中断的部位和长度及有无其他合并畸形。CT、MRI 检查对复杂病例能明确分型和明确侧支循环建立情况,通过三维重建提供诊断依据和指导手术治疗。心血管造影和心导管检查对于少数合并肺动脉高压和复杂心内畸形患者可明确诊断和手术指征。

（六）手术适应证与禁忌证

一旦确诊即应手术治疗,可根据患者情况采取分期或一期手术治疗。严重肺动脉高压,右向左分流,艾森曼格综合征患者或其他难纠治性心内畸形为手术禁忌证。

（七）术前准备

通过检查明确诊断后,对于合并有严重充血性心力衰竭和代谢性酸中毒患者,通过药物治疗稳定内环境、控制心力衰竭。如前列腺素 E1、多巴胺等,严重缺氧和酸中毒患者可通过机械通气支持,维持 $PaCO_2$ 在 40～50mmHg,同时避免大潮气量和高浓度供氧,以改善下半身的血供。

（八）手术方法及注意事项

1. 手术方法选择　多采用主动脉弓中断及合并畸形的一期修复，少数患者可根据情况采用分期手术。

（1）单纯主动脉弓重建术：适用于主动脉弓中断合并有动脉导管但无其他心内畸形患者。

（2）主动脉弓中断合并心内畸形的一期矫治术

1）深低温停循环行矫治手术：常规胸部正中切口开胸，动脉灌注管以"Y"形接头连接两条动脉插管，在升主动脉近无名动脉处和主肺动脉上分别行主动脉插管，经肺动脉插管直达降主动脉。游离无名动脉、左颈总动脉及左、右肺动脉，分别套阻断带。体外循环开始后阻断左、右肺动脉。降温至鼻咽温度和直肠温度至18℃期间，充分游离主动脉弓、动脉导管和降主动脉上端，结扎起源于降主动脉的迷走右锁骨下动脉。达深低温后停止体外循环，冷灌使心脏停搏。拔除所有动、静脉插管，游离、切断、缝合动脉导管，根据患者情况行降主动脉与升主动脉做端侧或端端吻合。然后进行心内畸形矫治，左心排气后重新开始体外循环、复温，常规撤机。

2）中低温低流量脑部灌注体外循环下矫治手术：开胸和显露同上，体外循环主动脉插管同前，游离无名动脉、左颈总动脉及左、右肺动脉，分别套阻断带。体外循环降温至鼻咽温度和直肠温度至25℃时，减低流量，钳闭并拔除主肺动脉插管。在无名动脉和左颈总动脉起始部阻闭升主动脉，维持5～10ml/（kg·min）持续低流量脑部灌注。同上处理导管，进行主动脉弓连续性和心内畸形矫治术。手术结束后常规撤机。

（3）肺动脉干-升主动脉吻合术（Damus-Stansel-Kaye手术）：适合于合并左心室流出道严重梗阻患儿。经右心室流出道纵切口，通过补片将左心室建立至肺动脉的连续性，将左心室血流经室间隔缺损引流向肺动脉，横断主肺动脉从分叉处近侧并与主动脉进行端侧吻合，然后在右心室切口和远端肺动脉间用同种带瓣管道连接。该手术死亡率极高。

2. 术中注意事项

（1）术中分离肺动脉和导管近端时保护膈神经、迷走神经和喉返神经。

（2）升主动脉处的插管位置应尽量靠其右侧壁，以利于其后在其对侧行弓部的吻合。

（3）行主动脉端侧或端端吻合时注意避免血管扭曲。降主动脉上端与升主动脉切口在无张力下进行端侧吻合，注意吻合口直径足够大。

（九）术后并发症及处理

1. 出血　出血为常见并发症，主要是吻合口出血，多为吻合口张力高所致，术中要充分游离升、降主动脉及其分支血管，避免吻合口张力过大。吻合后适当应用生物蛋白胶或止血纱布等，可降低吻合口出血的发生。

2. 膈神经和喉返神经的损伤　游离动脉导管未闭或分离组织时发生，或移植血管压迫所致，注意在分离时保护，避免血管压迫。

3. 吻合口或主动脉狭窄　为远期常见并发症，手术过程中注意吻合口足够大，防止血管吻合时扭曲造成吻合口狭窄。当吻合口或主动脉狭窄压差达30mmHg时，或明显影响左心室功能时须进一步处理，可通过介入方法经球囊扩张术来解除。

4. 左心室流出道梗阻　多数患者在术后逐渐出现，是主动脉弓中断患者术后死亡的重要原因。由于一期同时进行左心室流出道梗阻矫正手术效果不佳，死亡率高，故目前多考虑婴幼儿流出道直径小于3.5mm时才进行手术。

5. 神经系统的并发症 多与深低温停循环技术有关,如昏迷、意识障碍等,目前多采用中低温持续低流量脑灌注技术,发生率大大降低。一旦发生可通过高压氧疗或药物治疗等。

(十)疗效评价

1970 年以前多采用分期手术,死亡率较高,后随着围术期药物的应用和体外循环技术方法的改进,手术结果及随访各组报道的手术死亡率差异较大。Jonas 多中心研究报道,主动脉弓中断合并室间隔缺损一期修复术后 4 年的生存率为 63%,近年 Serraf 等报道的 5 年生存率更高,在 70%~75%,影响晚期生存率的主要因素为左心室流出道梗阻、主动脉或吻合口狭窄。据报道 C 型主动脉弓中断手术死亡率最高,B 型略高于 A 型。目前多考虑婴幼儿期采用一期手术根治主动脉弓中断合并心内畸形,死亡率能控制在 5%~10%。

(李鹏)

第二节 左心室流出道梗阻

一、主动脉瓣狭窄

(一)概述

先天性主动脉瓣狭窄(valvar aortic stenosis)在先天性左心室流出道梗阻中最为常见,是由于主动脉瓣发育不良、瓣膜游离缘不同程度的融合而导致的瓣膜水平的梗阻。男女发病比例大约为 4:1,约 20% 的患者合并动脉导管未闭、主动脉缩窄等心血管畸形。

(二)病理解剖及重要毗邻关系

主要病变是不同程度的瓣膜组织增厚及交界粘连,使瓣口变小。

1. 二瓣化畸形 先天性主动脉瓣狭窄中最多见的种类,约占 70%,两侧增厚,交界粘连融合,瓣口多偏向后方,瓣口及其瓣环较小,瓣叶游离缘常牵拉很紧,常致瓣膜舒张期关闭不严。

2. 单瓣畸形 多出现在新生儿危重型主动脉瓣狭窄,瓣膜呈拱顶状,瓣口多为中心型,有时也有偏心型,有时可见残留的交界痕迹。

3. 三瓣化畸形 瓣膜、瓣叶增厚,三个瓣叶小常不相等,血流的不断冲击使瓣膜(尤其是瓣膜游离缘)进行性增厚、硬化或钙化,加重瓣膜开口的狭窄。

正常主动脉瓣叶一部分附着在左心室的肌肉组织上,一部分附着在二尖瓣与主动脉瓣的纤维部分。二尖瓣前瓣中点正对主动脉瓣左、后瓣叶交界。这种结构直接形成了主动脉瓣的功能是由左心室肌肉与二尖瓣装置共同参与的。主动脉瓣由左、右及无冠瓣组成,瓣叶基底部的附着缘为致密的纤维组织索带构成主动脉瓣环。瓣环由 3 个弧形环连接而成,弧的底部与顶部不在一个平面上。因此,瓣叶附着的高度也不同。弧形环为第一环也称真环。主动脉窦上界增厚部分的主动脉壁为第二环。房室传导束邻近右瓣、后瓣环交界的后下方,主动脉瓣手术时注意进针不宜过深,以免引起传导束损伤。

(三)病理生理

主动脉瓣狭窄基本血流动力学改变是主动脉瓣开口面积减小,导致左心室后负荷增加和跨瓣压差加大,其病理改变程度取决于狭窄程度。目前判断主动脉瓣狭窄程度一般根据瓣膜开口面积或根据心导管测得跨瓣压差来决定,正常成人的主动脉瓣开口面积为 $2cm^2$,若主动脉瓣口面积 $>0.8cm^2$ 时,为轻度狭窄;瓣口面积 $\leq 0.5\sim0.8cm^2$ 时为中度狭窄;瓣口面积

0.5cm²时,为重度狭窄。或当峰压跨瓣压差≥75mmHg时,为重度狭窄;压差50~75mmHg时,为中度狭窄;压差<50mmHg时,为轻度狭窄。

左心室排血受阻,左心室的压力负荷或后负荷增加,心肌细胞代偿性肥大,左心室发生向心性肥厚,心室壁变硬,顺应性降低,心腔变小,充盈量减少,心排出量降低。同时,左心室收缩期延长,心腔内压力提高,以及左心室腔张力增高又可导致心内膜下供血不足,产生心肌纤维化改变。严重患者在活动量增加时,由于冠状动脉灌注量不足,心肌耗氧量增加,可导致猝死。

(四)临床表现及诊断

1.症状 先天性主动脉瓣狭窄患儿临床症状出现的早晚、轻重与狭窄程度密切相关,大多数儿童及青少年病例常无明显症状。瓣口狭窄程度较重的病例可出现乏力,劳累后心悸、气短等,劳动后可引发心绞痛或晕厥。有的病例可发生猝死。

2.体征

(1)胸骨右缘第2肋间可闻及喷射样收缩期杂音,并向颈部传导,可伴有收缩期震颤。

(2)如狭窄合并主动脉瓣关闭不全可同时听到舒张早期的心脏杂音。主动脉瓣听诊区第2心音延迟、减弱和分裂。

3.心电图检查

(1)在病程早期和狭窄程度较轻的病例可无异常征象。

(2)重度狭窄病例则可显示左心室肥大、劳损和左心房肥大,当合并有其他左向右分流时,可出现双心室肥厚。

4.X线检查 轻型者,胸片可表现正常。当出现心功能衰竭时可有肺淤血的征象,心影扩大,以左心室大为主,主动脉增宽。

5.二维超声心动图检查 超声心动图检查可确定诊断,显示主动脉瓣叶活动减低、瓣叶增厚。胸骨旁短轴平面可以进一步显示各瓣叶的结构、交界的粘连和发育情况,并可以根据瓣膜开口的直径判定狭窄的轻重程度。

6.心导管检查及主动脉造影 在诊断不能确定或伴有其他复杂心血管畸形时做此检查,了解左心室—主动脉的跨瓣压差,尤其可了解瓣膜活动情况、主动脉瓣环发育和是否伴有主动脉瓣关闭不全等,从而确定狭窄的严重程度和发生梗阻的平面,评判左心功能。

(五)手术适应证及禁忌证

1.适应证

(1)婴儿期即出现心力衰竭的症状者。

(2)儿童期出现心绞痛或经常性头晕、阿—斯缺氧性发作者。

(3)心电图提示左心室肥厚、ST段和T波明显下降者。

(4)无明显症状但心导管检查显示左心室流出道跨瓣压力差50mmHg以上者及二维超声心动图检查提示合并其他心脏畸形并拟行矫治术者。

2.禁忌证

(1)儿童期无明显症状、左心室流出道压力差小于50mmHg,心电图正常者,可以暂不考虑手术。但一旦出现病情变化,应及时手术治疗。

(2)主动脉瓣狭窄伴主动脉反流或严重主动脉狭窄或主动脉弓中断是主动脉瓣球囊扩张术的禁忌证。

（六）术前准备

1. 术前应常规行超声心动图和彩色多普勒检查，了解主动脉瓣的病理解剖、左心室大小，以及有无合并主动脉瓣关闭不全及其程度，以便选择适当的手术方式。

2. 对于病情危重的新生儿，可给予前列腺素 E1，用量 $0.1\mu g/(kg \cdot min)$ 起始，使动脉导管保持开放，缓解体循环低灌流和解除代谢性酸中毒。

3. 有心功能不全表现时，应给予强心、利尿治疗，必要时给予正性肌力药物：多巴胺、多巴酚丁胺 $[2\sim5\mu g/(kg \cdot min)]$，洋地黄类或儿茶酚胺类药物、速尿等利尿剂（$0.5\sim1mg/kg$）。

（七）手术方法及注意事项

1. 手术方法

（1）麻醉与体位：全麻气管插管，人工通气维持呼吸。对严重狭窄的病例在麻醉过程中禁用血管扩张剂，避免出现低血压并影响冠状动脉的灌注。手术采取仰卧位。

（2）主动脉交界切开术（aorticvalvotomy）：方法：胸部正中切口，常规建立体外循环，主动脉阻断后，行主动脉横切口，在直视下按瓣膜病变情况进行瓣膜交界切开术，切开融合的瓣膜交界的范围，应根据交界的厚度和相邻瓣叶瓣窦的深度而定。交界及瓣窦发育良好者，可将融合的交界切开到距主动脉壁 $1\sim2mm$ 处。对于交界及瓣窦发育不全者，则仅能切开融合的交界长度的一半。交界仅表现融合痕迹者不可切开，因此种交界对瓣膜无支持作用，切开后容易引致瓣膜关闭不全。单瓣化狭窄，只能作一个交界切开以增大瓣口。先天性主动脉二瓣化狭窄，通常在沿交界融合处切开交界，假如有第三个交界残迹存在，不应当切开，否则会造成主动脉瓣关闭不全。切忌用剪刀剪开融合的交界，因为剪刀的刀刃易滑动，偏离交界而剪开瓣叶，引起关闭不全。

2. 术中注意事项

（1）这类病例术前多伴有严重左心室肥厚、劳损，故术中应特别加强心肌保护。

（2）不宜在主动脉狭窄后扩张部位作切口，因此处血管组织不够坚实。

（3）作瓣口交界切开时，应距主动脉壁 $1\sim2mm$，切勿在交界痕迹处切口。

（4）术中要常规作瓣下探查，以免遗漏合并存在如瓣下狭窄等其他心脏畸形。

（5）对于新生儿主动脉瓣狭窄，在有显著肺动脉高压者时，术中不能阻闭动脉导管，并在术后静脉给予前列腺素 E1 以保持动脉导管开放。

（八）主要并发症及处理

1. 主动脉瓣狭窄解除不够或出现再狭窄，多见于少数单瓣化畸形或严重发育不良的二瓣化狭窄病例，一旦出现应密切随访观察，如症状仍明显或出现心力衰竭，应再次开胸手术矫正。

2. 术后主动脉瓣关闭不全，中、重度关闭不全者占 10% 左右，尤其是术中将二瓣化视为三瓣化切开后关闭不全发生率更高。如症状仍明显或出现心力衰竭，应再次开胸行瓣膜置换术。

（九）手术结果及随访

先天性主动脉瓣狭窄交界切开手术死亡率一般为 18%（14%～22%），但是不同年龄组差别甚大，儿童和成人组先天性主动脉瓣狭窄交界切开术死亡率甚低，或无死亡；在新生儿组的死亡率则可高达 62%～100%。术前心功能Ⅳ级，左心室发育不良或高度肥厚，左心室腔小，合并有先天性二尖瓣畸形或重度心内膜纤维弹性组织增生等，均增加手术的危险性。术后 1

年多数病例心功能改善,运动后主动脉压升高。ST 段压低亦改善。有 10%～30%的病例呈现主动脉瓣关闭不全,约 50%的病例术后仍存在左心室－主动脉跨瓣收缩压差,约 1/3 病例术后 15～20 年由于残留的瓣膜狭窄逐渐加重或狭窄复发而需再次手术。

二、主动脉瓣上狭窄

(一)概述

先天性主动脉瓣上狭窄(supravalvar aortic stenosis)在先天性主动脉出口狭窄中最为少见,占 5%～10%,是指紧邻主动脉瓣上方的主动脉口局限型或弥漫型狭窄所造成的一种左心室流出道梗阻。

(二)病理解剖分型

1.隔膜型主动脉瓣上狭窄　是由于主动脉瓣交界止点上方的主动脉内壁有一环形嵴向主动脉腔内突出所引起,升主动脉外观正常,也不伴有狭窄后扩大。

2.壶腹型主动脉瓣上狭窄　也是由于主动脉瓣交界止点上方的主动脉内壁有一环形嵴向主动脉腔内突出所引起,但该段升主动脉在狭窄部位外径狭小,呈壶腹形,该处主动脉壁纤维化增厚,内膜也增厚,组织学检查病变与主动脉缩窄相似。

3.弥漫型主动脉瓣上狭窄　指主动脉管腔狭窄和管壁异常增厚,狭窄范围从冠状动脉瓣窦上方沿升主动脉延伸及无名动脉起点部(升主动脉发育不全型),甚至侵及主动脉弓部。

(三)病理生理

瓣上狭窄基本的病理生理变化是左心室与主动脉之间存在压力差,左心室后负荷增加,致使左心室心肌肥厚。与主动脉瓣狭窄也有不同之处,因为瓣上狭窄的狭窄口位于冠状动脉开口的远端,冠状动脉及瓣窦位于狭窄前的高压力区,常伴有冠状动脉迂曲、硬化和冠状动脉瓣窦扩大等病变。

(四)临床表现及诊断

1.症状　大多无明显症状,到童年期才呈现主动脉瓣上狭窄的症状。严重狭窄、年龄较大的儿童,由于冠状动脉粥样硬化病变发生较早,可伴有心绞痛等症状。Williams 综合征患者生长发育差,体态矮小,智力低,多言,并具有特殊面容下颌后缩,鼻孔前倾,鼻梁低,唇厚,前额宽,眼距大,牙齿咬合不良。约 5%患者血钙增高。

2.体征　主动脉瓣听诊区常可听到收缩期杂音,并向颈部传导,收缩期震颤在胸骨切迹上缘可触及。

3.心电图检查　心电图检查显示的征象与其他种类的左心室流出道狭窄相似,也可无心电图改变。随着年龄增长患者可逐渐出现左心室肥厚。

4.X 线检查

(1)胸片一般无异常。

(2)瓣上局限性狭窄可有升主动脉狭窄后扩张,主动脉结增宽。

(3)弥漫性狭窄者主动脉结增宽不明显。

(4)如伴有严重肺动脉狭窄可出现右心室扩大。

5.二维超声心动图检查　通过超声心动图能确定狭窄的部位。通过彩色多普勒可测定狭窄两端的血流速度,并以此可推算狭窄的程度,同时可了解是否合并其他心血管畸形。

6.主动脉造影及心导管检查

(1)左心室造影可显示瓣上狭窄的部位、长度和轻重程度,同时尚可查看主动脉瓣的形态及功能是否正常,以及冠状动脉瓣窦和冠状动脉的情况。

(2)左心导管检查并连续记录压力曲线可能发现压力波形改变的部位在主动脉上方。

(五)手术适应证及禁忌证

1.适应证

(1)无论是局限型或弥漫型先天性主动脉瓣上狭窄,当有明显梗阻症状,狭窄两端收缩峰压差在50mmHg以上,以及有冠状动脉缺血征象时,均应考虑手术治疗。

(2)当合并有智力发育迟缓、特殊面容和肺动脉广泛狭窄的病例,更应及早手术,未经手术治疗的病例,很少能生长到成年期。

2.禁忌证　主动脉瓣上狭窄当伴有严重的弥漫性左、右肺动脉狭窄而后者无法矫正时,仅手术解除主动脉瓣上狭窄是不可取的。

(六)手术方法及注意事项

1.手术方法

(1)麻醉与体位:中度以下狭窄病例可按一般心脏直视手术处理,全麻气管插管,人工通气维持呼吸,手术采取仰卧位。

(2)手术入路:常规采用胸骨正中切口。

(3)局限型主动脉瓣上狭窄切除和成形术:主动脉切口应越过升主动脉狭窄的血管段,用拉钩牵开升主动脉切口,以显露主动脉瓣上狭窄,确定狭窄部位及程度后,沿主动脉壁将增厚的环形内膜嵴切除,并检查主动脉瓣和瓣下有无狭窄。应用人工血管片、4-0或5-0聚丙烯线做连续缝合加宽主动脉切口。

(4)弥漫型主动脉瓣上狭窄纤维内膜切除和修复术:插管方式为经股动脉插管或在成人应用右腋动脉插管,建立体外循环后充分显露无名、左颈总和左锁骨下动脉及主动脉弓。在左锁骨下动脉开口的近端阻断主动脉,同时钳夹左颈总动脉和无名动脉。纵向切开升主动脉,切口下端到达无冠动脉瓣窦,探查升主动脉腔,切除冠状窦上方狭窄的心内膜嵴。切口上端可扩展到主动脉弓横部,必要时可延伸到降主动脉上方。剥离并切除无冠动脉瓣窦上方增厚的纤维组织,同时切除升主动脉及主动脉弓分支开口处增厚的内膜和主动脉壁纤维组织,包括切除无名动脉和左颈总动脉起源处增厚的内膜嵴。然后用涤纶织片增宽升主动脉切口,应用4-0或5-0聚丙烯缝线进行连续缝合,彻底排除管腔内积气后,完全闭合主动脉切口,去除升主动脉阻闭钳,诱导心脏复跳。

2.术中注意事项

(1)术中体外循环插管位置要根据主动脉瓣上狭窄的范围来确定。

(2)在严重或弥漫性瓣上狭窄的病例,病变常累及冠状动脉开口,使冠状动脉近心端发生梗阻,继而引起心肌供血不足,因此在解除主动脉狭窄时,要适当扩张冠状动脉开口,效果不佳时可考虑行冠状动脉旁路移植术。

(3)瓣上狭窄的病例合并主动脉瓣的二瓣化畸形时,瓣膜常与主动脉壁突出部粘连,遮住冠状动脉的开口,术中应尽量将粘连分开,做瓣膜成形术,恢复瓣膜功能,解除粘连对冠状动脉血液循环的影响。

(4)部分比如主动脉瓣环狭窄的弥漫型或合并严重主动脉瓣上狭窄的病例,术中即使应用补片充分加宽后,有时也难以完全消除左心室与主动脉间收缩峰压力差,对这类病例,可以尝试使用心尖－主动脉转流术或同种带瓣主动脉置换术来矫治这类严重畸形。

（八）主要并发症及处理

1.术后比较多见的一个并发症是主动脉吻合口出血,尤其当主动脉切口延长至无冠窦时,因该处主动脉壁很薄,术中缝合和牵拉时很容易将管壁撕裂,故术中吻合、打结、牵拉时动作务须轻柔,发现吻合口出血后,先考虑用压迫止血,其次是带垫片聚丙烯缝线加固缝合。

2.应用涤纶补片加宽升主动脉,有形成假性动脉瘤的可能,故术中可以更多选择膨体聚四氟乙烯或用内衬心包材料,或者术后严密随访观察,一旦发现应及时处理。

（九）手术结果及随访

主动脉瓣上狭窄的手术死亡率一般约为20％,弥漫型瓣上狭窄解除的手术技术比较复杂,梗阻病变如未全部切除或心肌内膜纤维化,手术死亡率相对较高。合并周围肺动脉狭窄者,手术死亡率更高。主动脉瓣上局限性狭窄病例手术死亡率相对较低,手术修复后收缩压力差消失,疗效满意。

三、主动脉瓣下狭窄

（一）概述

主动脉瓣下狭窄(subaortic stenosis,SAS)是因主动脉瓣下膜性或肌性组织堵塞左心室流出道而致左心排血梗阻的先天性心脏畸形,约有1/3主动脉瓣下纤维狭窄病例伴有其他先天性心脏血管畸形,常见者有心室间隔缺损、主动脉弓中断、动脉导管未闭、法洛四联症、心房间隔缺损、肺动脉瓣狭窄或右心室流出道狭窄。

Konno手术:又称为主动脉－室间隔成形术,适用于合并主动脉瓣或瓣环病变需同期行主动脉瓣置换的主动脉瓣下狭窄病例。即在升主动脉下端切口,于右侧冠状动脉起源偏左切开右冠瓣对应主动脉瓣环,延伸至右心室流出道和右冠瓣基底部室间隔,并分别用补片加宽,以解除左心室流出道狭窄和拓宽主动脉瓣环行主动脉瓣置换。

改良Konno手术:即行单纯室间隔切开及补片加宽成形手术,尤其适用于主动脉瓣下狭窄无主动脉瓣环狭窄者。在右心室漏斗部横切口切开室间隔,经此切口显露并解除左心室流出道狭窄,补片加宽室间隔和左心室流出道。

Rcos－Konn手术:适用于年轻患者,即完整切下自体带瓣肺动脉根部,移植替换主动脉根部并行冠状动脉根部移植,然后应用同种异体带瓣管道连接右心室和肺动脉。

Ross－Konn手术:适用于弥漫性左心室流出道梗阻合并主动脉瓣环发育不良患者。是Ros手术(自体肺动脉根部移植行主动脉根部置换术)和Konno术(主动脉－室间隔成形术)的结合,先行主动脉根部经右冠瓣切开瓣环并延伸至室间隔解除弥漫性左心室流出道梗阻、拓宽主动脉瓣环,用同种带瓣肺动脉根部置换主动脉根部并冠状动脉移植手术,再用带瓣管道建立右心室－肺动脉连续性。

（二）病理解剖及重要毗邻关系

1.隔膜型主动脉瓣下狭窄　又称为分散性狭窄(discrete SAS),此型较多见,是指在主动脉瓣下的局限性纤维或纤维肌隔突向左心室流出道造成的阻塞。这类纤维性隔膜通常位于主动脉瓣下0.5～1cm处,有的隔膜很薄,为2～3mm厚,常为中央开口或裂隙样开口。最常见的心脏合并畸形为室间隔缺损,有的病例还可能合并右心室流出道狭窄。

2.隧道型主动脉瓣下狭窄　又称为广泛性狭窄(diffuse SAS),此型少见,是从主动脉瓣环下开始,一直向下伸延 10～30mm 长的管状狭窄,在狭窄段左心室心肌表面覆盖一层很厚的纤维组织,影响心室的收缩和舒张,有的可累及二尖瓣组织导致二尖瓣关闭不全。

(三)病理生理

主动脉瓣下狭窄由于左心室流出道梗阻,左心室后负荷增加,为克服阻力,维持正常的主动脉压力,致使左心室收缩压升高,导致左心室心肌向心性肥厚。若合并有室间隔缺损,位置较低,则出现大量左向右分流,可较早出现肺动脉高压,有些患者同时合并二尖瓣关闭不全或主动脉关闭不全,左心室容量负荷同时增加,左心室也扩大。

(四)临床表现及诊断

1. 症状　先天性主动脉瓣下狭窄患儿临床症状出现的早晚、轻重与狭窄程度密切相关,狭窄严重者,在新生儿、婴幼儿期就可以出现呼吸急促、发绀、多汗及喂养困难等,如不及时手术会迅速发生心力衰竭或猝死;儿童期可出现发育迟缓、头痛、乏力、胸闷及劳力性心绞痛等;轻度狭窄可无任何症状。

2. 体征

(1)主动脉瓣下狭窄病例通常听不到收缩期喷射音。

(2)如合并主动脉瓣关闭不全可听到舒张早期的心脏杂音。

(3)二尖瓣前瓣叶活动度受纤维狭窄限制的病例在心尖区可听到因二尖瓣关闭不全产生的舒张中期杂音。

(4)在新生儿、婴幼儿等重症病例,主要表现为四肢脉搏细弱、脉压小,极少听到收缩期杂音。

3. 心电图检查　主要表现为左心室肥厚或心肌受损,当合并有其他左向右分流时,可出现左、右心室肥厚。

4. X 线检查

(1)主动脉瓣下狭窄病例的升主动脉一般不呈现狭窄后扩大,主动脉瓣叶也无钙化征象,故病变轻型者,胸片可表现正常。

(2)当出现心功能衰竭时可有肺淤血的征象。

5. 二维超声心动图检查　在左心室长轴切面可直接显示主动脉瓣下方距主动脉瓣环约 1cm 处的纤维隔膜及其中央部位小孔,或在左心室流出道显示较长的纤维管状狭窄。

6. 心导管检查及主动脉造影

(1)心导管检查可了解左心室－主动脉的跨瓣压差。连续记录左心室流出道和主动脉压力曲线。

(2)心血管造影检查可显示左心室流出道局限性很短的环状隔膜型狭窄或较长的隧道型狭窄。当然也可发现本病常见的并发畸形,如室间隔缺损、二尖瓣关闭不全等。

(五)手术适应证

如主动脉瓣下狭窄出现明显临床症状,如充血性心衰、心绞痛、晕厥等,均应考虑手术治疗,狭窄两端压力差在 50mmHg 以上,应考虑手术治疗。

(六)术前准备

对于伴有左心衰竭及代谢性酸中毒的病例,术前应给予强心、利尿等药物处理:①酸中毒,碳酸氢钠静脉滴注,剂量根据血气分析结果计算;②多巴胺、多巴酚丁胺或洋地黄类或儿茶酚胺类药物;③速尿等利尿剂。

(七)手术方法及注意事项

1. 手术方法

(1)基本方法:全麻气管插管,仰卧位,常规采用胸骨正中切口。手术在体外循环心脏停搏下进行,应用无创血管钳阻闭升主动脉,灌注冷钾心肌保护液,保护心脏。

(2)隔膜型主动脉瓣下狭窄解除术:经主动脉切口或伴有大室缺时经室缺进行手术。辨认病变与二尖瓣前瓣叶和心室间隔的解剖关系,并判定异常隔膜与周围结构关系,即主动脉瓣、二尖瓣前叶、室间隔及希氏束的位置。用镊子牵拉隔膜,用小刀将隔膜从心室间隔切开。接近二尖瓣前瓣叶处应注意避免切破膜部心室间隔。隔膜附着于二尖瓣前瓣叶处,应充分切除以游离前瓣叶,使其活动不受限制。在右冠瓣下方与心室间隔肌部区切除隔膜组织不可太深,以避免损伤传导组织。如果隔膜附着于主动脉瓣叶,应小心地分离切除。若同时合并较大室间隔缺损时可以采用右心室流出道横切口,经室间隔缺损探查并切除主动脉瓣下异常隔膜,然后进行室间隔缺损修补。若主动脉瓣下狭窄伴有重度主动脉瓣关闭不全的病例,在切除主动脉瓣下狭窄后需同期施行主动脉瓣替换术时。

(3)主动脉一室间隔成形术:又称为 Kono 手术。适合于主动脉瓣下隧道型狭窄合并主动脉瓣或瓣环狭窄,需同期进行主动脉瓣置换术时。

手术方法:在升主动脉下端作一纵行切口,纵向切开升主动脉根部前壁,切口右缘距右冠状动脉 5~7mm,切口下缘向下、向左,在右冠瓣与左冠瓣交界处切开主动脉瓣环,并延伸入肺动脉瓣下方的右心室流出道前壁,这样即可显露心室间隔的左、右侧。从主动脉瓣环切口下缘在室上嵴部位纵向切开增厚的心室间隔,并全部切开主动脉瓣下管状狭窄。切除主动脉瓣,置入直径足够大的人工主动脉瓣,将人造主动脉瓣的大部分(约 60%)缝环缝合固定于主动脉瓣环上。按心室间隔切口和主动脉切口的形态、大小和长度修剪供修补用的梭形涤纶补片,将补片下端缝合固定于心室间隔的左侧,右心室一侧的缝线用涤纶小垫片加固,补片置于心室间隔的左侧,由于左心室腔压力高,可使补片紧贴于心室间隔,减少室间隔修补区产生左向右分流的可能性。补片中部与人工瓣膜的缝环作缝合固定,完成人工瓣膜置换术。补片的上部则与升主动脉切口边缘连续缝合,右心室流出道切口用心包或补片连续缝合,并将心包片的上半部缝合覆盖于已用于缝补升主动脉切口涤纶补片的表面。

(4)室间隔成形术:又称改良 Kono 手术。适用于主动脉瓣或瓣环无狭窄的隧道型主动脉瓣下狭窄病例,对一些复杂或复发性主动脉瓣下局限性狭窄亦适用。

手术方法:在升主动脉根部和在肺动脉瓣下方约 2cm 处的右心室流出道各作一个横切口,经主动脉切口于左心室流出道内放入直角钳,在直角钳的导引下从右心室侧切开心室间隔,室间隔切口与左心室流出道平行,长 2~3cm,切口上缘不超越主动脉瓣,剥离并切除主动脉瓣下纤维管道,用涤纶补片缝补心室间隔切口,并扩大左心室流出道,然后缝合主动脉及右心室切口。若术中怀疑有右心室流出道狭窄或直接缝合后产生右心室流出道狭窄,可同时用自体心包片加增宽右心室流出道。

(5)心尖一升主动脉转流术:适用于严重而复杂的左心室流出道阻塞,包括重症主动脉瓣下隧道型狭窄特别合并复杂的瓣环和(或)瓣上狭窄。

手术方法:常规建立体外循环后将心尖部垫高,于心尖左前降支旁 1~2cm 处做一"+"切口,运用圆筒形心尖钻孔刀于心尖部切除一块心肌组织。应用 10~12 针 2-0 双针带垫片缝线自心外膜全层贯穿心肌,做一圈间断褥式缝合,按顺序穿过心尖插管缝合环,将褥式缝线打结,固定插管于心尖切口上。调整好插管远端的带瓣导管的方向,将管道远端与升主动脉切口做端侧吻合。

(6)心尖一腹主动脉转流术:手术方法:心尖插管安置方法同上述,心尖插管打结固定后,将胸部正中切口向下延伸至腹部,进入腹膜腔后显露腹主动脉上段。应用无创侧壁钳部分钳夹腹主动脉前壁,纵行切开腹主动脉前壁,同时应用4—0无创缝线和连续缝合法将带瓣管道与远端腹主动脉行端侧吻合。开放升主动脉阻闭钳,诱导心脏复跳,分别排除左心室和管道内积气,然后开放心尖一腹主动脉分流。

(7)扩大性主动脉根置换术:适用于复杂的左心室流出道梗阻,包括上述弥漫型主动脉瓣上狭窄及隧道型主动脉瓣下狭窄合并主动脉瓣(环)发育不良。

手术方法:纵行切开主动脉前壁,切口向下跨越主动脉瓣环,切开室间隔,并延伸至右心室流出道前壁。切下左、右冠状动脉开口与周围主动脉壁。选择合适尺寸的同种主动脉带瓣管道重建左心室流出道。分别移植左右冠状动脉,并修补加宽心室间隔。

(八)术中注意事项

1.术中切除瓣下隔膜时,要认清其邻近组织解剖关系,在二尖瓣止点部位不要过度牵拉,以防损伤二尖瓣前叶造成二尖瓣关闭不全。

2.术中注意不要切割右冠和无冠瓣交界下方室间隔的心肌组织,避免损伤心脏传导系统。

3.术中探查发现室间隔有肥厚,可作部分心肌切除术,切除部位应选择于右冠瓣下方左半侧的肥厚心肌。

(九)主要并发症及处理

主动脉瓣下狭窄术后常见并发症为心律失常、完全性房室传导阻滞、二尖瓣和主动脉瓣损伤及狭窄残留等。主动脉瓣下狭窄解除手术引起主动脉瓣关闭不全的发生率约为10%,瓣下狭窄手术误伤二尖瓣常引起严重关闭不全,需作二尖瓣替换术。主动脉瓣下狭窄术后发生完全性房室传导阻滞的比率为2%～3%,常需安置永久性起搏器。

(十)手术结果及随访

先天性主动脉瓣下狭窄病例很少,需在婴幼儿期施行手术,手术死亡率比瓣膜部狭窄低,一般约为5%。主动脉一心室成形术的手术死亡率较高,约近10%。且术后传导束损伤的并发率较高,有的病例组报道术后各类传导阻滞的发生率可高达50%左右。术后左心室与主动脉收缩压差明显降低,心功能改善,恢复到Ⅰ级者约占80%,术后15年随诊约40%病例晚期死亡。晚期死亡原因有左心室流出道残留梗阻性病变,狭窄复发,房室传导阻滞和主动脉瓣或二尖瓣关闭不全等。

四、肥厚性梗阻型心肌病

(一)概述

肥厚型梗阻性心肌病(hypertrophic obstructive cardiomyopathy,HOCM),是心脏左心室或右心室心肌非对称性肥厚,心肌纤维排列紊乱,使室间隔肥厚,左心室流出道梗阻和左心室功能障碍的先天性心脏畸形。在各类心肌病中约占20%。本病约30%的病例有家族史,可能具有遗传因素。发病时间可从婴幼儿到60多岁,但最常见的是在20～30岁。

(二)病理解剖及重要毗邻关系

典型的肥厚性梗阻型心肌病以心室间隔上部为主,正对二尖瓣前瓣上方,造成该处心内膜异常纤维化增生,厚度可超过左心室后壁厚度的 1.3 倍以上,梗阻位置毗邻主动脉瓣;如二尖瓣前叶和乳头肌的连接部异常增厚则形成心室中部的梗阻;心肌肥厚若局限后间隔、心尖间隔造成心尖部局限性肥厚;若室间隔弥漫性肥厚则形成心尖到主动脉左心室腔内普遍窄小、梗阻。

(三)病理生理

病变以心室间隔上部肥厚最为严重,同时合并有心肌排列紊乱。心室间隔最厚部位形成局限性纤维化内膜增厚造成非对称性室间隔肥厚和不同程度的心室功能障碍,梗阻通常位于主动脉瓣下或合并二尖瓣前瓣异常前向运动。左心室流出道梗阻引起左心室流出道压力差。二尖瓣前叶异常向前运动加重左心室流出道梗阻;心肌收缩功能增强,舒张功能不全,室壁顺应性下降;晚期心肌代偿性肥厚,造成心肌缺血、心律失常、二尖瓣反流等。

(四)临床表现及诊断

1.症状 早期无症状。临床症状有劳累后气急、晕厥或头晕和心绞痛、心律失常等表现。其中呼吸困难最多见,约占 69%,心绞痛占 39%,晕厥占 30%。晚期则有 10% 的病例出现心房纤颤、体循环栓塞或出现充血性心力衰竭、端坐呼吸和肺水肿。

2.体征 常见体征有心尖搏动增强,向左下方移位,常见抬举性冲动或双重性冲动。胸骨左缘和心尖之间可听到收缩晚期喷射性杂音,向心尖传导,常伴有震颤。伴有二尖瓣关闭不全病例则心尖区呈现全收缩期杂音,第 2 心音分裂,也可听到第 3 心音或第 4 心音。周围动脉冲击波较强,与水冲脉相类似。

3.心电图检查 可见左心室肥大和劳损,有可能出现类似心肌梗死的异常 Q 波。或出现完全性右束支、左束支或左前半束支传导阻滞和左心房肥大。

4.X 线检查 心影增大,左心室增大。无主动脉狭窄后升主动脉扩张或瓣叶钙化表现。

5.超声心动图检查 可显示室间隔增厚程度、部位及血流动力学改变情况。同时能显示二尖瓣前瓣异常前向运动或二尖瓣反流。

6.心导管检查 右心导管检查可显示肺动脉压力升高和右心室流出道狭窄。左心导管检查显示左心室舒张末期压力显著升高,左心室腔与流出道之间存在收缩期压力差。主动脉或周围动脉压力波形显示上升支快速升高,呈现双峰,然后缓慢下降。

(五)手术适应证

临床症状明显,经药物治疗效果改善不明显,静息状态下左心室流出道压力差大于 50mmHg。或合并有严重二尖瓣反流、选择性左心室造影提示室间隔明显突入左心室腔者。

(六)术前准备

充分了解左心室流出道梗阻类型和狭窄程度,是否合并有二尖瓣关闭不全、冠心病等表现。40 岁以上明显心绞痛表现患者需作冠状动脉造影术,除外冠状动脉病变。

(七)手术方法和注意事项

1.手术方法

(1)室间隔肥厚经皮介入消融术:1995 年,经皮介入应用化学或其他方法消除肥厚的室间隔和左心室流出道梗阻。对于有明显临床症状,经过药物治疗无效的单纯梗阻位于主动脉瓣下,且室间隔厚度≥15mm,可选择行经皮室间隔心肌化学消融术。对于合并有瓣膜病变、冠状动脉多支病变和左心室流出道弥漫性肥厚患者为经皮介入消融术禁忌。

手术方法:术前应置入临时心脏起搏电极。行左、右冠状动脉造影后测定左心室流出道压力差。沿导引钢丝将适当直径的球囊送入拟消融的间隔支内,球囊加压充盈后,观察该间隔支分布区域大小。充盈球囊封闭靶间隔支15分钟左右后压力差下降者即为靶血管,注入适量无水酒精,术后成功的标志是左心室流出道压力差下降≥50%。

(2)经主动脉室间隔肥厚心肌切除术:目前为最常用的手术方法。正中开胸,常规体外循环和心肌保护。取主动脉根部横切口,显露室间隔,在左、右冠瓣交界下方及其偏右心室间隔上部作平行于室间隔长轴两个平行切口,切割深度为15~20mm,长度约40mm,切除两个平行切口之间的肥厚心肌。如合并严重左心室前外侧游离壁肥厚,可在左、右冠状窦交界左下方开始第三切口,切除该部位的肥厚心肌。触诊显示肥厚心肌切除满意。

(3)改良Kono手术:对于室间隔肥厚范围较广,经主动脉切口梗阻解除不满意情况下可行改良Kono手术,直视下切除足够的肥厚心肌组织,但左心室切口对术后心功能有一定影响。见前节。

该术式目前尚有争议,需慎重选择。对于严重二尖瓣关闭不全导致充血性心力衰竭,单纯行室间隔肥厚心肌切除术无法改善心脏功能者,或合并有二尖瓣感染性瓣膜内膜炎病变等可考虑置换二尖瓣。

2.术中注意事项

(1)经主动脉切口行肥厚心室间隔切除术时,注意主动脉切口足够大。同时由于心肌肥厚明显,在阻断冠状循环期间尤其要注意做好心肌保护。

(2)注意术中误伤传导束,造成完全性房室传导阻滞。术者必须注意避开希氏束行径,其位于膜部间隔后缘,紧靠无冠瓣和右冠瓣交界下方分出左、右束支,切割室间膈肌肉应在右冠瓣中点的左方切割。

(3)注意室间隔肥厚,切勿切除过多造成室间隔穿孔。术中当切口向下延伸时,切忌盲目切割。

(4)体外循环前后应常规测定主动脉和左心室压力,以了解左心室流出道阻塞解除程度。

(5)对二尖瓣置换患者,由于其瓣环增厚不明显,缝合时要特别注意防止瓣周漏的发生。

(八)术后并发症和处理

1.心脏传导阻滞 完全性房室传导阻滞发生率为3%应以预防为主。一旦出现,应及时安置心脏起搏器。左、右束支传导阻滞发生率较高,一般无须处理。

2.室间隔穿孔 手术切忌盲目切割,一旦出现室间隔穿孔应及时应用补片进行修复。

3.创伤性主动脉瓣和二尖瓣关闭不全 注意预防,一旦出现严重损伤者需进行心脏瓣膜置换术。

(九)手术结果及随访

对于内科治疗无效的患者,外科手术疗效满意。经手术切除肥厚心肌可使左心室流出道压差迅速得到时缓解,症状消失或显著减轻,二尖瓣收缩期前向运动和(或)原有的二尖瓣反流减轻或消失。大组病例报道结果显示整体手术死亡率为5%~8%,90%病例症状消失或不同程度改善,手术疗效明显高于内科药物治疗组。

另外,经皮介入室间隔化学消融术对减轻左心室流出道梗阻、改善症状同样具有较好的效果,死亡率低于常规外科手术组。对某些适合手术的患者可考虑作为首选治疗。对于严重患者还可考虑心脏移植手术。

五、双腔左心室

(一)概述

双腔左心室(double chember left ventricle,DCLV)是一种罕见的先天性心脏畸形,左心室被异常肥厚的肌束或纤维性肌肉隔分隔成主、副两个腔,二尖瓣及主动脉瓣口一般均位于主腔侧。该病可发病于任何年龄。确切的病因尚不能确定,可能为胚胎期心室肌小梁增生或退化不全所致。

(二)应用解剖及重要毗邻关系

左心室被肥厚肌束或纤维肌隔分为主、副两腔,二者之间有单孔或多孔道相交通。副腔壁由肌性或纤维肌性组织构成,也有报道由薄壁纤维组织组成的,心内膜完整。根据二者形态和大小分为两型。

A型:即上下排列型,副腔位于心尖部较主腔小,异常肌束和纤维束连接于室间隔中下部斜行至左心室侧壁,二尖瓣和主动脉瓣均位于主腔侧。

B型:并列型,副腔位于主腔侧壁,壁薄呈室壁瘤样膨出,和左心房及主动脉无直接交通。

(三)病理生理

主要病理生理学改变在于其解剖学差异,对于主腔为射血腔者,由于副腔存在,造成左心室充盈及射血功能障碍,以及由此引发的一系列血流动力学变化。部分由于主腔无射血功能,而由副腔完成心脏射血功能。

(四)临床表现及诊断

1.症状与体征　主要有心悸、胸闷、气短,甚至心力衰竭表现。

2.体征　心尖区或胸骨左缘3～4肋间可闻及Ⅱ～Ⅲ/Ⅳ全收缩期心脏杂音。

3.心电图检查　可有异常Q波、左心室高电压、或QRS增宽等改变。

4.X线检查　心影呈球形或轻度扩大。

5.超声心动图检查　能提供诊断依据,能显示心腔分隔的位置、大小和连接关系,左心室流出道梗阻的程度和血流动力学特点及并发畸形等。

6.心导管检查及主动脉造影　对于合并复杂心脏畸形患者无法明确诊断者,能显示心腔的结构及形态。

(五)手术适应证和禁忌证

1.适应证　诊断确立,临床症状经过内科治疗无法缓解者为手术适应证。

2.禁忌证　合并其他严重心脏畸形无法进行手术矫治者。

(六)术前准备

术前应明确双腔左心室的类型、形态、结构、连接关系,左心室流出道的梗阻程度等。

(七)手术方法和术中注意事项

1.手术方法

(1)纤维肌隔和(或)部分肥厚心肌切除术:适用于双腔左心室、主腔容积小及副腔室壁心肌肥厚者。胸部正中切口,常规建立体外循环,经房间隔切口和二尖瓣口探查左心室腔,梗阻常位于乳头肌平面,若为显露明显分隔主腔和副腔的纤维肌隔可探查后直接切除,若无法明确可经心尖部切口入副腔,切除内壁肥厚心肌扩大主副腔交通,解除左心室流出道梗阻。

(2)纤维肌隔切除和左心室成形术:适用于左心室真腔较小不宜切除室壁,不宜直接缝闭主、副腔交通口。常规建立体外循环,探查明确主腔、副腔分隔后,切除副腔肌隔或纤维隔,扩大主副腔交通,保存副腔壁有功能心肌。缝合副腔游离壁切口,使成一完整左心室。

2.术中注意事项

(1)根据术中探查,对病变类型及主腔大小作出正确判断,以便选择手术方式。

(2)切除肥厚肌束时,注意勿伤及二尖瓣乳头肌,避免误伤导致严重瓣叶关闭不全。左心室壁切勿切除过多,防止左心室破裂。

(3)应同期矫治其他合并心脏畸形,如房缺、室缺、主动脉瓣下隔膜型狭窄等。

(4)对心内膜弹力纤维增生导致心室主腔收缩功能下降,有功能的左心室副腔代偿性扩大,不宜行副腔切除。

(5)注意冠状动脉走行,防止伤及冠状血管。

(八)主要并发症及处理

1.低心排出量综合征 副腔切除过多、主腔偏小或冠状动脉损伤等引起,应及时予以正性肌力药物支持。

2.心律紊乱 术后易出现室性心律紊乱,应注意应用抗心律失常药物及时纠正及预防。

3.左心室破裂、出血 手术后残留室壁过薄,撕裂引起。术中宜采用加垫间断褥式缝合外力 Pralene 线连续缝合加固。

4.二尖瓣关闭不全 乳头肌功能不全或二尖瓣损伤引起,可应用药物控制纠正相应症状,必要时可选用手术治疗。

(九)手术结果及随访

此类畸形报道较少,未经治疗,自然预后较差,重症患者早期死亡率高。个例报道手术后效果较好,手术死亡率和远期疗效尚无长期随访观察报道。

(刘涛)

第三节 先天性主动脉窦瘤破裂

一、概述

因主动脉窦的先天性发育缺陷,如弹力纤维缺乏、肌组织发育不良、主动脉根部中层弹力纤维与主动脉环的纤维组织缺乏连续等,在主动脉内高压血流的冲击下,局部逐渐扩张,壁变薄而弱,以至形成囊袋状突起称为先天性主动脉窦瘤(congenital aortic sinus of valsalva, CASV)。

某些外部原因如剧烈运动与重体力劳动,使主动脉内压骤然增高,以及感染性心内膜炎使菲薄的瘤壁发生破裂,穿入邻近的心腔或心包腔,造成血液分流的瘘则称为先天性主动脉窦瘤破裂。CASV 破裂大多数起病急骤,但约有 20% 的患者不能从病史上提供破裂的时间。

先天性主动脉窦瘤是一种比较少见的先天性心脏病,破裂好发于 20~40 岁。约占先天性心脏病 2%。东方人发病率较西方人高。

二、病理解剖

CASV 好发于右冠窦,占 60% 以上,其次是无冠窦。源自左冠窦的相当少见。右冠窦左侧部的 CASV 突入或破入右心室流出道,位于肺动脉瓣左、右瓣叶交界的下方,常合并 VSD 及主动脉瓣脱垂。右冠窦中部的 CASV,穿过右心室流出道的室间隔破入右心室。右冠窦右侧部 CASV,破入右心室或右心房。无冠窦前部的 CASV 破入右心房,少数可破入右心室。无冠窦后部 CASV 可能破入心包腔。左冠窦的 CASV 可破入左心房或左心室,偶尔也可破入肺动脉或心包腔。

三、病理生理

未破的 CASV 一般不产生血流动力学变化。但是,CASV 突入右心房,可造成三尖瓣狭窄与关闭不全,突入右心室可造成流出道梗阻,邻近传导系统的 CASV 可引起心脏传导阻滞及室性心动过速等。

主动脉窦瘤通常破入右侧低压心室腔,血液从高压的主动脉分流入低压的右心室腔,产生大量的左向右分流,肺循环血流量增多,右心室负荷加重,引致右心室扩大、肺动脉高压和右心衰竭。主动脉窦瘤破入右心房腔则使右心房压力明显增加,右心房明显扩大,上、下腔静脉血液回流受阻,出现右心衰竭症状。主动脉窦瘤破裂入心包腔则产生急性心脏压塞引起死亡。病程进展视破口大小而异。破口越大,左向右分流量越多,则症状出现早,病情进展快。患者一旦出现症状,很快发生心力衰竭,如不手术治疗,多数患者于破裂后 1 年之内死亡。主动脉窦瘤有 40%~50%常合并室间隔缺损,这样更加重左右心室的负荷。CASV 常伴有主动脉瓣关闭不全、肺动脉口狭窄、主动脉缩窄和动脉导管未闭等。

四、临床表现及诊断

1.症状　未破的 CASV,一般无自觉症状。典型的症状表现为突发性胸痛,位于前胸部,多数较剧烈,也可表现为较轻的隐痛,伴有呼吸困难与心悸。少数病例因右心衰竭而于数天内死亡。但多数病例症状有所缓解,持续几周、几月甚至几年,随后又复发呼吸困难及右心衰竭。由于分流或合并主动脉瓣关闭不全,使舒张压降低,冠状动脉血供不足,可表现心绞痛,甚至发生心肌梗死。CASV 若破入心包腔造成心包填塞(心脏压塞),则表现为呼吸困难,颈静脉怒张,心率加速及心界扩大,病情迅速恶化。

2.体征　CASV 破裂的典型体征为胸骨左缘表浅的粗糙而响亮的连续性杂音,伴有粗的震颤。第 2、3 肋间的杂音提示多破入右心室流出道或右心房,肺动脉瓣第 2 音亢进。

其他体征还有舒张压降低,脉压增大,可有水冲脉、毛细血管搏动征,颈静脉压增高、肝脏肿大,提示有右心衰竭或 CASV 破入右心房。

3.心电图检查　显示左心室肥厚或双心室肥厚,右心房扩大。CASV 靠近传导系统者,可表现右束支传导阻滞或完全性房室传导阻滞。

4.X 线检查　CASV 未破裂者,未合并其他心脏畸形 X 线征正常。CASV 破裂可见心影增大,肺血增多,肺动脉段突出,左心室或双心室增大。CASV 破入右心房者,右心房明显扩大。

5.二维超声心动图检查　可显示 CASV 的起始部位、大小、形态及与相邻关系,观察各瓣膜的形态与功能,发现合并的心内畸形。可显示破口的分流,合并 VSD、主动脉瓣关闭不全的分流或反流。

6.心导管及主动脉造影检查　若诊断不清或判定肺动脉压力和阻力时做此项检查。

经动脉插管逆行主动脉造影或数字减影法(DSA),主动脉造影可以清楚地显示 CASV 的位置、形态、大小及破入的心腔。判定有无主动脉瓣关闭不全及其程度,心腔造影可发现其他合并畸形。

右心导管检查可直接测定右心系统各部位的压力、血氧含量,以判定 CASV 破入的部位。测定分流量、肺动脉压及肺血管阻力,评定肺动脉高压的程度。检查合并畸形。

五、手术适应证及禁忌证

(一)适应证

1.CASV 破裂不论破入哪个心腔,也不论破口与分流量大小,均应及早手术。

2.对于 CASV 破口较大,分流量大又有严重充血性心力衰竭或感染性心内膜炎者,经数天积极药物治疗而未能控制或改善者,应尽早施行手术。

3.未破的 CASV 可不手术,定期观察,但有下列情况之一者,应当手术治疗。

(1)合并其他必须手术治疗的先天性心脏畸形,如 VSD 合并主动脉瓣脱垂、主动脉瓣关闭不全、肺动脉狭窄、ASD 等。

(2)CASV 引起右心室流出道梗阻、三尖瓣狭窄和(或)关闭不全、严重心律失常。

(3)CASV 较大,估计有可能发生破裂者。

(二)禁忌证

严重肺动脉高压合并室间隔缺损出现右向左分流者。

六、术前处理

术前应给予强心、利尿及对症治疗,防止并发症。

七、手术方法及注意事项

目前治疗主动脉窦瘤破裂有常规体外循环手术和心脏介入治疗方法供选择。

(一)手术方法

一般均采用全身麻醉,气管插管给氧,在体外循环、中度低温下,经胸骨正中切口手术。

1.心脏切口的选择

(1)CASV 破入的心腔单一切口:此为常选择的切口,如右心室切口、右心房切口及左心房切口等。破入的心腔切口暴露清楚,操作比较简便,适用于无合并畸形的病例。

(2)升主动脉单一切口:纵行或横行切开升主动脉,暴露 CASV 内口,将囊袋状瘤体翻出,施行切除后作直接缝合或补片修补。可同时处理主动脉瓣脱垂与主动脉瓣关闭不全。

(3)双径路切口:即升主动脉和窦瘤破入心腔的双切口,此法的优点是暴露最好,便于准确可靠地进行 CASV 的修补及合并主动脉瓣关闭不全与 VSD。

2.心肌保护

(1)升主动脉阻断后,迅速切开心腔,夹闭或堵塞窦瘤破口,主动脉根部灌注。

(2)选用升主动脉切口者,采用冠状动脉直接灌注法。

(3)用冠状静脉窦逆行灌注法。

3.修补方法 先沿纵轴剪开 CASV 壁,认清 CASV 的内口和主动脉瓣叶、瓣环,切除部分 CASV 囊壁,残端留 3～4mm。内口在 10mm 以下者,可采用直接缝合法修补。沿主动脉长轴用 3－0 无创伤双头针做间断"8"字缝合或连续缝合。然后再作第 2 层垫片褥式缝合。

对CASV内口达10mm或以上者,应采用人造织物补片修补,用连续或间断褥式缝合。注意缝针必须穿过主动脉瓣环及健康的主动脉壁,勿损伤主动脉瓣。

CASV合并VSD,如口径较大,需用补片修补。如采用单一补片法,补片裁剪后先自VSD下缘开始,作连续缝合,双头针线分别向上缝合,至主动脉瓣环,将补片与其缝合。然后继续将补片上缘与CASV内口的上缘正常主动脉脉壁缝合。

CASV合并主动脉瓣中度或重度关闭不全,根据患者的年龄及瓣膜的病理情况,同时选作主动脉瓣成形术或主动脉瓣置换术。

(二)术中注意事项

1.缝闭CASV内口,不能缝在瘤壁上,因为该处没有弹力纤维层易于撕裂或在日后经血流冲击而再次扩大和破裂。

2.针线不宜太粗,缝线必须穿过CASV内口下方的主动脉瓣环及其上方的正常主动脉壁。

3.CASV内口较大的以补片修补为宜,因为直接缝合张力较大,易于撕裂而复发,而且可能使主动脉瓣环扭曲招致关闭不全。

4.要避免损伤主动脉瓣。

八、主要并发症及处理

1.窦瘤复发瘘　发生率与修补方法及修补技术有关。CASV内口直接缝合法发生复发瘘明显多于补片修补法,有报道前者高达20%～30%。复发瘘分流量较大,有临床症状者,应再次手术修补。

2.主动脉瓣关闭不全　远期严重者需作主动脉瓣置换术。

3.室缺残余分流　较大者需手术修补。

4.心律失常　偶有术后远期发生完全性房室传导阻滞的报道。

九、手术结果及随访

1.手术结果　多数报道手术死亡率为0～5%,20年生存率约95%。

手术死亡率与术前心功能状态密切相关。单纯CASV不合并VSD与主动脉瓣关闭不全者远期效果良好,80%以上可恢复正常工作与生活。CASV伴有严重主动脉瓣关闭不全及明显左心室增大是主要的危险因素。主动脉瓣关闭不全、主动脉瓣置换术、合并VSD,有肺动脉高压与肺血管病变者,心功能损害严重,或VSD修补不完善,均影响远期效果。

2.主要随访项目　彩色多普勒检查,必要时行主动脉造影及心导管检查,了解是否有复发瘘、主动脉关闭不全等。

(刘涛)

第四节　主动脉－左心室隧道

一、概述

主动脉－左心室隧道(aortic－left ventricular tunnel,ALVT)是十分罕见的先天性心脏畸形,即在主动脉与左心室流出道之间跨越主动脉瓣环的异常交通。发病率约占先天性心脏病的 0.1%。

二、病理解剖

通道主动脉端开口多数位于右冠窦内,窦道穿过主动脉环内数毫米,潜行穿越于右心室流出道后壁室间隔,开口于左心室流出道。

Hovaguimian 等将 ALVT 分为四个解剖类型。

Ⅰ类(24%):主动脉端裂隙样开口,没有主动脉瓣扭曲变形。

Ⅱ类(44%):出现心外扩张的主动脉瘤样改变,隧道开口呈卵圆形,有或无主动脉瓣扭曲变形。

Ⅲ类(24%)室间隔瘤样心内隧道,有或无右心室流出道梗阻。

Ⅳ类(8%):同时存在Ⅱ类和Ⅲ类病理变化。

三、病理生理

大多数在婴幼儿期发病,ALVT 使主动脉瓣环失去支持而移位,产生主动脉瓣叶关闭不全;加之隧道内血液的往反流动及涡流使隧道内径和主动脉瓣环不断扩大,加速主动脉瓣关闭不全。在心脏舒张期主动脉-左心室隧道内的血液反流使冠状动脉供血下降,同时也使左心室容量负荷过重;如合并有主动脉瓣关闭不全,则更容易引起充血性左心衰竭。

四、临床表现及诊断

临床表现可轻可重,出现的时间可早可晚,主要取决于通道大小(导致舒张期经隧道反流人左心室的血量)及是否并发主动脉瓣损害。

1.症状　临床表现为多汗、气急及喂养困难等。

2.体征　脉压差扩大,在主动脉瓣听诊区可闻及收缩期及舒张期连续杂音,也可为单纯舒张期杂音,伴有细震颤。

3.心电图检查　可表现为电轴左偏,左心室肥厚或双室肥厚,可有 ST-T 波的改变。

4.X 线检查　心脏轻至中度增大,肺血增加,以左心室肥大为主。

5.二维超声心动图检查　ALVT 特征性的表现,为左心室流出道与主动脉之间无回声腔相通,内有血流信号。经胸和经食管超声能清楚地显示 ALVT 的起源、形态、走行及与周围结构的关系,帮助术前确定诊断并为选择手术方式提供信息,在严重病例亦可提供心室大小、心功能评价等指标。

6.心导管及主动脉造影检查　心血管造影术仍是确诊 ALVT 的主要手段。一般选用右前斜位左心室或主动脉根部造影,可将 ALVT 与升主动脉明显分开,直接显示 ALVT 的征象及是否并发主动脉瓣反流。在轻度右前斜位左心室造影可见造影剂从主动脉瓣旁经管道进入升主动脉,在同样的投照角度主动脉根部造影可见造影剂经此管道流入左心室。

7.数字减影血管造影,MRI 和 EBT 检查可供选择。

五、手术适应证及禁忌证

(一)适应证

外科治疗为首选方法。单纯药物治疗没有长期存活报道,ALVT一经确诊,无论临床有无明显症状,均应尽早施行外科手术,以避免或减缓主动脉瓣关闭不全和充血性心力衰竭的发生。

(二)禁忌证

1.严重左心室功能低下,EF值<30%。

2.长期慢性充血性心衰伴肝、肾、肺功能不全或严重损害者。

六、术前准备

并发明显心功能不全者,术前应给予充分的强心、利尿和血管扩张药物及卧床休息、低盐饮食和间断吸氧等,进行短期治疗以改善心功能和全身状况。

七、手术方法及注意事项

(一)手术方法

手术在全身中度低温体外循环下进行,近年来国外有学者使用Amplatzer封堵器介入治疗本病,近期效果满意。

经主动脉根部修复ALVT:

1.胸部正中切口、建立体外循环、转流降温。钳闭升主动脉、经冠状静脉窦或直接经左右冠状动脉开口灌注心脏停搏液,心包腔内放置冰屑保护心肌。

2.主动脉根部切口　距主动脉瓣环1.5～2.0cm处横行或斜行切开升主动脉,其上下缘置牵引缝线,辅以眼睑拉钩牵开主动脉切口显露主动脉窦。

3.在主动脉瓣环上方寻找ALVT开口,检查主动脉瓣有无畸形、病变和关闭不全。

4.隧道心室内口和主动脉开口直径小于5mm者,可用4－0涤纶线与主动脉瓣环平行进行往返连续缝合或间断褥式缝合;直径大于5mm者可选择补片修补,补片的大小和形状应与隧道主动脉开口相适应,用4－0聚丙烯线连续缝合。修补缝合时应注意缝在主动脉瓣环和健康的主动脉壁上。

5.主动脉瓣叶无显著畸形和病变仅为瓣叶脱垂和有明显关闭不全时,可予以瓣叶折叠及悬吊成形修复。

6.瓣膜有严重畸形和病变,如增厚、卷缩或钙化及二瓣化畸形伴有关闭不全等无法成形或成形后效果不良者,应行主动脉瓣替换术。

7.用4－0聚丙烯线缝合主动脉切口,排除心腔内和主动脉内气体,按常规复苏心脏和停止体外循环。

(二)术中注意事项

1.无论是直接缝合或补片修补,都应避免伤及冠状动脉开口。

2.修补隧道之主动脉开口时,应注意防止牵拉扭曲致主动脉瓣关闭不全。

3.修补心腔内隧道开口时,勿伤及传导束和冠状血管。

4.术中应用食管超声在心脏复跳及停机循环稳定后,检测通道缝闭情况和主动脉瓣关闭状况,即可评价手术效果。

八、主要并发症及处理

1.隧道再通

缝合不严密造成隧道再通,应再次手术矫正。

2. 主动脉瓣关闭不全

主动脉瓣关闭不全严重应立即进行主动脉瓣替换术。

九、手术结果及随访

外科手术是 ALVT 的唯一有效的治疗方法。Levy 等总结手术治疗成功率为 80%～85%,而药物治疗者均死于充血性心力衰竭。

通道关闭情况、主动脉瓣有无扭曲变形、主动脉瓣有无关闭不全及主动脉瓣反流量等是 ALVT 术后随访的重要观察指标。

(刘涛)

第五节　冠状动脉起源异常

一、冠状动脉异常起源于肺动脉

(一)概述

冠状动脉异常起源于肺动脉(anomalous pulmonary origin of the coronary arteries),是指冠状动脉或其分支起源于肺动脉的先天性心脏畸形。

(二)病理解剖及重要毗邻关系

左冠状动脉起源于肺动脉,其分支分布和行径无异常,约占先天性心脏病 0.26%,自然预后甚为恶劣,约 65% 的患者于出生后 1 年内死于左心衰竭,其中大多数患者在出生后 2 个月内死亡。侧支循环发育丰富的病例,虽可生存至成年期,但往往因左心室缺血性病变逐渐加重而死于慢性充血性心力衰竭或发生猝死。

右冠状动脉异常起源于肺动脉较为少见,大多数病例不呈现临床症状,在尸体解剖时才明确诊断。由于右心室壁薄,张力低,两侧冠状动脉之间又可形成侧支循环,因此右冠状动脉分布区域的心肌氧供仍能维持,婴儿期不呈现临床症状,生长发育亦无异常,进入成年期后,少数患者可出现心力衰竭或猝死。

异常起源往往位于邻近肺动脉瓣的肺动脉干。右冠状动脉扩张明显,壁薄。左、右冠状动脉之间丰富的侧支循环产生左冠状动脉到右冠状动脉、肺动脉的左向右分流。少数病例产生心肌缺血。

双侧冠状动脉均起源于肺动脉者,出生后数日即因心肌严重缺血缺氧而死亡,极少在临床上得到诊断。

(三)病理生理

左冠状动脉异常起源于肺动脉产生的病理生理影响取决于体循环与肺循环的压差及左、右冠状动脉之间侧支循环的多寡和范围。在胎儿和新生儿期,左、右心室压力和血氧含量均相等,肺循环与体循环阻力亦相近,因此起源于肺动脉的左冠状动脉可以获得与来自主动脉同等的灌注压力和氧供应,对胎儿的发育生长不产生任何影响。出生后 7～10 天肺循环阻力降低,肺动脉压降至正常。于是异位起源的左冠状动脉不仅灌注压力下降到 20～50mmHg,而且灌注血液的氧含量也显著减少,引致左冠状动脉供血区的心肌氧供不足。出生后婴儿能

— 405 —

否存活取决于左、右冠状动脉之间侧支循环的发育情况。侧支循环过度丰富则起源于主动脉的右冠状动脉运送血流,经侧支循环进入左冠状动脉和肺动脉,引致冠状血管窃血综合征,有80%~90%的患者于出生后1年内死于充血性心力衰竭或心肌梗死,仅少数患者由于左、右冠状动脉之间侧支循环丰富,且大部分心肌包括左心室膈面和大部分心室间隔和左心室侧壁的血供来自右冠状动脉,则可能生存至成年期。

(四)临床表现及诊断

1.症状　出生1个月内可无异常表现,2~3个月即开始喂奶或哭闹时诱发气急,烦躁不安,口唇苍白或发绀,大汗淋漓,乏力,咳嗽,喘鸣等可能由于心绞痛和心力衰竭而产生的症状。左、右冠状动脉侧支循环非常丰富的少数病例,则可延迟到20岁左右呈现心绞痛和慢性充血性心力衰竭的症状。

2.体征　生长发育较差,呼吸增快,心浊音界扩大,心率增速,有肝大,颈静脉充盈、肺部啰音等心力衰竭征象,心尖区可听到二尖瓣关闭不全产生的收缩期杂音。冠状动脉侧支循环丰富者,心前区可听到柔和的连续性杂音。

3.心电图检查　常呈现前外壁心肌梗死征象,V1和aVL导联呈现Qr型和T波倒置,V5、V6呈现深的Q波,常伴有T波倒置,左侧心前区导联显示ST段抬高,且常有左心室肥厚征象。

4.X线检查　心影显著增大,左心缘饱满隆起,心尖圆钝,肺野充血。

5.二维超声心动图检查　左心室扩大,心肌收缩力明显减弱。可显示左冠状动脉异常起源于肺动脉。

6.心导管及主动脉造影检查　是确诊冠状动脉起源异常的可靠方法。主动脉造影和选择性冠状动脉造影显示仅有右冠状动脉一支起源于主动脉,显著增粗,造影剂逆向充盈至左冠状动脉,再回流入肺动脉。

冠状动脉侧支循环丰富的病例由于来自主动脉的右冠状动脉血液经侧支循环进入左冠状动脉再流入肺动脉,于是肺动脉血液含氧量增高,在肺动脉水平可显示左至右分流,肺动脉压力亦可增高。

7.EBT、MRI检查　对于传统的诊断技术难以明确诊断,可借助EBT、MRI检查确定诊断。

(五)手术适应证及禁忌证

1.适应证　左冠状动脉异常起源于肺动脉,自然预后恶劣,一旦诊断明确,应施行手术治疗。

2.禁忌证　严重的肝肾功能损害和感染等。

(六)术前准备

应给予强心、利尿、扩血管及吸氧等支持和对症综合治疗,防止并发症,疗程根据病情而定。

(七)手术方法及注意事项

1.手术方法

(1)左锁骨下动脉-左冠状动脉吻合术:手术可在体外循环或非体外循环下进行。不应用体外循环者经左胸前外第4肋间切口进胸,解剖游离左冠状动脉根部和左锁骨下动脉,在胸腔顶部结扎切断左锁骨下动脉及其椎动脉分支,将左锁骨下动脉远段向下方翻转,结扎左冠状动脉根部后,用锁骨下动脉远端与左冠状动脉作端侧吻合术。

在体外循环下施行手术比较安全,经前胸正中切口,纵向锯开胸骨,切开心包。建立体外循环后,游离左冠状动脉,将其开口连同邻近的肺动脉壁自肺动脉切离,肺动脉切口予以缝合或用织片缝补。结扎切断左锁骨下动脉,将其远段向下翻转与左冠状动脉切端作对端吻合术,术后疗效良好。

术中注意若锁骨下动脉长度不足则不能施行吻合术,否则吻合张力太大致锁骨下动脉扭曲或吻合口不通畅,影响治疗效果。

(2)异位起源左冠状动脉升主动脉吻合术:胸骨正中切口,建立体外循环后,游离肺总动脉。在靠近肺动脉瓣上方横向切开肺动脉前壁,显露左冠状动脉开口,将左冠状动脉开口连同开口周围一部分肺动脉壁一起切下,然后横向切断肺动脉,游离左冠状动脉近段,在升主动脉根部切开一小窗口,将游离的左冠状动脉开口及其四周肺动脉壁与升主动脉根部小切口作端侧吻合术,再直接缝合或补片缝合肺动脉切口。此术式设计合理,符合正常生理,治疗效果良好。但如左冠状动脉长度不足,移位植入升主动脉后张力过大,则需改用其他手术方法。

(3)冠状动脉旁路移植术:大隐静脉冠状动脉旁路移植术长期效果不佳,已很少应用。应用胸廓内动脉在非体外循环心脏不停跳下行左冠状动脉近端旁路移植术,靠近肺动脉壁处游离左冠状动脉起始部,用缝线双重结扎。若应用体外循环也可经肺动脉切口缝闭冠状动脉开口后行旁路移植术。

(4)肺动脉内隧道术:胸骨正中切口,切开心包,建立体外循环,中等度低温或深低温。在靠近肺动脉瓣上方切开肺动脉左侧壁,显露左冠状动脉开口部位,然后在升主动脉左壁与肺动脉紧邻部位各切除直径5~6mm的环状主动脉和肺动脉壁,直接缝合主动脉壁与肺动脉壁的小窗形成人造的主-肺动脉瘘。在主-肺动脉瘘的上方另作肺动脉横向切口,到达肺动脉左壁时,再向下切开与肺动脉壁下方横切口相连接,这样在肺动脉前壁形成平行的长方形血管壁瓣片,将此瓣片缝合于肺动脉后壁,瓣片的右端和左端分别缝合于主-肺动脉瘘和左冠状动脉开口的四周,于是血液即可从升主动脉通过主-肺动脉瘘再经肺动脉腔内由肺动脉前壁缝成的通道进入左冠状动脉。肺动脉壁遗留的缺损区则用心包片或涤纶织片覆盖缝补。肺动脉腔内血流通道亦可用心包片或游离的一段自体锁骨下动脉替代肺动脉前壁管道。

适用于左冠状动脉开口位于肺动脉左侧壁,游离长度较短的病例。

(5)异位起源右冠状动脉升主动脉吻合术:在体外循环下施行手术,将右冠状动脉开口连同周围的部分肺动脉壁从肺动脉切下后移位植入升主动脉根部前壁。由于右冠状动脉较长,且起源于肺动脉前壁靠近升主动脉,移植操作比较简易。

2.术中注意事项

(1)防止肺动脉瓣和主动脉瓣的损伤,肺动脉切口要在瓣环上1cm,注意观察冠状动脉开口情况。主动脉开窗处要在主动脉窦上方。

(2)冠状动脉游离尽可能长且勿损伤侧支,吻合端要设计合理,防止吻合口张力过大和冠状动脉扭曲。

(3)成人病例冠状动脉和肺动脉明显扩张,壁薄,缝合时应用6-0或7-0聚丙烯细线,不要有张力,避免术后出血。

(4)肺动脉内隧道或管道吻合注意勿过宽和过粗,以免造成肺动脉狭窄,影响右心室排血。

（八）主要并发症及处理

1. 心肌缺血与梗死　可因冠状动脉吻合不通或血凝块堵塞等原因引起，应重新手术。

2. 肺动脉-冠状动脉瘘　肺动脉内隧道术吻合技术不良造成残余分流，应重新手术。

（九）手术结果及随访

影响手术死亡率的主要因素是病情轻重和手术年龄。术前心功能在Ⅲ级以下，手术死亡率低于 20%，术前心功能Ⅳ级或病情危重需紧急手术者则手术死亡率高达 70%。由于左冠状动脉起源异常于肺动脉的病例不多见，开展外科治疗为期尚短，应进行远期随访观察。

二、冠状动脉异常起源于主动脉

（一）概述

冠状动脉异常起源于主动脉（anomalous aortic origin of the coronary arteries），指冠状动脉起源于不相应的主动脉窦或主动脉的异常位置或两支冠状动脉发自同一主动脉窦的先天性畸形。多数除形态学不同以外，一般没有临床意义。但左冠状动脉发自右冠窦及右冠状动脉发自左冠窦这种冠状动脉形态约占单纯冠状动脉畸形总数的 1/4，可引起心肌缺血、心力衰竭和猝死，有重要的临床意义。

（二）病理解剖及重要毗邻关系

左冠状动脉主干发自右冠窦症状发生率高甚至导致猝死。在未治疗患者中的猝死率可高达 57%，与运动有关的猝死率达 27%～64%。据报道如左冠状动脉主干行走在大血管间的猝死率可高达 82%。

右冠状动脉异常起自左冠窦在尸解中发现率为 0.2%～0.6%，在所有造影检查中发现率为 0.2%。以前认为右冠状动脉起自主动脉无危险性，现在认为可伴有潜在的危险，如冠状动脉痉挛、心肌梗死、晕厥症状和高度房室传导阻滞。

在冠状动脉手术报道中，回旋支异常起自右冠窦或右冠状动脉发生率在 0.2%～0.7%，是最常见的冠状动脉异常。回旋支常成为右冠状动脉的直接分支，很少有临床症状和发生猝死，诊断具有偶然性。

左冠状动脉主干与大血管关系存在四种可能性：①在肺动脉前；②在主动脉后；③在两大血管间；④穿过圆锥隔。如左冠状动脉主支行走在大血管间，左冠状动脉主干提供 1 或 2 根分支供应邻近的心室间隔。相反，当左冠状动脉主干变异走在主动脉后，左冠状动脉就没有室间隔支，其分支来自右冠状动脉。

（三）病理生理

心肌缺血和猝死的原因认为是由于异常血管的锐角性起源产生裂隙样开口，由于主动脉根部在舒张期开始膨胀，引起冠状动脉受压。运动会诱发主动脉根部和肺动脉干的扩张，导致左冠状动脉主干的受压。尤其在舒张期主动脉瓣处于关闭时，冠状动脉产生痉挛、扭转或弯曲。在左冠状动脉主干异常的大龄患者中，冠状动脉粥样硬化发生率明显高于同年龄对照组。缺血和猝死可能是由于异常角度、高强度紊乱的血流、单一的开口、冠状动脉发育不良、先天性左冠系统较小等造成，而且多数患者具有右冠优势冠状动脉循环。

（四）临床表现及诊断

1. 症状　患者会出现烦躁不安，口唇苍白或发绀，大汗淋漓，乏力，心率增快，咳嗽，心前区疼痛，晕厥、充血性心衰、心肌梗死等症状，出现这些症状并不是猝死的前兆。痉挛和晕厥好发于年轻人,大于30岁容易发生痉挛和心肌梗死。年轻患者较老年患者更易于猝死,也可发生在无冠状动脉粥样硬化患者,尤其在运动中。62%无症状的患者可发生猝死,有症状的患者中68%不发生心脏猝死。

2.体征　呼吸增快,心率加速,肺部啰音等心力衰竭征象。

3.心电图检查　安静时心电图往往是正常的,运动后显示心肌缺血表现。

4.X线检查　显示心影增大,肺野血管充血等征象。

5.二维超声心动图检查　显示心肌收缩力明显减弱。切面超声心动图和超声脉冲多普勒检查可显示左冠状动脉主干发自右冠窦。

6.主动脉造影　是确诊左冠状动脉主干发自右冠窦的可靠方法,用来评估青年患者不明原因的晕厥、冠状动脉痉挛。血管造影最佳位置是后斜位和侧位,造影剂显示左冠状动脉起源及行走路径异常,同时在右心室造影可显示异常左冠状动脉主干位置。如异常的左冠状动脉在主动脉后面,在主动脉水平增加定位浓度是有特征意义的。

7.EBT、MRI检查　对于传统的诊断技术难以明确诊断,可借助EBT、MRI检查确定诊断。

(五)手术适应证及禁忌证

1.适应证　左冠状动脉主干行走在大血管之间,手术指征与年龄和症状相关。患者年龄小于30岁,运动试验阳性,建议进行预防性的旁路手术或纠治手术以避免发生猝死的可能性。如患有劳累性的晕厥、胸痛或室性心动过速应择期手术。对年龄大于30岁患者的手术适应证尚有争议,患者有晕厥和其他症状一般建议行冠状动脉旁路手术而不考虑运动试验结果。对无临床症状,运动试验研究结果阴性,无冠状动脉粥样硬化病变的老年患者,一般不会发生猝死危险,因此,预防性的冠状动脉旁路手术是不必要的。旁路手术对无病变血管的作用尚不得知,可能会出现血流竞争问题,因此对这些患者的治疗上存在争议。

2.禁忌证　严重的肝肾功能损害和感染等。

(六)术前处理

术前应给予强心、利尿、扩血管及吸氧等对症综合治疗,防止并发症发生。

(七)手术方法及注意事项

1.手术方法

(1)左冠状动脉开口解剖纠治术全身中低温体外循环,阻断循环后做主动脉根部横切口。切开主动脉根部冠状动脉主干裂隙样开口,沿异常冠状动脉纵轴扩大至主动脉窦,切除冠状动脉与主动脉之间的共同管壁,对拢缝合,将左冠状动脉主干开口回到左冠状动脉窦的自然位置。

(2)冠状动脉旁路移植术:选用乳内动脉冠状动脉旁路移植术。

2.术中注意事项

(1)冠状动脉切下部分要合理设计,扩大冠状动脉开口至直径4～6mm,防止张力过大和冠状动脉扭曲。

(2)手术吻合要严密,防止残余分流和出血。

(八)主要并发症及处理

1.心肌缺血和心肌梗死　手术处理不当和出血所引起,必要时再次手术治疗。

2.围术期心肌梗死　冠状动脉栓塞或冠状动脉痉挛造成,应积极预防。

（九）手术结果及随访

手术近期效果良好，但仅有少数病例报告。在大血管间或在主动脉后的异常冠状动脉，是否易于发生动脉粥样硬化尚有争议。

（刘朝亮）

第六节　先天性冠状动脉瘘

一、概述

先天性冠状动脉瘘(congenital coronary artery fistula)是左、右冠状动脉的主支或分支直接与心腔、冠状静脉窦、肺动脉、肺静脉、上腔静脉或支气管血管异常交通。少数冠状动脉瘘可累及数支冠状动脉。冠状动脉瘘大多数单独存在，约25％可与心脏间隔缺损、瓣膜疾病等先天性或后天性心脏病合并存在。

二、病理解剖及重要毗邻关系

冠状动脉瘘一般仅有单个瘘口，直径2～5mm，瘘口边缘为纤维组织。有时瘘口多个形成类似海绵状血管丛。接受冠状动脉瘘的心腔，特别是右心房、左心房或冠状静脉窦往往高度扩大，而左心室、右心室和肺动脉则在呈现充血性心力衰竭之前，扩大或肥厚均不明显。

冠状动脉在心肌表面迂曲扩张，甚易辨认，瘘口部位常可扪到震颤。心脏前壁冠状动脉瘘，瘘口位于冠状动脉主支或分支的终末端，在靠近瘘口处，可扪到震颤。冠状动脉瘘位于左侧房室沟，累及回旋支或右冠状动脉远侧段显露比较困难，在相应的心腔或血管部位亦可触及震颤。

冠状动脉瘘最常累及右冠状动脉或其分支，占50％～55％；累及左冠状动脉或其分支约占35％；左、右冠状动脉或其分支均受累者占5％。90％的冠状动脉瘘入右侧心腔、肺血管或上腔静脉，以瘘入右心室最为多见，占40％，其他为右心房25％和肺动脉15％～20％。

三、病理生理

瘘入右侧心腔或肺动脉、体循环静脉系统的冠状动脉瘘，血液从主动脉快速分流入右心循环系统，分流量多寡取决于主动脉与接受冠状动脉瘘的心腔之间压差的高低及瘘口的大小。一般左至右分流量较少，肺循环与体循环血流量比率(Qp/Qs)很少超过1.8。冠状动脉瘘入左心室则仅在舒张期产生分流，分流量更少。冠状动脉循环血液分流可增加心脏负荷，同时亦可产生窃血作用以致远侧的冠状动脉循环血流量相应减少，局部心肌血供降低。冠状动脉瘘入右侧心腔者可引致肺循环血流量增多，肺动脉压力升高。瘘入左心室者则引致左心负荷增重和左心室肥厚。病程历时长、瘘口逐渐增大、分流量增多、心脏负荷加重后可引起充血性心力衰竭。

四、临床表现及诊断

1.症状　绝大多数不呈现症状，常因体检时发现连续性心脏杂音，心脏轻度增大或肺野充血得以诊断，或进行选择性冠状动脉造影时被偶然发现。冠状动脉瘘口小的病例可终生无症状。部分患者在体力活动后有心悸、气短,易患上呼吸道感染,严重者可出现心绞痛及心衰。瘘入冠状静脉窦者易发生心房纤颤。心绞痛和心肌梗死均甚少见。12%～15%的病例出现充血性心力衰竭,多见于成年患者。本病可并发心肌梗死、细菌性心内膜炎、冠状动脉瘘远端栓塞,甚至冠状动脉瘤破裂等并发症。

2.体征　心前区可闻及连续性杂音。瘘入右心房者杂音位于胸骨右缘第2、3肋间。瘘入右心室者杂音位于胸骨左缘3、4或5肋间。瘘入肺动脉杂音部位在胸骨左缘第2、3肋间。瘘入左心室则仅能于胸骨左缘4、5肋间听到舒张期杂音。瘘口靠近前胸壁者在杂音区可能扪到收缩期震颤。脉压增宽较为少见。

3.心电图检查　约50%病例心电图正常。可呈现右心室或左心室负荷过重的征象。

4.X线检查　大多数病例无异常征象或显示心脏轻度增大、肺动脉隆起和肺血管充血。出现充血性心力衰竭者则心影明显增大,右心房或左心房增大。有时心脏边缘被扩大纡曲的冠状动脉所掩盖,在X线片上显现心脏轮廓不规则变形。

5.二维超声心动图检查　可显示明显扩张的冠状动脉和增大的心腔。超声脉冲多普勒可显示冠状动脉瘘的部位。

6.心导管检查及主动脉造影　逆行升主动脉造影或选择性冠状动脉造影可显示,造影剂经扩大迂曲有时呈动脉瘤样扩张的冠状动脉通入心腔,既可明确诊断,又能查明冠状动脉瘘的部位。

五、手术适应证及禁忌证

(一)适应证

一旦诊断明确即应考虑外科治疗。

(二)禁忌征

没有明确的禁忌证。但是对于冠状动脉瘘口小、分流量少、Qp/Qs小于1.3,临床无症状的婴儿或幼童的手术适应证,尚无一致意见。

六、术前准备

出现充血性心力衰竭症状时,应给予强心、利尿、扩血管对症治疗:①多巴胺、多巴酚丁胺2～5pg/(kg·min)静脉泵注;②洋地黄类或儿茶酚胺类药物;③速尿等利尿剂,每次0.5～1mg/kg静脉滴注或口服。

七、手术方法及注意事项

目前治疗冠状动脉瘘的方法有常规开胸手术和心脏介入治疗两种方法供选择。

(一)手术方法

一般均采用全身麻醉气管插管,仰卧位,经胸骨正中切口。

1.冠状动脉瘘支结扎术　不需应用体外循环,仅限于冠状动脉分支瘘或冠状动脉主干终末支的瘘,结扎不影响冠状动脉主干供血者。现已很少应用。

(1)良好显露心脏各个部位。

(2)纵行切开心包显露心脏,可看到心表面扩张的冠状动脉,震颤最明显处即为冠状动脉与心腔或血管间交通的瘘口,须仔细确定瘘支冠状动脉的来源,如系冠状动脉分支瘘或主干终末端瘘则可予以结扎。

(3)靠近瘘口处细心游离瘘支冠状动脉,瘘支血管完全游离后,紧靠瘘口处套入阻断线,作阻闭试验,暂时阻闭瘘支冠状动脉15分钟,观察心肌色泽及心电图,若无变化,可予缝线双重结手扎或予以切断缝扎。但术后仍有可能发生延迟性的心肌缺血,甚至心肌梗死。

2.冠状动脉下瘘口切线缝合术 不需应用体外循环,适用于心室前壁冠状动脉有一个或数个瘘口位于主支的下方,瘘口远端冠状动脉血流正常。

(1)胸部正中切口。

(2)纵行切开心包,心外探查可见到扩张的冠状动脉,在心室前壁扪及细震颤最明显处即为瘘口的位置。

(3)在瘘口部位的冠状动脉主干下方,穿越浅层心肌,并列安置2～3个经心肌贯穿瘘口的带垫片与血管呈垂直方向的交锁褥式缝线,以免结扎时割裂心肌。暂行收紧缝线至震颤消失,心电图监测无心肌缺血征象后即可逐一结扎缝线,封闭瘘口,缝线结扎后心室前壁的细震颤立即消失。

3.冠状动脉切开缝闭瘘口术 冠状动脉瘘口部位不在冠状动脉的终末端或动脉瘤样扩大者则需在体外循环下施行冠状动脉腔内瘘口缝闭术。

(1)胸部正中切口。

(2)纵行切开心包,心外探查确定瘘的来源及部位。建立体外循环之前应先在心肌表面放置缝线,精确标明冠状动脉瘘的部位,以防建立体外循环后局部震颤消失,难于确定病变部位。

(3)常规建立体外循环,钳闭升主动脉,经主动脉根部灌注心脏停搏液和局部心脏降温。

(4)瘘支冠状动脉一般呈现明显扩张,切开冠状动脉,即可显露位于血管后壁的瘘口,可作间断或连续缝合闭合瘘口,然后用6－0聚丙烯线缝合血管壁切口。瘘大者可用补片修补。

(5)瘘支冠状动脉若有明显病变或呈瘤样扩张者,则可部分切除冠状动脉瘤壁再行缝合,或切除病变冠状动脉同时行冠状动脉旁路移植术。

4.经心腔切口缝闭瘘口术 冠状动脉瘘破入心房、心室或肺动脉者,在体外循环下施行经心腔切口缝闭瘘口术。

瘘入右心房、肺动脉者可在震颤明显处切开右心房或肺动脉,自右心房内或肺动脉腔内寻找瘘口,予以修复。瘘入心室者,可经右心房或右心室切口进行缝合修补。瘘大者可用补片修补。寻找瘘口时,可经主动脉根部冷灌管注入少量心脏停搏液,液体溢出处即可查见瘘口。修复后应经冷灌管再注入心脏停搏液,观察瘘口是否修补完善或有无多发性瘘。

(二)术中注意事项

1.切开心包后应仔细作心外探查 确定瘘的部位及来源。瘘支冠状动脉常有明显增粗、迂曲,瘘口处常可扪到强烈的细震颤,指压瘘口近侧端冠状动脉,若震颤消失,即可确定瘘的部位及来源。

2.冠状动脉瘤的处理 若冠状动脉瘤位于瘘口处,可切除部分扩张的动脉瘤前壁,成形缝合后形成正常的血管腔;若动脉瘤位于血管的终末端,则可切除,缝合残端;若动脉瘤范围广,涉及冠状动脉主要分支者,则可切除或旷置有病变的冠状动脉并行冠状动脉旁路移植术。

八、主要并发症及处理

1.心肌缺血及心肌梗死　发生率为3%～6%。发生原因与直接结扎瘘支冠状动脉或伴冠状动脉瘤样扩张,血管腔内血栓脱落堵塞远端血管等因素有关。近年来由于外科技术的进展,直接结扎法很少应用,故此类并发症已甚少。对冠状动脉瘤样扩张者术中应注意防止血栓脱落。

2.残余瘘　发生率为4%。多由于术中瘘口闭合不完善,常见于冠状动脉下切线缝合者或有多发瘘存在。若残余瘘口小,分流量小,无明显症状,对心功能无影响者可予以观察,否则需再次手术闭合残余瘘。

术后应行心电监护,严密观察心律、心肌有无缺血甚至梗死等变化,临床症状上有无心绞痛。若出现心肌供血不足等征象,应及时给予硝酸甘油类药物治疗,出现室性心律紊乱应及早应用利多卡因类抗心律失常药物。

九、手术结果及随访

冠状动脉瘘外科治疗效果良好,并发巨大冠状动脉瘤者则手术危险性增高,手术死亡率约为2%。术后心肌梗死并发率为3%～6%。术后冠状动脉瘘复发率约4%。术后长期随诊,临床症状消失,心功能恢复正常。术前心电图呈左心室肥厚者,部分患者可恢复正常心电图。但冠状动脉心腔瘘合并巨大冠状动脉瘤,仍是手术的难题。

(刘朝亮)

第七节　无顶冠状静脉窦综合征

一、概述

无顶冠状静脉窦综合征(unroofed coronary sinus syndrome)较为罕见,是由胚胎期左侧心房静脉皱襞形成不全,造成窦顶部及窦间隔部分性或完全性缺损,从而使冠状静脉直接与左心房相交通,形成一组综合性心脏畸形。

Raghib综合征:完全型冠状静脉窦间隔缺损,伴永存左上腔静脉于左心耳上方和左肺静脉前方直接汇入左心房,原来的冠状静脉窦开口成为心房间的直接交通称为冠状静脉窦型房间隔缺损,或与卵圆窝处的缺损合并成为一个大的房间隔缺损。

二、病理解剖及重要毗邻关系

分为三种类型。

Ⅰ型,完全型:冠状静脉窦顶完全缺如,冠状静脉以多个开口(Thebesian静脉)直接回流入左心房或右心房。

Ⅱ型,中间部分型:冠状静脉窦间隔中间段至上游段的某处有1个或几个圆形或椭圆形缺损,使冠状静脉窦既与左心房又与右心房相交通,又称冠状静脉窦双房开口,或称之冠状静脉窦左心房窗或穿通。

Ⅲ型,终端部分型:邻近冠状静脉窦开口处的冠状静脉窦间隔缺损,常合并于部分性或完全性室隔缺损,表现为冠状静脉窦开口于左心房内,在二尖瓣后内交界的外下方。

无顶冠状静脉窦综合征又根据是否伴有永存左上腔静脉(PLSVC)将每型再分为 A、B 两个亚型,共计三型或六个亚型。

三、病理生理

病理生理变化取决于:①是否合并永存左上腔静脉;②冠状静脉窦开口是扩大还是缩窄或闭锁;③有无心房间交通;④有无合并复杂心脏畸形。

无左上腔静脉的无顶冠状静脉窦综合征,左心房血液经冠状静脉窦缺损形成左向右分流。如存在左上腔静脉,通过冠状静脉窦缺损产生较大量右向左分流,导致动脉血氧饱和度降低。如存在冠状静脉窦口狭窄或闭锁,则左心房血流可经左上腔静脉回流到右心房。

四、临床表现及诊断

术前诊断较困难。有低氧血症及肺多血的表现,但无肺动脉高压而伴有永存左上腔静脉和冠状静脉窦开口扩大等,常提示可能存在无顶冠状静脉窦综合征。

1.症状　可以有不同程度的发绀,也可有易感冒、疲劳、发育差等表现。表现复杂而缺乏特异性。

2.体征　多为合并畸形的体征。

3.心电图检查　可有右束支传导阻滞、右心房扩大等。

4.X线检查　心脏正常或增大,肺血增多,肺动脉段凸出,左上纵隔影增宽等。

5.二维超声心动图检查　可显示右心房增大,冠状静脉窦扩大,可见冠状静脉窦壁缺损的部位和大小。经左肘静脉注入声学造影剂可显示造影剂的异常回流途径。

6.心导管检查及心血管造影　现已不作为常规检查,只用于合并复杂心脏畸形的检查,或其他有无肺动脉高压,对手术适应证作选择。

五、手术适应证及禁忌证

1.适应证　无顶冠状静脉窦综合征一经诊断,均需外科治疗。

2.禁忌证　由于合并心脏畸形引起艾森曼格综合征者及严重的肝肾功能损害和感染等。

六、术前准备

术前如有心功能不全给予强心、利尿治疗。

七、手术方法及注意事项

(一)手术方法

取决于冠状窦间隔缺损的类型及永存左上腔静脉存在与否,及其与右上腔静脉之间的交通情况。对于不伴有永存左上腔静脉或伴有永存左上腔静脉而能够结扎者,只需修补房缺和关闭冠状静脉窦开口,或补片修补房缺时将冠状静脉窦开口隔向左心房侧,由此而产生的少量右向左分流并无明显生理影响。当伴有永存左上腔静脉而不能结扎时,则需对不同类型采用不同的处理方法。对于中间部分型,可经左心房行冠状窦顶修复术(覆顶术);对于终端部分型因常合并于原发孔型或继发孔型房缺,可在补片修补房缺时将补片下缘向左心房下壁弯曲缝合,将冠状静脉窦开口隔向右心房(房间隔重建术)。对于完全型,可应用长条形涤纶补片、自体心包片、或直接将左心房后壁包绕永存左上腔静脉插管缝合,建立左心房内隧道,将引流入左心房的永存左上腔静脉直接导流向右心房,或行左上腔静脉与右心耳、右上腔静脉或左肺动脉吻合术。

1.冠状静脉窦修复或覆顶术

(1)胸部正中切口,纵行锯开胸骨,形剪开心包,并将其边缘悬吊于两侧皮下,撑开切口,显露心脏。

(2)心外探查,注意右上腔静脉的粗细。并向下追踪,看其是汇入冠状静脉窦还是直接汇入左心房。

(3)用食指经右心耳行心内探查,注意房间隔缺损的数目、类型和大小及冠状静脉窦情况。并进一步经房间隔缺损或扩大的冠状静脉窦开口探查冠状静脉窦间隔及左心房腔情况。

(4)永存左上腔静脉套阻断带后即行阻断试验,若观察到左侧面颈部静脉回流障碍时应予以松开。

(5)建立体外循环,经升主动脉插入动脉灌注管,经右心房分别插入上、下腔静脉引流管。在婴幼儿若应用深低温并停循环时,则只需经右心房插入1根静脉引流管。

(6)开始体外循环灌注,血流降温至鼻咽温度25℃时阻闭上、下腔静脉,钳夹阻闭升主动脉,并经升主动脉根部灌注冷心脏停搏液使心脏停搏。若应用深低温,降温至16℃时完全停止体外循环并暂时拔除右心房插管。

(7)暂时阻闭左上腔静脉。平行右心房室沟切开右心房,在直视下经冠状静脉窦开口或经左心房左上角处的左上腔静脉开口插入左上腔静脉引流管,并经"Y"形管连接于静脉引流系统。

(8)检查冠状静脉窦及右心房内畸形情况,再经房间隔缺损检查左心房及冠状静脉窦间隔缺损类型。

(9)冠状静脉窦顶的修复因缺损类型而异。Raghib综合征可用长条自体心包片或纵行剖开的膨体聚四氟乙烯(Gore-Tex)人造血管,建立从永存左上腔静脉口至右心房的隧道,隧道沿左上肺静脉与左心耳之间斜向下行,经过右上和右下肺静脉之间到房间隔缺损。先用5-0涤纶线缝作几个定点,然后用4-0或5-0聚丙烯线进行单纯连续缝合,从左上腔静脉开口的上缘开始,转向隧道的左侧和左下侧边缘,再从上向下单纯连续缝合隧道的右上侧边缘,将左上腔静脉插管覆盖在隧道内作为支撑和引导缝合方向。隧道在房间隔处的终端缘均缝合于修复房间隔缺损或分隔心房(在单心房时)的人工补片上,隧道的后壁为左心房后壁,隧道开口于右心房。亦有人将左心房后壁包绕左上腔静脉插管缝合起来建立左心房内隧道。仔细检查冠状静脉窦间隔缺损的数目和位置,以自体心包片和4-0或5-0聚乙丙烯线连续缝合予以修复。

终端部分型合并房室隔缺损:手术可按修复原发孔型房间隔缺损的步骤进行,补片下缘间断缝合于二尖瓣前瓣的根部,沿二尖瓣环间断缝合,至超过冠状静脉窦开口水平时再转移到左心房后壁继之到房间隔上。补片的其余部分与房间隔缺损边缘进行连续缝合。在房间隔缺损修复后,就将原开口于左心房的冠状静脉窦开口转向入右心房。

2.房间隔折流重建术 适用于左上腔静脉直接回流入左心房且不能结扎,或同时合并房间隔缺损。

(1)胸部正中切口、心外或心内探查、体外循环的建立和灌注技术及心肌保护方法同前。

(2)切开右心房,经房间隔缺损或房间隔切口查看位于左心房左上角的永存左上腔静脉开口并插入静脉引流管,继之查看肺静脉开口、左心耳、二尖瓣、上下腔静脉开口和三尖瓣情况。

(3)切除所有房间隔,但保留其前缘以免伤及房室结和 His 束。

(4)剪裁适当大小和形状的自体心包片或涤纶片,放置在左上腔静脉插管的下方,用 5—0 涤纶线分别在左、右肺静脉开口的前方和上、下腔静脉开口的后方各缝合 1 针,固定补片并作为标志线。

(5)用 4—0 聚丙烯双头针缝线进行连续缝合。从左上腔静脉开口的下缘开始,逆时针方向,先沿补片上缘转向肺静脉开口的前左心房上壁、上腔静脉开口的后方至右肺静脉开口前的右心房外侧壁上。继之用另一端的缝针,顺时针方向,沿着左上腔静脉与左上肺静脉开口之间、转向左心耳开口的后缘、二尖瓣前的剩余房间隔前缘、下腔静脉开口的后方至右肺静脉开口前的右心房侧壁上,与另一端缝线会合并结扎。房间隔成形以后,将所有肺静脉开口和二尖瓣口隔向左侧,而左上腔静脉和右上、下腔静脉及三尖瓣均隔向右侧。

3.房间隔成形术　适用于永存左上腔静脉直接回流入左心房且不能够结扎者。

(1)胸部正中切口、心外和心内探查、体外循环建立及左上腔静脉插管方法、灌注技术和心肌保护方法等均同前。

(2)从冠状窦型房缺右上角开始沿卵圆窝右缘向上纵形剪开房间隔,再从此切口上端朝向左上腔静脉的左侧横形剪开房间隔。向上牵引房间隔垂片即可充分显露左上腔静脉开口、肺静脉开口和左心房腔。

(3)剪一适当大小和形状的椭圆形心包、涤纶织片或 Goe—Tex 补片,横向斜置于左心房腔上部,用 4—0 聚丙烯线从房间隔横切口左端和左上腔静脉开口的左下缘开始,沿左上腔静脉开口下方、肺静脉开口上方的左心房壁至右上腔静脉开口下方的房间隔横切口的右端,与补片的后上缘连续缝合。

(4)继之用该缝线的另一端缝针将补片的前下缘与房间隔垂片的上缘连续缝合,至房间隔横切口的右端与另一端缝线结扎。

(5)连续缝合房间隔纵切口和房间隔缺损。房间隔成形后左上腔静脉通过心房顶端建立的通道引流入右心房。

(6)有的作者将左心耳内翻来代替斜置于心房上部的椭圆形补片,采用类似的缝合方法,将内翻左心耳上缘缝于左上腔静脉开口下方和肺静脉开口上方的心房壁上,下缘与房间隔垂片的上缘相缝合。

4.永存左上腔静脉与右心耳、右上腔静脉或左肺动脉吻合术适用于永存左上腔静脉直接回流入左心房且不能结扎者。

(1)切口、心外和心内探查同前。右上腔静脉插管要在其远侧直接插入,下腔静脉插管要尽量在靠近其入口处的右心房壁插入。

(2)体外循环灌注开始之前,充分显露左上腔静脉,剪开其旁的心包膜,钝性分离避免损伤静脉及与其平行的膈神经。完全充分游离静脉,测定其长度,并估计能否足够与右心耳相吻合。在永存左上腔静脉的上端套阻断带,在其下方作荷包缝合,直接插入左上腔静脉引流管。

（3）开始体外循环，血流降温至鼻咽温度 25℃时，分别阻闭上、下腔静脉和钳闭升主动脉，经主动脉根部灌注冷心肌麻痹液。右心房壁切一小口放入心内吸引器，吸引减压。

（4）阻闭永存左上腔静脉，若其长度足够可在其汇入左心房处切断。若永存左上腔静脉的长度不够，则在左心房外侧壁上做"U"形切开，形成蒂瓣，再与左上腔静脉一起切下，将左心房壁蒂瓣缝成管形。也可在右心房外侧壁和右心耳上切成蒂瓣并缝成管形，用以弥补左上腔静脉的长度不足。

（5）行右心房纵切口或利用右心房壁蒂瓣切口，检查并修复心内畸形（如房间隔缺损）。往返连续缝合左上腔静脉近端切口或左心房外侧壁上的缺口，排除左心内气体后开放升主动脉，使心脏复跳，继续进行体外辅助循环。

（6）将永存左上腔静脉远端移至主动脉前方，与右心耳切口或右心房壁蒂瓣缝成的管道进行端端吻合，用 4-0 聚丙烯线单纯连续缝合。缝合右心房切口，排除心内气体，开放上、下腔静脉。

（7）亦可将左上腔静脉经过主动脉弓的下方和肺动脉的上方与右上腔静脉进行端侧吻合，用 6-0 聚丙烯线或可吸收缝线连续缝合。

（8）若左上腔静脉短或解剖困难，而无法与右心耳或右上腔静脉吻合时，可将其与左肺动脉行端侧吻合，即所谓双向左上腔肺吻合术。

（二）术中注意事项

1. 避免漏诊，尤其是不伴左上腔静脉的部分型冠状静脉窦间隔缺损，术前和术中诊断均较困难。

2. 注意所建立的左心房内隧道既要避免内径狭窄和边缘残余漏，又要避免妨碍肺静脉向二尖瓣口回流。

3. 补片缝合，不能有残余漏，也不能伤及传导束，同时注意不能使左心房或右心房腔太小。扩大左心房腔的方法：补片要够大，右侧边缘抬高缝在右心房外侧壁上。扩大右心房腔可用心包片扩大右心房切口。

4. 矫治无顶冠状静脉窦应同时矫治合并畸形，尤其是腔静脉或肝静脉异位引流。

5. 由于异常心内引流和分流可能引起左心房、左心室的几何形态改变，从而导致二尖瓣关闭不全，术中也应注意探查和同期矫治。

6. 左上腔静脉-左肺动脉吻合术的适应证类似 Glenn 手术，肺动脉压和肺血管阻力必须低，肺动脉直径不小于左上腔静脉的 50%，一般仅适用于年龄较小的儿童。

八、主要并发症及处理

1. 漏诊 国内外都有文献报道，术中应仔细探查，避免漏诊。

2. 心律失常 尤其是Ⅲ度房室传导阻滞，主要与经冠状静脉窦插管及在房室传导系统附近的手术操作有关，应以预防为主。

3. 内隧道、内管道并发症 在行心房内隧道法修复术或房间隔成形术者，内隧道、内管道可缩小左心房容积，阻塞肺静脉开口和二尖瓣口，若缝合不严密则可发生残余心内分流。

4. 心房内管道发生晚期梗阻。

九、手术结果及随访

单纯性或合并简单心脏畸形的无顶冠状静脉窦综合征的手术死亡率在 10% 以下。充分认识其病理解剖学特点和改进手术方法,可使手术疗效明显提高。

(刘朝亮)

第八节　体静脉异位连接

一、需外科处理的体静脉异位连接

（一）概述

上腔静脉异位连接至左心房,又可分为左上腔静脉异位连接至左心房及右上腔静脉异位连接至左心房。通常将其分为两型。

Ⅰ型:右上腔静脉异位连接至冠状静脉窦,冠状静脉窦开口于左心房。左上腔静脉连接至左心房顶部,下腔静脉近心段缺如,下半身血液经奇静脉回流入上腔静脉,左、右肝静脉直接开口于左心房。

Ⅱ型:右上腔静脉缺如,左上腔静脉连接于左心房顶部,下腔静脉在左心房后壁近房间沟处连接于左心房,冠状静脉窦开口于左心房。

上述两型的全部体静脉异位连接均伴有房间隔缺损,使进入左心房的体静脉血由房间隔缺损经右心房进入肺循环氧合。

（二）病理生理

1.单纯右上腔静脉异位连接到左心房,使左心房回心血流量显著增加,形成大量右向左分流,动脉血氧饱和度下降。右心回心血量减少,肺循环血量也随之减少,出现相应的临床症状。左上腔静脉异位连接至左心房,若右上腔静脉缺如或左、右上腔静脉之间无足够的交通支时,则可产生明显的右向左分流,引起相应的临床症状,易于发脑脓肿及栓塞。

2.单纯下腔静脉异位连接入左心房者常合并下腔型房间隔缺损,出现右向左分流。临床特点为发绀、杵状指(趾)、活动后气短及动脉血氧饱和度下降。

3.全部体静脉异位连接者均伴有房间隔缺损,使腔静脉血经缺损进入右心房,患儿得以生存。由于右心房不直接接受体静脉回血,右心房及右心室较小,致右心室发育不良。体静脉血回流入左心房,产生明显的右向左分流。临床上出现发绀、杵状指(趾)及活动后心悸、气短。

（三）临床表现及诊断

1.症状　出生后可出现发绀,哭闹时加重。活动耐受性差,严重时可出现充血性心衰。

2.体征　口唇发绀,杵状指(趾)。胸骨左缘上、中部可听到收缩期杂音。因经二尖瓣口的血流量增多,心尖区可听到舒张期杂音。经肺动脉血流量减少可致肺动脉第2音减弱。

3.心电图　电轴左偏,左心室肥厚。

4.胸部X线片　心影大小正常,或左心室轻度增大,肺纹理正常或减少。腔静脉引流入左心房时亦可显示左心房、左心室增大,肺血增多的特点。

5.超声心动图检查　可显示腔静脉的粗细、部位及异常连接的心腔,同时也可显示冠状静脉窦扩张及其他心内合并畸形。

6.右心导管检查　导管可经上、下肢静脉→右心房→卵圆孔→左心房→上腔静脉,导管的异常径路有利于确定诊断。并可测定右-左分流的部位及分流量。结合心血管造影可明确诊断。

(四)手术适应证及禁忌证

1.适应证

(1)右上腔静脉异位连接至左心房诊断明确,即应手术治疗。

(2)经各项检查包括心导管及心血管造影,下腔静脉连接至左心房诊断明确,不论是否合并心内畸形均应手术矫正。

(3)全部体静脉异位连接者,确诊后需行左心房内分隔手术,以矫正体静脉血回流异常。

2.禁忌证　一般无手术禁忌证,除非合并有不适合行外科手术的全身疾病。

(五)术前准备

1.常规行各项检查,心电图、胸片和超声心动图检查。

2.了解肺动脉压力,有无其他心内复杂畸形。超声心动图检查不满意时可行心血管造影及心导管检查。

3.积极纠正心衰,合并有其他症状时,给予对症治疗。

(六)手术方法及注意事项

原则:手术应将异位连接至左心房的体静脉隔入右心房,或将左上腔静脉与左肺动脉或右心耳吻合,修补房间隔缺损,纠正血流动力学异常情况。

1.右上腔静脉与右心房吻合术

(1)麻醉与体位:气管内插管,全身麻醉。左侧卧位,右侧向上。

(2)手术步骤

1)右侧第4肋间后外侧切口进胸。

2)纵向切开心包,探查上腔静脉汇入左心房的位置,有无左上腔静脉,右上肺静脉异位连接至右上腔静脉。

3)在右心耳做一荷包缝合,伸入左手食指行心内探查房间隔是否完整。

4)全身肝素化后,在下腔静脉汇入心房处及无名静脉汇入上腔静脉平面分别作两个荷包缝线。分别插管并相连接行外转流,结扎切断奇静脉。

5)在右上肺静脉平面1~2cm处钳闭右上腔静脉,并切断缝合其下端,将上端与右心耳端端吻合。吻合完毕后即可拔除临时外转流管,结扎荷包缝线,鱼精蛋白中和肝素。

(3)术中注意要点

1)体外循环管口径要够大,以免钳闭上腔静脉时,因无名静脉回流血液不畅,而致头部淤血。同时应监测阻闭远端的上腔静脉压。吻合完毕,去除阻闭钳后,再次测量上腔静脉压,以判断上腔静脉回心血流是否通畅。

2)上腔静脉与右心耳的吻合口要足够大,可利用奇静脉汇入上腔静脉处扩大上腔静脉口径,以增大吻合口。

3)吻合完毕,拔除体外循环转流管,恢复上腔静脉血液循环后,还需测定动脉血氧饱和度,确定已无右-左分流。

2.下腔静脉异位连接左心房矫正术

(1)麻醉和体位:气管内插管,全身麻醉。平卧位。

(2)手术步骤

1)胸部正中切口。

2)纵行切开心包,进行心外探查。下腔静脉穿过膈肌后多从心脏后壁的房间沟部位进入左心房。

3)全身肝素化后,术者食指经右心耳行心内探查。往往可触及房间隔缺损,还可经缺损口扪到下腔静脉开口于左心房。

4)经右心房壁将下腔静脉导管经房间隔缺损插入开口于左心房的下腔静脉。经右心耳插入上腔静脉插管。

5)体外循环开始后,降温至深低温,暂时停循环。切开右心房,拔出下腔静脉导管,用补片修补房间隔缺损,并将下腔静脉开口隔入右心房。再次插入下腔静脉导管,恢复体外循环转流并复温,闭合右心房壁切口,停止体外循环。

3.全部体静脉异位连接矫治术

(1)麻醉与体位:气管内插管,全身麻醉。平卧位。

(2)手术步骤

1)胸部正中切口。

2)纵行切开心包,心外探查确定体静脉异位连接的类型。

3)经右心房行心内探查,在右心房内扪不到正常的上、下腔静脉开口。经房间隔缺损探查左心房,可确定异位连接的体静脉在左心房内的位置。

4)Ⅰ型,经右心房及升主动脉插管,开始体外循环转流后,降温至18℃,停止循环进行心内手术。Ⅱ型,先将下腔静脉导管经房间隔缺损插入下腔静脉,开始体外循环转流后切开右心房,迅速将上腔静脉导管插入上腔静脉。

5)切除房间隔组织,裁剪大小适宜的椭圆形自体心包片。Ⅰ型者可在深低温停循环下将冠状静脉窦与左心房壁之间的间隔剪开,使冠状静脉窦开口于右心房,再用心包片将左上腔静脉开口及肝静脉开口隔入右心房。Ⅱ型者可在体外循环转流下用心包补片将上、下腔静脉开口及冠状静脉窦开口隔入右心房。在心房内应用心包补片分隔后,体静脉血在心包补片右后经三尖瓣孔流入右心室,肺静脉血在心包片左前经二尖瓣孔流入左心室。

(3)术中注意要点

1)左侧膈神经常沿左上腔静脉走行,在游离左上腔静脉时注意避免损伤左膈神经。

2)经冠状静脉窦插管时,避免损伤Koch三角区的传导组织。

3)上、下腔静脉异位连接入左心房,经右心耳行心内探查时,手指堵塞房缺时间不宜过长,以免造成心肌缺氧停搏。

4.左上腔静脉异位连接于左心房合并房间隔缺损

(1)手术方法:左上腔静脉异位连接于左心房顶部有四种类型,手术方法可视具体情况而定,均需注意保持血流通畅,防止血栓形成。

1)在用心包补片修补房间隔缺损时,把左心房后壁的四条肺静脉开口一起隔入左心房,把左上腔静脉开口隔入右心房,此法较常用。

2)作心房内隧道把左上腔静脉开口隔入右心房内。此方法易发生血栓

3)左上腔静脉与左肺动脉吻合术。将左上腔静脉切断后游离,再与左肺动脉作端侧吻合。

4)将左上腔静脉与右心耳吻合,如吻合长度不够,将左心房壁和右心房壁做"U"形切口后,缝成管状,再进行吻合。

（2）术中注意要点

1）如合并三尖瓣闭锁、单心室等畸形，无法将左上腔静脉导入右心房，可行全腔静脉—肺动脉吻合术。如合并大动脉转位时，可作 Senning 手术，将右心房变为左心房，再将左上腔静脉与左肺动脉吻合。

2）如左上腔静脉进入左心房左后方，如用心包补片将其隔到右心房，补片会阻挡肺静脉开口，致肺静脉回流不畅，术后易发生间质性肺水肿、肺炎。故可在左心房内左上腔开口与房间隔之间作内隧道。

3）游离左上腔静脉时要轻柔，以免损伤左侧膈神经、淋巴管及胸导管；冠状静脉窦插管时避免损伤 Koch 三角区的传导组织。

5.左上腔静脉结扎术 适用于右上腔静脉发育正常，无名静脉与右上腔静脉之间有充分的交通支。结扎前应行左上腔静脉阻闭试验，观察头、面部是否有淤血，左上肢静脉压有无升高，如无此征象，可予以结扎。

（八）主要并发症及处理

1.并发症 在心房内将异位连接入左心房的左上腔静脉或全部体静脉隔入右心房，最常见的是术后发生残余漏，多由于补片缝合不严或心包补片发生退行性变。若分流量较大须再次手术修补或介入封堵。

2.术后处理

（1）严密观测心律变化，如发生Ⅲ度房室传导阻滞，应安装临时起搏器治疗。

（2）全部体静脉异位连接矫治术后，需持续呼吸机辅助呼吸，待循环及呼吸稳定后，逐渐脱机至拔除气管插管。并应注意防止电解质及酸碱平衡紊乱。

（九）手术结果及随访

不同矫治方式术后的远期疗效不同。左上腔静脉异位连接入左心房，如将左上腔静脉转移到右心房，包括利用游离的左、右心房壁以延长左上腔静脉再移植至右心房者，以及应用人造血管在左心房内连接左上腔静脉开口者，术后易发生血管内血栓栓塞，值得注意。左上腔静脉连接入左心房或全部体静脉连接入左心房者，采用心房内分隔手术，疗效较好，术后患者发绀消失，症状明显改善，红细胞数及血红蛋白可降至正常，血氧饱和度恢复正常。

二、不需外科处理的体静脉异位连接

（一）概述及应用解剖

1.永存左上腔静脉异位连接至冠状静脉窦，回流至右心房，在体静脉异位畸形中最为常见，占先天性心脏病的 2%～4%。其中约 40% 伴心脏转位。通常有：①左、右上腔静脉并存，无名静脉有足够交通口径；②左、右上腔静脉并存，左无名静脉发育不全；③右上腔静脉缺如，左上腔静脉异位连接至冠状静脉窦并不引起血流动力学异常，亦无明显临床症状，但有时可引起冠状窦节律或其他心律紊乱。

2.下腔静脉异位连接，近心段常缺如，下腔静脉回心血液经奇静脉或半奇静脉连接上腔静脉汇入右心房，肝静脉血直接进入右心房。

（二）病理生理

左上腔静脉异位连接入冠状静脉窦并不引起血流动力学异常，亦无症状。

下腔静脉近心段缺如，又称下腔静脉—奇静脉或半奇静脉连接，下腔静脉回心血液经奇静脉或半奇静脉进入上腔静脉汇入右心房,而肝静脉血直接进入右心房。无临床症状及血流动力学改变,不需治疗。仅在体外循环下施行心内直视手术时应认清此种畸形,注意不要将口径较细的肝静脉误认为下腔静脉。

(三)临床表现及诊断

1.左上腔静脉异位连接入冠状静脉窦

(1)症状:左上腔静脉异位连接至冠状静脉窦,无血流动力学异常,故无症状。有时可因回流血液增多,冠状静脉窦扩张,使房室结、His 束承受更大的张力,可引起冠状窦节律、房性早搏、Ⅰ度房室传导阻滞等心律失常。

(2)胸部 X 线平片:主动脉结上部纵隔影增宽。

(3)超声心动图:可显示冠状静脉窦扩张。

(4)右心导管检查:通过导管的异常路径有助于确定诊断。

2.下腔静脉-奇静脉或半奇静脉连接

(1)症状:体力活动后出现心悸、气短。合并房间隔缺损者,胸骨左缘可听到收缩期吹风样杂音。

(2)心电图检查:表现为右束支传导阻滞或右心室肥厚。

(3)胸部 X 线检查:可显示右心房、右心室扩大,肺动脉段隆突,两肺纹理增多等房间隔缺损的改变。

(4)右心导管检查:可显示心房水平左向右分流,无肺动脉高压,动脉血氧饱和度较低,此点值得注意。

(四)临床意义

单纯左上腔静脉引流入冠状静脉窦及下腔静脉近心段缺如,又称下腔静脉-奇静脉或半奇静脉连接,无临床症状及血流动力学改变,不需治疗。

1.经静脉放置起搏导管时,由于存在左上腔静脉,会遇到一些困难。如经左上肢静脉插入起搏导管,则导管不易进入右心室。即使经冠状静脉窦、三尖瓣孔进入右心室,导管电极也难于固定,易于移位而致起搏失败。

2.施行 Glenn 手术,即上腔静脉与右肺动脉吻合术,若漏诊左上腔静脉,手术后头、颈部及上肢的大量静脉血经左上腔静脉回入右心房,再进入右心室,而经左肺动脉难以排空右心回心血量,使患者症状加重,甚至致死。因此,必须结扎左上腔静脉或将其吻合至左肺动脉。

3.完全性大动脉转位施行 Mustard 等心房内血流改道手术时,必须将左上腔静脉回流入冠状静脉窦的开口隔入左心房,以恢复正常血液循环途径。

4.施行心内直视手术时,必须常规探查有无左上腔静脉,以免经左上腔静脉回入右心房的大量血液,影响手术野的显露,并造成失血。左上腔静脉若与右上腔静脉并存,且左无名静脉发育正常时,则可临时阻闭或结扎左上腔静脉。否则应行冠状静脉窦插管引流左上腔静脉。

左上腔静脉处理的方式有:①临时套线阻闭或直接结扎,适用于左侧无名静脉发育正常,左、右上腔静脉之间有足够的交通分支及右上腔静脉口径大于 2/3 的左上腔静脉口径;②冠状静脉窦插管,除以上情况外,其他均应经冠状静脉窦插管临时引流左上腔静脉。

(刘朝亮)

第九节　右心室流出道梗阻

一、室间隔完整的肺动脉闭锁

(一)概述

室间隔完整的肺动脉闭锁(pulmonary atresia with intact ventricular septum)是指肺动脉瓣完全闭锁,三尖瓣结构和功能异常,右心室有不同程度的发育不良,室间隔完整无缺,而房室和心室与大血管关系正常的先天性心脏畸形。生后 2 周内夭折占 50%,6 个月内夭折占 85%。该病发生率占先天性心脏畸形的 1%～3%,在新生儿发绀型先天性心脏病中约占 30%。

(二)病理解剖和重要毗邻关系

室间隔完整的肺动脉闭锁,仅有 18% 的病例右心室腔大小正常,右心室存在不同程度的发育不良,根据右心室腔的流入部、小梁部和漏斗部发育情况将本病分为三种类型。

Ⅰ型为右心室腔的流入部、小梁部和漏斗部均存在,可伴有不同程度的发育不良。

Ⅱ型为右心室小梁部缺如,右心室腔小。

Ⅲ型为右心室的小梁部和漏斗部均缺如。

常存在三尖瓣病变,腱索融合约 30%,三尖瓣下移畸形约 25%,亦有三尖瓣缺如,出现严重的三尖瓣关闭不全或狭窄。三尖瓣环的大小往往和右心室腔大小成正比,通过测量三尖瓣环直径可间接反映右心室腔的大小。

多合并有冠状动脉供血异常,右心室盲腔产生的高压,使胚胎期的窦状隙不能关闭,右心室和冠状动脉保持直接通道,也有与左前降支相连,也有全部冠状动脉供血来自于窦状隙。

(三)病理生理

胎儿期进入右心房的血液,全部经卵圆孔到左心房进入体循环。出生后婴儿,体静脉血流经卵圆孔入左心房到体循环致使左心容量增大、左心肥厚扩大、主动脉扩张。体循环和冠状动脉循环血氧饱和度低。肺的血流主要依赖于持续开放的动脉导管和支气管动脉,动脉导管的开放程度对婴儿的存活起着关键作用。

(四)临床表现及诊断

1.症状　出生时发育、营养正常,生后 28～48 小时出现气促和发绀,短时间可迅速恶化。吃奶差,呼吸困难,缺氧明显,吸氧后症状改善。

2.体征　发绀严重程度取决于通过未闭的动脉导管和支气管侧支循环到肺的血流量的多少,若分流量大,则发绀轻。触诊心前区无明显震颤,若有严重的三尖瓣关闭不全,可在胸骨左下缘触及收缩期细震颤,在胸骨左下缘或剑突下闻及 2～3/6 级收缩期杂音,有动脉导管未闭者可在胸骨左缘第 2 肋间闻及收缩或双期杂音,侧支循环丰富的患者可在胸骨左缘和背部闻及广泛的双期杂音。

3.心电图检查　右心房大,P 波高尖,部分病例显示左心房大。右心室明显发育不良者,电轴左偏,可出现完全或不完全右束支传导阻滞,少数患者出现左心室劳损。

4.胸部 X 线检查　两肺野出现不同程度的肺血减少,肺动脉段凹陷或平直,主动脉增宽。

5.超声心动图检查　能够明确诊断,并可显示肺动脉瓣闭锁类型及其病度程度,明确右心室腔的大小、右心室漏斗部舒张期直径、室壁厚度、三尖瓣和肺动脉主干及其分支情况,是否合并动脉导管未闭、房间隔缺损等。应用心尖四腔切面测量三尖瓣口直径,根据公式计算出 Z 值。

6.心导管及造影检查 复杂病例应行心导管及造影检查,明确心内结构、肺血管侧支循环等情况。

(五)手术适应证及禁忌证

1.适应证

(1)室间隔完整的肺动脉闭锁诊断清楚者,除了肺血管严重发育不全外,一般都可以手术治疗。

(2)在新生儿期须行肺动脉瓣切开和(或)体-肺分流术,以促进右心室和三尖瓣发育,而后进行二期矫正手术。

(3)右心室漏斗部梗阻,瓣环及肺动脉发育不良,行跨瓣环补片扩大成形和体-肺分流术等分期手术。

(4)右心室和三尖瓣发育尚好的患儿,三尖瓣口直径>70%(99%可信度下限以上),或 Z 值>-1.5 可进行根治手术。

(5)对右心室严重发育不良,三尖瓣直径<正常 55%,或 Z 值<-3,或持久存在窦状隙分流交通的患儿仅适于行体-肺分流术。

(6)存在着右心室依赖性冠状动脉血流时适于行体-肺分流术或二期行全腔静脉-肺动脉连接手术,或心脏移植。

2.禁忌证

(1)周围肺血管严重发育不良。

(2)肝肾功能不全等全身状况不允许手术者。

(六)术前准备

新生儿应给予前列腺素 E 120ng/(kg·min)维持动脉导管持续开放,以争取时间手术。右心房高压、体循环淤血幼儿可在术前应用球囊扩大卵圆孔交通,增加存活机会。

(七)手术方法及注意事项

1.肺动脉闭式扩张术 胸部正中切口或左前外侧开胸,在右心室前壁中部缝置荷包缝线,套阻断管,在荷包线内做右心室切口,送入小号(2~3mm)扩张器至右心室腔,向上通过肺动脉瓣进行扩张,依次更换大号的扩张器扩张。操作中注意收紧荷包阻断管以控制出血,在心内操作结束后,结扎荷包缝线。目前已很少采用。

2.肺动脉瓣直视切开术 胸部左前外侧切开或正中切口,若同时行锁骨下动脉-肺动脉(Blalock-Taussing)分流术,则行左前外侧切口。切开心包,钳闭主肺动脉远端。纵行切开主肺动脉,用 prolene 线连续缝合切口备止血用。切开肺动脉瓣,用止血钳扩大瓣口或切开瓣口。如肺动脉瓣严重发育不全,切开后仍有梗阻,则切除肺动脉瓣。收紧肺动脉切口缝线,打结。

3.体-肺动脉分流术 常采用改良锁骨下动脉-肺动脉分流术或主-肺动脉分流术。

改良左锁骨下动脉-肺动脉分流手术于左侧开胸,分离出左锁骨下动脉和肺动脉,视年龄用直径为 4~6mm 的人工血管分别在左锁骨下动脉和主肺动脉行端侧吻合。若同时行肺动脉瓣切开时,肺动脉切口处可作为人工血管吻合口。

主动脉—肺动脉分流,即中央分流手术可经正中切口或右前外侧切口,行主动脉和右肺动脉或主肺动脉吻合,也可用直径为4~6mm的人工血管连接。

若存在粗大的动脉导管未闭则不必行体—肺动脉分流术。

4.右心室流出道梗阻解除术 在全麻体外循环下进行手术。肺动脉及其瓣环和右心室发育好,仅肺动脉瓣闭锁和右心室流出道狭窄,可采用右心室横切口,切开肺动脉瓣交界或切除肺动脉瓣、切除右心室流道肥厚的肌肉束。

右心室流出道或肺动脉瓣环狭窄严重,须行右心室纵切口,切除肥厚的肌束后,用人工补片或自体心包片加宽右心室流出道,肺动脉或瓣环狭窄则切断肺动脉瓣环,用补片加宽。对于无法切开加宽解除的肺动脉狭窄或右心室流出道梗阻,如流出道有异常冠状动脉,可采用带瓣管道移植。

5.改良Fontan手术 右心室、三尖瓣严重发育不良的患儿或经姑息手术后右心室、三尖瓣仍发育差,同时,肺血管发育正常肺血管阻力低,左心血流动力学正常者可施行改良Fontan手术。若存在右心室依赖性冠状动脉血流,则应行全腔静脉—肺动脉连接术,并扩大房间隔通道,使氧合血流进入右心室,从而供应冠状动脉循环。

6.术中注意事项 术中应进一步探查心脏畸形情况,以便确定手术方法。非体外循环下手术时,应避免失血过多。解除肺动脉狭窄务求充分,同时应避免损伤主动脉瓣、冠状动脉、乳头肌等心内重要结构,必要时应用带瓣管道移植。

(八)主要并发症及处理

低心排出量综合征发生的原因:①右心室腔过小;②右心室依赖性冠状动脉血流,手术后冠状动脉缺血;③体—肺分流口过大;④右心室流出道阻塞解除后仍存在三尖瓣大量反流。因此,术后应严密监护,监测动脉压、右心房压、pH值、血氧饱和度等,并加强支持治疗。

(九)手术结果及随访

室间隔完整的肺动脉闭锁手术1年存活率为80%,与手术死亡率相关的主要因素为三尖瓣直径和异常的右心室冠状动脉分流。

二、肺动脉瓣狭窄

(一)概述

肺动脉瓣狭窄(pulmonary valve stenosis)是指室间隔完整,肺动脉瓣口狭窄的先天性心脏畸形。发病率占先天性心脏病发病率的8%~10%。

(二)病理解剖和重要毗邻关系

肺动脉瓣狭窄三瓣叶的占70%,肺动脉瓣可为两瓣叶。瓣叶融合、增厚、短缩和僵硬,瓣口狭窄,并向肺动脉内突出呈鱼嘴状。年龄较大儿童或成人,狭窄的瓣口可有疣状增殖体或钙化。肺动脉瓣狭窄同时可伴有瓣环发育不全。右心室继发性肥厚,漏斗部肥厚,严重病例可导致右心室流出道狭窄。肺动脉也多有狭窄后扩张改变。三尖瓣可增厚,甚至出现关闭不全,右心房继发性增大,且由于右心室、右心房压力增高,多伴有卵圆孔未闭。

(三)病理生理

肺动脉瓣狭窄的主要病理生理改变是右心室血液流出受阻,右心室须加强收缩力完成泵血功能,右心室压力增高程度与肺动脉瓣狭窄程度成正比。肺动脉瓣严重狭窄时右心室压力可超过左心室压力,右心室肥厚,右心室腔变小,而后右心室腔逐渐扩大,导致右心室衰竭,而狭窄远端肺动脉压力正常或降低,在右心室腔和狭窄远端之间存在压力差。

(四)临床表现及诊断

1.症状 取决于肺动脉瓣的狭窄程度。轻度狭窄可无症状;中度狭窄早期无症状,随着年龄增长,可逐渐出现活动后胸闷、气短、乏力;严重狭窄可出现小活动量时即见心慌、胸闷、气短,偶可发生晕厥,甚至心律失常、猝死。

2.体征 一般均发育正常。部分患儿呈明显的满月样脸,狭窄严重者可出现口唇、皮肤青紫,并有杵状指(趾)。颈静脉搏动常提示狭窄严重。心前区较饱满,心浊界轻度扩大,在胸骨左缘可触及收缩期细震颤,在胸骨左缘2、3肋间可闻及喷射性收缩期杂音。

3.胸部X线检查 肺门血管阴影减少,肺野清晰。轻、中度狭窄,心影一般不大;重度狭窄可有轻或中度心脏增大,右心室、右心房增大。肺动脉段凸出系由肺动脉瓣狭窄后扩张所致。

4.心电图 轻度狭窄可为正常,中重度狭窄时电轴右偏。P波在Ⅱ导联高尖,提示右心房压高,右心房增大。

5.超声心动图 能明确狭窄的部位、程度、肺动脉瓣发育情况、瓣环大小、跨瓣压差以及是否合并畸形等,为手术治疗提供详细资料。

6.右心导管术和心血管造影检查 右心导管检查对确定右心室压力及肺动脉狭窄程度等具有重要价值,右心室与肺动脉的压力差超过20mmHg即可诊断为肺动脉狭窄。

轻度狭窄:右心室收缩压30~60mmHg,压差20~40mmHg,狭窄口直径估计在1.5cm以上;中度狭窄:右心室收缩压61~120mmHg,压差40~100mmHg,狭窄口直径1.0~1.5cm;重度狭窄:右心室收缩压121~180mmHg,压差>100mmHg,狭窄口直径0.5~1.0cm;极重度狭窄:右心室收缩压>180mmHg,压差>100mmHg,狭窄口直径估计在<0.5cm。

右心室造影可显示狭窄的部位、程度及范围,有助于确诊。对于单纯肺动脉瓣狭窄一般较少采用这两项有创检查。

(五)手术适应证及禁忌证

1.适应证

(1)中度以上肺动脉瓣狭窄,心脏扩大、心电图示右心室肥厚劳损。

(2)右心室收缩压超过70mmHg或右心室肺动脉收缩压差超过50mmHg。

2.禁忌证 难以控制的心衰、呼吸功能障碍、肝肾功能不全等。

(六)术前准备

对于极重度狭窄的新生儿患者生后给予前列腺素E1以延缓动脉导管闭合,增加肺血流,改善缺氧。

(七)手术方法及注意事项

肺动脉瓣交界切开术可在低温或体外循环下阻断腔静脉下进行。伴有漏斗部狭窄、房缺、卵圆孔未闭、三尖瓣关闭不全等合并畸形时应采用体外循环下手术。

手术经胸部正中切口,纵行切开心包,常规建立体外循环。若为单纯肺动脉瓣狭窄,可仅阻断上、下腔静脉血流心脏搏动下手术。在主肺动脉近端行1.5~2cm纵或横行切口,切口可延伸到前瓣窦,小拉钩置于瓣窦中牵拉显露。术中须仔细探查肺动脉瓣狭窄及合并畸形情况,以便确定手术方法。若为三叶瓣,可用尖刀沿融合的交界切开直到嵴部。若为二叶瓣,常还须将瓣叶附着侧壁的部分切开。如瓣叶肥厚并造成梗阻,则切除瓣叶,探查右心室漏斗部及瓣环有无狭窄,如有狭窄,切开后用心包补片加宽。

肺动脉瓣狭窄交界切开时避免损伤肺动脉壁,术终测压,确定肺动脉瓣狭窄解除情况,若压差明显说明狭窄解除不彻底,应再次处理。

(八)主要并发症及处理

重症新生儿术后应加强心功能支持及机械辅助呼吸。对肺动脉瓣发育不良行切除术或跨瓣补片加宽,术后均存在不同程度的肺动脉瓣关闭不全,会影响右心室收缩力,应加强支持治疗。

(九)手术结果及随访

单纯肺动脉瓣狭窄手术一般无死亡,但在重度肺动脉瓣狭窄伴右心室功能衰竭术的死亡原因主要是低心排、右心衰竭。术后患者症状改善明显,活动耐力增强。

三、漏斗部狭窄

(一)概述

右心室漏斗部狭窄(pulmonary infundibular stenosis)为右心室漏斗部肌肉肥厚和纤维增生造成右心室血流梗阻。单纯漏斗部狭窄约占右心室流出道梗阻中的 2%,肺动脉瓣狭窄中约 20% 可继发右心室流出道肌肉肥厚合并漏斗部狭窄。

(二)病理解剖及重要毗邻关系

病理解剖分为两种类型。

1. 局限性狭窄 在漏斗部形成局限的纤维性或纤维肌性的环状狭窄,在狭窄环与肺动脉瓣之间形成第三心腔。

2. 漏斗部广泛狭窄 肌肉普通增厚呈管状。多合并室间隔缺损。

(三)病理生理

病理生理特点与肺动脉瓣狭窄相同。

(四)临床表现及诊断

1. 症状 狭窄严重时出现乏力、心慌、气短,甚至出现晕厥。

2. 体征 胸骨左缘 3~4 肋间可触及收缩期细震颤,听诊可闻及响亮的粗糙收缩期杂音,肺动脉第 2 音减弱或消失。严重狭窄的口唇出现发绀。

3. X 线检查 肺门血管影减少,肺野清晰。右心室、右心房增大。肺动脉段平直或凹陷,形成第 3 心室者肺动脉段下方可膨出。

4. 心电图 P 波高尖,中、重度狭窄时电轴右偏。

5. 超声心动图 可明确诊断,确定右心室漏斗部肌肉肥厚、局部狭窄的程度,肺动脉瓣、肺动脉及合并畸形情况,为手术提供依据。

6. 右心导管和造影检查 可进一步明确诊断,但已很少应用。

(五)手术适应证与禁忌证

1. 适应证

(1)中度以上狭窄,临床已有症状,心脏扩大、心电图示右心室肥厚劳损。

(2)右心室流入道—肺动脉收缩压差超过 50mmHg。

2. 禁忌证 难以控制的心衰、呼吸功能障碍、肝肾功能不全等。

(六)术前准备

术前详细检查,明确诊断,确定手术指征及手术方案。其他术前处理与单纯肺动脉瓣狭窄相同。

(七)手术方法及注意事项

体外循环心脏停搏下手术显露较好,右心室流出道采用横切口或斜切口,注意避免损伤粗大的冠状动脉。对严重狭窄或怀疑肺动脉瓣环有狭窄的患者应采用纵切口,显露肥厚的肌肉束,缝置牵引线,予以剪除,包括切除肥厚的隔束、壁束、室上嵴和漏斗部前壁。若狭窄解除满意则直接连续缝合右心室切口,若广泛性严重狭窄则须应用补片加宽。

术中注意探查有无其他合并畸形,并予以矫治。漏斗部狭窄解除时注意看清肥厚肌束界线,勿损伤乳头肌、冠状动脉或剪穿室间隔等。术终测压,右心室—肺动脉压差>30mmHg 提示还存在狭窄,须进一步手术解除或加宽。

(八)主要并发症及处理

重症患者狭窄解除不彻底,术后可出现低心排或心力衰竭,应加强心功能支持治疗,给予正性肌力药物及血管扩张药,另外,严重狭窄解除后易出现低血容量,尤其在心功能差加用血管扩张药物时,要注意监测并及时补充血容量。

(九)手术结果及随访

与单纯肺动脉瓣狭窄类似,单纯右心室漏斗部狭窄一般预后较好,无死亡。重症患者术后易出现右心衰,可致术后早期死亡。

四、肺动脉瓣上及其分支狭窄

(一)概述

肺动脉瓣上及其分支狭窄(stenosis of superavalvular pulmonary arteryand branches)是主肺动脉和肺动脉分支一处或多处狭窄,占先天性心脏病的 2.5%。

(二)应用解剖及重要毗邻关系

可单发或多发于肺动脉主干至肺内动脉的各段。按其部位可分为四种类型。

1. 主干或其左、右肺动脉狭窄。

2. 主干分叉部延伸到左、右肺动脉狭窄。

3. 周围分支多发的梗阻性狭窄。

4. 主干及其分支均有狭窄。

(三)病理生理

病理生理特点与肺动脉瓣狭窄类似,如单纯一侧肺动脉狭窄,对侧血流不减少或增多,故缺氧表现较轻。

(四)临床表现及诊断

症状与单纯肺动脉瓣狭窄相似,胸部 X 线检查显示肺血少,如一侧肺动脉狭窄,此侧肺血少,对侧肺血多。心电图示右心室肥厚。超声心动图虽可明确诊断,但周围分支狭窄须行右心室造影,可明确狭窄部位及类型。

(五)手术适应证和禁忌证

1. 适应证

(1)中度以上狭窄,临床已有症状,心脏扩大、心电图示右心室肥厚劳损。

(2)肺动脉狭窄处收缩压差超过 50mmHg。

2.禁忌证

(1)肺叶以下周围肺动脉狭窄。

(2)难以控制的心衰、呼吸功能障碍、肝肾功能不全等。

(六)术前准备

术前明确诊断及手术指征。

(七)手术方法及注意事项

纵行切开肺动脉检查狭窄情况,剪除隔膜样狭窄,若狭窄延伸至左、右肺动脉,则切口向上延伸至左、右肺动脉并用补片加宽。如右肺动脉狭窄段较长、显露困难,可横断主动脉,增加显露,手术完毕再吻合主动脉。手术完应测压。

(八)主要并发症及处理

多处狭窄,尤其是远端肺血管发育不良,手术无法矫治的,术后易出现右心衰,应加强术后监护和心功能支持治疗。

(九)手术结果和随访

局限性狭窄手术效果好,左、右肺动脉及远端肺血管发育不全的,术后右心室压下降不明显,死亡率高,远期预后差。

(刘朝亮)

第十节　房间隔缺损

一、概述

房间隔缺损(atrial septal defect,ASD)是心房间隔发育不全致左右心房之间遗留血流交通的先天性畸形,分为原发孔型房间隔缺损和继发孔型房间隔缺损。原发孔型房间隔缺损是指胚胎第4~6周,第一房间隔向心内膜垫方向生长,若第一房间隔或心内膜垫发育受阻,使两者不能汇合,从而形成的房间隔缺损。第二房间孔或继发房间孔是指第一房间孔即将闭合时,第一房间隔上部自行吸收形成另一心房间孔,继续保持左、右心房间的交通。此时在第一房间隔右侧又出现一个第二间隔或继发隔。若第二房间孔形成过大,或第二房间隔发育不良,使第二房间孔不能被遮盖,从而形成的房间隔缺损称为继发孔型房间隔缺损。

继发孔型房间隔缺损是最常见的先天性心脏病之一,占先天性心脏病的10%~20%,很少自然关闭,症状多在青壮年以后出现,自然寿命平均约50岁,个别报道有活到90岁以上者。

二、病理解剖

继发孔型房间隔缺损有时为单一的缺损,有时呈筛孔样,直径2~3cm最多见。根据其部位通常分为四种类型。

1.中央　又称卵圆孔型,约占继发孔型房间隔缺损的70%,位于房间隔中部,相当于卵圆窝部位。

2.下腔型　位于房间隔后下方,没有完整的下缘,与下腔静脉入口和左心房后壁相延续。

3.上腔型　又称静脉窦型,位于房间隔后上方,没有完整的上缘,与上腔静脉入口相延续。

4.混合型　同时兼有上述两种以上类型的巨大房间隔缺损。

三、病理生理

心房之间左向右分流量决定房间隔缺损的病理生理改变程度。出生后早期肺血管阻力较高,分流量较小,临床症状不明显。随着年龄增长,肺血管阻力下降,分流量逐渐增大,可出现临床症状,部分患者会发展成为肺动脉高压,此后病情迅速发展,甚至出现右向左为主的分流,即艾森曼格综合征。

四、临床表现及诊断

1.症状　自觉症状多在20岁以后出现,婴幼儿期分流量大者可出现疲倦、气急、经常呼吸道感染等症状,极少数情况下可发生右心衰竭。晚期可出现室性早搏、心房颤动等心律紊乱及下肢水肿等。

2.体征　生长发育大多不受影响。缺损较大者可出现心前区隆起,心脏搏动增强。胸骨左缘2~3肋间可闻及柔和的收缩期吹风样杂音,极少数伴有细震颤。肺动脉第2音增强并固定分裂是特征性体征。

3.胸部X线检查　心脏扩大和肺血增多程度随分流量大小不同而有差异,可呈现大致正常的心肺X线表现。典型胸部X线征象为:右心房、右心室增大,肺动脉段凸出,肺血增多及主动脉结小。

4.心电图　多表现为电轴右偏,右心室肥大,不完全性右束支传导阻滞。晚期可出现房颤、房扑等心律失常。

5.超声心动图　是确定诊断和判断预后的主要手段,可确定缺损大小,位置,血液分流方向、分流速度和分流量,估计肺动脉压力等。

6.右心导管检查　目前已较少应用,主要用于中、重度肺动脉高压患者,目的是测量肺动脉高压程度,了解肺血管阻力,以明确是否有手术适应证,并帮助判断预后,当诊断不能肯定或怀疑伴有其他畸形者亦可应用。右心房水平血氧含量超过上、下腔静脉平均血氧含量1.9%即有诊断意义。

五、手术适应证及禁忌证

(一)适应证

1.分流量较小、无症状者可暂不手术。有反复呼吸道感染或心力衰竭史,右心扩大,左向右分流量占肺循环血流量30%以上,QP/Qs>1.5者,应考虑手术治疗。

2.左向右分流为主,且肺动脉压低于体循环压的2/3、肺血管阻力小于全身血管阻力的2/3,对肺血管扩张剂或ASD关闭试验反应良好者可考虑关闭ASD。

3.中央型房间隔缺损,无合并肺静脉异位连接等其他心脏畸形,可采用经皮介入封堵术。

(二)禁忌证

1.不可逆性严重肺动脉高压。

2.右心导管检查Qp/Qs<1.2,全肺血管阻力8~12Wood U。

六、术前处理

无自觉症状者,不需特别处理。有呼吸道感染或心力衰竭者,需予以控制。成人合并肺动脉高压者可给予吸氧、血管扩张药治疗,合并心功能不全者需给予强心、利尿等治疗。

七、手术方法及注意事项

房间隔缺损治疗方法:①经皮介入导管封堵术,适宜于有边缘的中央型房间隔缺损;②体外循环下直视修补术,目前仍是大型房间隔缺损最常用修复的方法,可采用心脏停搏或不停搏两种方法,后者有发生气栓的潜在危险;③体外循环下胸腔镜直视修补术。

手术方法:

(一)手术切口

1.胸部正中切口　仰卧位,纵劈胸骨进胸,是最常用的方法,手术视野好、安全、易处理其他合并畸形。

2.右侧腋下切口　优点是美观,但存在术野差、不易发现和处理其他合并畸形的缺点,对术者手术技巧和经验要求相对较高。一般选用左侧卧位或仰卧位,右侧垫高 30°~60°,经右侧第 4 肋间进胸,于右侧膈神经前 2cm 纵行切开心包,建立体外循环。

(二)建立体外循环

按常规建立体外循环,部分上腔型房间隔缺损需从上腔静脉插入直角管,以充分显露缺损上缘。下腔静脉插管,位置不可太高,以免缺损下缘显露不清,影响操作。

(三)房间隔缺损修补术

1.右心房斜切口,长度 2~3cm。

2.仔细探查心内结构,排除其他合并畸形。

3.修补房间隔缺损,缺损较小,左心房发育较好的中央型单纯缺损可直接缝合修补;缺损较大,上腔型缺损或合并肺静脉异位连接者,建议自体心包或涤纶补片修补。

4.常规心内排气,开放升主动脉,诱导心脏复跳。缝合右心房切口,开放上、下腔静脉。

(四)术中注意事项

1.缝合房间隔缺损时,要缝于缺损前后肌缘上,以免撕裂再通。

2.仔细心内探查,以免遗漏无顶冠状静脉窦、肺静脉异位连接、三房心等合并畸形,造成严重后果。

3.下腔静脉瓣可能误认为缺损下缘,需仔细辨认。

八、术后处理

1.明显肺动脉高压者,应用血管扩张药物治疗。

2.患者术后容易出现心动过缓,可预防性应用异丙肾上腺素。

3.心功能差的患者适当应用正性肌力药物及利尿药。

九、主要并发症及处理

1.残余分流　较少见,少量残余分流可暂不处理,随访观察,分流量较大时需再次修补或经皮介入封堵。

2.心律失常 多见于成人房间隔缺损较大者,术后早期多见,经对症治疗一般可恢复。

3.心功能不全 多为术前有心功能不全或成年患者,可适量给予正性肌力药物支持。

十、手术结果及随访

单纯房间隔缺损手术治疗效果良好,手术死亡率已逐渐接近至零,术后肺动脉高压和心功能不全是主要死亡原因。

单纯房间隔缺损修补远期疗效满意,大多可享受正常人的生活、工作和寿命,高龄患者术后可减轻症状,改善和提高生活质量。合并肺动脉高压和心功能不全者对生活质量存在不同程度影响。

(刘朝亮)

第十一节 房室间隔缺损

一、部分性房室间隔缺损

(一)概述

部分性房室间隔缺损(partial atrio ventricular septal defect)是指胚胎发育过程中上、下心内膜垫未完全融合,形成原发孔房间隔缺损和(或)房室瓣畸形,多伴有二尖瓣关闭不全。无二尖瓣关闭不全或二尖瓣关闭不全较轻者,自然生存史与继发孔型房间隔缺损类似,但晚期多会出现心房颤动和心功能不全。合并中度以上二尖瓣关闭不全者,若不早期手术,预后较差。

(二)病理解剖

部分性房室间隔缺损分为三种类型。①单纯原发孔房间隔缺损;②原发孔房间隔缺损合并房室瓣畸形,多为二尖瓣裂隙;③共同心房,均合并二、三尖瓣畸形。部分性房室间隔缺损位于卵圆窝前下方,房室结向后下方移位至右心房后壁,位于冠状静脉窦口与室间隔嵴之内,His束起源于此,并穿过房室瓣环进入左心室。房室瓣为六个瓣叶,二尖瓣分为左上、左下和左侧瓣叶,左上和左下瓣叶可完全分开也可部分融合,其交界即称为二尖瓣裂隙。三尖瓣分为右上、右下和右侧瓣叶,部分患者三尖瓣发育受到影响,右上瓣叶不附于室间隔嵴上。

(三)病理生理

左向右分流往往较大,若二尖瓣关闭不全较轻,与继发孔房间隔缺损的病理生理类似,二尖瓣关闭不全较重时会引起心房内左向右分流增加,使左、右心室容量均加重,出现心脏扩大、充血性心力衰竭和肺动脉高压。

(四)临床表现及诊断

1.临床表现 临床症状取决于缺损大小和二尖瓣关闭不全程度。缺损较大,二尖瓣关闭不全明显者,婴幼儿期即可出现心悸、气短和充血性心力衰竭等临床症状。缺损不大,二尖瓣无关闭不全者,可无明显症状,生长发育多不受影响。主要体征为心前区隆起,心脏搏动增强,胸骨左缘2～3肋间可闻及收缩期柔和杂音,合并二尖瓣关闭不全者可在心尖区闻及收缩期杂音。

2.诊断

（1）胸部 X 线检查：二尖瓣关闭不全较轻者，胸部 X 线表现类似继发孔房间隔缺损，表现为右心房增大和肺动脉段凸出，肺血管纹理增粗。二尖瓣关闭不全明显者，左、右心影均增大，肺血管纹理增粗和肺动脉段凸出更加明显。

（2）心电图检查：电轴左偏，可有 P 波高尖，右心房、左心房或双心房增大，右心室肥厚，I 度房室传导阻滞较常见。

（3）超声心动图检查：超声心动图是最有价值的检查方法，可明确缺损大小、左心室流出道情况、房室瓣发育及关闭不全程度、各房室腔发育状况和乳头肌、腱索位置等。

（4）右心导管检查：已较少应用，但对肺动脉高压诊断仍有价值，主要目的是了解肺血管阻力，明确手术适应证，并帮助判断预后。

（五）手术适应证和禁忌证

1.适应证

（1）出现充血性心力衰竭或反复呼吸道感染者应尽早手术。

（2）二尖瓣关闭不全较轻、症状不明显者，可在 1～2 岁择期手术，此时二尖瓣叶增厚，但卷缩尚不明显，有利于二尖瓣修复。

（3）二尖瓣出现明显关闭不全，即使无症状亦应尽早手术。

2.禁忌证　不可逆性严重肺动脉高压，肺血管阻力＞10Wood U。

（六）术前准备

1.有充血性心力衰竭者给予强心、利尿、扩血管等对症治疗，改善心脏功能，若药物治疗效果不佳，应尽早手术治疗。

2.伴有严重肺动脉高压者需给予降肺动脉压处理，如吸氧、药物治疗等。

3.伴有呼吸道感染者应控制感染，疗效不佳者尽早行心内畸形矫治手术。

（七）手术方法及注意事项

1.手术方法

（1）全身麻醉体外循环下直视修复手术是最常用方法。

（2）二尖瓣修复：缝合二尖瓣裂隙，一般采用间断缝合。如存在瓣环扩大、瓣叶脱垂等，根据情况做相应处理。左心室内注入冷生理盐水测试，确保二尖瓣修复满意。

（3）原发孔房间隔缺损修补：一般采用自体心包或人工补片，缺损下缘房室瓣环处可带垫片褥式缝合或连续缝合，其余各缘一般采用连续缝合，冠状静脉窦根据其位置隔入左心房或右心房。

（4）三尖瓣修复：经注水测试，若存在三尖瓣关闭不全应予相应修复。

2.术中注意事项

（1）妥善修复二尖瓣关闭不全是手术成败及预后的关键。二尖瓣裂隙缝合要牢固，以免撕裂，这是术后早期二尖瓣关闭不全复发的主要原因之一。

（2）避免损伤传导组织，造成高度房室传导阻滞，必要时可将冠状静脉窦隔入左心房。

（3）防止残余分流。房室环与室间隔嵴之间时常存在小的裂隙，缝合缺损下缘时需一并缝合关闭。

（八）主要并发症及处理

1.心功能不全　应给予强心、利尿、扩血管等对症治疗，注意容量负荷不宜过大。

2.二尖瓣关闭不全　轻度二尖瓣关闭不全可观察，同时注意减轻心脏前、后负荷，改善心脏功能。若二尖瓣关闭不全明显,必要时应再次手术修复。

3.完全性房室传导阻滞 由于外科技术的提高,近年已较少发生,可先应用临时心脏起搏器,若不能恢复窦性心律,需安放永久性心脏起搏器。

(九)手术结果及随访

手术死亡率1%～3%,术后肺动脉压力不高及房室瓣关闭良好者远期疗效满意。注意随访残余房室瓣反流的发展状况,必要时需再次修补或行瓣膜置换术。

二、完全性房室间隔缺损

(一)概述

完全性房室间隔缺损(complete atrioventricular septal defect)是指胚胎发育过程中上、下心内膜垫未融合,形成原发孔房间隔缺损、室间隔缺损和房室瓣发育异常的一组先天性畸形,常合并先天性愚症。自然生存史较差,不早期手术,易产生充血性心力衰竭和肺血管阻塞性病变,多于婴幼儿期死亡。

(二)病理解剖

同时存在原发孔房间隔缺损和房室瓣下室间隔缺损,房室瓣畸形,一个共同房室瓣环和瓣口,左心室流入道缩短,流出道延长,以及房室结和心脏传导束向下移位等构成完全性房室隔缺损的主要病理解剖。原发孔房间隔缺损位置、房室结位置及传导束走行与部分性房室隔缺损类似。室间隔呈勺状凹陷,缺损位于前、后桥瓣下腱索之间。房室瓣多为五个瓣叶,左心室流出道延长较部分性房室隔缺损更明显。通常分为A型、B型和C型,其中A型最多见。A型的前桥瓣分为左上和右上两个相等的瓣叶,两瓣叶下方为室间隔缺损,均有腱索附着在室间隔上。B型前桥瓣裂隙偏向右侧,左上瓣叶的腱索附着在室间隔右侧乳头肌上。C型前桥瓣无裂隙,无腱索附着在室间隔上,完全飘浮,下方形成大的室间隔缺损。

(三)病理生理

心房间和心室间分流往往较大,常伴有房室瓣关闭不全,婴儿期即可出现充血性心力衰竭和肺动脉压力增高,幼儿期即可出现肺血管阻塞性病变。

(四)临床表现及诊断

1.临床表现 婴儿期甚至新生儿期即可出现心悸、气短和充血性心力衰竭症状,生长发育差,随着年龄增大和肺动脉压力增高,出现发绀,甚至艾森曼格综合征。二尖瓣关闭不全明显者,药物治疗常常难以控制心力衰竭。主要体征:心前区隆起,心脏搏动增强,可在胸骨左缘2～4肋间闻及收缩期杂音,有二尖瓣关闭不全者可在心尖区闻及收缩期杂音。随着年龄增大和肺动脉压力增高,可出现发绀。

2.诊断

(1)胸部X线检查:心影增大,肺动脉段突出,肺血明显增多,肺血管纹理增粗。

(2)心电图检查:特征性表现为Ⅰ度房室传导阻滞,同时电轴左偏,可有P波高尖,右心室肥厚和(或)左心室肥厚。

(3)超声心动图检查:超声心动图是确定诊断的主要检查方法,可明确缺损大小、房室瓣发育及关闭不全程度、各房室腔发育状况和乳头肌、腱索位置等。

(4)右心导管检查:已较少应用,但对肺动脉高压诊断仍有价值,主要目的是了解肺血管阻力,明确手术适应证,并帮助判断预后。

（五）手术适应证和禁忌证

1.适应证

（1）反复充血性心力衰竭和呼吸道感染者，应尽早手术。

（2）有明显充血性心力衰竭者，先药物控制，疗效不佳应尽早手术。

（3）有呼吸道感染者，先控制感染，难以控制时应尽早手术。

2.禁忌证　不可逆性严重肺动脉高压，肺血管阻力/体血管阻力＞0.7，肺血管阻力＞10Wood U。

（六）术前准备

1.有充血性心力衰竭者给予强心、利尿、扩血管治疗，改善心脏功能。若药物治疗效果不佳，应尽早手术。

2.伴有严重肺动脉高压者需给予降肺动脉压处理，如吸氧、药物治疗等。

3.伴有呼吸道感染者应控制感染，疗效不佳者尽早行心内畸形矫治手术。

（七）手术方法及注意事项

1.手术方法

（1）全身麻醉体外循环下直视手术是最常用的方法，个别小体重婴儿可采用深低温停循环。

（2）胸部正中切口。

（3）按常规方法建立体外循环，共同心房者可在上腔静脉插直角管，以利显露。

（4）房室瓣修复：缝合前、后桥瓣叶对合点，作为左、右侧房室瓣上下瓣叶的交界标志，缝合瓣叶裂隙，一般采用间断缝合。经二尖瓣于左心室内注入冷生理盐水，观察房室瓣修复效果。

（5）房、室间隔缺损修补：分为一片法和两片法，室间隔缺损间断或连续缝合均可。目的是妥善修复房、室间隔缺损，并合理分隔左右侧房室瓣而不发生反流和狭窄。一片法需在前、后桥瓣叶对合点处剪开，将剪开的左右侧瓣叶固定在一整块补片两侧，从而形成完整的左右两侧房室瓣。两片法是用半圆形补片先修补室间隔缺损，再用另一补片修补房间隔缺损，房间隔缺损补片下缘与左上和左下瓣叶呈"三明治"式固定于室间隔缺损补片上缘。

2.术中注意事项

（1）妥善修复二尖瓣关闭不全是手术成败及预后的关键。二尖瓣裂隙缝合要牢固，必要时可同时行瓣环成形。

（2）避免损伤传导组织，造成高度房室传导阻滞，必要时可将冠状静脉窦隔入左心房。

（3）缝合室间隔缺损后下缘时应远离室间隔嵴，以防止传导束损伤。

（4）防止残余分流。

（八）主要并发症及处理

1.心功能不全　应给予对症治疗，注意控制容量负荷。

2.二尖瓣关闭不全　轻度二尖瓣关闭不全可观察，同时注意减轻心脏前、后负荷，改善心脏功能。若二尖瓣关闭不全明显，必要时应再次手术修复。

3.肺动脉高压危象　近年已较少见。充分镇静、适当延长呼吸机辅助时间，过度通气避免二氧化碳蓄积，应用降肺动脉压药物治疗均是有效预防和治疗方法。

4.完全性房室传导阻滞　先应用临时心脏起搏器，必要时安放永久性心脏起搏器。

(九)手术结果及随访

由于手术时机的小龄化和外科技术的提高,完全性房室间隔缺损疗效逐渐提高,手术死亡率为 1.5％～5％,再手术率为 3％～7％,10 年生存率为 90％～92％,远期疗效主要取决于肺动脉压力及房室瓣关闭情况。

远期需注意观察房室瓣反流的发展情况,必要时需再次手术修复房室瓣或行瓣膜置换术。

(刘朝亮)

第十二节　三房心

一、概述

三房心(cor triatriatum)是左或右心房被纤维隔或纤维肌隔分隔成两个心房的一种先天性心脏畸形,发病率占先天性心脏病的 0.1％～0.4％,左心房被分隔者为左型,右心房被分隔则为右型。典型三房心是指左型而言,占三房心总数的 90％以上。左心房被纤维肌肉隔膜分隔为副房和真房,副房也称高压腔或近端腔,接受全部或部分肺静脉血,真房也称低压腔或远端腔,与左心耳和二尖瓣相连。

二、病理解剖及重要毗邻关系

由于左心房后壁过度生长,肺静脉共干和原始左心房融合发生错位,导致在原始左心房后壁出现纤维膜样间隔,并将其分隔为两部分,隔膜上有一个或多个开口。当隔膜孔呈闭锁状态,肺总静脉腔血液不能直接进入真性左心房,而是通过胚胎遗留的异常通道,经无顶冠状静脉窦或房间隔缺损由右心房与真性左心房交通,或肺总静脉经冠状窦、无名静脉或门静脉等异常通道汇入右心房,通过房间隔缺损再入真性左心房。

典型三房心(A 型):左心房被异常纤维肌隔分隔为副房和真性左心房,副房接受 4 个肺静脉回流,真房含左心耳及二尖瓣,副房经隔膜孔与真房相通。分为:

Ⅰ型:卵圆孔位于副房。

Ⅱ型:卵圆孔位于真房。

Ⅲ型:卵圆孔已闭合无房间交通。

不典型三房心(B 型):分隔左心房的隔膜完整,副房与真性左心房无直接交通,再分为两种亚型:

Ⅰ型:副房通过卵圆孔与右心房交通,可通过房缺与真性左心房相通。

Ⅱ型:副房血流通过肺总静脉干回流到冠状静脉窦或经心外体静脉异常通道连接右心房,再通过房间隔缺损与真性左心房相交通。

三房心副房由于压力较真房高,壁也较厚,腔也相对大。肺静脉一般不扩张,右心房和右心室扩大,左心房和左心室变小。除了肺静脉异位连接、无顶冠状静脉窦及左上腔静脉与真性左心房相连接畸形外,三房心常见的其他心脏合并畸形有动脉导管未闭、室间隔缺损、主动脉缩窄、冠状动脉窦型房间隔缺损、三尖瓣闭锁、房室间隔缺损、先天性二尖瓣关闭不全、法洛四联症和 Ebstein 畸形等。

三、病理生理

主要取决于左心房内纤维肌性隔膜交通口的大小、房间隔缺损的大小和位置并发畸形等。血流动力学一般类似二尖瓣狭窄,左隔膜孔道直径仅数毫米的病例,可引起肺静脉回流淤滞、肺淤血、肺水肿和肺动脉高压;并发部分肺静脉异常回流或房间隔缺损位于右心房与副心房之间则产生左向右的分流;如房间隔缺损与固有心房腔相通为右向左分流,临床有发绀。大多数三房心病例近侧心房与真左心房之间的隔膜孔通常较窄,因而大约75%的典型三房心的患者死于婴儿时期。

四、临床表现及诊断

1.症状 孔道狭小的严重病例,生后不久即可出现重度肺淤血,表现为呼吸困难、气促、端坐呼吸;阵发性咳嗽;烦躁和哺乳困难;生长发育差,可伴有发绀。孔道较大,伴有房间隔缺损,则右心增大、肺血增多,肺静脉梗阻及右心衰的症状出现相对较晚。或类似房间隔缺损,仅在活动后稍有气促。

2.体征 胸骨左缘第2肋间闻及喷射性收缩期杂音和舒张期杂音,有时可听到由于梗阻程度严重孔道近远端压力差所致连续性杂音,P2亢进,常有分裂。也可无杂音。部分病例伴有收缩期细震颤,发绀病例可出现杵状指。

3.心电图检查 电轴右偏,右心室肥大,P波增高提示右心房肥大,可有完全或不完全右束支传导阻滞及ST-T改变等。

4.X线检查 心脏轻至中度增大,以右心室肥大为主,有明显肺循环高压但左心房不大或仅轻度增大为其特征,上腔静脉扩张,肺间质水肿,如存在左向右分流,可见肺动脉充血征象,右心房、右心室增大,肺动脉段突出显示肺动、静脉高压症。主动脉结偏小,部分病例呈左心房扩大的双房影。

5.二维超声心动图检查 发现左心房内的异常纤维肌性隔膜,常呈波浪形,一般较薄,而且运动的特征是舒张期朝向二尖瓣口,收缩期朝向相反方向。位于左心房侧壁偏上的位置,并附着在房间隔上。二尖瓣和隔膜之间有一定距离,由于舒张期左心房内湍流的影响,二尖瓣可能出现舒张期震颤。同时要注意探查四个肺静脉开口的位置有无异常。合并房缺时多普勒检查可发现有房间隔过隔血流。更重要的在于鉴别隔膜与左心耳的关系,在三房心,左心耳始终在真性心房,这是区别三房心与二尖瓣瓣上狭窄环的标志。左心耳的位置在心脏收缩期隔膜朝二尖瓣口相反方向运动时最清楚。彩色多普勒血流可显示有连续的血流通过隔膜,血流峰值舒张期大于收缩期。

6.心导管及主动脉造影检查 仅在病情复杂、超声心动图难以确诊时,才进行此项检查。右心导管如测得肺动脉楔嵌压增高而真正的左心房压力低或正常为其特点。约1/3病例导管进入右心房后可通过房间隔缺损或卵圆孔进入左心房,左心房造影可显示左心房内存在异常隔膜,如能显示副房则可发现在心动周期不见收缩,保持恒定的形态。肺动脉造影可以明确有无肺静脉畸形引流和房间隔缺损,肺静脉造影显示副房较大,造影剂密度高于真房,并可见隔膜上的交通口。在真房造影,可以看到左心耳结构和房内隔膜。左心室造影有益于排除二尖瓣异常、室间隔缺损等病变。

五、手术适应证

副房与真房之间交通口狭窄,症状出现早,手术应在 1 岁以内进行。对一些复杂的三房心,当肺总静脉腔开口于右心房,肺总静脉腔与左心房之间存在严重梗阻或完全不通,或右心房与左心房之间仅存在一个小的卵圆孔未闭,非常有限的血液流向左心房和左心室,患儿常在生后几个月内出现严重症状,是急诊手术的指征。

六、术前准备

严重三房心在婴幼儿期即可出现充血性心力衰竭和反复呼吸道感染,对这类患者术前要注意改善心功能和控制肺部并发症。

七、手术方法及注意事项

(一)手术方法

采用正中切口纵劈胸骨,在常规体外循环和心脏停搏下进行手术。对婴幼儿在深低温停循环下手术术野更清楚,手术入路可经如下两种途径。

1. 房间沟左心房切口三房心矫正术　典型三房心不伴随其他心脏畸形,近侧心房扩大,手术可选左心房切口。对成人或大的儿童一般可获得满意的显露。

(1)从右肺静脉前方经房间沟切开左心房。用适当大小牵开器拉开切口,显露左心房腔内异常隔膜及肺静脉开口。

(2)向左下肺静脉开口方向剪开隔膜比较方便,以便改善对隔膜下真性左心房结构的显露。

(3)确认二尖瓣及左心耳后,将止于房壁及房间隔的异常隔膜切除,在切除靠近左心房外侧壁隔膜时,应注意上方有左肺静脉,下方有二尖瓣环,避免牵引力过大,损伤二尖瓣及左心房壁。

(4)异常隔膜切除后按常规缝合左心房切口。

2. 右心房切口三房心矫正术　当合并房间隔缺损(或卵圆孔未闭)时,经此手术径路显露异常隔膜更方便。

(1)在右心房前外侧平行房室沟斜切口进入右心房。检查右心房结构和房间隔缺损位置。

(2)缺损后缘纵行剪开房间隔,扩大缺损口,用小拉钩牵开房间隔切口前缘,充分显露隔膜上下方的副房及真性左心房内结构。

(3)确认四支肺静脉是否在副房,二尖瓣则在部分剪开隔膜后才能显露清楚。

(4)彻底切除隔膜。

(5)修复房间隔缺损。对大型房间隔缺损,经房缺将左心房内异常隔膜切除后,应用自体心包或涤纶补片修补房间隔缺损。

当大型房间隔缺损位置靠前,合并左上腔静脉开口于左心房,在异常隔膜切除后,必须应用补片将左上腔静脉开口从左心房腔隔入右心房,闭合房间隔缺损。

(6)按常规缝合右心房切口。

(二)术中注意事项

1. 三房心病理变异较多,且常合并多种心内畸形,术中要全面探查防止漏诊和误诊。在未全面弄清心脏畸形病理解剖特征之前,切勿匆忙着手处理个别病变,必须同期修复全部心内畸形。

2. 彻底切除左心房内隔膜是矫正血流动力异常的关键,也是避免远期狭窄的根本措施。

3. 切除左心房内纤维肌隔时,牵引张力不宜过大,否则在切除隔膜时可能损伤左心房壁。必要时可连续缝合隔膜残边,以防左心房壁破裂出血。

4. 经左心房切口,手术能从副房中清楚见到异常隔膜,但是见不到二尖瓣及左心耳。

八、主要并发症及处理

1. 残余梗阻　异常隔膜切除不充分,留下残余梗阻,在早期曾有报道,处理方法应再次手术切除。

2. 心律失常　以室上性多见,如结性心律、房扑或快速房颤等,多为暂时性,一般不需处理,多可自行恢复。若引起血流动力学的改变,则应对症处理,如使用洋地黄类药物控制快速房颤,改善心脏功能等。

九、手术结果

一般手术结果十分理想,肺动脉压术后可能下降到正常。单纯三房心无手术死亡率,重症合并复杂心脏畸形在婴儿期手术死亡率增高。

(刘朝亮)

第十三节　肺静脉异位连接

一、完全性肺静脉异位连接

(一)概述

肺静脉异位连接(anomalous pulmonary venous connection,APVC)是指一支、多支或全部肺静脉异常连接到体静脉或右心房的先天性心脏畸形,可分为完全性和部分性两种类型。

完全性肺静脉异位连接(total anomalous pulmonary venous connection,TAPVC)是所有肺静脉均不与左心房直接连接,肺循环回血通过各种异常径路,包括经过体循环静脉系统回流至右心房(如上腔静脉、冠状静脉窦和下腔静脉及其分支等)或直接连接于右心房。较少见,发病率占先天性心脏病的 1.5%～3%。患有此病的婴儿能活到 1 岁的仅有 20%,生后能存活 3 个月的约有 50%,死亡时间多在生后几周或数月,患儿肺静脉有明显的梗阻、左或右垂直静脉较长而受压或者没有房缺而仅有小的卵圆孔未闭。能存活数月后的患儿并不表示预后良好,因为存活 3 个月之后的患儿仅有一半能活过 1 周岁。

(二)病理解剖及重要毗邻关系

按 Darling 分类法,将完全性肺静脉异位连接分为四种类型。

1. 心上型　左、右肺静脉汇合后形成肺总静脉,与垂直静脉连接,经无名静脉汇入上腔静脉。肺总静脉通常在心包的后面,通常是横位的,垂直静脉位于心包外,左侧隔神经的前方。很少一部分患者肺总静脉与上腔静脉近心段连接,往往开口于上腔静脉与右心房连接处的后壁上。更为罕见的是肺总静脉与奇静脉连接后进入上腔静脉约占 45%。

2.心内型　通常引入冠状静脉窦,两侧肺静脉在左心房后面连接到扩大的冠状静脉窦开口。另一种情况是两侧肺静脉分别或共同与右心房连接,肺静脉开口于右心房后壁的静脉窦部,约 25%。

3.心下型　肺总静脉经垂直静脉在食管前下降,通过膈肌后到门静脉,再到下腔静脉进入右心房。亦可通过其他静脉,借着一管状静脉与胃网膜静脉、肝左、右静脉相连,再入下腔静脉,后入右心房,占 25%。

4.混合型　全部肺静脉异位连接于两个不同的异常部位称为混合型,占 5%。最为常见的是左肺静脉(多为左肺上叶)引流到垂直静脉,其余两个肺的剩余静脉引流入冠状静脉窦内。一侧肺静脉与体循环静脉连接,另一侧则与右心房或冠状静脉窦连接。

肺静脉梗阻可发生在任何部位,在心上型,狭窄可发生在垂直静脉与无名静脉的连接处,也可发生在肺静脉与肺总静脉干或和上腔静脉结合处。垂直静脉通过左肺动脉后面,走行于左支气管之间而受压也可形成狭窄。心内型时,总静脉干与冠状静脉窦连接处可形成狭窄或冠状静脉窦开口处本身狭窄。心下型异位连接时,垂直静脉穿过膈肌处或入门静脉处均可形成狭窄而造成不同程度的梗阻。左右肺静脉直接连接上腔静脉时,约有 65% 的病例在开口处形成狭窄;通过垂直静脉连接左无名静脉时可有 40% 的病例形成狭窄;在心下型异常连接均有明显的狭窄。心内型发生狭窄的较低,汇入冠状静脉窦约有 20% 发生狭窄。完全性肺静脉异位连接仅合并卵圆孔未闭而无房缺时,也可以看作功能性的肺静脉狭窄。

(三)病理生理

异位引流到右心房或体静脉的氧合血,与体静脉血混合,一部分经房间隔缺损到左心房,另一部分混合血经三尖瓣到右心室,为双向分流。异常连接的肺静脉有无狭窄及狭窄的程度,房间隔缺损的大小及有无合并其他心脏畸形都是影响双向分流的因素。大量的左向右分流使肺循环量明显增多,可达体循环血流量的 2~4 倍,从而使右心和肺动脉容量负荷和压力负荷明显加重,逐渐形成进行性肺动脉高压。右心房的混合血经房间隔缺损或卵圆孔未闭进入左心房,体循环血氧含量降低,因此多数患者有发绀。如无肺静脉异常连接的梗阻和房间隔缺损够大,则心脏四腔的血氧饱和度相同,体循环动脉血氧饱和度仅有轻度下降,可无明显发绀或轻度发绀。如房间隔交通口小,在右心房内的体、肺循环血混合多,加上层流原因在心上型下腔静脉血多从卵圆孔未闭或小的房间隔到左心房,而上腔静脉血氧饱和度高的血流,则经三尖瓣到右心室,在临床上有明显发绀。

(四)临床表现及诊断

1.症状　新生儿多在出生 1 个月或几周内有一系列症状,如呼吸急促、易患感冒和肺炎、哺乳困难,体重不增及出现发绀,有时缺乏典型症状及发绀。如果新生儿有原因不明的呼吸困难应怀疑此病的可能性。除伴有严重的肺静脉梗阻及粗大的动脉导管,一般发绀不明显,肺静脉严重梗阻者多见于心下型,生后症状重,可出现严重的酸中毒,并发生右心功能衰竭。

2.体征　可以出现奔马律及收缩期杂音,肺动脉瓣第 2 音亢进分裂。三尖瓣区也可听到关闭不全的收缩期杂音。较大的儿童除肺动脉高压外,呈类似房间隔缺损的体征。

3.心电图检查　电轴右偏,P 波增高,右心房、右心室肥大,部分病例有不完全性右束支传导阻滞。

4.X 线检查　有肺静脉狭窄者心脏近似正常;如肺循环血量明显增多,右心增大,肺动脉段突出,主动脉结偏小。如果是心上型,由于左垂直静脉存在及右上腔静脉扩张,上纵隔阴影增宽,X线片上显示为"8"字征,或称作"雪人征"。肺血管影增多,肺动脉总干凸出,右心室、右心房增大。

5. 二维超声心动图检查 左心房内不显示肺静脉口,能见到异常肺静脉干及其异常连接位置和合并畸形。多普勒可显示异常连接的血流和右心房至左心房分流。左心房后壁的异常回声,是共同肺静脉干。胸骨旁长轴示:右心室增大,主动脉、左心腔内径缩小,室间隔与左心室后壁呈矛盾运动。心尖四腔位,可见数支肺静脉在左心房外侧汇合成一个无回声腔,再开口于右心房(心内型),并见房间隔回声中断。大动脉短轴切面发现上腔静脉明显增粗为心上型,在剑突下四腔位发现下腔静脉增粗为心下型。彩色多普勒超心动图可探及右心房与左心房之间的五彩分流束,证实连接的部位及血流方向。

6. 心导管及心血管造影检查 右心导管自右心房直接多次进入肺静脉或自腔静脉进入肺静脉,但不能从左心房进入肺静脉。导管同时可通过卵圆孔未闭或房间隔缺损进入左心房。导管可测得右心房血氧含量高于腔静脉,心房、心室、肺动脉及主动脉的血氧含量相似,均为混合血,动脉血氧饱和度降低。右心房、右心室及肺动脉压力升高,右心房压力大于左心房。肺静脉造影见肺静脉于心脏后上方形成共同肺静脉干、异常血流的路径及连接的类型。心上型者显示出肺静脉与腔静脉之间由左向右的分流,左、右上腔静脉与无名静脉高度扩张。如肺静脉充盈时右心房或通过冠状静脉窦显影早于左心房,则为心内型的征象。造影另一征象有右向左分流,右心腔增大,左心腔偏小,左心房不与肺静脉相连。

(五)手术适应证及禁忌证

1. 适应证 完全性肺静脉异位连接80%死于1岁之内,其中大部分死于3个月之内,因此,治疗原则为早期诊断、早期手术。

(1)完全性肺静脉异位连接仅有卵圆孔未闭或发生梗阻,一经诊断应立即手术。

(2)心力衰竭的患儿经儿内科治疗后,应在6个月之内考虑手术治疗。

(3)少部分患者既无肺静脉梗阻,也无肺动脉高压,也应该尽早手术。

(4)在新生儿时期有肺动脉高压和全肺阻力上升者,不是手术禁忌证。

2. 禁忌证

(1)已有不可逆的肺血管病变,肺血管阻力>10Wood U,全肺阻力与体循环阻力的比值>75%。

(2)合并不能修复的复杂先天性心脏畸形。

(六)术前准备

除按一般体外循环心内直视手术常规准备外,应注意以下几点。

1. 生后几周即出现严重的呼吸困难,随后出现发绀、心力衰竭和进行性心脏增大,应高度怀疑有此种畸形。

2. 心导管检查为测定心房、心室和肺动脉压力,计算出双向分流量和全肺阻力。明确房间交通的大小和有无肺静脉狭窄。

3. 有肺静脉回流梗阻者,易产生肺炎和心力衰竭。术前应控制感染,应用强心、利尿药物,纠正水、电解质和酸碱平衡失调,以改善呼吸循环功能。新生儿术前常规给予维生素K治疗。

4. 对于右心房压力明显高于左心房,症状重,暂时难以进行根治手术者,可采用球囊扩大房间交通,增加左心血流促进左心发育和改善全身情况,为以后施行矫治创造条件。但对有肺静脉梗阻的患者,单纯扩大房间交通并不能使肺淤血减轻,应尽早手术矫治。

(七)手术方法及注意事项

对新生儿和婴儿采用深低温低流量体外循环,也可用深低温停循环。如伴有动脉导管未闭,可以同时结扎或切断。

1. 手术方法

(1)完全性肺静脉异位连接到左无名静脉(心上型)

1)经右心房横切口修复术:纵行劈开胸骨,常规升主动脉、上下腔静脉插管。游离出左垂直静脉并套阻断线,作右心房横切口,切断界嵴到左心房后壁,达左心耳根部。切开肺总静脉前壁,切口长 3.5~4.5cm,用 5-0 或 6-0 聚丙烯线作左心房切口与肺总静脉切口侧侧吻合,先从靠近心耳的左端缝起,连续缝合,吻合切口的上下缘。如吻合口够大,用心包补片修补房间隔缺损。如吻合口不够大,用心包补片扩大吻合口进行连续缝合。用心包补片修补房间隔缺损,尽量扩大左心房容积。最后缝合右心房切口,结扎垂直静脉。

2)经心后径路修复术:心后径路吻合修复术显露清楚,吻合口够大,但必须抬起心尖,容易使吻合口扭曲。术前插管转机同前,心脏停搏后,将心脏翻转向头侧,暴露出左心房的后壁及肺总静脉干,切开左心房后壁及肺总静脉干前壁,两切口必须自然平行,否则心脏放回原位后易造成吻合口扭曲,两切口长短一致,用 5-0 或 6-0 聚丙烯线行连续缝合。

3)经右心房-房间隔缺损径路修复术:切开右心房前壁,扩大房间隔缺损,切开左心房后壁及后面的肺总静脉前壁,行侧侧吻合,修补房缺,缝合右心房切口。因手术野小、深、暴露差,吻合口切口受限,仅用于年龄较大的儿童合并大的房缺时应用。

4)经左心房顶修复术:在上腔静脉、主动脉之间平行切开左心房顶和肺总静脉,并用 5-0 或 6-0 聚丙烯线吻合。显露好,吻合方便,术后心律紊乱发生率低。在新生儿显露不充分,吻合口不够大的,可横断主动脉进行显露,行肺总静脉-左心房顶部吻合,然后再吻合切断的主动脉。

(2)完全性肺静脉异位连接到上腔静脉(心上型):向上游离上腔静脉,上腔静脉插入直角管。从上腔静脉内侧作纵切口,向下至右心房前壁,牵开右心房切口,在上腔静脉下端的后壁上可见到肺总静脉的开口,扩大房间隔缺损。用适当长度的聚四氟乙烯人造血管剪成一半,两端修成半圆形,将肺总静脉开口和房间隔缺损一起用无创缝合针线作连续缝合。用心包补片加宽腔静脉右心房切口。

(3)完全性肺静脉异常连接到冠状静脉窦(心内型):经右心房斜切口,暴露出冠状静脉窦开口和房间隔缺损,切除冠状静脉窦与房间隔缺损之间的房间隔组织,形成一个共同开口,用血管钳插入冠状静脉窦挑起,显露顶部在左心房后壁的位置,将冠状静脉窦的左心房侧壁切开,实际上形成了人造的无顶冠状静脉窦,以扩大冠状静脉窦与左心房的交通。用一大的心包片修补扩大化的房缺,并将冠状静脉窦开口一并补到左心房侧。

(4)完全性肺静脉异位连接到右心房(心内型):通过右心房切口,切除卵圆孔或房缺与肺总静脉开口间的房间隔组织,扩大房缺,用一较大的心包补片覆盖房缺及肺静脉开口,进行连续缝合,使肺静脉跨过房间隔缺损进入左心房。也可以通过右心房、扩大的房缺进入左心房,切开左心房后壁及肺总静脉前壁行侧侧吻合。用补片修补房缺及肺静脉开口,若是小的卵圆孔未闭也可以直接缝合。

(5)完全性肺静脉异位连接到膈下静脉(心下型)：多采用后径路进行肺总静脉和左心房侧侧吻合，将心脏向上方抬起，显露出后方的肺总静脉和下降的垂直静脉，两侧的肺静脉相连成"Y"形或"T"形。横行切开肺总静脉前壁，向上延伸到左、右肺静脉，切开左心房的后壁，形状和方向、大小要和肺总静脉相似，但多为竖切口，用连续缝合法行侧侧吻合。在膈肌平面的上方结扎垂直静脉，经右心房切口修补房缺。

(6)混合型完全性肺静脉异位连接：手术方法视具体情况而定，主要根据异位肺静脉连接的部位，综合应用上述各种手术方法进行矫正。

2.术中注意事项

(1)防止肺淤血和肺水肿：在心上型完全性肺静脉异位连接，垂直静脉或无名静脉是肺静脉回流的唯一径路。手术中任何方式的压迫或阻断，均可造成肺淤血，甚至肺水肿。术中预防的方法有：①不作左侧心包的悬吊；②在阻断主动脉和垂直静脉后，立即切开肺总静脉减压或在左肺静脉上方经垂直静脉插入肺总静脉减压管，防止在垂直静脉结扎后和肺总静脉未切开前产生肺淤血；③术中控制入量；④作胸腺大部分切除。

(2)防止垂直静脉的撕裂

在儿童和成人心上型完全性肺静脉异位连接垂直静脉壁特别薄，最好在转流后垂直静脉内压力降低时，进行游离和套线，以防止撕裂。

(3)肺总静脉与左心房的吻合口要够大，防止阻塞：具体方法是：①于吻合口边缘缝好牵引线，作严密连续缝合，防止抽线过紧而产生狭窄。向右侧延长肺总静脉切口，应用心包片加以扩大。结扎左心耳尖作牵引，使左心房切口可延至左心耳的一部分。②在心上型完全性肺静脉异位连接至上腔静脉或心内型肺静脉异位连接至右心房的病例，均采用膨体聚四氟乙烯片作心内隧道，防止阻塞。③在心下型，要防止肺总静脉的扭曲，避免吻合口狭窄。

(4)分离垂直静脉及切开心包损伤膈神经

1)作右心房横切口扩大房间隔缺损时，特别要保护其他两支结间束，防止切断后结间束出现术后心律失常，影响长期效果。

2)左心房过小的病例术中一定要扩大。切除卵圆窝下部房间隔，将左心房后壁吻合口扩大到右心房后壁而与肺总静脉吻合，然后应用心包或涤纶补片作隧道覆盖在吻合口和房间隔缺损之上加以缝合。

3)如肺总静脉及左心房发育不良致吻合口偏小，造成术中急性肺水肿者，可松解垂直静脉结扎线。

4)对一叶肺静脉与上腔静脉或下腔静脉异常连接，可不作处理，对术后心功能影响不大。

5)连接到膈肌下肝静脉的垂直静脉，可不结扎，术后能自行闭合。

6)术终安放心外膜起搏导线，准备在术后发生心律失常时使用。

7)深低温开始时有的病例室颤过程中心肌变得很硬，这可能由于术前存有酸中毒，或因心室壁厚、心肌灌注不佳，若采用温血灌注效果较好。

(八)主要并发症及处理

1.急性肺水肿　急性肺水肿是术后早期常见而又严重的并发症。预防措施有：术中避免压迫垂直静脉，放置肺总静脉减压管，扩大肺总静脉与左心房吻合口，防止肺总静脉吻合口扭曲，扩大左心房容量等；术后避免输液过量和纠正心律失常，及时治疗低心排出量综合征等。一旦发生急性肺水肿，应用呼气末期正压 0.8～1.0kPa($8\sim10cmH_2O$)呼吸，严格控制入量，强心、利尿,以及间断应用东莨菪碱以减少肺血管的渗出。

2.肺动脉高压危象 多发生在有肺静脉阻塞的婴幼儿,特别是新生儿,由于体外循环创伤反应和酸中毒,术后肺动脉压力和肺血管阻力高,易于产生肺动脉高压危象。酸中毒致肺小动脉痉挛是肺动脉高压危象的重要因素。需及时纠正酸中毒,除应用碱性药物外,应用机械辅助呼吸的过度通气降低动脉血 CO_2 分压。选用血管扩张剂,以扩张肺血管床。也可应用肌松剂或浅麻醉使患儿保持安静。

3.低心排出量综合征 部分患者左心发育不全术后容易产生。一旦发生,要适当延长机械辅助呼吸时间,强心、利尿,应用血管扩张药物,待病情平稳后脱离呼吸机。

4.心律失常 术中应尽量防止损伤心脏传导束,在作右心房、左心房横切口时,防止损伤结间束。作上腔静脉与右心房竖切口修补异常肺静脉,切口略偏向内侧,防止损伤窦房结,在心内型异常肺静脉连接修复时,冠状静脉窦开口应补到左心房,防止损伤传导束。心脏复跳后出现传导阻滞,心跳慢,首先应用异丙肾上腺素,若效果不佳,可安置心外膜起搏器。

5.肺静脉梗阻 有5%～10%发生吻合口狭窄,需要再次手术。术后肺静脉狭窄造成肺静脉不同程度的梗阻,可使患者致命。形成狭窄的原因是弥漫性纤维化和静脉壁变厚。狭窄处多在肺静脉与左心房结合处。手术后有肺静脉梗阻者,术后6～12个月可以再次手术。造成肺静脉梗阻的原因是吻合口狭窄或肺静脉狭窄。患者有呼吸困难的症状和肺静脉淤血的体征。超声在吻合口处或肺静脉可以看到血流加速和形成涡流,把心导管从左心房内插入肺静脉内给以逆行造影,可以显示狭窄的部位和程度,并能测定跨吻合口的压力阶差。

(九)手术结果及随访

近年来完全性肺静脉异位连接的外科治疗效果有了明显的提高,但在婴幼儿,特别是新生儿的手术死亡率仍很高。目前普遍认为影响外科疗效的因素是多方面的。完全性肺静脉异位连接的解剖类型不同,其手术死亡率也有明显差异。完全性肺静脉异位连接心下型预后差,多合并肺静脉梗阻,死亡率高于其他类型。年龄也与治疗效果有密切关系,1岁以内婴儿由于多有肺总静脉阻塞,症状出现早,心功能和全身情况差,且药物治疗无效不得不尽早手术。因此,手术死亡率明显高于其他年龄组。

二、部分性肺静脉异位连接

(一)概述

部分性肺静脉异位连接(partial anomalous pulmonary venous connection,PAPVC)是指四支肺静脉中的1～3支肺静脉未与左心房相连接而与体静脉或右心房相连接的心脏畸形。临床多见,约占肺静脉异位连接的2/3。临床患病率约为0.3%,尸检发现率约为0.6%。

镰刀综合征:PAPVC的一种特殊类型,以右肺静脉引流入下腔静脉为特征,因该静脉在X线片上状似"镰刀"而得名。临床上罕见,仅占出生率的0.001%～0.003%。主要畸形包括右肺静脉引流入下腔静脉;右肺动脉发育不全或畸形;右肺发育不全伴心脏右移;右下肺由腹主动脉的分支供血,此畸形亦可归并入肺隔离症。

(二)病理解剖及重要毗邻关系

根据异位引流的部位分为心内、心上和心下三种类型。

1.心内型 最常见的是右上、中肺静脉直接引流入上腔静脉-右心房结合部,其中95%合并上腔型ASD。其次是右肺静脉直接引入右心房,可为右上肺静脉单支或右上、中肺静双支直接引流入右心房。右下肺静脉引流入右心房者非常少见。右肺静脉直接引流入右心房可单独存在,也可合并 ASD 或卵圆孔未闭。心内型 PAPVC 中较少见的类型包括右肺静脉引流入冠状静脉窦,右上肺静脉与左肺静脉相连接后引流入冠状静脉窦或直接引流入上腔静脉－右心房结合部。

2. 心上型　最常见,右上、中肺静脉直接异位引流入上腔静脉大多合并上腔型 ASD。其他心上型 PAPVC 包括左上或左肺静脉引流入无名静脉,右上肺静脉引流入奇静脉和左上肺静脉引流入无名静脉的同时,右上肺静脉引流入上腔静脉等。

3. 心下型　比较少见。主要表现为右下或右肺静脉引流入下腔静脉或肝静脉,常合并严重的右肺发育不良,可归入镰刀综合征一类。

(三)病理生理

右心系统容量负荷过重,肺血增多。其决定血流动力学变化的相关因素有异位连接的肺静脉支数,异位连接的肺静脉部位,是否存在房间隔缺损或合并其他心血管畸形,其中有无房间隔缺损及其缺损大小是最重要的决定因素。单支肺静脉的血流量约占全部肺静脉回心血量的 20%。在单支肺静脉引流入体静脉系统或直接入右心房时,左向右分流所导致的血流动力学改变不大。但两支及两支以上的肺静脉异位引流入体静脉系统时,较大量的左向右分流将产生有意义的血流动力学改变,可导致右心房和右心室肥大。若同时合并房水平右向左分流,还有可能出现发绀。在腔静脉窦综合征同时合并上腔型 ASD 时,上腔静脉大多骑跨于房间隔上,部分上腔静脉血流直接入左心房,可导致右向左分流,而出现明显发绀。在镰刀综合征时,基本血流动力学是心房水平的左向右分流。部分 PAPVC 患者,因较大量的左向右分流长期存在,可导致肺动脉高压形成。

(四)临床表现及诊断

1. 症状　单支 PAPVC 不合并其他心脏畸形时,往往没有明显症状,多支 PAPVC 或合并 ASD 等心脏畸形时,根据左向右分流量的大小,在婴幼儿时期也可没有症状,也可出现心衰的症状,如心悸和气急等。同时存在右向左分流的患者,可出现发绀。

2. 体征　单纯 PAPVC 可没有体征,合并 ASD 时,可出现 ASD 的体征,如胸骨左缘第 2 肋间Ⅱ～Ⅲ/Ⅳ级收缩期杂音,P$_2$ 亢进、分裂等。

3. 心电图检查　可为正常心电图,或者表现为电轴右偏,右束支传导阻滞,右心房、右心室肥厚增大。

4. X 线检查　肺血多,心脏增大。有时右上肺静脉影偏上,应考虑右上肺静脉异位引流入上腔静脉。平行于右心缘的新月形影即为“镰刀征”,提示右肺静脉异位引流入下腔静脉;同时,还表现为右肺影小或右肺下叶异常。

5. 二维超声心动图检查　能了解 PAPVC 的类型,肺静脉流入心脏的途径、方式和部位。

6. 心导管及主动脉造影检查　右心导管自右心房直接多次进入肺静脉,或自腔静脉进入肺静脉。导管同时可通过卵圆孔未闭或房间隔缺损进入左心房。导管可测得右心房血氧含量高于腔静脉。右心房、右心室及肺动脉压力升高,右心房压力大于左心房。而肺动脉造影则能明确 PAPVC 的支数、途径和部位。如造影过程中提示右肺静脉引流入下腔静脉,应同时行大动脉造影,以明确是否存在胸或腹主动脉的异常动脉分支至右肺下叶。造影另一征象有右向左分流,右心腔增大,左心腔偏小,左心房没有全部与肺静脉相连。

(五)手术适应证及禁忌证

1. 适应证　绝大多数合并其他心脏畸形,而需外科手术治疗。对单纯单支的 PAPVC 是否手术认识并不统一,有人认为当 Qp/Qs 小于 1.8 时,对人的正常生理影响较小,不需要外科手术治疗。镰刀综合征当左向右分流量大,合并心内畸形,或右下肺异常体动脉供血者,应考虑手术治疗。

2. 禁忌证　重度肺动脉高压合并艾森曼格综合征。

(六)术前处理

由于各种类型的部分性肺静脉异位连接在病理解剖上差别较大,手术方法也不相同,所以,应充分做好术前准备。

(七)手术方法及注意事项

1. 手术方法

(1)心内型:心内型大多采用常规上、下腔静脉插管和主动脉根部插管,中度低温体外循环。对合并大的 ASD 者,直接补片修补 ASD,同时将异位引流的肺静脉隔入左心房侧即可。对 ASD 较小或位置远离异位引流的右肺静脉右心房入口时,则需扩大 ASD 后再补片修补 ASD。

(2)心上型:对左肺静脉经垂直静脉-无名静脉-上腔静脉-右心房者,手术游离结扎垂直静脉,将异位引流的左肺静脉分支与左心房直接吻合,需要注意的是避免吻合口狭窄。右上肺静脉引流入上腔静脉者,作上腔静脉内侧竖切口至右心房,通过右心房内补片将右上肺静脉隔入左心房,同时通过上腔静脉、右心房切口加宽补片、扩大上腔静脉即可。

(3)心下型:需要体外循环、深低温停循环下手术。通过右心房、下腔静脉联合切口至异位引流的肺静脉入下腔静脉后外侧壁,将异位引流的肺静脉经内隧道隔入左心房,同时修补 ASD,同时补片加宽下腔静脉。对右肺静脉异位引流入右心房的开口靠近上或下腔静脉入右心房处者手术应注意避免造成上、下腔静脉入口处狭窄,有时需要补片加宽上或下腔静脉入口。

(4)镰刀综合征:根据右肺静脉引流情况,与左心房有无交通,是否合并心内畸形来选择手术方法。包括栓塞或结扎异常体动脉,隔离肺的切除,右肺静脉转流入左心房和合并心内畸形的矫治。最好于术前采用介入治疗。异常体动脉栓塞后,隔离肺可不切除;如在手术中处理异常体动脉,最好在体外循环开始前完成,以防灌注肺的发生。

2. 术中注意事项　防止吻合口狭窄或肺静脉狭窄。

(八)主要并发症及处理

1. 肺静脉梗阻　术后肺静脉狭窄或吻合狭窄可造成不同程度的梗阻,可使患者致命。狭窄处多在肺静脉与左心房结合处。可在术后 6～12 个月再次手术。

2. 心律失常　术中应尽量防止损伤心脏传导束,在作右心房、左心房横切口时,防止损伤结间束。作上腔静脉与右心房竖切口,防止损伤窦房结。如果心脏复跳后,出现传导阻滞,首先应用异丙肾上腺素,效果不佳,安置心外膜起搏器。

(九)手术结果及随访

PAPVC 的手术效果良好,术后早期死亡率为 0～4%。PAPVC 的解剖类型不同并不是导致 PAPVC 手术死亡的危险因素,肺血管病变的轻重和严重程度才是影响术后早期死亡率和术后远期疗效的重要因素。

(刘朝亮)

第十四节 室间隔缺损

一、单纯室间隔缺损

(一)概述

室间隔缺损(ventricular septal defect,VSD)是胚胎期心室间隔发育不全造成的左、右心室之间的异常交通,占先天性心脏病的25%～30%。是临床最常见的先天性心内畸形,室间隔缺损多为单独的心脏畸形,也常合并其他心脏畸形,或作为某些复杂畸形的组成部分。

大室间隔缺损:是指室间隔缺损的直径等于或大于自身主动脉瓣口直径者。

小室间隔缺损:是指室间隔缺损的直径小于主动脉瓣口直径的1/3。

艾森曼格综合征(Eisenmengersyndrome):指左向右分流肺动脉压增高,肺血管病变逐渐加重,当增高的肺循环阻力等于或大于体循环阻力时,导致心内双向或右向左分流,临床上出现静息发绀,形成的一系列临床征象。

(二)病理解剖及重要毗邻关系

1.膜周部间隔缺损 约占室间隔缺损总数的80%,膜部间隔从右心室面观在圆锥隔和流入道间隔之间,从左心室面观则位于左心室流出道部位。膜部间隔瘤和左心室—右心房通道均发生于这个部位。膜周型间隔缺损位于室上嵴下方,缺损常较大,已超出膜部界限而向前、向下或向上延伸的部分均为肌肉缘,提示未与膜部间隔融合。根据缺损累及的范围可再细分为流入道、肌小梁和流出道缺损。缺损上缘邻近主动脉瓣右叶,其后下缘常有部分残留的膜样组织,房室传导组织就从缺损后下缘左心室面的心内膜下肌肉组织中经过。

2.房室管型室间隔缺损 又称流入道型或隔瓣下型,室间隔缺损,位于三尖瓣隔瓣的下方,与三尖瓣隔瓣之间无肌肉组织,并邻近二尖瓣前瓣,房室传导束有时位于缺损的前上缘。

3.漏斗部间隔缺损 由于圆锥部间隔各部融合不全所致。又分两种类型,①干下型:缺损的上缘为半月瓣或瓣间纤维延续。干下型缺损大小不一,缺损可自肺动脉瓣下扩展至三尖瓣隔瓣下,构成干下膜周混合缺损。主动脉瓣的右瓣窦失去组织支撑,临床上较易合并主动脉瓣叶脱垂甚至关闭不全。②嵴内型:位于室上嵴结构之内,四周为完整的肌肉组织,血液直接分流入右心室流出道。传导束距间隔缺损位置较远。

4.肌部室间隔缺损 缺损的全部边缘都是心肌,无纤维组织。按缺损所在的部位,又分为流入道间隔、肌小梁间隔和流出道间隔缺损3种类型。形态和大小不一,可以单个或多发性。且流入道、肌小梁和流出道间隔均可累及。室间隔严重发育异常导致肌小梁间隔形成蜂窝状的多发室间隔缺损,临床称为"瑞士奶酪"缺损。

(三)病理生理

决定分流量大小的主要因素是室间隔缺损的大小和肺血管阻力。刚出生时因肺动脉血管阻力较高,限制了心内左向右分流。随着肺的发育、肺小动脉中层肌肉弹力层的退化和肺血管床的增加,肺循环阻力逐渐下降,心内左向右分流也相应增大,出现肺血增多和左心负荷加重。长期大量的左向右分流,使肺小动脉痉挛,中层增厚,出现肺动脉高压和肺血管病变,肺循环阻力逐渐增高,心内左向右分流量亦逐渐减少。当肺循环阻力与体循环阻力相当时,心内分流也随之消失或双向分流。当增高的肺循环阻力超过体循环阻力时最终导致心内右向左分流,临床上出现发绀,形成艾森曼格综合征。

(四)临床表现及诊断

1.症状 小室间隔缺损分流量小不产生任何症状,患儿生长、发育也正常。

中等或大室间隔缺损,左向右分流量大,患儿可出现心悸、呼吸困难、活动耐力减低、易发呼吸道感染。婴幼儿喂养困难、多汗及生长发育滞后。当肺动脉高压进一步加重时,通过室间隔缺损为双向分流或右向左分流为主,则表现有静息状态下发绀。

2.体征 于胸骨左缘第3～4肋间,可闻及Ⅲ/6级以上粗糙的全收缩期杂音,伴有震颤。肺动脉瓣第2音正常或稍增强。

大室间隔缺损分流量大,可出现肺部湿啰音、肝大等心衰征象。局部体征除杂音外,常有心尖区搏动增强及范围扩大。由于肺血流量大,舒张期流经二尖瓣的血流增多而致相对性二尖瓣狭窄,心尖区可出现舒张期杂音。干下型室间隔缺损,震颤与杂音位于胸骨左缘第2～3肋间。

重度肺动脉高压者,通过室间隔缺损的分流量显著减少,体表的震颤消失,收缩期杂音变得柔和,甚至可能完全消失。肺动脉第2音高亢,甚至可扪及拍击感,有时可闻及相对性肺动脉瓣关闭不全的Graham—Steell杂音。

3.心电图检查 往往正常或有左心室高电压。大室间隔缺损表现有左心室肥厚、左心室舒张期负荷加重,心前区导联R波高和直立T波。随着肺血管阻力增高,可表现为双心室肥厚,右心房扩大及右束支传导阻滞。隔瓣下室间隔缺损常有不完全性右束支传导阻滞、电轴左偏及Ⅰ度房室传导阻滞。

4.X线检查 X线正常或只有轻度左心室增大,肺血正常或稍增多。大室间隔缺损,心影普遍增大,以左、右心室增大为主,心胸比率增大,肺血明显增多。双向分流或右向左分流为主时,心影较前变小,以右心室增大为著,肺动脉结突出,甚至呈瘤样扩张,肺血变少,肺门血管呈残根状,近端显著扩张,远端纤细而稀少。

5.二维超声心动图检查 能准确显示室间隔缺损部位、大小、形态及与相邻关系,彩色多普勒可以显示分流的部位,测定血流速度,估算心腔、大血管各部位的压力差。

6.心导管及心血管造影检查 病情复杂的病例,心导管及心血管造影检查具有重大的价值。通过测量血氧含量、氧耗量及各个压力参数,计算出体循环与肺循环血流量,左向右或右向左的分流量、肺血管阻力等,对诊断、确定手术适应证及预后的判断具有重要价值。

(五)手术适应证及禁忌证

1.适应证

(1)反复肺部感染合并顽固性心力衰竭和肺功能不全而危及生命,经积极药物治疗无效时,在生后3个月内或新生儿期就应进行手术治疗。

(2)有临床症状,心电图显示心室肥厚,胸片显示心脏增大和肺血增多,超声显示心室增大、心内左向右分流和肺动脉高压达到中等程度,心导管显示肺循环血量/体循环血量>2,或肺血管阻力<10Wood U。

(3)并发感染性心内膜炎药物治疗,抗感染及控制心力衰竭,稳定3～6个月后手术。若以上治疗未能控制,应在大量抗生素治疗下施行急症手术。

(4)干下室间隔缺损一般不能自愈,长期存在可能导致主动脉瓣关闭不全,一般主张尽早手术。

(5)室间隔缺损合并其他心内畸形加重血流动力学改变,如房间隔缺损、动脉导管未闭、房室瓣关闭不全等,应尽早手术。

(6)肺动脉高压以动力性为主者,平静时无发绀,动脉血氧饱和度大于90%,肺体循环血流量比值大于1.3。全肺阻力低于周围循环阻力,术前经1～2周扩血管药物治疗后,重复心导管检查,如全肺阻力下降,心室水平左至右分流量增加,可考虑手术治疗。

(7)单纯小室间隔缺损,无临床症状或心脏扩大者,有自行闭合的可能,婴幼儿期可予以观察,3岁后未自然闭合者可进行介入室缺封堵治疗。

2.禁忌证

(1)艾森曼格综合征。

(2)右向左分流为主,肺血管阻力>10Wood U,肺体循环阻力比值>0.75,而肺体循环血流量比值<1.3。动脉血氧含量明显下降。

(3)肺组织活检显示 Heath 肺血管病变分级标准Ⅳ级以上的病理改变。

(六)术前准备

术前准备对伴有重度肺动脉高压者尤为重要。应常规应用扩血管药物。对伴有心力衰竭者,可应用强心、利尿等药物治疗;对伴有细菌性心内膜炎的患者,选用适当的抗生素治疗,有效者可待病情稳定后进行择期手术。对感染难以控制或心腔有赘生物,可在强有力的抗生素应用下进行手术治疗。

(七)手术方法及注意事项

1.室间隔缺损的介入治疗

由于影像学、生物工程学等领域的进展,使心血管疾病的介入治疗有了迅速的发展。介入疗法的优点是免除剖胸手术的创伤与痛苦、恢复快、住院时间短,美容等。

2.室间隔缺损的外科手术治疗

(1)手术方法

1)手术切口:常规采用正中切口进胸,也可选用胸骨部分切开的小切口或右侧胸部切口。在建立体外循环前应根据术前诊断,仔细做好各项术中探查。仔细触摸右心室和肺动脉,从震颤的位置和范围判断室间隔缺损的大致部位。对合并严重肺高压手术穿刺前后应分别测定肺动脉压或右心室压,以比较手术效果。对合并动脉导管未闭者,先经纵隔分离结扎或经肺动脉切口缝合处理。

2)手术入路:可经右心房、右心室、肺动脉及左心室等几种不同的径路。主要根据室间隔缺损的位置、大小及有无合并其他心内畸形来确定。①右心房径路:平行房室沟右心房切口,牵开三尖瓣显露室缺。适用于膜部、隔瓣下及室间隔中部肌部室间隔缺损的修补。优点是避免心室切口,减少对心功能的损害,对于重症病例尤为重要。右心房切口暴露满意,可经房间隔插入左心引流管,操作简便。术后发生右束支传导阻滞及室性心律失常的机会较右心室切口少。但此切口对嵴上型及低位近心尖区的缺损,暴露困难。②右心室径路:于右心室流出道作纵行或横行切口,注意勿损伤右冠状动脉及左冠状动脉前降支。牵开切口,将隔瓣轻轻提起,认清室间隔缺损的范围与相邻组织的关系。除肌型多发性缺损,此切口对各型室间隔缺损均可得到良好的暴露。对右心室流出道狭窄、肺动脉瓣狭窄、右心室双腔心、瓦氏窦瘤突入或破入右心室等合并畸形便于同时处理。但右心室切口造成的损伤与瘢痕对心功能有不良影响。术后发生右束支传导阻滞及室性心律失常较多。③肺动脉径路:缺损位置高,常伴有肺动脉主干及瓣窦扩张。于肺动脉主干前壁,用细线作二针牵引缝线,中间作纵行或横切口。注意勿损伤瓣环或瓣叶。用小拉钩将瓣膜牵引开,显露室间隔缺损。适用于干下型室间隔缺损,切口暴露满意,对心功能影响最小,而且操作简便、省时,并发症少。④左心室径路:于左前降支动脉外侧约1cm处,做靠近心尖纵切口向心尖部延长,向上延长切口不宜太大,以防损伤二尖瓣的前乳头肌。右心室肌小梁多,不易缝合严密。如选用左心室切口,则便于妥善修补。但是左心室切口对心功能损害较大,故宜审慎选用。

3)修补方法:室间隔缺损直径在0.5cm以下,缺损边缘有较坚实的纤维组织的,可用直接缝合修补方法。选用3—0或4—0涤纶或聚丙烯无创伤针线缝合,常加用小垫片,作褥式缝合。注意针距不宜过大而留有缝隙,结扎到位即可,不宜打结过紧而割裂组织。室间隔缺损直径在0.5cm以上或缺损紧靠肺动脉瓣与主动脉瓣者,宜采用补片修补法。补片材料多选用人造织物,如涤纶、聚四氟乙烯(Teflon)布片或毡片,也可选用生物材料,如自体心包或经戊二醛处理的牛心包片进行修补。缝合可应用4—0或5—0聚丙烯线连续缝合或带垫片褥式缝合。也可以危险区应用带垫片褥式缝合,其他边缘连续缝合。膜周部室间隔缺损注意避免传导束损伤,室缺后下缘缝在室间隔右心室面和隔瓣根部。干下型室缺应用带垫片褥式缝合时上缘垫片放在肺动脉瓣窦内。用2~4根带小垫片3—0或4—0涤纶或聚丙烯双头针线,自肺动脉瓣窦内经瓣环穿出,然后穿过补片上缘作褥式缝合,缝毕后将补片靠拢定位,缝线一一结扎,完成上缘的修补。室间隔缺损的其余边缘作连续或间断缝合。

(2)术中注意事项

1)无论采用何种手术进路和方法,都要确保缺损修复严密,避免邻近重要组织结构如传导系统、瓣膜等的损伤,维持修复部位正常的外观形态,以免术后残留杂音或血流动力学异常。

2)麻醉诱导,气管插管,心内外探查及心脏插管均易诱发心律紊乱。要防止缺氧,手术操作应轻柔。如发生心室颤动,可电击除颤,并迅速建立体外循环。

3)膜周部室间隔缺损后下缘缝线应缝在三尖瓣隔瓣根部和窦部室间隔之右心室面,其深度以不穿越室间隔厚度的1/2~2/3为度。应防止过度牵拉和钳夹缺损边缘。如出现完全性房室传导阻滞,怀疑因缝合损伤所致,应再次转流,拆除部分缝线。如考虑与牵拉损伤有关,可应用异丙肾上腺素和氟美松等药物。安放临时心肌起搏导线,行临时起搏。

4)巨大的膜周、肌部混合型缺损范围可同时累及流入道、肌小梁和流出道,修补时要注意补片大小适当,以避免术后室间隔的异常摆动。此外,最好采用不漏血的材料如自体心包、Gore—Tex片等,以避免术后发生溶血。

5)高位室间隔缺损,尤其是干下型缺损多伴有不同程度的主动脉瓣脱垂,并可掩盖部分缺损的边缘。手术修补时,缝线应缝在主动脉瓣环上,其间距不宜过大,切勿缝到主动脉瓣上。术中一旦发现主动脉瓣关闭不全,必须及时拆除缝线,重新缝合。

6)修补完成后,要认真检查除外残余分流。要仔细触摸心表震颤是否消失。对有疑问者应及时经食管超声检查,如发现残余分流,应再次转机修复。

7)应防止损伤三尖瓣及其腱索。三尖瓣隔瓣根部缝线,距瓣环不要过远,间距勿过大。以补片修复时,应将补片推放到确切的位置,防止将三尖瓣压在补片下方。如行三尖瓣切开时,应妥善缝合和修复。

(八)主要并发症及处理

1.室间隔残余分流　多发室间隔缺损修补时遗漏、术中显露不良而漏缝，以及组织撕裂等均可导致术后残余分流。术中应尽早发现和处理。术中食管超声检查可提供直观的佐证。缝线撕脱多发生于术后 1～3 天。主要原因是手术修复时缝合过浅，三尖瓣隔瓣基底部瓣膜组织薄，结扎缝线时未扎紧，结扎线撕脱等。临床检查可发现心前区收缩期杂音，甚至有收缩期震颤。超声心动图检查可确定诊断。撕裂口较小，患者无症状，可暂不手术，密切观察，有时可自行闭合。否则应手术。

2.Ⅲ度房室传导阻滞　如出现Ⅲ度房室传导阻滞，可应用 654－2、阿托品或异丙肾上腺素等药物。如仍无效，可拆除可疑损伤传导束的缝线，重新缝合。安装心表起搏导线，用临时起搏调控心率，并加用提高心率、加快房室传导的药物。手术后 1 个月仍无改善者，应做电生理检查，必要时安装永久性起搏器。

3.低心排出量综合征　多由于心肌收缩力严重受抑制，应给予正性肌力药物，常用的是多巴胺、多巴酚酊胺及肾上腺素。心率慢时可应用异丙肾上腺素。以后改用洋地黄类药物，如西地兰，以增强心肌收缩力。

(九)手术结果及随访

由于麻醉、体外循环、心肌保护、手术技术及相关科技的发展，室间隔缺损手术治疗效果有了很大的提高。总的手术死亡率为 1％以下，而单纯性室间隔缺损手术死亡率已降低到接近于零。

二、左室右房通道

(一)概述

左心室－右心房通道(left ventricular－right atrial communication)系指膜样室间隔的缺损出现左心室至右心房分流的先天性心脏病。其发生率占先天性心脏病的 0.08％。心脏膜样间隔由于三尖瓣和二尖瓣环的附着而分隔成心房间隔和心室间隔两部分的，三尖瓣的附着部位低于二尖瓣。因此，这个部位的间隔为右心房和左心室所共有，而在这一部位发生缺损，分流即由左心室直接进入右心房。

(二)病理解剖及重要毗邻关系

左心室－右心房发生分流大致有以下几种情况：①右心房底的膜部间隔缺损，造成左心室与右心房直接交通；②膜部室间隔缺损缘与三尖瓣隔瓣缘粘连，且穿通造成左心室－右心房交通；③膜部室间隔缺损加三尖瓣隔瓣部分缺损引起。

左心室－右心房通道位于三尖瓣隔瓣之上和二尖瓣前瓣之下，缺损小，房室瓣通常无畸形。

(三)病理生理

左心室－右心房通道，缺损一般较小，因左心室的压力明显高于右心房，故为左心室向右心房分流，以右心房及右心室扩大为主要特征。肺循环血流量大于体循环血流量，肺血增多，左心负荷增加。

(四)临床表现及诊断

1.症状　小缺损因为分流量小而不产生任何症状，患儿生长、发育也正常。大缺损，分流量较大时患儿可出现心悸、活动耐力减低,易罹患呼吸道感染。

2.体征　局部体征明显,于胸骨左缘3~4肋间可闻及Ⅲ~Ⅳ以上粗糙的全收缩期杂音,伴有震颤,杂音位置表浅。肺动脉瓣第2音正常或稍增强。

3.心电图检查　往往正常或有左心室高电压,P波高尖,电轴左偏及Ⅰ度房室传导阻滞。

4.X线检查　提示右心房扩大或伴有右心室增大,肺动脉增宽,轻度左心室增大,肺血正常或稍增多。

5.二维超声心动图检查　能准确显示缺损部位、大小、形态及与相邻心脏结构的关系。彩色多普勒可以显示分流的部位。

6.心导管检查及心血管造影　不作为常规检查,但对于瓣膜病变及超声检查难以确定诊断者,是一项值得推荐的手段。

(五)手术适应证及禁忌证

1.适应证　由于左心室的压力明显高于右心房,左心室向右心房分流时限长,右心房压力增高,故一经诊断明确,均应手术治疗。

2.禁忌证　严重肝肾功能损害及感染活动期等。

(六)术前准备

对伴有心功能不全者,可应用强心、利尿等药物治疗;对伴有细菌性心内膜炎的患者,选用适当的抗生素治疗,有效者可待病情稳定后进行择期手术。有赘生物的病例,可尽早或急症手术治疗。

(七)手术方法及注意事项

1.手术方法

(1)胸部正中切口,按常规建立体外循环,主动脉根冷停跳液或冷氧合稀释血停搏液顺行灌注停搏。

(2)平行并距离房室沟1~2cm作右心房切口,应用宽拉钩将切口前壁向上牵拉,显露三尖瓣口。

(3)探查左心室-右心房通道并确定其病变情况和周围关系,应特别注意三尖瓣环及传导系统与这类缺损的关系。

(4)小缺损可用4-0带小垫片缝线作间断褥式缝合,0.6cm以上的缺损应用补片修补,缝合缺损后下缘时缝线要置于右心室面,避免损伤传导束。

(5)缝合右心房切口,可应用4-0缝线作间断褥式缝合或单纯连续缝合。

2.术中注意事项

(1)左心室-右心房通道伴三尖瓣隔瓣裂时,缝合到隔瓣裂的底部要注意防止传导束损伤,这部分缝线最好置于瓣叶裂基部两侧的组织上。

(2)左右心室之间的膜部组织不完整,三尖瓣环位于缺损的心室侧或同时有室间隔膜部缺损存在,房室传导束均从膜部间隔的后下缘通过,手术时应注意防止损伤。

(八)主要并发症及处理

1.Ⅲ度房室传导阻滞　准确掌握缺损与房室传导束的关系,术中避免对传导束部位钳夹、提拉、吸引、缝合。心脏复跳后,如出现Ⅲ度房室传导阻滞,宜应用654-2、阿托品或异丙肾上腺素等药物。如仍无效,可拆除可疑损伤传导束的缝线,重新缝合。手术后1个月仍无改善者,应做电生理检查,必要时安装永久性起搏器。

2.残余分流 术中应尽早发现和处理。缝线撕脱多发生于术后1~3天,主要是手术修复时缝合过浅,三尖瓣隔瓣基底部瓣膜组织薄,结扎缝线时未扎紧,结扎线撕脱等。超声心动图检查可确定诊断。撕裂口较小,无症状,可暂不手术,密切观察,否则应再次手术修复。

(九)手术结果及随访

手术治疗效果良好,术后杂音消失,心功能恢复。单纯性左心室-右心房通道手术死亡率已降低到接近于零。

(刘朝亮)

第二章　后天性心脏瓣膜病

第一节　二尖瓣狭窄

一、概述

二尖瓣狭窄(mitral valve stenosis)指由于二尖瓣结构异常,限制了二尖瓣膜正常开放,发生左心室流入道的梗阻。急性风湿热是二尖瓣狭窄最主要的病因,占此类患者总数的80%～90%。

二、病理解剖及重要毗邻关系

二尖瓣也称左心房室瓣,位于左心房与左心室之间,由二尖瓣环、瓣叶、腱索和乳头肌等组成。二尖瓣病变主要有瓣膜交界融合,瓣叶纤维化增厚,腱索和乳头肌纤维化缩短、融合和瓣叶钙化,造成二尖瓣口狭窄。交界融合范围决定瓣口狭窄程度,轻度狭窄瓣口直径在1.3cm左右,中度狭窄在0.8～1.2cm,重度狭窄在0.8cm以下。

二尖瓣前瓣叶面积大,又称大瓣,附于1/3瓣环周长;后瓣叶面积小,又称小瓣,附于2/3瓣环周长。二尖瓣环依前、后瓣叶的附着部,分为前瓣环和后瓣环。前瓣环纤维组织致密坚韧,伸展性极小,是左右纤维三角和主动脉瓣环的共同延续部分,其右前方紧邻主动脉瓣的左、右冠瓣。后瓣环纤维组织薄弱,主要为弹力纤维,伸展性较大,与左冠状动脉回旋支的关系十分密切。

三、病理生理

正常成人二尖瓣瓣口面积为$4\sim6cm^2$,当瓣口缩小到50%以上亦即瓣口面积$2.5\sim3.0cm^2$时,左心房血液经二尖瓣口流入左心室即开始遇到影响。瓣口面积$1.5\sim2.0cm^2$时,为轻度狭窄;$1.0\sim1.5cm^2$为中度狭窄;小于$1.0cm^2$为重度狭窄。二尖瓣狭窄导致左心房压力升高,造成肺静脉和肺毛细血管内血容量增加,呈现劳累后呼吸困难或咯血等症状。在第Ⅰ期即慢性肺淤血期,肺静脉和肺毛细血管压上升,造成肺淤血、肺间质水肿。随着左心房压力升高,肺动脉压逐渐上升,开始进入第Ⅱ期即肺动脉高压期。长时期左心房和肺循环压力升高,可导致梗阻性肺血管病变,使肺血管阻力升高,形成肺动脉高压,右心室舒张末压和右心房压也升高。长期慢性肺高压促使右心室肥厚,右心腔扩大,引起功能性三尖瓣关闭不全,最终出现右心衰竭。

四、临床表现及诊断

1.症状　轻、中度二尖瓣狭窄患者可有明显体征而无症状或只有轻微症状。初期症状为咳嗽、咳痰、呼吸困难,劳动后出现气急;后期出现端坐呼吸,阵发性夜间呼吸困难和肺水肿等;晚期病例可呈现肝大、腹水、皮下水肿等右心衰竭症状。

2.体征　病程历时较久的患者常呈现二尖瓣面容,表现为颧颊部潮红、口唇轻度发绀。

心尖区可听到二尖瓣狭窄引致的舒张中、晚期隆隆样杂音,伴有舒张期震颤。

3.心电图检查 轻度二尖瓣狭窄病例心电图可无异常征象。病程长的病例常有心房颤动。肺动脉高压病例呈现电轴右偏和右心室肥大和劳损的征象。

4.X线检查 早期病例胸部后前位X线片可无异常征象。瓣口明显狭窄者心影增大,在心影右侧可见到左右心房重叠的浓密双重阴影,肺动脉圆锥突出。

5.二维超声心动图检查 对二尖瓣狭窄常可确定诊断,是目前主要的检查手段。能显示二尖瓣结构和活动情况,测量跨瓣压力差及二尖瓣瓣口面积,估计二尖瓣狭窄严重程度;能测量心腔大小、心脏功能、肺动脉压等,还可检查左心耳、左心房内有无血栓及是否合并其他瓣膜损害等,为手术方式选择及预后评估提供资料。

6.心导管及造影检查 目前二尖瓣狭窄患者一般不需作心导管检查,在老年患者与心绞痛患者,为明确有无冠状动脉病变时,才行选择性冠状动脉造影检查。

五、术前准备

术前应控制心力衰竭,给予强心、利尿、扩血管等药物治疗。给予多巴胺、多巴酚丁胺 $2\sim 5\mu g/(kg \cdot min)$,静脉泵入改善心功能;速尿等利尿剂,同时给予适量补充血浆或白蛋白。

六、手术治疗

治疗关键是解除二尖瓣狭窄,降低跨瓣压力差。常采用的手术方法有:经皮穿刺二尖瓣球囊分离术、闭式二尖瓣扩张分离术、直视二尖瓣交界切开术二尖瓣术。

(一)经皮穿刺二尖瓣球囊分离术

这是一种介入性心导管治疗技术,此方法能使二尖瓣口面积扩大至 $2.0cm^2$ 以上,明显降低二尖瓣跨瓣压力差和左心房压力,提高心脏指数,有效地改善临床症状。经皮穿刺二尖瓣球囊分离术不必开胸,较为安全,患者损伤小,康复快,近期疗效肯定。

手术适应证及禁忌证:

1.适应证 单纯二尖瓣狭窄,瓣膜病变属隔膜型,瓣叶增厚不明显,活动度较好的病例;亦适于并有轻度功能性三尖瓣关闭不全、三尖瓣病变无须处理的病例。

2.禁忌证 ①感染性心内膜炎;②近期有栓塞史或超声心动图检查提不有左心房血检;③有风湿活动,一般应在控制6个月后手术;④瓣膜交界或瓣口有钙化。

(二)闭式二尖瓣扩张分离术

1.手术适应证及禁忌证 同经皮穿刺二尖瓣球囊分离术,目前已为介入性技术所替代。

2.手术方法 常采用左胸前外切口,经第4或第5肋间进入胸膜腔,切开心包后显露左心耳和左心室心尖部。在左心耳基部放置荷包缝线,在左心室心尖部无血管区缝置带垫片的褥式缝线1针,缝线应穿过大部分心肌但勿进入心室腔,缝线之间相距0.8cm,便于纳入二尖瓣扩张器。用心房钳钳夹心耳底部左心房壁,切开心耳壁,将右手食指经心耳切口插入左心房内,探查二尖瓣瓣口大小、有无反流等情况。然后在心尖区褥式缝线区内作小切口,沿左心室流入道推送入二尖瓣扩张器,在心房内食指的引导下,扩张器顶部1/3~1/2经二尖瓣瓣口进入左心房,左手控制扩张器柄部,用力撑开扩张器,分离融合的交界。瓣口扩张完毕后拔出扩张器,结扎心尖区褥式缝线,同时用心房钳钳夹心耳基部,缝合心耳切口和结扎心耳基部。

3.术中注意事项

（1）防止大出血：术中大出血的常见部位是左心耳、左心房及心尖部。

（2）防止腱索、乳头肌及瓣叶撕裂。

（3）防止左心房血栓或钙化组织脱落造成栓塞。

（三）直视二尖瓣交界切开术

1.手术适应证及禁忌证

（1）适应证：超声心动图提示交界粘连，二尖瓣总体活动好，无或仅有少量反流。

（2）禁忌证：①感染性心内膜炎；②有风湿活动，一般应在控制6个月以后手术。

2.手术方法 取胸部正中切口，常规建立体外循环，经房间沟或切开右心房和房间隔显露左心房。探查二尖瓣叶及瓣下病变情况，如瓣膜无钙化或仅有轻微钙化，又不伴有关闭不全，则可进行瓣膜狭窄分离术。在交界下方腱索之间放入另一直角血管钳，轻轻提起并撑开融合的交界，这样可以清楚地显露交界并避免损伤腱索。用小圆刀准确地切开融合的交界，每次切开2~3mm后，重新放入直角血管钳，两个交界均可切开到距瓣环1~2mm处而不产生关闭不全。切开融合的瓣叶交界后，注意探查瓣膜活动度情况并检测二尖瓣瓣膜闭合功能。

探查时如果瓣叶高度增厚、钙化、僵硬、活动度很差或并有中等度以上关闭不全，则需考虑行二尖瓣瓣膜替换术。另外，左心房内如有血栓必须全部取除，彻底吸出可能残留在左心房内的血栓碎块，防止血栓进入左心室。

（四）二尖瓣人工瓣膜置换术

目前临床应用人工心脏瓣膜可分为机械瓣和生物瓣两大类。人工机械瓣主要为双叶碟瓣，血流阻力小，使用寿命长，但术后需长期或终生抗凝治疗。生物瓣膜血流动力学性能良好，对血液成分破坏极少，血栓栓塞发生率低，术后无须终身抗凝，从而避免因抗凝药物不够或过量引起的相关并发症，适用于60岁以上老人或有出血倾向、育龄妇女和边远农村地区不便于进行抗凝治疗的病例。但人工生物瓣膜的最大缺点是生物组织退行性改变引致瓣膜钙化和衰败，需再次施行替换术。

1.手术适应证及禁忌证

（1）适应证 二尖瓣严重狭窄，瓣叶明显增厚、钙化、活动较差或瓣下结构病变修复困难者，或伴有二尖瓣关闭不全不能成形者。

（2）禁忌证和时机选择 ①脑栓塞，为避免体外循环可能增加的脑损害及术后抗凝治疗的难度，一般在2~3个月后择期手术；②风湿活动，一般在风湿活动控制3~6个月后择期手术；③小左心室，严重二尖瓣狭窄的患者，左心室严重萎缩，心肌高度纤维化，左心室功能受损，此类患者术后易发生低心排出量综合征，手术危险性高；④严重肺动脉高压，此类患者常伴有右心衰竭和功能性三尖瓣关闭不全，手术危险性高。

2.手术方法

（1）显露二尖瓣的径路：①右心房－房间隔径路，先纵行切开右心房前壁，再沿卵圆窝右侧切开房间隔，显露二尖瓣，适用于左心房小、右心房大，二次手术，或须探查三尖瓣的患者；②房间沟路径，沿房间沟纵切开左心房显露二尖瓣，适用于左心房扩大的患者。

（2）切除瓣膜与置换人工瓣膜：用瓣膜钳夹住前叶并向右下牵引，充分显露瓣环后切除瓣叶，用瓣环测量器测量瓣环大小，选用适当尺寸的人工瓣膜。从心房面进针心室面出针方式在二尖瓣环全周缝置间断褥式缝线，再将每对间断褥式缝线依次缝于人造瓣膜的缝环上，把人造瓣膜推向瓣环着座,收紧后打结。固定人造瓣膜后,用水冲入造瓣瓣阀,检查其启闭情况。

(3)缝合:缝合左心房切口,左心排气后开放升主动脉,使心脏复跳,再逐步脱离体外循环。

3.术中注意事项

(1)切除病变二尖瓣时,适当保留瓣叶残边,防止拉紧打结后牵拉和损伤周围结构。

(2)尽量保留乳头肌,防止引起心室壁缺损或左心室破裂。

(3)切除已离断的腱索或过长的线头以免卡瓣,影响瓣膜启闭。

(4)缝合瓣环时,进针不宜过深,以免损伤二尖瓣环毗邻组织,包括主动脉瓣的左冠瓣和无冠瓣、左冠状动脉回旋支及冠状静脉窦等。

(5)人造瓣膜与左心室腔的匹配,要依据患者体重与左心室腔的大小,选择合适型号的人造瓣膜;还要依据左心室腔的状况,适当调整人造瓣膜瓣叶开放时的方向。

七、主要并发症及处理

(一)低心排出量综合征

二尖瓣置换术后,低心排出量综合征仍是主要并发症之一。主要处理包括:应用强心药物和应用扩血管药物减轻心脏前后负荷,对于难以纠正的低心排可考虑应用主动脉内球囊反搏或左心辅助装置。

(二)瓣周漏

常由清除钙化时造成缺损与组织脆弱、缝线撕裂瓣环或使用尺寸不匹配的人造瓣膜所致。单纯较轻的瓣周漏一般不需手术,瓣周漏患者如有症状、溶血或瓣周感染时应予手术治疗,给予直接修补或重新换瓣。

(三)左心室破裂

二尖瓣置换术后左心室破裂是一种少见的致死性并发症,死亡率达80%以上,一旦发生,应紧急开胸建立体外循环进行手术修补。

(四)出血

二尖瓣置换后需抗凝治疗,当患者口服抗凝剂过量、凝血机制障碍或外伤等原因,均可导致出血。一旦发生明显出血,应停用抗凝剂或维生素 K_1 中止双香豆素类的抗凝作用,必要时针对出血病灶采取治疗措施。

(五)血栓栓塞

是瓣膜置换术后重要并发症,主要与抗凝不当及心房纤颤史有关。一旦发生,要及时溶栓治疗,对于人造瓣膜上形成的大血栓造成急性肺水肿时,明确诊断后要急诊手术。

(六)人造瓣膜功能障碍

生物瓣退行性变导致衰败、毁损,机械瓣支架断裂或瓣片破损等均可造成功能障碍,还可由于残留的过长的腱索、线头卡在瓣叶和瓣环之间,妨碍瓣叶完全开放。一旦确诊并严重影响血流动力学时,均应及时再次换瓣。

(七)其他并发症

1.主动脉瓣损伤　常由于缝合前瓣叶基部时进针过深,一旦发生应立即处理,重新建立体外转流,拆除人造瓣膜缝线修补撕裂的瓣叶,必要时更换主动脉瓣膜。

2.人造瓣膜心内膜炎 采用抗生素治疗,同时要及时再次手术,清除局限的感染病灶,避免炎症对周围心肌组织的侵犯以恢复正常血流动力。

3.冠状动脉回旋支损伤 常由于缝合后瓣环时进针过深,一旦发生应做冠状动脉旁路移植术。

八、手术结果及随访

二尖瓣狭窄闭式扩张术目前已被介入式二尖瓣分离术取代。

直视二尖瓣交界切开手术,可切开二尖瓣交界处的融合,清除钙化灶,提高瓣膜的活动性,是治疗二尖瓣狭窄可供选择的有效治疗方法。尽管早期和中期效果良好,但由于风湿热的发作,瓣膜结构的破坏性病变逐渐加重,20%或更多的患者仍需再次行二尖瓣置换术。

风湿性二尖瓣狭窄病例瓣膜替换术已取得良好疗效,98%的患者手术结果满意,手术早期死亡率为1%～5%,术后10年生存率为80%～90%。影响晚期死亡的主要原因为充血性心力衰竭、与抗凝有关的出血与栓塞、与人造瓣膜有关的并发症等。在术后的随访中,主要检测患者凝血酶原时间和做多普勒超声心动图,了解患者心脏功能情况及抗凝治疗情况,以指导治疗和改善预后。

(李鹏)

第二节 二尖瓣关闭不全

一、概述

二尖瓣关闭不全(mitral valve insufficiency)是指由于二尖瓣结构和功能异常,左心室收缩期二尖瓣膜不能严密闭合,心脏左心室内血液部分反流到左心房。二尖瓣叶黏液样退行性变、心肌梗死后乳头肌功能障碍和二尖瓣环钙化是老年性二尖瓣关闭不全最常见的原因。自发性腱索断裂、急性缺血性冠状动脉综合征和感染性心内膜炎是急性严重二尖瓣关闭不全的最常见原因。

二、病理解剖及重要毗邻关系

慢性发病者中,由风湿热造成的瓣叶损害所引起者多见,病理变化主要是炎症和纤维化使瓣叶变硬、挛缩、变形,腱索融合、缩短,有50%的患者合并二尖瓣狭窄。

三、病理生理

二尖瓣关闭不全患者的左心室、左心房及二尖瓣瓣环均明显扩大,左心房腔容积增大,左心室舒张时左心房血液仍可通畅地进入左心室,左心房压力迅速下降,因而肺循环压力升高不明显,并发肺高压或肺水肿者比较少见,或缓慢呈现。病程进入晚期出现肺部淤血和肺循环压力增高后可引致右心衰竭,心脏收缩时左心室血液一部分反流入左心房,因而进入体循环的血流量则相应减少。另外,心肌梗死导致腱索、乳头肌断裂或胸部外伤引起的创伤性二尖瓣关闭不全,由于起病急骤,左心房未能适应突然增多的反流充盈量,左心房压力迅速升高,肺血管床压力也升高,可出现急性肺水肿。

四、临床表现及诊断

1. 症状　轻度二尖瓣关闭不全,大多无自觉临床症状,仅体格检查时听到心脏杂音。病程历时较久、反流量较多的病例,患者早期呈现乏力、易倦、心悸、劳累后气急等症状,晚期可呈现左心衰竭和右心衰竭症状。胸部创伤和冠状动脉粥样硬化性心脏病引致的急性二尖瓣关闭不全,由于左心房不能适应急骤的血流动力学改变,肺循环血容量增多,肺充血,可导致肺水肿。临床上迅速呈现严重呼吸困难、端坐呼吸和右心衰竭症状,未及时救治,可在短期内死于急性左心室衰竭和肺水肿。

2. 体征　心前区可扪到较强的弥散性搏动,心尖区可听到粗糙的收缩期杂音,常向左腋下传导,伴有收缩期震颤。脉搏呈水冲脉。病程进入晚期可呈现颈静脉怒张、肝大、下肢水肿等右心衰竭症状。

3. 心电图检查　轻度二尖瓣关闭不全可不呈现异常心电图,中等度以上关闭不全和病程较长者则显示左心室肥大,并可伴有劳损,电轴左偏。病程长的病例常出现心房颤动。

4. X线检查　一般可显示左心房、左心室扩大,心脏右缘形成双重密度增高阴影,肺动脉段突出。

5. 二维超声心动图检查　是目前主要的检查手段,对二尖瓣关闭不全常可确定诊断。①能显示二尖瓣结构和活动情况,是研究二尖瓣结构形态和判断二尖瓣关闭不全病因学的优选方法;②能较准确测定左心室收缩末、舒张末内径及内径缩短率,评定心脏功能;③能检查左心耳、左心房内有无血栓及是否合并其他瓣膜损害等;④证实二尖瓣关闭不全的诊断,初步估计二尖瓣关闭不全严重程度,为手术方式选择提供资料。

6. 心导管及造影检查　一般不需做心导管检查,老年患者与心绞痛患者,只有在明确有无冠状动脉病变时,才能行冠状动脉造影检查。

五、手术适应证及禁忌证

(一)适应证

1. 胸部创伤、冠心病等原因引致的急性二尖瓣关闭不全。

2. 有明显临床症状,心功能Ⅲ～Ⅳ级,经内科积极治疗后应尽早手术治疗。

3. 无明显临床症状,辅助检查表明心脏进行性增大,左心室射血分数下降。超声心动图检查左心室收缩期末长径达 50mm 或舒张期末长径达 70mm,射血分数<50%时均应尽早手术治疗。

(二)禁忌证

1. 脑栓塞和脑血栓形成　为避免体外循环可能增加的脑损害及术后抗凝治疗的难度,一般在 2～3 个月后择期手术。

2. 风湿热活动　一般在风湿活动控制 3～6 个月后择期手术。

3. 严重左心室功能障碍　左心室功能对二尖瓣关闭不全的手术效果影响较大,术前左心室功能差者对手术耐受性差,病死率高。通常射血分数(EF)<40%或左心室收缩末长径(ESD)>70mm,手术死亡率高,应慎重考虑。

六、术前准备

1. 心脏扩大、心功能差者,静脉给予多巴胺、多巴酚丁胺 $2\sim5\mu g/(kg\cdot min)$。

2. 心衰、心房纤颤、心率偏快患者,可适量给予洋地黄类药物和利尿剂。

3. 给予极化液改善心肌营养;对血浆蛋白低者适量补充血浆或白蛋白。

4. 对急性重症患者,必要时急诊行二尖瓣置换术。

七、手术方法及注意事项

二尖瓣成形术:

1. 手术方法

(1)二尖瓣瓣环成形法:主要针对瓣环扩大所致的关闭不全,通常采用成形环或用缝线缩环两种方法。①使用人造成形环时,要测量前叶基部的长度以确定选择成形环的大小,用无创缝线沿瓣叶附着部位做间断 U 形缝合。缝合后瓣环时,缝线穿过成形环的间距要小于穿过二尖瓣环的间距,达到缩小瓣环的目的。②使用部分成形环,直接缩缝后瓣环达到缩小瓣环的目的。③交界缩环术常用的有 Reed 法环缩术和交界区折叠缩环术。

(2)腱索断裂成形法:断裂的腱索位于前叶时,应尽量保持其完整性,一般不宜切除腱索断裂部位的瓣叶组织,必要时行腱索转移术或人工腱索置入术。对于后叶腱索的断裂,将断裂部位的瓣叶组织做矩形切除,缝合缺损区瓣环,再加成形环做环缩术。

(3)前瓣叶脱垂的成形法:二尖瓣前瓣叶局部脱垂致二尖瓣关闭不全时,可进行脱垂瓣叶的三角形切除,两边要切除至正常的腱索,再将两切缘瓣叶做间断缝合。

(4)其他二尖瓣成形术还包括腱索延长或缩短的成形法、乳头肌的修复等。

2. 注意事项

(1)术中依据探查的瓣叶腱索等情况,选择适宜的成形方案。

(2)二尖瓣成形时,要保证前叶的面积及其充分的舒展,缩环时仅缩短后瓣环。

(3)完成成形操作后,要应用经食管超声心动图检查或左心室注水加压测试,鉴定二尖瓣关闭状况。

八、手术结果及随访

二尖瓣瓣膜修复术手术死亡率为 $4\%\sim5\%$,最常见的死亡原因为左心室衰竭和心律失常。10% 的患者因残留二尖瓣关闭不全需再次手术。

二尖瓣膜替换术的手术死亡率为 $2\%\sim8\%$。75% 的病例心功能从术前的Ⅲ~Ⅳ级改善到Ⅰ~Ⅱ级。影响疗效的因素有病程长,术前心功能Ⅲ~Ⅳ级,左心室功能减退,心脏显著扩大,肺动脉高压,心房纤颤,高龄,兼有冠状动脉粥样硬化性心脏病和第二次手术等。术后 5 年、10 年、15 年生存率分别为 80%、60% 和 45%。术后并发症有慢性溶血性贫血,瓣周漏,血栓栓塞,人工瓣膜感染心内膜炎,瓣膜损坏或衰败,抗凝治疗引致颅脑出血等。

(李鹏)

第三节　主动脉瓣狭窄

一、概述

主动脉瓣狭窄(aortic valve stenosis)指由于炎性病变、钙化、退行性病变等原因导致主动脉瓣叶结构病变,交界粘连,主动脉瓣口面积缩小,限制了左心室收缩期主动脉瓣膜正常开放,形成左心室流出道的梗阻性疾病。

二、病理解剖及重要毗邻关系

主动脉瓣病变主要有瓣膜交界融合和瓣叶纤维化,瓣膜的变形加重了瓣膜的损害,导致钙质沉着和进一步狭窄。风湿性病变和老年退行性变是主动脉瓣狭窄的主要病因,近10年来,风湿性病变明显下降,老年退行性变则逐渐增多。

正常主动脉瓣功能结构由瓣叶、瓣环、瓣间纤维三角和瓣窦组成。主动脉瓣环为瓣叶基底部附着于主动脉壁的纤维组织,与肺动脉瓣环借圆锥韧带相连;瓣间纤维三角为主动脉瓣环间的三角,主要为增厚的胶原纤维和弹力纤维,它们与二尖瓣环、三尖瓣环共同构成左、右纤维三角,起到心脏纤维支架的作用。主动脉窦也称 Valsalva 窦,根据有无冠状动脉开口,分为左冠窦、右冠窦和无冠窦,主动脉瓣膜置换术中要注意人造瓣膜缝环缝合固定位置应低于冠状动脉开口。左、无冠瓣的交界正对二尖瓣前瓣环的中点,做主动脉根部扩大术时,可经此交界切开主动脉壁、二尖瓣前瓣,加用补片扩大主动脉根部。右、无冠瓣的交界下方为膜部间隔,下方走行有传导系统的希氏束。

三、病理生理

主动脉瓣狭窄后的主要病理生理改变是收缩期左心室阻力增加,左心室收缩力增强以维持正常的心排血量,从而逐渐引起左心室肥厚,导致左心室舒张期顺应性下降。正常成人主动脉瓣口面积 $3.0\sim4.0cm^2$,瓣口面积 $\geq1.5cm^2$ 时为轻度狭窄,$1.0\sim1.5cm^2$ 时为中度狭窄,$\leq1.0cm^2$ 时为重度狭窄。瓣口严重狭窄时,跨瓣压力差降低,左心房压、肺动脉压及肺毛细血管嵌压均可上升,心排血量下降。心排血量下降可引起心肌供氧不足、低血压和心律失常,还可引起脑供血不足并导致头昏、晕厥等脑缺氧的表现。左心室肥大、收缩力加强,可明显增加心肌氧耗,并进一步加重心肌缺血。病情晚期心肌顺应性与收缩功能下降,左心室舒张末压升高,最终引起左心功能不全。

四、临床表现及诊断

(一)症状

由于左心室代偿能力较大,患者可无明显症状,直至瓣口面积小于 $1.0cm^2$ 才出现临床症状。主要表现为劳力性呼吸困难、胸闷、胸痛及劳力性晕厥。

(二)体征

脉搏平而弱,胸骨右缘第 2 肋间可听到粗糙、响亮的喷射性收缩期杂音,杂音向颈动脉及锁骨下动脉传导,常伴有收缩期震颤。

（三）辅助检查

1. 心电图检查　轻度主动脉瓣狭窄者心电图可正常，严重者心电图左心室肥厚与劳损，ST 段压低和 T 波倒置。

2. X 线检查　常见主动脉狭窄后扩张和主动脉钙化。心力衰竭时左心室明显扩大，左心房增大。

3. 二维超声心动图检查　对主动脉瓣狭窄常可确定诊断，是目前主要的检查手段。能显示瓣膜增厚与钙化的程度、左心室容量，可以计算左心室射血分值以评价左心室功能状况。能测量跨瓣压力差及主动脉瓣瓣口面积，初步估计主动脉瓣狭窄严重程度，为手术方式选择提供依据。

4. 心导管及造影检查　目前主动脉瓣狭窄患者一般不需作心导管检查，55 岁以上患者应做冠状动脉造影检查。

五、术前准备

1. 术前心功能稳定，可按一般体外循环心内直视手术准备，给予极化液改善心肌营养。

2. 心功能不全患者，术前适量多巴胺强心治疗，也可少量应用洋地黄类药物，但应密切注意心律的变化，避免室性心律失常的发生。

3. 不宜使用利尿剂和扩血管药物，以免导致血压降低及重要脏器的供血不足。

六、手术治疗

治疗的关键是解除主动脉瓣狭窄，降低跨瓣压力差。常采用的手术方法有经皮穿刺主动脉瓣球囊扩张术、直视下主动脉瓣交界切开术和人工主动脉瓣膜置换术。

（一）经皮穿刺主动脉瓣球囊扩张术

这是一种介入性心导管治疗技术，不必开胸，较为安全，患者损伤小，康复快。此方法能使主动脉瓣口面积扩大至 $2.0cm^2$ 左右，即刻减小跨瓣压差，增加心排血量和改善症状。

适应证：儿童和青年的先天性主动脉瓣狭窄，不能耐受手术者，重度狭窄危及生命，明显狭窄伴严重左心功能不全的手术前过渡。

禁忌证：伴有主动脉瓣反流。

（二）直视下主动脉瓣交界切开术

可有效改善血流动力学，适用于儿童和青少年先天性主动脉瓣狭窄已出现症状的患者。适应证为收缩压力差超过 50mmHg 或瓣口面积小于 $1.0cm^2$。

1. 手术方法　取胸部正中切口，手术在体外循环心脏停搏下进行。在升主动脉前壁做横切口，探查主动脉瓣瓣叶及瓣下结构情况，如瓣膜无钙化或仅有轻微钙化，又不伴有关闭不全，则可进行瓣膜狭窄分离，直视下进行瓣膜交界切开术，一般沿交界融合部做切开，到瓣膜交界的血管壁附着处 1～2mm 为限。直视分离操作完成后，注意探查主动脉瓣膜活动度和闭合功能。

2. 术中注意事项

（1）不宜在狭窄后扩张部位的主动脉壁做切口，应在主动脉根部平行瓣环做切口。

（2）患者多有严重左心室肥厚劳损，要重视心肌保护。

（3）瓣膜交界切开时应距主动脉壁 1～2mm，以防引起关闭不全。

（三）主动脉瓣人工瓣膜置换术

人工心脏瓣膜可分为机械瓣膜和生物瓣膜两大类。

1.手术适应证及禁忌证

（1）适应证：①自觉症状较轻，但主动脉瓣口狭窄明显，跨瓣压差超过75mmHg；②有明显症状，有效瓣口开口面积在1.0cm² 以下，且跨瓣压差超过50mmHg；③晕厥或心绞痛明显并频繁发作，有发生猝死的可能，应尽早手术治疗；④瓣口面积在1.0cm² 以下，心电图显示左心室进行性肥厚或劳损，主动脉瓣严重钙化；⑤明显主动脉瓣狭窄合并冠状动脉病变时，宜同时施行主动脉瓣人工瓣膜替换术和冠状动脉旁路移植术。

（2）禁忌证：①风湿活动，一般在风湿活动控制3～6个月后择期手术；②脑栓塞，为避免脑损害及术后抗凝治疗的难度，一般在2～3个月后择期手术；③晚期合并极重度左心衰竭。

2.手术方法

（1）主动脉切口：①横切口：距右冠状动脉开口上方2cm处横行切开升主动脉前壁及侧壁，适用于升主动脉较粗的患者；②S形斜切口或螺旋形切口：从左上向右下延伸至无冠窦的上缘，适用于主动脉瓣环较小的患者。必要时切口可向下延长，经无冠瓣和左冠瓣之间切开二尖瓣前瓣基部，用补片加宽瓣环。

（2）切除瓣膜：切除瓣叶时要充分显露瓣环，离开主动脉壁靠近瓣叶基部，争取整块切除。切除主动脉瓣后，应用生理盐水彻底冲洗，吸除可能遗留的组织碎屑和钙化斑块。然后用瓣环测定器测量瓣环大小，根据患者年龄、性别、社会及经济情况，选用适当种类和尺寸的人工瓣膜。

（3）缝合瓣环与瓣膜：从主动脉面进针心室面出针方式在主动脉瓣瓣环全周缝置间断褥式缝线，再将每对间断褥式缝线依次缝于人造瓣膜的缝环上。检查人造瓣膜的缝环达主动脉瓣环位，左、右冠状动脉开口位于瓣环上方。固定人造瓣膜后，注意检查其启闭情况。

（4）主动脉缝合缝合主动脉切口，左心排气后开放升主动脉。

3.术中注意事项

（1）显露主动脉瓣时要用力适度，防止主动脉壁组织撕裂，引起缝合困难。

（2）切除主动脉瓣叶及剔除钙化组织时，适当保留瓣叶残边，防止损伤主动脉壁和瓣窦。

（3）主动脉瓣环毗邻组织包括右冠瓣和无冠瓣交界下方的传导束、左右冠状动脉，在切瓣与缝合瓣环时，要注意保护与检查。

（4）人造瓣膜与左心室腔的匹配应依据患者体重与左心室腔的大小，选择人造瓣膜的型号大小；还要依据冠状动脉开口的状况，适当调整人造瓣膜瓣叶开放时的方向。

（5）缝合主动脉切口时要认真仔细，针距要均匀、张力要适当，预防主动脉切口出血。

（6）伴有细小主动脉瓣环患者，可采用Nicks法、Manognian法或Konno法等进行瓣环扩大后进行瓣膜置换术。

七、主要并发症及处理

1.急性左心功能不全　急性左心功能不全是主动脉瓣置换术后的主要并发症，也是导致早期死亡的主要原因，主要处理包括：应用增强心肌收缩力药物，应用扩血管药物减轻心脏前、后负荷，对于难以纠正的低心排可考虑应用主动脉内球囊反搏或左心辅助装置。

2.瓣周漏　常由缝线撕裂瓣环、使用尺寸不匹配的人造瓣膜或清除钙化时造成缺损与组织脆弱所致。单纯较轻的瓣周漏一般不需手术,瓣周漏患者如有症状、溶血或瓣周感染时,应予手术治疗,可以直接修补或重新换瓣。

3.室性心律紊乱　术后心律紊乱发生率高,常见为多发性室性早搏,严重者可出现室颤。手术应常规放置心外膜临时起搏器,术后静脉持续滴注利多卡因等。

4.出血与急性心脏压塞　通过胸腔引流量的观察和超声检查,有助于诊断,一旦确诊要及时再次开胸止血。

5.冠状动脉损伤　冠状动脉损伤是主动脉瓣膜置换术后严重并发症,一旦发生应做冠状动脉旁路移植术。

6.其他并发症　如人造瓣膜心内膜炎、血栓栓塞与出血及人造瓣膜功能障碍,一旦发生,要及时作相应处理。

八、手术结果及随访

直视下主动脉瓣交界切开术可有效改善血流动力学,手术死亡率低于 2%,但 5～20 年后可继发瓣膜钙化和再狭窄,需再次手术。

风湿性主动脉瓣狭窄病例瓣膜替换术已取得良好疗效,98% 的患者手术结果满意,手术早期死亡率为 1%～5%,术后 10 年生存率为 80%～90%。影响晚期死亡的主要原因为充血性心力衰竭,与抗凝有关的出血与栓塞和与人造瓣膜有关的并发症等。在术后的随访中,主要检测患者血凝血酶原时间和做多普勒超声心动图,了解患者心脏功能及抗凝治疗情况,从而指导术后治疗,改善预后。

(李鹏)

第四节　主动脉瓣关闭不全

一、概述

主动脉瓣关闭不全(aortic valve insufficiency)是指由于主动脉瓣结构异常,影响了主动脉瓣膜正常闭合,心脏舒张期主动脉内血液经病变的主动脉瓣反流入左心室。其基本病因包括主动脉瓣黏液样退行性变、风湿性心脏病、原发性主动脉瓣心内膜炎、严重创伤及主动脉瓣环扩张症等。

二、病理解剖及主要毗邻关系

风湿热可引起瓣叶纤维化,挛缩变性引起的主动脉瓣关闭不全常有狭窄并存;升主动脉病变,如主动脉夹层、马方综合征常因主动脉根部扩张而导致主动脉瓣关闭不良;老年退行性变、感染性心内膜炎常累及主动脉瓣,造成瓣组织松弛、变性和破坏而造成瓣膜脱垂和关闭不全。

三、病理生理

1.慢性主动脉瓣关闭不全　主动脉瓣关闭不全主要的病理生理改变是左心室容量负荷增加。左心室既要接受正常来自左心房的血液,又要接受来自主动脉反流的血液,从而导致左心室容量负荷增加,左心室代偿性肥厚、扩大。随病程发展,可逐渐出现心肌间质纤维化,导致左心室功能失代偿,表现为左心室射血分值降低、左心室舒张末压升高及收缩末容积指数增加等。主动脉瓣关闭不全引起的反流量大小,对病程进展和左心室负荷均有重要影响。

2.急性主动脉瓣关闭不全　急性主动脉瓣关闭不全常见于升主动脉夹层瘤、感染性心内膜炎或创伤。一旦发生,起病急,病程进展迅速,出现左心室舒张期压力迅速升高,导致左心房压和肺静脉压亦迅速升高,引起急性肺水肿和左心衰竭。

四、临床表现及诊断

1.症状　主动脉瓣关闭不全的临床表现,因起病的缓急、病程早晚、反流量大小及左心室功能状况而异。在病情早期,患者左心室功能处于代偿期,大多无自觉临床症状,仅体格检查时听到心脏杂音。随病程发展,逐渐出现临床症状,如心悸、胸痛、呼吸困难、疲乏或活动耐力显著下降等,一旦发生心力衰竭,则进展迅速。急性主动脉瓣关闭不全时,由于突然的左心室容量负荷加大,导致左心房压和肺静脉压迅速升高,可很快发生急性左心衰竭或肺水肿。

2.体征　主动脉瓣关闭不全患者心前区可扪到明显的抬举性冲动,心尖搏动移向左下方,胸骨左缘3、4肋间可闻及舒张期泼水样杂音,呈高调、递减型,常向心尖部传导。收缩压正常,舒张压明显降低,脉压差明显增大,出现周围血管体征,如水冲脉、毛细血管搏动征、股动脉枪击音及颈动脉搏动明显等。右心衰竭时,可见颈静脉怒张、肝大、下肢水肿。

3.心电图检查　轻度主动脉瓣关闭不全者心电图可正常,严重者可有左心室肥大和劳损,电轴左偏。

4.X线检查　正位示心胸比扩大,升主动脉和主动脉结扩张,左心室明显向左下增大,呈"靴形心"。侧位和斜位片示心后间隙消失。

5.二维超声心动图检查　可确定诊断主动脉瓣关闭不全,是目前主要的检查手段。①能显示主动脉瓣结构和活动情况,是研究主动脉瓣形态和判断主动脉瓣关闭不全病因学的优选方法;②能较准确测定左心室收缩末、舒张末内径及内径缩短率,评定心脏功能;③证实主动脉瓣关闭不全的诊断并对其进行半定量,初步估计主动脉瓣关闭不全的严重程度,为手术方式选择提供依据;④能检查是否合并其他心血管畸形和瓣膜损害等。

6.心导管检查及主动脉造影　一般不需作心导管检查,当怀疑有主动脉根部病变、冠状动脉病变时,才行心导管或造影检查。

7.放射性核素心室造影　可测量左、右心室功能,是比较准确的非侵入性检查方法。主要应用于无症状的慢性主动脉瓣关闭不全,且心脏超声检查不能明确左心室功能状态的患者。

五、手术适应证及禁忌证

(一)适应证

1.感染性心内膜炎引起的主动脉关闭不全,超声心动图示有赘生物形成或出现体动脉栓塞,应尽早手术。

2.闭合性胸部创伤等原因引致的急性主动脉瓣关闭不全,引发急性心力衰竭和肺水肿,应争取短期内手术。

3.有明显临床症状,心功能Ⅲ～Ⅳ级。

4. 临床症状轻微,但心脏进行性增大,心脏彩色多普勒测定心功能进行性下降,也应及时手术。

5. 无明显自觉症状,但心脏进行性增大,超声心动图检查左心室收缩期末内径达 50mm 或舒张期末内径达 75mm,射血分数<40%时,应尽早手术治疗。

6. 主动脉瓣关闭不全合并其他心血管畸形或瓣膜损伤。

(二)禁忌证

左心室极度扩大,严重左心室功能障碍,术前左心室心肌功能已达不可逆程度,即使术后瓣膜功能异常得到纠正,心肌收缩功能也难以恢复者。

六、术前准备

主动脉瓣关闭不全病例一般病程发展较为缓慢,一旦出现临床症状,则提示左心室代偿功能开始衰减。术前应给予强心、利尿、扩血管等药物治疗。

1. 多巴胺、多巴酚丁胺 $2\sim5\mu g/(kg\cdot min)$,治疗 $7\sim10$ 天,改善心功能。

2. 心率偏快患者可适量给予洋地黄类药物和利尿剂,同时补充钾、镁等离子,预防电解质紊乱。

3. 给予极化液改善心肌营养,必要时适量补充血浆或白蛋白,加强全身营养支持。

4. 合并其他疾病时,要采取相应治疗措施。对于急性发作患者,在积极行强心、利尿、扩血管等药物治疗的基础上,必要时行急诊主动脉瓣置换术。

七、手术方法及注意事项

外科治疗主动脉瓣关闭不全的手术方式,包括主动脉瓣成形术和主动脉瓣置换术。

(一)主动脉瓣成形术

1. 手术方法

(1)瓣叶修补术适用于瓣叶穿孔、裂伤。用 6—0 聚丙烯线直接缝合或补片修补,如缺损较大,则采用自体心包片行单瓣叶置换。

(2)瓣叶折叠悬吊术 适用于单个瓣叶的脱垂。对合牵引 3 个瓣叶,采用带垫片间断褥式缝合,穿过主动脉壁,将脱垂瓣叶的游离缘向交界处折叠缝合使之呈现良好的对合状态,在壁外打结固定,术毕打水测试。

2. 注意事项

由于主动脉瓣关闭不全成形技术难、不稳定,术后复发率高,一般不主张采用。

(二)主动脉瓣置换术

1. 无支架生物瓣置换主动脉瓣

无支架生物瓣置换主动脉瓣技术近年来日益得到重视,临床应用病例逐年增加,常用为无支架的猪主动脉瓣。其优点是血流动力学性能优于带支架生物瓣,晚期结构衰败率低,预期使用寿命长。目前一般采用流入道和流出道双重缝合法。手术方法:修剪无支架的主动脉壁,保留无冠状窦及主动脉壁。自左—右冠交界下方开始缝合无支架瓣相应交界的瓣下缝合环,然后依次缝合其他部位无支架瓣的下缘及相应的瓣环,最后将无支架瓣的无冠状窦及部分主动脉壁与对应的患者无冠瓣窦及主动脉壁缝合。

2. 同种主动脉瓣置换术 同种主动脉瓣主要应用于原发性或人造瓣膜心内膜炎、主动脉根部较小者。优点是有效面积大,血流动力学性能良好,组织相容性好,瓣膜结构衰败率明显低于带支架生物瓣。缺点是手术操作较复杂,晚期并发瓣膜关闭不全的发生率较高。

3. 自体肺动脉瓣置换术(Ross 手术)　同种主动脉瓣来源受限,并需要良好的保存手段,其临床应用受到一定限制。20 世纪 90 年代以来,自体肺动脉瓣治疗主动脉瓣病变(以 Ross 手术为基础)越来越受到人们关注,移植瓣膜为自体活组织,瓣膜有关并发症少,在儿童中可随发育而生长,特别适用于婴儿、儿童、年轻人及主动脉瓣心内膜炎的患者。

八、手术结果及随访

主动脉瓣膜成形术具有手术死亡率低、不需终身抗凝及血栓栓塞率低等优点,但要求手术医师对瓣膜的解剖和功能有深入的了解,对复杂病变要有高度的识别和分辨能力。另外,手术难度高,术后瓣膜残余反流和再手术率较高(10%～20%)。

主动脉瓣关闭不全患者行瓣膜置换术后的早期效果主要取决于病因、术前左心室腔大小和功能、有无合并冠心病等,其总手术死亡率为 3%～10%。影响疗效的因素有高龄、病程长、左心室功能减退、心脏显著扩大、兼有冠状动脉粥样硬化性心脏病和第二次手术等。晚期死亡的主要原因为心力衰竭、室性心律失常、慢性溶血性贫血、血栓栓塞、人工瓣膜感染心内膜炎、瓣膜损坏或衰败及和抗凝药物治疗不当有关的颅内出血和栓塞等。

(李鹏)

第五节　三尖瓣疾病

一、概述

后天性三尖瓣疾病(tricuspid valve disease)是指病变直接侵犯三尖瓣结构而发生的瓣膜启闭障碍的器质性病变,造成三尖瓣狭窄和(或)关闭不全。临床上常见的是二尖瓣病变引起肺动脉高压基础上导致的功能性三尖瓣关闭不全。

二、病理解剖及主要毗邻关系

三尖瓣病变有器质性和功能性两类。器质性病变常见于风湿性病变,主要是瓣叶增厚,瓣叶与瓣叶交界处粘连,瓣叶开放受限,瓣口面积减少,腱索短缩融合,常伴有二尖瓣病变。功能性病变是由于右心室显著扩大,使三尖瓣环扩张,形成三尖瓣功能性关闭不全,但瓣膜本身无病变。三尖瓣狭窄常伴有关闭不全,且多与二尖瓣或主动脉瓣病变并存。

三尖瓣也称右心房室瓣,有前、后、隔瓣三个瓣叶,前瓣面积最大,是维持三尖瓣功能的主要部分。三尖瓣环是瓣叶的附着处,也是心脏纤维支架的组成部分。隔瓣环是房间隔和室间隔的分隔标志,它与右心房冠状静脉窦的开口形成一个三角形的结构,即 Koch 三角,房室结和 His 束走行于其中。前瓣环在右心房室沟的下方,正对的右心房室沟内有右冠状动脉主干。后瓣环约占三尖瓣周长的 1/3,后瓣环明显扩大是形成三尖瓣功能性关闭不全的主要因素,同时,后瓣面积最小,其功能远不及前瓣,因此在做三尖瓣环缩术时,常常被选用。

三、病理生理

1.三尖瓣关闭不全　　收缩期血液从右心室反流回右心房,引起右心房扩大和右心房压力升高,静脉回流受阻,使全身静脉系统血流淤滞。三尖瓣关闭不全还使右心室舒张末期容量和舒张期压力增高,右心室扩大和肥大,最终导致右心衰竭。

2.三尖瓣狭窄　　三尖瓣狭窄使右心房与右心室之间出现舒张期压力差,可引起严重的血流动力学的紊乱,若平均舒张期压力差超过 4mmHg 时,可使平均右心房压升高引起体静脉淤血,表现为颈静脉充盈、肝大、腹水和水肿等。

四、临床表现及诊断

(一)症状

1.三尖瓣关闭不全　　主要表现在静脉系统淤血,常见的症状为乏力、颈静脉搏动和怒张,还可出现肝区胀痛、食欲欠佳和下肢浮肿等。

2.三尖瓣狭窄　　一方面是低心排血量引起疲乏,另一方面是体静脉瘀血引起肝大、腹水等消化道症状及全身不适感。

(二)体征

1.三尖瓣关闭不全　　在胸骨左侧剑突下可闻及柔和的收缩期杂音,深吸气时杂音增强。同时,可出现颈静脉怒张、肝大、腹水和下肢水肿等体循环淤血的临床体征。

2.三尖瓣狭窄　　胸骨左下缘低调隆隆样舒张中晚期杂音,收缩期前增强,可伴舒张期震颤和开瓣拍击音。常有右心淤血体征,如颈静脉充盈、下肢水肿和腹水。

(三)心电图检查

显示右心室肥厚劳损,右心房肥大,并常有右束支传导阻滞或房颤。

(四)X 线检查

可见右心室、右心房增大。

(五)超声心动图检查

1.三尖瓣关闭不全　　二维超声心动图声学造影可证实瓣膜关闭不全,多普勒超声检查可判断反流程度和估测肺动脉压力。

2.三尖瓣狭窄　　二维超声心动图显示瓣叶增厚、钙化和活动受限,对诊断三尖瓣狭窄较有帮助,多普勒超声可估测跨瓣压力差。

(六)右心导管检查或造影

1.三尖瓣关闭不全　　一般不需作心导管检查,心脏超声检查即可明确诊断。

2.三尖瓣狭窄　　一般不需作心导管检查,心脏超声检查即可明确诊断。三尖瓣舒张期跨瓣压力差>2mmHg 应考虑三尖瓣狭窄,>5mmHg 为重度三尖瓣狭窄。

五、术前准备

1.给予极化液改善心肌营养,同时加强全身营养支持。

2.心率偏快患者可适量给予利尿剂及洋地黄类药物,必要时可静脉给予多巴胺、多巴酚丁胺 $2\sim5\mu g/(kg \cdot min)$。

3.合并其他疾病时,要采取相应治疗措施。

六、手术治疗

外科手术包括三尖瓣成形术和瓣膜置换术两种。

（一）三尖瓣成形术

1.手术适应证和禁忌证

(1)适应证瓣叶质量良好,无严重畸形或钙化;瓣口有明显反流,瓣环够大。

(2)禁忌证瓣叶有严重钙化或畸形,瓣下结构病变严重,无法修复者。

2.手术方法　常见的三尖瓣修复手术有 De Vega 法和 Carpentier 法。

(1)De Vega 瓣环成形术　适用于中度瓣环扩张的患者。以带垫片的缝线在前隔交界和后隔交界处折叠瓣环,重点缩小后瓣环,使前瓣叶正常对合,加垫片后扎紧缝线。

(2)Carpentier 瓣环成形术　适用于较严重的三尖瓣关闭不全。根据前瓣叶面积,选择合适的人造 Carpentier 瓣环,达到缩小三尖瓣环的作用。

3.术中注意事项

(1)防止损伤传导系统,如房室结等。

(2)防止损伤右冠状动脉。

(3)缝缩时不宜过度,以免引起三尖瓣瓣口狭窄。

（二）三尖瓣置换术

1.手术适应证和禁忌证

(1)适应证:①严重三尖瓣病变,难以成形或成形失败。②感染性心内膜炎,三尖瓣破坏严重,无法修复。③胸部钝器伤后多处腱索断裂及瓣膜损坏,无法修复。

(2)手术禁忌证:①心功能损害至不可逆程度;②全身重要器官严重损害。

2.手术方法　常规建立体外循环后在心脏停跳情况下进行。切除前后瓣叶及腱索,保留隔瓣叶,采用带垫片的双针间断褥式缝合。瓣环全圈缝合后,按次序缝至人造瓣缝合环上,送瓣坐环并打结。三尖瓣跨瓣压差小,血流缓慢,高龄患者多选用生物瓣置换,但对于年轻患者,多选用双叶机械瓣。

3.术中注意事项

(1)进针不宜过深,防止损伤右冠状动脉和传导系统。

(2)进针要缝合在三尖瓣瓣环上,防止瓣周漏。

(3)调整人造瓣膜的放置方向,瓣架不宜直接对向房室结所在区。

七、主要并发症及处理

1.传导阻滞　一旦损伤传导系统,引起完全性房室传导阻滞,应及时安装心脏起搏器。

2.血栓栓塞　一旦明确诊断,及时对症处理;对于人造瓣膜上形成的大血栓,要及时手术。

3.瓣周漏　单纯较轻的瓣周漏一般不需手术,瓣周漏患者如有症状、溶血或瓣周感染时应予手术治疗,给予直接修补或重新换瓣。

4.感染性心内膜炎　采用抗生素治疗,必要时手术清除局部感染灶,甚至更换三尖瓣。

八、手术结果及随访

三尖瓣置换术手术死亡率在 7% 左右,5 年生存率为 70%～90%。手术后晚期生存主要影响的是心肌功能损害的程度。

(李鹏)

第六节　心脏联合瓣膜病

一、概述

心脏联合瓣膜病(cardiac multiple valvular disease)是指同时累及两个或两个以上心脏瓣膜的疾病。以二尖瓣与主动脉瓣联合病变最为常见,其次为二尖瓣、主动脉瓣与三尖瓣联合病变。病因以风湿性最常见,也有细菌性心内膜炎、退行性变、先天性因素和外伤等原因引起的瓣膜病变。

二、病理解剖及重要毗邻关系

根据二尖瓣、主动脉瓣和三尖瓣的不同病变类型的组合形式,可将联合瓣膜病变分为以下几种基本病理类型:①二尖瓣狭窄合并主动脉瓣狭窄;②二尖瓣狭窄合并主动脉瓣关闭不全;③二尖瓣关闭不全合并主动脉瓣关闭不全;④二尖瓣关闭不全合并主动脉瓣狭窄;⑤二尖瓣和主动脉瓣混合病变;⑥二尖瓣、主动脉瓣和三尖瓣联合瓣膜病变。

主动脉瓣的左冠瓣与无冠瓣瓣环下方为致密的纤维组织,向下延伸为二尖瓣前瓣环及瓣叶,这部分为主动脉—心室膜。左纤维三角为主动脉左瓣环外侧与二尖瓣环相连接的纤维组织,与左冠状动脉靠近。右纤维三角又称中心纤维体,为连接于主动脉后瓣环、二尖瓣瓣环和三尖瓣之间的纤维组织,是纤维性支架的主要部分。右冠瓣和无冠瓣间交界下方通常有房室束走行。左冠瓣和右冠瓣交界常对着肺动脉瓣的一个交界,此处切口常用于加宽左心室流出道梗阻。左冠瓣和无冠瓣间交界正对二尖瓣前瓣环中点,可经此交界切开主动脉壁、二尖瓣环,以补片扩大主动脉根部。

三、病理生理

1. 二尖瓣狭窄合并主动脉瓣狭窄　由于二尖瓣口狭窄,左心房在舒张期排血受阻和压力升高,引起肺静脉和肺毛细血管扩张,导致肺淤血、水肿和顺应性下降,从而影响肺的换气功能。主动脉瓣狭窄时,左心室射血有赖于舒张末期有足够的充盈量,但由于二尖瓣狭窄的存在,左心室舒张期无法得到足够的充盈,搏出量减少,患者容易出现晕厥等症状。同时,左心室因单纯压力负荷增高,心肌发生向心性肥厚,心腔逐渐变小、甚至萎缩。

2. 二尖瓣狭窄合并主动脉瓣关闭不全　二尖瓣狭窄引起的病理生理改变主要有左心房压升高、左心房扩大,肺淤血和肺静脉高压,并可伴有房颤和左房血栓;同时,由于左心室流入道梗阻,心脏舒张期充盈血量减少,搏出量也相应减少。但由于同时存在主动脉瓣关闭不全,在舒张期有一部分血液从主动脉反流入左心室,左心室舒张末容量可不减少。因此,二尖瓣狭窄合并主动脉瓣关闭不全时,左心室功能代偿期很长,在相当长的时间内左心室功能可增强或维持在正常范围内。一旦发生左心室功能失代偿,左心室功能则可在较短的时间内迅速恶化。

3.二尖瓣关闭不全合并主动脉瓣关闭不全　这一病变类型引起病理生理改变主要是增加左心系统的容量负荷。早期左心室容量负荷处于代偿期,可无明显症状。一旦左心室显著扩大,心功能失代偿,临床症状可迅速加重。

4.主动脉瓣狭窄合并二尖瓣关闭不全　一方面,由于二尖瓣反流,左心室在收缩期开始就有血液反流至左心房,并持续整个收缩期,加上主动脉瓣狭窄,加重了二尖瓣反流,导致左心房压和肺静脉压进一步升高;另一方面,血液大量反流入左心房,左心室每搏量减少,心输出量下降,造成周围组织灌注不足。

5.二尖瓣和主动脉瓣混合病变　此种联合类型在临床上常见,是风湿热反复严重发作的结果。二尖瓣和主动脉瓣均以狭窄和关闭不全混合病变为主,由于容量压力负荷均增加,左心房有明显扩大,左心室也有明显扩大和(或)肥厚。

6.二尖瓣、主动脉瓣和三尖瓣联合瓣膜病变　三瓣膜病变不仅可引起明显的左心系统血流动力学紊乱,而且还可引起右心系统血流动力学改变,因此,对心肺及肝肾等重要脏器的功能都有明显的影响。二尖瓣、主动脉瓣病变导致的病理生理变化如前所述。三尖瓣病变起病隐匿,常继发于左心瓣膜病变,病情进展缓慢,病变早期易被忽视或被左心系统瓣膜病变引起的病理生理改变掩盖,只有当三尖瓣病变严重时,才会产生明显的右心系统血流动力学改变。

四、临床表现及诊断

(一)主要症状

联合瓣膜病左、右心室均受累,较单一瓣膜病变引起的血流动力学改变更严重,其临床表现可因瓣膜病变的组合类型及其严重程度不同而有明显差异。总体上讲,二尖瓣和主动脉瓣病变主要产生以左心功能不全和动脉供血不足为主的症状和体征,如心悸、气短、呼吸困难、心绞痛、疲劳乏力、眩晕和晕厥等。而三尖瓣病变主要产生以右心功能不全和体循环静脉系统淤血为主的症状和体征。二尖瓣和主动脉瓣病变产生的症状和体征出现较早和较明显,而三尖瓣病变的症状和体征出现相对较晚和较轻,早期易被左心瓣膜病变产生的症状或体征掩盖,一旦出现明显的右心功能不全的临床表现,往往提示左、右心功能均有明显损害。

(二)主要体征

典型二尖瓣和主动脉瓣双病变的体征基本上是单纯二尖瓣和主动脉瓣病变体征的组合,但往往以其中病变较重的瓣膜所产生的体征为主,有时还会掩盖或减轻另一较轻病变瓣膜产生的体征。

(三)诊断

联合瓣膜病的诊断,不仅要明确瓣膜病变的性质,而且要明确心功能的状态及各个瓣膜病变的严重程度。一般情况下,根据病史、临床表现和体征,结合胸片、心电图和心脏彩超等辅助检查,即可作出比较明确的诊断。

1.胸部 X 线检查　心影扩大,肺纹理增多,肺动脉段凸出等。

2.心电图检查　各心腔均扩大,风湿性联合瓣膜病几乎都有心房颤动。

3.超声心动图检查　不仅能显示心脏瓣膜的解剖形态,还能清楚地显示瓣口狭窄和反流的程度,是极有价值的非侵入性检查方法。

4.心导管检查或造影　升主动脉造影可反映主动脉反流的程度,左心室造影能反映二尖瓣关闭不全的程度。对于 55 岁以上的患者,要行冠状动脉造影,了解冠状动脉情况。

五、手术适应证及禁忌证

（一）适应证

1.风湿性二尖瓣与主动脉瓣病变;

2.感染性心内膜炎;

3.先天性或退行性变引起的二尖瓣和主动脉瓣病变;

4.其他病因引起的病变。

（二）禁忌证

二尖瓣和主动脉瓣置换手术禁忌证至今尚无统一的标准。目前一般认为下列因素是心脏瓣膜手术的高危因素,二尖瓣和主动脉瓣双瓣病变患者若同时符合 2 项指标则应慎重考虑手术,若符合 3 项或 3 项以上指标应列为禁忌或相对手术禁忌证。

1.高龄　一般>70 岁,合并高血压、糖尿病等严重疾病者。

2.严重心力衰竭　顽固性心力衰竭或慢性心衰反复急性发作,药物治疗效果不明显。

3.巨大左心室　左心室收缩末直径(LVESD)≥55mm 和舒张末直径(LVEDD)≥75mm,同时合并左心室功能低下。

4.左心室萎缩　二尖瓣病变以狭窄为主,左心室腔萎缩,左心室舒张末容积指数(LVED-VI)≤45ml/m²。

5.左心室功能严重低下　EF≤20%~40%,FS≤20%~25%。

6.合并多系统多器官功能障碍　存在明显的肝、肾、肺等重要脏器(至少 2 个以上)功能障碍,或有严重肺动脉高压,肺动脉收缩压≥70mmHg。甚至合并心源性恶病质,体重≤正常的 80%。

六、术前准备

1.应用强心、利尿、扩血管药物,改善心脏功能。

2.鼓励患者深呼吸和咳嗽,锻炼肺功能。

3.给予极化液改善心肌营养,必要时适量补充血浆或白蛋白,加强全身营养支持。

4.维持水和电解质平衡,防治心律失常。

5.对于 55 岁以上的患者,要行冠状动脉造影,了解冠状动脉状况。

七、手术治疗

外科手术是目前治疗联合瓣膜病变的有效方法。在临床上常用的手术方法是二尖瓣与主动脉瓣双瓣膜置换术;若二尖瓣病变较轻且瓣膜质量好,可考虑作主动脉瓣置换术与二尖瓣成形术。三尖瓣病变多为功能性关闭不全,与左心瓣膜病变同时存在,多采用瓣膜成形术;若三尖瓣膜病理损害严重,难以修复,则应行瓣膜置换术。

（一）手术方法

1.联合瓣膜病变的手术方式　主要有包括主动脉瓣置换和二尖瓣成形术,主动脉瓣置换加二尖瓣和三尖瓣成形术,二尖瓣和主动脉瓣置换,二尖瓣和主动脉瓣置换加三尖瓣成形术,二尖瓣、主动脉瓣和三尖瓣三个瓣膜置换术。瓣膜成形的指征要从严掌握,而换瓣指征可适当放宽。人工瓣选择原则上,二尖瓣和主动脉瓣均应选择同一类型,而不应一个选用机械瓣另一个选用生物瓣。至于选择生物瓣还是机械瓣,一般普通患者,均以选择机械瓣为好,尤以双叶瓣为宜;对于有出血倾向、育龄妇女、老年患者和边远农村地区不便于进行抗凝治疗的病例,选择生物瓣为好。

2.手术步骤

(1)手术程序:原则上先行二尖瓣手术,再行主动脉瓣手术,最后行三尖瓣手术。体外循环开始、心脏停搏后,切开右心房及房间隔探查二尖瓣,接着探查主动脉的病变和瓣环大小,设计好手术方案和人造瓣膜的匹配,再行二尖瓣手术,待人工主动脉瓣膜座环打结后再将二尖瓣入座打结。

(2)二尖瓣手术:包括二尖瓣成形术和置换术。

(3)主动脉瓣手术:主要为主动脉瓣置换术。具体方法参见第四十六章主动脉瓣狭窄中相关部分。

(4)三尖瓣手术:二尖瓣和主动脉瓣手术完成后常规探查三尖瓣病变。三尖瓣病变的手术方式有瓣环成形术和瓣膜置换术两大类。前者常用的方法又有 De Vega 瓣环成形术、人工瓣环固定术和三尖瓣狭窄直视切开术等;后者有生物瓣置换或机械瓣置换术。三尖瓣手术有两种基本方法可供选择:①继续阻断主动脉,在心脏停搏下完成三尖瓣手术。这种方法术野清楚,手术操作方便可靠,但主动脉阻断时间相对较长,增加了心肌缺血缺氧性损害。②开放主动脉,待心脏复跳后继续施行三尖瓣手术。这种方法有利于缩短主动脉阻断时间,减轻心肌的缺血缺氧性损害。另外,在传导束危险区注意操作时容易防止和发现传导束损伤,其缺点是术野有血,手术操作较为困难。

(二)术中注意事项

1.人造瓣膜的选择　二尖瓣和主动脉瓣均应选择同一类型,而不应一个选用机械瓣,另一个选用生物瓣。

2.人造瓣膜的匹配　二尖瓣和主动脉瓣置换术时,选择相互匹配及型号适合的瓣膜。原则上,主动脉瓣争取替换较大型号,而二尖瓣则应根据左心室的大小、患者的身高与体重及主动脉瓣区人造瓣膜的型号综合考虑后决定。一般多见的匹配为:主动脉瓣 21♯/二尖瓣 25♯,主动脉瓣 23♯/二尖瓣 27♯。

3.术中注意三尖瓣病变的探查　在联合瓣膜手术中应常规探查三尖瓣,以避免遗漏三尖瓣病变,影响术后早期心功能的恢复和远期手术疗效。

4.预防房室结和传导束损伤　行三尖瓣成形术时,缝针不宜超越冠状静脉窦口;应用三尖瓣成形环时,人工瓣环缺口应对向此处的危险区;行三尖瓣置换术时,缝针应通过隔瓣的根部或只浅缝隔瓣瓣环的心室面。

5.术中应常规安置心外膜临时起搏导线　联合瓣膜病患者手术时主动脉阻断和体外循环时间较长,术后心律失常的发生率较高,术中应常规安置心外膜临时起搏导线,对预防和控制心律失常有很大的益处。

八、主要并发症及处理

二尖瓣和主动脉瓣双瓣手术者,术前大多心功能损害较重,术中主动脉阻断时间和体外循环时间较长。因此,术后发生心肺功能不全、心律失常及多脏器功能不全的危险性较大。

1.低心排出量综合征　低心排出量综合征是双瓣置换术后早期最常见的并发症和死亡原因。要合理应用多种血管活性药物(如多巴胺、肾上腺素、硝普钠等)改善和维持心功能,若药物治疗仍不能维持,则应尽早应用主动脉内球囊反搏(IABP)。

2.呼吸衰竭　二尖瓣重度狭窄者,常合并重度肺动脉高压,容易引起呼吸功能障碍。首先维持循环功能稳定,适当延长呼吸机辅助时间,辅以呼气末正压呼吸或压力支持呼吸。

3.严重室性心律失常　最常见的有频发室性早搏、短阵室速和房室传导阻滞等。积极寻找诱因(如低氧、低钾、代谢性酸中毒等),并针对心律失常类型进行治疗,静脉滴注利多卡因等抗心律失常药物。另外,术中安置心外膜起搏导线备用,术后备好体外除颤器。

4.感染性心内膜炎　是瓣膜置换术后的严重并发症。术前有心内膜炎者应在控制后施行手术,若合理应用抗生素后仍不能控制,或因瓣膜损害而症状加重者,应及早清除病灶,拆除人造瓣膜,再次行瓣膜置换术。

5.瓣周漏　多由于房室环的缝合不够紧密,缝线打结不紧或过紧,或植入主动脉瓣过大,人造瓣与组织环接触不严密等。轻度瓣周漏可不予处理,重度瓣周漏应及时再次手术。

6.多脏器功能衰竭(MOF)　感染性心内膜炎是联合瓣膜病术后最严重的并发症之一,以心肺肾、心肺肝肾多脏器功能衰竭常见。主要与术前已存在的心、肺、肝、肾等重要脏器损害,术中或术后早期急性重要器官和组织的缺血、缺氧有关。肝、肾、脑等功能衰竭大多继发于心肺功能衰竭,积极改善心肺功能是救治MOF的重点和基础。对肝功能不全或衰竭者除应用保肝药物外,还要注意慎用或禁用对肝功能有明显损害的药物;对于肾功能不全或衰竭者应尽早给予透析治疗;对于脑功能障碍者要重点保证充分供氧和头部局部低温,应用皮质激素和脱水剂减轻脑水肿,必要时予以高压氧治疗,以促进脑功能的恢复。

九、手术结果及随访

联合瓣膜病手术早期死亡率明显高于单瓣膜手术,一般为5%～8%。早期死亡的主要原因为心力衰竭和多脏器功能衰竭。因此,选择合适的手术时机、加强心肌保护和优化围手术期处理是提高双瓣膜和多瓣膜手术早期疗效的重要措施。

联合瓣膜病手术后的远期疗效较单瓣膜置换术稍差。影响远期疗效的主要因素是术前心功能状态,心肌肥厚程度及与抗凝有关的并发症。有文献报道,5年和10年的远期生存率分别为80%和60%,血栓栓塞的发生率为每年1%～3%患者,抗凝出血的发生率为每年1%患者。因此,重视术后随访,尤其是加强心功能支持、防治心律失常和抗凝指导有助于提高联合瓣膜病手术的远期疗效。

(李鹏)

第三章 缺血性心脏病和大血管病

第一节 冠状动脉狭窄性心脏病

一、概述

冠状动脉狭窄性心脏病(atherosclerotic stenosis of coronary artery),是指在冠状动脉粥样硬化的基础上造成冠状动脉管腔狭窄或阻塞,引起心肌供血不足和缺氧所造成的心脏病变。冠状动脉狭窄可同时合并冠状动脉痉挛和血栓形成,其病情变化与冠状动脉的狭窄程度、病变支数及狭窄部位有关。

二、应用解剖及重要毗邻关系

冠状动脉是心脏营养动脉,分为左、右两支。

1. 左冠状动脉 主干起源于左主动脉窦,经肺动脉及左心耳间走向前外方,达主肺动脉左侧分出两个主要分支:左前降支(LAD)和回旋支(CX)。①前降支:出肺动脉根部沿前室间沟下行,最后绕过心尖切迹,在后室间沟下方与后降支吻合,主要分布于左心室前壁、心尖部、肌性室间隔前 2/3 和右心室前壁一部分。主要分支有对角支、左心室前支、右心室前支、室间隔前动脉,其中对角支最大。②回旋支:沿左心房室沟左行,近端紧贴左心耳基部,然后绕行到膈面,主要分布于左心房、左心室侧壁和后壁。其分支变异较大,主要有左缘支、左心室后支和左心室前支。

2. 右冠状动脉 主干起自右主动脉窦,经右侧房室沟向右下走行,沿途发出分支。主要有右心房支、右圆锥支、右心室前支、右缘支、后降支、室间隔后动脉。60%的人窦房结动脉和90%的人房室结动脉是由右冠状动脉及其分支发出。

3. 冠状动脉优势分布 根据冠状动脉心后分支能到达房室十字交叉处发出后降支的,即称之为占优势的冠状动脉,分为右优势型、左优势型、均衡型。

4. 冠状动脉的分段(CASS 标准) 为了便于描述冠状动脉病变部位及分布,美国国家心肺血液研究所冠状动脉研究所(CASS)应用数码来标记冠状动脉造影时冠状动脉各主支及其分支的各节段。目前大都采用简化的 15 段命名法:右冠 4 段,即右冠状动脉主干分为近、中、远 3 段(第 1～3 段),后降支(含左心室后支)为第 4 段;左主干为第 5 段;左前降支主干按近、中、远分别为第 6～8 段,第 1、2 对角支分别为第 9 段和第 10 段;回旋支亦分为 5 段,位于房室沟内近、中、远 3 段分别为第 11、13、15 段;钝缘支和左心室后支分别为第 12 段和 14 段。

三、病理生理

冠心病的病因包括了多种因素的相互作用,发病机制比较复杂,目前多认为粥样斑块是一种慢性非特异性炎症过程,粥样斑块的形成是动脉对内膜损伤的反应,并强调血管内皮损伤是动脉粥样斑块形成的前提。脂代谢紊乱、高血压、糖尿病、吸烟、肥胖等众多危险因素,首先造成内膜损伤,导致单核细胞为主的巨噬细胞,无限制地吞噬脂质,发展成为泡沫细胞,部分血管平滑肌细胞增殖、迁移和吞噬脂质也转化为泡沫细胞。随着泡沫细胞的死亡,装满脂质的细胞内容物形成病变坏死的脂核,逐渐积累成为早期的脂质条纹。由于致病危险因素的持续存在,炎性反应则持续反复长期发展,最终形成粥样斑块,斑块自内膜向血管腔突出,阻塞血流形成末梢靶器官供血不足。粥样斑块可以出现局部出血或在狭窄和斑块基础上出现血栓形成,造成冠状动脉狭窄加重或完全堵塞。

心肌缺血指心肌某部位血供严重不足或完全中断,致使该部位心肌氧和营养物质供应不足或中断、代谢产物堆积所造成的病理状态,严重时可导致心肌坏死,多由冠状动脉痉挛、冠状动脉严重或完全阻塞造成。慢性、进行性发展的狭窄病变,往往在狭窄区形成侧支循环,以代偿缺血;急性狭窄往往会出现急性心肌缺血坏死,以至于室间隔穿孔,心室壁破裂,累及乳头肌可出现二尖瓣关闭不全,心肌梗死还可出现室壁瘤并发症和相应的病情变化和血流动力学障碍。

冠状动脉循环的生理特点:①冠状动脉循环摄氧率高、氧储备低、毛细血管分布密度高;②冠状动脉循环途径短、压力高、流速快、血流量大;③冠状动脉血流的动脉性特征和时相性变化;④心内膜下心肌灌注特点;⑤心脏做功时氧耗量的分配特点。

四、临床表现及诊断

(一)临床表现

1. 症状　随病变部位及梗阻程度不同而有所差异。心绞痛是最常见的临床症状,通常在有一定诱因的情况下,出现心肌耗氧和供氧失去平衡,产生疼痛,其疼痛性质多为憋闷或紧缩感,有时沿左肩向左上肢放射或向左肩胛区放射,经休息、含服硝酸甘油后多可在数分钟内缓解。当心肌缺血严重或突发心肌梗死时可发生严重持久的胸骨后疼痛,出现心力衰竭、心律失常或休克。急性左心衰竭时,可出现呼吸困难、咳嗽、烦躁、不能平卧等症状。严重者发生急性肺水肿时,可有发绀及咳大量粉红色泡沫样痰,后期可有右心衰竭,右心室心肌梗死者在开始即可出现右心衰竭症状,如肝大、腹水、下肢浮肿等。

2. 体征　多数发作前有心率增快、心律失常和血压轻度升高。一旦发生心肌梗死可出现心音减弱,部分病例有心包摩擦音,可有舒张期奔马律,血压下降、脉搏细数,或呈心源性休克和心力衰竭征象,75%～95%心肌梗死患者有心律失常,以室性心律失常最多。部分患者可因室性心动过速或心室颤动而猝死。

(二)诊断

1. 心电图检查　心电图是临床诊断冠状动脉狭窄性心脏病的一种常用方法,简单、方便、可重复。根据需要可选择常规即静息心电图、运动心电图、动态心电图等检查方法。

2. X 线检查　包括普通 X 线检查、无创伤性多排 CT 血管造影术、选择性冠状动脉造影等。选择性冠状动脉造影是诊断冠状动脉狭窄性心脏病最重要的方法,可以精确判断冠状动脉阻塞性病变的程度和范围。多排 CT 血管造影术可以清晰显示冠状动脉大部分解剖结构,甚至还能够显示血管壁内硬化斑块,目前作为对可疑人群进行筛查的方法,是近年来冠状动脉狭窄性心脏病诊断技术的重要突破性进展。

3. 超声心动图　冠状动脉狭窄性心脏病在超声心动图上的表现为室壁舒张功能减低、厚度变薄、节段性室壁运动异常等。同时,超声心动图对心肌梗死并发症的诊断和鉴别诊断很有帮助。负荷超声心动图是一种新的检测手段,通过生理或药物的刺激作用,激发心血管系统反应,增加心脏负荷,诱发心肌缺血,对冠心病诊断有一定帮助。

4.心肌血流灌注显像　心肌血流灌注显像是通过正常与缺血心肌血流灌注的差别,来反映心肌缺血的有无及其范围和程度。应用放射性核素心肌显像诊断冠状动脉狭窄性心脏病,通常需要与运动试验相结合。在不能进行运动试验的患者,可以进行药物负荷试验。利用放射核素心肌血池显像,可以精确测量左心室各壁局部的 EF 值,显示局部心室壁搏幅运动情况及缺血、梗死部位,对诊断冠状动脉狭窄性心脏病有较高价值。

5.实验室检查　冠状动脉狭窄性心脏病的实验室检查主要包括两方面的内容:一是对于冠状动脉狭窄性心脏病危险因素的检查,主要为血浆总胆固醇、高密度脂蛋白、胆固醇以及甘油三酯;二是对怀疑急性心肌梗死患者的酶学检查,包括 CK-MB、肌红蛋白、肌钙蛋白 T(cTnT)和肌钙蛋白 I(cTnI)等。CK-MB 异构体对心肌梗死的早期诊断最有价值(在 6 小时以内)。而 cTnI 和 cTnT 对心肌梗死的特异性最高,特别是晚期心肌梗死的诊断。CK 和 CK-MB 对心脏的特异性不如肌钙蛋白高,但是其水平往往在梗死后 24~36 小时恢复正常,但如果 CK 和 CK-MB 再次升高,对再梗死诊断有重要价值。

6.诊断标准　必须至少具备下列 3 条标准中的 2 条,可临床确诊。

(1)缺血性胸痛的临床病史;

(2)心电图的动态演变;

(3)选择性冠状动脉造影检查。

7.诊断注意事项　对于大多数患者,根据缺血性胸痛临床表现、典型心电图改变和心脏 B 超即可明确诊断。但是对于一些临床表现不很典型,且常规心电图、超声心动图等检查变化不显著的患者,如果出现活动后气喘,夜间阵发性呼吸困难以及端坐呼吸等,应警惕发生本病的可能,应进行进一步检查,如心肌血流灌注显像,必要时行选择性冠状动脉造影检查以明确诊断。

五、手术适应证及禁忌证

外科治疗的目的是通过手术重建冠状动脉血液循环,立即提供狭窄远端缺血心肌足量的氧合血,但不能逆转冠状动脉病变的进程。冠状动脉造影显示主要冠状动脉近端阻塞性病变使管径缩小 50% 以上,狭窄远端通畅且直径>1mm 是手术治疗的基本条件。

(一)适应证

1.严重心绞痛　经药物治疗无效,影响生活质量,造影证实有 1 支或以上的冠状动脉狭窄>50%,其远端通畅。

2.稳定型心绞痛　虽经药物治疗,但仍有不能忍受的心绞痛,左主干病变>50%,前降支及回旋支近端狭窄>50%或 3 支病变者。

3.不稳定型心绞痛　药物治疗无效,心绞痛发作频繁,持续时间长,有发生心梗危险应及早手术。

4.无或轻微心绞痛　造影发现左主干狭窄>50%,左前降支重度狭窄>90%,运动耐量减低。

5.急性心肌梗死　6 小时内手术可减少梗死区。

6.PTCA 或介入治疗失败,或并发症。

7.再次手术　术后再次出现心肌缺血征象时,应再次行冠状动脉造影,不论自身血管还是桥血管病变管腔狭窄＞50％,远端血管通畅可再次手术。

8.瓣膜病合并心肌缺血,同期行瓣膜置换及搭桥手术。

9.心肌梗死并发症如室壁瘤、室间隔穿孔,严重二尖瓣反流等需要同时手术矫治。

(二)禁忌证

1.狭窄远端血管腔内径＜1mm,狭窄或阻塞冠状动脉的供血区已完全无存活心肌。

2.左心室舒张末压＞2mmHg 和左心室射血分数＜25％不宜手术。

3.心绞痛不严重而有长期慢性心力衰竭的晚期重症患者。

4.身体极度衰弱、多系统疾病及高龄等因素,应综合考虑手术风险。

六、术前准备

除按常规准备外,应重点注意以下几点。

1.了解左心室功能,对左心室舒张末压＞20mmHg,左心室射血分数＜30％或左心室舒张末期容积＞103ml/m²,提示左心功能明显受损,需药物治疗,改善心肌供血及心功能储备。

2.正确估计肺功能,长期吸烟者应作肺功能检查。

3.认真阅读造影结果,明确病变范围,确定手术方案。

4.若有中枢神经系统症状,注意检查颈动脉有无狭窄,必要时可行多普勒超声和颈动脉造影检查。

5.对高脂血症者,应给予低脂饮食和抗高血脂药物,高血压者药物治疗控制血压,糖尿病者术前控制血糖。

6.对术前患者服用了阿司匹林、氯吡格雷等抗血小板及抗凝药,在择期手术前停用 5～7天,在停用期间若需要抗凝药,可用低分子肝素行替代治疗。

7.术前应减轻患者精神负担,必要时给予镇静药物。

8.避免高度紧张诱发心绞痛,可给予扩冠药物防止冠状动脉痉挛。

七、手术方法及注意事项

(一)常规冠状动脉旁路移植术

1.应用大隐静脉施行主动脉—冠状动脉旁路移植术 一般取自体一段大隐静脉,远端吻合于升主动脉,另一端吻合于冠状动脉阻塞段的远端,使升主动脉血流通过血管桥供应缺血的心肌。移植大隐静脉的支数和方法根据主要冠状动脉闭塞的支数而定。采用大隐静脉桥的优点是口径大,长度足够,管壁较坚韧,易于缝合,但术后远期闭塞率明显高于内乳动脉血管桥。

(1)血管桥的准备:解剖大隐静脉,从远端向近端分离。主张应用含罂粟碱的温生理盐水覆盖,操作轻柔。大隐静脉远端插入钝性针头,向该段静脉注入含肝素的生理盐水,检查无侧孔,结扎各分支,备用。

(2)冠状动脉切口的显露和吻合:切开覆盖血管的心外膜,当管壁显露后,再做冠状动脉切口。应用小尖刀片对着血管前壁中央纵行切割,切开管腔后再小成角剪刀分别向远、近端将切口扩大。血管桥远端吻合均采取端侧吻合,血管桥应剪成斜面,一般采用连续缝合,缝合均从血管桥的"足跟"部开始,对向冠状动脉切口近端先连续缝合数针再收紧缝线,内膜必须对齐。缝合血管桥侧时可由外向内进针,缝合冠状动脉侧时,则应靠近切口缘由内向外出针,出针处可穿过心外膜脂肪或心肌少许,离切缘 2mm 左右出针,可防止针眼漏血。

（3）主动脉端血管桥的吻合 冠状动脉端吻合口完成后,开放升主动脉阻闭钳,使心脏复跳,在部分迂回灌注下进行升主动脉端血管桥吻合。血管桥吻合口根据左冠桥和右冠桥可分别安排于升主动脉左前和右前方。

2.内乳动脉－冠状动脉旁路移植术 内乳动脉内径与冠状动脉内径相似,其远端与冠状动脉病变远端做吻合,可形成良好的旁路通道,改善心肌的血供。

（1）内乳动脉血管桥准备:胸骨正中开胸,向左前牵开左半侧胸骨,将壁层胸膜自胸内筋膜钝性向外侧剥离,胸壁和纵隔间的小血管交通支应用电刀切割,位于胸内筋膜下的乳房内血管即可显现。上缘要分离到左锁骨下动脉起源处,下缘要到第 6 肋间隙。全身肝素化后切断远端,注入罂粟碱溶液,远端用血管钳钳夹,包裹于罂粟碱生理盐水纱布中。

（2）内乳动脉－左前降支吻合技术:显露左前降支,冠状动脉切口应小于大隐静脉吻合口,带蒂的内乳动脉桥断端剪成 45°斜面,先从内乳动脉"足跟"部由外向内进针,再从冠状动脉切口近端由内向外出针,继续完成全部缝合,排气后结扎缝线。检查无漏血后将血管桥固定于心外膜上,以减少张力,防止撕开。与大隐静脉桥相比,内乳动脉有如下优点:①带蒂内乳动脉能根据生理需要调节血流量;②内乳动脉能产生较多的前列腺素,有扩张血管和抗血小板凝聚的作用;③内乳动脉发生粥样硬化机会少,远期通畅率高。

3.应用桡动脉行冠状动脉旁路移植术 桡动脉属肢体动脉,收缩性强而易于痉挛,多在大隐静脉及内乳动脉血管桥材料不足时选用。

（二）微创冠状动脉旁路移植术

1.非体外循环(off－pump)心脏跳动下手术 特殊牵开器和固定器的应用,off－pump CABG 手术可适用于 3 支血管病变的所有靶血管。但以下三种情况不宜采用:①弥漫性冠状动脉病变且血管口径小,有钙化或需做内膜剥脱者;②搬动心脏造成不可逆转血压下降和严重心律失常者;③需要切开心脏,如同期换瓣、室壁瘤切除等。

2.窗口径路体外循环下的冠状动脉旁路移植术 指不开胸建立体外循环技术,通过一套导管系统经股动、静脉插管建立体外循环,并实现升主动脉阻断,灌注心脏停搏液及心内引流,然后经小切口进行冠状动脉搭桥手术。

3.内镜－机器人辅助下 CABG 目前已应用于临床,由于设备昂贵和技术需要高尚未能广泛推广。

八、主要并发症及处理

1.心肌缺血和急性心肌梗死 主要原因为血管桥或冠状动脉痉挛、扭曲、梗阻和急性血栓形成等所致心肌缺血或急性心肌梗死。处理原则为减轻心脏做功,减少心脏耗氧,保证循环平稳。如考虑是血管桥的梗阻,应当机立断再次搭桥或在梗阻远端搭桥,延误时间直接影响预后,甚至危及患者生命。

2.低心排综合征 指各种原因引起的心排指数(CI)低于 $2.0L/(min \cdot m^2)$,表现为低血压伴周围阻力增高,收缩压低于 90mmHg,心动过速、四肢湿冷、尿量减少等。治疗原则为防止心肌缺血及冠状动脉痉挛,保证通气和组织氧合,补足血容量,预防心律失常,调整前负荷,减轻后负荷,改善心肌收缩力及应用心脏循环辅助装置。

3.心律失常 是常见的并发症之一。在手术中要有良好的心肌保护,减少麻醉药物和手术创伤的影响;防止缺氧、血容量不足、电解质紊乱、酸碱平衡失调等。

4.高血压 CABG术后高血压并不少见,要针对不同的情况采取相应的措施,保证围术期的平稳。

5.术后出血 CABG术后纵隔或心包引流量大于每小时200ml,连续观察3~4小时未见好转者,应认为有出血并发症。治疗原则为如为凝血功能紊乱引起的出血,应静脉输入新鲜血浆、血小板等,注意保持引流管通畅,必要时再次开胸探查。

6.高血糖 术中就要监控血糖,术后继续控制血糖,维持血糖稳定。

7.心脏压塞 主要原因为术后渗血及止血不彻底,术后抗凝治疗及心功能不全引起心包内血液、血块和液体积聚,当心包引流不畅,积液达150ml以上时,即可引起急性或慢性心脏压塞。心脏压塞发展迅速,常引起循环衰竭和心脏骤停,因此一旦发现就要紧急处理。处理原则为及早行心包切开探查术,清除积血,慢性心脏压塞可以行心包穿刺,抽出心包腔内积液或积血。

8.急性肾功能不全 是CABG术后常见并发症,术后肾功能的保护性治疗是防止急性肾衰竭的重要措施。首先要保证充足的肾脏灌注,加强高渗性利尿尽快清除血红蛋白,尽可能避免或慎重应用收缩肾血管的药物和肾毒性药物,改善肾脏灌注,合理使用利尿药,必要时应用透析治疗。

9.神经系统并发症 由于CABG患者多为老年人,部分患者合并多种慢性疾病,同时脑组织耗氧量大,储备小,对缺氧耐受低,体外循环非搏动性血流低流量状态及随之产生的机体代谢和血流动力学改变,术后早期心功能不全、心律失常及呼吸系统并发症等均是脑损伤的致病因素。治疗原则为保证机械通气,防止脑水肿,头部降温,应用脑细胞营养药物和高压氧舱治疗。

九、术后药物治疗

(一)药物治疗原则

始终贯穿降压、降脂及降糖治疗原则,以减少这些危险因素对机体的影响;通过抗血小板及抗凝治疗,减少血小板黏附,预防血栓形成,降低心血管事件;应用血管扩张剂和β-受体阻滞剂,消除冠状动脉痉挛,改善心肌血供,降低心肌氧耗,同时降低心脏前、后负荷;心律失常和心衰是冠心病的常见并发症,因此,预防和治疗心律失常及采用积极手段治疗心力衰竭,也是冠心病药物治疗的一个重要方面。

(二)常用药物

1.血小板抑制剂 阿司匹林和氯吡格雷。

2.他汀类药物 他汀类降脂药可以保护移植血管桥和自身血管,降低心肌梗死和卒中的发生率。如阿托伐他汀、瑞舒伐他汀。

3.硝酸酯类药 如单硝酸异脂片,一般需持续服用以改善供血。

4.β-受体阻滞剂 是目前唯一比较肯定的急性心肌梗死的预防用药,可防止运动或情绪激动诱发的心绞痛。

5.钙通道阻滞剂 适用于CABG后合并高血压、心律失常。这类药物可松弛血管平滑肌,解除冠状动脉痉挛。

6.血管转换酶抑制剂(ACEI) 常推荐用于高血压伴左心室肥厚,心肌梗死后心室重建患者。ACEI 与阿司匹林及 β－受体阻滞剂联合应用有叠加作用。对高危、老年有心肌梗死史及左心衰竭者推荐终身服用。

7. 血管紧张素受体阻滞剂（ARB）　在 ACC/AHA 最新指南中建议对心肌梗死后心衰，左心室 EF 值降低，不能使用 ACEI 的患者使用 ARB（ⅠB 类或ⅡA 类）药。

8. 降糖药　CABG 术后控制血糖是不容置疑的，非胰岛素依赖性糖尿病可服用降糖药，胰岛素依赖性糖尿病应用胰岛素控制血糖，依据血糖监测水平个体化用药。

十、手术结果及随访

大样本资料显示，CABG 后患者 35％心绞痛完全消失，80％～90％明显减轻，一般冠状动脉搭桥手术死亡率已经降低到 1％～3％。手术早期大多死于急性低心排出量综合征，单纯 CABG 手术死亡率很低，但伴有二尖瓣关闭不全、室间隔穿孔的患者心功能差，手术死亡率仍较高。远期结果显示，CABG 能够减轻症状，延长寿命，手术后 5 年生存率为 92％，10 年生存率为 81％。术后 10 年，大约 50％静脉桥堵塞，后者是心绞痛复发和心源性死亡的致病因素，采用乳内动脉或其他动脉桥可延长桥的远期通畅率。

CABG 与 PTCA 治疗效果对比：一般来说，PTCA 最理想的适应证是单支、近端、孤立性、同心性的非钙化性病变。①多支病变，CABG 较 PTCA 有较稳定的远期效果；②急性心肌梗死，急性心肌梗死早期手术死亡率高，一般避免行外科手术治疗，先进行溶栓或加用 PTCA，尽早使冠状动脉再通，可挽救缺血心肌，缩小心肌梗死面积，对降低急性心肌梗死并发心源性休克患者的死亡率效果显著；③单支局限性病变应以 PTCA 或 PTCA 加冠状动脉内支架为首选。

（刘涛）

第二节　心肌梗死并发症的外科治疗

一、左心室室壁瘤

（一）概述

心肌梗死部位如经治疗度过了急性期，则心肌组织逐渐被瘢痕组织所替代，组织变薄，左心室进行重构形成室壁瘤，表现为收缩功能减弱或消失，在收缩期运动消失或向外突出（反常矛盾运动）。室壁瘤一旦形成后患者可伴心绞痛、充血性心力衰竭、室性心律失常和血栓形成，严重者出现室壁瘤破裂。

（二）应用解剖及重要毗邻关系

真性室壁瘤大多数位于左心室前尖部，这个部位心肌为单支血管供血，很少侧支循环。后下室壁瘤常累及后乳头肌，并易引起二尖瓣乳头肌功能不全或室间隔穿孔，可发生致命性的左心室功能衰竭。假性室壁瘤多见于左心室后壁，心肌破口为室壁瘤开口，瘤颈较窄，瘤壁无心肌组织，仅包含心外膜或心包组织，部分有机化血栓，破裂的危险性大。

（三）病理生理

大范围的透壁性心肌梗死是左心室室壁瘤形成的前提。室壁瘤瘢痕区内和边缘组织内在性质的变化及室壁瘤部分的矛盾运动均影响和降低了左心室功能。收缩期做功主要消耗在室壁瘤的膨出部分,左心室的收缩功能是由非室壁瘤部分的室壁所维持,收缩早期,室壁瘤及其边缘部分向外膨出,心室内收缩压也上升到达高峰。收缩晚期,主动脉瓣开放后,室壁应力下降,在边缘带室壁增厚区亦参与射血功能。

(四)临床表现及诊断

1.临床表现 小的或中等大小室壁瘤一般可无特殊症状,患者的心绞痛可能是由于残存的缺血心肌或其他部位的冠状动脉病变引起。大的室壁瘤从出现心肌梗死后就有气短、心悸和顽固性充血性心力衰竭,部分有顽固性心律失常,少数出现血栓栓塞并发症。

2.诊断

(1)急性心肌梗死病史及临床表现。

(2)心电图检查:有病理性 Q 波外,早期大部分病例伴有 ST 段弓背向上抬高。

(3)X 线检查:显示心影扩大,左心缘局部膨出,心搏减弱,偶可见瘤壁钙化影。

(4)超声心动图检查:能显示瘤体的位置、大小和性质,腔内有无附壁血栓,对室间隔部位的室壁瘤较其他方法更为清楚,诊断价值较高。

(5)放射性核素检查:可采用 ^{99} 锝做心室造影,对左心室形态及节段性运动均能提示不规则形扩大,局部膨出及反向搏动。

(6)选择性冠状动脉造影和左心室造影:可以直接显示病变范围和程度。

(五)手术适应证及禁忌证

1.适应证

(1)药物治疗无效的心绞痛,这是切除室壁瘤的一个最常见指征,若冠状动脉造影发现伴有冠状动脉病变,可同时进行冠状动脉旁路移植手术。

(2)充血性心力衰竭,切除无收缩的室壁瘤可降低心腔容量和舒张终末压,提高剩余心肌的收缩效应,从而改善心脏功能。

(3)体循环栓塞,尽管发生率不高,但是手术治疗指征。若附壁血栓发生感染性心内膜炎,应用手术除去这类败血症的感染源。

(4)假性室壁瘤,破裂几率大,尽早手术切除。

(5)反复发作的室性心律失常。

2.禁忌证

(1)慢性室壁瘤伴有广泛心肌病变,心功能差(EF<35%);心脏明显扩大者(收缩末容积指数>60ml/m²,舒张末容积指数>100ml/m²),手术危险性极大,需慎重。

(2)室壁瘤占据左心室游离壁 50% 以上,切除后剩余有收缩力的心肌太少。

(3)功能性室壁瘤:室壁瘤手术最好在心肌梗死 3 个月后进行,早期或急性心肌梗死后 3 个月内手术死亡率较高。

(六)术前准备

室壁瘤切除必须同时作好冠状动脉旁路移植手术准备。此外,对病情应认真评估,主要包括以下几点。

1.冠状动脉造影,了解病变部位冠状动脉情况,更要弄清楚其他部位冠状动脉情况,以便确定是否需要同期进行冠状动脉旁路移植手术。

2.左心导管检查,测量左心室终末舒张压,进行左心室造影了解室壁瘤部位、形态和大小,以及左心室射血分数变化,观察有无二尖瓣关闭不全和有无肺动脉高压及其程度。

（七）手术方法及注意事项

1. 常规建立体外循环　心脏停搏后，先将室壁瘤与心包粘连分开。

2. 切除室壁瘤并清除附壁血栓

（1）首先必须正确判定室壁瘤范围，体外循环下，当心腔内血液排空后，左心室壁塌陷的部分，一般情况下就是需要手术切除的部分。

（2）清除附壁血栓。瘤壁切开以后，如有附壁血栓，游离血栓过程中应将纱布置于左心室流出道和二尖瓣口，防止血栓和组织残渣掉入主动脉和左心房内，操作完毕后，将纱布取出，彻底冲洗心腔。

（3）修剪切口两侧的室壁瘤组织，切缘应该留下 1cm 瘢痕组织，留作缝合用，环绕在室壁瘤的心室内膜应同时予以环切。

（4）如室壁瘤与心包粘连紧密无法分离，心脏停搏后可于室壁瘤距左心室壁 2cm 处作切口，进入左心室腔，沿室壁瘤边缘将瘤壁连通粘连的心包组织一同切除。

（5）若瘤壁部分位于前乳头肌基底部，可于室壁瘤切除后关闭左心室前，将乳头肌用带垫片缝线缝回到左心室壁上。

3. 室壁瘤切口修复方式

（1）线性缝合法：室壁切除和线性缝合是经典手术方法。目前仅对直径＜3cm 的室壁瘤切口采用直接缝合。室壁瘤切除后剩下切缘为纤维结缔组织，而且坚韧，可应用两条长形垫片采用单纯连续往返缝合，将室壁瘤两侧切缘缝合。切口缘有较多肌肉组织或较大，第1层可用间断或连续缛式缝合，切口两侧的缝线均穿过一长条垫片将室壁瘤切口纵行闭合，然后再用第2层单纯连续缝合加固。室壁瘤小，可采用数个带垫片的间断缛式缝线将瘤壁折叠缝合。

（2）应用补片修复法（Jatene 法）：这种修复方法适用于大面积心肌梗死形成的室壁瘤，瘤腔与心室腔的交通口一般较大。修补方法是于室壁瘤切除后，首先沿室壁瘤基底部于瘢痕组织与正常心肌接合部的室壁上应用缝线做一圈环形缝合，缝线需有一定深度，确保不会撕脱，然后收紧缝线，缩小室壁缺损面积，使左心室腔恢复到接近正常形态和大小。然后应用椭圆形涤纶补片进行修补，涤纶补片心室腔面最好垫一层自体心包片，防止渗血。缝合时首先缝线穿过长条垫片，沿室壁缺损缘先做一圈间断缛式缝合，缝线分别穿过补片相应的边缘，收紧缝线，再用缝线沿补片和室壁缺损缘做第2层单纯连续缝合，加固切口和防止漏血。

（3）室内补片成形术（Dor 法）：切开室壁瘤后先确定心内瘢痕组织范围，若累及间隔，术中有自发性或诱发性快速室性心律失常，覆盖室间隔上的瘢痕必须同时切除，如作为关闭心室补片，对附着的底部要作消融，对瘢痕与正常心肌间也需要消融，方能对防治室性心律失常取得满意效果。小的间隔瘤可应用 2～3 个带涤纶垫片的缛式缝合，折叠缩短被拉长的室间隔。应用 2—0 Prolene 线于室壁瘤的基底部缝环缩线，缝线要在心内膜有足够深度以确保收紧时不会撕脱，缝线收紧的程度决定心室壁剩余孔的大小，使左心室恢复正常形态，心内补片通常为 2～3cm 直径，心内带蒂瘢痕组织，心包和 Dacron 均可作为补片材料。旷置的室间隔或右心室尖，除彻底止血外，不另作处理。

（八）主要并发症及处理

1. 室壁瘤患者术后早期死亡的危险因素和缺血性心脏病有相似之处，包括充血性心力衰竭、左心室功能不全、低心排血量、节段性室壁运动障碍、室间隔收缩功能受损和室性心律失常等,对于上述危险因素需要严密监护,及时处理。

2.术前存在严重心力衰竭和右心房高压,手术后甚至术前可能就需要应用主动脉内球囊反搏,以改善低心排出量。体外循环脱机时还需应用多巴胺、硝普钠改善心肌收缩力,减轻后负荷。

3.术后发生心律失常较为常见,需注意防止和纠正酸碱平衡。

(九)手术结果及随访

无症状左心室室壁瘤药物疗效满意,临床表现以心衰为主的室壁瘤病例,特别 EF<30% 者,内科预后极差,需要手术治疗。手术死亡率在 3%~7%,急性心肌梗死患者早期手术死亡率高达 25% 左右。造成手术死亡的原因包括:高龄、女性、急诊手术、冠状动脉再血管化不全、重度心衰。所以,对这类患者恰当掌握手术适应证是一个重要问题。

在室壁瘤切除同时进行冠状动脉旁路移植术,现在认为是有益的。近年来的临床资料表明,无论是线形缝合或应用补片修复室壁瘤,手术后射血功能都有明显改善,都能使舒张末压和收缩末期容量下降,运动耐量改善。

二、室间隔穿孔

(一)概述

急性心肌梗死后室间隔部位发生了穿孔,导致心室水平出现左向右分流,称梗死后室间隔破裂或缺损,简称室间隔穿孔。

(二)应用解剖及重要毗邻关系

梗死后室间隔穿孔部位以室间隔前尖部多见,前间隔穿孔都位于室间隔远端 2/3 部位,主要由于前降支完全闭塞引起;后间隔穿孔常发生于室间隔近端 1/3,主要由占优势的右冠状动脉或占优势的左冠状动脉旋支闭塞引起;多发性室间隔穿孔少见,可提示心肌梗死范围广泛。

(三)病理生理

室间隔穿孔一般于急性心肌梗死后 1~7 天发生,也可于 2 周后出现。由于左心室广泛性坏死造成的左心功能不全,是前间隔穿孔患者引起心源性休克的决定因素。继发于右心室广泛心肌梗死病例的右心衰竭是后间隔穿孔患者发生心源性休克的主要原因,而且更为严重,这是因为病变右心室无法适应由于室间隔穿孔突然引起的左向右分流所致。缺损大小对左向右分流量及血流动力学恶化程度起决定性作用。后下壁室间隔穿孔由于常伴乳头肌梗死或功能紊乱,可引起二尖瓣关闭不全,后者可进一步加剧病情恶化。

(四)临床表现及诊断

1.临床表现　近期内患者一般都有急性心肌梗死病史,患者突然胸痛加重,心慌气短,不能平卧,伴有颈静脉怒张和肝大等右心衰竭征象。在胸前区常出现粗糙的全收缩期杂音,多位于胸骨左缘第 4、5 肋间,强度不等,伴收缩期细震颤。由于大量左向右分流,常常导致低心排出量综合征,表现为低血压、少尿和意识迟钝,患者于短时期内因进行性血流动力学恶化而死亡。

2.诊断

(1)病史及临床表现。

(2)心电图:常呈现 ST 段抬高,可以提示室间隔穿孔的解剖部位,但不能作为诊断指标。

（3）胸部 X 线：左心室扩大、急性肺水肿和心包渗液，但非特异性。

（4）二维超声心动图和彩色多普勒检查：可以明确室间隔穿孔部位、大小、心室水平左向右分流量、肺动脉压及心功受累情况，同时可鉴别有无二尖瓣关闭不全。

（5）心导管检查和冠状动脉造影术：可以了解左向右分流量及肺动脉压力，了解冠状动脉病变情况。

（6）左心室造影：进一步明确室间隔穿孔位置、数目、大小等。

（五）手术适应证及禁忌证

手术修补室间隔破裂是唯一有效的治疗方法。关于手术时机选择尚有争议，有人提出这类患者常于 1 周内死亡，故主张早期手术，特别是心衰不能控制者，早期手术尚可挽救一部分重症病例生命；但早期病变区心肌组织脆弱，不易缝合，所以，若心衰能控制则建议延期手术。另有人强调，心肌梗死后室间隔穿孔患者除非绝对稳定，均应进行急诊手术，并强调了在多脏器功能衰竭发生之前，进行早期手术的重要性。室间隔穿孔时出现心源性休克、严重心力衰竭、血液尿素氮浓度升高及有多脏器功能衰竭早期征象者，是急诊手术的指征。对有心力衰竭者，经药物治疗能得到一定或暂时的病情改善，最好争取在冠状动脉造影后，限期手术。

室间隔穿孔造成手术死亡的主要危险因素主要有血流动力学极不稳定和急性右心功能不全。此外，手术时年龄、糖尿病、心肌梗死前高血压等都是手术的危险因素。后间隔穿孔伴严重心功能不全，或者伴有左心室壁广泛的缺血病变者，不宜手术治疗。

（六）术前准备

室间隔穿孔后若病情允许，可择期手术，如病情危急，应争取急诊手术。

1. 维持心排出量和动脉压，以保证重要脏器的灌注。

2. 降低体循环阻力，从而减少左向右分流。

3. 维持和改善冠状动脉灌注。

（七）手术方法及注意事项

修复室间隔穿孔一般认为需要遵循以下原则：①术者应确实了解室间隔穿孔解剖位置及冠状动脉病变；②在透壁性心肌梗死部位作左心室壁切口，充分显露室间隔破口；③清除梗死区坏死组织，保留有活力心肌，以防止缝合口延迟性破裂；④检查乳头肌，假如乳头肌完全断裂，应同期置换二尖瓣；⑤闭合室间隔缺损和室壁时应无张力，缝线必须穿过健康组织，并用垫片加固，以避免脆弱的心内膜和心肌组织被割裂；⑥防止二尖瓣、三尖瓣被牵拉变形。

在上述原则的基础上，根据室间隔穿孔部位选用适当切口部位显露，并根据穿孔大小选用不同的修复方法：

1. 心尖部室间隔穿孔修补法（Doggett 法）　适用于心尖部位梗死范围不大的病例，由左心室梗死区作切口，切除坏死心肌直达健康组织，应用间断缛式缝合将左、右心室游离壁和室间隔切缘做线形缝合，并分别穿过两侧心外膜和垫于中间的心内膜共四块长条垫片，收紧结扎缝线，第 2 层连续缝合加固止血。

2. 前间隔穿孔修补法　经左心室切口显露最好，必须经由梗死心肌，避免损伤有活力心肌组织。对室间隔的穿孔一般主张应用人工织物修复，范围足够大，以便盖住室间隔缺损及其临近室壁梗死区。若应用一块补片修补室间隔穿孔，带小垫片缝线应通过室间隔缺损从右侧穿过缺损缘，由左侧出针，并穿过补片相应部位，全部缝线置好后，予以结扎固定，补片置于室间隔左侧。但常主张应用两块补片分别缝于室间隔穿孔缘的左、右心室面。然后应用间断褥式缝合,将补片另一侧缝于右心室壁切口缘,最后将左、右心室壁切口缘对合,再次单纯连续缝合加固。

3.后下间隔穿孔修补法 常有后降支或旋支分布区的透壁性心梗。助手将心尖牵向头部显露心肌膈面和后降支,在左心室梗死区做切口,清除梗死组织,检查乳头肌和二尖瓣。一般应用两个补片,一个修补室间隔缺损,一个修复切除的室壁梗死区。应用带垫片的间断缛式缝线从右心室缘侧进针,穿过补片并结扎,将修补室间隔穿孔的补片置于左心室侧。然后间断褥式将补片缝于右心室壁切口缘,最后将左、右心室壁切口缘对合,第2层单纯连续缝合加固。

4.外置后上间隔缺损修补法 抬起心尖,旁开后降支2cm作左心室壁瘤切口,延伸到冠状窦,显露二尖瓣后叶,室间隔穿孔通常位于间隔基部,手术时注意避免损伤后乳头肌。应用三角形补片,一般4cm×7cm大小其基底缝于二尖瓣环上,补片内侧缘向内转向室间隔缝于健康心内膜心肌上,直向心尖,补片外侧缘缝向左心室梗死区边缘有活力的室壁上,至此室缺和大部分梗死心肌均被旷置于左心室腔外然后修剪剩余瘤壁,应用两长条垫片缝合室壁瘤切口。

(八)主要并发症及处理

1.心源性休克和多脏器功能不全 是这类严重患者的致命性并发症,而且术前就可能存在。首先要积极处理心源性休克,尽早使用主动脉球囊反搏,帮助患者度过术后早期低心排出量综合征危险期,此期间应使用正性肌力药物和血管扩张药物,保持循环稳定,是对多脏器功能不全的重要预防和治疗措施。

2.室间隔破裂再通 要严密监测室间隔穿孔再通的临床征象。残余室间隔缺损的发生率一般为10%～25%,这可能由于手术闭合的缺损再通,漏诊了多发性室间隔缺损,或新出现的室间隔穿孔。如肺循环流量与体循环流量比值达到2.0,血流动力学不稳定,应考虑再次手术。

3.室性心律失常 室性心律失常也是一种严重并发症,除严密监护外,要积极应用抗心律失常药物,预置心脏起搏电极,必要时起搏治疗。

(九)手术结果及随访

心肌梗死后的室间隔穿孔是一种严重的并发症,手术治疗可大大改善梗死后室间隔穿孔的预后。大样本报道手术总死亡率12%～20%,术后5年存活率为70%左右。手术的主要危险为:术前心源性休克、急诊手术、术前右心衰竭及下壁室间隔穿孔,心肌梗死的面积越大,室间隔穿孔后发生心室功能失代偿的程度越重,手术风险也更大。

三、缺血性二尖瓣关闭不全

(一)概述

缺血性二尖瓣关闭不全是由于急性心肌梗死或室壁瘤基础上造成的左心室扩张、瓣环扩大、室壁收缩无力,甚至乳头肌延长、断裂所引起的二尖瓣关闭不全,有别于先天性、风湿性、退行性变和创伤性二尖瓣关闭不全。病情有轻有重,瓣叶一般无畸形或损伤。

(二)应用解剖及重要毗邻关系

乳头肌断裂是急性心肌梗死少见的致命性并发症,通常发生于急性心肌梗死后9天内。前乳头肌血供较好,由前降支和旋支动脉供血,有更多的侧支循环,加上前乳头肌短而粗,因缺血而断裂者比较少见。后乳头肌的血供90%来源于右冠状动脉,比较单一,其受累比例是前乳头肌3~5倍。

乳头肌断裂可分为完全断裂和部分断裂两种。急性乳头肌断裂中约有1/3是完全性的,可导致二尖瓣前、后瓣叶呈连枷运动,另外,部分病例乳头肌可能是一个或多个头断裂。约有1/3病例在急性心肌梗死期出现严重二尖瓣关闭不全而没有乳头肌断裂,乳头肌坏死而未断裂可引起乳头肌功能不全。

(三)病理生理

二尖瓣关闭不全对左心室的影响首先是容量负荷增加,反流量越大,左心室容量负荷越重,射血期左心室与左心房压差及二尖瓣口反流的面积,是决定二尖瓣反流量的条件。其次由于部分血液反流入左心房,左心室后负荷下降,从而减轻了左心室阻力,有利于左心室收缩,使左心室射血分数仍维持较高水平;如果射血分数降至40%以下,说明病变严重,手术危险性增加。另外,左心室壁由于容量负荷增加而变薄,左心室收缩力下降,其结果可使二尖瓣反流加大,并可出现恶性循环,特别是急性二尖瓣关闭不全以左心室扩张为主者,更易出现急性左心衰竭。

造成二尖瓣关闭不全的机制是:①乳头肌断裂和坏死,可以在乳头肌体部断裂,而更常见的是腱索止点的乳头肌头部撕裂,引起中度至重度二尖瓣关闭不全;②乳头肌中度缺血,在收缩期不能拉紧腱索,或者梗死乳头肌尚完整,但出现纤维化、缩短,将腱索向心室内回拉,致瓣叶不能合拢;③左心室衰竭,随着心室扩张致二尖瓣环扩大和瓣膜关闭不全。

(四)临床表现及诊断

1.临床表现　乳头肌断裂可在急性心肌梗死起病后数小时至2周突然呈现急性肺水肿和(或)低血压、休克症状,一般情况迅速恶化。心尖区可听到新近出现的收缩期杂音,传导到腋部,乳头肌部分断裂者杂音更易听到。胸部X线检查显示肺水肿,但心脏和左心增大不常见。右心Swan-Ganz漂浮导管检查,显示左心房压力升高,压力曲线呈高而尖的V波,但心室水平无左至右分流,可以排除心室间隔穿孔。

2.诊断

(1)病史及临床表现:慢性乳头肌缺血导致的二尖瓣关闭不全常在发生心肌梗死后数月呈现二尖瓣关闭不全的症状和体征。

(2)心脏超声检查:切面超声心动图检查可显示二尖瓣瓣叶运动异常,心室收缩时前后两个瓣叶边缘未能对合;并可区别乳头肌断裂和乳头肌功能失调。前者心室收缩时,病变区腱索及部分二尖瓣瓣叶翻转入左心房,前、后瓣叶未能对合,心室舒张时又随血流返入左心室,有时还可见到断裂的远段乳头肌附着于腱索,随同瓣叶上下翻动。乳头肌功能失调病例则显示乳头肌收缩功能减低,心室收缩时二尖瓣瓣叶边缘对合不良,心肌游离壁亦显示运动失常。

(3)选择性左心室造影或冠状动脉造影:左心室造影可明确诊断,判定二尖瓣关闭不全的轻重程度,了解左心室壁运动功能异常的部位和程度,查明有无室壁瘤并可排除心室间隔穿孔。对病情危重的病例宜采取慎重态度,不宜常规进行此项检查。选择性冠状动脉造影术有助于确定需要同期施行冠状动脉移植术的部位。

(五)手术适应证及禁忌证

1.适应证

(1)心肌梗死后致左心室功能不全引起慢性进行性二尖瓣关闭不全。

(2)急性心肌梗死致乳头肌断裂造成严重二尖瓣关闭不全。

(3)二尖瓣关闭不全,时重时轻,但随心肌缺血系统加重而不断恶化者。

2.禁忌证

(1)如患者入院时已濒垂危,深度休克,神经系统无反应或严重肾功能损害,应首先积极抢救,等病情得到缓解后,再研究是否适宜采取手术治疗。

(2)急性心肌梗死后有的病例出现不同程度的二尖瓣反流,而且随着心功能变化,时轻时重,甚至消失,此类患者不宜手术处理。

(六)手术方法及注意事项

1.手术方法

(1)乳头肌或腱索断裂修补术:术中探查发现二尖瓣脱垂是由于单根或一组腱索止点的乳头肌的一个头断裂所引起,可将断裂的乳头肌断端应用2个带垫片的褥式缝合,固定于临近健康乳头肌上。

(2)二尖瓣环缩成形术:二尖瓣瓣叶活动正常而瓣环扩大者,可采用交界单纯折叠缝合术或应用人工瓣环成形术。

(3)二尖瓣置换术:经房间沟左心房切口,切除二尖瓣,替换以机械或生物瓣膜。由于二尖瓣瓣环组织脆弱,缝线应穿越足够的组织,牵拉缝线时操作应轻柔,以免组织撕裂,用衬垫小块织片作间断缝合,可增加持线牢度。如合并室壁瘤,可经室壁瘤切口进行二尖瓣置换术,将受累的乳头肌和室壁瘤一同切除。若前瓣未受累,仅切除后叶及其附着的腱索和乳头肌。

慢性缺血性二尖瓣关闭不全的手术操作方法取决于病变情况。先作冠状动脉分支大隐静脉吻合术,然后再处理二尖瓣,通常经房间沟左心房切口显露二尖瓣。瓣膜病变局限于后瓣叶者,可作二尖瓣成形术和(或)瓣环缝缩术。病变位于前瓣叶范围较广泛者,则需行瓣膜替换术。合并室壁瘤及室间隔穿孔者,则经左心室切口切除室壁瘤,缝合心室间隔破口,切除病变的乳头肌和二尖瓣后,作瓣膜替换术。

2.术中注意事项

(1)术前造影发现主要冠状动脉有严重狭窄,需要进行冠状动脉旁路移植术者应在瓣膜手术前先完成冠状动脉旁路移植手术,因为一旦进行瓣膜手术后,显露和牵拉心脏比较困难。

(2)这类患者二尖瓣及瓣环未增厚,而且比正常组织脆弱,缝合时一定要穿过瓣环组织,动作轻柔,防止割裂组织。

(3)冠状动脉旁路移植术后轻至中度功能性二尖瓣关闭不全将会得到改善。

(七)主要并发症及处理

这类患者术后容易出现低心排出量综合征,因此,常需要应用儿茶酚胺类药物或主动脉球囊反搏支持治疗。

(八)手术结果及随访

手术死亡率与心肌梗死的范围、左心室功能状态及手术时间有密切关系。发生心肌梗死后1周内施行外科手术治疗者,手术死亡率为40%;2~3周后施行手术者,则降至30%以下。慢性缺血性二尖瓣关闭不全手术治疗的早期死亡率则为10%~15%。影响手术死亡率的因素有心功能等级、左心室射血分数、手术时年龄和是否并有室壁瘤等。术后3年生存率为50%~65%。

(刘涛)

第三节　主动脉瘤

一、胸主动脉瘤

(一)概述

胸主动脉瘤(thorncic aortic aneurysm)是病情凶险、死亡率高的一类疾病。因各种原因导致动脉壁损伤或退行性变,血管腔内血流异常,在管腔内高压血流冲击下,管壁向外膨胀变薄并呈瘤样扩张性病变,称为胸主动脉瘤。该病发病率约为每年 5.9/100000,近年有逐渐上升的趋势。

升主动脉瘤:主动脉嵴上方至无名动脉起始部发生的瘤样扩张病变称升主动脉瘤。

弓部动脉瘤:是指累及主动脉弓部的血管呈瘤样扩张。

降主动脉瘤:是指从左锁骨下动脉至膈肌平面段胸主动脉部位发生的动脉瘤。

主动脉夹层:是指主动脉腔内内膜有一个或多个破口,在血管中层壁间形成有活动的血液假腔,因夹层分离假腔逐渐扩大并膨出而形成。

真性动脉瘤:是指动脉壁因局部病变向外膨出,形成局限性的血管壁完整的瘤样扩张性病变。

假性动脉瘤:多由外伤引起,局部血管破裂后形成的血肿,假性动脉瘤壁仅由动脉外膜和周围结缔组织包裹形成,与动脉腔相通。

马方(Marfan)综合征:是一种以眼、骨骼、心血管三联征为其典型表现的结缔组织病,主要由于动脉壁的弹力纤维断裂,黏多糖广泛沉积,引起动脉壁退行性变化,在血流的冲击下,引起动脉壁扩张,动脉中层囊性变性,弹性蛋白断裂及胶原纤维增生与中层坏死所致。

象鼻手术:主要应用于主动脉弓部合并胸降主动脉夹层的一种手术方法,即在行弓部手术的同时于胸降主动脉真腔内放置一段人工血管,以期达到支撑和闭合降主动脉夹层,现改良植入一段支架人工血管,又称改良支架象鼻手术。

Bentall 手术:是指用带瓣人工血管替换升主动脉和主动脉瓣,同时移植左、右冠状动脉的手术方式,主要适用于主动脉根部动脉瘤或主动脉瓣病变合并升主动脉明显扩张的患者。

Cabrol 手术:是指对升主动脉置换冠状动脉开口位置较低的患者,应用涤纶血管端对端吻合左、右冠状动脉,然后将涤纶血管与主动脉人工血管端侧吻合的升主动脉置换手术方法。

David 手术:是指对无明显主动脉瓣关闭不全的升主动脉瘤施行保留主动脉瓣的主动脉根部置换手术方法。

Wheat 手术:是指对合并有主动脉瓣关闭不全,但窦部无明显扩张的升主动脉瘤,分别施行主动脉瓣置换和升主动脉置换的手术方法。

(二)分类

1. 根据胸动脉瘤解剖部位分类　分为升主动脉瘤、弓部动脉瘤、降主动脉瘤,降主动脉瘤又分为胸部降主动脉瘤与胸腹部降主动脉瘤。

2. 按病理分类　分为真性动脉瘤、假性动脉瘤和主动脉夹层。

3. 根据形状分类　分为梭性动脉瘤、囊性动脉瘤和混合型动脉瘤。

4. 根据病因分类

(1)主动脉瓣环扩张征或囊性中层变性:主动脉瓣环扩张征(annuloaortic ectasia)是指升主动脉瘤合并有主动脉窦部扩张与主动脉瓣环扩张,常有主动脉瓣关闭不全。病理改变为囊性中层退行性改变,主动脉弹力纤维断裂和平滑肌缺失。

(2)马方综合征:马方综合征是一种遗传性疾病,也是升主动脉瘤的常见病因,病变首先累及升主动脉,既而可发展至整个主动脉,部分患者伴有主动脉瓣关闭不全。病理学变化表现为主动脉中层囊状变性、弹力纤维断裂和中层纤维化。

(3)动脉粥样硬化:由于动脉粥样硬化斑块侵入血管弹性纤维层导致主动脉壁结构脆弱,引起动脉瘤样变性。动脉粥样硬化引起的动脉瘤往往呈不规则的梭形或囊性。

(4)主动脉瓣病变和主动脉缩窄:先天性二瓣化主动脉瓣病变,特别是瓣口狭窄时,可引起血管狭窄后扩张,形成升主动脉瘤,甚至并发主动脉夹层。

(5)感染:细菌和梅毒是引起升主动脉瘤的病原体,但目前已经少见。细菌主要为金黄色葡萄球菌,其次为表皮葡萄球菌。梅毒性感染典型表现为树皮样(tree bark)表现。侵犯升主动脉与主动脉弓形成囊状或梭形动脉瘤。

(6)动脉炎:大动脉炎、巨噬细胞和肉芽肿性动脉炎可侵犯升主动脉,引起升主动脉瘤或主动脉夹层。

(7)埃勒斯-当洛斯综合征:是结缔组织遗传性疾病综合征中的一种类型(Ⅳ型),是升主动脉瘤的一种少见原因,本病多发生肠系膜动脉自发性破裂。

(8)创伤性主动脉瘤:因外力作用引起的主动脉瘤,病情凶险,多数因急性心脏压塞及合并严重的复合伤导致死亡,少数可形成假性动脉瘤。

(三)临床表现及诊断

1.症状 主动脉瘤的患者常无症状,约 1/3 患者有胸背部疼痛,根据瘤体部位、大小、性质等,可表现有呼吸困难、胸痛、声音嘶哑、咯血等症状,主要因动脉瘤压迫周围组织引起,压迫的部位包括上腔静脉、无名静脉、肺动脉、气管与支气管和喉返神经等。

2.体征 体征一般不明显。主要为合并疾病的体征,如主动脉瓣关闭不全等特有体征。

3.辅助检查

(1)心电图:一般心电图正常,合并主动脉瓣关闭不全或高血压动脉粥样硬化,可有相应的心电图表现。

(2)胸部 X 线检查:是动脉瘤患者常规的检查手段,表现为纵隔影增宽,动脉瘤钙化斑块影,心底部阴影扩大。

(3)超声心动图检查:是诊断动脉瘤最常用的无创诊断方法。对主动脉根部和升主动脉瘤可明确诊断,同时可明确有无主动脉瓣关闭不全。食管超声心动图可区别升主动脉瘤与主动脉夹层。

(4)主动脉造影:是诊断动脉瘤最可靠的方法,但目前已较少应用于临床诊断,造影可明确动脉瘤的解剖关系和病变程度。

(5)高速计算机断层扫描:是最广泛使用的诊断动脉瘤的方法。可准确显示动脉瘤的大小、性质、范围和破口定位,目前三维重建技术的发展,可以对各种类型的胸主动脉瘤进行三维血管重建以明确诊断。

(6)磁共振成像:磁共振成像(magnetic resonance imaging,MRI)与 CT 检查类似,血管成像重建技术可以估价主动脉血流的方向与流速。

(四)手术适应证及禁忌证

1.适应证

(1)症状:有症状的主动脉瘤和急性夹层主动脉瘤患者,需择期手术;主动脉瘤出血或破裂者需急诊手术。

(2)动脉瘤的体积:动脉瘤直径>5.5cm,无论有无症状,应择期手术。有家族史的患者,瘤体直径>5cm时必须施行手术治疗。主动脉瘤内径进行性扩大,扩张率每年高于1cm者,也是手术的适应证。

(3)没有症状的动脉瘤,特别是囊性动脉瘤和假性动脉瘤,为预防动脉瘤破裂,恢复正常脑部供血,宜早行手术治疗。

2.禁忌证 严重肝、肾、肺、脑功能不全者和不能耐受手术者。

(五)术前准备

术前心、肺、肝、肾功能检查,明确各脏器功能情况并给予适当保护。常规行胸部X线、心脏超声及CT或MRI检查,明确动脉瘤的诊断、性质、大小和部位,了解主动脉瘤毗邻关系及相关瓣膜病变情况。

高龄,尤其是动脉粥样硬化的患者应做颈动脉多普勒超声检查,了解并及时处理颈部血管病变,以降低脑血管意外的发生率。术前高血压患者要控制患者血压,适量应用镇静、镇痛等药物缓解患者紧张情绪。

(六)手术方法及注意事项

1.手术方法

(1)体外循环和脑保护

1)采用全麻,气管插管辅助呼吸。仰卧位背部垫高。

2)切口:一般采用胸部正中切口,根据瘤体范围大小,切口可向病变左侧胸锁乳突肌前缘延长。

3)建立体外循环:做上下腔静脉插管和选择性做腋动脉或股动脉插管,经右上肺静脉放置左心减压管。

4)脑组织保护:脑组织的保护是动脉瘤手术成功的关键步骤。各种手术方法都与脑保护技术密切相连,目前主要有3种保护脑组织技术:深低温停循环技术、选择性脑灌注技术与逆行脑灌注技术。①深低温停循环(hypothermic circulatory arrest,HCT):该方法的理论基础是脑组织温度降低时,其代谢率显著降低,有报道称脑组织温度降至18℃时,停循环30分钟,甚至时间更长,不会引起脑组织永久性损害。实际临床工作经验,温度降至12℃~15℃,停循环30分钟能确保脑功能的安全,如超过40~50分钟,有可能出现脑损害的危险,受到停循环时间的限制,复杂的弓部动脉瘤手术不适合应用此技术。②选择性脑灌注(selective cerebral perfusion,SCP):DeBakey等于1957年首次成功应用于临床。但在深低温停循环应用后,此方法应用较少,最近应用右腋动脉插管,在全身深低温停循环情况下,以顺性低流量10~20ml/(kg·min)下进行脑灌注,可维持比低温停循环或逆行灌注更好的脑组织保护。③逆行脑灌注(retrograde cerebral perfusion,RCP),该方法开始用于治疗脑血管空气栓塞,随后应用到主动脉弓部动脉瘤脑灌注技术上,此方法可以保证停循环的安全时间达到90min,脑保护效果明显,实际应用中是在停循环后,上腔静脉逆行脑灌注,初始流量为800~1000ml/min后改为100~500ml/min,保证上腔静脉压力维持在15~20mmHg即可。

（2）手术类型：根据动脉瘤部位、性质等不同，常有如下几种手术可供选择。

1）升主动脉置换术：建立体外循环后，降温至 28℃～30℃，无名动脉下方阻断升主动脉。主动脉根部或切开动脉瘤直接冷灌心脏停搏液。切开动脉瘤前壁后仔细探查病变范围、主动脉瓣及冠状动脉开口情况，选择合适口径的人造血管，先做血管近端吻合，应以 4－0 或 5－0 的聚丙烯线作端－端连续缝合。近端吻合完毕后，修剪人造血管远端，与远端切口吻合。排空人造血管气体后，开放升主动脉，仔细止血后可将残留的瘤壁组织包裹人造血管，可起压迫止血作用。

2）升主动脉根部置换术（Bentall 手术）：适用于升主动脉瘤合并瓣病变患者，应用带瓣膜的人造血管行主动脉瓣和升主动脉置换术，并把左右冠状动脉开口吻合于人造血管上。手术操作要点：建立体外循环，降温至 26℃～28℃，阻断升主动脉，切开动脉瘤，直接于左右冠状动脉开口处灌注心脏停跳液。纵行切开升主动脉与窦部，暴露主动脉瓣和左右冠状动脉开口。切除主动脉瓣，测量主动脉瓣环，选用合适的带瓣人工血管与主动脉瓣瓣环缝合。

左右冠状动脉移植是该手术的关键步骤，根据冠状动脉开口位置的不同，方法较多，移植技术主要有游离纽扣和半纽扣技术、连续腔内吻合技术和 Cabrol 技术。游离纽扣技术主要用于冠状动脉开口不高的患者，吻合前要游离左右冠状动脉主干。半纽扣技术主要用于冠状动脉开口位置稍高的患者。冠状动脉开口较高的患者可使用腔内连续缝合技术。Cabrol 技术适用于左右冠状动脉开口位置正常或者无明显移位的患者。不管采用何种方法技术，关键是要求吻合口无张力和扭曲，否则会影响冠状动脉供血。

近端吻合完毕后，修剪人工血管，连续缝合远端人工血管与主动脉。排空人造血管内气体，开放主动脉。彻底止血后亦可应用残留的动脉瘤壁包裹人造血管，起到止血作用。

3）升主动脉与主动脉弓移植术：用于升主动脉和全弓动脉瘤患者，一般采用深低温停循环右腋动脉插管选择性脑灌注技术。体外循环开始前，先游离出升主动脉，主动脉弓及分支血管，注意不要损伤迷走和喉返神经。体外循环开始后，先阻断升主动脉，处理动脉瘤近端病变，比如行 Bentall 手术等，待鼻咽温降至 12℃～15℃ 时，停止体外循环，阻闭无名动脉，流量减至 10～20ml/（kg·min）进行顺性脑灌注，保证脑部供血，开始顺序吻合主动脉瘤远端和三支头臂血管，在吻合完动脉瘤远端时，即可通过另一根动脉灌注管经人工血管恢复下半身灌注流量，这样可有效缩短停循环时间。

4）改良象鼻手术（elephant trunk procedure）：适用于动脉瘤累及主动脉弓和近端降主动脉的病变，手术复杂。

经典的象鼻手术临床上已很少应用，代之以改良象鼻手术，手术中亦可采用右腋动脉插管，深低温停循环，选择性脑保护技术。手术方式基本与主动脉弓置换相同，仅是在处理动脉瘤远端时，术中放置特制的血管内支架，血管内支架代替传统人工血管的优点在于血管内支架不易受压变形、扭曲，同时也不需行二期手术处理人工血管远端的过程。放置内支架后，连同内支架人工血管近端和主动脉壁全层吻合，吻合完毕后即可恢复下半身灌注，然后吻合头臂血管。

（七）主要并发症及处理

1.出血　出血是动脉瘤手术后最常见并发症，各吻合口缝合仔细、结实，缝线对血管壁组织无割裂、损伤，是预防出血的关键，在无活动性出血的前提下，应用血小板、冷沉淀等血液成分和应用血液净化装置，对减少出血有防治作用，应用瘤壁组织包裹人工血管后，必要时应缝一小管道与右心耳相连,以引流吻合口出血。

2.神经系统的损害　主动脉瘤手术后神经系统并发症比较常见。原因主要为缺血性损伤,包括手术中对中枢神经和脊髓血流阻闭,以及血栓、气栓、血小板聚集等因素,应以预防为主,注意加强术中对大脑和脊髓的保护。

3.肺功能障碍　发生肺功能障碍的原因有非心源性的肺水肿、血液稀释、输血等。术前应用激素,术中使用膜肺和超滤,严格控制液体的输入,是预防肺部并发症的关键。

4.手术后冠状动脉供血不全　多是由于冠状动脉与移植血管吻合口出现扭曲等造成,食管超声心动图和血管造影对诊断有帮助,必要时需再手术纠正。对于 50 岁以上患者,怀疑有冠状动脉粥样硬化时,术前应常规做冠状动脉造影。

(八)手术疗效评价

动脉瘤手术患者的住院死亡率为 5％左右,随着体外循环和手术技术的不断提高,近几年手术死亡率逐渐下降。动脉瘤手术的 5 年生存率为 80％,10 年为 70％左右。晚期死亡的主要原因有复发性动脉瘤和心源性等因素。

二、主动脉夹层

(一)概述

主动脉夹层是指因各种原因引起动脉内膜破裂,血液经内膜破口流入撕裂的中层,形成中层血肿,并将动脉壁中层纵行剥离为两层,形成真、假两腔,在血流的冲击下,血管剥离部分逐渐向近心端特别是向远心端延伸、扩张,造成中层不同范围的分离、膨胀。局部有的呈瘤样扩张。

主动脉夹层可仅发生于主动脉的某一部位,也可累及全部主动脉。因为主动脉中层剥离,造成主动脉外膜薄弱,假腔壁可随时破裂,致患者死亡。

(二)临床分类

1.DeBakey 分类法

Ⅰ型:夹层从升主动脉根部开始,一直延伸侵犯至大部或全部主动脉。

Ⅱ型:夹层仅仅累及升主动脉,即从升主动脉根部至无名动脉的开口近端。

Ⅲ型:夹层仅累及左锁骨下动脉开口远端的降主动脉。

Ⅲa 型:夹层局限于胸部降主动脉。

Ⅲb 型:夹层累及胸、腹部降主动脉。

2.Stanford 分类法

A 型:夹层从升主动脉根部开始,累及弓部与降主动脉。

B 型:夹层仅累及胸、腹部降主动脉。

(三)病理生理

由于流体力学的原因,主动脉夹层常有固定的好发部位,在主动脉窦的联合部和主动脉峡部是主动脉夹层的好发部位。主动脉夹层一般均有原发破口,破口形状多为横形,严重时表现全主动脉内径横断、撕裂。

随着夹层分离,主动脉假腔进一步扩大延伸,夹层血肿压迫和真腔对分支血管的窃血作用,可引起分支血管供血障碍,造成远端脏器或肢体的缺血与功能障碍,称为灌注紊乱综合征(malperfusion syndrome)。夹层分离向近心端扩张到升主动脉根部,可引起主动脉瓣交界分离与瓣叶脱垂,引起主动脉瓣关闭不全,也可引起冠状动脉夹层剥离,常发生为右冠状动脉夹层,引起该供血区的心肌缺血与梗死。

主动脉夹层的病因尚未完全清楚,常见的诱发因素有高血压、遗传性结缔组织紊乱和马方综合征、主动脉狭窄与主动脉缩窄、主动脉二瓣叶畸形、医源性损伤等。其他少见的因素有主动脉粥样硬化、梅毒性动脉炎、主动脉真菌性感染、感染性心内膜炎、巨细胞主动脉炎等。

（四）临床表现及诊断

主动脉夹层最常见的症状是胸背部突然发生的撕裂样剧烈疼痛,多有濒死感觉。根据夹层剥离的范围,疼痛部位也可表现在胸背部、腹部、下腹部等。伴有主动脉瓣关闭不全时,可表现呼吸困难、咳粉红色泡沫痰等,急性左心衰竭症状。急性主动脉夹层发生破裂可突然造成死亡。

主动脉夹层的诊断:

1.症状及体征　患者常表现苍白、痛苦面容,烦躁不安。脉搏虚弱或缺失,是主动脉夹层的重要表现。

2.心电图检查　心电图是区分主动脉夹层与心绞痛、心肌梗死的重要鉴别手段,但如主动脉夹层引起冠状动脉开口处剥离阻塞,造成开口处狭窄,也可表现出 ST－T 段改变。

3.影像学检查　电子计算机轴像断层扫描(CT)超声心动图检查、磁共振成像(MRI),均可证明主动脉夹层真腔与假腔的存在及波及的范围,是主动脉夹层诊断和分型的确定性手段。

（五）手术适应证与禁忌证

1.适应证　主动脉夹层一旦诊断成立,原则上均应手术治疗,当伴有急性主动脉瓣关闭不全或有冠状动脉开口阻塞,或主动脉夹层破裂征象时,更是急诊手术的指征。

2.禁忌证　高龄患者合并有严重肝、肾功能不全患者应慎重考虑手术。夹层撕裂到头臂血管造成脑和脊髓缺血,出现昏迷或截瘫患者禁忌手术。

（六）手术方法及注意事项

主动脉夹层外科治疗的目的是重新恢复真腔的血流。防止主动脉夹层破裂的危险和治疗合并的主动脉瓣关闭不全等。根据 DeBadey 分型,手术方式主要可分为主动脉根部置换、升主动脉和弓部置换及胸降主动脉血管重建等。

1.切口　胸部正中切口可充分显露升主动脉及主动脉弓部,如需做主动脉弓部手术时,可充分游离出弓部血管分支,此时注意勿损伤左侧迷走神经和喉返神经。体外循环的建立多采用右腋动脉腔静脉插管转流方式,右腋动脉插管的优点在于能在深低温停循环情况下,选择性低流量进行脑部灌注,起到脑保护的作用。

2.升主动脉根部置换术　用人造血管置换全部升主动脉,合并有主动脉瓣关闭不全时,多采用 Bentall 手术方式,手术关键在于冠状动脉开口的吻合,如冠状动脉开口较低且无法游离,则可用人造血管与冠状动脉开口端对端吻合技术,然后人造血管再与升主动脉人造血管做端侧吻合(Cabrol 技术)。

3.主动脉弓部重建手术　累及主动脉弓的病变,根据波及范围,可选择全弓置换或次全弓置换的手术方式,如左锁骨下动脉远端有内膜破口,可行改良象鼻手术的方式。

4.胸降主动脉血管重建术　以往对于 DeBadey Ⅲ 型主动脉夹层,外科手术多采用左侧第4肋间切口,人工血管置换的手术方式,随着介入技术的发展,目前绝大多数 DeBadey Ⅲ 型主动脉夹层采用覆膜支架腔内隔绝的手术方式治疗。

（七）手术并发症及处理

1. 脑部并发症 常见症状有昏迷、抽搐、偏瘫、运动和智力障碍等。术中脑保护不当或术后气栓、血栓和动脉硬化斑块脱落等均可出现脑部并发症，其中脑保护措施不当和气栓为最常见因素。在主动脉弓部停循环手术中，一过性脑部并发症发生率为 $10\%\sim30\%$，永久性脑部并发症发生率为 $6\%\sim15\%$。因此，术中要尽量采用选择性脑灌注技术，深低温 18℃ 停循环时，可采用低流量（10ml/kg）脑部灌注，手术过程中注意排气、防止血栓形成或脱落，同时要重视重建肋间动脉供血，尽量缩短停循环时间。术后维持血压平稳。出现上述症状后可采用脱水、神经细胞营养药物等对症处理。昏迷或延迟苏醒患者可行高压氧治疗，效果较好。

2. 出血 大出血是常见而且最危险的并发症，术前注意血小板检查并应用药物恢复至正常水平、改善肝脏功能和应用止血药物，术中彻底止血，采用残余瘤壁包裹人工血管，必要时加右心房分流是有效防止出血的方法。术后尚可适当选择止血药物和输注血小板、冷沉淀因子等，如持续性引流增多，可行二次开胸处理。

3. 截瘫 为胸腹主动脉手术后的严重并发症，在单纯降主动脉手术后为 $1\%\sim10\%$，胸腹主动脉手术后为 $10\%\sim20\%$。主要原因为脊髓缺血时间过长或血供破坏造成，在主动脉夹层行改良象鼻手术中，也有报道可能由于游离气体气栓造成。因此，术中尽量缩短阻断时间，采取深低温或硬膜外低温，延长缺血耐受性，必要时可通过应用左心转流，上、下半身分别灌注等体外循环措施，加强远端循环支持，充分排除假腔内游离气体，预防为主，治疗上主要通过药物治疗或中医针灸、按摩治疗等，促进功能恢复。

4. 急性呼吸衰竭 深低温停循环和体外循环时间过长出现的全身炎症反应综合征，是引起肺损伤的最主要原因，发生率为 $6\%\sim13\%$。术前应要求患者戒烟 2 周以上，术中注意平稳灌注缩短体外循环时间，防止微栓进入肺内引起肺损伤和肺不张等。治疗包括呼吸支持、改善通气、合理氧疗，控制通气或间歇指令通气加适当的 PEEP，同时控制感染，加强呼吸道护理等。

（八）手术结果

近年随着外科手术技术及介入技术的不断发展，主动脉夹层手术效果已明显改善，手术死亡率已降至 5％，晚期存活率术后 5 年 80％以上，术后 10 年达 70％。

（刘涛）

第四节 多发性大动脉炎

一、概述

多发性大动脉炎（multiple aorto－arteritis）是一种主动脉及其主要分支慢性非特异性血管慢性炎症疾病，可引起不同部位的狭窄或闭塞，少数病例因动脉壁中层遭破坏而引起动脉瘤样扩张。发病原因可能是某种感染后表现在大动脉中一种自身免疫性病变，属结缔组织病范畴。

二、病理解剖

多发性大动脉炎主要侵犯主动脉弓、胸腹主动脉及其分支血管,头臂动脉、肾动脉及肠系膜上动脉比较多见。根据发生部位不同,临床上将其分为四种类型。

Ⅰ型:头臂动脉型,又称主动脉弓综合征,Takayasus 综合征,主要侵犯主动脉的头臂血管,约 50%。

Ⅱ型:胸—腹主动脉型,又称中主动脉综合征,主要侵犯降主动脉,又以发生位置不同,分为:①膈上型中主动脉综合征,主要发生于胸主动脉;②膈下型中主动脉综合征,主要侵犯腹主动脉及其分支。

Ⅲ型:混合型,病变范围广泛,多个部位动脉受累,波及两型以上。

Ⅳ型:肺动脉型,病变主要发生于肺动脉。

多发性大动脉炎病理变化以动脉中膜受累为主,后期可引起血管内外膜纤维性增生,形成全层性动脉炎。全层动脉广泛不规则性增厚,弥漫性纤维结缔组织增生致管腔狭窄,呈节段性,伴有狭窄后扩张,外形表现为串珠样。病变早期,可只有血管扩张而没有狭窄。个别病例由于动脉中层营养不良,可形成动脉瘤。组织学检查可见心肌和大血管中有非特异性炎细胞浸润和纤维化。另外,由于动脉管腔狭窄可出现相应组织器官的缺血性改变,继而产生广泛性的侧支循环。

三、临床表现及诊断

大多发生于青年女性患者,病程为慢性过程,多数在 3 年以上。急性期症状主要有发热、全身不适、乏力、出汗、体重下降等,后期根据发生部位的不同,可有不同的临床表现。

1.头臂动脉型(Ⅰ型) 患者常表现有头昏、头痛、眩晕,记忆力减退,视力障碍,面肌萎缩等症状,严重者可出现反复晕厥、抽搐、偏瘫、失语,甚至昏迷。个别病例由于颈动脉窦应激性增高及颈动脉体周围组织粘连,头部位置突然改变时,常可引起反应性晕厥。

2.胸—腹主动脉型(Ⅱ型) 患者可有头痛,头昏,下肢麻木,四肢末梢发凉和间歇性跛行。多数患者伴有持续性高血压,上下肢血压不一致,左右也可以不同。可于背部、腹部听到血管杂音,甚至可触及细震颤。

3.混合型(Ⅲ型) 病变波及范围涉及两型以上,具有上述两型的临床特征。

4.肺动脉型(Ⅳ型) 患者表现心慌、气短,肺动脉瓣区可闻及收缩期吹风性杂音,第 2 心音增强。心导管检查,狭窄处近端肺动脉压力和右心室压力增高,胸部 X 线摄影显示肺纹理减少。

非特异性主动脉炎累及心脏时临床表现有窦性心动过速,心脏扩大,心脏功能下降,也可引起冠状动脉狭窄,造成心肌缺血症状。

四、诊断

凡青年人,尤其青少年女性患者,有下列一种以上表现者,应怀疑或诊断本病:①单侧或双侧肢体出现缺血症状,并伴有脉搏减弱或消失;②单侧或双侧颈动脉搏动减弱或消失,伴有脑动脉缺血症状;③近期发生持续性高血压且四肢血压相差悬殊;④不明原因发热,四肢脉搏异常;⑤有无脉症、眼底改变者。二维超声心动图、磁共振、高速 CT 和心血管造影检查,可作出比较明确的定性和定位诊断,可显示出狭窄部位、范围及累及血管分支情况。

1990年美国风湿病协会制订了大动脉炎的诊断标准,符合以下三项者可作诊断:①发病年龄40岁以下;②间歇跛行;③上臂动脉搏动减弱;④两上肢收缩压差大于10mmHg;⑤锁骨下动脉与主动脉连接区有血管杂音;⑥动脉造影异常。

五、手术适应证及禁忌证

累及血管狭窄后扩张,形成动脉瘤者是外科手术绝对指征。头臂血管狭窄闭塞引起大脑缺血性障碍,后期死亡率很高,因此,凡累及头臂血管造成狭窄、闭塞的病例,均应积极进行手术,重建脑血管血运。对引起胸腹腔脏器缺血性改变的动脉血管,亦应考虑手术。

六、术前准备

1.早期予以系统的激素及抗感染治疗,在病情稳定期进行手术,避免在活动期手术,因血管壁有炎症、水肿,可导致吻合口出血。

2.病变稳定标准　体温正常,血沉、白细胞计数和γ—球蛋白均正常。在病变稳定6个月后手术为宜。

七、手术方法及注意事项

手术的目的为重建狭窄远端血运,改善症状。手术方式以狭窄段血管补片成形、人工血管移植和旁路移植术为主,依发生部位不同,而有多种手术方法。传统的血栓内膜切除术已很少应用,随着介入技术的发展,腔内支架技术在治疗血管狭窄方面取得了良好的治疗效果。

对颈动脉狭窄>5%,或锁骨下动脉狭窄伴椎动脉窃血和上肢缺血病变均需要手术治疗,对一侧起始部的狭窄除了可施行介入治疗外,也可施行锁骨下—颈总动脉转流术或腋动脉—腋动脉转流术,对头—臂血管均有病变的可施行胸外股动脉—腋动脉转流术或经胸主动脉—颈总或腋动脉。

对胸、腹主动脉狭窄可施行胸降主动脉—腹主动脉转流术或升主动脉—腹主动脉转流术。对肾动脉狭窄可施行介入治疗或主动脉—肾动脉转流术,严重者施行自体肾移植术。冠状动脉狭窄行冠状动脉搭桥手术。

注意事项:在重建器官血运时,临时阻闭狭窄血管远端时,充分考虑是否要建立临时外转流,确保器官供血。多发性大动脉炎周围往往有组织粘连,术中分离时勿损伤周围重要组织和器官。

八、主要并发症

1.人造血管对周围组织的压迫,手术中应注意避免,一旦出现应再手术纠正。

2.假性动脉瘤,需再次手术治疗。

3.血管周围组织器官损伤,手术中注意避免或及时手术修复。

4.移植血管或吻合口狭窄,再次手术治疗。

九、手术结果及随访

多发性大动脉炎手术后效果基本良好,有少数病例可出现血管再狭窄及假性动脉瘤形成,腔内支架介入技术的应用取得了良好的近期效果,远期效果尚有待进一步观察。

(刘涛)

第五节　上腔静脉梗阻综合征

上腔静脉梗阻综合征(superior vena cava syndrome)是指由于各种原因使流经上腔静脉的血流部分或完全受阻,导致头、颈部及上肢静脉回流障碍,出现颜面、颈部和上肢肿胀、发绀,静脉压升高,甚至出现神经系统症状的一组临床征象。上腔静脉梗阻综合征最早是由William Hunter 提出,描述为一种由梅毒性主动脉瘤引起的并发症。病原可分为良性和恶性两大类。

一、病因

(一)良性病因

1.血管疾病　除主动脉瘤以外,目前有报道指出全身多发性静脉血栓形成和其他类型的血管炎也可导致上腔静脉梗阻。

2.纵隔炎。

3.纵隔良性肿瘤　最常见是胸骨后甲状腺肿,甲状腺良性肿瘤,邻近淋巴结和胸腺的良性肿瘤。

4.其他　上腔静脉附近的一些肺部疾病。纵隔内血肿可引起部分梗阻、甚至血栓形成和上腔静脉完全梗阻。

(二)恶性肿瘤

胸腔恶性肿瘤是上腔静脉综合征的主要原因,已占发病率的 90% 以上。

1.肺癌　支气管肺癌约占上腔静脉综合征总发病率的 67%～82%。

2.淋巴瘤　占总发生率的 5%～21%。

3.转移癌　有 3%～20% 的转移癌患者伴有上腔静脉综合征。

二、临床表现

除原发病症状外,最常见的症状为头面部及上半身浮肿、静脉曲张、皮肤发绀,咳嗽、呼吸困难、声嘶和喘鸣,咽部水肿,致发生吞咽困难;眶周水肿,结合膜充血,可伴有眼球突出;脑水肿与颅内高压,引起头痛、眩晕、惊厥及视觉与意识障碍;周围静脉压升高,两上肢静脉压高于下肢,肘前静脉压常升至 30～50cmH$_2$O。

良性病变发病年龄较轻,病程缓慢,症状较轻;恶性病变起病急、进展快、症状重,常在发病后数周内就诊,这类患者往往未能经手术治疗,就在较短时间内死亡。

三、诊断

由于上腔静脉阻塞综合征的症状和体征一般都较为典型,故诊断不难。但在病变早期时,尚未造成完全梗阻或少数良性病例侧支循环随着上腔静脉的梗阻而自发建立,其症状和体征往往并不典型,因而容易造成漏诊。

1.胸部 X 线检查　可见上腔静脉阴影或上纵隔阴影增宽。

2.静脉造影　双上肢静脉造影是诊断上腔静脉梗阻最有价值的方法。

3.放射性核素静脉造影　是一种准确而几乎无创的静脉显影方法。

4.二维超声心动图检查和计算机断层摄影　也是辅助诊断方法。

5.其他　细胞学检查、淋巴结活检、支气管镜检查、纵隔活检和开胸探查术对恶性肿瘤的诊断是有效的方法。

四、治疗

（一）放射治疗

因为上腔静脉综合征大部分是由恶性肿瘤引起，而且手术也无法切除，所以放疗是最重要的基本治疗方法。

（二）内科综合治疗

内科治疗包括化疗和中西医结合，是减少肿瘤体积或作为放疗的辅助手段。①一般取半坐卧位，促进颈静脉回流；②限制液体及钠盐入量；③使用利尿剂，注意监测电解质的变化；④大剂量皮质类固醇（一般用3～5天）；⑤适当使用止痛和镇静剂；⑥可适当采用抗凝剂类药物。

（三）外科手术

主要是通过腔静脉移植或旁路移植术，有效地解除上腔静脉的梗阻。

1.手术适应证

（1）获得性非肿瘤导致的上腔静脉梗阻。

（2）胸腔良性肿瘤造成的上腔静脉梗阻。

（3）先天性上腔静脉腔内隔膜引起的梗阻。

（4）胸内恶性肿瘤引起的上腔静脉梗阻，在行胸部肿瘤手术时发现恶性肿瘤已侵犯上腔静脉，但范围局限，可考虑切除上腔静脉病变段，行自体静脉移植术。

2.手术

（1）治疗原发病：对于由肺癌或纵隔肿瘤等疾病引起者，应施行手术切除肿瘤，以解除上腔静脉受压。

（2）旁路手术姑息治疗：对于无法切除的原发病灶而梗阻症状严重，且经保守治疗不缓解者，可施行旁路手术，使上半身血液经旁路回入心脏，以减轻上腔静脉的梗阻，缓解症状。常见的旁路手术有两种：①右无名静脉－右心房旁路移植术：适用于上腔静脉与奇静脉已完全梗阻，而两侧无名静脉相通者。取自体浅静脉一段，一端与无名静脉作端端吻合，另一端与右心耳作吻合。②大隐静脉－颈外静脉旁路移植术：适用于上腔静脉与两侧无名静脉均有梗阻，且患者情况不良，难于承受开胸手术者。游离一侧下肢大隐静脉，从内踝前方至卵圆窝处，在内踝处结扎切断大隐静脉，并一一结扎其分支。显露一侧颈外静脉，在同侧颈外静脉到腹股沟卵圆窝之间的胸腹壁作上分别作4～5个皮肤横切口，钝性分离各切口之间的皮下组织，形成皮下隧道，将大隐静脉远侧端与颈外静脉作端侧吻合。从而将头颈部的静脉血流经大隐静脉流入股静脉，再汇入下腔静脉。

（四）介入治疗

介入方法主要是通过静脉造影后，使用上腔静脉球囊扩张，同时还可加用不同种类的腔内支架，迅速解除上腔静脉的梗阻，并同时从血管腔内咬取肿瘤组织进行病理检查，以便随后进行放疗或化疗,是一种微创、安全、疗效好的新方法。

五、疗效评价

目前认为,对于上腔静脉梗阻患者,无论是良性病变还是恶性肿瘤引起,如无禁忌或远处转移,都应积极进行手术治疗,这对于减少患者痛苦、延缓病情发展和延长患者生命都是有益的。恶性肿瘤术后必要时可结合放疗和化疗来进一步提高患者的生存质量。关于手术方法的选择,年轻、体质好、能耐受手术治疗的,应尽早行手术治疗;对于年老、体质弱、不能耐受手术治疗或开胸手术失败,可选用介入方法治疗,介入治疗有创伤小、破坏侧支循环少的优点,在缓解上腔静脉梗阻症状亦可取得较好的效果。

(刘涛)

第六节　肺动脉栓塞

肺动脉栓塞(pulmonary artery embolism)通常系指血栓栓塞,即静脉系统内形成的血栓脱落顺血液循环进入肺动脉而导致其栓塞的临床征象。

一、急性肺动脉栓塞

(一)临床表现

1.症状　由于栓子大小及栓塞的情况不同,肺栓塞的临床表现也不同。一般临床可分为三种类型。

(1)中小型栓子主要表现为程度不同的呼吸困难、胸痛胸闷、心率增快与头晕等。

(2)合并肺梗死者出现咳血痰、胸膜刺激症状及肺实变,胸腔渗液体征。

(3)大块肺栓塞则以急性循环功能不全为主要表现—低血压、休克、晕厥。

呼吸困难、胸痛、咳血被称为"肺栓塞三联症"。但其中咳血往往不常见,只在大约30%的患者出现。

2.体征　心率增快常超过100/min,呼吸通常超过20/min,PaO_2过低可有发绀。由于急性肺动脉压升高,半数以上患者有肺动脉瓣第2心音亢进、分裂及少数患者可有奔马律、三尖瓣关闭不全杂音。肺部听诊可有哮鸣音、啰音、胸膜摩擦音、肺血管杂音等。出现一侧肢体肿胀或周径增粗,浅静脉扩张、静脉区炎症、压痛、腓肠肌压痛、Homan 征(足背伸时腓肠肌痛)等,90%的肺栓塞来自于下肢深静脉。

(二)辅助检查

1.动脉血气分析　通常表现为低氧血症、低碳酸血症,部分患者的血气结果可以正常。

2.心电图　大部分患者病例表现为非特异性的心电图异常。最常见的改变为窦性心动过速。

3.X线胸片

(1)肺动脉阻塞征:区域性肺纹理变细、稀疏或消失,肺野透亮度增加。

(2)肺动脉高压症及右心扩大征。

(3)肺组织继发改变:肺野局部片状阴影,尖端指向肺门的楔形阴影。

4.超声心动图　在提示诊断和除外其他心血管疾病方面有重要价值。若在右心房或右心室发现血栓,同时患者的临床表现符合肺栓塞,即可作出诊断。超声检查偶可因发现肺动脉近端的血栓而直接确诊。

5.血浆 D-二聚体急性肺栓塞时升高　若其含量低于 $500\mu g/L$,可基本排除急性肺动脉栓塞。

6.放射性核素肺通气/灌注扫描　是肺动脉栓塞的重要诊断方法。典型征象是呈肺段分布的肺灌注缺损,并与通气显像不匹配。

7.肺动脉造影　为诊断肺动脉栓塞的经典与参比方法。直接征象有肺动脉内造影剂充盈缺损,伴或不伴轨道征的血流阻断;间接征象有肺动脉造影剂流动缓慢,局部低灌注,静脉回流延迟等。

(三)鉴别诊断

1.急性心肌梗死　起病时也可有胸痛并可伴气急、低血压、休克等,但呼吸困难的程度一般不如肺栓塞明显。ECG 为重要的鉴别手段。

2.主动脉夹层　也可以剧烈胸痛、休克起病。患者常有多年高血压病史,X 线胸片可见上纵隔区阴影增宽,主动脉增宽、延长,增强 CT 可资鉴别。

(四)非手术治疗

中小型肺动脉栓塞一般不伴有明显的循环动力学紊乱,均可采用非手术治疗,大块肺栓塞已广泛采用溶栓治疗,也有不少患者得以治愈。

1.一般支持治疗　包括氧疗,抗休克可选用异丙肾上腺素,它可以降低循环阻力,提高心排出量并缓解支气管痉挛;抑制迷走神经反射所致冠状动脉和肺动脉痉挛可用阿托品 $0.5\sim 1mg$ 静脉注射或罂粟碱 30mg 注射;胸痛较剧者可注射小量盐酸哌替啶。

2.抗凝治疗　一切可疑和确诊为肺栓塞的患者均应首先给予肝素 0.5 万～1 万 U 每天分 4 次静脉注射,用药 8～10 天以待静脉血栓牢固黏附于管壁,停药前数日开始服用华法林类口服抗凝剂维持凝血酶原时间为正常的 1.5 倍,持续 6 周到 3 个月以待危险期度过并防止血栓复发。

3.溶栓治疗　尿激酶或链激酶能使血浆中纤维酶原直接或间接裂解为纤溶酶而溶解栓子中的纤维蛋白。

(五)手术治疗

1.手术适应证和禁忌证

(1)适应证:有关手术治疗急性肺动脉栓塞的问题,迄今认识分歧未获一致。持积极态度则认为紧急手术能使一部分毫无希望或心跳已停的患者得以挽救。在有以下情况之一时应手术治疗。

1)明显的循环呼吸障碍,血压<90mmHg,尿量每小时<20ml,PaO_2<60mmHg,经 1 小时处理未见好转。

2)溶栓治疗未能明显见效。

3)肺动脉造影显示阻塞范围达 50% 以上。

4)溶栓有禁忌患者。

5)心搏停止。

(2)禁忌证:诊断未能充分明确,尤其与急性心肌梗死未能明确鉴别时。

2.术前准备

（1）一般须做肺动脉造影确定诊断及定位。

（2）输入胶体溶液、静脉异丙肾上腺素提高新排血量,提高血压,缓解支气管痉挛。

（3）高浓度氧吸入以提高 PaO_2。

3.手术方法和步骤

（1）体外循环下肺动脉栓子摘除术

1）仰卧位,气管插管全麻。

2）股动、静脉插管紧急部分体外循环转流在严重休克、呼吸循环功能已难以维持重要生命器官供氧或心搏已停止者,须作紧急部分转流。心搏已停止者,可在另组人员做心脏复苏的同时进行。转流前全身肝素化。

3）胸骨正中切口,常规建立体外循环,阻断升主动脉,行冠状动脉灌注冷心脏停搏液及心肌局部降温停搏。

4）在肺动脉瓣环稍上方做肺动脉前壁纵形切口约 2cm,牵开切口后以总胆管取石钳,伸入双侧肺动脉取出栓子及血凝块。

5）切开双侧胸膜腔,以手挤压肺脏以助深在栓子的排出。

6）切开右心房、右心室,检查有无尚存留在心腔内的栓子或附壁血栓、血块,予以取出,冲洗心腔。

7）以 4-0 聚丙烯线连续缝合肺动脉切口,缝合右心房及右心室切口。

8）辅助转流,逐步减少灌注流量,待循环稳定后停机。

9）常规引流及缝合各层切口。

（2）常温下阻断循环肺动脉栓子摘除术:由于大块肺栓塞病情危重紧急,须行手术取栓的患者往往不能迅速转到有心脏外科专科的医院在体外循环下实施手术,而这一短暂的时间对患者却是极其宝贵的。常温下阻断循环手术不需要特殊准备及器材,一确定手术即可迅速施行,其效果与体外循环下手术相差不多。

1）仰卧位、气管插管全麻、左侧身体略垫高 15°,上半身抬高 20°以使肺动脉根部居于最高位,以便在缝合其切口时易于使空气排出。

2）胸部正中切口,常规显露心脏,解剖出上、下腔静脉并绕以阻断带,以心耳钳在肺动脉瓣环稍上方钳夹部分肺动脉前壁,纵行切开约 2cm,在切口两侧以 4-0 丝线各缝两根牵引线备牵开用。

3）阻断循环:麻醉师行过渡换气,加快正性肌力药物滴入以使血压勿过低,收紧绕带阻断下腔静脉,麻醉师停止辅助呼吸,阻断上腔静脉,同时计时员开始计时,每 30 秒报时 1 次,待心搏数次以后术者松开钳夹肺动脉的心耳钳,迅速以总胆管取石钳伸入肺动脉及其双侧分支钳取栓子。同时麻醉师做气管内加压以辅助排出较深残留的栓子。

4）开放循环:当术者判明栓子已取尽时,将肺动脉牵引线提起靠拢,松开上腔静脉阻断带,同时麻醉师气管内加压以挤出肺动脉内血液并排尽肺动脉内空气,以心耳钳夹闭肺动脉切口,恢复辅助呼吸,待心脏搏动 10 余次,心搏有力后再缓慢逐步松开下腔静脉阻断带。

5）缝合肺动脉切口,待心率、血压均恢复较好以后,逐层缝合手术切口及腔。

4.主要并发症及术后处理

（1）循环功能障碍:术后须严密检测,适当应用正性肌力药物支持循环,药物难以维持心脏功能时应考虑主动脉内球囊反搏支持。

（2）急性呼吸窘迫综合征：术后应保持呼吸道畅通及湿化，适当的氧疗，严密的呼吸检测包括呼吸体征、胸片、血气等及早发现 ARDS，一旦出现，应给予大剂量激素、血管扩张药、利尿剂并限制液量及必要时行机械辅助呼吸。

（3）肺出血：术中及术后早期均有可能发生肺出血，甚至达大量出血而无法控制，是术后第 2 位死亡原因。

（4）缺氧性脑损害及脑复苏：术后无其他原因而意识未能恢复的患者，应及时进行降温、脱水、激素应用等脑复苏治疗措施，并加强相应的护理。

（5）再次肺栓塞的预防：为了预防肺栓塞复发，术后抗凝是必须的。一般在术后 24 小时后，引流液含血量已明显减少，各部切口基本无出血时，开始行肝素抗凝治疗并逐步过渡到口服抗凝剂维持 3～6 个月。

二、慢性肺动脉栓塞

慢性肺动脉栓塞（chronic pulmonary artery embolism）又名慢性血栓栓塞性肺动脉高压症，临床较少见，其特征为进行性活动后呼吸困难，最终死于呼吸衰竭，外科手术为唯一的治愈方法。0.5%～4%的急性肺栓塞的患者因栓子未能溶解和（或）反复发生而逐渐发展为慢性肺动脉高压。

（一）临床表现

1.症状体征　以进行性的活动后呼吸困难为特点，其程度与肺动脉闭塞范围成正比。多呈隐袭性起病，逐渐发展为右心功能不全。少数有反复咯血史，肺动脉瓣第 2 心音亢进，于屏气时在肺野仔细听诊可听到收缩期或连续性的肺动脉杂音。部分患者呈右心衰竭则出现心脏扩大、三尖瓣反流杂音、肝大、颈静脉怒张、右心室顶举感、奔马律等体征，但均无左心衰竭的表现。

2.影像学检查　X 线平片呈现心影增大，右心室扩张、肺动脉段膨出及肺野少血，增强 CT 有时可见到肺动脉内的血栓栓子。

3.动脉血气　早期仅在活动后出现低氧血症，随病程发展氧分压持续降低，多在 55～60mmHg。

4.心电图　早期可无异常，后期则为慢性肺心病的表现。

5.放射性核素扫描　肺通气/灌注扫描是最基本的诊断步骤并为筛选病例的初步手段。

6.肺动脉造影　是明确诊断手段、精确定位及手术所必须，其表现有近侧肺动脉扩张，肺野少血；叶、段动脉的蹼状狭窄；较大肺动脉内呈现斑块、束带、袋状或不规则缺损，也可为完全中断。

（二）鉴别诊断

须与本病作鉴别诊断的有慢性阻塞性肺病、伴肺动脉高压的先天性心脏病。

（三）手术治疗

一旦确诊本病，抗凝与溶栓治疗通属无效，手术治疗是唯一的有效方法。

1.适应证

（1）有明显慢性进行性呼吸衰竭症状、低氧血症与低碳酸血症，经抗凝治疗无效，心功能（NYHA）Ⅳ或Ⅲ级。

（2）肺动脉平均压＞30mmHg，肺循环阻力＞4Wood U。

(3)肺动脉造影显示阻塞程度＞50％,位于肺段以上动脉手术能达到者。阻塞部位在肺动脉主支或肺叶动脉近端部位者尤为适宜。

2.禁忌证

(1)肺段动脉远端的阻塞,广泛的小动脉阻塞,无法手术取除。

(2)严重右心衰竭。

(3)合并其他脏器严重疾患等不宜于手术情况。

3.手术方法　对于部分动脉阻塞限于一侧者可以采用前胸或后外切口进胸,解剖肺动脉,阻断其近侧后进行血栓动脉内膜剥脱术,不用体外循环,术后并发症少;由于常有胸膜腔粘连及肺动脉周围较重的纤维增生,胸内分离往往较困难,且不能同时探查对侧或处理心脏病变,故现在多主张取正中切口在体外循环下手术。

(1)正中切口,常规插管、转流、低温、灌注冷停搏液,游离主动脉、上腔静脉、显露肺动脉。

(2)沿两肺动脉前壁向远侧分离,向前方牵开膈神经及纵隔组织,在心包反折后方解剖肺门区达上叶动脉分出处,在心包反折以内做肺动脉纵切口,并根据需要可超过反折向肺叶动脉延伸数厘米,直至显露肺段动脉开口。

(3)机化的栓子与管壁间粘连紧密,须仔细分离找出界线,正确的平面为使中层及大部分内膜保持完整,在内面先做360°分离,然后向远侧解剖直至全部栓子摘出。

(4)动脉切口用无创缝线连续缝合,当有狭窄可能时,以奇静脉片或心包片修复。

(5)复温、复跳、引流,置起搏导线,逐层缝合切口。

(四)术后并发症及处理

1.右心衰竭　术前右心功能长期受损较重者,由于术中心肌保护不够充分,术后肺血管床在灌注后的反应性血管收缩而肺动脉压未能迅即下降,为导致术后右心衰竭的主要原因。因此,术中应充分保护心肌,使用降低肺动脉压的药物,及时采取措施。

2.再灌注肺水肿　表现为术后明显的低氧血症,其程度常与移除栓子的数量相关。治疗须以机械通气,必要时辅以 PEEP 以维持适当的 PaO_2,数日后多可逐渐恢复。手术结束时立即静脉注射皮质激素,次日再用 1 次可以减轻其发生。

3.双侧膈神经麻痹　由于术中的解剖牵拉、缺血、局部低温等因素所致,需呼吸支持待其自然恢复。须在术中注意保护。

4.预防血栓栓塞的再形成与反复发生,术后应予抗凝治疗。

(五)手术疗效与预后

本病内科治疗无效,自然病程与肺动脉压相关。5 年生存率平均肺动脉压＞30mmHg 者为 30％,＞50mmHg 者仅为 10％,手术治疗效果较好,可以改善预后。

(刘涛)

第四章　心脏肿瘤

第一节　原发性良性心脏肿瘤

一、心脏黏液瘤

（一）概述

心脏黏液瘤（cardiac myxomas）发病率为 0～5/百万人，最常见于左心房腔，占心脏黏液瘤总数的 70%～90%。其次为右心房腔，占 20%左右，心室黏液瘤和多发性心腔黏液瘤则甚为少见。心脏黏液瘤多发于成人，女性多见。

（二）病理解剖

心脏黏液瘤大多起源于房间隔卵圆窝邻近的原始间质细胞，长大后向心腔内突出。具有宽窄不一的瘤蒂，与房间隔卵圆窝部相连。少数黏液瘤则可起源于二尖瓣上或心腔其他部位。黏液瘤的病理特征虽属良性，但肿瘤的生物行为具有低度恶性倾向，手术切除不彻底常可导致局部复发和出现恶性倾向的可能性。

黏液瘤可分为三种类型。

1.团块型　肿瘤呈实质性肿块，有完整包膜，偶或瘤体碎片可脱落。

2.息肉型　肿瘤呈息肉样葡萄串状，外包以内皮细胞层，该肿瘤易碎，脱落后可引起肺循环栓塞。

3.混合型　上述两型混合存在。

（三）病理生理

主要决定于瘤体部位、大小和堵塞房室瓣口的程度。瘤体堵塞二尖瓣瓣口，可导致血流通过二尖瓣口障碍而产生类似二尖瓣狭窄的临床表现，如肺淤血和左心房、右心室的肥大。如瘤体堵塞三尖瓣口，其临床表现类似三尖瓣狭窄、三尖瓣下移、缩窄性心包炎和心肌炎症状。另外 30%～50%的左心房黏液瘤和 50%的左心室黏液瘤可出现黏液瘤体碎片的脱落而引起体、肺循环的栓塞。

（四）临床表现

1.症状　主要表现为劳累后心悸、气急、胸闷等类似二尖瓣狭窄的症状。头昏或一过性晕厥均由于瘤体堵塞二尖瓣口而引起一过性脑供血不足，患者休息或改变体位，可使上述症状有所缓解。瘤体急性阻塞二尖瓣瓣口，可引起左心房及肺静脉压力骤然升高而产生肺水肿及咯血等急性左心衰竭症状，严重时可出现猝死。长期左心房腔内压力升高，伴随着肺动脉压力增高及右心衰竭，患者表现为颈静脉充盈怒张、下肢浮肿、肝脾大，甚至出现腹水征。瘤栓脱落入体循环可引起脑、肾、肠系膜及下肢血管栓塞。另外约有半数患者可出现低热、轻度贫血、消瘦、胃纳差等症状。

2.体征　大部分患者无二尖瓣面容，血压正常，右心衰竭患者可见颈静脉充盈怒张和下肢浮肿，严重者可触及肝脾大或有腹水征。心尖区可听到舒张期、收缩期或双期杂音，部分患者心脏杂音性质和强度可随体位改变而改变。右心房黏液瘤在三尖瓣区可听到舒张期杂音。

（五）辅助检查

1.心电图检查　心电图无特征性表现,可为正常心电图,或出现左心房、右心室肥大,心房颤动少见。

2.X线检查　酷似二尖瓣病变的表现,两肺野淤血,心界呈轻度到中度增大,主要表现为左心房和右心室扩大,食管钡餐检查可见到食管轻度到中度的压迹。

3.超声心动图检查　对心脏黏液瘤有特殊性诊断价值,其主要表现为:①左心房腔增大;②在心腔内出现带蒂占位病变,为密集云雾状异常光团回声;③该异常回声随房室瓣开闭而改变,在舒张期瘤体异常回声可突入房室瓣口或瘤体部分突入左心室或右心室,在收缩期瘤体重新回纳入心房腔内;④可明确瘤体大小、部位和蒂的附着部位。

4.CT、心导管及心血管造影检查　仅在鉴别诊断困难或合并有其他心脏病时应用。

（六）手术适应证及禁忌证

1.适应证

(1)一旦确诊就应尽早手术,因存在栓塞、猝死的危险。

(2)瘤体很大,堵塞瓣口,出现晕厥或有栓塞史,经积极治疗意识清醒、病情稳定者,应急诊手术。

2.禁忌证

(1)患者发生猝死,心脏不能复苏或处于深昏迷者不宜手术。

(2)发生多发性栓塞,患者处于昏迷或极度衰竭状态。

（七）术前准备

1.对症状不明显或轻度充血性心力衰竭的患者,按一般心脏手术。

2.中度以上心衰患者,给予强心利尿药物治疗,尽量避免左侧卧位。

3.对有急性肺水肿和循环衰竭表现的患者,静脉给予多巴胺、多巴酚丁胺类药物,必要时行气管插管,呼吸机呼气末正压通气,并做好急症手术准备。

（八）手术方法及注意事项

胸部正中切口或右胸前外侧切口,常规建立体外循环,心房切口选择可采用右心房或经房间沟左心房切口;当瘤体很大时,可以采取双侧心房切口。一般瘤蒂附着于卵圆窝处。完整切除瘤蒂所附着部位周围的一部分房间隔组织。瘤体取出后,应详细检查其是否完整,有无碎裂面,然后仔细探查有无多发性肿瘤或者破碎的瘤组织残留,并检查房室瓣是否有损,测试瓣膜的关闭功能,最后用生理盐水彻底冲洗心腔。视情况进行连续缝合或者心包片修补房间隔切口,缝合右心房切口。应注意肝素化用量有时比常规用量大。

（九）主要并发症及术后处理

除一般体外循环手术可能产生的并发症外,心腔黏液瘤术后最常见的并发症如下:

1.术后出血　长期肝淤血导致凝血功能下降所致。纠正凝血机制紊乱,应用止血药,补充血容量。

2.体循环栓塞　常为瘤体碎片脱落所致。脑部主要血管栓塞可引起脑组织缺氧、水肿和坏死,导致患者昏迷不醒甚至死亡。身体其他重要脏器血管栓塞,在扩张血管药和抗凝治疗无效的情况下应采取血管切开取栓手术。

3.心力衰竭　多为患者病程长,患者心肌退化、收缩力下降,心肌水肿及术后容量超负荷等引起。可给予强心、利尿、心功能支持治疗。

4.复发　总复发率为2%～7%。原因为手术切除不彻底、术中瘤体种植、心内膜下肿瘤前身细胞存留、多灶性肿瘤起源等,家族性肿瘤复发率为30%～75%。术后要定期复查。

（十）手术结果及随访

95%病例术后半年内心功能可恢复至NYHA Ⅰ级和Ⅱ级,总手术死亡率为0.3%～0.7%。死亡原因多为非肿瘤因素。非家族性黏液瘤长期疗效优于家族性黏液瘤,未做瓣膜置换者优于同期瓣膜置换者。

二、其他良性心脏肿瘤

（一）概述

心脏黏液瘤以外的其他良性心脏肿瘤(other cardiac benign tumor),包括乳头样弹性纤维瘤、横纹肌瘤、纤维瘤、脂肪瘤、嗜铬细胞瘤、畸胎瘤、房室结间皮瘤和血管瘤等,占心脏肿瘤的30%,其中以前两者最为多见。

（二）肿瘤特点及诊断

1.乳头样弹性纤维瘤　乳头样弹性纤维瘤常见于50岁以上的患者,多发于心脏瓣膜,起源于二尖瓣心房面或主动脉瓣心室面,瘤体多位于瓣叶中部,与游离缘和瓣环有一定距离;也可发生于其他心瓣膜或心内膜部位。近来认为本病是在轻微心内膜损伤的基础上,纤维沉积并伴有继发性附壁血栓机化所致。肿瘤直径多数<1～5cm,最大者可达4.0cm,常常被误诊为心脏黏液瘤。其特征性表现为具有乳头样小叶,从大体上即可辨认。肿瘤多呈灰黄色,质软且脆。一般为单个,但也可为多发性,分布于不同部位的心内膜上。

2.横纹肌瘤　心脏横纹肌瘤多见于15岁以下儿童,约50%病例伴有结节性硬化症。临床上,肿瘤小者可无症状,大者可向心腔突起,引起阻塞症状。多发性肿瘤常引起严重的充血性心力衰竭。肉眼观,肿瘤多位于左心室和右心室的心肌内,常为多发性,直径数毫米至数厘米。镜下,瘤组织疏松,细胞较大(直径可达80μm),呈卵圆形。胞浆空泡状,富含糖原,核居中,核仁明显。核周围的胞浆呈疏网状,细胞形似蜘蛛,故有"蜘蛛细胞"之称。目前认为本瘤是一种源自胚胎心肌母细胞的婴儿错构瘤。

3.纤维瘤　心脏纤维瘤多见于婴儿和儿童。临床上,可引起左、右心室流出道阻塞症状及充血性心力衰竭。肉眼观,肿瘤多位于左心室或室间隔内。多为单发,大小不一,直径有时可达10cm。镜下,与其他部位的纤维瘤相似。大体标本为坚硬的、无包膜的结节性肿块,呈白色外观,与周围的心肌有清楚的界线。肿瘤中央部分为透明的纤维组织组成,伴有多个囊性变和钙化灶,组织学上有成纤维细胞、胶原、平滑肌、线型上皮间隙组成,无真正的肿瘤包膜。

以上三种肿瘤的临床主要表现为充血性心力衰竭和心律紊乱两大类。胸片检查可提示心脏扩大,二维心脏超声检查显示心室内有肿块。磁共振或计算机断层扫描等非侵入性影像技术对诊断有帮助。对于存在梗阻或心律失常患儿,行心导管检查能获得有关血流动力学或电生理资料。应该进行积极的手术治疗,手术以切除病变为主,对切除肿瘤后的组织缺损必要时进行重建。

4.脂肪瘤　心脏脂肪瘤为外膜完整的良性肿瘤,内含典型的成熟脂肪细胞。脂肪瘤可位于心脏各部位和心包,最常发生于房间隔。位于心肌内的脂肪瘤通常较小且有完整的包膜,偶尔也有生长于二尖瓣或三尖瓣上。位于心包者直径可达10cm以上。通常无症状,如房间隔巨大脂肪瘤可引起静脉回流受阻,心包脂肪瘤可以压迫心脏引起相应的症状,也有报道心腔内脂肪瘤引起全身发热,血沉增快,甚至引起周围动脉栓塞。大的心包下脂肪瘤可能压迫冠状动脉引起心绞痛或干扰正常的心功能,心肌内脂肪瘤可能干扰心脏传导引起各种心律失常。多数病例系偶然发现,患者可行胸部 X 线、二维超声心动图检查,以及胸部 CT 及磁共振检查等。CT 及 MRI 可以推测肿瘤性质。

5.嗜铬细胞瘤　嗜铬细胞瘤来源于交感神经系统的嗜铬细胞。嗜铬细胞瘤产生大量的儿茶酚胺,主要为去甲肾上腺素,患者有高血压表现。主要发患者群为年轻人和中年人,男女发病率一致。60%发生在左心房顶,其余可发生在房间隔和心脏表面。尿中儿茶酚胺明显增高对该类肿瘤有确诊性的意义。采用 CT 结合[131]碘－Metaiodobenzy lguanidine 闪烁图像可获得定位诊断。

6.畸胎瘤　心脏畸胎瘤罕见,多发生于年幼的患者,但也可见于成人,80%为良性。具有一般畸胎瘤组织学特征,为苍白、囊性肿块。临床表现有各种不同的心脏症状,二维超声心动图可明确诊断。通过手术可将肿瘤切除。

7.房室结间皮瘤　房室结间皮瘤又称 Pnrkinje 瘤,多囊性瘤或传导系瘤,是一种相对较小的多囊性肿瘤;起源靠近房室结,可以向房间隔和希氏束处生长,引起心脏传导阻滞、室颤或突然死亡。单纯心脏起搏仍可发生室颤,这种病变的治疗宜采用心脏起搏、抗心律失常与手术切除相结合。

8.血管瘤　心脏血管瘤为罕见的心脏肿瘤,可发生于任何年龄和心脏的任何部位,由毛细血管或空腔性的血管通道组成。通常临床表现有呼吸困难,偶有心律失常或右心衰竭的体征。二维超声心动图及心导管检查有时可确立诊断。CT 扫描及 MRI 对诊断有帮助。冠状动脉造影显示典型的肿瘤充盈(tumor flush)和肿瘤血供情况。

(三)手术适应证

1.一旦诊断清楚就有手术指征,早期手术可以使肿瘤彻底切除或切除后心脏缺损小,容易修复。

2.对严重堵塞心血管血流的肿瘤,应手术予以完全切除或部分切除,疏通血流通道。

3.对小的横纹肌瘤、脂肪瘤,无血流梗阻可以暂不手术,进行观察。

4.较大肿瘤,手术切除困难或切除后修复困难,可以行心脏移植。

(四)术前准备

1.常规术前准备。

2.对嗜铬细胞瘤术前可应用 α 和 β－肾上腺素能阻滞剂控制高血压。

(五)手术方法

1.手术应尽量切除干净,避免残留瘤组织而复发。

2.对血管病应仔细结扎供应肿瘤的血管,以防止术后残存动－静脉瘘和心脏并发症的发生。

3.切除肿瘤注意避免传导束损伤,切除后的间隔或心壁缺损可直接缝合或用补片修补。

(六)手术结果

大多数肿瘤切除效果良好,但对横纹肌瘤手术效果较差,对巨大肿瘤尤其是室间隔巨大肿瘤手术效果较差。

(韩劲松)

第二节 恶性心脏肿瘤

一、原发性恶性心脏肿瘤

(一)概述

原发性恶性心脏肿瘤(primary cardiac malignant tumor)几乎均为肉瘤,组织学上主要分为两种类型。

1. 梭状细胞肉瘤 常见的有血管肉瘤、横纹肌肉瘤、纤维肉瘤和黏液肉瘤等。

2. 圆状细胞肉瘤 常见的有网状细胞肉瘤和淋巴细胞肉瘤等。除肉瘤以外,其他有间皮瘤、恶性淋巴瘤、恶性畸胎瘤、恶性间叶瘤和内皮瘤等。在成人,主要为血管肉瘤,约占1/3,其次是横纹肌肉瘤和纤维肉瘤等。在儿童主要是恶性畸胎瘤和横纹肌肉瘤,其次是纤维肉瘤和神经源性肉瘤。肿瘤可位于任何心腔,但多起源于右心系统,发生于右心房者占半数以上。可起源于心脏各层,但起源于心内膜或心包膜者,远较心肌为多,但均很快浸润心脏全层。有的肿瘤向心腔内生长,多数基底较宽,少数有蒂,可阻塞三尖瓣口造成血流梗阻征象,或阻塞上腔或下腔静脉入口,形成腔静脉阻塞综合征。有的肿瘤向心腔外生长,侵犯心外膜,可引起血性心包积液。起源于心肌的肿瘤可同时向心腔内外生长,易引起心律失常。原发性恶性心脏肿瘤的预后极差,首次出现症状后6~9个月死亡。放疗与化疗的效果均不佳。

(二)临床表现

原发性恶性心脏肿瘤依据其生长部位、性质及局部浸润所造成的功能障碍的程度,可有不同的临床症状与体征。

1. 心力衰竭 恶性心脏肿瘤由于其生长快,发现晚,临床表现主要为肿瘤堵塞心腔大血管及心脏瓣膜口引起的相应心力衰竭症状。肿瘤位于左心房者,可直接堵塞左心房内的肺静脉开口,产生肺淤血乃至肺动脉高压。有的左心房内肿瘤可随心脏舒张、收缩活动,查体也能在心尖部听到舒张期杂音,产生的血流动力学变化酷似二尖瓣狭窄。发生在右心房的恶性肿瘤主要为肿瘤堵塞上、下腔静脉口或堵塞三尖瓣口逐渐引起右心衰的临床表现。

2. 栓塞 由于肿瘤本身黏附物脱落或转移造成的原发性心脏恶性肿瘤患者中栓塞症状多见。

3. 心包积液和心脏压塞 可以是首发症状,心包积液通常是血性的,尤其男性血管肉瘤患者常出现渗出性心包积液和心脏压塞。

4. 心律失常 通常表现为心悸、气促等慢性心衰的临床症状。心电图呈反复发作的室上性或室性心律失常,尤其是室性心律失常多不能用药物控制。个别病例可出现由传导系统损害引起的传导阻滞和阿—斯综合征,甚至心肌梗死。

此外,也可表现为晕厥、心脏扩大。全身性表现如发热、消瘦、关节痛、肌痛等及纵隔和肺转移引起的气急、咯血等也较常见。因此,临床遇到上述一项或几项临床表现时,尤其是不明原因的、药物治疗无效的进行性心衰,大量心包积液或心脏压塞,顽固性心律失常特别是室性心律失常,都应考虑到心脏恶性肿瘤的可能,应行进一步检查。

原发性恶性心脏肿瘤的病理生理学和临床表现常缺乏特异性,酷似各种心脏病,容易误诊。首选的诊断方法是二维超声心动图,可准确显示肿瘤所在部位、大小、毗邻关系、对心脏活动和血流的影响等。此外,放射性核素心肌显像、数字减影心血管造影及 CT 检查等,亦具有诊断价值。

（三）外科治疗

原发性恶性心脏肿瘤手术及其他辅助治疗效果均较差,预后不良。多数病例在诊断后 1 年内死亡。因此,对于无远处转移的病例,尝试切除整个心脏,然后行原位心脏移植。已见报道采用这种外科手术方法的原发性心脏肿瘤有心脏肉瘤、嗜铬细胞瘤、淋巴瘤、纤维瘤和黏液瘤。对于原发性恶性心脏肿瘤心脏移植效果的问题,特别在供心短缺的情况下,对恶性肉瘤患者行心脏移植尚存在争论。

二、转移性心脏肿瘤

（一）概述

大约 10％的转移肿瘤最终会累及心脏或心包,并且几乎所有的恶性肿瘤都曾有过累及心脏或心包的报道。继发肿瘤的发生率是原发心脏恶性肿瘤的 20～40 倍。50％的白血病患者疾病会累及心脏。其他常见的转移肿瘤依次为乳腺癌、肺癌、淋巴瘤、黑色素瘤和各种肉瘤。转移部位包括心包、心外膜、心肌和心内膜。

恶性肿瘤尤其是黑色素瘤、肉瘤和支气管癌最常见的转移方式为血液传播。另外,转移也可通过淋巴到达心脏或通过临近的肺、乳腺、食管及胸腺和膈肌下直接转移过来。心包最易受胸部肿瘤的直接累及。心脏则是最易通过血液和淋巴转移累及。心脏恶性转移肿瘤很少是实质性的,而且几乎大部分都呈多囊状并具有肿瘤细胞的分散小节。

（二）临床表现

仅有 10％的患者有转移到心脏的症状。继发性心脏恶性肿瘤最常见的临床表现为心包积液和心脏压塞。也可表现为恶性心律失常、充血性心力衰竭。胸部 X 线和心电图不会有特异性改变,但心脏超声波检查对于诊断心包积液、不规则的心包增厚或肿块内的血流有特别的帮助。

（三）外科治疗

外科治疗局限于减轻复发的心包积液或者压塞。通常这些患者肿瘤已经广泛播散,病情已到晚期。外科治疗只是减轻症状,改善患者的不适,缩短住院日。最常见的治疗为局麻条件下剑突下心包开窗,引流心包积液,其复发率为 3％。或者左侧开胸扩大心包开窗。心脏转移性肿瘤也可根据原发肿瘤的性质,进行放疗或化疗。

转移性心脏肿瘤总体预后不良,但积极合理地处理好原发病灶和心脏转移灶,并辅以其他治疗,也有存活数年的病例报道。

（韩劲松）

第五章　心脏大血管创伤

第一节　心脏创伤

一、闭合性心脏损伤

（一）概述

闭合性心脏损伤（closed cardiac trauma）指胸壁无开放伤口的心脏损伤。受伤因素包括直接损伤、间接损伤、减速作用、挤压作用和爆震作用等，临床中闭合性心脏损伤常为多因素作用的结果。轻度心脏损伤时常没有明显症状者而被漏诊，因此，其发生率比资料统计的 $10\% \sim 15\%$ 要高很多。

（二）病理特征

根据损伤程度和部位不同，心脏闭合性损伤可分为以下类型：

1.心包损伤　常合并其他部位的心脏伤。

2.心肌挫伤　心肌挫伤变异较大，多为小片内膜下淤斑，严重者可出现全层心肌出血、水肿和坏死等。

3.心脏破裂　绝大多数的心脏破裂伤伤后立即引起大出血或心脏压塞；极少数在数天或数周后发生延迟性破裂，患者出现突发性胸痛和心脏压塞。

4.创伤性心内间隔缺损以室间隔破裂多见，心腔充盈和瓣膜关闭时骤然心脏受压可出现间隔撕裂，或心肌挫伤坏死引起延迟穿孔。

5.主动脉瓣撕裂和穿孔是最常见的瓣膜损伤，其次为二尖瓣腱索或乳头肌断裂。

6.冠状动脉损伤中左冠前降支破裂伤多见。

7.创伤性室壁瘤　心肌挫伤和冠状动脉梗阻导致心肌坏死、软化，最终引起真性室壁瘤。

8.合并伤　闭合性心脏损伤常常合并胸骨骨折、肋骨骨折和血气胸等。

（三）临床表现

1.不同程度和范围的心肌挫伤可出现不同的临床表现。轻度心肌挫伤的主要表现为心动过速和早搏；中度损伤主要表现为心慌气短和胸痛；重度心肌挫伤可出现心绞痛，冠状动脉扩张药物不能缓解，甚至出现休克和心力衰竭。查体常无特征性阳性体征。

2.心脏破裂常继发于严重的胸腹部闭合伤，同时伴有心脏压塞或低血容量休克表现，但胸壁无明显损伤痕迹。

3.创伤性心内间隔缺损出现进行性心力衰竭、心绞痛或严重心律失常，查体胸骨左缘 3、4 肋间可闻及粗糙的全收缩期吹风样杂音，伴有细震颤。

4.瓣膜损伤临床表现差异较大。主动脉瓣损伤表现为胸痛气短和左心衰竭、肺水肿，主动脉瓣区泼水样杂音；二尖瓣损伤多表现为胸痛、气短，心尖部可闻及粗糙全收缩期杂音；三尖瓣损伤一旦出现乏力、气短、腹水和四肢水肿等心功能不全表现，则会进行性加重，胸骨左缘 3、4 肋间可闻及收缩期吹风样杂音。

5.冠状动脉损伤临床主要表现为急性心功能不全、心脏压塞和失血性休克。

6.创伤性室壁瘤的常见临床表现有充血性心力衰竭、心律失常和动脉栓塞等。

7.合并胸骨骨折和肋骨骨折可出现胸痛、气短等。

(四)诊断

一般可根据受伤史、受伤部位和伤情做出闭合性心脏损伤的诊断。心肌挫伤的心电图检查价值较大,表现为 ST 段抬高和 T 波倒置或低平,心肌损伤的实验室检查包括血清磷酸肌酸激酶同工酶 CPK-MB 和乳酸脱氢酶同工酶 LDH_1 和 LDH_2。如果出现下列情况应高度怀疑心脏破裂伤:①失血性休克临床表现与损伤程度不相符;②进行性的低血压和代谢性酸中毒;③胸腔引流不能减轻血胸引起的胸闷气短;④出现急性心脏压塞。超声心动图对于心脏结构性损伤可以确诊,如心内间隔缺损、瓣膜损伤等,伤后出现新的心脏杂音,应高度怀疑此类损伤。胸部伤后心前区出现连续性杂音,心电图表现为心肌梗死,应怀疑冠状动脉损伤,确诊需要进行冠状动脉造影。但是如果外伤后心电图表现为缺血和透壁性心肌梗死,反复发作心律失常,胸片显示心影进行性扩大,应警惕创伤性室壁瘤的发生。

(五)治疗

心肌挫伤的治疗原则包括对症处理,纠正心律紊乱和防治心力衰竭,并观察有无室壁瘤发生。轻度心肌挫伤只需镇痛、休息和心电监测。心脏破裂伤应立即解除心脏压塞,救治失血性休克,同时准备手术修补心脏破裂口。对于创伤性室间隔破裂,目前多主张伤后 2~3 个月手术修补,若伤后出现进行性心功能不全和肺动脉高压发生,则应尽早(2 周内)进行手术修补。瓣膜损伤若反流量小,病情稳定,则可择期手术;若伤后出现进行性心功能不全应尽早手术。冠状动脉破裂一旦确诊应立即手术。如创伤性室壁瘤出现难以纠正的心力衰竭、或室壁瘤有破裂可能,应尽早手术处理。

二、穿透性心脏损伤

(一)概述

穿透性心脏损伤(penetrating cardiac trauma)指锐器或弹片从胸壁穿透心脏造成的损伤,常伴有心壁或心内结构损伤。穿透性心脏损伤可分为火器伤、冷器伤和医源性损伤。穿透性心脏伤占住院胸部伤总数的 8%~12%,80%~90%穿透性心脏损伤伤员入院前死亡。

(二)病理特征

心脏各部位的损伤发生率与各心腔在前胸壁暴露范围有关,研究表明,右心室 47%,左心室 34%,右心房 14%,左心房 5%。穿透性心脏损伤包括单纯心包伤(约 8%)、心壁表浅裂伤、穿入或贯通一个心腔、穿过间隔伤、两个心腔、较为罕见的心内结构、传导束及冠状动脉损伤等。

(三)病理生理

穿透性心脏损伤发生后,大量血液流出体外或积聚于心包、纵隔和胸腔,导致失血性休克和(或)心脏压塞。若心包裂口足够大,出血可流出体外或流入胸腔、纵隔或腹腔,心包内积血量不多,主要表现为失血性休克。若心包裂口小或被周围组织堵塞,出血引流不畅,则可出现急性心脏压塞。一般火器伤引起的心包裂口较大,主要表现为失血性休克;而冷器伤的心包裂口容易被堵塞,多表现心脏压塞。小的左心室伤口可以自行闭合,心脏压塞发生率较右心室低。心房壁较薄,伤口不易自然止血,出现比心室损伤更为严重的表现。

(四)临床表现

较大心包裂口表现为失血性休克或胸腹腔大量积血;较小的心包裂口则表现为急性心脏压塞;少数病例心包裂口被血块暂时堵塞,可出现延迟性心脏压塞的表现。

(五)诊断

胸部损伤上自锁骨,下界至肋弓,两侧为锁骨中线的穿透伤均应警惕心脏损伤。失血性休克出现较早且逐渐加重,而心脏压塞所致心源性休克出现稍迟,伤口无明显出血,胸腔积血量不大,失血性休克难以纠正。

及时、正确的诊治心脏压塞对预后至关重要。心脏压塞的 Beck 三联症(心音遥远、血压下降、静脉压升高超过 15cmH$_2$O)和心包穿刺阳性具有确诊价值。剑突旁心包穿刺即为重要诊断手段,也是重要的急救措施。休克程度与估计失血量不符或经足量输血而无反应,或经扩容后低血压迅速改善,但维持时间短,其至再度发生心搏骤停者,均应警惕心脏压塞的发生。必须强调的是,穿透性心脏损伤时大量失血导致中心静脉压不高,颈静脉怒张不明显,此时心脏压塞临床表现不典型。

胸片有助于诊断有无血胸、气胸、金属异物或其他脏器合并伤,但对心脏穿透伤的诊断帮助不大,胸片上的心包气液平面具有诊断意义。超声心动图对心脏压塞和心脏异物的诊断帮助较大,且能估计心包积血量。

(六)治疗

穿透伤心脏的治疗主要在于急救和复苏,具体包括:①迅速气管内插管和机械通气;②立即建立静脉快速扩容通道,快速静脉输血补液 1000～3000ml,提高心脏充盈量;③时刻监测中心静脉压;④进行胸腔闭式引流血气胸;⑤立即对心脏压塞行心包穿刺;⑥若心包穿刺未抽出血液,临床上又高度怀疑心脏压塞,可在局麻下行心包开窗探查术;⑦心跳已经停止者,必须开胸进行心肺复苏;⑧积极准备,手术修补心脏破裂伤。

(韩劲松)

第二节　胸内大血管创伤

一、胸主动脉破裂

(一)概述

主动脉破裂指外伤造成主动脉壁的全层或部分断裂,伤后 14 天内为急性主动脉破裂。胸主动脉破裂多见于闭合性损伤。研究表明,旋转和"水槌"应力与升主动脉破裂有关,而剪应力和弯曲应力则与主动脉峡部破裂有关。

(二)病理特征

单纯升主动脉破裂发生率约 10%,常见破裂部位是升主动脉起始部或远端靠近无名动脉起始处,可部分断裂或完全断裂,两断端距离 5～7cm。直接暴力也可引起胸主动脉下段破裂,主动脉下段损伤常合并脊柱骨折。

(三)临床表现

主动脉破裂常表现为突然出现的胸骨后或肩胛间区剧痛,这种疼痛常继发于主动脉外膜剥离和牵拉。主动脉完全断裂可导致患者立即死亡或数分钟内死亡。若仅累及主动脉壁全层,但仍有完整纵隔胸膜包裹,患者则表现为失血性休克。其他症状还包括血胸或胸腔积液、急性心脏压塞、颈部搏动性肿块、上腔静脉综合征和类似"急性主动脉缩窄综合征"等。体格检查在心前区和肩胛间区可听到粗糙收缩期吹风性杂音。

（四）临床诊断

一般根据外伤史、创伤性质、伤道行径和临床表现可作出诊断。胸部 X 线显示纵隔阴影增宽，主动脉结模糊，气管受压和移位，常提示胸主动脉断裂。若纵隔阴影逐渐扩大，循环稳定，应急诊做主动脉造影。主动脉穿透伤同时伴持续性大量血胸或出现心脏压塞症状，此时更应警惕主动脉损伤存在。胸部主动脉损伤的确诊可进行计算机断层摄影、逆行主动脉造影或紧急开胸止血。

（五）治疗

主动脉破裂一应诊断，即刻手术。出血性休克严重的伤员，可在急诊室进行紧急手术止血和复苏，病情允许时送手术室急诊处理；伤员到达急诊室若伤情基本稳定，完成必要检查后，积极准备，限期手术。

1.降主动脉破裂修复

（1）适应证

1）伤后患者病情危重，并高度怀疑主动脉破裂大出血的可能，应即刻手术探查。

2）伤后纵隔血肿进行性扩大，是活动性出血的依据，应急诊手术；若纵隔血肿不大且相对稳定，循环稳定，可限期手术。

（2）充分的术前准备对预后有非常关键的影响。包括抗休克治疗，备足血源，仔细检查是否合并颅脑、脊柱和腹腔脏器伤，以防漏诊。

（3）治疗方式

1）腔内隔绝放置覆膜支架人工血管为首选方法，在主动脉造影的同时即可完成，简便安全、有效，对于降主动脉病变已基本取代了传统外科手术。

2）外科手术可根据不同伤情选择：①降主动脉小裂口可以直接阻断血流进行修复，预计低温下 30 分钟内开放循环；②降主动脉完全离断或需移植人造血管者须在外转流下修复；③若需要人造血管置换则必须在体外循环下进行。

2.主动脉损伤　主动脉损伤的患者由于常合并严重心脏伤或急性心脏压塞，绝大多数患者在伤后即刻死亡，只有极少数的病例有接受手术的机会。

（1）手术适应证和术前准备与降主脉破裂相同。

（2）手术方法：胸部正中切口，撑开胸骨，切开心包后，对升主动脉前壁损伤出血先用手指压迫止血，破口常常可以应用 4－0 涤纶线直接缝合。破口在后壁，无法显露和直接缝合，可先用手指压迫止血，同时建立体外循环，在心脏停搏下显露破口并进行修复。

二、假性主动脉瘤

（一）概述

假性主动脉瘤指主动脉断裂仅累及内膜和中层，外膜及胸膜维持管腔内血流，随之出现瘤样扩张或穿破外膜而形成搏动性血肿。此类假性动脉瘤或血肿壁无主动脉壁组织，常常由于严重胸部暴力造成的。

（二）临床表现与诊断

急性破裂时可造成突然发作的胸背疼痛，胸闷和不同程度休克。若血肿压迫食管可引起吞咽困难,压迫左喉返神经引起声音嘶哑,压迫气管造成呼吸困难和咳嗽、咯血。

假性主动脉瘤的诊断依据多有严重胸部外伤史,更重要的是外伤后纵隔内出现进行性增大的搏动性血肿,应高度警惕假性动脉瘤。CT 和逆性主动脉造影可发现造影剂溢出主动脉腔,并可显示假性主动脉瘤形态和大小。假性动脉瘤的诊断需与动脉导管憩室相鉴别,后者血肿位于主动脉内下方,轮廓光滑且无内膜撕裂征象。

(三)治疗

1.手术适应证 假性动脉瘤一旦诊断,应尽快手术探查,切除瘤壁,修复主动脉壁缺损。

2.手术方式 手术前要注意控制血压,使收缩压降至 100mmHg 以下,不但可以延缓假性动脉瘤增大速度,且可防止动脉瘤的突然破裂。

(1)降主动脉假性瘤修复术:手术取右侧卧位,手术在左心转流或股动-静脉部分体外转流进行,主动脉阻闭钳放置于左锁骨下动脉和左颈总动脉之间或贴近左锁骨下动脉起源处,并钳夹远端降主动脉。纵行切开血肿,切除假性动脉瘤前壁和侧壁,保留有肋间动脉分支的后壁。主动脉壁破口小可直接吻合。若降主动脉完全断裂,可选用相应大小口径的人造血管进行移植。人造血管移植完毕,先开放远端阻闭钳,排除人造血管腔内积气,然后松开近端阻闭钳,重建降主动脉血流。

近年来,随着介入技术的发展,降主动脉假性动脉瘤外科手术已被腔内隔绝介入手术所取代,腔内隔绝手术简便、安全、有效,是降主动脉假性动脉瘤的首选的方法,在主动脉造影的同时即可根据主动脉破口部位、范围选择适当支架血管植入,操作简便,安全可靠。

(2)升主动脉假性动脉瘤切除术:与升主动脉损伤修复术相同。

三、主动脉弓及分支损伤

主动脉弓及其分支损伤可见于穿透性胸部伤和胸部闭合伤。

(一)主动脉弓损伤

1.致伤机制 胸部穿透伤可直接穿透主动脉弓致伤,而胸部闭合伤常常由于上胸部或前颈部受暴力挤压,引起升主动脉和弓上血管向后移动,而其近端固定不动或移动很小,引起主动脉弓及其分支连接处撕裂。

2.临床表现与诊断 主动脉弓及其分支闭合性损伤造成颈部血肿,压迫气管出现呼吸困难和失血性休克;如为穿透性损伤或出血流入胸膜腔,则发生大量血胸,伤员可现场因失血性休克或窒息而死亡。

胸部和(或)颈部外伤后,患者出现呼吸困难或失血性休克,应考虑主动脉弓及其分支损伤。若病情稳定,可进行胸部 X 线、超声心动图、磁共振和 CT 检查,必要时作升主动脉造影。若为穿透伤或病情不稳定,有大量血胸、严重失血性休克或窒息时,应立即开胸手术探查,或直接将此类患者送手术室抢救。

3.治疗手术采用胸部正中切口。开胸探查时必须先建立两个输液通道,做好自体血回输准备,应紧急准备体外循环。手术纵劈胸骨后,探查出血来源,清除血肿,逐步显露出血部位。出血口主要是采用指压方法临时压迫止血,然后根据损伤情况,决定修复方法。

主动脉弓损伤破口小可应用带垫片无创缝线间断褥式缝合止血。若破口较大或直接缝合有困难,可在体外循环下用补片修补。术中脑保护是手术成功的关键之一,目前临床常用脑保护方法包括深低温停循环、选择性脑灌注、逆性脑灌注。

（二）无名动脉损伤

1.致伤机制　无名动脉损伤发生率仅次于胸主动脉峡部损伤，多为闭合伤引起的。

2.临床表现与诊断　伤侧桡动脉血压降低，脉搏减弱，而肢体远端缺血表现并不明显，甚至可以触及损伤远侧脉搏。当穿透性损伤或血肿穿破胸膜腔，则表现为失血性休克。

无名动脉损伤的临床症状和体征无特征性，胸部 X 线检查提示纵隔阴影增宽，彩色多普勒检查可发现无名动脉损伤部位有血肿形成和血流异常，然而确诊须依赖逆行主动脉造影。无名动脉破裂的影像特征是其起源远端呈球形扩张，其基部有新月形充盈缺损。

3.治疗　胸骨正中切口，对于单纯无名动脉破裂，可在升主动脉和颈动脉远端之间缝合一临时人工血管桥，分别阻闭无名动脉近端和远端血流。切开和清理受伤区血肿，检查无名动脉创口，清创后修补缺损。若血管组织无缺损，则尽可能直接缝合；若缺损较大，应采用自体大隐静脉或人造血管进行修复。

（三）锁骨下动脉损伤

1.致伤机制　减速伤可以引起胸内锁骨下动脉损伤，其是主动脉弓及其三大分支中最易受到损伤的血管。

2.临床表现　伤后远侧肢体有缺血表现。若只有部分撕裂而无血栓闭塞，因为仍然有血流通过，所以桡动脉搏动仍可扣及。若伤后颈部扣及有搏动性血肿，并闻及血管杂音，提示左锁骨下动脉损伤。

根据外伤史及临床表现，胸部 X 线可见上纵隔影增宽，主动脉结清楚，提示锁骨下动脉损伤。确诊需主动脉逆行造影检查，造影时表现为左锁骨下动脉损伤闭塞部位或出现假性动脉瘤影像。

3.治疗　诊断一旦确立，应立即手术处理。根据破裂部位，选择手术切口和径路。左锁骨下动脉损伤一般选伤侧前外第 3 或第 4 肋间开胸，对远端血管另加左颈部切口或锁骨切口。右侧锁骨下动脉损伤则以纵劈胸骨正中切口为宜，切口上端可延伸到右颈部。

完全阻闭和控制锁骨下动脉近端和远端管腔出血，切开局部血肿，进行清创处理。根据动脉损伤情况，采取修复措施，可用自体大隐静脉修补，亦可作人造血管移植术。必须强调的是，锁骨下动脉损伤不宜单纯结扎，以免出现锁骨下动脉窃血综合征等不良后果。同时注意防止膈神经及喉返神经损伤。

四、腔静脉损伤

（一）致伤机制

胸段腔静脉损伤很少见。损伤原因主要由于腔静脉比较固定，当心脏在致伤瞬间急剧移位，腔静脉未能发生同步运动而被撕裂。

（二）临床表现和诊断

上腔静脉或下腔静脉在心包内发生破裂时，可出现急性心脏压塞。大的裂口常引起大量持续性出血，伤后早期即出现低血压和休克。小裂口出血流入纵隔组织内形成血肿或被血块堵塞，有促进出血停止的可能。腔静脉损伤的诊断往往非常困难，对怀疑此类大血管损伤者应及时手术探查。

（三）治疗

治疗包括快速补充血容量，进行抗休克治疗。若疑有急性心脏压塞，应及时做心包穿刺或剑突下作心包开窗减压术。手术在全麻和气管插管下进行。胸骨正中切口或右侧前外第4肋间开胸切口。显露腔静脉,寻找出血来源,用手指压迫止血,并加快输血以补足失血量。腔静脉前壁撕裂,破口不大,可应用无创血管钳钳闭部分管腔进行修补。否则使用腔静脉导管内分流方法修复腔静脉损伤。当断裂伤口无法直接缝合时,可修整伤口后作端端吻合;如缺损过长或张力过高时,则作血管补片,选用自体心包移植。注意术中不能直接阻断腔静脉血流;缝合血管应选用细针和5-0无损伤缝线,以免粗针粗线缝合时引起腔静脉壁撕裂造成大出血;不宜采用人造血管置换腔静脉。

五、肺动脉损伤

(一)致伤机制

钝性胸部伤极少引起肺动脉损伤,外伤性肺动脉破裂主要由胸部穿透伤造成。

(二)临床表现和诊断

肺动脉损伤的临床表现和心脏破裂及心包内大血管损伤相似。如心包裂口小或裂口为血凝块堵塞而引流不畅,可引起心脏压塞征象。若心包裂口较大,主要呈现大量血胸和失血性休克表现。肺动脉损伤诊断很困难,难与心脏损伤区别。怀疑肺动脉裂伤伴有明显血流动力学改变者,应及时开胸探查。

(三)治疗

手术修复是唯一有效的治疗方法。肺动脉损伤修复术包括压迫止血缝合法和体外循环下修复法。

六、外伤性主动脉-腔静脉瘘

(一)致伤机制

升主动脉和腔静脉同时损伤或升主动脉假性动脉瘤瘤壁穿破至上腔静脉均可造成主动脉-腔静脉瘘。

(二)临床表现与诊断

患者主要表现为心慌、气短,头面部发胀、头晕和乏力。其症状轻重与瘘口大小有关,若出现大量左向右分流,心排量显著增加,但有效心排量下降,心脑等重要脏器可出现供血不足表现。查体在分流部位可听到双期连续性心脏杂音,并有肝大、腹水和颈静脉怒张。根据外伤后出现上述临床表现,特别是在胸骨右缘2~4肋间闻及连续性心脏杂音,多提示主动脉-腔静脉瘘;确诊需要二维超声心动图和彩色多普勒检查。

(三)治疗

诊断一旦确立,即应手术。胸骨正中切口或右侧前外开胸切口,在体外循环和心脏停搏下,探查主动脉-上腔静脉瘘,应用自体心包片或人工织物修复瘘口。

(刘宇)

第三节　医源性心脏大血管损伤

在诊断和治疗过程中引起的心脏大血管损伤,称为医源性损伤。发生率约占0.4%,发生原因主要与手术或医疗操作失误有关。

一、体外循环操作所致损伤

指在体外循环转流前后或插管过程中造成的心脏大血管损伤。

(一)升主动脉损伤

这类损伤主要由于分离主动脉和插管所引起,包括升主动脉破裂和主动脉夹层。

1.升主动脉破裂

(1)致伤原因:手术中分离主动脉和肺动脉间隙时,特别主动脉和肺动脉间有粘连时,血管钳穿通主动脉侧壁或后壁;心肌保护液灌注针头刺伤主动脉后壁;拔主动脉灌注管时切口缝线撕脱等引起。

(2)临床表现和诊断:一旦发生升主动脉破裂,可见鲜红的血液从破口或横窦内喷出。患者立即出现血压下降,心动过缓,心缩无力甚至心脏停搏。经探查一般可发现前侧壁的损伤破口,若侧后壁出血,破口往往无法显露。根据以上临床表现,可立即作出诊断。

(3)处理方法:首先用手指压迫止血,同时加快输血补充失血量,纠正失血性休克。①前壁或侧壁小破口可在指压下应用带小垫片 5-0 Prolene 线间断褥式缝合止血。②主动脉后壁破裂需在升主动脉无张力情况下,显露破口,带小垫片做褥式缝合止血;若破口较大,则需在体外循环下纵行切开升主动脉前壁,从主动脉腔内显露破口,应用补片进行修补或直接缝合破口。③升主动脉钳钳夹部位主动脉壁损伤,应将升主动脉阻闭部位向远侧转移,然后切开近端升主动脉,从管腔内显露破口,进行修复。

2.主动脉夹层

(1)致伤原因:体外循环期间发生的主动脉夹层是一种致死性医源性损伤,包括主动脉阻闭时损伤血管内膜;主动脉插管斜面插入主动脉夹层;侧壁钳钳夹主动脉时血压和血管壁张力局引起。

(2)临床表现和诊断:动脉插管管腔内血平面搏动小,提示插管位置不当;灌注时泵压升高、动脉空陷、平均动脉压和中心静脉压急剧下降,若不能及时作出正确判断和处理,可迅速导致患者死亡。患者常出现低心排出量综合征、循环不稳定、无尿等严重后果。食管或经胸二维超声心动图检查可明确诊断。

(3)防治措施

1)主动脉插管前一定要分离主动脉壁外疏松脂肪和结缔组织,显露主动脉壁外膜,切口要适当,见管腔后再将插管尖端送入。插管时有阻力或回血不好,应警惕插管进入夹层,暂不接动脉供血管,拔出插管后重新插管。

2)开始灌注时局部动脉壁出现搏动性血肿或出血,动脉泵阻力增高,应立即停止灌注,调整插管。夹层范围小,调整插管后不扩大,可继续灌注,待停机后再修复;调整插管后夹层逐渐扩大,拔除插管,结扎缝线,另选插管部位;夹层范围>2cm 应在体外循环心脏停搏下切开主动脉,清除夹层血肿,做补片修补。

(二)腔静脉损伤

1.上腔静脉损伤

(1)致伤原因:绕上腔静脉阻闭带时,腔静脉后壁尚未充分游离,直角钳经上腔静脉后壁捅入管腔而导致出血;上腔静脉增粗和粘连时操作误伤腔静脉壁。

(2)临床表现和诊断:可见暗红色血液经腔静脉破口涌出,体外循环贮血槽内平面下降,中心静脉压降低;此时腔静脉引流管中出现大量气体,可明确诊断。

(3)处理方法:一旦发生上腔静脉损伤,先用手指压迫止血,若破口小,容易显露,应用5—0 Prolene线加垫片作褥式缝合止血;若破口位于后壁,难以显露,应在转流情况下,应用5—0 Prolene缝线进行修复。若损伤部位邻近右心房上外侧修复时注意防止损伤窦房结。

2.下腔静脉损伤

(1)致伤原因:下腔静脉粘连或伴巨大右心房时,此时未充分游离下腔静脉后壁,将肾蒂钳穿出就有穿透下腔静脉的危险。

(2)临床表现与诊断:可见暗红色静脉血液经下腔静脉破口或膈肌面涌出,下腔静脉导管内有气体出现,甚至导致下腔静脉血流中断,可立即诊断。

(3)处理方法:一旦发生,立即以手指压迫止血,禁用止血钳钳夹,迅速建立体外循环,在破口远端游离下腔静脉,绕以阻闭带。若破口在侧后壁,显露清晰者可在开放腔静脉前应用5—0无创缝线进行间断褥式或连续缝合止血;若破口位于后壁,则可选用带直角金属头的腔静脉插管改从腔静脉破口远端插入,完全阻闭回心血流后,纵行切开下腔静脉前壁显露破口,经腔内修复腔静脉损伤。

(三)心尖插管撕裂伤

1.致伤原因　心尖插管褥式缝线过浅未穿透心室壁全层;缝线打结用力过大致心肌割裂;缝合针眼过多,缝线张力越大,针眼处扩大引起心肌裂口。

2.临床表现与诊断　心脏复跳后,针眼出血,反复缝合后,心肌裂口越来越大,出血越多。

3.防治措施　心尖插管褥式缝合为加垫全层缝合,在打结时注意缓慢收紧,防止缝线割裂心肌。一旦针眼出血,应用细针无创缝线带大垫片褥式缝合止血。若心肌割裂口范围超过1cm,应在体外循环心脏停搏下修补。

(四)体外循环下所致空气栓塞

体外循环转流期间,气体进入心脏大血管或复跳后心腔内残余气体,导致体、肺循环或冠状动脉气栓。

1.病因及病理　空气栓塞发生的原因包括:操作失误造成气体进入动脉、腔静脉或左心房;回心血量不足、负压引流过大或未排尽心腔内气体。

空气栓塞可分为:动脉气体栓塞、静脉气体栓塞和反常气体栓塞。反常气体栓塞指右心系统积气经心房、心室间通道进入左心,造成体循环栓塞,常见发绀型心脏病或右向左分流疾病。

2.临床表现和预后　动脉或静脉插管时带入大量气体,可在大动脉或心腔内见到积气;冠状动脉内见到串珠状气泡,且小气泡可随指压冠状动脉而移动;停止体外循环,在动脉插管最高处见到气泡。

3.诊断

(1)术中观察到气体进入心腔大血管内。

(2)排除颅内血肿后神志不清或有定位体征,应高度怀疑脑气栓栓塞。

4.防治措施

(1)严格遵守体外循环操作规范。开始转流前务必排尽内积气,特别是动脉内积气;转流期间保持灌注平稳,氧合器内应保持足够多的血平面,以防排空。

(2)严禁腔静脉插管末端钳夹,钳夹易导致气体进入心腔,引起反常气体栓塞,特别是发绀型心脏病,更应注意。

(3)术中若发生颅脑气体栓塞,立即将上腔静脉插管连接体外循环动脉线路,进行上腔静脉逆灌,驱除脑血管内积气。对冠状动脉气栓可在开放升主动脉钳时加大灌注流量,以手指沿动脉走行方向向远端驱赶,有助于将冠状血管腔内积气排尽。

二、心脏大血管手术所致损伤

(一)动脉导管破裂

1. 致伤原因　由于肺动脉张力大,动脉导管壁脆弱,手术造成管壁破裂而导致大出血,易见于成年人或伴肺动脉高压的患者。

2. 临床表现　在游离、结扎和切断缝合未闭动脉导管过程中均可发生,一旦发生,可见手术野有鲜红色血液涌出。若破口大,出血多,可迅速导致低血压和休克,若抢救不及时可致命。

3. 防治措施

(1)此类损伤重在预防:手术者必须熟悉局部解剖,操作轻柔、细心。

(2)救治措施:①一旦发生,先用手指压住出血部位,禁止盲目钳夹牵拉,并快速输血维持稳定的循环,显露局部,看清出血部位和程度进行处理,以免将破口撕大。②此时,一般导管上下方和降主动脉已游离,可先在主动脉侧上 Pott—Smith 钳阻闭主动脉端血流,再用导管钳钳闭肺动脉端血流,控制出血后,切断缝合动脉导管。③降主动脉未游离,可应用无创血管钳分别阻闭动脉导管动脉端的上下胸主动脉和肺动脉(三头阻闭),显露破口修复。若切断缝合动脉导管,必须先缝合主动脉侧断端,尽快恢复主动脉血流,再缝合肺动脉侧断端。

(二)心肌损伤

1. 心包切除术中心肌损伤

(1)致伤原因:增厚纤维板与心外膜粘连紧密,一旦分离到心肌层,易穿透和撕裂萎缩和变薄的心肌而造成出血。有时钙化斑块穿入心肌,剥离过程也可损伤心肌。

(2)临床表现:剥离过程中,大量暗红色血液经创口涌出,并伴血压下降、心动过速或过缓。

(3)防治措施:首先找出增厚心包纤维板与心外膜界面,直视下沿界面做锐性剥离。一旦伤及心肌,先用手指压迫撕裂破口,应用未切下的心包包盖心肌破裂口,达到止血目的。亦可用带垫片的无创缝线做 1 个或多个褥式缝合止血。

2. 二尖瓣替换术中左心室后壁破裂　左心室后壁破裂多见于二尖瓣替换术,可术中立即发生,亦可延迟性破裂。

(1)致伤原因

1)心肌自身因素:如风湿性、缺血性病变及伴淀粉样变,造成心肌变脆和萎缩。

2)左室破裂的主要原因包括:①病变瓣膜切除不当,过分清除嵌入瓣环的钙化灶,致瓣环损伤;显露不佳,过度牵拉造成瓣下结构损伤;切除过多乳头肌附着的心肌,造成左心室壁变薄。②固定人工瓣的缝线过深造成心室肌割裂,或人工瓣环过大,植入后压迫瓣环及心肌,或在小左心室腔内植入过大的高支架人工瓣。③瓣膜安置后上抬心尖可致瓣环下心肌撕裂。④左心室后壁心内膜被剪刀、人工瓣支架或其他金属器械划破。⑤术后左心室压力—容量负荷过高及左心室膨胀,都可造成和加重"伸展性损伤"或促进原发撕裂损伤破裂。⑥左心室吸引负压过大吸附于心内膜,造成心肌损伤。

(2)临床表现

1)全层破裂:早期主要表现为心脏复跳后,心包腔内突然涌出大量血液,心腔瘪陷,心跳无力。延期破裂多发生在术后数小时或数天,表现为引流管突然大量血液流出,难以纠正的低血压;晚期破裂多见于心外膜小破口,在局部形成血肿,左心室压力过高造成。

2)非全层破裂:体外循环结束或初期血流动力学良好,1周内出现顽固性的左心衰竭,心电图可提示高侧壁心肌梗死。

(3)防治措施

1)尽可能保留二尖瓣及其瓣下结构,维护二尖瓣膜的支持和悬吊功能,如瓣膜钙化严重必须切除,仅作部分切除。

2)任何器械均不盲目进入左心室。剪腱索或乳头肌时避免剪刀尖误伤室壁,切除二尖瓣时,避免过分牵拉瓣膜。

3)瓣膜植入后,不要抬高心尖排气或检查心脏后壁有无血肿。术终排气可经左心房切口或经二尖瓣口插管注水,使左心室充盈。开放升主动脉阻闭钳时,从主动脉根部继续排气。

4)选用人工瓣膜不但根据二尖瓣环大小,还应考虑左心室腔大小。固定人工瓣的缝线进针不要过深,切勿穿入瓣环下的心室肌层。

5)控制容量负荷和压力负荷,防止心室过度扩张,必要时可应用小剂量血管扩张药减轻后负荷,减轻心室过度扩张的张力。

(4)治疗

1)治疗原则:①修复左心室破口时,缝线要在健康心肌组织上;②不损伤冠状动脉回旋支和大的边缘支;③在心脏停搏、松弛的条件下进行修复。

2)手术后注意事项:①严格防止左心室膨胀或容量、压力负荷过高;②选择性应用主动脉内球囊反搏5~7天,既减轻修补张力,又可治疗修补后造成的广泛后侧壁心肌梗死性损伤;③对存活患者应密切随访,注意修补部位有无假性室壁瘤形成。

(三)心室间隔穿孔

解除右心室流出道梗阻时,将漏斗部肌肉尤其是隔束切除过多,即可造成室间隔穿孔。

1.致伤原因 在切除肥厚肌束时层次辨认不清,切除隔束肌肉过多而将室间隔剪穿。对于初学者常将隔束止点过度向右心室牵引剪切时,更易造成室间隔穿孔。

2.临床表现 隔束下方呈现缺口,缺口探查提示此直接和左心室相交通,膨肺时发现鲜红色血液经破口溢出到右心室面。若术中未发现小的缺损口,术后产生左向右分流。彩色多普勒和超声心动图检查可以明确诊断,此类分流主要位于右心室流出道,这是与补片或手术修复后室间隔缺损残余漏相鉴别。

3.防治措施

(1)解除右心室流出道梗阻和切断肥大肌束时,应将肌束层次辨认清楚,剪切忌过度牵拉。

(2)一旦发现室间隔穿孔,应用带垫片缝线作间断褥式缝合,或先应用带垫片褥式缝合沿缺损间断缝合一圈,再穿过补片边缘,结扎和修复破口。

(3)若术后发现室间隔穿破,分流量小,无明显症状者,可保守观察;有明显血流动力学影响者,立即手术处理。

(四)冠状动脉损伤

1.致伤原因　包括经冠状动脉开口直接插入带自身膨胀球囊导管灌注心肌的保护液,可引起冠状动脉内膜受损;二尖瓣置换后瓣环缝针过深造成左回旋支损伤。

2.临床表现和诊断　主动脉手术病例围术期出现严重左冠心肌缺血或梗死,应及时想到此类医源性损伤,及时冠状动脉造影可作出正确诊断。一旦发生左回旋支损伤,主要表现是难以脱离体外循环。

3.防治措施　此类损伤须以预防为主,避免直接经冠状动脉开口插自动膨胀球囊导管进行灌注。在二尖瓣手术中位于回旋支近端,建议应用带垫片缝线穿过瓣环与心房组织,以便安全而可靠地固定人工环。若术中确诊左回旋支损伤,无法停机或停机后出现顽固性室颤,应立即进行主动脉－冠状动脉旁路移植术,这是唯一有效的救治手段。

(五)医源性心脏传导束阻滞

1.致伤原因　发生完全性房室传导阻滞的原因多为手术缝扎或镊夹传导组织引起,也可能因传导组织出血、水肿、受压迫、张力牵拉及缺氧所致。

2.临床表现和诊断　医源性完全房室传导束阻滞是指心脏复跳后立即出现患者自身节律慢而固定,40～50/min,P－R间期不固定,其主要风险有低心排出量综合征和阿－斯综合征发作及心搏骤停。

3.防治措施

(1)预防:必须熟悉各类先天性心脏畸形的房室传导组织走行路径,以便修补缺损时回避和远离传导束。修复完全心内膜垫缺损时,提倡将冠状窦隔入左心房也是防止传导组织损伤办法。

(2)治疗措施:①心脏复跳后出现完全房室阻滞,应在术中于右心室前壁留置心肌起搏电极,进行心脏起搏;②术后出现完全房室阻滞者,首先可应用药物治疗(阿托品或异丙肾上腺素),若无法提高心率和阿－斯综合征频繁发作,应立即安置心内膜电极进行起搏治疗,其频率一般可设置为90～120/min。

三、介入性诊断与治疗所致损伤

(一)心肌穿孔

1.致伤原因　心导管检查过程操作不慎,使导管尖端穿透心肌或冠状动脉造成心肌穿孔。

2.临床表现与诊断　在心导管术中患者突然出现胸痛、胸闷、呼吸困难、恶心呕吐、血压低、心动过缓或过速,均应考虑心肌穿孔。操作者可根据操作过程中的异常、导管压力变化和血氧饱和度变化,做出诊断。

3.防治措施

(1)严格遵照心导管手术操作规范,熟悉心血管解剖和病理解剖变化,操作细致轻柔,一旦怀疑导管穿透心脏,应立即停止操作。

(2)有心脏压塞表现者,可行心包穿刺术,观察出血情况,出血量逐渐减少,可保守治疗。对心包穿刺引流量较多,出血不止,则应紧急开胸止血。

(二)冠状动脉穿孔

1.原因　在冠状动脉造影或介入治疗过程中,引导钢丝或导管穿破冠状动脉导致急性心脏压塞或冠状动脉瘘。

2.临床表现与诊断　患者立即表现为胸闷不适、心前区疼痛、心律失常、血压下降和心率加快。不及时处理，很快会出现急性心脏压塞征象。注射造影剂可见漏出导管管腔外，即可确立诊断。

3.防治措施　冠状动脉造影过程中，在插送引导钢丝和鞘管过程中，特别对偏心性狭窄病灶，必须保持引导钢丝尖端在管腔内呈完全游离状态，可避免冠状动脉破裂或穿孔发生。一旦发生，需急诊开胸探查，心包切开减压，修复血管破口或进行冠状动脉旁路移植术。

（三）冠状动脉夹层

1.病因和病理　导管尖端或导引钢丝不慎刺破冠状动脉内膜，引起内膜撕裂伴有冠状动脉明显血流动力学障碍者多为夹层形成。组织学观察发现广泛内膜剥离，形成内膜折叠卷曲可造成冠状动脉闭塞。

2.临床表现与诊断　冠状动脉内膜撕裂，轻者造成管腔狭窄和心肌缺血；重者可造成冠状动脉闭塞和急性心肌梗死，在临床上均会出现相应临床表现等。心电图表现为心肌缺血和急性心肌梗死图形；二维超声心动图及胸部 X 线检查有助于诊断。

3.防治措施

（1）内膜撕裂和冠状动脉夹层导致的血管闭塞，可重新插入球囊导管，再次扩张狭窄部位，使撕裂的内膜复位，并置入冠状动脉内支架，保持血管通畅。

（2）若主要冠状动脉闭塞导致大面积急性心肌梗死，尤其是合并低血压和（或）休克时，应立即行急诊冠状动脉旁路移植术。

（3）闭塞血管较小或血管远端有侧支循环供应受损部位心肌时，即使发生心肌梗死，一般范围较小，也可药物保守治疗。

（四）上腔静脉破裂

1.致伤原因

应用腔内支架治疗上腔静脉梗阻综合征过程中，心导管和导引钢丝可引起腔静脉穿孔。

2.临床表现和诊断

此类患者原已存在上腔静脉梗阻征象，术中一旦出现上腔静脉破裂，多表现出病情隐蔽，但血流动力学进行性恶化，经心导管造影或用超声心动图检查即能确诊。

3.防治措施

（1）严格掌握介入治疗适应证，了解病变特征、范围和部位，并于每次扩张后常规作腔静脉造影检查，可及时发现和处理腔静脉破裂。

（2）若破裂仅限于腔静脉壁，立即安置腔内带膜支架，即可封闭破口达到止血目的。

（五）心内异物存留和（或）栓塞

1.致伤原因　介入性治疗造成此类医源性损伤主要为异物脱落和异物造成的栓塞。

2.临床表现与诊断　封堵器脱落入右心或肺动脉，可出现肺栓塞征象；若闭塞器脱入主动脉，可发生体循环栓塞征象；异物也可滞留于心腔任何部位。胸部 X 线检查和超声心动图可对异物进行确诊和定位。

3.防治措施　防止封堵器脱落是预防此类损伤的关键。一旦发生可应用异物摘除器械（如环形摘除器、篮状摘除器和活组织检查钳等）进行摘除，若摘除失败，则应紧急开胸手术。

（刘宇）

第六章 心血管外科术后监护

第一节 早期监护

心血管外科手术结束后患者由手术室转移到监护室(ICU)、从一个监护系统转换到另一个监护系统。在此期间必须始终进行监护,以确保患者安全。

1.转运过程中

(1)备好便携式储氧装置(氧气袋)来保证足够的氧供。

(2)使用微量泵确保药物剂量准确。

(3)备好急救药物以备突发情况。

2.到达 ICU 后

(1)立即将气管插管连接至呼吸机。

(2)将心电图电极导线、压力传感器连接到床旁监护仪,校对零点,血氧饱和度探头套在患者手指上。

(3)确认药物滴速,重新调整剂量。

(4)确认引流管通畅。

3.严密关注以下情况

(1)胸廓运动幅度。

(2)心电图波形。

(3)血压。

(4)血氧饱和度。

当患者生命体征稳定后,麻醉师与手术室护士一起向 ICU 医生交代病情,包括:患者的原发病情况、合并症、手术方式、术中情况、术中用药,以及术后需要注意的问题等。

（韩宏光）

第二节 ICU 监护技术及相关问题

患者进入 ICU 后无论出现任何情况,都必须立即进行评估,并给予相应处理。

一、心电图

床旁心电监测能即刻发现患者心率的变化,并进行 ST 段分析。心电图(ECG)发生异常时,需注意以下情况。

1.电极片接触不良(动脉波形正常或者血氧饱和度波形正常)。

2.室颤或室性心动过速,立即进行体外除颤,按心肺复苏处理。

3.检查起搏器连接情况及起搏器设置。

4.心动过缓或心脏传导阻滞时,连接起搏器,开始起搏。

5.监测 12 导联心电图,及时发现需要处理的心律失常或心肌缺血等情况。

二、呼吸机

1.除了在手术室直接拔除气管插管的患者,其余患者进入 ICU 后,仍需要机械辅助通气。呼吸机基本参数的设置如下。

(1)模式为容控(A/C)方式。

(2)潮气量为 $8\sim10$ml/kg。

(3)呼吸频率为 $10\sim12$ 次/分钟。

(4)吸入氧浓度(FiO_2)为 60%。

(5)根据患者情况,确定呼气末气道正压(PEEP)。

2.听诊双侧呼吸音,观察胸廓运动幅度,根据血气分析结果调整呼吸机参数,评估气体交换是否充分。拍摄床旁胸片,了解气管插管的位置,确定有无气胸及胸腔积液。

3.适当吸痰,保持气道通畅。

4.患者清醒后,及时调整呼吸机模式及参数,尽早拔出气管插管。

三、脉搏血氧饱和度

连续评估四肢末梢灌注及脉搏动脉血氧饱和度(PO)情况。必须谨记:PO 只能测定 SaO_2,不能替代血气分析。

四、有创动脉压监测

经桡动脉或股动脉穿刺,通过压力转换器将即时的动脉压波形和数值显示在床旁监护仪上。特殊患者也可以通过肱动脉穿刺。

最常见的问题—低血压(SBP<90mmHg 或 MAP<60mmHg)。

1.原因

(1)低血容量。

(2)血管活性药物剂量的突然变化。

(3)急性出血。

(4)心肌梗死。

(5)严重心功能不全。

(6)心律失常。

(7)通气障碍。

(8)测压装置的零点校对不准确、压力传感通路打折或堵塞。

2.处理程序

(1)听诊双侧呼吸音。

(2)检查桡动脉或股动脉搏动情况,使用袖带血压计重新测量血压。

(3)确定是否正在使用硝酸甘油或硝普钠等扩血管药物。

(4)检查引流管,确定有无大量出血情况。

(5)通过监护仪显示的指标,评估心脏充盈情况,确认压力传感器的位置合适,监护仪是否经过(零点)校正。

(6)确定患者的中心静脉压水平。

3.治疗原则

(1)首先补充血容量。

(2)必要时增加血管活性药物。

(3)如果上述处理均无效,立即请示上级医生,并准备紧急开胸手术。

五、中心静脉压

中心静脉压(CVP)监测能够反映手术后的心脏充盈情况。在大多数患者中,CVP与肺动脉压力之间具有良好的相关性,能够很好地指导补液治疗。

六、肺动脉导管

肺动脉(Swan-Ganz)导管是心血管手术后重要而有价值的监测方法。

1.右心房压(RAP) 右心房压代表中心静脉压。正常值为 $6\sim12cmH_2O$。影响因素包括血容量、静脉血管张力及右心室功能状态。

2.右心室压(RVP) 正常值为收缩压 $20\sim30mmHg$,舒张压 $0\sim5mmHg$,舒张末压 $2\sim6mmHg$。

3.肺动脉压(PAP) 正常值收缩压 $20\sim30mmHg$,舒张末压 $8\sim12mmHg$,平均压 $10\sim20mmHg$。

4.肺毛细血管楔压(PCWP) 气囊充气后由气囊远端的端孔测定的压力。正常值 $4\sim12mmHg$。

5.心输血量(CO)与心指数(Cl) CO是指心室每分钟输出的血量,正常值 $4\sim8L/min$;CI是指每平方米体表面积的心输出量,正常值 $2.5\sim4.0L/(min\cdot m^2)$。

6.混合静脉血氧饱和度(SvO_2) 正常值 $68\%\sim77\%$;影响因素包括:心排血量、血红蛋白、动脉血氧含量和组织氧耗量。

七、左房测压管

在特殊情况下,左心房测压管能够准确地评估左心充盈压。一般在手术过程中通过右上肺静脉置入左心房。

1.适应证

(1)严重的左心功能障碍。

(2)二尖瓣病变导致的重度肺动脉高压。

(3)应用循环辅助装置。

(4)心脏移植。

2.并发症

(1)气栓。

(2)出血。

八、胸部引流管

心血管外科手术后常规放置纵隔及心包引流管。如果术中胸膜破裂,应同时放置胸腔引流管,并记录每小时的引流量。

九、导尿管

记录每小时尿量。肾功能正常的情况下,尿量能够反映肾灌注情况;如果心排量下降,肾灌注也会下降。

十、胃管或鼻胃管

进行胃肠减压和肠内营养的注意事项。

1. 镇静不充分或患者不耐受,可能会导致高血压、心律失常等。

2. 抗凝或抗血小板治疗的患者,可能会引起局部出血。

3. 放置胃管后 12~24 小时内,开始缓慢输入胃黏膜保护剂。

4. 怀疑应激性溃疡出血时,建议应用质子泵抑制剂。

5. 术后尽早开始肠内营养。

十一、起搏导线

心脏手术结束时在心外膜植入临时起搏导线。

注意事项如下:

1. 必须要安全牢靠地固定于患者胸壁,并且正确连接到起搏器上。

2. 每位医护人员都应了解起搏器的工作原理及当前的设置。

3. 不使用起搏器时,应该将导线头端套入绝缘针头帽中,以避免杂乱电流引起心律失常。

4. 使用时特别要注意完全传导阻滞患者的起搏阈值,不恰当的感知和起搏常可导致恶性心律失常。

(韩宏光)

第三节　血气分析与电解质平衡

一、血气分析常用指标

1. pH　指血液中 H^+ 浓度的负对数。正常值 7.35~7.45。

2. PaO_2　动脉血氧分压。正常值 80~100mmHg。

3. SaO_2　血氧含量与血氧容量之比。正常值 95%~100%。PaO_2 为 60mmHg 时,SaO_2 为 90%;PaO_2 为 40mmHg 时,SaO_2 为 75%。

4. PvO_2　混合静脉血氧分压,指肺动脉内的血液,间接反映全身组织的氧供、氧耗情况。正常值 35~40mmHg。

5. SvO_2　混合静脉血氧饱和度。正常值 68%~77%。若 SvO_2<68%,提示氧供应减少,可能因为血红蛋白太低,心输出量下降,动脉血氧含量下降或组织耗氧量增加;当 SvO_2<60% 时,提示氧供严重不足;当 SvO_2<50% 时,提示无氧代谢和酸中毒。

6. SB　标准碳酸氢盐,是指血液标本在 37℃,血红蛋白完全氧合和 $PaCO_2$ 为 40mmHg 条件下测得的血浆 HCO_3^- 浓度,SB 是代谢性指标。正常值 22~27mmol/L。

7. AB　实际碳酸氢盐,为隔绝空气的血液标本在实际 $PaCO_2$ 和血氧饱和度条件下测得的血浆 HCO_3^- 浓度,其结果是受患者呼吸和代谢两方面因素的影响。正常值 $22\sim26mmol/L$。

8. BB　缓冲碱,指血液中一切具有缓冲作用的碱性物质的总和。它包括 HCO_3^-、Hb^-、PR^-(蛋白质氢根),BB 是代谢性指标。正常值 $45\sim55mmol/L$。

9. BE　碱剩余,是在标准条件下($37^\circ C$,$PaCO_2$ $40mmHg$,Hb 为 $150g/L$,SaO_2 为 100%)将 1L 全血滴定至 pH7.4 时所需加的酸或碱的毫摩尔(mmol)数。若需加的为酸,则用正值表示;若需加的为碱,用负值表示。BE 为代谢性指标,正常值为 $+3\sim-3mmol/L$。

10. PCO_2　二氧化碳分压,指血液中 CO_2 分子所产生的张力。正常值 $35\sim45mmHg$。

二、电解质紊乱

(一)低钾血症

1. 病因

(1)排钾增多,长期服用利尿药患者,多尿时易出现低钾血症。

(2)代谢性碱中毒或呼吸性碱中毒时,由于钾向细胞内转移,且肾小管泌 H^+ 减少,泌 K^+ 增多,故血钾下降。

(3)消化液丢失。

(4)摄入不足。

2. 临床表现

(1)心律失常,如室上性心动过速、房性或室性早搏,严重者出现频发室性早搏、室性心动过速、心室颤动,心电图可出现 $Q-T$ 间期延长,ST 段下降,T 波低平、双向,或伴有 U 波。

(2)肌肉软弱无力,甚至软瘫。

(3)口苦、恶心、呕吐、腹胀。

(4)烦躁不安、表情淡漠、反应迟钝、嗜睡等。

3. 实验室检查　血清钾 $<3.5mmol/L$。

4. 治疗原则　根据化验结果,按公式计算出补钾量。

计算公式:补钾量(mmol/L)=[目标值(mmol/L)-实测值(mmol/L)]×0.3×体重(kg)。

补钾注意事项

(1)绝对禁忌静脉推注氯化钾。

(2)单位时间内输入含钾溶液不可过快过多,以免导致高钾血症。成人每小时不宜 $>20mmol$,小儿以 $0.2\sim0.5mmol/(kg \cdot d)$ 的速度补充。

(3)高浓度含钾溶液应从深静脉输入,专用管道;不能从浅静脉输入,以免引起静脉炎。

(4)尿少或肾衰竭患者,补钾时要慎重。

(5)尿多、缺钾多时,含钾溶液浓度宜高,可用 0.9%、1.2%、1.5% 或 3% 的浓度;尿少、缺钾少时,含钾溶液浓度宜低,可用 0.3%、0.6% 的溶液。

(6)若用高浓度含钾溶液,每次配液量不宜过多。如 $15\permil$ 氯化钾每次配液量不宜超过 100ml,以免入钾过多。

(7)一般先补缺钾量的一半,复查血钾后,再调整补钾速度。

(8)纠正碱中毒有利于纠正低钾血症。

(9)酸中毒伴有低血钾时,应先补充钾盐后,纠正酸中毒。

(10)口服补钾最安全,能进食的患者要口服补钾,必要时辅以少量静脉滴注补钾。

(二)高钾血症

血钾过高,心肌的兴奋性、传导性均降低或消失,易造成心肌收缩无力及传导阻滞。

1.病因

(1)补钾量过大、速度过快是常见原因。

(2)急性肾衰竭时由于无尿,影响了钾的排出,导致高钾血症。

2.临床表现

(1)心率缓慢、心律失常、传导阻滞,严重者致心脏停搏。心电图表现为 T 波高尖、QT 间期延长、QRS 间期延长、PR 间期延长。

(2)四肢乏力、麻木,甚至软瘫。

(3)大量输库血。

3.实验室检查　血清钾>5.5mmol/L。

4.治疗原则

(1)立即停止一切钾盐的摄入。

(2)使用钙剂迅速对抗高血钾对心肌的抑制作用,可用 10%葡萄糖酸钙溶液,成人 10～20ml 缓慢静脉注射,儿童按体重相应减少用量。

(3)碱化血液,促使血清钾迅速向细胞内转移,成人可用 5%碳酸氢钠溶液 30～100ml 快速静脉注射或静脉滴注。

(4)用 25%葡萄糖 200ml+胰岛素 12U,缓慢静脉滴注或用微量泵输入,当葡萄糖转化为糖原时,能将 K^+ 转移至细胞内。

(5)迅速利尿,使钾随尿排出,肾衰竭者用腹膜透析或血液透析。

(三)低钠血症

钠是细胞外液中的主要阳离子,其作用是维持细胞外液渗透压,调节酸碱平衡,维持循环血量稳定,维持正常的神经肌肉兴奋性。血清钠正常值 135～145mmol/L。

1.病因

(1)长期低盐饮食。

(2)长期应用利尿药。

(3)大量利尿使钠排出增加。

(4)体外循环后血液稀释及补钠不足。

2.临床表现

(1)轻者感觉疲乏无力、头晕。

(2)重者眼花、恶心、呕吐、脉搏细速、血压不稳或下降、眼窝下陷及静脉萎缩。

3.实验室检查　血清钠<135mmol/L。

4.治疗原则　原则上是缺多少补多少。一般先补充一半,其余再依据化验结果逐渐补充。

补钠量的计算公式:补钠量(mmol/L)=[140mmol/L-实测值(mmol/L)]×体重(kg)×0.6(女性×0.5)(1g 钠相当于 17mmol)。

（四）高钠血症

主要由失水引起,细胞外渗透压增高到时细胞内水减少,出现神经精神症状。与低钠血症相比,高钠血症的预后较差。

1.病因

(1)水丢失过多,包括经肾外和经肾丢失。

(2)水转入细胞内。

(3)钠输入过多。

(4)肾排钠减少。

2.临床表现

(1)早期主要症状为口渴、尿量减少、软弱无力、恶心呕吐和体温升高。

(2)晚期则出现脑细胞失水的临床表现,如烦躁、易激惹或精神淡漠、嗜睡、抽搐或癫痫样发作和昏迷。

3.实验室检查　血清钠＞145mmol/L。

4.治疗原则　首先是尽可能去除病因或针对病因进行治疗。如缺水应立即让患者饮水即可纠正高钠血症。对于失水过多性和钠排泄障碍所引起者则采取不同的方法治疗。

（五）低钙血症

血清钙正常值:2.25～2.75mmol/L。

1.病因

(1)体外循环血液稀释。

(2)大量输血。

(3)碱中毒。

2.诊断标准

(1)神经肌肉兴奋性增强,如阵发性肌痉挛、全身肌肉紧张、手足抽搐。

(2)心功能受抑制、心律失常或血压下降。

(3)小儿低钙时的临床表现更为明显,常见为手足抽搐症。

3.治疗原则

(1)10％葡萄糖酸钙溶液 10ml 或 5％氯化钙溶液 20ml 缓慢静脉注射。

(2)纠正碱中毒。

(3)儿童用药量相应减少。

（六）低镁血症

血清镁正常值:成人 0.7～1.15mmol/L,儿童 0.6～0.8mmol/L。

1.诊断标准

(1)神经肌肉兴奋性增强,如焦急、谵妄、震颤、手足抽搐等症状。

(2)心律失常。

2.治疗原则　10％硫酸镁溶液 10ml 或 25％硫酸镁溶液 5ml 加入 5％葡萄糖溶液 500ml内,缓慢静脉滴注,必要时重复。

（韩宏光）

第四节　ICU 辅助技术

一、机械辅助循环

机械辅助循环(MCS)装置是连接于心脏或植入心脏内,承担部分或全部心功能的多种装置的总称,广义上包括主动脉内球囊反搏(IABP)、心室辅助装置(VAD)、全人工心脏(TAH)及体外膜肺氧合(ECMO)等。机械辅助循环装置可用于左心室辅助,右心室辅助及双心室辅助,临床上左心室辅助较常用。

一般而言,当患者的心脏无法为全身提供足够的氧供以维持终末器官的正常功能,且内科治疗无效时,就应考虑进行辅助循环。植入 MCS 装置的传统血流动力学指标包括:收缩压 $<80mmHg$,平均动脉压 $<65mmHg$,心指数 $<2.0L/(min \cdot m^2)$,左心房或肺毛细血管楔压 $>20mmHg$ 和体循环阻力 $>2100dyn/(s \cdot cm^5)$。

随着血泵技术的进步和病例选择的完善,MCS 的指征也在不断变化。目前,按照 MCS 的用途,其适应证可以分为如下三大类。

1.心肌恢复之过渡(BTR)　为短期辅助,时间短于 1 个月。用于治疗各种急性心源性休克,心室功能有可能恢复的患者,包括心脏术后低心排综合征、心肌梗死后心源性休克、急性心肌炎、顽固室性心律失常及其他情况。可采用的装置包括 IABP、ECMO、离心泵、LVAD 等。

2.心脏移植之过渡(BTT)　为中长期辅助,辅助时间 30 天～1 年以上。用于适合心脏移植的各种终末期充血性心衰(CHF)患者,他们在获得心脏供体前病情恶化,移植前需要 MCS;约 5% 的患者在辅助后心室功能恢复,可拔除装置,免予移植。

3.永久植入(DT)　长期植入 MCS 装置,从而替代心脏移植。适用于患有不可逆性 CHF,但不适合心脏移植的患者。DT 面临的最大威胁是感染、血栓栓塞和机械故障。

二、主动脉内球囊反搏

主动脉内球囊反搏(IABP)是当前最易植入、应用最广泛的 MCS 装置。其原理是通过动脉系统在降主动脉内左锁骨下动脉开口远端植入一根带球囊的导管,用心电触发及控制形成同步反搏。心脏舒张期球囊充气,挤出与球囊容积相等的血液,使球囊近心端的主动脉舒张压升高,提高冠状动脉灌注压,增加心肌供血;心脏收缩期主动脉瓣开放的瞬间球囊排空,主动脉压力下降,降低心脏后负荷和心脏射血阻力,降低心肌耗氧量。

有效的 IABP 可使心脏负荷做功减轻 20%～40%,改善血流动力学,增加心脏恢复的机会。

IABP 通常采用经皮穿刺或股动脉切开的方法植入。如果有股动脉植入的禁忌(如主动脉瘤或严重的周围血管疾病),可以使用开胸经升主动脉的途径植入。

临床最常用的导管直径为 8.5～9.0F,带有一个 40ml 容积的球囊。球囊放置的理想位置在左锁骨下动脉开口远端,肾动脉水平之上。X 线胸片有助于确定球囊位置。

使用过程中可以通过静脉注射肝素或皮下注射低分子肝素来抗凝。

1.适应证

(1)心脏手术后低心排综合征。

(2)围手术期心肌缺血。

(3)原发性心功能不全。

(4)乳头肌断裂导致的急性二尖瓣反流。

(5)心脏移植前的过渡治疗。

(6)协同心室辅助装置使用。

(7)冠心病心肌梗死及其并发症的抢救。

2.禁忌证

(1)主动脉瓣关闭不全,尤其是中、重度关闭不全。

(2)主动脉夹层,主动脉瘤及窦瘤破裂者,其他主动脉损伤。

(3)严重出血倾向合并出血性疾病,尤其是脑出血。

(4)心脏停搏,严重心律失常,以及终末期心肌病。

(5)不可逆性脑损害。

(6)心内畸形矫治不满意。

(7)周围血管病变放置球囊导管有困难。

(8)恶性肿瘤发生远处转移。

3.触发模式

(1)心电图触发:最常用的模式。当心率>150次/分时,IABP反搏效率降低;房颤时可以使用。

(2)压力触发:心电图触发不连续时使用。也可在应用电刀的情况下使用。当收缩压>50mmHg,心律不规则时,不建议使用。

(3)起搏器触发:房颤顺序起搏或心室起搏的情况下使用。要求心律为100%起搏。

(4)内部触发:当患者心脏没有排血能力时使用。以固定的频率触发;收缩压<50mmHg时可以使用。

4.并发症

(1)血管损伤。

(2)植入不当,导致内脏缺血或主动脉瓣反流。

(3)由于IABP置管在动脉内造成的物理性梗阻、血栓形成或血管远端栓塞而导致的肢体远端缺血,是最为常见和严重的并发症。

(4)主动脉夹层,导致内脏和肢体缺血。

(5)与装置本身相关的球囊破裂、血栓形成,以及球囊残留在血管内。

(6)血小板破坏导致的血小板减少症。

(7)球囊放入下腔静脉内。

5.撤除指征

(1)心指数>2L/(min·m^2)。

(2)收缩压>90mmHg。

(3)心律规则,心率<90次/分。

(4)尿量>1~1.5ml/(kg·h)。

(5)正性肌力药物用量减到可允许的较低剂量范围内。

三、体外膜肺氧合

体外膜肺氧合(ECMO)是将血液引流至体外,经膜肺氧合后,由血泵输入体内,通过长时间的转流,对呼吸和/或循环衰竭的患者进行支持,维持机体氧供,去除体内 CO_2 以保证机体代谢。ECMO用于短期辅助,可减少呼吸机的使用及相关并发症,保持血液的正常氧合,降低心肌氧耗,改善全身灌注,减少正性肌力药物用量,为心肺功能的恢复赢得时间。

1.适应证

(1)术后因心肌顿抑导致心功能衰竭,不能脱离体外循环。

(2)心脏术后出现肺水肿或合并可逆性肺高压。

(3)心肌炎、冠状动脉痉挛等所致的急性心衰。

(4)心脏移植或心室机械辅助装置植入前的辅助治疗。

(5)心、肺移植术后心、肺功能不全或肺高压危象。

(6)各种原因引起的严重急性肺损伤。

(7)药物或呼吸机治疗无效的新生儿顽固性肺动脉高压。

(8)应用于某些气道手术和神经外科等手术。

2.应用指征

(1)循环支持指征

①心排指数$<2.0L/(m^2 \cdot min)$已超过 3 小时。

②代谢性酸中毒,BE$<-5mmol$已超过 3 小时。

③平均动脉压过低,新生儿$<40mmHg$,婴幼儿$<50mmHg$,儿童或成人$<60mmHg$。

④尿量$<0.5ml/(kg \cdot h)$。

⑤手术畸形矫正满意,使用大剂量血管活性药物效果不佳,难以脱离体外循环。

(2)呼吸支持指征

①肺氧合功能障碍,$PaO_2<50mmHg$或肺泡—动脉氧分压差($PA-aDO_2$)$>62mmHg$。

②急性肺损伤,$PaO_2<40mmHg$,pH<7.3已达 2 小时。

③机械通气 3 小时后,$PaO_2<55mmHg$(吸入氧浓度 100%),pH<7.3。

④机械通气期间出现严重气道损伤。

3.禁忌证

(1)体重低于 2kg,胎龄不足 32 周的新生儿。

(2)长时间机械通气治疗(新生儿 10 天,成人 7 天),导致肺组织纤维化和严重气压伤等不可逆改变。

(3)长时间休克状态:持续代谢性酸中毒,BE$<-5mmol$ 超过 12 小时;持续尿量$<0.5ml/(kg \cdot d)$超过 12 小时。

(4)不可逆性肺疾患,近期又无移植治疗的机会,如广泛肺纤维化。

(5)有明显出血倾向,特别是颅内出血。

(6)多器官功能衰竭。

(7)不可逆性脑损害。

(8)严重感染或晚期恶性肿瘤。

4.抗凝治疗

(1)ECMO 全程使用肝素抗凝。

(2)肝素首剂(插管前)用量 100IU/kg。

(3)辅助开始后,每小时追加肝素 5～30IU/kg,使 ACT 维持在 140～160 秒(中空纤维氧合器)或 180～220 秒(硅胶氧合器)。

(4)适当应用止血类药物,如氨基乙酸、抑肽酶,以减少出血。

5.撤除指征

(1)ECMO 灌注流量减少至正常血流量的 10%～25%时,血流动力学仍维持稳定。

(2)正性肌力药物用量减到可允许的较低剂量范围内。

(3)心电图无心律失常或心肌缺血的改变。

(4)X 线胸片正常,肺顺应性改善,气道峰值下降。

(5)膜肺的吸入氧浓度已降至 21%,机械通气的吸入氧浓度<50%,吸气峰压(PIP)<30cmH$_2$O,呼气末正压(PEEP)<8cmH$_2$O,血气正常。

(6)ECMO 支持 7～10 天后有下述情况时,应终止并撤除辅助:

①不可逆性脑损伤。

②顽固性出血。

③肺部不可逆损害。

④其他重要脏器功能衰竭。

6.并发症

(1)颅内出血。

(2)多器官功能衰竭。

(3)感染。

(4)神经功能障碍。

(5)血栓、栓塞。

(6)溶血。

(7)技术故障。

四、连续性肾脏替代治疗

肾脏替代治疗(RRT)是利用血液净化技术清除体内代谢产物,以替代受损的肾功能以及对脏器功能起保护支持作用的治疗方法,基本方法有 3 类,即血液透析(HD)、血液滤过(HF)和血液透析滤过(HDF)。临床上一般将单次治疗持续时间≥24 小时的 RRT 称为连续性肾脏替代治疗(CRRT)。

ICU 病房应用 CRRT 的指征主要有两大类,一是重症患者并发肾功能损害;二是非肾脏疾患或肾功损害患者的重症状态,主要用于器官功能不全支持、稳定内环境、免疫调节等。

1.治疗指征

(1)非梗阻性少尿(尿量<200ml/12h)。

(2)无尿(尿量<50ml/12h)。

(3)重度代谢性酸中毒(pH<7.1)。

(4)氮质血症(BUN>30mmol/L)。

(5)药物过量。

(6)高钾血症($K^+>6.5mmol/L$)或血钾迅速升高。

(7)怀疑与尿毒症有关的心内膜炎、脑病、神经系统病变或肌病。

(8)严重钠离子紊乱(血 $Na^+>160mmol/L$ 或 $<115mmol/L$)。

(9)利尿治疗无效的水肿(尤其是肺水肿)。

(10)无法控制的高热(直肠温$>39.5℃$)。

(11)病理性凝血障碍需要大量血制品。

符合上述标准中任何 1 项,即可开始 CRRT,而符合 2 项时必须开始 CRRT。

2.CRRT 的抗凝　抗凝方法:肝素全身抗凝和无肝素抗凝。

(1)无出血风险的重症患者进行 CRRT 时,可采用全身抗凝;肝素首次负荷剂量 2000～5000IU 静脉注射,维持剂量 500～2000IU/h,或负荷剂量 25～30IU/kg 静脉注射,然后以 5～10IU/(kg·h)的速度持续静脉输注,每 4～6 小时监测 APTT,维持在正常值的 1～1.4 倍。

(2)有出血风险,或存在活动性出血、血小板$<60\times10^9/L$、INR>2.0、APTT>60 秒,或 24 小时内曾发生出血的患者,接受 RRT 治疗时,应考虑局部抗凝,如无相关技术和条件时可采取无肝素抗凝剂方法。

3.CRRT 过程中的监测

(1)血流动力学　持续监测神志、心律、心率、血压、CVP、尿量等临床指标。

(2)体液量监测　目的在于恢复患者体液的正常分布。

(3)凝血功能监测　应用抗凝剂时易发生出血。应密切观察患者皮肤黏膜出血点、伤口和穿刺点渗血情况,以及胃液、尿液、引流液和大便颜色等。定期行凝血检查,及时调整抗凝剂量和发现 HIT 综合征。

(4)血电解质和酸碱平衡监测　对可能出现电解质紊乱及酸碱失衡,定期监测处理。

4.并发症

(1)抗凝相关并发症:如出血(胃肠道、穿刺点、尿道)和肝素诱导的血小板减少症。

(2)导管相关并发症:如感染、栓塞、动静脉瘘、心律失常、气胸、局部疼痛、管路脱开、血管撕裂等。

(3)体外管路相关并发症:如透析膜反应:缓激肽释放、恶心、过敏反应;气体栓塞。

(4)治疗相关并发症:如低体温、贫血、低血容量、低血压;酸碱平衡失调、电解质紊乱:低磷血症、低钾血症;药物动力学改变等。

(5)出现下述严重并发症应及时处理

1)低血压。

2)感染。

3)血小板数量减少。

(韩宏光)

第七章　心血管外科疾病围手术期护理

第一节　房间隔缺损围手术期的护理

一、概述

房间隔缺损（atria septal defect，ASD）是指原始心房间隔在发生、吸收和融合时出现异常，左右心房之间仍残留未闭的房间孔，造成心房之间左向右分流，为最常见的先天性心脏病之一，也是手术治疗效果最佳的病症。房间隔缺损可以单独存在，也可与其他心血管畸形一同存在。本病较多见于女性，女与男之比为 2∶1 到 4∶1。

二、病因

确切病因尚不明确，目前认为主要与以下因素有关：
1. 遗传因素。
2. 宫内感染（母孕早期 3 个月内病毒感染）。
3. 孕母接触大剂量的放射线、叶酸缺乏等。

三、病理

1. 病理解剖　根据发生机制不同，房间隔缺损分为原发孔型和继发孔型房间隔缺损（图 3—7—1），临床上最常见的房间隔缺损为继发孔缺损。继发孔缺损位于冠状静脉窦口的后上方，根据房缺部位的不同将其分为四型：

原发孔房缺　　　　　　继发孔房缺

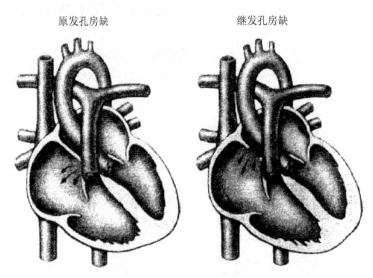

图 3—7—1　心脏与大血管

（1）中央型：或称卵圆孔型，是房间隔缺损中最常见的一种类型，位于房间隔的中心，相当于卵圆窝部位，四周房间隔结构完整（图 3—7—2）。

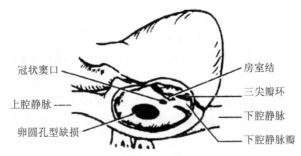

图 3-7-2　中央型缺损

（2）下腔型缺损：位于房间隔的后下方，缺损没有完整的房间隔边缘，它和下腔静脉入口相延续，左心房后壁构成缺损的后缘，下腔静脉瓣的下端和缺损边缘相连（图 3-7-3）。

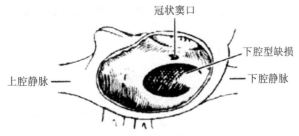

图 3-7-3　下腔型缺损

（3）上腔型：又称静脉窦型缺损，位于房间隔后上方，缺损与上腔静脉入口没有明确的界限，卵圆窝可能仍在正常位置。这种缺损常合并右上肺静脉畸形引流（图 3-7-4）。

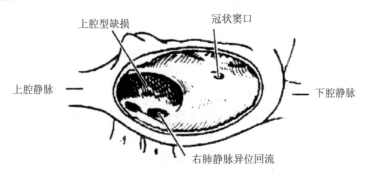

图 3-7-4　静脉窦型缺损

（4）混合型：兼有上述两种以上的巨大房缺。

2.病理生理改变　由于左房压力比右房压力高，使左房血流向右房分流，分流量的多少，取决于左、右房的压力阶差和缺损的大小。立位时，左房位于右房的左后上方，血流可借引力的作用由左房流入右房。其次，左右心室的充盈阻力不同，右心室壁薄，心腔粗短，三尖瓣口面积较大，右心室易于舒张。有房间隔缺损时左右心房的血流在心室舒张期大量向右室倾泻而下，这是房间隔缺损有大量左向右分流的原因。分流量可达到体循环血流量的 2～4 倍。右心负荷过重，使有心房、室及肺动脉逐渐扩大，肺动脉压力上升。可使肺小动脉痉挛，管壁内膜增生，中层肥厚，引起肺小动脉管腔狭小和阻力增加，导致肺动脉高压。

四、诊断要点

1.临床表现

(1)症状：其病变过程可分为三个阶段。

1)因肺循环能容纳大量血液，即使肺循环的血容量已为体循环的 2～3 倍，仍能维持正常的肺动脉压，所以绝大部分患者在此阶段没有症状，活动量不减少，仅表现为生长较慢，易患呼吸道感染。

2)长时间的大量左向右分流，肺小动脉逐渐产生内膜增生和中层肥厚，形成肺动脉高压，右心负担逐渐加重。故患者一般在青年期后症状逐渐明显，可出现活动后心慌气短，易疲劳，咳嗽等症状。

3)若病变未及时纠正，肺动脉压越来越高，右心负担逐渐加重，心房水平即可出现右向左分流。此阶段患者症状加重，可出现活动后昏厥、右心衰竭、咯血、发绀，发展为艾森门格综合征。

(2)体征：胸骨左缘第二肋间听到吹风样收缩期杂音，无震颤。肺动脉区第 2 音亢进，伴固定分裂。

2.辅助检查

(1)胸部 X 线检查。

(2)心电图检查。

(3)超声心动图检查。

(4)心导管检查。

五、治疗

1.房间隔缺损的自然预后　小缺损在出生后 1 年内有可能自行闭合，但几率非常低。1 岁以后的自行闭合的可能性很小。

2.手术

手术适应证：

(1)诊断明确，即使无症状，应施行手术。

(2)不典型房间隔缺损，经右心导管检查分流量占体循环血流量的 30% 以上，应手术治疗。

(3)有肺动脉高压，仍以左向右分流为主应争取手术治疗。

(4)高龄患者(50 岁以上)有心力衰竭，经内科治疗后应争取手术治疗。

(5)原发孔房间隔缺损，应争取在婴儿期手术。

手术禁忌证：

(1)房间隔缺损合并重度肺动脉高压已有右向左分流。

(2)左心确实发育不良以及感染及心力衰竭控制不住者。手术方法：房间隔缺损修补手术，于全麻、低温体外循环下，经胸骨正中切口进行。缺损小的可以直接缝合。较大的缺损，最好用自体心包片修补。

术后并发症：

(1)残余分流。

(2)心律失常。

(3)急性左心衰竭。

(4)术后动脉栓塞。

3.外科介入封堵治疗　适应证缺损大小适中,缺损四周边缘完整的中央型房间隔缺损。

六、主要护理问题

1.低效性呼吸形态　与手术、麻醉、呼吸机的使用、体外循环、术后伤口疼痛、不敢咳嗽等有关。

2.心排血量减少　与心脏病变、心功能减退、血容量不足、水电解质紊乱等有关。

3.营养失调—低于机体需要量　与食欲减退、消化吸收不良所致的消耗增加有关。

4.体温过高　与体温调节中枢紊乱、感染有关。

5.潜在并发症　出血、感染、急性心脏压塞、肾功能不全、休克、脑功能障碍等。

七、护理目标

1.患儿能维持正常的呼吸形态。

2.患儿的心排血量能维持在正常范围。

3.患儿营养状况得到改善或维持。

4.患儿主诉不适感减轻或消失。

5.术后未发生相关并发症或并发症发生后能得到及时治疗与处理。

八、术前护理措施

1.心理护理

(1)向患儿家属解释先天性心脏病手术的必要性、手术方式、注意事项。

(2)鼓励大的患儿表达自身感受。

(3)与患儿一同做游戏,与其他患儿一同玩耍。

(4)针对个体情况进行针对性心理护理。

(5)鼓励患者家属和朋友给予患儿关心和支持。

2.预防和控制感染

(1)冬季注意患儿保暖,预防感冒及呼吸道感染。

(2)注意患儿口腔及皮肤卫生,勤剪指甲,勤换衣物,勤洗手。

(3)如果术前有呼吸道感染或皮肤、口腔感染容易增加术后发生感染性心内膜炎的风险,术前应使用足量有效的抗生素预防感染。

3.营养

(1)根据情况给予高蛋白、高热量、高维生素饮食,精心喂养,一定要保证充足的热量及补充必要的营养成分。

(2)指导家属正确喂养及添加辅食,减少零食的摄入。

(3)如贫血,可小剂量多次输血。

4.控制病情,预防并发症

(1)患儿要注意休息,防止腹泻及感冒。

(2)及时观察血氧饱和度及患儿面色及皮肤颜色,避免患儿过度哭闹。

九、术前常规准备

1.术前由监护室护士派专人介绍手术前后的注意事项。

2. 协助完善相关术前检查心电图、B超、出凝血实验等。

3. 术前1天行药物过敏试验,术晨遵医嘱带入术中用药。

4. 术前1日抽取血标本送血库做血型交叉实验及配血备用。

5. 术前半小时(在手术室完成)按手术切口要求准备皮肤剃除手术区皮肤的毛发并清洁消毒,介入手术剃除阴毛。也可交由手术室统一备皮。备皮过程勿损伤患者皮肤,督促患者理发、修剪指甲。

6. 禁食 成人术前8~12小时禁食禁饮,儿童术前4~6小时禁食禁饮。

7. 术晨为患者更换清洁病员服,儿童更换儿童病员服。

8. 外科手术第一台由手术室建立静脉通道,接台手术由病房护士建立静脉通道,介入手术则是术晨在患儿左手建立静脉通道。

9. 患者清晨洗漱完毕后取下假牙、发卡、眼镜、手表等装饰物,长发女生应梳成两根辫子并带手术帽。

10. 术晨与手术室人员进行患者、药物核对后,遵医嘱准时注射基础麻醉药并送入手术室。

十、术后护理措施

1. 外科术后护理常规

(1)全麻术后护理常规

1)了解麻醉和手术方式、术中情况、切口和引流情况;

2)持续低流量吸氧;未脱离呼吸机患者应呼吸机支持治疗;

3)持续心电监护;

4)床档保护防坠床;

5)严密监测生命体征。

(2)伤口观察及护理:观察伤口有无渗血渗液,若有,应及时更换敷料。

(3)各管道观察及护理

1)输液管保持通畅,留置针妥善固定,注意观察穿刺部位皮肤;

2)尿管按照尿管护理常规进行,一般术后第1日可拔除尿管,拔管后注意关注患者排尿情况;

3)术后可能有心包引流管、纵隔引流管及胸腔引流管参照胸内引流管护理相关要求;

4)胃管按照胃管护理常规。

(4)疼痛护理

1)评估患者疼痛情况;

2)遵医嘱给予镇痛药物;

3)提供安静舒适的环境。

(5)基础护理:做好口腔护理、尿管护理、定时翻身、雾化、患者清洁等工作。

2. 心包、纵隔引流管护理

(1)通畅

1)定时挤捏管道,使之保持通畅;

2)勿折叠、扭曲、压迫管道;

3)及时倾倒引流液。

(2)固定

1)每班检查引流管的长度;

2)告知患者及家属引流管的重要性,切勿自行拔出;

3)如患儿烦躁,必要时给予镇静,防止患儿拔出管道;

4)若引流管不慎脱出,应立即通知主管医生,由医生决定是否重置引流管。

(3)观察并记录

1)观察引流液性状、颜色、量;胸内引流管突然堵塞或引流量锐减应排除心脏压塞的可能性,若术后 24 小时后仍有新鲜血液流出,应通知医生,给予止血药物,必要时再次手术止血;

2)观察安置引流管处皮肤情况;

3)观察患者腹部体征,有无腹胀。

(4)拔管:引流液减少达到拔管标准后,由主管医生拔管。

2.饮食护理　一般清醒的、有自主呼吸及病情稳定的患者,术后次日开始进流质饮食。以后逐渐过渡到正常饮食,无饮食禁忌。婴儿则可进食流质或半流质。如果患者出现恶心、呕吐等胃肠道不适,应先禁食,待患者不适症状缓解后,再进食。必要时遵医嘱肌内注射止吐药。

3.体位与活动

(1)全麻清醒前:去枕平卧位,头偏向一侧。

(2)全麻清醒后手术当日:低半坐卧位。

(3)术后第 2～3 日:半卧位为主,增加床上运动,活动后无心慌、气促及呼吸困难者可鼓励逐渐下床活动。

注:活动能力应当根据患者个体化情况,循序渐进,对于年老或体弱患者应当相应推后活动进度。

4.健康宣教

(1)活动:术后 2 周应多休息,预防感染,尽量回避人员聚集的场所。适当的活动,避免做跑跳或过于剧烈的运动,防止造成心脏的负担。术后因疼痛,可能出现形体的变化,要注意头、颈部肌肉多活动。术后 4～6 周逐渐增加活动量。学龄期儿童在术后 3 个月可回到学校进行一般活动。胸骨需要 6～8 周方可愈合,要注意前胸防止冲击和过分活动。2 个月后,逐渐鼓励患儿过正常人的生活,3 个月后方可游泳,6 个月后方可做跆拳道等活动。

(2)饮食:适当补充营养,易食有营养易消化的饮食,如面片、馄饨、稀饭,保证充足的蛋白质和维生素的摄入,如瘦肉、鱼、鸡蛋、水果、各种蔬菜,但不要暴饮暴食,易少量多餐,根据医生要求合理控制孩子的出入量。饮食还要注意清洁,以防腹泻加重病情。

(3)用药指导:用药期间遵医嘱应定期到医院检查,观察药物的疗效和毒、不良反应等,并在医师的指导下根据情况调整用药剂量或停药、换药。

(4)呼吸道:术后的患儿由于痰比较多,较小的孩子不易咳出,所以进行必要的拍背体疗尤为重要,具体做法如下:五指并拢成杯状,避开孩子的脊柱,在两侧肺部,由下向上,由外向靠近脊柱方向顺序拍打,要有力度,通过震动将痰排出。术后避免带孩子去公共场所,防止呼吸道感染。室内要注意每天上午通风半小时。

(5)日常生活:拆线后 1 周,伤口愈合方可洗浴,用温热水洗浴可促进血液循环。要注意口腔卫生,牙齿的护理是手术后预防感染性心内膜炎的重要手段。应每半年检查 1 次。但术后 3～6 个月不适合治疗龋齿。

(6)伤口:术后第 1 周出现痒、无感觉或痛。如果伤口肿、疼痛厉害,有分泌物应去医院。不要保持一种姿势太久,经常做头、颈、肩等的运动。术后营养不良和心脏肥大引起两侧肋骨异常和胸骨自身的变化(如鸡胸),可根据营养状态的好转进行校正运动。手术部位的伤痕会随着生长可逐渐缩小。手术后拆完线可使用防瘢痕的产品。

(7)定期复查:一般 3 个月或半年左右复查 1 次即可;复查内容常包括超声心动检查、心动图、X 线胸片等,有时还需要查血常规。如果出现以下症状要立即来医院复查:无原因的发热、咳嗽、胸部疼痛,手术部位水肿、发红,明显的食欲不振、疲倦、晕厥、呼吸困难、心律不齐等。

(8)心理方面:通过调查显示,先天性心脏病的孩子较正常儿童内向,情绪不稳定,社会适应能力低下,父母对患儿过分保护和溺爱,这样容易降低和挫伤孩子的自信心,加重孩子的恐惧感,从而过分依赖父母。父母应多鼓励孩子,让其干力所能及的事,多与人交流,提高其自主性和社会适应能力。

十一、特别关注

1.患儿的封堵器是否脱落:在术后 3 个月内需进行观察,特别重视心脏彩超。关注是否与自身组织相容。

2.患儿的喂养:喂养依然应注意少食多餐,以保证心脏功能的恢复。切忌暴饮暴食。尽量减少消化道的不适,因此特别注意饮食卫生。

3.患儿的活动:活动应根据体力而行,原则是不累,不增加患儿心功能的负担。在 3 个月内双上肢不进行同时上举的活动、也不进行扩胸运动(胸部小切口例外)。

(雷小慧)

第二节　动脉导管未闭围手术期的护理

一、概述

动脉导管未闭(patent ductus arteriosus,PDA)是儿童先天性心脏病常见类型之一,占先天性心脏病发病总数的 15%～21%,胎儿期动脉导管被动开放是血液循环的重要通道。出生后,大约 15 小时即发生功能性关闭,80% 在生后 3 个月解剖性关闭。到一年,在解剖学上应完全关闭。若持续开放,并产生病理,生理改变,即称为动脉导管未闭。男性多于女性,比例为 3∶1。

二、病因

1.新生儿血氧含量正常,可促使导管肌收缩而闭合;如扰乱新生儿呼吸,可促使已闭合的导管再开放。

2.导管与主动脉夹角如为锐角,主动脉血不宜通过导管进入肺动脉内,如为钝角,则血宜通过导管进入肺动脉内而难以闭合。

3.孕母在妊娠前3个月患风疹,易患此病。

三、病理

1.病理解剖　一般动脉导管未闭位于降主动脉近端距左锁骨下动脉起始部2～10mm处,与肺总动脉干左肺动脉根相通。其上缘与降主动脉交接成40°,下缘则交接成110°～160°的钝角。导管的长度一般为5～10mm,直径则由数毫米至1～2cm。其主动脉端开口往往大于肺动脉端开口。

其形状各异,大致可分为五型(图3-7-5):

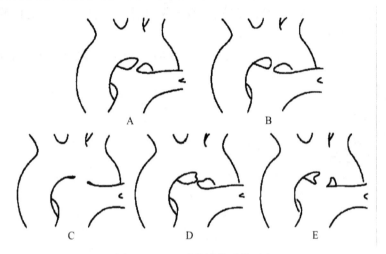

图3-7-5　动脉导管形状示意

A.管状;B.漏斗状;C.窗状;D.哑铃状;E.动脉瘤状

(1)管状:外形如圆管或圆柱,最为常见。

(2)漏斗状:导管的主动脉侧往往粗大,而肺动脉侧则较狭细,因而呈漏斗状,也较多见。

(3)窗状:管腔较粗大但缺乏长度,酷似主肺动脉吻合口,较少见。

(4)哑铃状:导管中段细,主、肺动脉两侧扩大,外形像哑铃,很少见。

(5)动脉瘤状:导管本身呈瘤状膨大,壁薄而脆,张力高,容易破裂,极少见。

2.病理生理改变　出生后由于肺循环的肺血管阻力和肺动脉压力下降,而体循环血管阻力则因脐动脉锁闭反而上升,因此未闭合的动脉导管血流发生逆转,由压力高的主动脉流向压力较低的肺动脉,即所谓自左向右分流。分流量可为左心排血量的20%～75%,其多少决定于导管的粗细、肺血管阻力的大小以及主、肺动脉压力阶差。导管越粗,动脉压力阶差越大则分流量越大;反之则分流量越小。自左向右分流持续于整个心搏动周期,即收缩期和舒张期,因在这两期主动脉压力均高于肺动脉压力,临床听到的心杂音也呈连续性。可是当肺动脉压升高至降主动脉压力,则血分流仅在收缩期,临床上也仅能在收缩期听到心杂音。等到肺动脉压升高至等于或超过主动脉压时,左向右分流遂消失,甚至逆转,临床上出现发绀,收缩期杂音减弱,甚至消失,病变已属晚期,称为艾森门格(Eisenmenger)综合征。

四、诊断要点

1.临床表现

（1）症状：动脉导管未闭的症状取决于导管的粗细、分流量的大小、肺血管阻力的高低、患者年龄以及合并的心内畸形。足月患儿虽导管粗大，需出生后6～8周，待肺血管阻力下降后才出现症状。早产婴儿由于肺小动脉平滑肌较少，血管阻力较早下降，故于第1周即可有症状，往往出现气促、心动过速和急性呼吸困难等，在哺乳时更为明显，且易患感冒以及上呼吸道感染、肺炎等。此后儿童期得到代偿，很少有自觉症状，只是发育欠佳，身材瘦小。有些儿童仅在劳累后易感到疲乏、心悸。未闭导管中等大小患者一般都无症状，直至20多岁，剧烈活动后才出现气急、心悸等心功能失代偿症状。肺动脉高压虽然可在2岁以下出现，但明显的肺动脉高压症状大都在年龄较大才表现出头晕、气促、咯血、活动后发绀（多以下半身发绀明显）。若并发亚急性心内膜炎，则有发热、食欲不振、出汗等全身症状。心内膜炎在儿童期很少发生，而以青年期多见。

（2）体征　胸骨左缘2、3肋间可闻及响亮的双期连续性、机械性杂音，向颈部及背部传导，局部可触及震颤。

2.辅助检查

（1）胸部X线检查。

（2）心电图检查。

（3）超声心动图检查。

（4）右心导管检查。

五、治疗

1.内科治疗

（1）早产儿合并胎儿肺血管病及呼吸窘迫综合征动脉导管未闭通常采用保守治疗，可用吲哚美辛或阿司匹林促进动脉导管闭合。

（2）对肺动脉高压的较大儿童或成人，可经导管注入填塞剂或闭合剂以阻断分流。

2.手术

手术适应证：

（1）诊断明确，除外禁忌证，原则上都应手术治疗。手术适宜的年龄是4～5岁。

（2）新生儿出现药物治疗无效的充血性心力衰竭应紧急手术。

（3）有症状的动脉导管未闭者应尽早手术。

（4）合并感染性心内膜炎或动脉内膜炎者，原则上应首先控制感染，并于3个月后手术，但对抗感染治疗无效者，应毫不犹豫地抓住时机进行手术。

手术禁忌证：

（1）动脉导管未闭合并有严重的肺动脉高压，出现右向左分流，禁忌手术。代偿性动脉导管，除非同时矫治其他心脏畸形，不能单纯手术闭合动脉导管。

（2）静止时或轻度活动后出趾端发绀，或已出现杵状趾者。

（3）动脉导管未闭的杂音已消失，代之以肺动脉高压所致肺动脉瓣关闭不全的舒张期杂音（Graham Steell杂音）者。

（4）体（股）动脉血氧测定，静止状态血氧饱和度低于95%或活动后低于90%者。

（5）超声多普勒检查，示导管处呈逆向（右至左）分流，或双向分流以右至左为主者。

手术方法：

(1)结扎术:适用于新生儿紧急闭合 PDA,肺动脉压力轻-中度升高的长管型 PDA 或可择期手术的患儿。

(2)PDA 直视闭合手术:适用于导管较粗大的儿童及成人患者。

(3)体外循环下经肺动脉直视闭合手术:主要适用于 PDA 合并重度肺动脉高压、心功能不全、病情危重或术中可能发生急性心力衰竭、有细菌性心内膜炎病史、合并其他心内畸形需要同时修复或估计局部有严重粘连,游离动脉导管困难,可能发生意外大出血者。

(4)胸膜外闭合术:适用于轻-中度肺动脉高压的婴幼儿

(5)介入治疗封堵器闭合术。

手术并发症:

(1)术中大出血。

(2)假性动脉瘤。

(3)喉返神经损伤。

(4)导管再通。

(5)漏诊的 PDA。

六、主要护理问题

1.低效性呼吸形态 与手术、麻醉、呼吸机的使用、体外循环、术后伤口疼痛、不敢咳嗽等有关。

2.心排血量减少 与心脏病变、心功能减退、血容量不足、严重的心律失常、水电解质紊乱等有关。

3.营养失调-低于机体需要量 与食欲减退、消化吸收不良所致的消耗增加有关。

4.体温过高 与体温调节中枢紊乱、感染有关。

5.潜在并发症 出血、感染、急性心脏压塞、肾功能不全、休克、脑功能障碍等。

七、护理目标

1.患儿能维持正常的呼吸形态。

2.患儿的心排血量能维持在正常范围。

3.患儿营养状况得到改善或维持。

4.患儿主诉不适感减轻或消失。

5.术后未发生相关并发症或并发症发生后能得到及时治疗与处理。

八、术前护理措施

1.心理护理

(1)向患儿家属解释先天性心脏病手术的必要性、手术方式、注意事项。

(2)鼓励大的患儿表达自身感受。

(3)与患儿一同做游戏,与其他患儿一同玩耍。

(4)针对个体情况进行针对性心理护理。

(5)鼓励患者家属和朋友给予患儿关心和支持。

2.预防和控制感染

(1)冬季注意患儿保暖,预防感冒及呼吸道感染。

(2)注意患儿口腔及皮肤卫生,勤剪指甲,勤换衣物,勤洗手。

(3)如果术前有呼吸道感染或皮肤、口腔感染容易增加术后发生感染性心内膜炎的风险,术前应使用足量有效的抗生素预防感染。

3.营养

(1)根据情况给予高蛋白、高热量、高维生素饮食,精心喂养,一定要保证充足的热量及补充必要的营养成分。

(2)指导家属正确喂养及添加辅食,减少零食的摄入。

(3)如贫血,可小剂量多次输血。

4.控制病情,预防并发症

(1)患儿要注意休息,防止腹泻及感冒。

(2)及时观察血氧饱和度及患儿面色及皮肤颜色,避免患儿过度哭闹。

九、术前常规准备

1.术前由监护室护士派专人介绍手术前后的注意事项。

2.协助完善相关术前检查心电图、B超、出凝血试验等。

3.术前1天行药物过敏试验,术晨遵医嘱带入术中用药。

4.术前抽取血标本送血库做血型交叉配血试验及配血备用。

5.术前按手术切口要求准备皮肤　剃除手术区皮肤的毛发并清洁消毒,介入手剃除阴毛。也可交由手术室统一备皮。备皮过程勿损伤患者皮肤。督促患者理发、修剪指甲。

6.禁食　成人术前8～12小时禁食,儿童术前4～6小时禁食。

7.术晨为患者更换清洁病员服,儿童更换儿童专用病员服。

8.外科手术第一台由手术室建立静脉通道,接台手术由病房护士建立静脉通道,介入手术则是术晨在患儿左手建立静脉通道。

9.患者清晨洗漱完毕后取下假牙、发卡、眼镜、手表等装饰物,长发女生应梳成两根辫子并带手术帽。

10.术晨与手术室人员进行患者、药物核对后,遵医嘱准时注射基础麻醉药并送入手术室。

十、术后护理措施

1.外科术后护理常规

(1)全麻术后护理常规

1)了解麻醉和手术方式、术中情况、切口和引流情况;

2)持续低流量吸氧;

3)持续心电监护;

4)床档保护防坠床;

5)严密监测生命体征。

(2)血压的观察及护理

1)注意监测血压,适当的控制液体的入量,保持儿童镇静;

2)术后当血压偏高时,可用微量泵泵入硝普钠、硝酸甘油等血管扩张药;

3)术后血压轻度偏高时,可不作处理。必要时给予镇静剂、镇痛药、利尿药。

(3)各管道观察及护理

1)输液管保持通畅,留置针妥善固定,注意观察穿刺部位皮肤;

2)尿管按照尿管护理常规进行,一般术后第 1 日可拔除尿管,拔管后注意关注患者排尿情况;

3)术后可能有心包引流管、纵隔引流管及胸腔引流管参照胸内引流管护理相关要求。

(4)拔除气管插管后护理

1)每两小时给患儿翻身,配合有效的肺部体疗,鼓励大龄患儿深呼吸、咳痰、防止肺不张;

2)注意观察有无喉返神经损伤(声带麻痹、声音嘶哑)和膈神经损伤。拔管后嘱患儿发声,如出现声音嘶哑、饮水呛咳可用激素治疗。

(5)基础护理:做好口腔护理、尿管护理、定时翻身、雾化、患者清洁等工作。

2.引流管护理(同房间隔缺损)

(1)通畅

1)定时挤捏管道,使之保持通畅;

2)勿折叠、扭曲、压迫管道;

3)及时倾倒引流液。

(2)固定

1)每班检查引流管的长度;

2)告知患者及家属引流管重要性,切勿自行拔出;

3)如患儿烦躁,必要时给予镇静,防止患儿拔出管道;

4)若引流管不慎脱出,应立即通知主管医生,由医生决定是否重置引流管。

(3)观察并记录

1)观察引流液性状、颜色、量;胸内引流管突然堵塞或引流量锐减应排除心脏压塞的可能性,若术后 24h 后仍有新鲜血液流出,应通知医生,给予止血药物,必要时再次手术止血;

2)观察安置引流管处皮肤情况;

3)观察患者腹部体征,有无腹胀。

(4)拔管:引流液减少达到拔管标准后,由主管医生拔管。

饮食护理　一般清醒的、有自主呼吸及病情稳定的患者,术后次日开始进流质饮食。以后逐渐过渡到正常饮食,无饮食禁忌。婴儿则可进食流质或半流质。应特别注意防止患儿饮水时呛咳引起误吸,诱发肺内感染。可进食普食或米糊、藕粉等黏稠食品。术后需要严密监测生命体征,尤其要注意血压的监测。

3.体位与活动

(1)全麻清醒前:去枕平卧位,头偏向一侧;

(2)全麻清醒后手术当日:低半卧位;

(3)术后第 2～3 日:半卧位为主,增加床上运动,活动后无心慌、气促及呼吸困难者可鼓励逐渐下床活动。

注:活动能力应当根据患者个体化情况,循序渐进,对于年老或体弱患者应当相应推后活动进度。

4.健康宣教

(1)活动:适当地活动,可促进先天性心脏病患儿的康复。不仅要积极配合医生的治疗,而且孩子出院后要注意心肺功能的恢复。介入封堵治疗的患儿术后 1 个月内禁止剧烈体力活动;

(2)饮食:无饮食禁忌,注意减少零食摄入;

(3)呼吸道:术后协助患儿拍背咳痰,术后避免带孩子去公共场所,防止呼吸道感染。室内要注意每天上午通风半小时;

(4)日常生活:拆线后 1 周,伤口愈合方可洗浴,用温热水洗浴可促进血液循环;

(5)伤口:术后第 1 周出现痒、无感觉或痛。如果浮肿较重压迫,疼痛厉害,有分泌物应去医院。不要保持一种姿势太久,经常做头、颈、肩的运动。手术部位的伤痕会随着生长可逐渐缩小。手术后拆完线可使用防瘢痕的产品;

(6)定期复查:介入术后 1 个月、3 个月、半年左右复查一次即可;复查内容常包括超声心动图检查及 X 线胸片。

十一、特别关注

1.是否合并其他心脏畸形。

2.术后并发症的发生。

3.小婴儿在行动脉导管未闭手术后,应特别关注下肢动脉的搏动,防在手术时误将降主动脉误认为动脉导管。

(雷小慧)

第三节　室间隔缺损的护理

一、概述

室间隔缺损(ventricular septal defect,VSD)指室间隔在胚胎发育不全,形成异常交通,在心室水平产生左向右分流,它可单独存在,也可是某种复杂心脏畸形的组成部分。室间隔缺损约为先心病总数 20%,缺损在 0.1～3cm,位于膜部者则较大,肌部者则较小,后者又称 Roger 氏病。缺损若小于 0.5cm 则分流量较小,多无临床症状。缺损小者以右室增大为主,缺损大者左心室较右心室增大明显。

二、病因

确切病因尚不明确,目前认为主要与以下因素有关:

1.遗传因素。

2.宫内感染(母孕早期 3 个月内病毒感染)。

3.孕母接触大剂量的放射线,叶酸缺乏等。

三、病理

(一)病理解剖

根据缺损的位置,可分为五型:

1.室上嵴上缺损 位于右心室流出道,室上嵴上方和主、肺动脉瓣之下,少数病例合并主、肺动脉瓣关闭不全。

2.室上嵴缺损 位于室间隔膜部,多见,占60%～70%。

3.隔瓣后缺损 位于右心室流入道,三尖瓣隔瓣后方,约占20%。

4.肌部缺损 位于心尖部,为肌小梁缺损,收缩期时间隔心肌收缩使缺损变小,所以左向右分流量小。

5.共同心室 室间隔膜部及肌部均未发育,或为多个缺损,较少见。

(二)病理生理改变

正常情况下左室收缩期压力可达120mmHg左右,而右室收缩压力仅在30mmHg左右,因而通常情况下室间隔缺损所造成的分流为左向右分流,故一般无发绀。室间隔缺损对患者的影响主要取决于缺损的大小和肺动脉压力的高低。缺损小者分流量小,肺动脉压力低,对患者无明显影响,但可发生感染性心内膜炎的并发症。中等大小缺损,左向右分流量较大,肺血增多,肺动脉压力增高,使心肺功能受到一定影响,并随着年龄增长而加重。大型室缺分流量极大,肺动脉压力明显增高,逐步以左向右分流发展到双向分流,最后达到右向左分流形成艾森门格综合征,出现心力衰竭、发绀,而失去手术治疗机会。

四、诊断要点

(一)临床表现

1.症状 患者症状的轻重与缺损大小有关,缺损小时分流量小,相当于以往所称的Roger病,常无明显症状。缺损较大者分流量较多,可致患者发育限制,活动后出现心悸、气喘、乏力等症状,并有咳嗽、反复上呼吸道感染或肺感染等表现,此时可有心力衰竭发生。大型室间隔缺损分流量大,婴幼儿或新生儿即可出现心力衰竭,进食时甚至休息时既有心悸气短的表现,发绀出现的也早。如果右室流出道因继发性肌肉肥厚形成右室流出道狭窄时,可使右向左分流减少而对肺动脉起一定保护作用,可有早发性发绀。

2.体征 心尖搏动增强并向左下移位,心界向左下扩大,典型体征为胸骨左缘Ⅲ～Ⅳ肋间有4～5级粗糙收缩期杂音,向心前区传导,伴收缩期细震颤。若分流量大时,心尖部可有功能性舒张期杂音。肺动脉瓣第二心音亢进及分裂。严重的肺动脉高压,肺动脉瓣区有相对性肺动脉瓣关闭不全的舒张期杂音,室间隔缺损的收缩期杂音可减弱或消失。

(二)辅助检查

1.胸部X线检查。

2.心电图检查。

3.超声心动图检查。

4.心导管检查。

五、治疗

(一)内科治疗

主要防治感染性心内膜炎,肺部感染和心力衰竭。

(二)外科治疗

直视下行缺损修补术,缺损小,X 线与心电图正常者不需手术,若有/或无肺动脉高压,以左至右分流为主,手术效果最佳,以 4～10 岁为宜,若症状出现早或有心力衰竭,也可在婴幼儿期手术,显著肺动脉高压,有双向或右至左分流为主者,不宜手术。

手术适应证:

1. 小型 VSD,无症状,分流量小或随访中无肺动脉高压趋势手术可推迟到学龄前。

2. 中等及大型缺损,伴有较严重的肺充血症状及慢性心功能不全,易产生肺动脉高压,主张早期手术。一般手术年龄在 6 个月至 2 岁,以防止肺血管不可逆性病变的发生。对于 6 个月以下,有严重充血性心力衰竭及反复呼吸道感染,药物不能控制者,应及时手术纠治。

3. 多发性肌部 VSD 伴肺动脉高压者,由于手术修补缺损困难,死亡率高,可以先做肺动脉环缩,2～3 岁后解除肺动脉环缩,同时修补缺损。

4. 肺动脉瓣下型 VSD 伴有主动脉瓣脱垂者,主张早期手术,以防瓣膜脱垂加重,导致主动脉瓣关闭不全。手术适宜年龄为 5 岁以前。

术后并发症:

1. 残余分流。

2. 房室传导阻滞。

3. 主动脉瓣关闭不全。

4. 三尖瓣关闭不全。

(三)外科介入封堵治疗

室缺的介入手术仅限于肌部和膜周部的室缺,成功率大约是 80%,但即使不成功还可以做外科体外循环下修补缺手术。

六、主要护理问题

1. 低效性呼吸形态　与手术、麻醉、呼吸机的使用、体外循环、术后伤口疼痛、不敢咳嗽等有关。

2. 心排血量减少　与心脏病变、心功能减退、血容量不足、严重的心律失常、水电解质紊乱等有关。

3. 营养失调－低于机体需要量　与食欲减退、消化吸收不良所致的消耗增加有关。

4. 体温过高　与体温调节中枢紊乱、感染有关。

5. 潜在并发症　出血、感染、急性心包填塞、肾功能不全、休克、脑功能障碍等。

七、护理目标

1. 患儿能维持正常的呼吸形态。

2. 患儿的心输出量能维持在正常范围。

3. 患儿营养状况得到改善或维持。

4. 患儿主诉不适感减轻或消失。

5. 术后未发生相关并发症或并发症发生后能得到及时治疗与处理。

八、术前护理措施

1. 心理护理

(1)向患儿家属解释室间隔缺损手术的必要性、手术方式、注意事项。

(2)鼓励大的患儿表达自身感受。

(3)与患儿一同做游戏,与其他患儿一同玩耍。

(4)针对个体情况进行针对性心理护理。

(5)鼓励患者家属和朋友给予患儿关心和支持。

2.预防和控制感染

(1)冬季注意患儿保暖,预防感冒及呼吸道感染。

(2)注意患儿口腔及皮肤卫生,勤剪指甲,勤换衣物,勤洗手。

(3)如果术前有呼吸道感染或皮肤、口腔感染容易增加术后发生感染性心内膜炎的风险,术前应使用足量有效的抗生素预防感染。特别是小婴幼儿反复肺炎,多次住院持续低热以及内科治疗效果不佳的患儿。

3.营养

(1)根据情况给予高蛋白、高热量、高维生素饮食,精心喂养,一定要保证充足的热量及补充必要的营养成分。

(2)指导家属正确喂养及添加辅食,减少零食的摄入。

(3)如贫血,可小剂量多次输血。

4.控制病情,预防并发症

(1)患儿要注意休息,防止腹泻及感冒。

(2)及时观察血氧饱和度及患儿面色及皮肤颜色,避免患儿过度哭闹。

5.术前常规准备

(1)术前由监护室护士派专人介绍手术前后的注意事项。

(2)协助完善相关术前检查:心电图、B超、出凝血试验等。

(3)术前1天行药物过敏试验,术晨遵医嘱带入术中用药。

(4)术前抽取血标本送血库做血型交叉试验及配血备用。

(5)术前按手术切口要求准备皮肤:剃除手术区皮肤的毛发并清洁消毒,介入手剃除阴毛。也可交由手术室统一备皮。备皮过程勿损伤病员皮肤。督促患者理发、修剪指甲。

(6)禁食:成人术前8~12小时禁食,儿童术前4~6小时禁食。

(7)术晨为患者更换清洁病员服,儿童更换儿童专用病员服。

(8)外科手术第一台由手术室建立静脉通道,接台手术由病房护士建立静脉通道,介入手术则是术晨在患儿左手建立静脉通道。

(9)患者清晨洗漱完毕后取下义齿、发卡、眼镜、手表等装饰物,长发女生应梳成两根辫子,并带手术帽。

(10)术晨与手术室人员进行患者、药物核对后,遵医嘱准时注射基础麻醉药并送入手术室。

九、术后护理措施

1.外科术后护理常规

(1)全麻术后护理常规

1)了解麻醉和手术方式、术中情况、切口和引流情况;

2)持续低流量吸氧;

3)持续心电监护;

4)床档保护防坠床;

5)严密监测生命体征。

(2)心律失常的观察及护理

1)密切监测心率及心律的变化,定期记录心电图;

2)如果出现房室传导阻滞或心率减慢,可用微量泵静脉泵入异丙肾上腺素,同时给予激素或营养心肌的药物;

(3)各管道观察及护理

1)输液管保持通畅,留置针妥善固定,注意观察穿刺部位皮肤;

2)尿管按照尿管护理常规进行,一般术后第1日可拔除尿管,拔管后注意关注患者排尿情况;

3)术后可能有心包引流管、纵隔引流管及胸腔引流管参照胸内引流管护理相关要求。

(4)肺高压危象的观察及护理

1)辅助通气的时间应相对延长;

2)肺高压的患者吸痰的时间间隔应延长。吸痰及拍背体疗的次数应减少到最低限度。尽可能减少刺激,必要时应用镇静剂;

3)气管插管拔出后要保证充分给氧。密切监测呼吸状况及血氧饱和度。

(5)基础护理:做好口腔护理、尿管护理、定时翻身、雾化、患者清洁等工作。

2.流管护理(同房间隔缺损)

(1)通畅

1)定时挤捏管道,使之保持通畅;

2)勿折叠、扭曲、压迫管道;

3)及时倾倒引流液。

(2)固定

1)每班检查引管的长度;

2)告知患者及家属引流管重要性,切勿自行拔出;

3)如患儿烦躁,必要时给予镇静,防止患儿拔出管道;

4)若引流管不慎脱出,应立即通知主管医生,由医生决定是否重置引流管。

(3)观察并记录

1)观察引流液性状、颜色、量;胸内引流管突然堵塞或引流量锐减应排除心包填塞的可能性,若术后24h后仍有新鲜血液流出,应通知医生,给予止血药物,必要时再次手术止血;

2)观察安置引流管处皮肤情况;

3)观察患者腹部体征,有无腹胀。

(4)拔管:引流液减少达到拔管标准后,由主管医生拔管。

饮食护理　一般清醒的、有自主呼吸及病情稳定的患者,术后次日开始进流质饮食。以后逐渐过渡到正常饮食,无饮食禁忌。婴儿则可进食流质或半流质。如果患者出现恶心、呕吐等胃肠道不适,应先禁食,待患者不适症状缓解后,再进食。必要时,遵医嘱肌内注射止吐药。

3.体位与活动

(1)全麻清醒前:去枕平卧位,头偏向一侧。

(2)全麻清醒后手术当日:低半卧位。

(3)术后第 2～3 日:半卧位为主,增加床上运动,活动后无心慌、气促及呼吸困难者可鼓励逐渐下床活动。

注:活动能力应当根据患者个体化情况,循序渐进,对于年老或体弱患者应当相应推后活动进度。

健康宣教:可根据家长的文化、社会背景,用简单易懂的语言进行讲解。

4.室间隔缺损修补术后患者的出院宣教

(1)活动:适当的活动,可促进先心病患儿的康复。不仅要积极配合医生的治疗,而且孩子出院后要注意心肺功能的恢复,避免做跑跳或过于剧烈的运动,防止造成心脏的负担。术后因疼痛,可能出现形体的变化,要注意头、颈部肌肉多活动。术后两周应多休息,预防感染,尽量回避人员聚集的场所。2 个月后,逐渐鼓励患儿过正常人的生活。术后 4～6 周逐渐增加活动量。学龄期儿童在术后 3 个月可回到学校进行一般活动。胸骨需要 6～8 周方可愈合,要注意前胸防止冲击和过分活动。3 个月后方可游泳,6 个月后方可做跆拳道等活动。姑息手术的患儿,术后要限制活动,注意预防感染。

(2)饮食:适当补充营养,易食有营养易消化的饮食,如面片、馄饨、稀饭,保证充足的蛋白质和维生素的摄入,如瘦肉、鱼、鸡蛋、水果、各种蔬菜,但不要暴饮暴食,易少量多餐,根据医生要求合理控制孩子的出入量。饮食还要注意清洁,以防腹泻加重病情。

(3)用药:如果有出院带药处方,请家属认真听取如何正确服药,定期检查,观察药物的疗效和毒、副反应等,并在医师的指导下根据情况调整用药剂量或停药、换药。

(4)呼吸道方面:术后注意增强患儿的机体抵抗力,预防上呼吸道感染。

(5)日常生活方面:注意房间的清洁、定时通风。尽量避免去人多的公共场合,避免与感冒的人群接触,避开吸烟区。

(6)伤口的护理:术后第 1 周出现痒、无感觉或痛。如果浮肿较重压迫,疼痛厉害,有分泌物应去医院。不要保持一种姿势太久,经常做头、颈、肩的运动。术后营养不良和心脏肥大引起两侧肋骨异常和胸骨自身的变化(如鸡胸),可根据营养状态的好转进行校正运动。手术部位的伤痕会随着生长可逐渐缩小。手术后拆完线可使用防瘢痕的产生。

(7)复查:一般 3 个月或半年左右复查一次即可;复查内容常常包括超声心动检查、心动图、X 线胸片等。可给病家属留下主管医生的坐诊时间,提供给家属必要的复诊指南。

(8)心理方面:父母应该鼓励患儿战胜自我,不要自卑,可让患儿发展兴趣特长,转移注意力,增强自信,但不要过分溺爱。

十、特别关注

1.室间隔缺损术后的心律。

2.胸骨的愈合。

3.患儿的喂养。

(雷小慧)

第四节　室间隔缺损合并肺动脉高压的护理

一、概述

室间隔发育于胚胎的第 4 周末,由漏斗部、肌部、膜部组成,若发育不全或互相融合不良,形成异常交通,就导致室间隔缺损(ventricular septal defect,VSD),在心室水平产生左向右分流。它可单独存在,也可是某种复杂心脏畸形的组成部分,是最常见的先天性心脏病之一,约占其总数的 20%,如包括合并其他畸形的 VSD 在内,则约占 50%。

随着心脏外科诊疗技术的不断提高,VSD 患儿存活率越来越高,但继发肺动脉高压是导致儿童死亡的首要决定因素。肺动脉高压(pulmonary hypertension,PH)是指肺动脉收缩压大于 30mmHg,平均压大于 20mmHg,或舒张压大于 15mmHg,是左向右分流先天性心脏病(congenital heart disease,CHD)常见的并发症。大型 VSD 指缺损直径大于 1cm 或大于等于主动脉开口,大型室间隔缺损如果没有及时诊断和治疗,婴幼儿期就可能合并严重 PH。如严重 PH 未得到有效控制,最终将导致右心衰竭,甚至在术后发生肺血管阻力急剧升高,引发肺动脉高压危象和低心排综合征,是合并 PH 的 VSD 患儿术后预后不良的主要原因之一。

二、病因

大型 VSD 直径超过主动脉根部半径或等于主动脉直径,肺循环与体循环血流量比(Qp：Qs)大于 3：1,左房和左室扩大,肺循环阻力增加,肺小动脉产生动力性高压,右室收缩负荷增加,导致右室肥大。随着病情进展,肺动脉压力进一步增高,出现双向分流(图 3-7-6)。

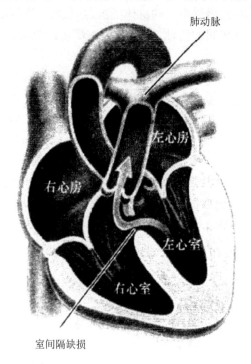

图 3-7-6　室间隔缺损血流动力学

三、病理

VSD 的血流动力学变化与缺损大小、左右心室压力阶差和肺血管阻力高低有关。VSD 使肺循环阻力增加,产生 PH,随着病情进展,可出现双向分流,最后导致右向左分流,即艾森门格综合征,将失去手术机会。解剖及病理检查可见右心室肥厚,右心房扩张。肺动脉主干扩张,周围肺小动脉稀疏。肺小动脉内皮细胞、平滑肌细胞增生肥大,血管内膜纤维化增厚,中膜肥厚,管腔狭窄、闭塞、扭曲变形,呈丛状改变。肺小静脉也可以出现内膜纤维增生和管腔阻塞。

PH 的主要病理特点为肺小动脉痉挛、收缩,血管内皮细胞增生、肥大,平滑肌细胞增生、肥大,血管壁弹性蛋白和胶原蛋白沉积,血管壁增厚,导致管腔狭窄。目前认为,PH 的形成是肺小动脉壁结构发生一系列重构过程,在该过程中有许多因素参与,如血管收缩因子、舒张因子、血管生长抑制因子、血管形成因子、血管内皮生长因子、依前列醇、血栓烷、内皮素、5-羟色胺和舒血管肠肽等等。近年来,气体信号分子,如一氧化氮、一氧化碳等在 PH 的发生发展中的作用已引起重视,并正在成为新的研究热点。

四、诊断要点

（一）临床表现

喂养困难,体型瘦小,面色苍白,喂奶后气促、乏力、呼吸困难或有咯血、心悸、声音嘶哑等症状,甚至出现反复出现呼吸道感染,并发肺炎,由于心排血量降低,可有四肢寒冷、脉搏细小、周围性发绀、心绞痛、晕厥等。发展至艾森门格综合征的患儿由于肺血流减少,反复呼吸道感染症状反而不明显,或较前减轻。发绀在早期常不严重,但在有右至左分流的情况下却可出现显著的发绀。

体格检查根据肺动脉高压的程度、原发病的性质和心脏的代偿情况等而有不同的表现。主要有心浊音区向左侧扩大,胸骨左下缘可触及抬举性搏动,胸骨左缘全收缩期杂音,肺动脉瓣区第二心音增强并分裂,有收缩期喷射性杂音和相对性肺动脉瓣关闭不全的舒张期吹风样杂音。肺血管阻力明显升高时,胸骨左缘收缩期心脏杂音可不明显,仅闻及增强的肺动脉瓣区第二心音。由于出现右向左分流,外周氧饱和度可下降。出现右心衰竭时,有颈静脉怒张、肝肿大、腹水、水肿等,胸骨左下缘常听到相对性三尖瓣关闭不全的收缩期吹风样杂音和舒张期奔马律,可有第四心音。

（二）辅助检查

1. 超声心动图　可准确了解 VSD 的大小、位置,同时可测定各房室瓣膜关闭情况、心内解剖位置等,测定瓣膜的反流速度,计算跨瓣压差来估算肺动脉的压力,目前在临床上广泛应用。

2. 心电图　可出现右心室或双室肥大,可出现 S-T 段变化。

3. 胸片　心脏阴影增大,肺纹理增多,肺动脉段明显凸出,左右心室都增大,肺纹理扩大到外侧带;如已发展为艾森门格综合征,心影大小可因左心室容量负荷减小而恢复正常,肺门处可见肺血管影"残根"样改变。

4. 心导管检查　是诊断 VSD 伴有肺高压的重要手段,目前仍作为测定 PH 的金标准。通过股动脉和股静脉穿刺,送入心导管至心脏的各个部位测定压力,一般认为 Pp(体循环收缩压力)/Ps(肺动脉压力)为 0.3～0.45 为轻度肺动脉高压,0.45～0.75 为中度肺动脉高压,大于 0.75 为中度肺动脉高压。

5.螺旋 CT 造影　近年来用于测定 PH,比传统的血管造影技术更能精确地分析外周肺血管的解剖细节,是目前无创性血管成像技术的主要形式。

6.血气分析　可评估患儿缺氧及酸碱平衡情况。

五、治疗

为防止肺动脉高压发生,应尽早行 VSD 修补术以矫正心脏畸形,避免由于肺动脉容量负荷和压力负荷升高引起肺血管损害。术后监护最为重要的是通气量、翻身、拍背和抗感染治疗。最佳的通气量可以使肺动脉压力维持较低水平。低气道压或高频通气,可使 PH 保持在正常值上限,维持较高的 PaO_2,较低的 $PaCO_2$ 可以使肺动脉阻力维持在正常水平,同时,肺血管舒张因子分泌也随之增多。

NO 是治疗肺动脉高压最好的药物。通过吸入 NO,可以明显降低肺动脉压力。特别是先天性心脏病合并肺动脉高压手术后,应持续低流量应用 NO。应用西地那非或磷酸二酯酶抑制剂可以促进机体产生内源性 NO,可产生类似效果。内皮素受体拮抗剂在治疗儿童原发性肺动脉高压中起着非常显著的作用。前列腺素可以直接作用于肺血管平滑肌,使细胞内 cAMP 含量升高,进而降低肺血管阻力。当患者出现 NO 耐受时,可以应用前列腺素降低肺动脉血压。随着吸入 NO 治疗肺动脉高压的广泛应用,体外膜肺的应用越来越少。但是,在重度肺动脉高压的治疗过程中,体外膜肺有着不可替代的作用。特别是当患者药物治疗失败时,可以应用体外膜肺来辅助治疗。

六、主要护理问题

1.低效性呼吸形态　与肺血增多,酸中毒,呼吸急促有关。
2.活动无耐力　与组织器官缺氧有关。
3.营养失调－低于机体需要量　与组织器官缺氧、消化吸收不良有关。
4.潜在并发症　肺部感染。

七、护理目标

1.患者呼吸形态得到改善。
2.患者营养状况得到改善或维持。
3.患者术前未发生肺部感染。

八、术前护理措施

1.呼吸道的管理　由于儿童气管短,内径小,分泌黏液少,纤毛运动功能差,易被黏液堵塞,另外肺不张或肺气肿时,气道自净作用低下,易反复呼吸道感染、肺炎、肺间隔炎、造成气体弥散功能不良,影响术后呼吸功能,造成呼吸管理困难。因此,重视改善术前心肺功能是十分重要的,积极治疗身体其他部位的感染灶,如扁桃体炎、呼吸道感染、气管炎等,遵医嘱按时给予抗生素,以免细菌播散,引起感染。纠正缺氧,缺氧患儿给予吸氧,每次 30 分钟,每天 2 次,可以缓解肺动脉痉挛,提高通气血流比例,改善机体缺氧状态。做好家属的健康教育,减少探视,避免交叉感染,避免术前院内感染。

2.采取支持疗法改善营养状况　对于体质差、病情较重、营养不良,应加强营养,增加食欲,必要时可静脉输入氨基酸、白蛋白等营养物质。

3.病情观察及护理

(1)观察并记录生命体征,4次/天测体温、呼吸、脉搏,3天后改为1次/天,测体温时要安排人专门看护以免发生意外。每周测量体重1次。

(2)适当控制每餐进食量,以免过度饱餐加重心脏负荷。

(3)减少患儿剧烈运动及哭闹,安静休息,避免缺氧。

(4)保证安全,防止意外事故发生,如烫伤和坠床。

(5)保持环境适宜温湿度,定时开窗通风,保持空气清新。通风的同时注意患儿的保暖,避免感冒。

(6)预防便秘,每日诱导患儿排便,必要时给予开塞露。

4.术前常规准备

(1)术前行抗生素皮试,术晨遵医嘱带入术中用药。

(2)协助完善相关术前检查:胸片、心脏彩超、心电图、B超、出凝血试验等。

(3)术晨更换清洁病员服。

(4)术晨建立静脉通道,如为接台手术,则需遵医嘱补液,补液时注意控制输液速度,以免加重心脏负担。

(5)术晨与手术室人员进行患者、药物核对后,送入手术室。

九、术后护理措施

1.呼吸道的管理

(1)气管插管的护理:因伴有PH的患儿术后带呼吸机时间较长,所以常选有经鼻气管插管,便于口腔护理,减少呼吸机相关性肺炎(VAP)的发生,术后胸片确定气管插管的位置应位于气管隆突上$1\sim2cm$,用胶布及布带双重固定,每班测量外露长度,防止气管插管移位或脱出。

(2)呼吸机的护理:适当延长呼吸机使用时间,保证有效地供氧。严密监测动脉血气,适当过度通气,可降低PCO_2,间接降低肺阻力。加强气道湿化和吸入气体的加温,采用湿化器,使吸入气体保持$35\sim37℃$,应注意及时向湿化器添加注射用水做好湿化,有利于痰液的排出,可以明显减少肺不张的发生。

(3)吸痰的护理:保持呼吸道通畅,按需吸痰,每次吸痰前给予纯氧吸入2min,选用管径小于气管插管内径1/2的吸痰管吸痰,吸痰动作轻柔,成人吸痰时间小于15s,儿童小于10s,新生儿和婴幼儿小于8s,压力小于20kPa。PH患者的吸痰间隔时间应该延长,在吸痰前应给予镇静剂,吸痰时要严密观察有无缺氧表现及肺压力升高的临床表现如SpO_2下降,血压下降,心率明显增快等情况。

(4)撤机后的呼吸管理:由于婴幼儿气逆应激性高,呼吸功能不完善,长时间机械通气,易致气道反应,如气道痉挛、SpO_2下降和蓄积。若在撤机过程中,由于躁动导致气道痉挛,应安静$5\sim6min$后拔管。拔管早期或吸痰后出现气道高反应,可雾化吸入高浓度地塞米松和肾上腺素(0.9%氯化钠溶液6ml加入地塞米松4mg和肾上腺素2mg),并静脉注射钙剂、激素、茶

碱类药物

2.NO 吸入治疗 能扩张肺小动脉,对于肺动脉压力持续升高可给一氧化氮吸入治疗。NO 是目前唯一具有高度选择性扩张肺血管的治疗手段,通过扩张肺血管平滑肌,使肺血管阻力降低。另外,NO 与血红蛋白具有极强的亲和力,入血后很快失活,多用于常规治疗不满意者。但它的毒性作用主要是高浓度 NO 的直接毒性和其产物 NO_2。在吸入 NO 三天后,应常规检查高铁血红蛋白含量和呼气末 NO 数值,以确定是否中毒。高铁血红蛋白值一般安全范围小于 3%,大于 3% 则需下调 NO 或下调氧浓度。NO 的常用剂量为 20ppm(即每百万容积的颗粒数),但在同时使用硝类血管扩张药时,应注意减少 NO 的剂量,防止发生高铁血红蛋白血症。停止时应渐减量,以免突然停用出现反跳,使肺动脉压力突然升高,诱发肺动脉高压危象。另外,NO 能通过 cGMP 通路抑制血小板的聚集功能,影响凝血机制,使出血时间延长。应密切观察有无出血倾向,发现异常及时采取措施。

3.术后常规 使用芬太尼和咪达唑仑,使患儿处于肌松和镇静状态,可防止术后因患儿躁动而引发的肺动脉痉挛。

4.营养支持 此类患儿多伴有营养不良,手术创伤,人工呼吸机应用后,容易导致呼吸肌肌力下降,造成呼吸机依赖,因此应及早营养支持。消化功能正常者要尽早胃肠营养,辅助静脉营养,不能耐受胃肠营养者,可予全静脉营养。全静脉营养时营养液宜单独深静脉通道匀速输入,并定时监测血糖。对于呼吸机依赖者除了加强营养支持,可通过改变呼吸机通气模式加强呼吸肌功能锻炼,以逐步建立自主呼吸,达到顺利撤机的目的。

5.术后服用小剂量阿司匹林,可减少血小板的聚集并降低血液黏稠度,减轻右心负荷。

6.并发症的处理及护理

(1)肺高压危象的预防:密切观察心率、血压、中心静脉压(CVP)、肺动脉压(PAP)、尿量的变化,观察有无肺高压危象的发生,如极度烦躁、心率增快、四肢湿冷、尿少、CVP 升高、PAP 大于或等于 ABP、SpO_2 下降等,及时报告医生;保持安静,吸痰前后使用加大芬太尼和万可松的用量,使患儿充分镇静;加强呼吸道护理,保持过度通气,维持 PCO_2 在 $3.33 \sim 4kPa$;及时纠正酸中毒,维持 pH 在 $7.5 \sim 7.6$;应用血管扩张剂如前列腺素 E_1、硝酸甘油等。

(2)如发生肺高压危象,应立即纯氧呼吸囊给氧呼吸,保持绝对安静,增加或给予前列腺素 E_1、硝酸甘油等血管扩张剂。

7.健康宣教 同 VSD 患者的健康宣教。

十、特别关注

1.肺高压危象的预防及处理。

2.NO 的应用。

(雷小慧)

第五节　完全性大动脉转位围手术期的护理

一、概述

完全性大动脉转位(transposition of the great arteries,TGA)是一种较常见的发绀型或

称发绀型先天性心脏病,发病率仅次于法洛四联症,占先心病发病率的 7%～9%,其定义为主动脉发自右心室,而肺动脉发自左心室。通常情况下,我们所指的完全性大动脉转位(图 3－7－7)是指房室连接关系一致,且心室右襻的大动脉转位,又称 D 型转位。这种情况下,主动脉内接受的是体循环的静脉血,而肺动脉接受的是肺静脉的动脉血。出生后 1 周、1 个月及 1 年病死率分别为 29%、52% 和 89%,唯伴肺动脉狭窄者方可生存较长时间。

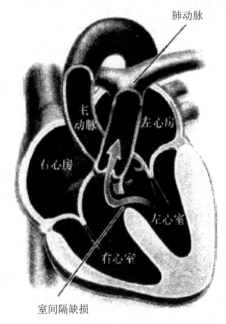

图 3－7－7 完全状大动脉转位血流动力学

二、病因

确切病因尚未完全清楚,胚胎学家认为是由于胚胎期心球与其间隔吸收及旋转发生障碍,主、肺动脉与左、右心室的正常连接关系倒置。

三、病理

按有无室间隔缺损可分为室间隔完整型大动脉转位(TGA/IVS)和室间隔缺损型大动脉转位(TGA/VSD)。

大部分大动脉转位患者都合并有房间隔缺损、卵圆孔未闭或动脉导管未闭,对于 TGA/IVS 的患者来说,房间隔缺损、未闭的卵圆孔和动脉导管是其体肺循环间血液交换仅存的通路,若无此通路就不能生存。

TGA/VSD 和 TGA/IVS 患者都可存在冠状动脉畸形。

由于高流量、高压力和高的肺动脉血氧饱和度,很快导致不可逆的肺血管疾病。TGA/VSD 患者在生后 6 个月时,就可能失去手术机会。

当有明显的左心室流出道梗阻时,肺血流的减少将导致严重的发绀。而伴有主动脉弓狭窄或中断时,下半身的血流必须靠动脉导管供给。然而,从左心室经由动脉导管流到下半身的血流是含氧较高的血,而流到上半身的血流则是从右室来的不饱和的低氧血,这就导致了临床上表现为下趾端粉红,而手指端呈蓝色,这是大动脉转位伴有主动脉弓中断的诊断性特征,即差异性发绀。

四、诊断要点

(一)临床表现

大动脉转位患儿出生后不久动脉导管闭合后,表现为严重低氧血症和酸中毒、发绀,胸片为肺血增多。临床症状取决于体循环和肺循环的血液混合程度。如心房内分流很小,动脉导管自然关闭,那出生后即严重青紫,呼吸促,吸入纯氧无改善。但如心房内分流大,同时伴有动脉导管未闭或室间隔缺损,则青紫较轻,由于体循环和肺循环血液的大量混合,发绀不明显,但早期出现充血性心力衰竭,对内科药物治疗效果往往不明显,严重者出现心率快、呼吸促、肝脏大等心衰表现。如合并心室缺和左室流出道狭窄,表现则类似于四联症,肺血流减少,低氧血症,心衰症状较轻。听诊有收缩期杂音,第二心音单一。肝脏可增大。临床表现气促,肋间凹陷。半岁以上的患儿可有杵状指(趾)。

(二)辅助检查

1.超声心动图 可明确诊断,确定大动脉与心室的关系,发现合并的其他畸形。

2.心电图 出生后 1 周常见电轴左偏,右室或双室肥厚,心房扩大。

3.胸片 心影为蛋型,肺血增多。

4.心导管检查 详细了解病理解剖,为手术方案的选择提供最有利的证据。

(三)诊断

通常在出生后 24 小时就能明确诊断。TGA/IVS 患儿生后即出现青紫和严重的低氧血症及酸中毒,吸入纯氧对改善缺氧无效。房室水平分流量大者可有充血性心力衰竭表现,出现肝脏肿大。超声检查发现房室连接一致,心室大血管连接不一致可确诊。胸片示心影为蛋型,肺血增多。

五、治疗

1.姑息手术

(1)房隔造口术或房隔切开术(BAS):使左右心房血流能够交通,增加动、静脉血的混合量。

(2)肺动脉环缩术(PAB):适合于 1 个月左右的患儿有严重肺动脉高压且不宜做根治手术的。

(3)改良式体肺动脉分流术(BTS):合并有肺动脉狭窄的患儿。

2.生理性矫治术

(1)心房内折流术(Mustard 和 Senning 术)。

(2)内隧道、外通道手术(Rastelli 术):适合室缺较大,合并肺动脉和(或)左室流出道狭窄者。

(3)心室出口转流术(McGoon 术):适合有巨大干下型室缺或能将室缺扩大者。

3.解剖矫治术 大动脉调转术(switch 术)适合于单纯 TGA、TGA 合并室缺、TGA 合并复杂畸形。最好在出生后 1 个月内进行,否则由于解剖左室得不到正常发育,会影响手术效果(图 3—7—8)。

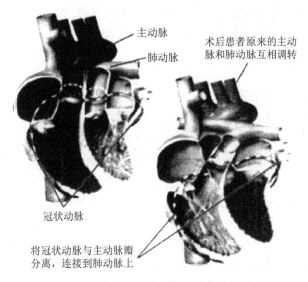

主动脉

肺动脉

术后患者原来的主动脉和肺动脉互相调转

冠状动脉

将冠状动脉与主动脉瓣分离,连接到肺动脉上

图 3－7－8　大动脉调转术前后示意图

六、主要护理问题

1.低效性呼吸形态　与肺血增多、酸中毒、呼吸急促有关。

2.活动无耐力　与组织器官缺氧有关。

3.营养失调—低于机体需要量　与组织器官缺氧、消化吸收不良有关。

4.潜在并发症　肺部感染,和组织缺氧和低灌注引起的重要器官衰竭有关。

七、护理目标

1.患者呼吸形态得到改善。

2.患者营养状况得到改善或维持。

3.患者术前未发生肺部感染和其他重要器官损害。

八、术前护理措施

1.监测生命体征,尤其是测量上下肢血压和血氧饱和度。每天测 4 次体温、呼吸、脉搏,3天后改为每天 1 次,测体温时要安排人专门看护以免发生意外。每周测量体重 1 次。

2.调整患儿一般情况,改善低氧血症、酸中毒和肝肾功能。合并动脉导管未闭（PDA）的患儿术前只能低流量吸氧或不吸氧,高流量的氧气会使动脉导管的管壁肌肉收缩,使其关闭,因术前仅靠 PDA 分流氧含量较高的血液到体循环。一旦 PDA 关闭将导致患儿很快死亡。

3.充足营养,母乳喂养,少量多餐。应该经常饮水,避免出汗过多或其他原因造成患儿脱水,血液浓缩而形成血栓。

4.绝对卧床休息,限制患儿活动,保持大便通畅,以免加重缺氧,

5.术前常规准备

（1）术前行抗生素皮试,术晨遵医嘱带入术中用药。

（2）协助完善相关术前检查:心电图、B超、出凝血实验等。

（3）术晨更换清洁病员服。

(4)术晨建立静脉通道,如为接台手术,则需遵医嘱补液。

(5)术晨与手术室人员进行患者、药物核对后,送入手术室。

九、术后护理措施

1. 低温、体外循环术后护理措施

(1)监测数据:持续监测生命体征、中心静脉压(CVP)、动脉血压(ABP)、左房压(LAP)、肺动脉压、氧饱和度、呼吸末 CO_2 等,每 30～60 分钟记录一次。

(2)呼吸系统的监测:保持呼吸道通畅,给予呼吸机辅助呼吸,严密观察呼吸频率、胸廓起伏程度,听诊两肺呼吸音是否对称、清晰,及时吸出呼吸道分泌物。

(3)循环系统的监护:观察患儿面色、口唇颜色及末梢肢体温度。了解组织灌注情况,密切观察心电图变化。

(4)泌尿系统的监测:每小时记录尿量,观察尿液的颜色、性质。测量尿比重了解肾功能情况。准确记录每小时出入量,注意出入液量是否平衡。

(5)维持水、电解质、酸碱平衡:观察患儿的囟门、眼睑、球结膜、皮肤皱褶,判断患儿体内水分布情况。输入液体均用微量注射泵控制,冲洗管道肝素液记入总入量,血液标本量、胃管引流量记入总出量,严格控制输液量。严密观察动脉血气。

(6)体温的监护:监测肛温,低体重儿或小婴儿予持续红外线辐射床保暖,患儿术后体温应控制在 36～37℃。复温时由于血管扩张可导致血压下降,在复温前应补足血容量。当出现发热反应时,以物理降温为主,如冰袋、降温毯等。

(7)管道护理:保持各管道通畅,15～30 分钟挤捏一次心包引流管和(或)纵隔引流管和(或)胸腔引流管,观察引流液颜色、温度、性状,防止形成心包填塞、及时发现术后出血。每小时用肝素液(12.5U 加入 100ml0.9％氯化钠溶液中)3～5μl 冲洗桡动脉测压管道,保持术后早期有创血压的持续监测。

(8)呼吸道管理:气管内插管选择经鼻气管插管。经鼻插管具有耐受性好、带管时间长、易于固定和容易口腔护理等优点。每班测量并记录鼻尖或门齿至气管插管末端距离,牢固固定气管插管,确保导管位置正常。加强呼吸道管理,加强呼吸道湿化,及时吸痰,防止痰液阻塞气道。每小时听诊双肺呼吸音 1 次,及早发现病情变化。

2. 不同手术方式的监护要点

(1)Musstard 和 Senning 手术:易产生腔静脉和肺静脉通路狭窄和梗阻,为防止腔静脉回流受阻,不用 PEEP 或低 PEEP 辅助通气,保持患儿轻度头颈过伸位,密切观察患儿颜面部、颈部、胸上部、上肢有无肿胀、发绀、静脉压高等上腔静脉回流障碍或肺淤血、肝大等表现,持续监测 CVP 变化,定期摄 X 线片,观察肺部情况和痰的性状及量。术后心律失常发生率高,应严密观察心律、心率的变化。

(2)Rastelli 手术:常见并发症有心室水平残余分流、心律失常、肺动脉瓣关闭不全、心功能不全。术后尽早通过心脏彩超检查有无残余分流、瓣膜情况、心功能情况。严密观察是否有术后心律失常。不用 PPEP 或用低 PEEP,采用高频率低潮气量的通气方式。

(3)Switch 手术:要密切观察并及早发现有无冠脉供血不足和低心排的表现,如肢端循环不良,血压低,中心温度高等,严密监测心电图,注意心率和心律、ST 段、T 波和 Q 波的变化,及早发现心律失常。特别注意避免容量负荷过重,输液速度应减慢,加强利尿以减轻心脏负荷。术后2天保持入量为负平衡。

3.活动及饮食

(1)活动:各种引流管拔除后可根据病情鼓励患儿尽早离床活动,以促进早日康复,注意活动度要循序渐进。

(2)饮食护理:因低温麻醉术后易引起肠麻痹,腹胀明显,有的患儿会呕吐频繁,给予插胃管,抽出胃内容物,肠蠕动恢复后予进流质,逐渐恢复正常饮食,加强营养。新生儿或小婴儿鼻饲喂养时应确定胃管位置,喂奶速度要慢,利用重力时空针中的奶滴入胃管,不适用空针推注或泵入的方式以防发生喂养过度及误吸。

十、特别关注

由于低心排综合征是术后患儿死亡的主要原因,在术后根据病情会用到很多种血管活性药物,做好血管活性药物的护理非常重要。①所有血管活性药物均由深静脉置管输入,防止液体外渗造成组织损害。②固定好深静脉置管,严防脱出,每日消毒更换敷贴,如有血液渗出应及时更换。③固定每种血管活性药物的使用通路,注明药名和剂量,便于核对。多种血管活性药物同时使用时,应根据其重要性排序(这里的重要性主要是指血管活性药物的活性指数或权重,如在计算活性指数时,肾上腺素权重为10,多巴胺为1),越重要的越靠近近心端。④药物输入速度由微量泵控制,以确保剂量准确,更换微量泵时动作要迅速。尤其是术后对血管活性药物依赖明显的患儿,可采取在一种药物需更换前一段时间就应当将其更换药物和其同时使用,总剂量一致,交替增减,直至完全替换方法,一定要保证平稳过渡,避免循环大起大落。⑤使用0.9%氯化钠溶液或葡萄糖溶液作为载液保持输液通路的通畅,保证调节药物速度时药液能更快进入体内。避免管道扭曲、打折或脱出。

(雷小慧)

第六节　法洛四联症围手术期的护理

一、概述

在青紫型先天性心脏病中,法洛四联症最多见。发病率约占先天性心脏病的10%,占发绀型先天性心脏病的50%。由于四联症的解剖变化很大,可以伴有肺动脉闭锁和大量的侧支血管,也可仅为室间隔缺损件流出道或肺动脉瓣轻度狭窄,因此,其手术疗效和结果有较大差异。目前,一般四联症的手术治疗死亡率已降至5%以下,如不伴有肺动脉瓣缺失或完全性房室通道等,其死亡率低于2%。

二、病因

Anderson等学者对一组心球心室畸形的心脏进行研究。该组畸形包括法洛四联症、右室双出口和合并室间隔缺损的完全性大动脉错位。通过对比正常心球心室袢的发育过程来解释这组心室动脉连接畸形。圆锥异常、位于畸形室间隔全部位置的异常变化,以及圆锥吸收的差异构成假设的基础。法洛四联症处于这一系列病变演化过程的最前段,圆锥隔(漏斗部)逆时针(从上面观)旋转病向前移位,合并心球房室突缘中部的吸收,主动脉骑跨在肌部室间隔的前部,并有大型的室间隔缺损和漏斗部狭窄。

三、病理

四联症意味其心脏有四种畸形,包括室间隔缺损、主动脉骑跨、右室流出道梗阻和右心室肥厚。这些畸形的基本病理改变是由于漏斗部的圆锥隔向前和向左移位引起的(图 3-7-9)。

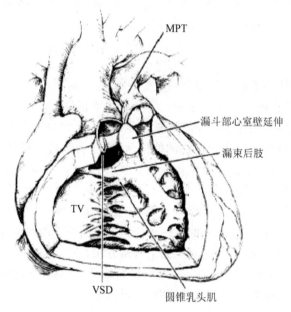

图 3-7-9 四联症病理解剖

1. 室间隔缺损 非限制性的缺损,由漏斗隔及隔束左移对位不良引起,因此可称为连接不良型室间隔缺损。室间隔缺损上缘为移位的漏斗隔的前部;室间隔缺损的后缘与三尖瓣隔前瓣叶相邻;其下缘为隔束的后肢,而前缘为隔束的前肢。传导束穿行于缺损的后下缘。虽然室间隔缺损通常位于主动脉下,但当漏斗隔缺失或发育不完善时,缺损可向肺动脉部位延伸,或形成肺动脉瓣下缺损。

2. 主动脉骑跨 主动脉根部向右移位,使主动脉起源于左右心室之间。主动脉与二尖瓣纤维连接总是存在,即使在极度骑跨的病例亦如此。当主动脉进一步骑跨,瓣下形成圆锥时被认为右心室双出口。四联症的主动脉骑跨程度不同,但对手术的意义不是很大。

3. 右室流出道梗阻 由于漏斗隔发育不良,漏斗部向前向左移位引起右室流出道梗阻。从漏斗隔向右室游离壁延伸的异常肌束亦可造成梗阻。肺动脉瓣环一般小于正常,肺动脉瓣叶常增厚且与肺动脉壁粘连,二瓣畸形多见,仅有少量病例肺动脉瓣狭窄成为流出道最窄部位。梗阻亦可发生在肺动脉左右分支的任何部位,有时可见一侧分支发育不良。左肺动脉可以缺失,而起源于动脉导管。也有局限性左右肺动脉开口狭窄。

4. 右心室肥厚 随着年龄增长,右心室肥厚进行性加重,包括调节束和心室内异常肌束的肥厚、增粗进一步加剧右心室梗阻,使右心室压力增高,甚至超过左心室压力,患者青紫加剧,出现缺氧发作。右心室肥厚晚期使心肌纤维化,影响右心室舒张功能。

并发畸形包括:

1)肺动脉瓣缺如:大约 5％四联症病例伴肺动脉瓣缺如。右室流出道梗阻位于狭窄的肺动脉瓣环,常有严重肺动脉瓣反流。瘤样扩张的肺动脉干和左右肺动脉分支可压迫支气管分支。

2)冠状动脉畸形:5％病例伴冠状动脉畸形,最多见为左前降支起源于右冠状动脉,横跨右室流出道,右心室流出道切口易造成其损伤。其次为双左前降支,室间隔的下半由右冠状动脉供应,上半由左冠状动脉供应,且存在粗大右室圆锥支。右冠状动脉起源于左主冠状动脉横跨右室流出道较少见。临床上还见过冠状动脉行走于心肌层内,如粗大圆锥支行走在右心室流出道肌层内,流出道切口时,往往损伤冠状动脉。

四联症主要伴随畸形最多见的为房间隔缺损、动脉导管未闭、完全房室间隔缺损和多发室间隔缺损。其他少见的还有左上腔静脉残存、左前冠状动脉异常起源和左右肺动脉异常起源等。

四、诊断要点

(一)临床表现

1.症状　发绀为四联症病例的主要症状,常表现在唇、指(趾)甲、耳垂、鼻尖、口腔黏膜等毛细血管丰富的部位。出生时发绀多不明显,生后 3～6 个月(有的在 1 岁后)渐明显,并随年龄增长及肺动脉狭窄加重而发绀越重。20％～70％患婴有缺氧发作病史,发作频繁时期多是生后 6～18 个月,发作一般与发绀的严重程度无关,即发绀严重者也可不发作,发绀轻者也可出现频繁的发作。发作时表现为发病突然,阵发性呼吸加深加快,伴发绀明显加重,杂音减弱或消失,重者最后发生昏厥、抽痉或脑血管意外。缺氧发作的机理是激动刺激右室流出道的心肌使之发生痉挛与收缩,从而使右室流出道完全堵塞所致。蹲踞在 1～2 岁患儿下地行走时开始出现,至 8～10 岁自知控制后不再蹲踞,蹲踞现象在其他畸形中也少见,发绀伴蹲踞者多可诊断为四联症。

2.体征　心前区略饱满,心尖搏动一般不移位,胸骨左缘可触及右室肥厚的右心抬举感。收缩期杂音来源于流出道梗阻,室缺多不发出杂音,杂音越响、越长,说明狭窄越轻,右室到肺动脉血流量也越多,发绀也越轻,反之杂音越短促与柔和,说明狭窄越重,右向左分流也越多,肺动脉的血流量也越少,发绀也重,缺氧发作时杂音消失。第一心音正常,由于主动脉关闭音掩盖了原本轻柔的肺动脉关闭音,因此,第二心音往往单一。在有较大侧支血管供血时,患儿背部和两侧肺野可闻及连续性杂音。肺动脉瓣缺如病例常伴呼吸窘迫症状,且可闻及肺动脉返流的舒张期杂音。较年长患儿可见杵状指(趾)。

(二)辅助检查

1.心电图　表现为右室肥厚。与新生儿期的正常右室肥厚一致,在 3～4 月龄前不能清楚地反映出任何畸形。电轴右偏同样存在,而左室肥厚仅见于由分流或侧支血管引起的肺血流过多病例。其他异常心电图少见。

2.胸片　右心室肥厚引起心尖上翘和肺动脉干狭窄使心脏左上缘凹陷形成靴型心。心脏大小基本正常,肺动脉段相对凹陷。当侧支血管较多,外周肺纹理常紊乱和不规整。肺血流不对称多见于左右肺动脉狭窄或左右肺动脉无汇合。25％病例示右位主动脉弓。

3.多普勒超声心动图　能很好地显示对位不良型室间隔缺损,主动脉骑跨和右室流出道梗阻。冠状动脉开口和大的分支有时亦能显示。外周肺动脉显示需要心脏导管检查。目前,国内大部分医院根据超声心动图检查直接手术。

4.心导管和心血管造影　心血管造影可较好显示右室流出道狭窄的范围,左右肺动脉分支狭窄程度和有无汇合。主动脉造影可显示主肺动脉侧支血管。与横膈水平降主动脉的比较可估测肺动脉瓣环和肺动脉干及其分支的大小,以决定手术方案。左室功能通常正常,但在长期缺氧或存在由手术建立的体肺分流、明显主肺动脉侧支血管、主动脉瓣返流等造成的慢性容量负荷过度时,左室功能可能受到影响。长期发绀或肺血流过多病例,需行肺血管阻力和肺动脉压力测定以估测是否存在肺动脉高压。导管通过右流出道的刺激会促成缺氧发作,因此在导管检查中不要轻易尝试,因为血流动力学参数并不重要,右室压力总与左室相等且肺动脉压力肯定较低。

(三)诊断

四联症的诊断在临床上一般用于出生后 6 个月逐渐出现青紫,气促,当开始走步后出现蹲踞。体格检查胸骨左缘 2～4 肋间可有喷射性收缩期杂音伴肺动脉第二心音减弱。心电图示电轴右偏,右室肥厚,X 线肺野缺血,肺动脉段凹陷,心影不大或呈靴形,通过超声及心血管造影可以确诊。

五、治疗

早期由于四联症的手术死亡率较高,一般主张 1 岁左右行根治手术。如严重缺氧可以行姑息性手术,如体肺动脉分流术或右心室流出道补片扩大术。随着婴幼儿心脏外科的飞速发展,手术操作技术,体外循环转流方法和术后监护水平的不断提高,手术年龄趋向小年龄化。早期手术的优越性在于减少右心室继发性肥厚,否则右心室在长期高阻力,下心肌纤维化和心室顺应性降低,甚至到晚期左心室功能也受到影响。同时,四联症的肺血流减少,使肺血管发育受到影响,导致肺内气体交换的毛细血管床和肺泡的比例减少。在出生最初几年肺组织继续发育,但如手术年龄超过此阶段,将导致肺组织气体交换的面积减少。

波士顿儿童医院提出 4～6 周内手术,除以上理由外,认为四联症出生后大部分患儿的动脉导管存在,而动脉导管组织随着出生后逐渐收缩关闭,引起左肺动脉狭窄或闭锁,因此,在此前手术可以保证左侧肺血流不影响今后的发育,虽然大部分患儿需要右心室流出道跨瓣补片扩大,但与大年龄组比较无统计上差异。

目前,主张在 6 个月时手术,如无明显缺氧和发绀,生长发育不受影响,也可在 1 岁左右手术,这样既不影响肺血管床发育,防止右心室肥厚心肌纤维化,也可提高婴幼儿手术耐受性,提高手术成功率。

六、主要护理问题

1.活动无耐力　与组织器官缺氧有关。
2.营养失调－低于机体需要量　与组织器官缺氧、消化吸收不良有关。
3.潜在并发症　缺氧发作,血栓形成。

七、护理目标

1.患者营养状况得到改善或维持。
2.患者术前未发生缺氧发作和血栓形成。

八、术前护理措施

1. 监测生命体征，上下肢血压。

2. 调整患儿一般情况，改善低氧血症、酸中毒和肝肾功能。

3. 充足营养，母乳喂养，少量多餐。

4. 注意多给患儿饮水，稀释血液，以免形成血栓。

5. 避免患儿剧烈闹哭，导致缺氧。

6. 术前吸氧 3L/min，每天 3 次，每次 30 分钟，改善缺氧状况。

7. 术前常规准备

(1)术前行抗生素皮试，术晨遵医嘱带入术中用药。

(2)协助完善相关术前检查心电图、B 超、出凝血实验等。

(3)术晨更换清洁病员服。

(4)术晨建立静脉通道，如为接台手术，则需遵医嘱补液。

(5)术晨与手术室人员进行患者、药物核对后，送入手术室。

九、术后护理措施

1. 术后护理

(1)呼吸系统监护

1)密切观察：患者有无发绀、鼻翼煽动、点头或张口呼吸，注意呼吸的频率、节律、深浅和呼吸音，定时听诊呼吸音并记录。

2)妥善固定和护理气管插管：患者术后回监护室监护时，应用固定带妥善固定气管插管。每班交接时要测量气管插管暴露部分长度，以防止其脱出或移位。气管导管的气囊，每 4～6 小时放气一次。

3)保持呼吸道通畅：每次吸痰时间不超过 15s，吸痰次数不要过频，设法在吸痰过程中使患儿充分镇静，避免躁动，吸痰时呼吸囊辅助呼吸，密切观察生命体征变化。加强气道湿化。

4)监测呼吸功能状态：观察呼吸机与患者是否同步，随时监测动脉血气分析，以及乳酸，根据结果调整呼吸机参数，一般调节潮气量为 6～8ml/kg，氧浓度为 50%，呼气末正压通气（PEEP 为 5cmH$_2$O，呼吸频率根据年龄调整。

5)气管插管拔除后，要保证充分给氧，延长吸氧时间 3～5 天，持续雾化吸入，可采用面罩雾化吸氧。定时拍背刺激咳痰，以扩张肺，密切观察患儿呼吸情况并连续监测血氧饱和度，根据血气分析结果，PaO$_2$<60mmHg，考虑用鼻塞式持续气道正压通气辅助呼吸。

(2)维持有效循环容量和改善心功能

1)监测和记录出入水量：每小时尿量及 24 小时总尿量。

2)监测动脉血压。

3)监测中心静脉压 14～16mmHg。

4)监测心功能：连续监测生命体征，术后 48 小时，每 15 分钟记录生命体征一次。

5)心律失常的监测与护理：密切观察患者的心律、心率的变化。带有临时起搏器的患儿应固定好起搏导线及按起搏器常规护理。

6)观察皮肤色泽和温度。

7)补液的护理:保留必须的静脉通道,严格无菌技术操作,应用输液泵泵入血管活性物质,严格限制入量,经常监测血浆胶体渗透压,在术后急性渗出期,根据血浆胶体渗透压的变化,按医嘱及时补充血浆及白蛋白。

8)血糖的监测:维持血糖在正常范围。

（3）并发症的预防和护理

1)低心排血量综合征的预防和护理:患者由于术前肺血减少和左心室发育不全,术后易出现低心排血量综合征,表现为低血压、心率快、少尿、多汗、末梢循环差、四肢湿冷等,可密切观察其生命体征。

2)出血:若术后 3～4 小时内,儿童心包、纵隔引流量＞(kg×2～4)ml/h,引流液呈鲜红色,有血细胞凝集块,血压下降,脉搏增快等低容量表现,应考虑有活动性出血的可能,并立即报告医生做好手术止血的准备。

3)急性心脏压塞:静脉压升高,心音遥远,脉压小,动脉压降低,则提示心脏压塞,及时通知医师处理急性肾功能不全:根据情况可尽早考虑腹膜透析。

（4）术后营养

1)术后回监护室后,安置保留胃管。

2)术后 48 小时后,开始提供胃肠道营养,先小剂量喂牛奶(小白肽),从 5ml 开始,根据消化情况,逐渐加量。

3)静脉高营养,补充人体所需。

2.健康宣教

（1）饮食　结构合理,指导患者培养规律的排便习惯。

（2）活动与休息　根据心功能恢复情况逐渐增加活动量。注意防寒保暖,避免呼吸道感染。

（3）观察　家属应监测儿童症状:有无气促、发绀、呼吸困难、尿量减少。若发生任何异常情况,应及时就诊。

（4）用药指导　用洋地黄类强心药的应学会测脉搏。用利尿剂的应测量尿量。

十、特别关注

1.循环维护　术后的处理中应尽量少用晶体液,应用输血或血浆,使胶体渗透压达到正常值,血红蛋白达 120g/L,尿量应略多于入量,术后应避免适用强力缩血管药及对肾脏有毒性的抗生素,以免导致肾功能衰竭。

2.呼吸的支持　用可定容性呼吸机,术后应多次检查肺部,查有无气胸,不张等;拔出气管插管后的雾化,注意呼吸道的护理,以防肺不张及肺炎的发生。

3.营养的关注　由于疾病的原因,患儿大多数都发育不良,且存在营养的缺失,因此,术后根据患儿的体重计算每日入量,少食多餐为主要原则。

（雷小慧）

第七节　先天性心脏病介入治疗围手术期的护理

一、概述

先天性心脏病的确切病因尚未完全清楚,但许多胚胎学家对先天性心脏病的胚胎学特征进行了大量的研究,为了进一步了解先天性心脏病的病因提供了依据。

（一）动脉导管未闭

动脉导管未闭占所有先天性心脏病的 5%～10%,女性为男性的两倍,早产儿高于足月儿,妊娠龄越短,出生体重越低的早产儿发生率越高。

（二）房间隔缺损

房间隔缺损（atrial septal defect,ASD）是一种常见的先天性心脏病,是心房间隔先天性发育不全所致的左、右心房间异常交通,占先天性心脏病的 6%～10%,多见于女性;房间隔缺损主要分为:中央型（卵圆孔型）、上腔型（静脉窦型）、下腔型和混合型,其中绝大多数为单孔,少数为多孔,个别为筛孔状。缺损直径一般为 2～4cm。

（三）室间隔缺损

室间隔缺损（ventricular septal defect,VSD）是胎儿期室间隔发育不全所致的心室间异常交通,左右心室隔上有单个或多个缺损,缺损的直径大小不等,它可发生在室间隔的任何解剖部位,引起血液自左向右分流,导致血流动力学异常。室间隔缺损可分为膜部缺损、漏斗部缺损和肌部缺损。

二、病因

确切病因尚不明确,目前认为主要与以下因素有关:

1.家族遗传。

2.孕妇患有糖尿病未经治疗。

3.妊娠早期接触致畸药物。

4.妊娠早期受到放射性物质,如 X 线、放射性核素的过量照射。

5.病毒感染。

6.近亲婚配。

7.孕妇的不良嗜好如吸烟、饮酒等。

三、病理

（一）动脉导管未闭

在胚胎时期,血液中前列腺素维持动脉导管的开放,出生时呼吸使氧分压增高,抑制前列腺素合成酶,减低循环中前列腺素的水平,引起动脉导管收缩。

未闭的动脉导管是体循环和肺循环之间的异常通道,产生主动脉向肺动脉的连续性左向右分流,分流量的大小取决于导管的直径与主动脉间的压力阶差。左向右分流使肺循环血量增加,左心回血量增多,左心容量负荷增加;此外,体循环血量减少,左心室代偿做功,导致左心室扩大、肥厚,直至出现左心功能衰竭。

长期分流使肺循环血量持续增加，肺小动脉反射性痉挛，肺动脉压力增高，右心室排血受阻，后负荷增加，右心室逐渐肥厚。早期肺动脉高压为可逆的动力型，如果不能及时阻断分流，病理生理改变将越来越重，血管阻力增加，最终导致肺小动脉发生硬化阻塞性病变。当肺动脉压高于主动脉压时，产生双向或右向左分流，成为艾森门格综合征。

（二）房间隔缺损

正常情况下，左房压力 8~11mmHg，右房压力 3~15mmHg。当存在房间隔缺损时，无论收缩期或舒张期血液均自左向右分流，肺循环血流量通畅为体循环血流量的 2~3 倍。由于心内分流，经过右心房、右心室和肺的血流量多于左心，右心房、左心室和肺动脉因而扩大，左心房和主动脉相对缩小。随着年龄的增长，肺动脉发生痉挛，逐渐产生内膜增生和中层增厚，导致血管腔变小和阻力增高，形成肺动脉高压，左向右分流逐渐减少，右心血液输出受到限制，右心后负荷增加，产生右心室和右心房扩大，最后引起右心衰竭。当右心压力增高到一定程度时，右心房内的血液可自右到左分流到左心房，临床上出现发绀症状，这时称为艾森门格综合征。

（三）室间隔缺损

室间隔缺损时心内血液自左向右分流直接增加心脏负荷，导致心肌肥厚，并可引起肺血管的病变。较大的缺损分流量多，左心室容量负荷加重，左心房、左心室扩大。由于肺循环血流量过高，肺小动脉痉挛产生肺动脉高压，右心室阻力负荷增大导致右心室肥大随着病程进展形成梗阻性肺动脉高压，最后导致右向左分流，出现艾森门格综合征。

四、诊断要点

（一）临床表现

1. 动脉导管未闭

（1）症状：取决于导管的大小、肺血管阻力以及合并的其他心内畸形。小的动脉导管未闭患者无症状；中等大小的动脉导管未闭，分流量随着出生后数个月肺血管阻力下降而逐渐增加，患儿常表现发育迟缓、反复呼吸道感染乏力；大的动脉导管未闭患儿可以在出生后数周内出现呼吸急促、心动过速、喂养困难，直至心力衰竭。

（2）体征：心脏杂音、震颤、周围血管征、差异性发绀。

2. 房间隔缺损

（1）症状：大多数患者因为体检时发现心脏杂音而就诊。部分患者有活动后心悸、气短或呼吸道感染和心力衰竭等症状。多数在成人期发生，少数在婴幼儿期出现短、气多汗、活动受阻等。

（2）体征：可出现心前区隆起。可闻及收缩期杂音，肺动脉瓣区第二心音固定分裂。

3. 室间隔缺损

（1）症状：缺损较小、直径在 0.5cm 以下，分流量较少者，一般无明显症状，多在体检时发现心脏杂音，部分患儿可有多汗、心率偏快等表现。缺损较大、分流量较大者，常有活动后气急和心悸，反复出现肺部感染，并可出现淤血性心力衰竭症状，甚至引起呼吸窘迫综合征，需行紧急手术方可治愈。大型缺损者，常有喂养困难，生长发育迟缓，反复肺部感染和淤血性心力衰竭，并互为因果，病情发展快。

（2）体征：小的室间隔缺损，发育中等，四肢无发绀，在胸骨左缘 3~4 肋间闻及收缩期喷射性杂音,通常向心前区传导;部分患儿可触及震颤。中至大量分流的室间隔缺损,胸骨向前突出,呈鸡胸样。可发现弥散性心前区搏动,震颤明显且心界增大,心尖搏动仅能触到强有力的左心室冲击。除收缩期杂音外,心前区可闻及轻度舒张期杂音。肺动脉瓣区第二心音亢进、分裂。

(二)辅助检查

1.超声心动图。

2.心电图。

3.胸部 X 线检查。

4.心导管检查。

5.主动脉造影。

五、治疗

(一)外科手术

见外科手术护理部分。

(二)介入手术

有些先心病适合于用介入治疗,达到类似外科手术治疗的效果而减轻对患者的创伤。常用的手术如:

1.房间隔缺损成形术。

2.心房和心室间隔缺损闭合术。

3.动脉导管未闭闭塞术。

4.肺动—静脉漏闭塞术。

5.主动脉缩窄球囊腔内成形术。

六、主要护理问题

1.焦虑/恐惧　与患者对手术的恐惧、担心预后有关。

2.低效性呼吸形态　与肺血流量增高有关。

3.舒适的改变　与特殊体位、限制肢体活动等有关。

4.潜在并发症　肺栓塞、出血、血栓栓塞、感染等。

七、护理目标

1.患者焦虑/恐惧程度减轻,配合治疗及护理。

2.患者无呼吸道感染症状和体征。

3.术后未发生相关并发症或并发症发生后能得到及时治疗与处理。

八、术前护理措施

1.入院健康宣教　介绍环境、床旁设施使用、陪护探视制度、饮食、医务人员介绍和自我介绍。

2.入院评估

(1)患者一般情况评估。

(2)专科情况的评估。

3.术前常规准备

(1)协助医生完成常规化验检查和相关的辅助检查。

(2)健康教育与心理护理：①向患者及家属介绍此技术的治疗原理、疗效、优点；②扼要介绍手术的过程、术中、术后的注意事项；③体位、饮食、活动情况；④介绍成功病例,从而减轻他们的心理负担。

(3)术前抗生素药物皮试,并训练患者在床上大小便。

(4)术前 1 天给予术区皮肤准备。

(5)术中用药的准备。

(6)术前晚根据医嘱给予镇静剂,以保证充足的睡眠。

(7)术前 6 小时禁食。并排空大小便。

(8)术晨更换清洁病员服后,建立静脉通道。

(9)术晨与手术室人员进行患者、药物核对后,送入手术室。

4.呼吸道准备

(1)有呼吸道感染症状者,应遵医嘱应用抗生素治疗。

(2)吸烟者戒烟两周以上,指导患者有效咳嗽排痰和深呼吸,对于痰多不宜咳出者应给予祛痰药雾化吸入,达到湿润呼吸道稀化痰液。

(3)避免受凉、感冒,预防呼吸道感染。

九、术后护理措施

1.常规护理内容

(1)术后护理常规：①了解麻醉和手术方式、术中情况、伤口、加压包扎和沙袋压迫情况；②术后 24 小时内给予平卧位休息,穿刺侧肢体限制活动；③必要时给予持续低流量吸氧；④持续心电监护；⑤监测生命体征、双侧肢体肢端温度、足背动脉搏动情况；⑥观察尿液的颜色、性质及量,必要时可进行保留导尿。

(2)伤口观察及护理：①观察伤口有无渗血渗液,若有应及时通知医生并更换敷料；②穿刺局部加压包扎固定,并用 0.5kg 的沙袋压迫止血 6 小时；③动脉穿刺压迫时间为 8~12 小时,静脉穿刺压迫时间为 6~8 小时；④弹力绷带包扎 24 小时解除；⑤每天换药一次。

(3)疼痛护理：①评估患者疼痛情况；②遵医嘱给予镇痛药物；③提供安静舒适的环境。

(4)预防感染：遵医嘱正确使用抗生素 3 天。

(5)基础护理：做好饮食护理、口腔护理、体位护理、肢体活动、皮肤清洁等工作。

2.饮食护理　术后患者饮食不受任何限制,可按常规进食即可。患者应多饮水,增加造影剂的排除,但应注意避免暴饮暴食。

3.病情观察及护理

(1)封堵器固定位置

1)观察内容：术后心脏杂音消失后再次出现,患者是否出现胸痛、胸闷、气促、发绀等症状。

2)可能出现的问题：封堵器脱落。

(2)尿液性状

1)观察内容:患者排尿由黄色清亮变为红色。患者皮肤黏膜颜色;尿液常规检查。

2)可能出现的问题:存在残余分流。

(3)局部伤口

1)观察内容:是否有出血,出血的量和程度,伤口周围是否有肿胀,肿胀的范围,局部是否有搏动感。

2)可能出现的问题:①伤口渗血;②皮下血肿;③夹层动脉瘤。

(4)足背动脉搏动

1)观察内容:搏动减弱或者消失。

2)可能出现的问题:加压包扎过紧

4.体位与活动

(1)术后第1日:平卧位,可协助患者变换体位,患者肢体可平移,但不能屈曲,抬高床头。

(2)术后第2日:自动体位休息。

(3)术后3个月内:日常活动不受限制,但应避免剧烈活动。

5.先天性心脏病介入治疗的出院宣教

(1)饮食:普通饮食。

(2)活动:术后3个月内避免剧烈活动或重体力劳动。

(3)抗凝:动脉导管未闭不需要抗凝治疗。室间隔缺损和房间隔缺损封堵术后需遵医嘱服用阿司匹林药物6~12个月,服药期间应观察药物的不良反应。当出现不良反应时,立即停药,及时到医院纠正。

(4)感染预防:①避免受凉感冒,当出现感冒症状时及时就诊;②出院后3天内避免沐浴,沐浴后可用消毒剂涂擦局部;③出院后1周内注意观察体温变化,当出现发热时及时到医院就诊,做血常规检查。遵医嘱使用抗生素药物。

(5)复查:术后1、3、6个月各复查一次,以后根据个体情况适时复查。复查内容:超声心动图、心电图、胸片。

6.并发症观察及处理

(1)伤口渗血、血肿

1)临床表现:①穿刺处敷料有血迹浸湿;②局部伤口疼痛,并有肿块。

2)处理:①更换伤口敷料;②重新加压包扎;③增加压迫的重量;④必要时应用止血药物。

(2)机械性溶血

1)临床表现:尿液颜色为肉眼可见血尿皮肤黏膜黄染。

2)处理:①立即报告医生;②口服碳酸氢钠;③必要时再次行封堵手术。

(3)封堵器脱落及异位栓塞

1)临床表现:封堵器脱落进入肺循环,可出现胸痛、呼吸困难、发绀等症状。

2)处理:①严密观察患者有无胸闷、气促、胸痛、发绀等症状;②注意心脏杂音的变化;③一旦出现,立即通知医生,立即进行外科手术准备。

(4)造影剂反应

1)临床表现:轻者可出现头痛、头晕、恶心、呕吐、皮肤出现荨麻疹等反应。重者可出现心律失常、虚脱、发绀、喉黏膜水肿、呼吸困难和休克等。

2)处理:①严密监测造影剂的不良反应;②监测呼吸、心律、心率、血压的变化;③一旦出现,立即通知医生,给予相应的对症处理。

(5)血栓栓塞

1)临床表现:①栓塞远端肢体出现疼痛、麻木、皮肤颜色苍白、皮温降低等栓塞症状;②心房内血栓脱落时,患者可出现呼吸困难的表现,应立即查明是否有肺栓塞的出现。

2)处理;①严密监测;②发现异常及时报告医生;③遵医嘱正确使用抗凝血药物和解除血管痉挛药物;④积极做好手术准备。

十、特别关注

1. 术后是否有封堵器脱落的症状和体征。

2. 体位和肢体的活动。

3. 术后抗凝治疗。

4. 患者尿液的颜色。

(雷小慧)

第八节 二尖瓣置换围手术期的护理

一、概述

后天性二尖瓣病变包括二尖瓣狭窄和二尖瓣关闭不全这两种类型。二尖瓣狭窄是指二尖瓣结构异常导致在二尖瓣膜的水平发生左室流入道的梗阻,限制了左室舒张期二尖瓣膜正常开放。而二尖瓣在解剖或(和)功能上的任何异常均可引起二尖瓣关闭不全。在国内二尖瓣病变的主要病因是风湿热。

二、病因

二尖瓣病变病因见表 3-7-1。

表 3-7-1 二尖瓣病变病因

病因	二尖瓣狭窄	二尖瓣关闭不全
风湿热	√	√
瓣叶瓣环钙化	√	√
感染性心内膜炎	√	√
心肌严重缺血		√
心脏肿瘤		
心内膜纤维化	√	√
乳头肌断裂	√	√
急性钝挫伤		√

三、病理

(一)二尖瓣狭窄

二尖瓣狭窄使左心房排血受阻→左心室血流量减少、左心房血液淤滞→左心房容量和压力升高以及肺静脉压升高→肺淤血及肺血管阻力升高→肺动脉高压,右心负担增加→右室肥厚、扩大→右心衰竭。

（二）二尖瓣关闭不全

1.二尖瓣关闭不全产生二尖瓣反流→左心房容量负荷增加→肺淤血、肺动脉压升高→右心衰竭

2.二尖瓣关闭不全产生二尖瓣反流→左心室舒张末期容量及压力明显升高→持续左心室容量超负荷→心肌肥厚、心肌耗氧量增加→左心室收缩功能逐渐减弱→左心衰竭

四、诊断要点

（一）临床表现

二尖瓣病变的临床表现与瓣膜狭窄或关闭不全的程度、代偿功能、劳动强度等相关。

1.二尖瓣狭窄

（1）症状：呼吸困难的严重程度与二尖瓣狭窄的严重程度有关。轻度狭窄者无明显症状，常在重体力劳动时才产生呼吸困难；中度狭窄者常于快步行走或做较轻的体力劳动时产生呼吸困难；重度狭窄者于慢步行走或静息时就有呼吸困难。咳嗽可为干咳，伴肺水肿时可带粉红色泡沫痰；咯血多发生于瓣膜严重狭窄者；体循环血栓栓塞症状。

（2）体征：心尖区舒张期隆隆样杂音，第一心音亢进、二尖瓣开放拍击音和肺动脉区第二心音亢进。重度狭窄患者常有轻度发绀，形成"二尖瓣面容"。

2.二尖瓣关闭不全

（1）症状：轻度关闭不全者，多无明显症状；中度以上的关闭不全者，可出现疲倦、乏力、心悸和活动后气促；晚期可出现急性肺水肿、咯血和右心衰竭等症状。

（2）体征：心尖区第一心音沉闷或减弱。中度以上关闭不全者可闻及 3 级以上全收缩期吹风样杂音，向左腋中线传导。肺动脉瓣区第二心音可亢进和晚期额分裂，晚期可有右心衰体征。

（二）辅助检查

1.心电图。

2.胸部 X 线。

3.二维超声心动图。

4.彩色多普勒。

5.心导管检查。

五、治疗

（一）外科手术

1.瓣膜置换术　风湿性二尖瓣狭窄和关闭不全的主要治疗方法。

2.瓣膜成形术　二尖瓣退行性病或缺血性病导致的关闭不全的主要治疗方法。

（二）其他介入手术、微创手术

六、主要护理问题

1.焦虑/恐惧　与患者对手术的恐惧、担心预后有关。

2.知识缺乏　与患者缺乏疾病相关知识有关。

3.活动无耐力　与患者心功能降低有关。

4.舒适的改变　与切口疼痛等有关。

5.清理呼吸道低效　与痰液黏稠、咳嗽乏力等有关。

6.潜在并发症　心排血量降低、出血、电解质紊乱、心律失常、栓塞、感染等。

七、护理目标

1.患者焦虑/恐惧程度减轻,配合治疗及护理。

2.患者获得疾病相关知识。

3.患者主诉活动耐力改善。

4.患者主诉不适感减轻或消失。

5.患者咳嗽、咳痰有力,能够排出痰液。

6.术后未发生相关并发症或并发症发生后能得到及时治疗与处理。

八、术前护理措施

1.心理护理

(1)解释手术的必要性、手术方式、注意事项。

(2)鼓励患者表达自身感受,了解患者的心理及精神状况,鼓励患者术前多接触一些术后患者,了解术后患者的亲身体会和经验。

(3)教会患者自我放松的方法。

(4)针对个体情况进行针对性心理护理。

(5)鼓励患者家属和朋友给予患者关心和支持。

2.健康教育

(1)介绍与疾病相关的问题:疾病的病因、临床表现、治疗方法、手术的安全性、手术效果、术后并发症、手术对今后生活和工作的影响等。

(2)训练患者床上大小便,教会患者监测尿量、体温、脉搏的方法。教会患者有效咳嗽、深呼吸的方法。

(3)根据患者的营养状况指导患者及家属选择合适的饮食。

3.改善心功能　遵医嘱应用强心、利尿、补钾及血管扩张等药物,观察用药效果及不良反应,减少患者的活动量。

4.病情观察及护理

(1)观察并记录患者主诉,二尖瓣狭窄合并附壁血栓患者应注意观察患者的神志、语言和肢体的感觉和运动等,指导患者以卧床休息为主,保持情绪稳定及大便通畅,改变体位时动作宜缓慢、轻柔,避免血栓脱落导致体循环栓塞的发生。

(2)患者心功能状况的观察,根据情况协助患者完成生活护理。

(3)预防上呼吸道及肺部感染,监测患者尿量及电解质情况。

5.术前常规准备

(1)术前行抗生素皮试及交叉配血,术晨遵医嘱带入术中用药。

(2)协助完善相关术前检查:心电图、心脏彩超、胸部 X 线片、出凝血实验等。

(3)术前 8~12 小时禁食。

（4）术前晚遵医嘱应用镇静药物。

（5）术晨更换清洁病员服。

（6）术晨建立静脉通道。

（7）术晨与手术室人员进行患者、药物核对后，送入手术室。

（8）麻醉后置尿管。

九、术后护理措施

1.外科术后病房护理常规

（1）伤口观察及护理：观察伤口有无渗血渗液，若有，应及时通知医生并更换敷料。

（2）各管道观察及护理

1）输液管保持通畅，留置针妥善固定，注意观察穿刺部位皮肤；

2）尿管按照尿管护理常规进行，一般术后第1日可拔除尿管，拔管后注意观察患者排尿情况；

3）心包、纵隔、胸膜腔引流管参照引流管护理相关要求；

4）临时起搏器导线固定稳妥，临时起搏器处于正常工作状态。

（3）疼痛护理

1）评估患者疼痛情况；

2）对有镇痛泵（PCA）患者，注意检查管道是否通畅，评价镇痛效果是否满意；

3）遵医嘱给予镇痛药物；

4）提供安静舒适的环境。

（4）基础护理：做好口腔护理、尿管护理、定时翻身、雾化、患者清洁等工作。

2.心包、纵隔、胸腔引流管护理

（1）通畅

1）定时挤捏管道，使之保持通畅；

2）勿折叠、扭曲、压迫管道。

（2）固定

1）引流瓶妥善挂于床边，保证足够的长度，利于患者翻身，避免牵拉脱出；

2）告知患者引流管的重要性，切勿自行拔出；

3）挤捏引流管时观察固定管道的缝线是否松动，挤捏时不可牵拉管道。

（3）观察并记录

1）观察引流液性状、颜色、量；正常情况下手术当天引流液为暗红色，24小时引流量＜400mh 术后24小时后仍有新鲜血液流出，应通知医生，给予止血药物或输入血小板、凝血因子等，必要时再次手术止血；

2）观察胸腔闭式引流管水柱波动情况，结合胸部X线片判断患者肺复张情况，观察患者置管周围皮肤有无积气现象。

（4）拔管：心包及纵隔引流液量24小时小于50ml；胸腔闭式引流管水柱波动不明显，胸部X线片提示肺复张良好。

3.饮食护理

（1）拔除气管插管6小时之前

1)进食内容:禁食。

2)进食量:—。

(2)拔除气管插管 6 小时之后

1)进食内容:饮水。

2)进食量:50 毫升/小时。

(3)拔除气管插管 8 小时之后

1)进食内容:流质。

2)进食量:50～80 毫升/小时。

(4)拔除气管插管 12 小时之后

1)进食内容:半流质。

2)进食量:100～150 毫升/次,4～5 次/日。

(5)拔除气管插管 16 小时之后

1)进食内容:软食。

2)进食量:100～200 克/次,4～5 次/日。

(6)拔除气管插管 24 小时之后

1)进食内容:普食。

2)进食量:5～6 餐/日,少食多餐。

4.体位与活动

(1)全麻清醒前:去枕平卧位,头偏向一侧。

(2)全麻清醒后手术当日:半卧位。

(3)术后第 1 日:半卧位为主,增加床上运动。

(4)术后第 2 日:半卧位为主,可在搀扶下适当下床沿床边活动。

(5)术后第 3 日:半卧位为主,可在搀扶下适当屋内活动。

(6)术后第 4 日起:适当增加活动度。

注:活动强度应当根据患者个体化情况,循序渐进,对于年老或体弱患者应当相应推后活动进度。

5.健康宣教

(1)饮食:注意饮食搭配,少量多餐,忌烟酒、咖啡及刺激性食物。

(2)活动:根据体力,适当活动。

(3)复查:术后定期门诊随访,复查抗凝酶原时间、血常规、血钾等,早期 1～2 周查一次,稳定后可每 3 个月复查一次。

(4)药物:根据医嘱服药,避免漏服,不可补服。

(5)自我监测:观察有无牙龈出血、皮下出血、血尿、黑便等出血现象;观察有无体循环栓塞症状;监测脉搏、体温、尿量。

6.并发症的处理及护理

(1)出血

1)临床表现:①胸管引流量在手术后第 1 小时超过 500ml,在手术后 2 小时内超过 400ml/h,手术后 3 小时内超过 300ml/h 或手术后 6 小时内超过 200ml/h;②伤口敷料持续有新鲜血液渗出。

2)处理：①监测 ACT 值：根据 ACT 值追加鱼精蛋白；②使用止血药物，输入血小板、凝血因子等；③药物治疗无效者应及时进行再次手术。

（2）心律失常

1）临床表现：①室性期前收缩；②室性心动过速；③心房纤颤；④室上性心动过速；⑤窦性心动过缓。

2）处理：①行血气分析，排除酸碱电解质紊乱、低氧等；②遵医嘱使用抗心律失常药物，观察药效及不良反应；③电复律；④临时起搏器的使用。

（3）电解质紊乱

1）临床表现：①乏力、纳差；②心律失常。

2）处理：①血清钾在 4～5mmol/L，补钾后要及时复查；②补钾同时适当补镁钙。

（4）栓塞

1）临床表现：①脑梗死所致的神志不清、失语、偏瘫；②动脉栓塞：远端皮温下降、脉搏减弱或消失、皮肤苍白、疼痛、感觉减退。

2）处理：①行 CT 检查、复查凝血酶原时间及活动度；②遵医嘱使用抗凝药；③介入治疗取出栓子；④患肢的功能锻炼。

（5）瓣周漏

1）临床表现：①出现收缩期或舒张期杂音；②血流动力学不稳定，患者突然发生心力衰竭。

2）处理：①床旁彩超确诊；②等待再次手术期间遵医嘱积极使用强心利尿剂；③再次手术。

（6）感染

1）临床表现：①发热，白细胞计数升高；②血培养结果为阳性；③伤口愈合不良；④胸骨移开和纵隔感染；⑤感染性心内膜炎。

2）处理：①监测体温，预防上呼吸道及肺部感染；②遵医嘱使用抗生素预防和控制感染；③伤口换药处理；④再次手术。

十、特别关注

1. 术后胸部引流管的护理。
2. 术后并发症的早期观察及处理。

（雷小慧）

第九节　主动脉瓣置换围手术期的护理

一、概述

后天性主动脉瓣病变包括主动脉瓣狭窄和主动脉瓣关闭不全这两种类型。

二、病因

（一）主动脉瓣狭窄

单纯性主动脉狭窄多见于男性患者,常见的病因有退行性病变,糖尿病和高脂血症是发生主动脉瓣退行性钙化狭窄的危险因素。而风湿性病变少见,瓣膜风湿性疾病损害可引起瓣叶交界的融合,使瓣膜开口面积缩小。

（二）主动脉瓣关闭不全

1.主动脉瓣瓣叶钙化、卷曲、增生导致瓣叶对合障碍。

2.主动脉瓣环扩张导致瓣叶对合障碍。

三、病理

（一）主动脉瓣狭窄

主动脉瓣狭窄使左室射血受阻→心排血量下降,室壁张力增高→左心室通过向心性肥厚代偿,维持足够的心排出量→左心室顺应性下降,左心室收缩功能下降→左心衰竭→肺静脉高压－肺动脉高压及右心衰。

（二）主动脉瓣关闭不全

主动脉瓣关闭不全,舒张期主动脉内的血液反流入左心室,左室同时接受来自左房内的血液→左心室容量负荷显著增加,室壁张力增高→左心室出现代偿性肥厚→心肌纤维化和心肌缺血→左心衰→右心衰。

四、诊断要点

（一）临床表现

1.主动脉瓣狭窄

（1）症状:劳力性呼吸困难、心绞痛、晕厥。

（2）体征:收缩期喷射性、高调、粗糙的杂音,在胸骨右缘第二肋间隙最明显,杂音向两侧颈动脉传导。

2.主动脉瓣关闭不全

（1）症状:慢性主动脉瓣关闭不全者由于左心室强大的代偿功能,患者可在相当长的时间内毫无临床症状。在失代偿后逐渐出现活动后乏力、疲倦,劳累性呼吸困难,甚至端坐呼吸和夜间阵发性呼吸困难、心绞痛等。

（2）体征:心尖区向左下移位,可触及抬举样搏动,在胸骨右缘第二肋间隙可闻及舒张期泼水样杂音,呈高调、递减型,向心尖部传导。周围血管体征:颈动脉搏动明显、水冲脉、毛细血管搏动征、股动脉枪击音。右心衰体征。

（二）辅助检查

1.心电图。

2.胸部 X 线。

3.二维超声心动图。

4.彩色多普勒。

5.心导管检查。

五、治疗

（一）外科手术

1.瓣膜置换术　症状严重的主动脉狭窄或关闭不全;严重的主动脉瓣狭窄或关闭不全者行外科冠状动脉搭桥术时;严重主动脉瓣狭窄或关闭不全进行主动脉等瓣叶成形外科手术时;严重主动脉瓣狭窄或关闭不全者伴左室收缩功能不全时。

2.瓣膜修复术　无法实施主动脉瓣置换术时。

(二)其他内科治疗、微创手术

六、主要护理问题

1.焦虑/恐惧　与患者对手术的恐惧、担心预后有关。

2.知识缺乏　与患者缺乏疾病相关知识有关。

3.活动无耐力　与患者心功能降低有关。

4.舒适的改变　与切口疼痛等有关。

5.清理呼吸道低效　与痰液黏稠、咳嗽乏力等有关。

6.潜在并发症　心排血量降低、出血、电解质紊乱、心律失常、栓塞、感染等。

七、护理目标

1.患者焦虑/恐惧程度减轻,配合治疗及护理。

2.患者获得疾病相关知识。

3.患者主诉活动耐力改善。

4.患者主诉不适感减轻或消失。

5.患者咳嗽、咳痰有力,能够排出痰液。

6.术后未发生相关并发症或并发症发生后能得到及时治疗与处理。

八、术前护理措施

1.心理护理

(1)解释手术的必要性、手术方式、注意事项。

(2)鼓励患者表达自身感受,了解患者的心理及精神状况,鼓励患者术前的接触一些术后患者,了解术后患者的亲身体会和经验。

(3)教会患者自我放松的方法。

(4)针对个体情况进行针对性心理护理。

(5)鼓励患者家属和朋友给予患者关心和支持。

2.健康宣教

(1)介绍与疾病相关的问题:疾病的病因、临床表现、治疗方法、手术的安全性、手术效果、术后并发症、手术对今后生活和工作的影响等。

(2)训练患者床上大小便,教会患者监测尿量、体温、脉搏的方法。教会患者有效咳嗽、深呼吸的方法。

(3)根据患者的营养状况指导患者及家属选择合适的饮食。

3.改善心功能　主动脉瓣狭窄患者遵医嘱应用强心、利尿药物,但应密切观察心电图,避免室性心律失常的发生。硝酸甘油和β受体阻滞剂需慎用,血管扩张等药物不宜多用。主动脉瓣关闭不全者常使用血管扩张剂。观察用药效果及不良反应,减少患者的活动量。

4.病情观察及护理

(1)观察并记录患者主诉,观察主动脉瓣重度狭窄患者的循环情况,防止心搏骤停的发生。

(2)患者心功能状况的观察,根据情况协助患者完成生活护理。

(3)观察患者有无胸闷胸痛症状,根据医嘱用药、吸氧。

(4)观察患者有无任何潜在的感染,及时报告主管医生。

5.术前常规准备

(1)术前行抗生素皮试及交叉配血,术晨遵医嘱带入术中用药。

(2)协助完善相关术前检查:心电图、心脏彩超、胸部X线片、出凝血实验等。

(3)术前8~12小时禁食。

(4)术前晚遵医嘱应用镇静药物。

(5)术晨更换清洁病员服。

(6)术晨建立静脉通道。

(7)术晨与手术室人员进行患者、药物核对后,送入手术室。

(8)麻醉后置尿管。

九、术后护理措施

1.外科术后病房护理常规

(1)伤口观察及护理:观察伤口有无渗血渗液,若有,应及时通知医生并更换敷料。

(2)各管道观察及护理

1)输液管保持通畅,留置针妥善固定,注意观察穿刺部位皮肤;

2)尿管按照尿管护理常规进行,一般术后第1日可拔除尿管,拔管后注意观察患者排尿情况;

3)心包、纵隔、胸膜腔引流管参照引流管护理相关要求;

4)临时起搏器导线固定稳妥,临时起搏器处于正常工作状态。

(3)疼痛护理

1)评估患者疼痛情况;

2)对有镇痛泵(PCA)患者,注意检查管道是否通畅,评价镇痛效果是否满意;

3)遵医嘱给予镇痛药物;

4)提供安静舒适的环境。

(4)基础护理:做好口腔护理、尿管护理、定时翻身、雾化、患者清洁等工作。

2.心包、纵隔、胸腔引流管护理

(1)通畅

1)定时挤捏管道,使之保持通畅;

2)勿折叠、扭曲、压迫管道。

(2)固定

1)引流瓶妥善挂于床边,保证足够的长度,利于患者翻身,避免牵拉脱出;

2)告知患者引流管的重要性,切勿自行拔出;

3)挤捏引流管时观察固定管道的缝线是否松动,挤捏时不可牵拉管道。

(3)观察并记录

1)观察引流液性状、颜色、量；正常情况下手术当天引流液为暗红色，24小时量小于400ml，术后24小时后仍有新鲜血液流出，应通知医生，给予止血药物或输入血小板、凝血因子等，必要时再次手术止血；

2)观察胸腔闭式引流管水柱波动情况，结合胸部X线片判断患者肺复张情况，观察患者置管周围皮肤有无积气现象。

(4)拔管：心包及纵隔引流液量24小时小于50ml；胸腔闭式引流管水柱波动不明显，胸部X线片提示肺复张良好。

3.饮食护理

(1)拔除气管插管6小时之前

1)进食内容：禁食。

2)进食量：一。

(2)拔除气管插管6小时之后

1)进食内容：饮水。

2)进食量：50毫升/小时。

(3)拔除气管插管8小时之后

1)进食内容：流质。

2)进食量：50～80毫升/小时。

(4)拔除气管插管12小时之后

1)进食内容：半流质。

2)进食量：100～150毫升/次，4～5次/日。

(5)拔除气管插管16小时之后

1)进食内容：软食。

2)进食量：100～200克/次，4～5次/日。

(6)拔除气管插管24小时之后

1)进食内容：普食。

2)进食量：5～6餐/日，少食多餐。

4.体位与活动

(1)全麻清醒前：去枕平卧位，头偏向一侧。

(2)全麻清醒后手术当日：半卧位。

(3)术后第1日：半卧位为主，增加床上运动。

(4)术后第2日：半卧位为主，可在搀扶下适当下床沿床边活动。

(5)术后第3日：半卧位为主，可在搀扶下适当屋内活动。

(6)术后第4日起：适当增加活动度。

注：活动能力应当根据患者个体情况，循序渐进，对于年老或体弱患者应当相应推后活动进度。

5.健康宣教

(1)饮食：注意饮食搭配，少量多餐，忌烟酒、咖啡及刺激性食物。

(2)活动：根据体力，适当活动。

(3)复查：术后定期门诊随访，复查抗凝酶原时间、血常规、血钾等。早期1～2周查一次，稳定后可每 3 个月复查一次。

(4)药物：根据医嘱服药，避免漏服，不可补服。

(5)自我监测：观察有无牙龈出血、皮下出血、血尿、黑便等出血现象；观察有无体循环栓塞症状；监测脉搏、体温、尿量。

6.并发症的处理及护理

(1)出血

1)临床表现：①胸管引流量在手术后第 1 小时超过 500mh 在手术后 2 小时内超过 400ml/h，手术后 3 小时内超过 300ml/h 或手术后 6 小时内超过 200ml/h；②伤口敷料持续有新鲜血液渗出；③抗凝过度。

2)处理：①监测 ACT 值：根据 ACT 值追加鱼精蛋白；②使用止血药物，输入血小板、凝血因子等；③药物治疗无效者应及时行再次手术；④静脉输入维生素 K_1。

(2)心律失常

1)临床表现：①室性期前收缩；②室上性心动过速；③心室纤颤；④房室传导阻滞。

2)处理：①行血气分析，排除酸碱电解质紊乱、低氧等；②遵医嘱使用抗心律失常药物，首选利多卡因，观察药效及不良反应；③电复律；④临时起搏器的使用；⑤主动脉内球囊反搏。

(3)左心室功能不全

1)临床表现：①心排出量下降；②肢端湿冷；③心率快。

2)处理：正性肌力药物、利尿剂、血管扩张剂的使用；主动脉内球囊反搏。

(4)肾功能不全或衰竭

1)临床表现：①少尿；②无尿。

2)处理：①维持心排出量；②扩张肾血管；③肾功能不全应尽早处理，及时透析；④监测尿量及尿比重。

(5)瓣周漏

1)临床表现：①出现杂音；②血流动力学不稳定；③心功能不全。

2)处理：①床旁彩超确诊；预防感染；②再次手术。

(6)冠状动脉损伤

1)临床表现：①心肌缺血；②心排血量下降。

2)处理：冠状动脉旁路移植。

十、特别关注

1.术后胸部引流管的护理。
2.术后并发症的早期观察及处理。

（雷小慧）

第十节　多瓣膜置换的护理

一、概述

需要行外科治疗的心脏多瓣膜病变，其瓣膜的病理性改变可能是风湿性改变、退行性变、感染性及其他各种原因引起的病变。瓣膜的功能障碍可以是原发性的,也可以是继发性的。外科治疗既需要考虑瓣膜病变的原发性致病因素,还要考虑原发性瓣膜病变整形或置换后,继发受累的瓣膜可能的反应,即是否可以不处理而自愈或需要整形或置换。

二、病因

1.风湿性心脏病多瓣膜病变。
2.黏液样变性和瓣膜脱垂累及多瓣膜病变。
3.老年性主动脉瓣钙化合并多瓣膜受损。
4.感染性心内膜炎合并多瓣膜病变。
5.心脏类肿瘤并多瓣膜病变。

三、病理

病理改变与受累的瓣膜种类相关,根据具体受累瓣膜可推断其病理改变,请参阅前两章病理介绍。

四、诊断要点

1.患者的临床表现与受累瓣膜种类相关,请参阅前两章。
2.辅助检查
(1)心电图。
(2)胸部 X 线。
(3)二维超声心动图。
(4)彩色多普勒。
(5)心导管检查。

五、治疗

1.外科手术
(1)瓣膜置换术。
(2)瓣膜修复术。
2.其他　内科治疗、微创手术。

六、主要护理问题

1.焦虑/恐惧　与患者对手术的恐惧、担心预后有关。
2.知识缺乏　与患者缺乏疾病相关知识有关。
3.活动无耐力　与患者心功能降低有关。
4.舒适的改变　与切口疼痛等有关。
5.清理呼吸道低效　与痰液黏稠、咳嗽乏力等有关。
6.潜在并发症　心排血量降低、出血、电解质紊乱、心律失常、栓塞、感染等。

七、护理目标

1.患者焦虑/恐惧程度减轻,配合治疗及护理。

2.患者获得疾病相关知识。

3.患者主诉活动耐力改善。

4.患者主诉不适感减轻或消失。

5.患者咳嗽咳痰有力,能够排出痰液。

6.术后未发生相关并发症或并发症发生后能得到及时治疗与处理。

八、术前护理措施

1.心理护理

(1)解释手术的必要性、手术方式、注意事项。

(2)鼓励患者表达自身感受,了解患者的心理及精神状况,鼓励患者术前的接触一些术后患者,了解术后患者的亲身体会和经验。

(3)教会患者自我放松的方法。

(4)针对个体情况进行针对性心理护理。

(5)鼓励患者家属和朋友给予患者关心和支持。

2.健康教育

(1)介绍与疾病相关的问题:疾病的病因、临床表现、治疗方法、手术的安全性、手术效果、术后并发症、手术对今后生活和工作的影响等。

(2)训练患者床上大小便,教会患者监测尿量、体温、脉搏的方法。教会患者有效咳嗽、深呼吸的方法。

(3)根据患者的营养状况指导患者及家属选择合适的饮食。

3.改善心功能　遵医嘱应用强心、利尿药物,血管活性药物,观察用药效果及不良反应,减少患者的活动量。

4.病情观察及护理

(1)观察并记录患者主诉,观察患者的循环情况。

(2)患者心功能状况的观察,根据情况协助患者完成生活护理。

(3)观察患者有无胸闷胸痛症状,根据医嘱用药、吸氧。

(4)观察患者有无任何潜在的感染,及时报告主管医生。

5.术前常规准备

(1)术前行抗生素皮试及交叉配血,术晨遵医嘱带入术中用药。

(2)协助完善相关术前检查:心电图、心脏彩超、胸部 X 线片、出凝血实验等。

(3)术前 8～12 小时禁食。

(4)术前晚遵医嘱应用镇静药物。

(5)术晨更换清洁病员服。

(6)术晨建立静脉通道。

(7)术晨与手术室人员进行患者、药物核对后,送入手术室。

(8)麻醉后置尿管。

九、术后护理措施

1.外科术后病房护理常规

(1)伤口观察及护理:观察伤口有无渗血渗液,若有,应及时通知医生并更换敷料。

(2)各管道观察及护理:

1)输液管保持通畅,留置针妥善固定,注意观察穿刺部位皮肤;

2)尿管按照尿管护理常规进行,一般术后第1日可拔除尿管,拔管后注意观察患者自解小便情况;

3)心包、纵隔、胸腔引流管参照引流管护理相关要求;

4)临时起搏器导线固定稳妥,临时起搏器处于正常工作状态。

(3)疼痛护理

1)评估患者疼痛情况;

2)对有痛泵(PCA)患者,注意检查管道是否通畅,评价镇痛效果是否满意;

3)遵医嘱给予镇痛药物;

4)提供安静舒适的环境。

(4)基础护理:做好口腔护理、尿管护理、定时翻身、雾化、患者清洁等工作。

2.心包、纵隔、胸腔引流管护理

(1)通畅

1)定时挤捏管道,使之保持通畅;

2)勿折叠、扭曲,压迫管道。

(2)固定

1)引流瓶妥善挂于床边,保证足够的长度,利于患者翻身,避免牵拉脱出;

2)告知患者引流管的重要性,切勿自行拔出;

3)挤捏引流管时观察固定管道的缝线是否松动,挤捏时不可牵拉管道。

(3)观察并记录

1)观察引流液性状、颜色、量;正常情况下手术当天引流液为暗红色,24小时量小于400ml,术后24小时后仍有新鲜血液流出,应通知医生,给予止血药物或输入血小板、凝血因子等,必要时再次手术止血;

2)观察胸腔闭式引流管水柱波动情况,结合胸部X线片判断患者肺复张情况,观察患者置管周围皮肤有无积气。

(4)拔管:心包及纵隔引流液量24小时小于50ml;胸腔闭式引流管水柱波动不明显,胸部X线片提示肺复张良好。

3.饮食护理

(1)拔除气管插管6小时之前

1)进食内容:禁食。

2)进食量:一。

(2)拔除气管插管6小时之后

1)进食内容:饮水。

2)进食量:50毫升/小时。

(3)拔除气管插管8小时之后

1)进食内容:流质。

2)进食量:50~80毫升/小时。

(4)拔除气管插管 12 小时之后

1)进食内容:半流质。

2)进食量:100～150 毫升/次,4～5 次/日。

(5)拔除气管插管 16 小时之后

1)进食内容:软食。

2)进食量:100～200 克/次,4～5 次/日。

(6)拔除气管插管 24 小时之后

1)进食内容:普食。

2)进食量:5～6 餐/日,少食多餐。

4.体位与活动

(1)全麻清醒前:去枕平卧位,头偏向一侧。

(2)全麻清醒后手术当日:半卧位。

(3)术后第 1 日:半卧位为主,增加床上运动。

(4)术后第 2 日:半卧位为主,可在搀扶下适当下床沿床边活动。

(5)术后第 3 日:半卧位为主,可在搀扶下适当屋内活动。

(6)术后第 4 日起:适当增加活动度。

注:活动能力应当根据患者个体情况,循序渐进,对于年老或体弱患者应当相应推后活动进度。

5.健康宣教

(1)饮食:注意饮食搭配,少量多餐,忌烟酒、咖啡及刺激性食物。

(2)活动:根据体力,适当活动。

(3)复查:术后定期门诊随访,复查抗凝酶原时间、血常规、血钾等。早期 1～2 周复查一次,稳定后可每 3 个月复查一次。

(4)药物:根据医嘱服药,避免漏服,不可补服。

(5)自我监测:观察有无牙龈出血、皮下出血、血尿、黑便等出血现象;观察有无体循环栓塞症状;监测脉搏、体温、尿量。

6.并发症及处理

(1)出血

1)临床表现:①胸管引流量在手术后第 1 小时超过 500ml,在手术后 2 小时内超过 400ml/h,手术后 3 小时内超过 300ml/h 或手术后 6 小时内超过 200ml/h;②伤口敷料持续有新鲜血液渗出;③抗凝过度。

2)处理:①监测 ACT 值:根据 ACT 值追加鱼精蛋白;②使用止血药物,输入血小板、凝血因子等;③药物治疗无效者应及时行再次手术;④静脉输入维生素 K_1。

(2)失常(电解质紊乱)

1)临床表现:①室性期前收缩;②室速;③室颤;④房室传导阻滞。

2)处理:①行血气分析,排除酸碱电解质紊乱、低氧等;②遵医嘱使用抗心律失常药物,首选利多卡因,观察药效及副反应;③电复律;④临时起搏器的使用;⑤主动脉内球囊反搏。

(3)左心室功能不全

1)临床表现:①心排出量下降;②肢端湿冷;③心率快;④血压不稳定。

2)处理：正性肌力药物、利尿剂、血管扩张剂的使用；主动脉内球囊反搏。

（4）肾功能不全或衰竭

1)临床表现：①少尿；②无尿。

2)处理：①维持心排出量；②扩张肾血管；③肾功能不全应尽早处理，及时透析。

（5）瓣周漏

1)临床表现：①出现杂音；②血流动力学不稳定。

2)处理：①监测尿量及尿比重；②床旁彩超确诊；预防感染；③再次手术；④冠状动脉旁路移植。

（6）冠状动脉损伤

临床表现：①心肌缺血；②心排血量下降。

（7）栓塞

1)临床表现：①脑梗死所致的神志改变、失语、偏瘫；②动脉栓塞：远端皮温下降、脉搏减弱或消失、皮肤苍白、疼痛、感觉减退。

2)处理：①行 CT 检查、复查凝血酶原时间及活动度；②遵医嘱使用抗凝药；③介入治疗取出栓子；④患肢的功能锻炼。

（8）感染

1)临床表现：①发热，白细胞计数升高；②血培养结果为阳性；③伤口愈合不良；④胸骨移开和纵隔感染；⑤感染性心内膜炎。

2)处理：①监测体温，预防上呼吸道及肺部感染；②遵医嘱使用抗生素预防和控制感染；③伤口换药处理；④再次手术。

十、特别关注

1.术后胸部引流管的护理。

2.术后并发症的早期观察及处理。

（雷小慧）

第十一节　冠状动脉搭桥术围手术期的护理

一、概述

本病多发生在 40 岁以后，男性多于女性，脑力劳动者多于体力劳动者，城市多于农村，平均患病率约为 6.49%，而且患病率随年龄的增长而增高，是老年人最常见的一种心血管疾病。随着人民生活水平的提高，目前，冠心病在我国的患病率呈逐年上升的趋势，并且患病年龄趋于年轻化，因此，21 世纪我国面临心血管疾病的挑战，能否扼制危害人类健康的"第一杀手"，关键在于预防。

冠状动脉粥样硬化性心脏病，简称冠心病，是指供给心脏营养物质的血管—冠状动脉发生严重粥样硬化或痉挛，使冠状动脉狭窄或阻塞，以及血栓形成造成管腔闭塞，导致心肌缺血缺氧或梗塞的一种心脏病，亦称缺血性心脏病。

二、病因

主要的危险因素有血脂增高或异常、血压增高、吸烟、糖尿病等;次要的危险因素包括肥胖、从事体力活动少而脑力活动紧张,进食高热量和高动物脂肪以及遗传因素。

三、病理及分型

冠心病的病变在动脉内膜,初起内膜有脂质沉着并逐渐增多、继而形成粥样斑块。使冠状动脉管腔变窄,甚至阻塞。心肌供血减少可产生心绞痛等症状。但临床症状与冠状动脉病变往往不一致,而与侧支循环的发展程度有关。有广泛严重的冠状动脉病变,若侧支循环发展良好,临床上可仅有轻度症状,甚至无症状。有的病变轻但侧支循环发育不良,临床上可产生严重症状。充分发育的侧支循环起着"自身血管桥"的作用。若粥样硬化斑块造成冠状动脉主要分支高度狭窄或粥样斑块增大,阻塞管腔可引起心肌梗死。心肌梗死后为纤维结缔组织代替,形成无收缩力的纤维瘢痕区,逐渐膨大形成室壁瘤。左前降支阻塞可累及心室间隔的血液供应,导致室间隔穿孔造成严重的血液动力学紊乱。下壁心肌梗死,可累及二尖瓣乳头肌血供,引起乳头肌断裂,造成急性二尖瓣关闭不全,此三者均为心肌梗死的机械性损害。应积极的手术治疗以挽救患者的生命。

冠心病的临床分型是以世界卫生组织(WHO)的分型为标准,即心绞痛、心肌梗死和猝死;心绞痛又可分为劳力性心绞痛和自发性心绞痛。①劳力性心绞痛,又分3类,一是新发生的心绞痛;二是稳定型劳力性心绞痛;三是恶化劳力性心绞痛。②自发性心绞痛一般指休息状态下发作的心绞痛。其中将心绞痛发作时伴 ST 段抬高者,称为变异型心绞痛。

四、诊断要点

(一)临床表现

1.心绞痛。

2.心肌梗死。

3.心功能不全。

(二)辅助检查

1.心肌彩色超声动图。

2.冠脉造影。

3.心电图。

4.正、侧位胸片。

5.动脉血气分析。

五、治疗

治疗方法包括药物治疗、介入治疗和手术治疗。

1.药物治疗　①防栓药物(阿司匹林),可抑制血小板聚集,避免血栓形成。②硝酸脂类药物,硝酸甘油可扩张血管,改善心机供血。

2.介入治疗　包括经皮冠状动脉腔内成形术和支架置入术。

3.手术治疗　自从 1967 年 Favaloro 采用大隐静脉行升主动脉-冠状动脉旁路移植术以

来，由于疗效良好，此项手术获得迅速推广。

手术适应证：

1. 药物治疗无效的心绞痛。

2. 左冠状动脉主干病变，若不手术治疗患者多在 3～4 年内死亡。

3. 支冠状动脉均有病变。

4. 急性心肌梗死并发症(如室壁瘤、室间隔穿孔及二尖瓣关闭不全)，应先在内科治疗，病情稳定后行手术治疗。

六、主要护理问题

1. 焦虑/恐惧　与患者对冠心病的恐惧、认识不足及担心预后有关。

2. 舒适的改变　与疼痛、活动受限等有关。

3. 低效型呼吸形态　与手术、麻醉、人工辅助呼吸、体循环和术后伤口疼痛有关。

4. 心排血量减少　与心脏疾病、心功能减退、血容量不足、心律失常、水电解质失衡有关。

5. 潜在并发症　出血、心肌梗死、急性肾衰竭、急性呼吸衰竭。

七、护理目标

1. 患者焦虑/恐惧程度减轻，配合治疗及护理。

2. 患者主诉不适感减轻或消失。

3. 患者能维持正常的呼吸形态。

4. 患者能维持正常的心排血量。

5. 术后未发生相关并发症或并发症发生后能得到及时治疗与处理。

八、术前护理措施

1. 注重健康宣教、实施整体护理，建立护理病历，与患者共同制定相应地护理措施，向患者讲解疾病地相关知识，让成功的病例做介绍。

2. 增加营养　根据身高体重计算每日所需热量，制定营养食谱，以利术后恢复，应操纵肥胖患者热量摄入，操纵体重，以减轻心肌耗氧量。

3. 操纵心率、血压　术前最佳心率在 60 次/分左右，血压 130/85mmHg 以下。

4. 旁路供材的保护　大隐静脉将用做旁路材料，术前避免损伤和炎性反应，禁忌下肢静脉注射。

5. 做好术前准备

1)皮肤：备皮范围前胸至双侧腋后线，上起颌下，下至双足，剃净汗毛避免损伤皮肤，术前晚沐浴、更衣、更换床单，紫外线将房间消毒 1 小时。

2)肠道：术前 1 日中午开始以番泻叶泡水服清洁肠道、防止术后腹胀及减少术后内源性感染。

3)呼吸道：①保持室内空气清新，预防、操纵呼吸道感染，术前氧气吸入，改善心肌缺氧状态。训练患者掌握腹式呼吸、深呼吸和有效咳嗽地方法，鼓励患者吹气球、练习憋气达 45 秒以上、锻炼肺功能。②禁烟至少 1 个月，保持口腔卫生。③训练患者床上排便。④做好心理护理，稳定患者情绪，保证患者充分休息。在执行护理过程中进行有效的心理疏导，减少患者的恐惧,以便更好配合。

九、术后护理措施

1. 术后常规护理内容

(1)循环系统监测:合理使用主动脉内气囊反搏(IABP)。IABP可以改善冠状动脉灌注、解除心绞痛及保护左心室功能。

(2)循环系统监测:血管活性药物的使用。常规用心肌正性肌力药物多巴胺、多巴酚丁胺等增加心肌收缩力,提高心排血量。由于硝普钠可降低冠状动脉灌注压,增加非缺血区血流,使缺血区血流进一步减少,因此不作常规使用,在补足血容量的基础上,为确保冠状动脉灌注,防止冠状动脉痉挛,术后早期使用硝酸甘油,用量按体重(kg)×0.3计算,以维持平均动脉压(MAP)9.5～12kPa,血压平稳后逐渐减量至停用。

(3)中心静脉压:保持在8～12cmH$_2$O,防止低容量性低心排血量,密切观察外周循环及术侧下肢血液供应情况。

(4)心律失常:密切观察心率、心律地变化,持续心电监测,严重心律失常迅速通知医师处理。并做好抢救准备。常规准备利多卡因等药物。

(5)呼吸机辅助呼吸

1)体外循环术后患者常规采用机械通气以支持呼吸功能,最终达到改善氧合、减少呼吸机做功、降低肺循环的阻力、促进心肺功能恢复的目的。

2)密切观察患者的呼吸形态、频率、节律、深浅和呼吸音并记录。

3)保持呼吸道通畅:对痰多的患者要及时吸痰,吸痰动作要轻柔,吸痰前后给纯氧2分钟,每次吸痰时间不超过15秒,以免机体缺氧;吸痰时要注意观察心率、血压及血氧饱和度,如果持续下降,立即停止吸痰。

4)妥善固定呼吸机管道,保证呼吸机的湿化和温度。

5)定时查血气分析,根据结果及时调整呼吸机。

6)气管插管拔管后,遵医嘱给予超声雾化或氧气雾化吸入,以减轻喉头水肿、降低痰液黏稠度;同时指导患者有效咳痰及做深呼吸。

(6)温度监测:每小时测量肛温一次,肛温超过38℃即用冰袋等物理降温。

(7)疼痛护理:①评估患者疼痛情况;②对有镇痛泵(PCA)患者,注意检查管道是否通畅,评价镇痛效果是否满意;③遵医嘱给予镇痛药物;④提供安静舒适的环境。

(8)抗凝治疗的护理

1)抗凝治疗术后第1天开始,服用阿司匹林剂量为150～300mg,3次/日。

2)每天检测凝血酶原时间(PT),根据PT值调整抗凝药物的剂量。若PT值高于正常值的1.5～2倍(18～24s),活动度在35%左右为宜;若PT值高于正常值的1.3倍(小于16s),或活动度大于40%时,可加服双嘧达莫;若PT值高于正常值的2.5倍(大于30s),或活动度小于25%时,应减少抗凝药剂量。

3)密切注意有无牙龈出血,皮下瘀斑。

4)术后需抗凝治疗3～6个月。

(9)基础护理:做好口腔护理、尿管护理、定时翻身、雾化、患者清洁等工作。

2. 心包、纵隔引流管护理

(1)通畅:①定时挤捏管道,使之保持通畅;②勿折叠、扭曲、压迫管道。

(2)固定:①引流瓶妥善挂于床边,保证足够的长度,利于患者翻身,避免牵拉脱出;②告知患者引流管的重要性,切勿自行拔出;③挤捏引流管时观察固定管道的缝线是否松动,挤捏时不可牵拉管道。

(3)观察并记录:观察引流液性状、颜色、量;正常情况下手术当天引流液为暗红色,24 小时量小于 400ml,术后 24 小时后仍有新鲜血液流出,应通知医生,给予止血药物或输入血小板、凝血因子等,必要时再次手术止血。

(4)拔管:心包及纵隔引流液量 24 小时小于 50ml。

3.饮食护理

(1)时间拔除气管插管 6 小时之前:禁食。

(2)拔除气管插管 6 小时之后

1)进食内容:水。

2)进食量:50 毫升/小时。

(3)拔除气管插管 8 小时之后

1)进食内容:流质。

2)进食量:50～80 毫升/小时。

(4)拔除气管插管 12 小时之后

1)进食内容:半流质。

2)进食量:100～150 毫升/次,4～5 次/日。

(5)拔除气管插管 16 小时之后

1)进食内容:软食。

2)进食量:100～200 克/次,4～5 次/日。

(6)拔除气管插管 24 小时之后

1)进食内容:普食。

2)进食量:5～6 餐/日,少食多餐。

4.体位与活动

(1)全麻清醒前:去枕平卧位,头偏向一侧。

(2)全麻清醒后手术当日:半卧位。

(3)术后第 1 日:半卧位为主,增加床上运动。

(4)术后第 2 日:半卧位为主,可在搀扶下适当下床沿床边活动。

(5)术后第 3 日:半卧位为主,可在搀扶下适当屋内活动。

(6)术后第 4 日起:适当增加活动度。

注:活动能力应当根据患者个体情况,循序渐进,对于年老或体弱患者应当相应推后活动进度。

5.健康宣教

(1)饮食:注意饮食搭配,少量多餐,忌烟酒、咖啡及刺激性食物,忌食高胆固醇。

(2)活动:根据体力,适当活动;注意下肢活动。

(3)复查术后定期门诊随访,注意伤口情况。监测胆固醇、抗凝时间(PT)等,关注药物使用情况。

(4)药物：根据医嘱服药。

(5)心理：放松心情、科学对待疾病，正常生活，原则上不要改变自己的正常的生活习惯。

(6)自我监测：监测心率，疼痛情况，必要时口服止痛药。

6.常见并发症及处理

(1)出血

1)临床表现：①胸管引流量在手术后第 1 小时超过 500ml，在手术后 2 小时内超过 400ml/h，手术后 3 小时内超过 300ml/h 或手术后 6 小时内超过 200ml/h；②伤口敷料持续有新鲜血液渗出。

2)处理：①监测 ACT 值：根据 ACT 值追加鱼精蛋白；②使用止血药物，输入血小板、凝血因子等；③药物治疗无效者应及时行再次手术；④静脉输入维生素 K_1。

(2)心律失常(电解质紊乱、低心排)

1)临床表现：①室性期前收缩；②室速；③室颤；④房室传导阻滞。

2)处理：①行血气分析，排除酸碱电解质紊乱、低氧等；②遵医嘱使用抗心律失常药物，首选利多卡因，观察药效及不良反应；③电复律；④临时起搏器的使用；⑤主动脉内球囊反搏。

(3)左心室功能不全

1)临床表现：①心排出量下降；②肢端湿冷；③心率快；④血压不稳定。

2)处理：正性肌力药物、利尿剂、血管扩张剂的使用；主动脉内球囊反搏。

(4)心绞痛发作

1)临床表现：①压榨性疼痛(同术前)；②循环不稳定：血压下降、心率快、脉搏细速；③呼吸状态不佳；④伤口疼痛加重。

2)处理：①舌下含化硝酸甘油；②给予对症处理，如减轻患者的疼痛；③及时监测血气，并吸氧；④给予心电监护等措施。

(5)肾功能不全或衰竭(多数指肾前性功能不全)

1)临床表现：①少尿；②无尿。

2)处理：①维持心排出量；②扩张肾血管；③肾功能不全应尽早处理，及时透析；④监测尿量及尿比重。

(6)栓塞(体外循环引起)

1)临床表现：①脑梗死所致的神志改变、失语、偏瘫；②动脉栓塞：远端皮温下降、脉搏减弱或消失、皮肤苍白、疼痛、感觉减退。

2)处理：①行 CT 检查；②遵医嘱使用抗凝药制动；③介入治疗取出栓子；④患肢的功能锻炼。

(7)感染

1)临床表现：①发热，白细胞计数升高；②血培养结果为阳性；③伤口愈合不良；④胸骨哆开和纵隔感染；⑤感染性心内膜炎；⑥尿路感染；⑦肺部感染。

2)处理：①监测体温，预防上呼吸道及肺部感染；②遵医嘱使用抗生素预防和控制感染；③伤口换药处理；④再次手术；⑤加强对患者的肺部理疗，拍背，咳痰，并及时观察患者痰液的性质；⑥鼓励患者适度饮水，并早期拔出尿管。

十、特别关注

1.关注患者的胸骨愈合情况，对于年龄较大的患者，加之基础疾病等因素。搭桥术后很容易导致患者的胸骨移动,或愈合不良。发现不及时,易导致纵隔感染,影响患者冠脉搭桥术后的效果。

2.冠脉术后的效果的关注,因冠脉搭桥使用的血管不是人工材料,均为患者的自身材料。容易受到患者的情绪的影响因此,术后患者的冠状动脉搭桥术后的效果除了使用部分药物给予辅助外,同样受到患者的情绪的影响。这是术后特别关注的。

3.关注下肢大隐静脉取出后的情况。如是否水肿,且加强交通支的建立,尽早恢复患者的下肢的功能,减少肿胀。

(雷小慧)

第十二节　主动脉夹层的护理

一、概述

主动脉夹层是指主动脉中层发生撕裂后,血液在撕裂层(假腔)中流动,原有的主动脉腔称为真腔。真假腔之间由内膜与部分中层分割,并有一个或多个破口相通。急性主动脉夹层是发病极为凶险的心血管病急症,如未能准确地诊断和治疗其后果是灾难性的。未接受治疗的主动脉夹层在发病的第一个 24 小时死亡率达到 25%;有 36%～72%死于发病后 48 小时,62%～91%死于发病后 1 周。男性发病率高于女性,45～70 岁是好发年龄。

二、分类

(一)根据发病的急缓

1.急性　发病在 2 周内称为急性夹层动脉瘤。

2.慢性　无急性病史或发病超过 2 周以上者属于慢性夹层动脉瘤。

(二)根据内膜撕裂部位的不同有两种常用分类方法

1.DeBakey 分型

Ⅰ型:内膜撕裂口位于升主动脉或弓部,剥离范围延伸至弓部和降主动脉可达髂动脉,其中包括破口位于左弓而内膜逆行剥离至升主动脉者。

Ⅱ型:内膜撕裂口同Ⅰ型而剥离血肿只限于升主动脉和弓部。

Ⅲ型:位于主动脉峡部、左锁骨下动脉远侧,又根据夹层是否累及膈下腹主动脉将Ⅲ型分为Ⅲa 和Ⅲb。

2.Stanford A、B 两型

A 型:包括 DeBekay Ⅰ、Ⅱ型及破口位于左弓而逆行剥离至升主动脉者。

B 型:指内膜撕裂位于主动脉弓峡部而向胸主动脉以下蔓延者。

三、病因

1.动脉粥样硬化、高血压。

2.动脉中层囊性坏死。

3.马方综合征。

4.主动脉缩窄、大动脉炎。

5.外伤及梅毒。

西方国家以高血压为主,国内多为先天性中层发育不良,如马方综合征等,但近年来动脉硬化、高血压的比例逐渐增高。

四、病理生理

(一)主动脉破裂

破裂出血是主动脉夹层死亡的首要原因,有报道约80%的急性夹层患者死于主动脉破裂,多发生于起病的48小时以内。慢性主动脉夹层有40%～50%死于主动脉破裂。

动脉破裂时造成急性心包填塞,主动脉弓部夹层破裂时可引起纵隔血肿,胸主动脉夹层破裂引起大量胸腔积血,腹主动脉破裂时造成腹膜后血肿。

(二)主动脉瓣关闭不全

DeBakey Ⅰ、Ⅱ型主动脉夹层可累及主动脉瓣结构,引起主动脉瓣关闭不全。其发生率在70%～90%。严重者可引起急性左心衰竭。

(三)重要脏器供血障碍

主动脉夹层可累及主动脉分支血管的开口造成相应脏器的供血障碍,如冠状动脉、头臂干、肋间后动脉、肾动脉、腹腔动脉、肠系膜动脉、髂动脉等。严重者可引起脏器缺血坏死,造成脏器功能衰竭。

五、诊断要点

(一)临床表现

1.主要症状

(1)疼痛:突发剧烈的胸痛为发病时最常见的症状。疼痛呈撕裂或刀割样,难以忍受。患者表现为烦躁不安,焦虑、恐惧和濒死感觉,且为持续性,镇痛药物难以缓解。

(2)主动脉夹层破裂症状:急性心脏压塞、左侧胸膜腔积液、腹膜后血肿、休克。

(3)主动脉关闭不全症状:心悸、气短、左心衰竭等表现。

(4)重要脏器供血障碍症状:心肌缺血或心肌梗死(累及冠状动脉)。颈动脉或肢体动脉搏动强弱不等,严重者可发生肢体缺血坏死(周围动脉阻塞现象)。脑供血不足、昏迷、偏瘫(累及主动脉弓部头臂动脉)、截瘫(累及肋间动脉)、急腹症表现或消化道出血、肾功损害和肾性高血压等(累及腹腔脏器分支)。

2.主要体征

(1)心脏体征。

(2)腹部体征。

(3)胸部体征。

(4)神经系统体征。

(二)辅助检查

1.心电图。

2.X线胸部检查。

3.血液检查。

4.超声心动图。

5. CT 检查。

6. MRI。

7. 数字减影血管造影术。

六、治疗

1. 外科手术－A 型夹层 夹层累及升主动脉。

2. 内科保守治疗和介入治疗(人造血管覆盖支架植入治疗)－B 型夹层 主动脉内膜破裂且位于左锁骨下动脉以远,且夹层只累及降主动脉。

七、主要护理问题

1. 术前

(1)焦虑/恐惧:与患者对环境陌生、担心手术效果、术后预后、术后并发症及缺乏心理准备、缺乏家庭支持有关。

(2)舒适的改变:与疼痛有关。

(3)气体交换受损:与肺部渗出增多无菌性炎症有关。

(4)活动无耐力:与心脏功能不全有关。

(5)自理能力下降:与活动受限有关。

(6)有动脉瘤破裂的危险:与血压升高、心率快、情绪激动、便秘等有关。

(7)潜在并发症:心脏压塞、左侧胸膜腔积液、腹膜后血肿、休克、左心衰、心肌缺血、心肌梗死、周围动脉阻塞、脑供血不足、昏迷、偏瘫、截瘫、消化道出血、肾功损害、肾性高血压等。

2. 术后

(1)清理呼吸道低效:与咳痰无力、伤口疼痛有关。

(2)呼吸型态的改变:与人工气道、机械通气有关。

(3)舒适的改变:与术后切口疼痛有关。

(4)活动无耐力:与心脏功能不全、术后体力未恢复有关。

(5)焦虑/恐惧:担心术后预后、术后并发症有关。

(6)自理能力下降:与术后活动受限有关。

(7)潜在并发症:出血、心律失常、动脉瘤破裂、栓塞、心衰、感染性心内膜炎。

八、护理目标

1. 患者焦虑/恐惧程度减轻或消失,以良好的心态配合治疗及护理。

2. 患者症状减轻或消失。

3. 患者顺利度过围手术期无相关并发症或并发症发生后能得到及时治疗与处理。

4. 教会患者如何进行自护。

九、术前护理措施

1. 限制活动、卧床休息 主动脉夹层动脉瘤起病急、病情重、病死率高,故入院后给予加强重症监护,绝对卧床休息。提供患者安静、舒适的环境,减少不良刺激。持续监测血压、心率和血氧饱和度。

2.控制血压 用微量泵持续输入硝普钠,从小剂量开始逐渐增量。测量并记录血压的变化,维持血压在(100～130)/(70～80)mmHg。防止血压高增加主动脉的负担,使主动脉中层营养血管处于痉挛收缩状态。

3.控制心率 心率快者使用美托洛尔、艾司洛尔治疗,使心率维持在60～80次/分,以减少每分钟对主动脉壁的冲击次数。

4.镇痛 给予哌替啶、吗啡、地西泮、曲马朵止痛镇静,吸氧,保证患者卧床休息。并注意应用止痛剂的效果。若疼痛骤然减轻,提示血肿破入血管腔。

5.病情观察 密切监测生命特征、心电图、血氧饱和度、双下肢足背动脉搏动情况、双下肢皮肤颜色及温度,注意是否有血栓形成。患者是否出现腰疼、血尿、少尿、无尿及肌酐、尿素氮变化。若出现恶心、呕吐、呕血、便血、腹痛等消化道症状立即给予置胃管持续胃肠减压,观察引流的胃液颜色、量。

6.避免可能的诱发因素,预防瘤体破裂 绝对卧床休息,避免各种引起腹内压和血压增高的因素发生,如屏气、用力排粪、头低位、呛咳、进食过饱,给患者创造一个良好空间。使用通便药使患者排便通畅;饮食中含足够的纤维,多食新鲜的蔬菜和水果,少量多餐;加强生活护理。

7.心理护理

(1)针对个体情况进行针对性心理护,使其有充分的思想准备和信心,消除或减轻焦虑心理。

(2)解释卧床休息、限制活动的意义与必要性。

(3)详细讲解降压、镇痛、保持大便通畅的重要性。

(4)鼓励患者表达自身感受。

(5)患者家属和朋友给予患者关心和支持。

(6)解释手术的必要性、手术方式、注意事项及术后可能出现并发症。

十、术前常规准备

1.协助完善相关术前检查 如心电图、心脏彩超、肝肾功能、血常规、出凝血试验、MRI、数字减影血管造影术。

2.术前行抗生素皮试,备血。

3.术晨备皮 手术切口为胸部正中切口,范围为上至颈部,下至剑突,左右超过腋前线。

4.术前训练床上大小便,禁止用力排便。

5.术前禁饮、禁食6～8小时。

6.手术前1天晚根据患者睡眠情况,酌情给予镇静安眠药。

7.术晨梳洗完毕后排空大小便、更换清洁病员服。

8.术前30分钟按麻醉医生医嘱,正确执行术前用药。

9.术晨与手术室人员进行患者、药物核对后,送入手术室。

10.麻醉后置尿管。

十一、术后护理措施

1.术后常规护理问题

(1)全麻术后护理常规

1)了解麻醉和手术方式、术中情况、切口和引流情况。

2)持续呼吸机控制/辅助呼吸,据血气分析结果调整呼吸机各个参数。全麻清醒、呼吸循环稳定后逐渐停用呼吸机,持续低流量吸氧3~5升/分。

3)持续心电监护,正确调整各参数报警界限。

4)约束四肢,床档保护防坠床;全麻清醒后解除约束。

5)各种引流管正确安置于床旁。

(2)病情观察

1)观察患者神志、意识、呼吸情况。

2)严密监测生命体征;尤其重视血压、中心静脉压变化。

3)观察上、下肢血运及末梢循环、足背动脉搏动、四肢活动和生理、病理反射、肌力变化。

4)观察酸碱、电解质、血气分析情况。

5)密切注意尿量变化、肝肾功能。

6)密切注意体温变化。

7)观察有无胸背部疼痛。

(3)伤口观察:观察伤口有无渗血、渗液,若有应及时更换敷料。

(4)各管道观察及护理

1)输液管保持通畅,留置针妥善固定,注意观察穿刺部位皮肤。

2)各种引流管应明确标识安置、更换的日期和时间。

3)尿管按照尿管护理常规进行,一般术后24~48小时后根据病情拔除尿管,拔管后注意关注患者排尿情况。

4)胸腔、心包、纵隔引流管护理应符合相关要求;密切观察引流情况,注意引流液的量、性、色变化。

(5)疼痛护理

1)评估患者疼痛情况。

2)遵医嘱给予镇痛药物,对有镇痛泵(PCA)患者,注意检查管道是否通畅,评价镇痛效果是否满意。

3)提供安静舒适的环境。

(6)呼吸道护理

1)保持呼吸道通畅,气管插管未拔出前,应定时吸痰,注意气道温化、湿化。

2)全麻清醒、符合拔管指针后拔出气管插管后开始行胸部物理治疗。

3)遵医嘱予祛痰药如普米可令舒2ml雾化吸入,每日2~3次协助及鼓励患者咳嗽、排痰,观察痰液的性质,监测双肺呼吸音,防止肺部并发症发生。定期做胸部X线检查。

(7)基础护理:做好口腔护理、尿管护理、定时翻身、患者清洁等工作。

2.胸腔引流管及纵隔引流管护理

(1)通畅

1)定时挤捏胸腔引流管及纵隔引流管,进行低负压吸引,确保持引流管通畅。

2)防止管道折叠、扭曲、脱落。

3)及时倾倒引流液。

（2）固定

1）检查胸腔引流管及纵隔引流管安置情况；并做到班班交接引流瓶应离地悬挂，保持中立位。

2）引流管长度适宜，以不影响患者活动为宜。

3）引流瓶应低于引流口平面 60～100cm。

4）检查引流装置各连接处情况，防止松脱。

5）进行护理操作时，注意固定好引流管，防止脱出折曲。更换引流瓶时要注意无菌操作，以防止逆行感染。

（3）观察并记录

1）观察引流液的性质、颜色、量，通常情况下术后 24 小时内一般引流量多在 300～500ml，且逐渐减少。

2）若出现下列情况时，应及时通知医生处理：①成人引流液大于 300ml/h，小儿每小时大于 4ml/kg，并且连续 3 小时以上者，引流的颜色逐渐加深，由淡红、暗红转为鲜红色提示有活动性出血；②短期内从引流管流出大量鲜红色血液；③临床表现为心脏压塞体征时；④如出现原有引流液较多，以后突然减少或停止，或引流管内有血凝块，患者有血容量不足等临床表现时，应高度重视。

（4）拔管：胸膜腔引流管及纵隔引流管 24 小时引流量少于 50ml，即可拔出。

3.饮食护理

（1）气管插管机械通气期间　禁食、禁饮。

（2）拔出气管插管 6 小时后

1）进食内容：试白开水。

2）进食量：20 毫升/次左右。

（3）试水后无呕吐、呛咳者

1）进食内容：饮白开水、逐渐过渡到流质、半流质、普食。

2）进食量：少食多餐，进食高蛋白、高热量、丰富维生素饮食。

4.体位与活动

（1）全麻清醒前：平卧位，头偏向一侧。

（2）全麻清醒后手术当日：适当抬高床头约 45°，或半卧位。

（3）术后第 1 日起：有效半卧位为主，根据病情适当增加活动度。

注：早期活动对心肺功能、胃肠功能及关节活动的恢复有积极的意义，早期活动能激励患者对恢复健康产生信心。活动能力应当根据患者个体化情况，循序渐进，对于年老或体弱患者应当相应推后活动进度。

5.出院健康宣教

（1）饮食：饮食规律、少食多餐、进食优质高蛋白、高维生素、高纤维素、低脂易消化食物；忌刺激性食物、忌坚硬食物、忌易胀气食物、忌烟酒。

（2）活动：根据自我感觉逐渐增加活动量，以活动后无心累气紧，自我感觉良好为度。术后 6～8 周不拉、不提重物，从而使胸骨有足够的时间愈合。术后 3 个月内避免剧烈活动或重体力劳动。

（3）用药指导：人造血管置换患者需进行针对性短期抗凝 3 个月，主动脉瓣替换患者为防止血栓栓塞,需终身抗凝。告知患者药物药名、剂量、浓度、用药时间、药理作用及不良反应。注意有无出血倾向、监测 PT、APTT、INR 值随时调整华法林剂量。

(4)复查:定期门诊复查。复查内容包括查体、心脏彩超、CT 和 PT、APTT、INR 值。

(5)其他:保持良好心态,情绪稳定,劳逸结合保持稳定的血压、保持大小便通常。

6.常见并发症的护理

(1)出血

1)临床表现:心率增快、中心静脉压及血压下降、血色素下降等休克症状。

2)处理:①予心电监护、有创血压、CVP 监测;②观察并记录引流液的颜色、量及性状、定时挤压引流管;③遵医嘱予输全血、血浆、血小板及止血药控制血压平稳,防止血压过高导致血管吻合口破裂大出血。

(2)神经系统并发症

1)临床表现:昏迷、苏醒延迟、定向力障碍、抽搐、偏瘫、双下肢肌力障碍。

2)处理:①脱水;②提高胶体渗透压,维持血压稳定;③应用神经细胞营养药物;④高压氧治疗。

(3)急性肾衰竭

1)临床表现:①大多都经过少尿期、多尿期、恢复期 3 个阶段;②少尿期:24 小时内尿量少于 400ml 或每小时尿量少于 17ml,全身水肿,肺水肿、脑水肿、充血性心力衰竭等;高血钾、低血钠、低血钙、高血镁等;代谢性酸中毒。肌酐、尿素氮迅速升高。

2)处理:①利尿、碱化尿液;②维持良好血液动力学状况;③纠正水电解质、酸碱失衡;④禁用肾毒性药物;⑤记录小时出入量,监测肾功能变化;⑥必要时血液滤过或血液透析。

(4)血栓栓塞

1)临床表现:①栓塞远端肢体出现疼痛、麻木、皮肤颜色苍白、皮温降低等栓塞症状;②心房内血栓脱落时,患者可出现呼吸困难的表现,应立即查明是否有肺栓塞的出现,应立即查明是否有肺栓塞的出现。

2)处理:①严密监测;②发现异常及时报告医生;③遵医嘱正确使用抗凝血药物和解除血管痉挛药物;④积极做好手术准备。

十二、人造血管带膜支架植入术后护理措施

1.术后护理措施

(1)全麻术后护理常规

1)了解麻醉和手术方式、术中情况、切口情况。

2)持续呼吸机控制/辅助呼吸,据血气分析结果调整呼吸机各个参数。全麻清醒、呼吸循环稳定后逐渐停用呼吸机。持续低流量吸氧 3～5 升/分。

3)持续心电监护,正确调整各参数报警界限。

4)约束四肢,床档保护防坠床;全麻清醒后解除约束。

5)各种管道正确安置于床旁

(2)病情观察

1)观察患者神志、意识、呼吸情况。

2)严密监测生命体征;尤其重视血压、中心静脉压变化肢端循环、足背动脉搏动、四肢活

动和生理、病理反射情况。

3)观察酸碱、电解质、血气分析情况。

4)密切注意尿量变化、肝肾功能。

(3)术肢与切口观察护理

1)术肢切口缝合处加压包扎6～12小时,制动。

2)按摩制动肢体,防止深静脉血栓形成。

3)观察切口有无渗血、渗液,有无血肿或瘀斑,若有应及时通知医生并更换敷料。

(4)各管道观察及护理

1)各种管道应明确标识安置、更换的日期和时间。

2)输液管保持通畅,留置针妥善固定,注意观察穿刺部位皮肤。

3)术后留置尿管24小时,严密观察尿量、颜色,嘱患者多饮水,2000～2500ml/d,以利造影剂排出;并按照尿管护理常规进行护理,一般术后24～48小时后根据病情拔除尿管,拔管后注意关注患者自解小便情况。

(5)疼痛护理

1)评估患者疼痛情况。

2)遵医嘱给予镇痛药物,对有镇痛泵(PCA)患者,注意检查管道是否通畅,评价镇痛效果是否满意。

3)提供安静舒适的环境。

(6)呼吸道护理

1)保持呼吸道通畅,气管插管未拔出前,应定时吸痰,注意气道温化、湿化。

2)全麻清醒、符合拔管指针后拔出气管插管后开始行胸部物理治疗。

3)遵医嘱予祛痰药如普米可令舒2ml雾化吸入,每日2～3次协助及鼓励患者咳嗽、排痰,观察痰液的性质,监测双肺呼吸音,防止肺部并发症发生。定期做胸部X线检查。

(7)基础护理:做好口腔护理、尿管护理、定时翻身、患者清洁等工作。

2.饮食护理

(1)在气管插管机械通气期间要禁食、禁饮。

(2)在拔出气管插管6小时后可试白开水,每次20毫升左右。

(3)在试水后无呕吐、呛咳者可饮白开水、逐渐过渡到流质、半流质、普食;但注意少食多餐,进食高蛋白、高热量、丰富维生素饮食。

3.体位与活动

(1)全麻清醒前应平卧位,头偏向一侧。

(2)全麻清醒后手术当日应适当抬高床头约45°或半卧位;足背屈曲运动。

(3)术后第1日应以有效半卧位为主,根据病情适当增加活动度。

(4)术后第3日起可下床活动。

(5)术后1周应逐渐增加活动量。

注:早期活动促进患者的肠蠕动,增加食欲,增加自信心,促进体力恢复。活动能力应当根据患者个体化情况,循序渐进,对于年老或体弱患者应当相应推后活动进度。

4.健康宣教

(1)饮食:饮食规律、少食多餐、进优质蛋白、高维生素、高纤维素、低脂容易消化食物;忌刺激性、坚硬、易胀气食物;忌烟酒。

(2)活动:根据自我感觉逐渐增加活动量,以活动后无心累气紧,自我感觉良好为度。半年以内避免过重的体力劳动及剧烈活动。

(3)用药指导:告知患者口服药药名、剂量、浓度、用药时间、药理作用及不良反应。指导患者正确长期服用降压药并及时调整药物用量,定期监测血压。

(4)复查:定期门诊复查,半年内3个月1次;出院1年内6个月1次。复查内容包括查体、B超、CT等以了解动脉瘤情况和移植物有无变形移位及迟发性内漏情况。若再次出现胸痛、持续发热等情况及时就医。

(5)其他:保持良好心态,情绪稳定,劳逸结合保持稳定的血压、保持大小便通常。以防腹内压增加而致动脉内压力突然剧增使植入支架活动移位。

5.并发症处理及护理

(1)人造血管带膜支架内漏(最常见并发症)

1)临床表现:①彩超及CT示植入内支架后仍有血液流入动脉瘤腔内,瘤体变大;②疼痛加剧,烦躁不安,焦虑、恐惧、面色苍白,手足湿冷、心悸、头晕、血压下降,腹痛。

2)处理:①限制患者术后过早剧烈活动;②术后1周复查CT,有无近期内漏等情况。了解支架的位置、观察动脉瘤的体积变化;③若出现疼痛突然加剧,面色苍白,血压下降,则提示有动脉瘤破裂的可能,立即报告医生,积极组织抢救。

(2)人造血管带膜支架的变形和移位

1)临床表现:支撑架若向上移位,覆盖了肾动脉或肠系膜上动脉,可引起急性肾衰竭、高血压、低血压和急性肠坏死症状。

2)处理:①术后应严密观察血压、尿量、尿色;②记录出入量,如患者出现少尿、无尿、血尿、剧烈腹痛、血便等应立即通知医生处理;③术后1周复查CT,了解支架的位置。

(3)血栓形成或栓塞

1)临床表现:栓塞肢体出现疼痛、麻木、皮肤颜色苍白、皮温降低、肢体活动障碍等症状。

2)处理:①严密监测患者上下肢的血压、动脉搏动(桡动脉、足背动脉)、皮肤颜色及温度;②发现异常及时报告医生正确使用抗凝药物和扩血管药物;③溶栓治疗;④手术取栓治疗。

(4)支架植入术后综合征

1)临床表现:①一过性C反应蛋白升高、发热(常见于术后2天起,午后发热,体温一般不超过38.5℃)。②红细胞、白细胞、血小板三系轻度下降。

2)处理:短期小剂量使用肾上腺皮质激素及消炎镇痛类药物对症处理后缓解。

(5)肾衰竭

1)临床表现:①大多都经过少尿期、多尿期、恢复期3个阶段;②少尿期:24小时内尿量少于400ml或每小时尿量少于17ml,全身水肿,肺水肿、脑水肿、充血性心力衰竭;高血钾、低血钠、低血钙、高血镁;代谢性酸中毒。肌酐、尿素氮迅速升高。

2)处理:①观察患者术后有无腰痛,及时发现因支架植入位置不合适或术后植入支架因活动移位堵塞肾动脉而引起的严重并发症;②观察患者术后有无腰痛,及时发现因支架植入位置不合适或术后植入支架因活动移位堵塞肾动脉而引起的严重并发症;③利尿、碱化尿液;④维持良好血液动力学状况;⑤纠正水电解质、酸碱失衡;⑥禁用肾毒性药物;⑦记录小时出入量,监测肾功能变化;⑧必要时血液滤过或血液透析。

（6）瘫痪

1）临床表现：①下肢肢体感觉异常；②下肢肢体活动障碍；③下肢肌张力下降；④大小便失禁。

2）处理：①注意患者的肢体感觉、运动及排便情况；②选用能起到完全隔绝效果的最短长度移植物；③行脊髓液测压和减压的处理，以降低截瘫发生率；④做好患者基础护理。

十三、特别关注

1.警惕瘤体破裂的危险。

2.术后并发症的早期观察及处理。

（雷小慧）

参考文献

[1]田海明,王毅.临床心血管病综合征[M].合肥:安徽科学技术出版社,2010.

[2]赵勇鹏,陈兴澎.心肌梗死后室间隔缺损的治疗时机与策略[J]心血管病学进展,2015
(02):224—227.

[3]沈卫峰,贝政平.心血管病诊疗标准[M].上海:上海科学普及出版社,2013.

[4]梁惠清,刘俊.肌钙蛋白T和肌钙蛋白I升高在非冠状动脉疾病中的特点[J]心血管
病学进展,2014(04):506—510.

[5]刘梅林.老年心血管病[M].北京:人民军医出版社,2011.

[6]李艳芳,周玉杰,王春梅.心血管疾病研究进展[M].北京:人民军医出版社,2014.

[7]杜贺,陈少萍.心房颤动患者血栓形成危险因素的研究进展[J]心血管病学进展,2014
(06):656—659.

[8]程龙献.心血管疾病循证治疗学[M].武汉:武汉大学出版社,2011.

[9]李雪芹,陈明.肺动脉高压的药物治疗进展[J]心血管病学进展,2014(04):472—476.

[10]牟燕,王清.心血管疾病药物治疗学[M].北京:化学工业出版社,2011.

[11]缪培智,卞士平,郑宏超.老年患者充血性心力衰竭的危险因素分析[J]国际心血管
病杂志,2015(03):198—201.

[12]郭继鸿.临床实用心血管病学[M].北京:北京大学医学出版社,2015.

[13]刘宣,严金龙,汤宝鹏.心房颤动的药物治疗进展[J]心血管病学进展,2014(04):443
—447.

[14]沈卫峰,张凤如.心血管疾病并发症防治进展[M].上海:上海科学技术出版
社,2013.

[15]黄颖,李荣,左强,褚庆民,卿立金.心肌梗死急性期ST段抬高形态的临床意义及机
理探讨[J]国际心血管病杂志,2015(03):212—213.

[16]郭兰敏.实用胸心外科手术学[M].北京:科学出版社,2010.

[17]卫弘智.临床心血管超声诊断学[M].兰州:兰州大学出版社,2012.

[18]葛洪霞,高炜,祖凌云.急性心肌梗死患者死因构成及危险因素分析[J]心血管病学
进展,2015(02):146—150.

[19]刘世明,陈敏生,罗健东.心血管疾病药物治疗与合理用药[M].北京:科学技术文献
出版社,2013.

[20]许迪.心血管科临床处方手册[M].南京:江苏科学技术出版社,2011.

[21]贾清华.老年心血管病用药指南[M].北京:中国医药科技出版社,2014.

[22]周茂金,苏美英,张卫东.心血管药物手册[M].北京:中国医药科技出版社,2013.

[23]郑清文,楚天舒.儿茶酚抑素在急性心肌梗死中的研究进展[J]心血管病学进展,
2014(06):692—695.

[24]卢才义.心血管疾病药物治疗与合理用药[M].北京:科学技术文献出版社,2013.

[25]刘榜霞,李小荣,杜为,王林林,满艺龙,肖峰,屠苏,汪道武,曹克将.合并高血压的肥厚型梗阻性心肌病患者的临床特点分析[J]国际心血管病杂志,2014(03):195—197.

[26]张颖娇,张冬颖.非甾体类抗炎药与心血管事件风险的研究进展[J]心血管病学进展,2014(04):510—514.

[27]张雅慧.心血管系统疾病[M].北京:人民军医出版社,2015.